国家出版基金项目
NATIONAL PUBLICATION FOUNDATION

“十三五”国家重点出版物出版规划项目

心力衰竭规范化防治
——从指南到实践

Standardized Prevention and Treatment of Heart Failure
——From Guideline to Practice

国家出版基金项目
NATIONAL PUBLICATION FOUNDATION

“十三五”国家重点出版物出版规划项目

心力衰竭规范化防治
——从指南到实践

Standardized Prevention and Treatment of Heart Failure
——From Guideline to Practice

丛书主编　霍　勇
主　　编　杨杰孚
副 主 编　王　华

北京大学医学出版社

XINLI SHUAIJIE GUIFANHUA FANGZHI——CONG ZHINAN DAO SHIJIAN

图书在版编目（CIP）数据

心力衰竭规范化防治：从指南到实践/杨杰孚主编
．—北京：北京大学医学出版社，2017.3
ISBN 978-7-5659-1515-4

Ⅰ．①心…　Ⅱ．①杨…　Ⅲ．①心力衰竭－防治　Ⅳ．①R541.6

中国版本图书馆 CIP 数据核字（2016）第 284384 号

心力衰竭规范化防治——从指南到实践

主　　编：杨杰孚
出版发行：北京大学医学出版社
地　　址：（100191）北京市海淀区学院路 38 号　北京大学医学部院内
电　　话：发行部 010-82802230；图书邮购 010-82802495
网　　址：http://www.pumpress.com.cn
E - mail：booksale@bjmu.edu.cn
印　　刷：北京佳信达欣艺术印刷有限公司
经　　销：新华书店
责任编辑：高　瑾　**责任校对**：金彤文　**责任印制**：李　啸
开　　本：889mm×1194mm　1/16　**印张**：35　**字数**：936 千字
版　　次：2017 年 3 月第 1 版　2017 年 3 月第 1 次印刷
书　　号：ISBN 978-7-5659-1515-4
定　　价：280.00 元

杨杰孚简历

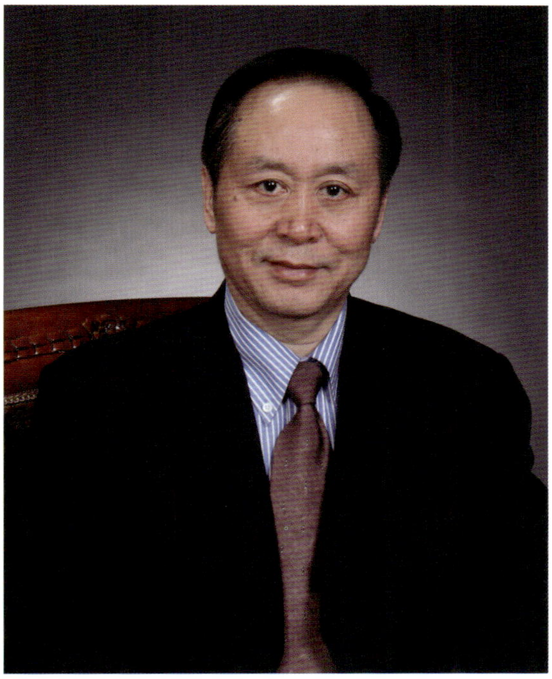

杨杰孚　北京医院心脏中心主任及心内科主任、主任医师，北京大学教授、博士生导师。兼任中华医学会心血管病分会常务委员，全国心力衰竭学组组长；中华医学会心脏起搏与电生理分会副主任委员，全国心律失常药物治疗组组长；北京医学会心血管病分会副主任委员；北京医学会心脏起搏与电生理分会副主任委员；中国医师学会心血管分会常务委员；国家级医疗课题及成果奖评审专家；中国老年保健研究学会副会长。担任《中国介入心脏病杂志》副主编；《中华心血管病杂志》编委及《中华心律失常杂志》编委等。

1982 年毕业于华西医科大学医学系；1988 年在首都医科大学获得心血管硕士学位。1991—1994 年及 1997—1998 年先后两次共四年分别在澳大利亚心内科从事临床及研究工作。从事临床及心血管专业工作 30 多年，具有丰富的临床经验，尤其是在老年心血管疾病、医疗保健及心律失常的诊断及介入治疗领域达到了国内先进水平，目前个人手术 4000 多例。获中国医师奖（2012 年）及其他奖 10 余项。长期担任党和国家重要领导人的医疗保健任务，获中央保健委员会突出贡献者奖（2016 年），是中央保健委员会专家组成员。

主编《心脏病药物治疗学》《心脏急诊》《中国心力衰竭合理用药指南》等心血管病专著 5 部；主译、副主编及参加编写心血管专著 20 余部。国内外共发表学术论文 80 多篇。主持国家“863”“十一五”及“十二五”等多项重大专项课题。曾作为中国区负责人牵头国际多中心试验“心衰患者指南推荐药物依从性的国际调查——QUALIFY”。主持制定行业指南《2014 中国心力衰竭诊断与治疗指南》《2015 中国感染性心内膜炎专家共识》，参与全国高等院校 8 年制医学专业教材编写。

编者名单

主　编　杨杰孚

副主编　王　华

编　委　（按姓名汉语拼音排序）

艾力曼·马合木提　新疆医科大学第一附属医院
柴　坷　北京医院
陈　敏　北京医院
陈聪霞　北京医院
陈牧雷　首都医科大学附属北京朝阳医院
陈清勇　北京医院
陈新敬　福建省立医院
成小凤　第三军医大学新桥医院
董　敏　北京医院
董　蔚　中国人民解放军总医院
董吁钢　中山大学附属第一医院
高　艺　吉林大学中日联谊医院
戈　程　中国人民解放军总医院
郭延松　福建省立医院
何　晋　湖南省人民医院（湖南师范大学第一附属医院）
胡建波　第三军医大学新桥医院
黄　奇　福建省立医院
李　程　吉林大学第一医院
李　彭　北京医院
李银俊　中国医学科学院阜外心血管病医院
李莹莹　北京医院
林茂强　福建省立医院
刘　兵　北京医院
刘闺男　中国医科大学附属第一医院
刘金秋　大连医科大学附属第一医院
刘俊鹏　北京医院
刘小燕　第三军医大学新桥医院
吕　游　北京医院
罗　瑶　北京医院
齐　欣　北京医院
孙　健　吉林大学第一医院
孙　宁　北京医院
孙兴国　中国医学科学院阜外心血管病医院
孙志军　中国医科大学附属盛京医院
谭亚军　第三军医大学新桥医院
谭漪扬　重庆医科大学附属第一医院
唐礼江　浙江医院
王　华　北京医院
王　欢　浙江医院
王　江　第三军医大学新桥医院
王　艳　北京医院
王怀斌　北京医院
王小岗　北京医院
徐东杰　南京医科大学第一附属医院
薛睿聪　中山大学附属第一医院
严　蕊　北京医院
颜素岚　湖南省人民医院（湖南师范大学第一附属医院）
杨　萍　吉林大学中日联谊医院
杨杰孚　北京医院

杨清勇　福建省立医院

姚稚明　北京医院

于彤彤　中国医科大学附属盛京医院

张　旻　北京医院

张　妮　北京医院

郑昭芬　湖南省人民医院（湖南师范大学第一附属医院）

种　甲　北京医院

周建中　重庆医科大学附属第一医院

邹　彤　北京医院

序

根据我国卫生行政部门和疾病控制中心2014年8月发布的我国心血管病患病率和病死率的流行病学调查，我国心血管病病死率占全人口总死亡率的47%左右。据这个统计，大概每10秒钟左右就有一个患者因为心血管病死亡，需要进一步加强这方面的防治工作。中华医学会心血管病学分会牵头制定了心血管病的各种指南与专家共识，包括高血压、心力衰竭、冠心病介入等等。在国外，像美国几乎每年都有新的指南经实践后修订补充发布，根据每年发病的情况、临床的进展不断地更新指南，据此指导具体的临床医疗活动。所以，近年来，美国的病死率已经有所下降。在这方面，我国仍需要加强。

目前我国的传统医疗模式仍重治轻防，大量的财力物力和时间投入到已经得病患者的救治和疾病终末期治疗，所出版的书籍也大多针对某一治疗技术或方法的应用与进展。为改变这一现状，需要临床工作者重视预防，有浓厚的预防意识，推动政府的预防措施。我国目前缺乏成体系的高水平心血管防治一体的相关书籍，临床医生迫切需要预防-治疗-康复的连贯知识体系和技能培训。国家出版基金项目、“十三五”国家重点出版物出版规划项目“心血管疾病规范化防治——从指南到实践”丛书的出版，将提高我国心血管病医生的整体防治意识与技能，并解决随个体经验及技术水平不同，治疗存在的随意性，缺乏规范化指导的现状，对于临床医生的决策提供一个来自指南的比较规范化的意见，在指南、专家共识与具体临床防治实践之间架起一座桥梁，从而提高指南的利用效力，对于当前我国心血管事业的发展来说，对于改善我国广大群众心血管疾病的高发病率、高死亡率的现状来说，都具有非常重要的意义。

本丛书的作者团队由我国心血管疾病防治领域的顶级专家组成，具有先进的防治理念与丰富的临床实践经验，在我国心血管疾病防治事业的发展中做出了卓越的贡献。本丛书将进一步对他们多年来的防治经验进行总结、升华，并传播于读者，将会成为推动我国心血管医生全面提高防治技能的一笔宝贵财富。

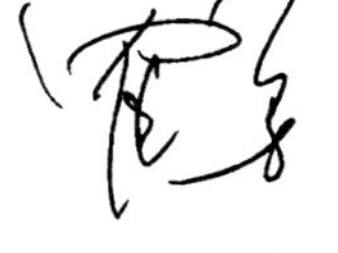

2016年6月

前　　言

心力衰竭（简称心衰）是各种心脏病的晚期或严重表现，其发病率高、死亡率高并造成沉重的经济负担，成为21世纪最重要的心血管病症之一。发达国家资料显示，人群中心衰患病率约为1.5%～2.0%，在70岁及以上人群中患病率≥10%。2000年中国流行病学调查显示我国成人心衰患病率为0.9%。随着我国人口老龄化加剧，冠心病、高血压、糖尿病、肥胖等慢性病的发病呈上升趋势，医疗水平的提高使心脏病及心衰患者生存期延长，我国心衰患病率呈明显升高趋势，心衰患者群体不断扩大，相关的医疗支出持续上升，给社会带来沉重的公共卫生经济负担。

近30年的循证医学研究证实心衰已成为可预防和可治疗的疾病，我国的心内科医生在心衰的诊断、评估、治疗方面已取得了不少成就。对于心衰的诊断及临床评估，由以前单纯依靠病史、体格检查，发展为通过结合各种无创（超声心动图、心肌磁共振成像、心肌核素成像等）及有创辅助检查方式（心室造影、心腔压力测定等）能全面准确地诊断及评估心衰。

心衰的治疗方面，也由简单的药物治疗，建议患者卧床休息，发展为给予包括指南导向的规范化药物治疗（guideline-directed medical therapy，GDMT）、器械治疗（心脏再同步化治疗、埋藏式心脏复律除颤器）以及个体化的康复运动训练处方的综合心衰管理模式。通过减少心脏负荷，恢复心力储备、优化心脏同步性，最终改善心功能，缓解症状，恢复正常的生活，延长寿命。此外，心室细胞治疗及基因治疗，有望从细胞分子水平，替代功能不全或功能完全丧失的心肌细胞，从而恢复正常的心功能。

心衰临床治疗策略也发生转变，除了关注治疗本身，延缓心衰进展，有效改善心衰症状方面，我们也应更加重视心衰预防。另外，随着生物心理社会医学模式的确立，整合生理学的观点逐步受到重视，也要求临床医师从整体论的角度看待心衰，进行心衰危险因素干预、多器官综合管理、关注终末期心衰姑息治疗。

因此，在人类抗击心血管疾病最终的战场——心衰诊治过程中，对临床医生提出了更高的要求。在临床实践中，要求对心衰的病因、发病机制、病理生理、转归、预后等有更为明晰的认识，同时，也要求实时掌握国际国内心衰治疗最新进展。本书按照规范化、有效性的原则，根据心衰领域的最新临床研究证据，以最新心衰领域相关指南、专家共识为依托，对心衰预防、治疗、康复、综合管理等内容均作了全面清晰的阐述，旨在搭建最新指南与心衰临床实践之间的桥梁，帮助临床医疗工作者在进行心衰诊治决策时能够基于最好的循证医学证据，从而规范我国心衰防治，优化心衰管理。

杨杰孚

2016.9

目　　录

第一篇　总论

第二篇　心力衰竭的诊断与临床评估

第三篇　心力衰竭的预防与治疗

第四篇　心力衰竭与并存疾病

第一篇

总　论

第一章　心力衰竭的定义、分类、分期

心力衰竭（心衰）是各种心血管事件的最终结果和各种心脏异常的累积效应，最终导致心脏泵功能下降。心血管患者一旦出现心衰的临床表现，提示预后差。心衰越重，死亡风险越高[1]。因此，在面对心衰这种严重可以致死的疾病时，对临床医生诊治能力的要求很高，需要正确诊断、准确评估病情、深刻理解心衰的病理生理机制、及时和恰当地治疗。本章主要介绍心衰治疗的相关理论基础。

多个国家和学会都针对心衰制定了诊疗指南，需特别指出的是，指南提供的仅是治疗原则，临床医师在临床实践中，面对具体心衰患者时，应当根据个体化原则，制定诊疗策略和方案。对于心衰的定义、流行病学、病因和病理生理学的正确理解，不仅有助于加深对指南的全面认识，正确理解指南起草的基础，也有助于了解指南的不足。

一、心力衰竭的定义

心力衰竭（heart failure）简称心衰，是各种原因造成心脏结构和功能的异常改变，使心室收缩射血和（或）舒张充盈功能发生障碍，从而引起的一组复杂临床综合征，主要表现是活动耐量的下降（呼吸困难、疲乏）和液体潴留（肺淤血、体循环淤血及外周水肿）[2]。其定义中包含 3 层含义，即：①心衰的发生是基于心脏解剖结构异常和（或）生理功能的异常，这些异常可通过病史、查体、辅助检查明确。心衰患者存在较宽的左心室功能异常谱，从左心室大小和左心室射血分数（left ventricular ejection fractions，LVEF）正常到重度心室扩张和（或）LVEF 显著降低。②病理生理机制是存在血流动力学的障碍和神经内分泌系统的异常激活。血流动力学的障碍表现为心排血量的降低和肺循环或体循环淤血，其严重程度常与心衰的症状体征相一致。神经内分泌系统（主要是交感神经系统和肾素-血管紧张素-醛固酮系统）的异常激活，参与和促进心肌重构，是心衰不断进展恶化的基础。③临床表现上有心衰的症状和体征，左心衰表现为不同程度的呼吸困难和疲乏，右心衰表现为体循环淤血及外周水肿。虽然医学检测手段不断进步，但目前尚无单一的心衰诊断检测方法，仔细问诊和全面查体是临床诊断心衰的重要环节。因为部分患者没有容量负荷增多的症状或体征，故用“心力衰竭”优于既往常用的“充血性心力衰竭”。心衰不是“心肌病”或“左心室功能不全”的同义词，后两个术语只是描述了发生心衰的结构或功能原因之一。

随着对心衰认识的深化，提出心衰不是单一疾病，是各种心脏病的严重和终末状态，其发病率高、死亡率高并造成沉重经济负担，成为 21 世纪最重要的心血管病症之一[3-4]。

二、心力衰竭的分类

心衰可根据不同的病理生理和临床特点做出相应的分类，以利于临床诊断和治疗。依据 LVEF 值，可分为射血分数降低性心衰（heart failure with reduced ejection fractions，HF-REF）和射血分数保留性心衰（heart failure with preserved ejection fractions，HF-PEF）；依据心脏收缩与舒张功能的障碍分为收缩性心衰和舒张性心衰；依据心衰病程的缓急可分为慢性心衰和急性心衰；依据心室功能障碍发生的部位分为左心衰、右心衰和全心衰；依据心排血量的高低分为低排血量心衰和高排血量心衰[1-2,5]。

(一)射血分数降低性心衰和射血分数保留性心衰

LVEF值与治疗和预后密切相关，是心衰分类的重要指标。依据LVEF值，心衰可分为射血分数降低性心衰和射血分数保留性心衰。2016年欧洲新的心衰指南提出新的术语——射血分数处于中间范围的心衰（heart failure with midrange EF，HFmrEF），即LVEF位于40%～49%的心衰患者，以促进对这组患者的临床特征、病理生理特点和治疗策略展开研究，新的心衰分类见表1-1。流行病学研究已经表明，心衰患者中约50%为射血分数保留性心衰（LVEF>40%～50%，不同研究中LVEF的界限有差异）[6]。《中国心力衰竭诊断和治疗指南（2014）》[2]中射血分数保留性心衰诊断标准中规定LVEF≥45%。一般来说，射血分数降低性心衰指传统概念上的收缩性心衰，即心肌收缩功能受损，心排血量下降，左心室舒张末期容积和压力增加。而射血分数保留性心衰指舒张性心衰，即左心室舒张期主动松弛能力受损和心肌顺应性降低，导致左心室在舒张期充盈受损，左心室舒张末期压增高而发生的心衰。两种情况都可出现心衰的典型症状和体征。LVEF值保留或正常情况下收缩功能仍可能是异常的，这是由于LVEF值取决于所用的成像技术、分析方法和操作者，在LVEF保留或正常的患者中，其他技术可能发现心脏收缩功能异常。心脏的收缩功能不全常同时存在舒张功能障碍。因此在临床工作中使用射血分数保留性心衰或射血分数降低性心衰更实用和客观。

表1-1 ESC2016心力衰竭指南关于HF-REF、HFmrEF、HF-PEF的定义[1]

心衰分类		射血分数降低性心衰(HF-REF)	射血分数处于中间范围的心衰(HFmrEF)	射血分数保留性心衰(HF-PEF)
诊断标准	1	症状±体征	症状±体征	症状±体征
	2	LVEF <40%	LVEF 40%～49%	LVEF≥50%
	3		1. BNP ≥ 35pg/ml 或 NT-proBNP ≥ 125 pg/ml 2. 相关心脏结构异常［左心室肥厚和(或)左心房扩大］或者舒张功能异常	1. BNP ≥ 35pg/ml 或 NT-proBNP ≥ 125pg/ml 2. 相关心脏结构异常［左心室肥厚和(或)左心房扩大］或者舒张功能异常
描述		收缩性心衰。随机的临床试验主要纳入HF-REF的患者，有效的治疗已得到证实。	此组的临床特征、病理生理、治疗需进一步研究。	舒张性心衰。HF-PEF的诊断是挑战性的，因为它需要排除患者的症状是由于非心脏疾病引起的。有效的治疗尚未明确。

既往绝大部分有关心衰治疗的随机对照临床试验主要纳入射血分数降低性心衰的患者，血管紧张素转化酶抑制剂（ACEI）［或血管紧张素受体拮抗剂（ARB)］、β受体阻滞剂、醛固酮受体拮抗剂在射血分数降低性心衰患者治疗中的重要地位已得到明确，这些药物能有效减低射血分数降低性心衰患者的死亡率和住院率。目前对于射血分数保留性心衰，有效的治疗尚未明确[7]，主要是针对患者的基础心脏疾病进行综合治疗，例如控制血压、改善心脏缺血、改善左心室重构、治疗心房颤动、缓解容量负荷过重等，从而改善症状，避免心衰进行性加重。

(二)慢性心衰和急性心衰

根据心衰发生的时间、速度、严重程度可分为慢性心衰和急性心衰。慢性心衰是指在原有慢性心脏病基础上逐渐出现心衰症状、体征，是缓慢的进展过程，一般均有代偿性心脏扩大或肥厚及其他心脏代偿机制参与。急性心衰是指一组多种病因引起的急性临床综合征，心衰症状和体征迅速发生或急性加重，伴有血浆利钠肽水平的升高，严重威胁生命，必须立即进行医疗干预，通常需要紧急入院。临床上以急性左心衰最常见，急性右心衰较少见。慢性心衰症状、体征稳定1个月以上称为稳定性心衰。慢性稳定性心衰恶化称为失代偿性心衰，如失代偿突然发生则称为急性心衰[2]。急性心衰的另一种形式为心脏急性病变导致的新发心衰，如急性大面积心肌梗死、急性重症心肌炎、急性心脏瓣膜疾病可导致急性左心衰，急性肺动脉栓塞可导致急性右心衰。急性心衰的患者症状严重，血流动力学不稳定，严重时出现急性肺水肿或心源性休克，需要紧急处理。急性和慢性心衰是相对的，多数急性心衰患者经治疗后症状部分缓解，而转入慢性心衰，而慢性心衰患者常因各种诱因急性加重而需要住院治疗[2]。

急性和慢性心衰的治疗有显著的区别，急性心衰重在缓解急性症状，稳定血流动力学，纠正组织缺氧和代谢紊乱，减低死亡风险。2015年5月，《European Heart Journal》刊发由欧洲心脏学会心力衰竭委员会、欧洲急诊学会等联合制定的《急性心力衰竭入院前及院内早期管理的建议》，建议中强调：与急性冠脉综合征相似，“及时治疗”（time-to-treatment）的理念在急性心衰中非常重要，强调所有怀疑急性心衰患者必须尽早接受合理的治疗，由于大部分急性心衰患者在急诊时血压正常或增高，同时伴有淤血的症状或体征。因此静脉利尿剂和血管扩张药是急性心衰治疗的一线药物。而由于低心排血量导致的症状性低血压或低灌注的患者相对较少，但这些患者预后极差，应短期使用静脉正性肌力药物。慢性心衰的治疗重在减少其因急性失代偿而住院，改善生活质量，降低死亡率和猝死发生率。药物治疗的目的是抑制神经内分泌系统的激活和改善左心室重构，ACEI（或ARB）、β受体阻滞剂、醛固酮受体拮抗剂是主要的长期药物。

（三）左心衰、右心衰和全心衰

左心衰指因左心室收缩和（或）舒张功能障碍而发生的心衰，临床上较为常见，以肺循环淤血为特征。右心衰是指任何原因引起的右心室收缩和（或）舒张功能障碍，不足以提供机体所需要的心排血量时所出现的临床综合征。单纯的右心衰主要见于肺源性心脏病及某些先天性心脏病，以体循环淤血为主要表现。右心衰患者因病因及个体遗传背景不同，预后存在差异。

全心衰指同时具有左心衰和右心衰的临床表现。左心衰后继发肺动脉压力增高，使右心负荷增加，长时间后出现右心衰，即为全心衰。右心衰是左心衰预后差的独立预测因素。心肌炎、心肌病患者左、右心同时受损，左、右心衰可同时出现。单纯二尖瓣狭窄引起的是一种特殊类型的心衰，左心室的收缩功能正常，因二尖瓣狭窄使左心房压力升高而导致肺循环高压，有明显的肺淤血和相继出现的右心功能不全。

（四）低排血量和高排血量心衰

低排血量心衰是主要的心衰类型，如冠心病、心肌病、瓣膜病等，有外周灌注不足、四肢发凉、末梢发绀、动静脉血氧差增大等表现。高排血量性心衰多见于贫血、甲状腺功能亢进症、妊娠、动静脉瘘等，由于持续的高心排血量，最终导致心力衰竭，临床表现为四肢温暖和潮红、脉压增大或正常、动静脉血氧差正常或减少，治疗主要是针对原发病。

这些分类从不同的方面描述了心衰的特点，但都有其不全面的地方，这是由于心衰是一种复杂的临床综合征，而不是单一的疾病，在每个患者的治疗中应考虑患者的病理生理特点，尤其是区分射血分数降低性心衰和射血分数保留性心衰、急性和慢性心衰，从而给予恰当的治疗。

三、分期及分级

心衰是慢性、自发进展性疾病，很难根治，但可以预防。美国心脏学会基金会（ACCF）/美国心脏协会（AHA）根据心衰发生发展的过程，从心衰的高危因素进展成结构性心脏病，出现心衰症状，直至难治性终末期心衰，分成A、B、C、D四个阶段（见表1-2）[8]。ACCF/AHA的心衰分阶段做法强调了心衰的发生和进展过程，并且在指南治疗部分也按照这4个阶段分别进行论述，不同阶段的治疗策略不同。在心衰的治疗策

表 1-2　心衰发生发展的各阶段[8]

心衰的阶段	定义	患病人群
阶段 A（前心衰阶段）	患者为心衰的高发危险人群，尚无心脏的结构或功能异常，也无心衰的症状和（或）体征	高血压、冠心病、糖尿病患者；肥胖、代谢综合征患者；有应用心脏毒性药物的病史、酗酒史、风湿热史，或心肌病家族史者等
阶段 B（前临床心衰阶段）	患者从无心衰的症状和（或）体征，但已发展成结构性心脏病	左心室肥厚、无症状心脏瓣膜疾病、以往有心肌梗死史患者等
阶段 C（临床心衰阶段）	患者已有基础的结构性心脏病，以往或目前有心衰的症状和（或）体征	有结构性心脏病伴气短、乏力、运动耐量下降者等
阶段 D（难治性终末期心衰阶段）	患者有进行性结构性心脏病，虽经积极的内科治疗，休息时仍有症状，且需要特殊干预	因心衰需反复住院，且不能安全出院者；须长期在家静脉用药者；等待心脏移植者；应用心脏机械辅助装置者

略中强调重在预防的概念，包括①预防患者从阶段 A 进展至阶段 B，即防止发生结构性心脏病；②预防从阶段 B 进展至阶段 C，即防止出现心衰的症状和体征，这对于已有心脏病的患者尤为重要。对心衰 A、B 阶段患者的早期识别，及早给予生活方式的干预，心衰危险因素的干预，及早给予有循证医学证据的药物，有助于减少有症状的心衰的发生。

纽约心脏协会（New York Heart Association，NYHA）的心功能分级是评价运动能力和症状的严重程度，心衰症状量化对于评估治疗的有效性和判断预后有实用价值。纽约心脏协会（NYHA）心功能分级（表 1-3）是常用的心功能评估方法，可用于反映患者的症状随病程或治疗而发生的变化，还提供重要的预后信息，NYHA 分级越高，死亡风险越高。ACCF/AHA 的心衰分期和 NYHA 心功能分级对于心衰的存在和严重程度评估提供了有用而互补的信息。

表 1-3　NYHA 心功能分级与 ACC/AHA 心衰阶段的比较[1]

ACC/AHA 心衰阶段	NYHA 心功能分级	
A	无	
B	Ⅰ级	活动不受限。日常体力活动不引起明显的气促、疲乏或心悸
C	Ⅰ级	活动不受限。日常体力活动不引起明显的气促、疲乏或心悸
	Ⅱ级	活动轻度受限。休息时无症状，日常活动可引起明显的气促、疲乏或心悸
	Ⅲ级	活动明显受限。休息时可无症状，轻于日常活动即引起显著的气促、疲乏、心悸
D	Ⅳ级	休息时也有症状，稍事体力活动症状即加重。任何体力活动均会引起不适。如无需静脉给药，可在室内或床边活动者为Ⅳa 级，不能下床并需静脉给药支持者为Ⅳb 级

（杨杰孚　王华）

参考文献

[1] Ponikowski P，Voors AA，Anker SD，et al. 2016 ESC Guidelines for the diagnosis and treatment of acute and chronic heart failure：The Task Force for the diagnosis and treatment of acute and chronic heart failure of the European Society of Cardiology（ESC）Developed with the special contribution of the Heart Failure Association（HFA）of the ESC. Eur Heart J. 2016，37（27）：2129-2200.

[2] 中华医学会心血管病学分会，中华心血管病杂志编辑委员会. 中国心力衰竭诊断和治疗指南 2014. 中华心血管病杂志，2014（2）：98-122.

[3] Chen W，Gao R，Liu L，et al. The abstract of report on cardiovascular disease in china（2014）. Chinese Circulation Journal，2015，30（7）：617-622.

[4] Braunwald E. The war against heart failure：The lancet lecture. The Lancet，2015，385（9970）：812-824.

[5] McMurray JJ，Adamopoulos S，Anker SD，et al. Esc guidelines for the diagnosis and treatment of acute and chronic heart failure 2012：The task force for the diagnosis and treatment of acute and chronic heart failure 2012 of the european society of cardiology. Developed in collaboration with the heart failure association（hfa）

of the esc. European Heart Journal, 2012, 33 (14): 1787-1847.

[6] Zhou J, Cui X, Ge J. The epidemiological profile of heart failure patients in china. Zhonghua Xin Xue Guan Bing Za Zhi, 2015, 43 (12): 1018-1021.

[7] Nanayakkara S, Kaye DM. Management of heart failure with preserved ejection fraction: A review. Clin Ther, 2015, 2 (3): 177.

[8] Hunt SA, Abraham WT, Chin MH, et al. Acc/aha 2005 guideline update for the diagnosis and management of chronic heart failure in the adult: A report of the american college of cardiology/american heart association task force on practice guidelines (writing committee to update the 2001 guidelines for the evaluation and management of heart failure): Developed in collaboration with the american college of chest physicians and the international society for heart and lung transplantation: Endorsed by the heart rhythm society. Circulation, 2005, 112 (12): e154-235.

第二章　心力衰竭的流行病学

目前在发达国家，心衰被认为是一种流行病，是重要的公共卫生问题。在发展中国家和地区，心衰也成为主要的非传染性病症。这是由于医疗技术的发展，更多的急性心血管患者得到有效救治，同时人口的老龄化加剧，与生活方式相关的各种慢性疾病，如冠心病、高血压、高脂血症、糖尿病、肥胖等慢性病的发病呈上升趋势，导致了全球心衰患病率不断增加。然而目前尚无有效预防心衰的措施，全球心衰所带来的医疗和社会负担会越来越严重。

一、心力衰竭的发病率

心衰的发病率高，美国在2000—2005年间，调查约36万成人，结果显示心衰发病率为3.9/1000人年，其中男性略高于女性（4.3/1000人年 *vs*. 3.7/1000人年），然而在新发病的4000例心衰患者中，一半以上为女性。随着年龄增加，心衰发病率明显增加（图2-1）[1]。年龄≥40岁的美国人一生中发生心衰的风险为20%[2]。

中国关于心衰发病率的数据最早见于香港，1997年进行的一项住院心衰患者的调查研究表明，全年因心衰住院患者6203例（女性占56%），新发心衰4589例，再发心衰1614例，患者平均年龄为男性72.4岁、女性77.5岁。每年总发病率为0.7/1000，55～64岁年龄组每年心衰发病率为男性0.9/1000人、女性0.7/1000人，65～74岁每年心衰发病率为男性3.3/1000人、女性2.7/1000人，而在85岁以上人群心衰每年发病率增至男性14/1000人、女性20/1000人，有随增龄而显著升高的趋势[3]。

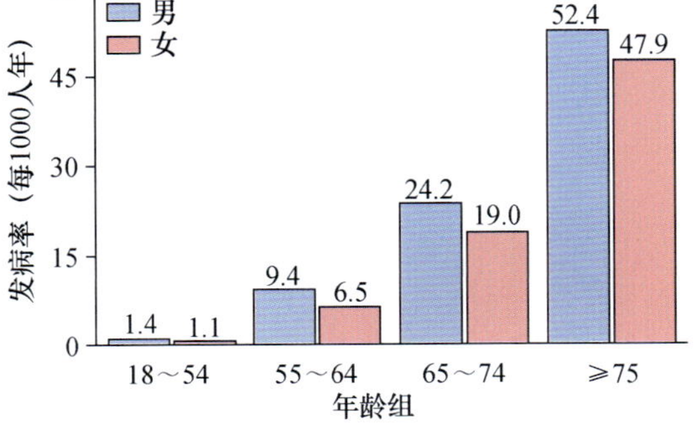

图2-1　2010年发表的美国心衰发病率概览［Goyal Aet-al. Circulation：Heart Failure，2010，3（6）：698-705.］

二、心力衰竭的患病率

发达国家的资料显示人群中心衰患病率约1.5%～2%，随着年龄增加，其患病率也增高，在70岁及以上的人群中患病率≥10%[4]。2012年美国心衰患病率约2.4%，预计到2030年将增高至3.0%[5]。年龄是心衰患病率的主要决定因素，随年龄的增加，心衰的患病率明显升高（图2-2）。

根据2000年我国对15 518人随机抽样调查显示，我国心衰患病率为0.9%，其中男性为0.7%，

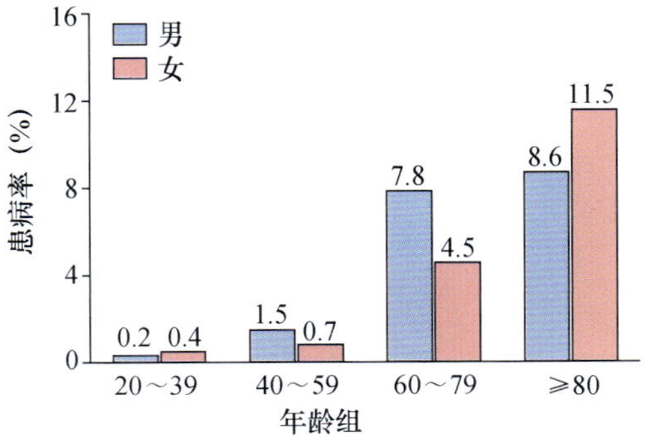

图2-2　2013年发表的美国心衰患病率概览［Heidenreich PA，Circulation. Heart failure，2013，6（3）：606-619.］

女性为 1.0%，并随年龄增加而升高。该调查也发现我国心衰患病率具有显著的地域差异，北方患病率高于南方（1.4% *vs.* 0.5%，$P<0.01$），城市患病率高于农村（1.1% *vs.* 0.8%，$P=0.054$）[6]，这种地域差异与我国心衰上游疾病（如冠心病、高血压等）的地区分布一致。可以看出我国心衰患病率与欧美相差不大，考虑到我国庞大的人口基数，人口老龄化加剧，高血压、糖尿病、冠心病等患病率不断增加的因素，可以预见未来一段时间内我国的心衰疾病负担将会越来越重。

三、前心力衰竭阶段和前临床心力衰竭阶段的患病率

心衰是慢性、自发进展性疾病，很难根治，因此应在早期进行预防。ACCF/AHA 根据心衰发生发展的过程，从心衰的高危因素进展成结构性心脏病，出现心衰症状，直至难治性终末期心衰，分成 A、B、C、D 四个阶段。在 Olmsted 横断面研究调查中[7]，在 45 岁以上居民中，A 期患者占 22%，B 期患者（陈旧性心肌梗死、左心室肥厚、心脏瓣膜疾病、室壁运动异常、左心室扩大、心脏收缩或者舒张功能异常）占 30%，C 期患者占 12%，D 期患者占 0.2%。心衰 A、B 阶段的患者远远多于心衰 C、D 阶段的患者，在临床工作中应加以关注（图 2-3）。

调查显示无症状左心室收缩或舒张功能不全的患病率约 6%～21%，并随年龄增长而增加[8-10]。在左心室功能障碍的预防研究中，未经治疗的无症状左心室功能障碍患者每年发生有症状心衰的风险是 10%，死亡或住院治疗的风险是 8%[11]。在社区人群中的调查显示，无症状轻度左心室舒张功能不全患者有 21%，中度或重度舒张功能不全患者有 7%，这些患者发生有症状心衰和死亡的风险增加。及早筛查出这些无症状的患者，明确其可能的原因，尽早给予合适的药物，有可能延缓病情的发展，甚至恢复正常心脏。

四、心力衰竭的预后

近 20 年来，尽管心衰治疗取得显著的进步，心衰患者的生存有改善，然而患者死亡率和再入院率仍非常高，其原因有：①心衰患者的年龄增加；②神经内分泌的治疗获得的效果可能已接近平台；③针对非神经内分泌途径的药物治疗尚没有取得进展；④急性心衰缺乏有效的治疗方法；⑤射血分数保留性心衰（heart failure with preserved ejection fractions，HF-PEF）患者缺乏有效的治疗方法。

心衰的诊断后 5 年内死亡率大约 50%。在 ARIC 研究中，心衰住院后 30 天、1 年、5 年的病死率分别为 10.4%、22%和 42.3%[12]。在另一个队列研究显示 A、B、C、D 阶段患者 5 年生存率分别为 97%、96%、75% 和 20%[7]。从 1993 年到 2005 年，心衰入院后 30 天死亡率从 12.6%下降到 10.8%，这主要是由于院内死亡率降低，而出院后死亡率从 4.3%上升到 6.4%。住院心衰患者还合并

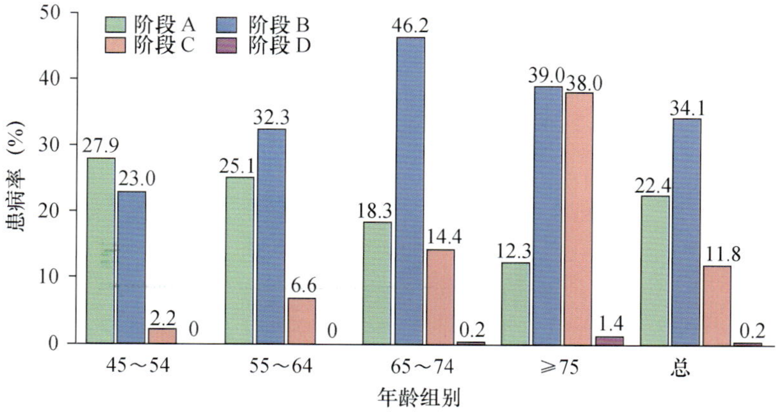

图 2-3 各阶段心衰患病率比较［Ammar KA，Circulation，2007，115（12）：1563-1570.］

较高的再住院率，1个月内再住院率为25%[13]。

心衰患者发生因心衰失代偿住院后预后更差，CHARM研究中[14]（the Candesartan in Heart failure：Assessment of Reduction in Mortality and morbidity）纳入7572名NYHA Ⅱ至Ⅳ级门诊心衰患者，射血分数降低性心衰（heart failure with reduced ejection fractions，HF-REF）（EF ≤ 40%）占40%，19%的患者至少有一次心衰住院，发生心衰住院的患者死亡率增加，风险比为3.15（95% CI，2.83～3.50），反复住院的心衰患者死亡率更高。心衰患者出院后1个月内的死亡率最高，随着时间的推移下降（图2-4）。

上海地区对1980年、1990年、2000年3个年度共2178例住院心衰患者的调查发现，心衰住院病死率分别为13.8%、11.5%和6.0%，呈下降趋势，3个年度的死亡原因均以心衰进行性恶化最多见，3年合计占53.2%，其次为由感染、心律失常等并发症引起的死亡，占38.2%，猝死占8.6%[15]。中华医学会心血管病学分会对1980年、1990年、2000年国内42家医院10 714例住

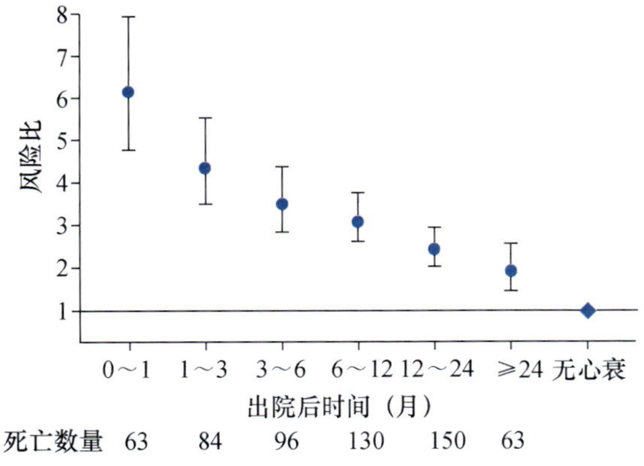

图2-4　第一次心衰住院出院后各时间点死亡风险比较［Solomon SD，Circulation，2007，116（13）：1482-1487.］

院心衰患者的调查显示3个年度心衰患者住院期间病死率分别为15.4%、12.3%和6.2%，各年龄段心衰病死率均高于同期其他心血管病，其主要死亡原因依次为左心衰（59%）、心律失常（13%）和猝死（13%）[15]。解放军总医院分析了1993—1997年、1998—2002年和2003—2007年3个时间段共7319例住院心衰患者，发现3个时间段心衰患者住院30天病死率依次为7.0%、4.5%和5.1%[16]。这些资料均提示我国住院心衰患者住院期间病死率呈显著下降趋势。近年一些单中心研究则报道了心衰患者出院后的远期转归。北京协和医院观察了2007—2009年187例住院心衰患者，中位随访18个月，发现患者全因病死率为19%，患者1、2、3年生存率分别为86%、78%、68%[17]。复旦大学附属中山医院对2009—2010年住院的164例心衰患者中位随访2.4年，发现患者全因病死率为21%[18]。

五、心力衰竭病因及相关危险因素

（一）急性冠脉综合征与心力衰竭

近年来的资料显示急性心肌梗死（acute myocardial infarction，AMI）的死亡率下降，但AMI后短期和长期心衰的发生率增加。Framingham心脏研究中，30天心衰发生率从1970—1979年的12%上升到1990—1999年的19%，AMI后30天的死亡率从1970—1979年的15%下降到1990—1999年的3.4%，AMI后5年的心衰发生率显示的结果也相似（图2-5）[19]。这提示现代治疗使AMI死亡率降低，但是AMI后存活者的心衰风

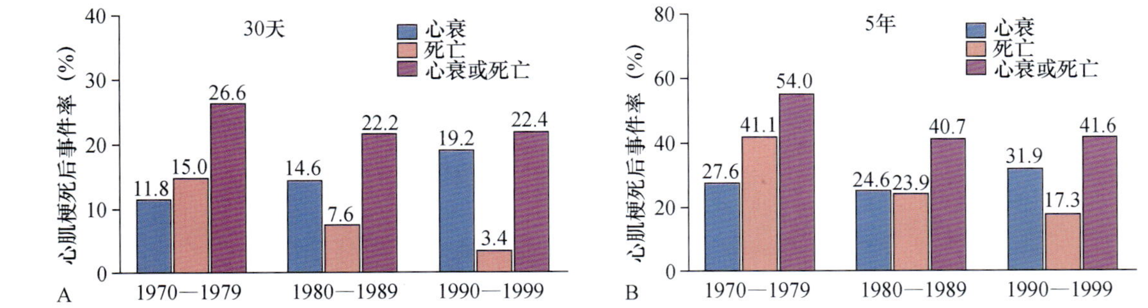

图2-5　心肌梗死后不同时间段心衰及死亡事件发生率比较［Velagaleti RS，Circulation，2008，118（20）：2057-2062.］

险增加。

加拿大的研究显示：在1994—2000年间，7700例65岁及以上既往无心衰的首次心肌梗死（MI）患者住院期间，37%患者被诊断为新发心衰，13%患者死亡。住院期间无心衰的患者5年内71%发生心衰。在研究期间，心肌梗死后5年死亡率下降了28%，但5年心衰的发生率增加了25%，该研究中只有12%患者进行了经皮冠状动脉介入（PCI）治疗。研究显示接受急诊PCI术的MI患者的心衰发生率更低[20]。在HORIZONS-AMI研究（the Harmonizing Outcomes with Revascularization and Stents in Acute Myocardial Infarction）中，2.6%患者既往有心衰史，在发生AMI行急诊PCI后1个月、1年、2年时，心衰患者比例为4.6%、4.7%、5.1%[21]。

加拿大的注册研究显示：在2002—2008年间，既往无心衰的首次发生急性冠脉综合征的患者中，ST段抬高型心肌梗死、非ST段抬高型心肌梗死、不稳定型心绞痛患者住院期间心衰的发生率分别为13.6%、14.8%和5.2%，1年心衰发生率分别为23.4%、25.4%和16.0%。在这个研究中57.7%的ST段抬高型心肌梗死患者行急诊PCI[22]。

（二）高血压和心力衰竭

和冠心病一样，高血压是心衰最常见的危险因素，在Health ABC研究中[23]，10年心衰的发病率在收缩压小于120mmHg、120～139mmHg、140～159mmHg和160mmHg以上组中分别为5.9%、10.5%、14.8%和22.8%。

（三）糖尿病和心力衰竭

最近的研究强调代谢风险（包括糖尿病、葡萄糖耐量异常和胰岛素抵抗）在心衰发展中的重要性。糖尿病患者发生心衰的风险增加，并且血糖控制的程度与心衰发生的风险直接相关。美国在2型糖尿病患者中进行的大型医疗保健计划中，平均随访2.2年，新的心衰住院发生率为880/100 000人年（男：920/100 000人年，女：840/100 000人年），心衰住院发生率和糖化血红蛋白（HbA1c）水平成正比[24]。瑞典国家糖尿病注册研究中，21 000名1型糖尿病患者（平均年龄39岁±13岁）中新发心衰住院的发病率为（340/100 000人年），糖化血红蛋白低水平组（＜6.5%）和高水平组（≥10.5%）的新发心衰住院的发病率分别为140/100 000人年、520/100 000人年[25]。

目前高血压、冠心病成为我国心衰的主要病因。早期的研究表明，我国风湿性心脏病（风心病）引起的心衰在1980年占病因的首位（46.8%），到2000年呈显著下降，为8.9%，而冠心病引起的心衰在1980年为31.1%，在2000年上升为55.7%，最终成为心衰的最主要病因[26]。此外随后的一项类似的研究也证实了心衰病因学构成特点的上述变化趋势[15]。近期的注册研究CN-HF进一步表明，住院心衰患者最常见的基础疾病依次为高血压病（61.4%）、冠心病（44.0%）、糖尿病（24.3%）、心脏瓣膜疾病（17.9%）、心肌病（10.8%）[18]。

六、心力衰竭的合并临床情况

2005—2008年美国12 000例新发心衰患者的登记资料显示：女性占46%，年龄大于65岁患者占73%，HF-PEF（LVEF大于50%）患者占52%（HF-PEF患者中女性和年龄大于65岁的比例更高）。既往史中有急性冠脉综合征或者血运重建病史的患者不到25%，脑血管病患者占20%，心房颤动或心房扑动患者占30%，高血压患者占75%，糖尿病患者占19%，慢性肺部疾病患者占35%，慢性肾脏病［eGFR＜60ml/(min·1.73m^2)］患者超过40%，贫血（贫血标准：男性血红蛋白＜13g/L，女性血红蛋白＜12g/L）患者大于30%，抑郁患者16%，痴呆患者7%，这些显示心衰患者中老年人多、合并症多的特点[27]。

七、HF-PEF的流行病学

HF-PEF是近年来逐渐受到重视的心衰类型，流行病学和临床观察研究表明：HF-PEF与HF-REF在患病率、病死率及因心衰住院率上均相仿。

国外研究显示普通人群中 HF-PEF 的患病率约为 1.1%～1.5%[28]，约占全部心衰患者的 50%。

我国关于 HF-PEF 的流行病学研究尚少。香港 1999 年发表的 1 项对 200 例住院心衰患者分析的研究发现 LVEF＞45%者达到 66%[29]。北京医院对 2003—2009 年住院的 310 例心衰患者分析显示 HF-PEF（LVEF＞50%）患者占 54.5%[30]。该 2 项研究也发现患者更倾向老年、女性，常合并冠心病、高血压、糖尿病的特点，与国外报道的 HF-PEF 特点相符[29-30]。China-HF 研究发现的住院心衰患者中 HF-PEF（LVEF＞50%）占 42%[31]。北京医院对 HF-PEF 患者平均随访 33.5 个月，发现 HF-PEF 患者病死率为 33.1%，略低于 HF-REF 患者（45.4%）[30]，提示 HF-PEF 的预后值得关注。

综上所述，心衰在我国有着较高发病率、患病率及病死率，并随着年龄增加呈增长趋势。虽然近年来我国住院心衰患者的院内病死率显著下降，但出院后的无心血管事件生存率及长期预后仍然很差。心衰将成为影响我国心血管疾病患者生存和生活质量的主要疾病，从公共卫生的角度看，对卫生医疗系统的资源和费用也是沉重的负担。因此我国的心衰防治工作任重道远，关键在于提高我国规范化诊治心衰的整体水平。

（王华　陈清勇）

参考文献

[1] Goyal A，Norton CR，Thomas TN，et al. Predictors of incident heart failure in a large insured population：A one million person-year follow-up study. Circulation：Heart Failure，2010，3（6）：698-705.

[2] Kane GC，Karon BL，Mahoney DW，et al. Progression of left ventricular diastolic dysfunction and risk of heart failure. JAMA，2011，306（8）：856-863.

[3] Hung YT，Cheung NT，Ip S，et al. Epidemiology of heart failure in hong kong，1997. Hong Kong Med J，2000，6（2）：159-162.

[4] Hunt SA，Abraham WT，Chin MH，et al. 2009 focused update incorporated into the acc/aha 2005 guidelines for the diagnosis and management of heart failure in adults a report of the american college of cardiology foundation/american heart association task force on practice guidelines developed in collaboration with the international society for heart and lung transplantation. J Am Coll Cardiol，2009，53（15）：e1-e90.

[5] Heidenreich PA，Albert NM，Allen LA，et al. Forecasting the impact of heart failure in the united states：A policy statement from the american heart association. Circ Heart Fail，2013，6（3）：606-619.

[6] 顾东风，黄广勇，何江，等. 中国心力衰竭流行病学调查及其患病率. 中华心血管病杂志，2003，31（1）：3-6.

[7] Ammar KA，Jacobsen SJ，Mahoney DW，et al. Prevalence and prognostic significance of heart failure stages：Application of the american college of cardiology/american heart association heart failure staging criteria in the community. Circulation，2007，115（12）：1563-1570.

[8] McDonagh TA，Morrison CE，Lawrence A，et al. Symptomatic and asymptomatic left-ventricular systolic dysfunction in an urban population. Lancet，1997，350（9081）：829-833.

[9] Mosterd A，Hoes AW，de Bruyne MC，et al. Prevalence of heart failure and left ventricular dysfunction in the general population；the rotterdam study. European Heart Journal，1999，20（6）：447-455.

[10] Redfield MM，Jacobsen SJ，Burnett JC，Jr.，et al. Burden of systolic and diastolic ventricular dysfunction in the community：Appreciating the scope of the heart failure epidemic. JAMA，2003，289（2）：194-202.

[11] Jong P，Yusuf S，Rousseau MF，et al. Effect of enalapril on 12-year survival and life expectancy in patients with left ventricular systolic dysfunction：A follow-up study. Lancet，2003，361（9372）：1843-1848.

[12] Loehr LR，Rosamond WD，Chang PP，et al. Heart failure incidence and survival（from the atherosclerosis risk in communities study）. American Journal of Cardiology，2008，101（7）：1016-1022.

[13] Krumholz HM，Merrill AR，Schone EM，et al. Patterns of hospital performance in acute myocardial infarction and heart failure 30-day mortality and readmission. Circ Cardiovasc Qual Outcomes，2009，2（5）：407-413.

[14] Solomon SD, Dobson J, Pocock S, et al. Influence of nonfatal hospitalization for heart failure on subsequent mortality in patients with chronic heart failure. Circulation, 2007, 116 (13): 1482-1487.

[15] 中华医学会心血管病学分会. 中国部分地区 1980、1990、2000 年慢性心力衰竭住院病例回顾性调查. 中华心血管病杂志, 2002, 30 (8): 450-454.

[16] 裴志勇, 赵玉生, 李佳月, 等. 慢性心力衰竭住院患者病因学及近期预后的 15 年变迁. 中华心血管病杂志, 2011, 39 (5): 434-439.

[17] Cheng Z, Zhu K, Chen T, et al. Poor prognosis in chronic heart failure patients with reduced ejection fraction in china. Congest Heart Fail, 2012, 18 (3): 165-172.

[18] Zhou J, Cui X, Ge J. The epidemiological profile of heart failure patients in china. Zhonghua Xin Xue Guan Bing Za Zhi, 2015, 43 (12): 1018-1021.

[19] Velagaleti RS, Pencina MJ, Murabito JM, et al. Long-term trends in the incidence of heart failure after myocardial infarction. Circulation, 2008, 118 (20): 2057-2062.

[20] Ezekowitz JA, Kaul P, Bakal JA, et al. Declining in-hospital mortality and increasing heart failure incidence in elderly patients with first myocardial infarction. J Am Coll Cardiol, 2009, 53 (1): 13-20.

[21] Kelly DJ, Gershlick T, Witzenbichler B, et al. Incidence and predictors of heart failure following percutaneous coronary intervention in st-segment elevation myocardial infarction: The horizons-ami trial. Am Heart J, 2011, 162 (4): 663-670.

[22] Kaul P, Ezekowitz JA, Armstrong PW, et al. Incidence of heart failure and mortality after acute coronary syndromes. Am Heart J, 2013, 165 (3): 379-385. e372.

[23] Butler J, Kalogeropoulos AP, Georgiopoulou VV, et al. Systolic blood pressure and incident heart failure in the elderly. The cardiovascular health study and the health, ageing and body composition study. Heart, 2011, 97 (16): 1304-1311.

[24] Iribarren C, Karter AJ, Go AS, et al. Glycemic control and heart failure among adult patients with diabetes. Circulation, 2001, 103 (22): 2668-2673.

[25] Lind M, Bounias I, Olsson M, et al. Glycaemic control and incidence of heart failure in 20, 985 patients with type 1 diabetes: An observational study. Lancet, 2011, 378 (9786): 140-146.

[26] 上海市心力衰竭调查协作组. 上海市 1980、1990、2000 年心力衰竭住院患者流行病学及治疗状况调查. 中华心血管病杂志, 2002, 30 (1): 24-27.

[27] Yancy CW, Jessup M, Bozkurt B, et al. 2013 accf/aha guideline for the management of heart failure: A report of the american college of cardiology foundation/american heart association task force on practice guidelines. Circulation, 2013, 128 (16): e240-327.

[28] Owan TE, Redfield MM. Epidemiology of diastolic heart failure. Prog Cardiovasc Dis, 2005, 47 (5): 320-332.

[29] Yip GW, Ho PP, Woo KS, et al. Comparison of frequencies of left ventricular systolic and diastolic heart failure in chinese living in hong kong. American Journal of Cardiology, 1999, 84 (5): 563-567.

[30] Liu DP, Wang F, Zeng XZ, et al. Clinical characteristics and prognosis of heart failure with normal left ventricular ejection fraction in elderly patients. Chin Med J (Engl), 2012, 125 (16): 2853-2857.

[31] 张健, 张宇辉. 多中心、前瞻性中国心力衰竭注册登记研究——病因、临床特点和治疗情况初步分析. 中国循环杂志, 2015, 30 (5): 413-416.

第三章　心力衰竭的病因学

目前心力衰竭的病因学没有统一的分类，各类病因之间存在重叠，许多患者往往是因为多种心血管病因和非心血管因素共同存在导致心衰的发生发展，识别这些病因及病理改变是诊断的重要部分，只有这样才有可能采取某些特异性或针对性的治疗。

心衰大多数是由于左心室心肌功能受损，也可因高血压，心包、心内膜、心瓣膜、大血管病变以及代谢异常所致。在西方国家，冠心病是最常见的心衰原因，其次是高血压，高血压常与冠心病同时存在，约占所有心衰患者的3/4[1]。据我国对10 714例心衰住院病例回顾性调查发现，心衰病因主要是冠心病、风湿性心脏瓣膜疾病（风心病）、高血压，1980—2000年冠心病由36.8%增至45.6%，高血压由8.0%增至12.9%，风心病由34.4%减至18.6%。随着高龄老年患者的增加，老年退行性瓣膜疾病在老年心衰病因中的比例增加[2]。心衰的危险因素主要有高血压、糖尿病、代谢综合征、动脉粥样硬化，及早有效治疗这些危险因素能减少心衰的发生[3]。

一、左心衰竭的病因

对于左心衰患者，判断是射血分数下降还是保留对其治疗策略的选择有非常重要的意义。HF-REF患者存在明显心脏收缩功能下降，即泵功能的下降。HF-PEF患者主要是由于明显的心肌主动松弛功能受损和心肌顺应性降低，即僵硬度增加[4]。表3-1列出慢性心衰的病因。

（一）左心室收缩功能异常的心衰

1. 缺血性心肌损害　冠心病心肌缺血和（或）心肌梗死是引起心衰的最常见原因之一，急性冠脉综合征会导致急性左心衰，严重者会发展为心源性休克。大面积心肌梗死后或长期慢性缺血导致的缺血性心肌病可引起心脏扩大、心肌收缩力降低、室壁节段性运动异常、心律失常、心室收缩不同步，导致慢性心衰。改善心肌缺血、减少心肌梗死发生及梗死面积、挽救存活心肌是其治疗原则。许多缺血性心脏病导致的心力衰竭患者往往有心肌梗死或血运重建的既往史。然而，冠状动脉造影正常并不能排除心肌瘢痕（CMR成像能敏感地评价心肌瘢痕）或冠状微循环障碍的存在可能，而心肌瘢痕和冠状动脉微循环障碍也会引起心衰[5]。

2. 压力负荷（后负荷）过重　左心负荷过重见于高血压、主动脉瓣狭窄、主动脉缩窄。右心负荷过重见于肺动脉高压、肺动脉瓣狭窄、肺栓塞、慢性阻塞性肺疾病等。为克服增加的心脏负荷，心室肌代偿性肥厚以保证射血量。持久的负荷过重，心肌必然发生结构和功能改变而终至失代偿，心脏排血量下降。

心衰是高血压的重要靶器官损害之一，长期的血压升高会导致左心室肥厚，左心室肥厚与舒张功能障碍密切相关，从心室肥厚伴舒张功能减退到心脏扩大伴收缩功能下降是高血压性心衰的主要病理生理过程。有效地控制高血压能减少心力衰竭的发生。

3. 容量负荷（前负荷）过重　①心脏瓣膜关闭不全，主动脉瓣关闭不全、二尖瓣关闭不全可引起左心室容量负荷过重，肺动脉瓣关闭不全、三尖瓣关闭不全可引起右心室容量负荷过重。②左、右心或大动脉水平分流的先天性或后天获得性心脏病：室间隔缺损或穿孔、动脉导管未闭、主动脉窦瘤破裂等。③伴有全身血容量增多或循环血量增多的疾病如慢性贫血、甲状腺功能亢进症（甲亢）、体循环动静脉瘘等，心脏的容量负荷也增加。容量负荷增加早期，心室腔代偿性扩大，心肌收缩功能尚能维持正常，但超过一定限度心肌结构和功能发生改变即出现失代偿表现。

在西方国家，心脏瓣膜疾病以老年退行性心脏瓣膜疾病为主，在发展中国家，风湿性心脏瓣膜疾病更常见。随着我国人口老龄化，老年退行性心脏瓣膜疾病引起的心衰也有增多的趋势。其他引起瓣膜病变的还有感染性心内膜炎、先天性心脏瓣膜疾病，如主动脉瓣二叶瓣畸形，但是应用药物治疗慢性心衰的长期临床试验，均未将心脏瓣膜疾病心衰患者纳入，心脏瓣膜疾病患者，主要问题是瓣膜本身有机械性损害，因而治疗瓣膜性心脏疾病的关键就是修复瓣膜损害。而任何内科治疗和药物均不能使其消除或缓解，更不能用来替代已有肯定疗效的介入或手术治疗[6]。

4. 心肌病　心肌病是导致心衰的一组重要疾病，是指心肌结构和功能的异常，除外冠心病、高血压、心脏瓣膜疾病、先天性心脏病等疾病。传统的心肌病分类主要根据形态学，分为扩张型、肥厚型、限制型、致心律失常型右心室心肌病和未分类的心肌病。美国心脏病学会在2006年发表了关于心肌病定义和分类的专家共识，如果病变仅局限在心肌称为原发性心肌病，如果心肌的病变是全身系统性疾病的一部分则称为继发性心肌病。原发性心肌病又按照遗传因素占致病原因的程度分为3类，即遗传性、混合性、获得性。总体而言，心衰的治疗原则主要是针对原发的心肌病变，射血分数下降性心衰的治疗适用于扩张型心肌病。射血分数保留性心衰的治疗适用于肥厚型或限制型心肌病。值得注意的是某些心肌病的治疗存在特殊性[7]。

扩张型心肌病是一类既有遗传又有非遗传原因造成的心肌病，以心腔扩大和收缩功能障碍为特征，在多中心的随机对照研究和注册研究中，30％～40％的入组患者为扩张型心肌病，是继冠心病和高血压病之后心衰的常见原因。目前指南建议中推荐的射血分数下降性心衰的治疗适用于各种原因的扩张型心肌病。特发性扩张型心肌病患者中20％～35％是家族性心肌病（即有2个及2个以上亲属符合特发性扩张型心肌病的诊断标准）。大多数家族性扩张型心肌病是常染色体显性遗传方式，编码细胞骨架蛋白和核膜蛋白的基因突变已被确定。

在临床实践中，明确区分继发性和遗传性心肌病很难。在大多数心衰诊断明确的患者，并不需要常规基因检测，但对于肥厚型心肌病、特发性扩张型心肌病、致心律失常性右心室心肌病的患者应建议遗传咨询，因为对于这些心肌病患者的遗传检测结果可能具有临床意义。

继发性扩张型心肌病有众多的原因[8]，常见原因如下：

（1）感染/免疫性：部分病毒性心肌炎最终转化为扩张型心肌病，最常见的病原有柯萨奇病毒、流感病毒、腺病毒、巨细胞病毒、人类免疫缺陷病毒等，其他的病原体有细菌、真菌、立克次体和寄生虫（例如Chagas病由克氏锥虫感染引起[9]）等。在HIV感染患者中，免疫缺陷的程度与HIV相关性扩张型心肌病发生相关，超声心动图随访HIV阳性患者5年，其中有8％患者诊断为扩张型心肌病。ACEI和（或）β受体阻滞剂在这些患者中的治疗作用尚不明确。

（2）中毒性扩张型心肌病：长时间使用有心脏毒性的药物可引起扩张型心肌病，常见的有酒精、可卡因、抗肿瘤药物如蒽环类抗肿瘤药、曲妥珠单抗（赫赛汀）、高剂量环磷酰胺、紫杉烷类、丝裂霉素-C、5-氟尿嘧啶、干扰素。另外可能导致左心室功能障碍的有毒物质还包括麻黄、钴、激素、氯喹、氯氮平、苯丙胺、哌甲酯、儿茶酚胺。

（3）围生期心肌病[10]：是指在无基础心脏病的情况下，妊娠后期或产后短期内发生的累及心肌的心脏疾病，原因不明。围生期心肌病的治疗主要是限盐，使用利尿剂、地高辛和血管扩张剂。由于存在高凝状态，皮下给予肝素抗凝治疗。ACEI和ARB在妊娠期间是禁忌的，对新生儿有害，有致畸胎、无尿性肾衰竭和致死的可能，但产后不喂奶时可以应用。硝普钠有可能引起胎儿硫氰酸和氰化物的累积。地高辛虽然能够透过胎盘和通过乳汁分泌，但对婴儿无害，可以安全应用。急性重症心衰时，静脉应用正性肌力药是可行的。病情稳定后推荐应用β受体阻滞剂逆转心脏重构。对存在病毒感染依据（抗病毒抗体滴度高）的患者，可以试用免疫球蛋白静脉注射。

（4）自身免疫性心肌病：如系统性红斑狼疮、硬皮病、类风湿关节炎等可引起心肌病变，影响心脏收缩和舒张功能。

（5）代谢内分泌性和营养性疾病：如肥胖、糖尿病、甲状腺疾病、肢端肥大症和生长激素缺乏症、嗜铬细胞瘤、肉毒碱代谢紊乱、硒缺乏、维生素 B_1 缺乏、淀粉样变性、糖原贮积症等。心肌淀粉样变性是由于淀粉样物质沉积于心肌和（或）心外膜所导致的心脏病，主要表现类似限制性心肌病，以舒张期功能受损为主，可进一步发展为收缩功能受损或减低的充血性心衰。国外文献报道心肌淀粉样变性出现限制性心衰后中位生存期<6个月。

（6）部分遗传性疾病伴发扩张型心肌病：见于多种神经肌肉疾病，如杜氏进行性肌肉萎缩症（duchenne type muscle atrophy）、Backer 征等均可累及心脏，出现扩张型心肌病的临床表现。

还有一些特殊的心肌病，其治疗有一些特殊性[11]，如：

结节病是一种原因不明的侵犯全身多种组织和脏器的非干酪性肉芽肿性疾病，主要累及肺、淋巴结等。其中大约25%的患者有心脏结节病，早期使用大剂量类固醇治疗可能会逆转心肌损伤。有室性心动过速的患者可能需要植入埋藏式心脏复律除颤器（ICD）预防 SCD。

原发性血色病或长期红细胞输注可导致铁过载而引起心肌病，过多的铁沉积在心脏，可导致收缩或舒张功能不全，铁螯合剂是治疗铁过载的主要方法之一。

应激性心肌病，又称为 Tako-Tsubo 心肌病、心尖部气球样变综合征，主要在绝经后的中老年女性中发病，发病前常有强烈的精神或躯体应激，出现类似急性冠脉综合征的剧烈胸痛、胸骨后压榨感、呼吸困难和晕厥，部分患者以心衰为首发症状。其发病机制可能是交感神经系统和儿茶酚胺介导的心肌顿抑、冠状动脉痉挛、微血管痉挛、雌激素水平减低、脂肪酸代谢障碍、病毒感染。急性期和慢性期均建议使用β受体阻滞剂。

心动过速性心肌病是由持续或频发的室上性心动过速或窦性心动过速所致的心肌疾病，心动过速性心肌病的治疗与扩张型心肌病的治疗有相同的地方。改善心力衰竭症状，抑制肾素-血管紧张素系统和交感神经系统是心动过速性心肌病的基础治疗，将心室率控制到正常范围是心动过速性心肌病治疗的关键，随心动过速类型的不同可选择药物和射频消融治疗。

5. 心肌炎　各种传染性微生物（如病毒、细菌、真菌、原虫）以及毒素和药物可直接损害心肌或通过免疫反应导致心肌损害，引起心肌炎，最常见的是病毒感染。另外，一些全身性疾病（如系统性红斑狼疮及 HIV 病）引起心肌病变中也存在心肌炎。临床表现可以是严重的血流动力学障碍和左心室功能障碍的急性暴发性心肌炎表现，也可以是亚急性发病和无症状性左心室功能不全。预后也存在个体差异，部分完全恢复，部分发展为扩张型心肌病。免疫抑制治疗在心肌炎中的作用尚无定论。

巨细胞心肌炎是一种罕见形式心肌炎症，其特点是暴发性心衰，难治性室性心律失常，病程进展快，死亡率高。诊断依据病理，组织学表现包括弥漫性心肌坏死、大量的多核巨细胞、无肉芽肿形成。治疗包括早期使用免疫抑制，心室辅助装置和尽早心脏移植。

过敏性心肌炎见于一些药物引起的心肌过敏反应，特点是外周嗜酸性粒细胞增多和心肌中嗜酸性粒细胞、淋巴细胞和组织细胞在血管周围浸润，常见的药物有：磺胺类、青霉素类、甲基多巴、两性霉素 B、链霉素、苯妥英、异烟肼、破伤风类毒素、氢氯噻嗪、多巴酚丁胺、氯噻酮。大多数患者都没有明显临床表现，但可能发生猝死，据推测继发于心律失常。

（二）左心室射血分数保留性心衰的病因

射血分数保留性心衰与射血分数降低性心衰

的病因有部分重叠，也有一些差异。射血分数保留性心衰通常发生于大于65岁以上患者，大部分患者为女性（50%～70%）和合并有高血压病。射血分数保留性心衰患者常存在肥胖（30%～50%）、糖尿病（30%～50%）、心房颤动（20%～40%）、肾功能不全、呼吸睡眠暂停综合征。冠状动脉疾病的患病率在各研究中差别很大，但射血分数正常性心衰患者中冠心病的患病率较射血分数下降的心衰患者低[12-13]。表3-1中＊表示也可引起射血分数保留性心衰的病因。

表3-1 慢性心衰的病因[5]

心肌病变
缺血性心脏病＊：心肌梗死（心肌瘢痕、心肌顿抑或冬眠）、冠状动脉狭窄、冠状动脉微循环异常、内皮功能障碍
心脏毒性药物
酗酒、可卡因、安非他命，促蛋白合成类固醇
重金属：铜、铁、铅、钴
药物：抗肿瘤药（如蒽环类），免疫调节药物（单克隆抗体如曲妥珠单抗、西妥昔单抗）、抗抑郁药、抗心律失常药物、非甾体消炎药、麻醉药物
放射线＊
免疫介导的损害
感染相关：细菌、螺旋体属、真菌、原生动物、寄生虫（Chagas病）、立克次体、HIV感染
与感染无关：淋巴细胞/巨细胞性心肌炎，自身免疫性疾病［如Graves病，类风湿关节炎、结缔组织疾病（主要是系统性红斑狼疮）］、过敏性和嗜酸性心肌炎（Churg-Strauss）
心肌浸润性病变＊
与恶性肿瘤有关：心肌的浸润和转移
淀粉样变性、结节病、血色病（铁过载）、糖原贮积症（例如Pompe病）、溶酶体贮积症（如Fabry病）
代谢内分泌性＊：糖尿病、甲状腺疾病、甲状旁腺疾病、肢端肥大症、生长激素缺乏、醛固酮增多症、肾上腺皮质功能减退症、代谢综合征、嗜铬细胞瘤
营养性疾病＊：缺乏维生素B_1、L-肉毒碱、硒、铁、磷、钙，营养不良（恶性肿瘤、AIDS、神经性厌食），肥胖
基因异常：肥厚型心肌病＊、扩张型心肌病、限制型心肌病＊、致心律失常性右心室心肌病、左心室致密化不全、核纤层蛋白病、肌营养不良症
围生期心肌病
应激性心肌病
心脏负荷异常
高血压＊
瓣膜和心脏结构的异常：后天获得性瓣膜病变（二尖瓣、三尖瓣、主动脉瓣、肺动脉瓣）、先天心内或心外分流
心包及心内膜病变：缩窄性心包炎、心包积液、嗜酸性细胞增多症、心内膜纤维化
高心排血量状态＊：动静脉瘘、慢性贫血、甲状腺功能亢进
容量负荷过重＊：肾衰竭、输液过多过快
心律失常＊：心动过速、心动过缓、传导系统病变

注：＊表示也可能导致射血分数保留性心衰

二、急性心力衰竭的病因和诱因

急性失代偿心衰住院是一个日益增长和重大的公共卫生问题，是老年患者住院的主要原因之一，除了增加医疗费用外，也是与预后相关的事件，伴有高再住院风险和高死亡率。急性失代偿心衰住院患者的病因和诱因见表3-2。

（一）急性左心衰竭的常见病因

1. 慢性心衰急性加重

2. 急性心肌坏死和（或）损伤　①急性冠状动脉综合征如急性心肌梗死或不稳定型心绞痛、急性心肌梗死伴机械性并发症、右心室梗死；②急性重症心肌炎；③围生期心肌病；④药物所致的心肌损伤与坏死，如抗肿瘤药物和毒物等。

3. 急性血流动力学障碍 ①急性瓣膜大量反流和（或）原有瓣膜反流加重，如感染性心内膜炎所致的二尖瓣和（或）主动脉瓣穿孔、二尖瓣腱索和（或）乳头肌断裂、瓣膜撕裂（如外伤性主动脉瓣撕裂）以及人工瓣膜的急性损害等；②高血压危象；③重度主动脉瓣或二尖瓣狭窄；④主动脉夹层；⑤心脏压塞；⑥急性舒张性左心衰，多见于控制不良的老年高血压患者。

（二）急性右心衰多见于右心室梗死、急性大块肺栓塞和右侧心脏瓣膜疾病

表 3-2 急性心衰的诱因和病因[1,5,14]

导致心功能迅速恶化的常见原因	导致心功能逐渐恶化的原因
快速性心律失常	感染（包括感染性心内膜炎）
严重的心动过缓/传导阻滞	慢性阻塞性肺疾病急性发作/支气管哮喘
急性冠脉综合征（ACS）	贫血或出血
ACS 的机械并发症	肾功能不全
急性肺栓塞	饮食/药物治疗的依从性差，自行停药
高血压危象	医源性：非甾体消炎药或皮质激素
心脏压塞	心动过缓和传导阻滞
主动脉夹层	未控制的高血压
手术和围术期	甲状腺功能减退或亢进
围生期心肌病	酒精和药物滥用

三、右心衰竭的病因

任何导致心血管结构和（或）功能异常，损害右心室射血和（或）充盈能力的因素，都可引起右心衰[15]，其常见病因如下。

（一）右心室压力负荷和（或）容量负荷过度

1. 压力负荷过度

（1）肺动脉高压是引起右心室压力负荷过度的常见原因[16]。

1）左心房、左心室或瓣膜等因素引起的慢性左心衰是导致右心室压力负荷过重的最常见原因。

2）肺栓塞是引起右心室压力超负荷的常见原因，血栓堵塞肺动脉主干、叶或段会引起慢性血栓栓塞性肺动脉高压，急性肺栓塞的患者中约 5% 发展成慢性血栓栓塞性肺动脉高压。

3）动脉型肺动脉高压包括特发性肺动脉高压、遗传性肺动脉高压、疾病相关性肺动脉高压、药物和毒物诱导的肺动脉高压、新生儿持续性肺动脉高压。

4）呼吸系统疾病/低氧相关性肺动脉高压：慢性阻塞性肺疾病、睡眠呼吸暂停、急性呼吸窘迫综合征（ARDS）等都能引起肺动脉高压。

5）原因不明和（或）多种因素所致的肺动脉高压。

（2）引起右心室压力负荷过重的原因还有右心室流出道梗阻（肺动脉瓣狭窄、双腔右心室、漏斗部肥厚）、周围肺动脉狭窄、体循环化右心室等。

2. 右心室容量负荷过度

（1）三尖瓣反流、肺动脉瓣反流等右心瓣膜病。

（2）房间隔缺损、肺静脉异位引流、Valsalva 窦瘤破入右心房、冠状动脉-右心室或右心房瘘等先天性心脏病。

（3）其他：类癌晚期，尤其是合并肝转移时，类癌细胞分泌并释放生物活性物质，累及心脏时常引起右侧心脏瓣膜和心内膜病变，导致右心室容量负荷过重和右心衰竭。

某些复杂的先天性心脏病如 Ebstein 畸形、法洛四联症、右心室双出口合并二尖瓣闭锁、大动脉转位等，可同时存在右心室压力和容量负荷过度。通常右心室对容量负荷过度的耐受性较压力负荷强，右心室容量负荷过度时，如房间隔缺损、三尖瓣反流等患者可能经过较长病程才表现出右心衰的症状。

（二）右心室心肌自身病变

1. 右心室梗死和缺血

右心室心肌梗死很少单独出现，常合并左心

室下壁梗死[17-18]，患病率为20%～50%，其中约10%的患者可出现明显的低血压。缺血引起的心肌顿抑也可引起右心衰。

2. 右心室心肌病

（1）致心律失常性右心室发育不良：右心功能障碍虽然是致心律失常性右心室发育不良的常见病理过程，但表现出右心衰症状的患者并不多见（6%）[19]。

（2）限制型心肌病：累及右心室时，使右心室舒张功能下降，导致右心衰。

3. 严重感染　可引起心肌损伤，大约50%严重败血症和脓毒性休克患者同时伴随左心室收缩功能低下，部分患者出现右心室功能下降。

（三）心包疾病和体循环回流受阻

缩窄性心包炎可引起右心室舒张受限，引起体循环淤血和右心衰。三尖瓣狭窄和上腔静脉狭窄等引起体循环回流受阻，也可导致右心衰。

（王华）

参考文献

[1] McMurray JJ, Adamopoulos S, Anker SD, et al. Esc guidelines for the diagnosis and treatment of acute and chronic heart failure 2012: The task force for the diagnosis and treatment of acute and chronic heart failure 2012 of the european society of cardiology. Developed in collaboration with the heart failure association (hfa) of the esc. European Heart Journal, 2012, 33 (14): 1787-1847.

[2] 中华医学会心血管病学分会. 中国部分地区1980、1990、2000年慢性心力衰竭住院病例回顾性调查. 中华心血管病杂志，2002，30（8）：450-454.

[3] Yancy CW, Jessup M, Bozkurt B, et al. 2013 accf/aha guideline for the management of heart failure: A report of the american college of cardiology foundation/american heart association task force on practice guidelines. Circulation, 2013, 128 (16): e240-327.

[4] Münzel T, Gori T, Keaney JF, et al. Pathophysiological role of oxidative stress in systolic and diastolic heart failure and its therapeutic implications. European Heart Journal, 2015, 36 (38): 2555-2564.

[5] Ponikowski P, Voors AA, Anker SD, et al. 2016 esc guidelines for the diagnosis and treatment of acute and chronic heart failure: The task force for the diagnosis and treatment of acute and chronic heart failure of the european society of cardiology (esc) developed with the special contribution of the heart failure association (hfa) of the esc. European Heart Journal, 2016. 3 (25): 189.

[6] Nishimura RA, Otto CM, Bonow RO, et al. 2014 aha/acc guideline for the management of patients with valvular heart disease: A report of the american college of cardiology/american heart association task force on practice guidelines. The Journal of Thoracic and Cardiovascular Surgery, 2014, 148 (1): e1-e132.

[7] Pankuweit S, Richter A, Ruppert V, et al. classification of cardiomyopathies and indication for endomyocardial biopsy revisited. Herz, 2009, 34 (1): 55-62.

[8] McNamara DM, Starling RC, Cooper LT, et al. Clinical and demographic predictors of outcomes in recent onset dilated cardiomyopathy: Results of the imac (intervention in myocarditis and acute cardiomyopathy) -2 study. J Am Coll Cardiol, 2011, 58 (11): 1112-1118.

[9] Henao-Martínez AF, Schwartz DA, Yang IV. Chagasic cardiomyopathy, from acute to chronic: Is this mediated by host susceptibility factors? Transactions of the Royal Society of Tropical Medicine and Hygiene, 2012, 106 (9): 521-527.

[10] Brown CS, Bertolet BD. Peripartum cardiomyopathy: A comprehensive review. American Journal of Obstetrics and Gynecology, 1998, 178 (2): 409-414.

[11] 陈伟伟，高润霖，刘力生，等. 中国心血管病报告2014概要. 中国循环杂志，2015（07）：617-622.

[12] Ferrari R, Bohm M, Cleland JG, et al. Heart failure with preserved ejection fraction: Uncertainties and dilemmas. European Journal of Heart Failure, 2015, 17 (7): 665-671.

[13] Komajda M, Lam CS. Heart failure with preserved ejection fraction: A clinical dilemma. European Heart Journal, 2014, 35 (16): 1022-1032.

[14] 中华医学会心血管病学分会，中华心血管病杂志编辑委员会. 中国心力衰竭诊断和治疗指南2014. 中华心血管病杂志，2014（2）：98-122.

[15] de Groote P. Right ventricular systolic function in

heart failure: A long story but still the same question. Archives of Cardiovascular Diseases, 2016, 109 (4): 227-230.

[16] Lala A, Pinney SP. Recognizing pulmonary hypertension and right ventricular dysfunction in heart failure. Progress in Cardiovascular Diseases, 2016, 58 (4): 416-424.

[17] Rackley CE, Russell RO, Mantle JA, et al. Right ventricular infarction and function. American Heart Journal, 1981, 101 (2): 215-218.

[18] Andersen HR, Nielsen D, Falk E. Right ventricular infarction: Diagnostic value of st elevation in lead iii exceeding that of lead ii during inferior/posterior infarction and comparison with right-chest leads v3r to v7r. American Heart Journal, 1989, 117 (1): 82-86.

[19] Marcus FI. Diagnostic and therapeutic dilemmas with arrhythmic right ventricular cardiomyopathy. Cardiac Electrophysiology Clinics, 2012, 4 (2): 221-226.

第四章　心力衰竭的病理生理机制

心衰是一种不断进展和恶化的疾病，涉及的病理生理改变非常复杂。随着研究的不断深入，对其认识在不断改进，心衰的临床治疗也发生相应改变。最早的“心肾模型”认为肾功能异常导致的水和钠潴留是心衰发生的主要机制，因此利尿剂被作为首选来减轻患者的体液负荷。通过血流动力学检查方法，人们逐渐发现心衰患者存在心排血量下降和周围血管过度收缩，基于这一理论，增强心肌收缩力的正性肌力药物和降低心脏前、后负荷的血管扩张剂在临床中被广泛使用，进而产生了传统的“强心、利尿、扩血管”治疗模式。然而这些治疗措施在后续的研究中被证实只能暂时缓解患者症状，并不能阻止病情发展和改善患者预后。诸多实验研究发现神经-体液调节机制虽能在心功能下降早期发挥代偿，但随着时间推移，其有害作用日渐凸显，反而成为加重心衰的重要因素；临床研究也证实用药物抑制神经-体液调节机制的过度激活不仅可改善心泵功能，更可改善患者的预后。因此神经-体液调节机制成为目前解释心衰发生发展的主要理论，相关药物也成为临床上治疗心衰的“主力军”。这一理论认为当各种原因导致心脏的损伤，使心肌收缩力下降和（或）血流动力负荷加重时，机体内各种代偿机制被激活，如交感神经系统、肾素-血管紧张素系统以及各种细胞因子等。这些机制在最初可增加心脏前负荷和增强心肌收缩力，使心功能在一定时间内维持在相对正常的水平，患者无心衰症状。然而，这些代偿机制也伴有其负性效应，随着时间的推移，这些神经-体液的持续激活可导致心肌的损伤和左心室重构，心功能将不断恶化，最终导致失代偿，患者逐渐出现心衰的症状和体征（见图 4-1、图 4-2）。但这一理论仍然不能全面而完备地解释心衰的病理生理变化，特别是相关药物应用于射血分数保留性心衰患者没有取得预期的有益结果[1]。因此心衰中很多问题尚未能完全阐明，很可能是多种因素经过长时间复杂相互作用的结果。

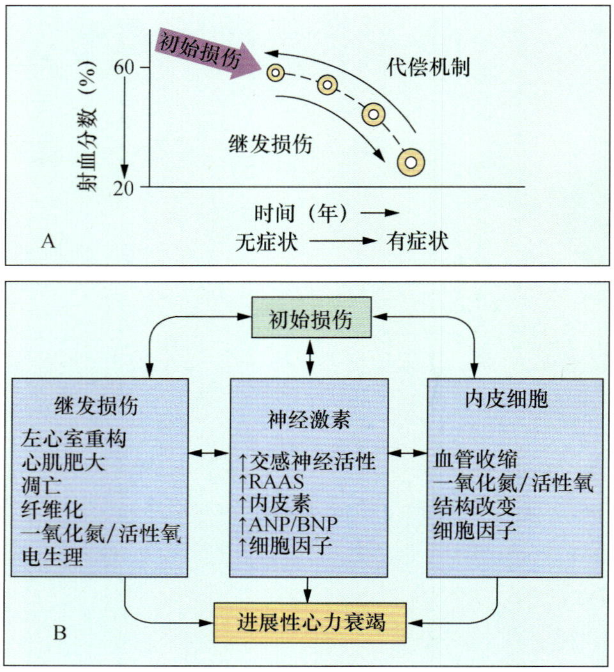

图 4-1　心力衰竭的发病机制

RAAS，肾素-血管紧张素醛固酮系统；ANP，心房利钠肽；BNP，脑钠肽

一、神经体液的代偿机制

（一）交感神经兴奋性增强

交感神经兴奋性增强是心衰时机体早期的重要适应机制之一，可发生在心室功能轻度下降而无明显临床症状时。

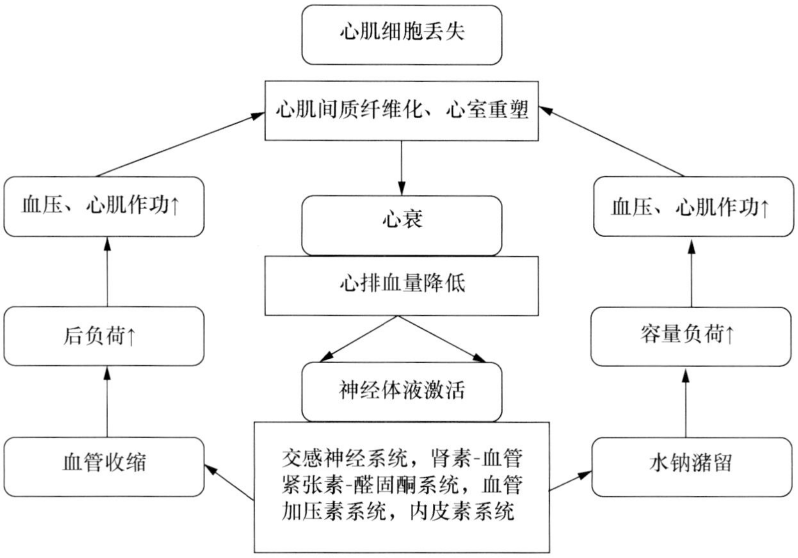

图 4-2　神经体液因素在心衰进展中的作用

正常情况下，心脏左心室、左心房及右心房入口处和主动脉弓、颈动脉窦的压力感受器向位于脑干的交感神经中枢传入抑制性冲动；颈动脉窦的化学感受器向中枢传入兴奋性冲动。心衰时心肌结构和功能的改变导致心脏泵血功能即心排血量的下降，继之血压下降，压力感受器的反射钝化进而对交感系统的抑制减弱；缺氧等刺激化学感受器，兴奋性冲动传入增加，从而激活交感神经，促使其末梢释放大量的去甲肾上腺素。这些去甲肾上腺素作用于心脏的肾上腺素能受体（主要是β肾上腺素能受体）可产生正性变时作用、正性变力作用和正性变传导作用，即心率加快、心肌收缩力加强和房室传导加速，使心排血量明显增加；作用于阻力血管可使血管收缩、血压升高，有利于组织灌注；同时全身静脉收缩和水钠潴留引起静脉回心血量增加。这些效应在短时间内，如急性心力衰竭时，对改善症状、维持心脏泵血功能和血流动力学稳定必不可少，是心衰重要的适应性代偿机制。

然而，持续的交感神经系统兴奋性增加也是促进心衰发展、恶化的重要机制。中晚期心衰患者休息状态下血液中去甲肾上腺素的浓度是正常人的2～3倍，并且去甲肾上腺素的血浆水平升高与心衰死亡率相关。充血性心衰中持续、过度的交感神经兴奋带来许多不利的影响，涉及心脏、肾和血管功能等多种机制。

1. 交感神经系统的长期激活是造成心功能下降恶性循环的重要环节　儿茶酚胺释放增加，作用于心肌β受体发挥正性变时、变力作用的同时，增加心肌耗氧量；作用于冠状动脉α受体使冠状动脉痉挛、心肌缺血；去甲肾上腺素还对心肌有直接的毒性作用。交感神经的长期激活，诱导炎症因子表达，促进氧化应激，引起心肌细胞肥大、坏死、凋亡和纤维化，导致心室重构。神经递质的长期作用使心肌细胞上的β_1受体密度下降，对儿茶酚胺的敏感性降低，即“β受体下调”，使β受体介导的正性作用下降，儿茶酚胺的上述负性影响进一步显现；β受体下调的程度与心衰的严重程度相关。

2. 交感神经兴奋促使心律失常发生　长期交感神经兴奋会导致钙、钾等离子的转运障碍、心肌去甲肾上腺素耗竭、交感神经去神经支配的不均匀分布，影响心肌收缩和舒张的协调性，心肌细胞不应期离散增加，促使心律失常的发生。心率增快，心肌收缩力增强，心脏耗氧增加，使心肌缺血加重；由于心脏的前后负荷增加，心室壁张力增加，冠状动脉灌注压降低，也加剧心肌缺血；中枢交感神经系统活性增强也可能触发室性心动过速，甚至心脏性猝死，在心肌缺血存在时更易发生。

3. 激活肾素-血管紧张素系统　过度的交感神经兴奋可作用于肾小球旁器的 β_1 受体，激活肾素-血管紧张素-醛固酮系统。后者通过多种机制进一步激活交感神经系统，形成恶性循环；同时通过收缩血管、促进水钠潴留而增加心脏的前后负荷。

4. 收缩血管　交感神经末梢释放去甲肾上腺素与血管平滑肌上的 α-肾上腺素能受体结合后，使血管平滑肌收缩，外周血管阻力增加，进而血压升高（心脏后负荷增加）。周围小动脉长期处于收缩状态导致周围器官灌注不足，加重心衰时的组织缺血缺氧。

综上，交感神经系统兴奋性增强短期内可提供代偿，但长期却导致适应不良。循证医学证实，应用β受体阻滞剂对抗交感神经系统兴奋治疗心衰，可明显改善心衰患者的预后，降低死亡率[2-3]。

（二）肾素-血管紧张素-醛固酮系统（renin-angiotensin-aldosterone system，RAAS）

肾素-血管紧张素-醛固酮系统在心室重塑和心衰的发展过程中起到重要作用。心衰时 RAS 激活较交感神经系统激活晚。RAS 激活的起始是肾小球球旁细胞释放肾素增加，心衰中引起肾素释放增加的因素主要有：①肾灌注不足，肾小球入球小动脉受到的牵张刺激减弱；②肾小球滤过率下降使得达到远曲小管致密斑的钠减少，激活致密斑感受器促进肾素释放；③肾的交感神经兴奋，直接作用于肾小球旁器的 β_1 受体，促进肾素分泌；④应用利尿剂。肾素在循环中将血管紧张素原（在肝中合成）转化成血管紧张素Ⅰ，后者在经过肺、肾等脏器时，在血管紧张素转化酶（angiotensin converting enzyme，ACE）的作用下，形成血管紧张素Ⅱ（angiotensin Ⅱ，AngⅡ）。此外，AngⅡ也可由其他酶类如组织蛋白酶 G、激肽释放酶等非 ACE 依赖的途径合成，因此临床上应用 ACEI 药物时患者会出现“ACEI 和醛固酮逃逸”现象。除了血液循环中 RAS 的激活，心肌局部的 RAS 在心衰时也可被激活而产生 AngⅡ进而发挥效应。有观点认为循环中的 RAS 主要作用于肾上腺、肾和血管；而心肌组织产生的 RAS 通过自分泌和旁分泌的方式对心肌组织起到调控作用。大量研究表明循环和局部 RAS 的激活致心室重塑是发生心衰的主要病理机制。研究显示，心衰患者 RAS 的活化情况与左心功能不全的严重程度相关。肾素-血管紧张素-醛固酮系统激活对于短期内维持循环系统的稳态起到关键的作用。然而，肾素-血管紧张素-醛固酮系统的持久激活却导致心功能进行性恶化、心脏重构和肾等其他器官的损伤。

AngⅡ作为 RAS 中最主要的生物效应分子，通过内分泌、旁分泌和自分泌等多种作用方式，在慢性心衰的发生发展中具有重要作用。其作用机制主要包括：①收缩血管：AngⅡ是目前所知最强有力的缩血管物质之一，直接作用于血管平滑肌，收缩血管，增加心脏后负荷；②正性肌力作用，增加心肌作功和氧耗；③促进醛固酮释放，使血容量增多、心脏前负荷增加；④促进左心室重构的发生发展：AngⅡ能刺激心肌细胞生长、心肌间质细胞增生，致心肌肥厚；⑤加重和诱发心肌缺血或再灌注损伤，引发室性心律失常；⑥直接作用于中枢神经系统产生口渴的感觉，增加水的主动摄入；⑦兴奋交感神经，促进去甲肾上腺素释放。

AngⅡ主要与血管紧张素 1（AT_1）和血管紧张素 2（AT_2）两种受体结合产生生物学效应。在血管上分布的主要是 AT_1 受体。而人类的心肌细胞上则同时存在 AT_1 和 AT_2 两种受体亚型，以 AT_2 受体为主，AT_2/AT_1 受体比例为 2∶1。AT_1 受体主要分布在心脏的神经细胞，AT_2 受体主要分布在成纤维细胞和间质。AngⅡ的生物学效应主要通过作用于 AT_1 受体发挥：AT_1 受体的激活导致血管收缩、心肌细胞的生长肥厚、醛固酮分泌和儿茶酚胺的释放等不利影响；AngⅡ激活 AT_2 受体则导致血管扩张、细胞生长受抑制、肾排钠增加和缓激肽的释放等有利作用。研究表明，心衰患者中 AT_1 受体和 mRNA 水平下调，而 AT_2 受体密度增加或保持不变，其结果是 AT_1/AT_2 受体比值下降[4]。

醛固酮是肾上腺皮质球状带分泌的盐皮质激素。AngⅡ可以促进醛固酮的释放，儿茶酚胺、血管加压素和内皮素等也可以促进醛固酮的释放。生理状态下醛固酮的主要作用是促进肾远曲小管和集合管重吸收钠离子并排出钾离子和氢离子，在重吸收钠的同时氯离子和水的重吸收也增加，因此在血容量减少和血压下降时醛固酮短期内可起到循环支持作用。然而醛固酮的持续分泌对心脏带来明显的负面影响，使心功能恶化，血清中其浓度的增加一定程度上反映了心衰的严重性。其作用机制有：①直接诱导胶原蛋白合成，同时还促进多种细胞因子分泌，使纤维化和抗纤维化因素之间的平衡被打破，导致血管和心肌细胞肥大和间质纤维化，从而降低血管顺应性和增加心室僵硬；②引发血管内皮细胞功能异常和压力感受器功能障碍；③抑制去甲肾上腺素摄取，诱发心律失常，其排钾作用造成的钾丢失可进一步增加心衰患者心律失常的风险；④促进氧化应激和炎症反应；⑤抑制纤溶，产生高凝状态。临床试验已经证明低剂量醛固酮受体拮抗剂可改善收缩性心衰患者和心肌梗死后患者的生存[5]。

交感神经系统和 RAS 都是心衰中非常重要的神经-体液系统，并且二者之间有着密切的相互作用。心衰发展过程中，交感神经系统最先被激活，在促进肾素分泌和提高 ACE 水平等方面发挥重要作用；而 AngⅡ和醛固酮均可提高交感神经系统兴奋性，抑制神经末梢对去甲肾上腺素的再摄取，使其在血液循环中持续发挥作用。

（三）血管加压素

血管加压素（arginine vasopressin，AVP），也称抗利尿激素（antidiuretic hormone，ADH），主要由下丘脑视上核和室旁核的神经元细胞体合成，沿神经元轴突下行并储存在垂体后叶（及神经垂体）中。血浆渗透压升高、血容量减少、血压降低、心房牵张和心排血量下降等因素均可引起 AVP 释放入血，AngⅡ亦可引起 AVP 的释放。AVP 是一种肽类激素，作用于三种受体，通过受体-G 蛋白-第二信使途径发挥作用：①AVP 与 V_{1a}受体结合引起血管收缩，使心脏后负荷增加，血小板聚集，并刺激心肌生长因子；②AVP 与垂体前叶的 V_{1b}受体结合促进促肾上腺皮质激素从垂体前叶分泌；③与肾集合管和髓袢升支粗段上皮细胞的 V_2 受体结合，通过调节细胞内水通道蛋白而产生抗利尿作用。心衰时，过度分泌的 AVP 主要是由非渗透压性刺激所触发[6]。AVP 增加肾对水的重吸收，机体容量负荷过度，诱发或加剧了低钠血症，使心衰预后恶化。绝大多数慢性心衰患者血液循环中 AVP 水平升高，尤其是失代偿性心衰和并发低钠血症的患者。其次，分泌增加的 AVP 使血管收缩，心脏后负荷增加，导致左心室功能下降和心肌耗氧量增加，AVP 所导致的循环紊乱和低钠血症等不利作用进一步恶化。除了周围血管，AVP 同样会作用于冠状动脉的 V_{1a}受体引起血管收缩，诱发心肌缺血或加重心力衰竭。与慢性心衰治疗有关的 AVP 拮抗剂有选择性 V_2 受体拮抗剂托伐普坦（tolvaptan）、利希普坦（lixivaptan）及非选择性 AVP 拮抗剂考尼伐坦（conivaptan）。与传统的利尿剂相比，该类药物最大的优势在于其利尿作用是通过中和增高的内生 AVP，而不是非生理性地阻断钠离子的重吸收。因此，该类药物在增加水排泄的同时，能保持血钠和其他电解质稳定。

（四）利钠肽家族

利钠肽（natriuretic peptide，NP）家族主要包括心房利钠肽（atrial NP，ANP）、脑钠肽（brain NP，BNP）和 C 型 NP（CNP），它们的结构和作用相似，主要调控水盐代谢，促进血管舒张，是心衰时神经-体液系统中最重要的负调节激素之一[7]。ANP 又称心钠素，主要在心房压或张力升高时由心房肌细胞分泌，由 21～33 个氨基酸残基组成；BNP 又称脑钠素，因 1988 年首先从猪脑内分离出来，又因结构和功能与 ANP 相似，也被命名为 B 型利钠肽，主要在心室容量和压力负荷增加时由心室肌细胞合成和分泌，由 32 个氨基酸残基组成[8]；CNP 主要由血管内皮细胞在受剪切力时分泌。NP 的主要特性是拮抗 RAS 的作用：①扩张血管：ANP 和 BNP 可直接松弛血管平滑肌和拮抗 AngⅡ的作用，还可降低周围血管交感神经兴奋性；②利钠、利尿：作用于大脑和垂体抑制抗利尿激素分泌，抑制肾素和醛固酮分泌，扩张肾小球入球小动脉和收缩出球小动脉从而增加肾小球毛细血管内压和肾小球滤过率，抑制肾髓质集合管钠重吸收；③影响血管重塑，主要通过抑制平滑肌细胞增生发挥作用。在交感神经系统和 RAS 激活的情况下，ANP 和 BNP 的释放是维护钠和水平衡的重要负调节机制。此外利钠肽还被证实有减少炎症因子释放、影响内皮功能、抗心肌肥厚等作用。然而在心衰患者中，利钠肽的生理效应减弱。

促进 ANP 和 BNP 合成和分泌的主要是心脏壁张力增加，其他的因素，如缺血缺氧、神经激素（如 AngⅡ、内皮素-1）和生理因素（如年龄、性别、肾功能）等也调控其分泌。二者在生物合成、分泌和清除等方面的不同提示两者有不同的生理和病理生理作用。当心房受到牵张时，ANP 主要通过快速释放储存的颗粒使分泌增多，其血浆半衰期很短，约 3min。与 ANP 不同，BNP 在健康人静脉血中的浓度很低且波动小。BNP 的合成和分泌主要是受慢性心房或心室壁压力增加的影响，调控其转录水平。BNP 基因位于 1 号染色体短臂末端，通过 mRNA 转录为 134 个氨基酸的 BNP 原前体（pre-pro BNP），去除一含 26 个氨基酸的信号肽，转变成 BNP 原（pro-BNP，108 个氨基酸）。Pro-BNP 与 ANP 共存于心肌的分泌颗粒中，当各种原因使心肌受到牵张或室壁压力增大时被释放出来，并很快分解为无活性的 proBNP 氨基末端（NT-proBNP，76 个氨基酸）和有活性的 BNP（32 个氨基酸）。BNP 受体（利钠肽受体）广泛分布于脑和血管平滑肌等组织内，通过增加细胞内环磷酸鸟苷（cGMP）的含量而发挥生物学作用。BNP 的半衰期约 20min，其代谢途径主要有两条：通过 C 受体介导的内吞入胞继而溶酶体酶溶解和中性肽链内切酶 E24.11 的降解，此酶在肺及肾中具有较高浓度。NT-proBNP 与 BNP 等摩尔分泌，但前者的生物半衰期明显长于 BNP，约 60～120min，因此血浆浓度也较 BNP 高。二者在血中均有较稳定的浓度，为临床上快速而准确地诊断或除外心衰提供了便捷的血浆新指标，在诊断心衰、危险分层、评价预后方面均有临床意义。静脉输注重组人脑钠肽（recombinant human brain natriuretic peptide，rhBNP）可产生有利的血流动力学效应，即降低动脉和静脉的压力，增加心排血量，并抑制神经-体液的过度激活，可用于急性失代偿性心衰的治疗。利钠肽分解酶——中性肽链内切酶的抑制剂在心衰治疗中的应用也受到关注[9]。

（五）内皮素、内皮源性舒张因子

内皮细胞覆盖整个脉管系统，可以通过释放舒血管和缩血管物质调节血管张力。心衰患者的血管存在过度收缩和舒张功能减退，内皮细胞在其中扮演重要角色。

内皮素是血管内皮分泌的缩血管物质，有 3 种异构体（ET-1、ET-2、ET-3），均是由 21 种氨基酸组成的多肽。ET-1 是人类中最主要的异构体，除了内皮细胞产生，心肌细胞也可产生。多种缩血管因子（去甲肾上腺素、AngⅡ、凝血酶）和细胞因子（转化生长因子-β、肿瘤坏死因子、白介素-1）可使内皮素释放增加。人心肌细胞上发现至少有两种与 G 蛋白偶联的内皮素受体（ET_A 和 ET_B）。ET_A 主要介导血管收缩和心肌收缩力增强；还促进细胞分裂，引起成纤维细胞增殖，引起心肌病理性肥大和间质纤维化，最终发生重构。ET_B 受体参与 ET-1 的清除和释放一氧化氮、前列环素等舒血管物质。ET 作用于肾血管，引起肾小球滤过率下降、水钠潴留。此外 ET 还有收缩支气管和促进血小板黏附聚集的作用。在心衰患者的血液循环中内皮素水平升高，其浓度与肺动脉压和肺血管阻力直接关联，内皮素水平与患者的预后相关。然而内皮素受体拮抗剂在慢性心衰治疗中的益处并没有在临床试验中被证实，并导致部分患者病情恶化[10]。目前认为内皮素受体拮抗剂在肺动脉高压的治疗中是有效的。

内皮源性舒张因子（endothelium derived relaxing factor，EDRF）以一氧化氮（nitric oxide，NO）为代表。NO 是 L 精氨酸的胍-氮末端在一氧化氮合酶催化下氧化生成瓜氨酸的过程中生成的，半衰期仅数秒，与血管平滑肌细胞上的受体结合后通过 NO-cGMP 信号通路发挥效应，具有强烈的舒张血管和抑制血小板黏附聚集的作用。去甲肾上腺素和 AngⅡ等可增加内皮 ET 的生成而使一氧化氮合酶的活性被抑制；心脏泵血功能下降和外周血管收缩等因素使血流减慢、对血管的剪切应力下降，NO 释放减少；肿瘤坏死因子可通过影响一氧化氮合酶而减少 NO 释放；心衰时产生的氧自由基等可增加 NO 灭活。这些都使得心衰时内皮细胞缩血管和舒血管物质分泌的平衡被打破[11]，引起血流动力学异常。

然而，NO 在心肌细胞中却起到负性肌力的作用。心衰时肿瘤坏死因子 α 增加，激活了心肌细胞诱导型一氧化氮合酶产生 NO，导致细胞内 cGMP 升高，而 cGMP 可阻断心肌细胞 Ca^{2+} 内流，进而产生负性肌力作用。同时 NO 增多可抑制心肌细胞的 β-肾上腺素能受体发挥作用。

（六）细胞因子

近年来的研究表明细胞因子这类生物活性物质在心衰中发挥着多重作用，目前涉及的细胞因子主要有肿瘤坏死因子 α（tumor necrosis factor，TNF-α）、白细胞介素（interleukin，IL）-1β、白细胞介素-6（IL-6）和干扰素 γ（interferon-γ）等。传统观点认为这些因子由免疫系统产生，但现有的观点认为包括心肌细胞在内的多种组织细胞均可分泌这些“致炎因子”。这些细胞因子一方面与细胞膜上特异的受体结合，以旁分泌或自分泌的形式促发一系列瀑布级联反应，发挥多种生物学效应；另一方面进入血液循环，激活免疫系统，进一步放大其生物学效应。它们介导的炎症反应与心衰的多种病理生理改变相关。细胞因子作用于心脏可诱导细胞凋亡和心肌重构；作用于血管内皮细胞，导致血管扩张受限；作用于骨骼肌促进分解代谢；这些都与心衰患者病情进展和运动耐力下降等相关[12]。动物模型研究还显示这些细胞因子与 RAS 系统之间存在相互作用，AngⅡ可通过核因子-κB（nuclear factor-κB，NF-κB）途径上调 TNF 表达，而细胞因子可通过增加 ACE 和糜蛋白酶的活性激活 RAS。此外研究还发现部分细胞因子（如 IL-10）水平下降与心衰的严重程度相关，提示可能存在促炎细胞因子和抑炎细胞因子之间的不平衡而导致心衰。

TNF-α 可由巨噬细胞等多种细胞分泌，心衰时心肌细胞自身也可分泌。心衰时血浆 TNF-α 水平升高，且程度与心衰预后相关。TNF-α 诱发心衰的确切机制还不清楚，可能包括①TNF-α 对心脏有负性肌力作用，这可能与 TNF-α 增加 NO 的合成相关。②TNF-α 具有促进蛋白合成、减慢分解的作用，导致肌动蛋白、肌球蛋白等成分增加进而引起心肌肥厚。③TNF-α 刺激氧自由基产生，与心肌代谢异常和心肌细胞凋亡相关，进一步促进心室重构。

IL-1β 主要来源于吞噬细胞，少量来源于间质细胞和动脉内皮细胞，能够促进炎性细胞活化和炎性介质释放进而激活机体免疫系统。①IL-1β 表达增加会导致心肌细胞 Na^{+}-K^{+}-ATP 酶的表达下降，对心肌细胞产生负性肌力作用，降低心脏的泵血功能。②IL-1β 还能够促进成纤维细胞增殖，诱导心肌细胞肥大和心肌纤维化。

IL-6 主要来源于单核细胞，血管内皮细胞和成纤维细胞也可产生。急性心肌梗死时可出现 IL-6 表达升高，而后者能诱导心肌细胞表达细胞黏附分子-1，增加心肌细胞与白细胞的黏附，是缺血-再灌注损伤中白细胞发挥细胞毒性作用的重要环节。IL-6 及其受体偶联蛋白 gp130 可导致心肌细胞肥大。IL-6 与心肌细胞和成纤维细胞上的受体结合后可促进一氧化氮合酶的合成，引起心肌细胞凋亡和心肌纤维化。

转化生长因子 β（transforming growth factor，TGF-β）能促进有丝分裂，刺激心肌成纤维细胞的增殖，过度合成细胞外基质，还抑制胶原酶对胶原的降解，在心肌重构中发挥非常重要的效应。许多促纤维化的细胞因子都是通过 TGF-β 发挥作用的。

（七）激肽-缓激肽系统

缓激肽（bradykinin，BK）属于激肽系统，目前已知有 B1 和 B2 两种受体，其中 B2 受体存在于内皮细胞中，激活后可使包括 NO 等在内的多种 EDRF 释放，调节血管平滑肌，维持血管张力[13]。激肽由其前体激肽原在激肽释放酶的作用下水解产生，化学结构以缓激肽为基团。血液中激肽的半衰期较短，处于不断产生并不断灭活的动态变化中。RAS激活和肾血流下降、心排血量下降等因素都会促进BK生成。它有助于血管内皮细胞释放NO。BK经ACE，即激肽酶Ⅱ降解后生成无活性产物。心衰时缓激肽系统和前列腺素等舒血管物质的功能受到抑制。应用ACEI可提高BK水平，进而促进内皮NO等释放，降低血管张力；还可能通过NO-cGMP的信号通路减少胶原合成进而抑制心肌肥厚，改善心功能。

（八）氧化应激

氧化应激是指细胞中促氧化与抗氧化体系之间的平衡失调，促氧化占优势，导致细胞内稳态的紊乱。促氧化主要由活性氧（active oxygen species，ROS）来完成。ROS是有氧代谢的正常副产品，由体内的氧化还原反应产生。含有化学性质活泼的含氧功能基团的化合物主要包括含氧自由基（主要含氧自由基有：超氧阴离子自由基、羟自由基）、氧的非自由基衍生物、对氧化物、氢过氧化物和脂质过氧化物等。ROS参与多种细胞内蛋白质活性和信号转导通路的调节，其中包括参与心肌兴奋-收缩耦联所必需的蛋白质（如离子通道、肌浆网钙释放通道和肌丝蛋白）和参与心肌细胞生长的信号转导途径。当ROS的产生超过抗氧化剂防御系统的缓冲能力时，过量的ROS将导致细胞内氧化应激的发生。有大量证据表明，在心衰患者全身和心脏局部，氧化应激的水平都增加。这可能是由于抗氧化能力减少或活性氧的产生增加两方面因素导致的。活性氧的产生增加可继发于心肌的机械牵拉、神经-体液系统的激活（AngⅡ、儿茶酚胺和ET-1等）和细胞因子（TNF和IL-1等）的作用。ROS参与心衰的作用机制有：①刺激心肌细胞肥大、胚胎基因重新表达；②与蛋白质、DNA和脂质体反应，引起蛋白质氧化、DNA链断裂和细胞膜脂质过氧化等，诱导心肌细胞凋亡；③调节成纤维细胞增殖和胶原蛋白合成，并能触发金属蛋白酶的活性；④刺激包括TNF-α、IL在内的多种细胞因子分泌，形成炎症反应-氧化应激恶性循环；⑤抑制NO对外周血管的扩张效应。目前研究显示减少ROS可能对心衰具有治疗价值。OPT-CHF（羟基嘌呤醇治疗充血性心衰）的研究中羟基嘌呤醇（黄嘌呤氧化酶抑制剂）未能改变住院或心血管死亡的主要复合终点，但亚组分析发现尿酸明显升高（生物标志物的氧化应激）的亚组治疗有改善的趋势，这表明该治疗可能使存在明显氧化应激的心衰患者受益。

二、心室重构

慢性心衰是各种病因所致的心脏疾病的终末阶段，目前认为其根本原因是神经-体液系统被长期激活所导致的心肌重构，其本质是心肌细胞和细胞外基质的一系列变化，在心脏的几何形状层面表现为心室容积增大及心室形状的改变，即心室重构。这种重构最初是心室应力增加时心肌的代偿性变化，一方面可以增加心肌收缩力，另一方面可以降低室壁张力和心肌耗氧量，但随着病情发展其负面影响逐渐显现，最终导致心肌收缩力的下降和心衰的发生。

心室重构引起的心室正常结构的改变包括心脏体积、心室壁厚度和（或）心脏形状的变化。心室重构主要有两种心室几何形状改变类型，第一种是向心性心室重构，表现为左心室室壁增厚，心室舒张功能下降，常见于高血压病患者。第二种是离心性心室重构，心脏扩张，收缩力下降，二尖瓣、三尖瓣及主动脉瓣反流。常见于心肌梗死后心室重构。虽然心室重构起初是机体对血流动力学等因素改变的适应，以维持心排血量，但心室重构是一种恶性循环过程，这些改变最终会导致进行性心肌收缩力下降，室腔扩张，左心室从椭圆形变为球形，出现有症状的心衰以及不良预后。左心室结构改变使心室室壁压力增大，引起二尖瓣环扩张，乳头肌变形，二尖瓣后叶缩短，从而导致二尖瓣反流。二尖瓣反流进一步导致左心室舒张末容积变大，心腔扩张更加明显。心衰患者出现二尖瓣反流，说明预后不良。严重心室重构过程可导致心室电活动的不同步，进一步加重二尖瓣反流和心排血量下降，加速心室重构的恶性循环。心室重构已经成为心衰的一个主要的治疗靶点和治疗评价的重要替代终点。再灌注治疗可降低梗死面积，利用 ACEI、β 受体阻滞剂和醛固酮受体拮抗剂可改善心室重构过程。心脏再同步化治疗是近 10 年心衰治疗的重要进展，不仅可缓解患者症状，还可改善心室重构。

心室重构是一个复杂的过程，在细胞水平，心肌的变化主要包括①心肌细胞数量减少；②细胞肥大，胚胎基因和蛋白质再表达；③细胞外基质变化等（见表 4-1）。心肌重构的启动原因是初始的心肌损伤或心脏负荷过重，其过程受机械、遗传、神经体液、炎性反应和氧化应激等诸多因素的调控，但确切的发生机制尚不明确。相关因素包括：①持续的交感神经兴奋性增强促进心肌细胞肥厚和凋亡，刺激成纤维母细胞增生和心肌纤维化；②RAS 活性增强，AngⅡ增加成纤维细胞 DNA 和蛋白质合成，促进心肌重构；醛固酮可诱导心肌纤维化；③TNF-α 和 IL-6 等多种细胞因子可直接作用于心肌细胞和成纤维细胞，并能促进细胞凋亡。

表 4-1　左心室重构概述

心肌细胞生物学改变
兴奋-收缩耦联障碍
肌球蛋白重链（胚胎型）基因表达
β-肾上腺素受体脱敏
心肌细胞肥大
心肌细胞溶解
细胞骨架蛋白
心肌变化
心肌细胞减少
坏死
细胞凋亡
自噬
细胞外基质的改变
基质降解
心肌纤维化
左心室腔几何形状的改变
左心室扩张
左心室球形变
左心室壁变薄
二尖瓣反流

（一）心肌细胞数量减少

心肌细胞数量的减少一方面直接导致心肌收缩力下降和心衰的发生，另一方面还增加存活心肌细胞的负荷，诱发心室重构，使心功能进一步恶化。引起细胞数量下降的主要有细胞坏死和细胞凋亡两种形式。

1. 临床上引起细胞坏死最常见的原因是急性心肌梗死，此外心肌炎和心肌病等心肌损害也会导致细胞坏死。细胞坏死表现为细胞内溶酶体破裂、大量水解酶被释放，直接引起细胞成分的自溶、维持细胞正常功能的蛋白质被大量破坏；同时细胞膜破裂、胞内物质释放激发局部炎症反应。

2. 细胞凋亡　其本是一种生理性的细胞死亡，是一种受到精细调控的、主动的、耗能的过程，也叫“程序性细胞死亡”。不同于坏死，凋亡时细胞膜主动内陷将细胞分割成若干膜包被的“凋亡小体”，进而被周边的吞噬细胞吞噬，整个过程无细胞内容物的外漏，也就不会引起局部的炎症反应。细胞凋亡现象已被证实存在于心衰动物模型和患者的心脏中[14]。心衰时被激活的多种神经-体液机制与细胞凋亡相关。交感神经系统兴奋性增加、儿茶酚胺水平上升会增加心肌细胞 Ca^{2+} 内流导致钙超载，Ca^{2+} 在细胞凋亡中起着重要的作用，可以激活核酸内切酶而使 DNA 断裂从而启动细胞凋亡。AngⅡ作用于 AT1 受体可诱导细胞凋亡，TNF-α 也是细胞凋亡的有效诱导剂。过量的氧自由基通过直接损伤或氧化链式反应破坏细胞膜结构（包括细胞膜和肌浆网等），引起细胞内 Ca^{2+} 分布的异常，改变细胞内环境，促使细胞老化和凋亡。

心肌细胞凋亡的主要通路是天冬氨酸特异性蛋白酶（caspase）激活，包括 Fas L、TNF 等死亡信号介导的死亡受体通路和线粒体通路两条途径。线粒体通路通过线粒体释放细胞色素 C 等激活 caspase。线粒体占心肌细胞总体积的 45%，是细胞凋亡中发挥关键作用的细胞器。它具有双层膜结构，外膜通透性高，内膜的通透性则有离子选择性，这种选择性在内膜两侧产生电势差。线粒体内的氧化磷酸化是 ROS 的主要来源，心衰时机体的氧化应激状态导致大量的ROS产生，破坏膜的分子结构，使线粒体内膜通透性异常、膜两侧电势差改变，引起细胞色素C释放，进而激活程序性死亡途径。ROS也会破坏线粒体上的ATP合成酶，导致能力供应障碍，加重损害。

由于心肌细胞凋亡在心功能恶化中的重要作用，阻断凋亡成为心衰治疗的新策略。除了传统的ACEI阻断AngⅡ的促凋亡作用、α+β受体阻滞剂卡维地洛通过抗氧化作用抑制凋亡等治疗，干预凋亡信号通路和通过基因工程技术上调凋亡抑制因子等措施也正处于蓬勃发展中。

（二）心肌细胞结构改变

心衰时心肌负荷增加和包括AngⅡ在内的多种物质会刺激多种促进细胞分裂增殖的因子大量分泌，但成年的心肌细胞是一种高度分化的细胞，已丧失了分裂能力，这些因子只能诱导大量蛋白质的合成和心肌细胞病理性肥大。肌小节并联性增殖引起细胞横向肥大，见于高血压性心脏病；肌小节串联性增殖引起细胞纵向伸长，见于扩张型心肌病。不仅蛋白质的合成大量增加，蛋白质的种类和性质也发生改变，即心肌细胞表型改变。心肌细胞收缩蛋白合成减少，引起收缩力下降；胚胎基因的激活和表达改变结构蛋白的功能；骨架蛋白表达上调和排列紊乱使得收缩阻力增加。

包括心肌在内的横纹肌中主要的收缩蛋白是肌球蛋白，由4条轻链和2条重链构成。肌球蛋白不仅构成肌丝，还具有ATP酶活性，可以分解ATP而获得能量，从而将化学能转变成机械能，完成肌小节收缩。肌球蛋白重链（myosin heavy chain，MHC）有α、β两种亚型，可构成三种同工型，即V1（α同型二聚体）、V2（α和β异型二聚体）和V3（β同型二聚体）。因α-MHC的ATP酶活性较β亚型高，因而V1型的ATP酶活性和收缩力均较V3高。MHC在心肌中的表达受生长发育、激素和压力负荷等多种因素调节。正常情况下，V3型在胚胎期表达占优，而V1型在出生后表达占优。研究发现心衰心肌中α-MHC基因表达下调而β-MHC基因表达上调，即胚胎基因再表达，引起V3的增加和心肌收缩功能下降。而造成肌小节功能异常的β-MHC基因（human β-myosin heavy chain，MYH7基因）突变则是肥厚型心肌病较为常见的基因突变之一。

除了收缩蛋白，骨架蛋白在心肌肥厚和心衰中发挥的作用亦逐渐受到关注，除了构成细胞支架，它们还参与细胞的一系列生理活动。在早期，骨架蛋白的重要组成成分——微管蛋白的合成和稳定性增加可对抗心肌细胞阻力负荷；而后期，骨架蛋白过量聚集不但不能代偿收缩蛋白丧失引起的收缩功能障碍，还会增加心肌细胞僵硬度。细胞凋亡过程中细胞体积缩小和凋亡小体形成等被认为与微丝（由肌动蛋白构成的骨架蛋白）的改变密切相关。一些重要的神经-体液因素，如AngⅡ可能通过多种信号通路介导微管重构。

（三）心肌能量代谢异常

心脏维持正常的代谢和收缩功能需要大量的腺苷三磷酸（ATP），主要由线粒体的氧化代谢产生。心肌细胞是体内线粒体密度最高的细胞，其持续充足的能量供应保证了心脏正常泵血功能的实现。如果线粒体无法提供给心肌细胞足够的ATP，将导致细胞能量匮乏、收缩无法完成，还会促发细胞坏死和凋亡。

心衰时心脏存在从能量生成到能量利用的多重障碍。①能量生成障碍：心室肥厚导致单位体积内毛细血管密度降低；细胞功能异常和细胞外基质的增多导致氧摄取障碍；很多心衰患者还伴随有冠状动脉病变，心肌血供进一步下降，这些都使心肌处于一种缺血、缺氧的状态。心肌肥厚后期，线粒体的数量并不能随心肌肥大成比例地增加，导致能量生成障碍。②能量储备减少：磷酸肌酸是细胞内重要的储能物质。在磷酸肌酸激酶的催化下，肌酸与ATP之间发生高能磷酸键的转移而生成磷酸肌酸，从而将线粒体内生成的高能磷酸键储存在胞质中。肥厚心肌中磷酸肌酸激酶发生同工型转换，导致活性下降，磷酸肌酸生成减少。③能量利用异常：心衰患者的心肌中，位于肌钙蛋白头部的Ca^{2+}-Mg^{2+}-ATP酶活性降低，致使ATP不能被正常水解和利用，心肌收缩速率下降。

(四) 心肌兴奋-收缩耦联障碍

心肌收缩是心肌细胞的电活动转化为机械活动的过程，Ca^{2+}是完成这种转化的关键离子。细胞质内Ca^{2+}的浓度和Ca^{2+}同肌钙蛋白结合的状态等都影响着心肌兴奋-收缩耦联过程，相关的环节主要有①肌浆网Ca^{2+}转运：舒张期Ca^{2+}被肌浆网摄取并储存在其中，收缩期肌浆网大量释放Ca^{2+}使细胞质的Ca^{2+}浓度迅速上升达到心肌收缩阈值。肌浆网这种转运Ca^{2+}的功能一旦发生紊乱将直接影响心肌兴奋-收缩耦联。收缩期Ca^{2+}主要通过Ryanodine受体2（RyR2）进入细胞质。动作电位激活心肌细胞膜上的L-型钙通道使少量Ca^{2+}由胞外流入胞内，继而兴奋RyR2，引发所谓的“钙促钙释放”过程——相当于内流量1000倍的Ca^{2+}从肌浆网释放入细胞质。由此可见，RyR2结构或活性的异常将对肌浆网Ca^{2+}转运产生非常显著的影响。这也使得对该通道的研究和相关治疗探索越来越多。②如前所述，收缩期胞质内Ca^{2+}仅有很小一部分来自细胞外，但却对触发肌浆网Ca^{2+}释放至关重要。因此Ca^{2+}内流减少也将直接导致兴奋-收缩耦联障碍，而心衰时心肌细胞β受体密度下降（即β受体下调）会引起Ca^{2+}内流受阻。③Ca^{2+}与肌钙蛋白结合是机械活动启动的关键，这需要肌钙蛋白有正常活性。心衰时心肌细胞常处于缺血缺氧的状态，可继发酸中毒和H^+增加，而H^+对肌钙蛋白有更强的亲和力，会占据Ca^{2+}结合位点，导致心肌收缩的机械活动难以启动。

(五) 细胞外基质改变

心肌细胞外基质主要含成纤维细胞分泌的Ⅰ型和Ⅲ型胶原；其中Ⅰ型胶原占胶原蛋白总量的85%，是与心肌平行排列的粗大胶原纤维，可防止心室在应力作用下过度扩大，但也会增加心室僵硬度；Ⅲ型胶原在心肌细胞之间形成“弹簧”样的螺旋结构，具有良好的伸缩性。两类胶原与少量其他类型的胶原共同组成网络，对于维持心肌细胞正常结构和功能至关重要，也是决定心肌僵硬度的重要因素。心衰时，在机械刺激和多种化学信号的刺激下，成纤维细胞活化并具有了增殖分泌功能，分泌大量胶原，同时伴有Ⅰ型与Ⅲ型胶原含量比值的改变；还通过胶原降解酶改变胶原的正常空间结构，最终导致心肌纤维化[15]。心肌纤维化除了导致心脏泵功能和舒张功能下降，还影响细胞间的信号传递，能诱发心律失常。细胞间基质的增多同时加重细胞缺血、缺氧，促进细胞凋亡和纤维化的进一步发生，形成恶性循环。

心衰时神经-体液代偿机制与心肌细胞外基质含量和成分的变化密切相关。AngⅡ在引起心肌细胞坏死的同时，还通过刺激成纤维细胞等分泌TGF β1，引起胶原合成增多；通过降低胶原酶活性导致纤维化加重。而醛固酮则主要刺激胶原生成，其拮抗剂螺内酯在不引起血压下降的剂量下就可预防心肌纤维化，提示醛固酮引起心肌纤维化并不依赖于血压的影响。内皮素作为促增殖物质，既可促进心肌细胞合成和释放AngⅡ，又可调节醛固酮的合成和释放。

正常情况下心肌细胞外的成分处于不断更新的过程中——胶原的新生伴随胶原的降解。细胞间质中存在着能降解胶原的基质金属蛋白酶（matrix metalloproteinases，MMP）和其内源性抑制物金属蛋白酶组织抑制剂（tissue inhibitor of matrix metalloproteinases，TIMP）。MMP是一个锌依赖的内生酶超家族，迄今已发现至少20种MMP，主要分为胶原酶、明胶酶、间质溶素和膜型MMP四类。MMP不仅参与基质成分的降解，还调节胶原蛋白的合成，参与心肌纤维化的过程。升高的MMP在降解正常胶原的同时，可促使细胞外基质释放胰岛素样生长因子、成纤维细胞生长因子等生物活性物质，导致缺乏正常连接结构的纤维性物质在间质的形成和堆积。MMP和TIMP这类参与细胞外基质重构的物质统称血浆胶原标志物，利用其在血浆内的变化水平衡量心衰时细胞外基质的变化并判断预后有着重要的临床应用价值。

三、舒张功能不全

正常的心脏舒张功能使心室在休息和运动状态下都能够充分充盈，而无左心室舒张压异常升高。心脏的舒张期包括等容舒张期和充盈期，充盈期又可分为早期快速充盈期（主动充盈）、缓慢充盈期（被动充盈）和心房收缩期。在正常情况下，这三部分的过程是：①早期快速充盈期占左心室充盈的 70%～80%，这种比例随着年龄增加和各种疾病状态而下降，早期快速充盈是由左心房-左心室间的压力阶差所驱动的，左心房与左心室间的压力阶差取决于多个相互影响的因素，包括心肌的松弛性、左心室僵硬度、左心室弹性回缩、左心室收缩状态、左心房压和左心房的僵硬度、肺静脉压、二尖瓣口面积、左右心室的相互影响和心包的限制。②缓慢充盈期（被动充盈）是左心室快速充盈之后与心房收缩开始之间的时间，其在左心室充盈中所占比例不到 5%，此期间左心房和左心室的压力通常是几乎相等，且其持续时间随心率增快而缩短。③心房收缩期，是心房收缩进一步增加左心室充盈，占左心室充盈的 15%～25%，取决于 PR 间期、心房收缩状态、心房前负荷、心房后负荷、自主神经张力和心率。心房肌纤维化、心房颤动、房室间期不良等均可导致心房辅助泵功能下降。

心衰患者常合并存在心脏舒张功能不全，特别是射血分数保留性心衰患者。影响舒张功能的因素是复杂的，最重要的因素是左心室主动松弛功能（relaxation）和左心室被动充盈与扩张功能（compliance，顺应性）。心肌主动松弛开始于心室的射血后期，终止在心室的快速充盈期末，使心室内压力迅速降低。而心室被动充盈与扩张开始于快速充盈期末，持续到该心动周期的结束，下个心动周期开始之时。主动松弛、顺应性与心动周期的关系见表 4-2。舒张功能不全的病理生理机制主要有以下几点。

表 4-2 心肌主动松弛、顺应性与心动周期的关系

收缩期			舒张期			
等容收缩期	快速射血期	缓慢射血期	等容舒张期	快速充盈期（主动充盈）	缓慢充盈期（被动充盈）	心房收缩期
收缩（contraction）		主动松弛（relaxation）			顺应（compliance）	

（一）心肌主动松弛功能障碍

心肌收缩的细胞分子学基础是电机械耦联，心肌舒张的细胞分子学基础是去除收缩耦联的过程（去收缩过程）。心肌收缩后心室进入等容舒张期，细胞质中 Ca^{2+} 浓度的迅速下降使心肌由收缩状态转为舒张状态。参与该过程的离子通道主要有心肌肌浆网 Ca^{2+}-ATP 酶（sarcoplasmic reticulum Ca^{2+} ATPase，SERCA）重摄取 Ca^{2+} 进入肌浆网和心肌细胞膜上钠-钙交换体（Na^{+}/Ca^{2+} exchanger，NCX）将 Ca^{2+} 泵出细胞。当心肌细胞内 Ca^{2+} 浓度从 10^{-5} mol 降至 10^{-7} mol 时，Ca^{2+} 与肌钙蛋白解离，肌钙蛋白-原肌凝蛋白构型恢复原位，而产生位阻效应（心肌细胞的收缩亚单位为肌动蛋白和肌球蛋白，但必须两者接触后产生收缩，舒张期肌钙蛋白隔开二者，干扰收缩，称为“位阻效应”），使肌球蛋白的横桥和肌动蛋白的接触分离而退回原位置，肌节伸长而舒张。任何因素只要影响其中某个环节，就可影响心肌的正常舒张，主动松弛功能障碍的机制主要有：

1. 心肌细胞内 Ca^{2+} 下降延缓，其原因主要有①受磷蛋白（phospholamban，PLN）调节的 SERCA 活性下降，对细胞质中 Ca^{2+} 的重摄取能力减低。这可能是 SERCA-2a 基因转录不足、蛋白翻译减少和 PLN 磷酸化水平下降引起的。SERCA-2a 基因治疗已进入二期临床试验，对 39 名晚期心衰患者为期 1 年的随访发现基因治疗对心功能分级、NT-proBNP 水平和左心室舒张末期容积有改善作用[16]。动物实验发现窦房结 If 电流抑制剂伊伐布雷定可增加 SERCA-2a 活性。纳入 61 名 LVEF>50%心衰患者的研究证实，短期口服伊伐布雷定可改善左心室舒张功能，提高患者运动时的峰值耗氧量[17]。②细胞膜上晚钠电流增加导致细胞内钠离子（Na^{+}）蓄积，进而激活 NCX 通道的反向转运——外排 Na^{+} 的同时使过多的 Ca^{2+} 流入细胞内，引起 Ca^{2+} 超载。雷诺嗪是一种选择性晚钠电流抑制剂，可抑制上述过程进而改善舒张功能。一项纳入 20 名 LVEF≥45% HF-PEF 患者的研究发现，静脉滴注雷诺嗪 3 h 后左心室舒张末期压力和肺毛细血管楔压下降[18]。③收缩期 Ca^{2+} 通过 RyR2 由肌浆网进入细胞质。RyR 的过磷酸化会导致舒张期发生 Ca^{2+} 从肌浆网外漏，从而延缓 Ca^{2+} 浓度下降。通过药物影响 RyR 的状态可能缓解 Ca^{2+} 超载进而改善心肌细胞松弛功能[19]。

2. 心肌细胞肌球蛋白-肌动蛋白解离障碍　无论是 Ca^{2+} 从肌钙蛋白上解离还是肌球-肌动蛋白复合体解离都是主动的耗能过程，因此 ATP 的充分供应是心肌舒张的基础。当心肌缺血、缺氧引起 ATP 不足时，心脏的主动松弛功能会发生障碍。例如冠心病心肌缺血时，舒张功能不全常先于收缩功能障碍。

3. 心肌松弛不均匀性（relaxation nonuniformity）增加　心室不同部位心肌的主动松弛的速度、程度和频率出现差异，心室内部作用不协调，从而使心室内压下降速率减慢。

（二）心室顺应性降低

心室顺应性是指单位压力的变化能够引起的容积改变（dv/dp），顺应性的倒数称为心室僵硬度（stiffness），即单位容积的变化引起的压力变化（dp/dv）。心室顺应性受很多因素的影响，如心肌僵硬度、心肌的质量和厚度、心包的限制、心室容量等。心肌僵硬度增加、心肌肥厚、心脏质量的增加、心室容量减少都能使心室僵硬度增加，顺应性降低。左心室顺应性降低使左心房压增加以保证左心室的充盈，同时左心房压升高也使肺静脉压升高和肺淤血，即出现舒张性心衰。若左心房压不能升高，则出现心排血量减少。心室顺应性降低常见于高血压、肥厚型心肌病、心肌炎、心肌纤维化和间质增生。

心肌僵硬度指心肌受到应力（stress）能发生应变（strain）的一种特性，是由心肌细胞和细胞外基质共同决定的。大分子心肌细胞骨架蛋白——肌联蛋白（Titin），被认为是决定心肌细胞僵硬度的主要蛋白。正常情况下，肌联蛋白横跨肌小节，在心肌细胞内起到分子弹簧链的作用。心肌细胞收缩时，肌联蛋白处于弹簧被压的状态，储存着弹性回复的势能。舒张时肌联蛋白弹性回复。该蛋白的含量和其各亚型的表达比例都影响心肌僵硬度。肌联蛋白主要有两种单体形式——N2B 和 N2BA，其中短而僵硬的 N2B 的过量表达将导致心肌僵硬度增加。mRNA 的异常剪切和 N2B 磷酸化水平的下降可能是引起 N2B 过表达的原因[20-21]。改变 Titin 的磷酸化状态可能成为心衰，特别是射血分数保留性心衰的一个新的治疗方向。

细胞外基质（主要是胶原）含量和结构的异常同样影响心肌僵硬度。胶原降解主要由基质金属蛋白酶参与，该酶的减少或其抑制物活性的增强将提高胶原含量，引起心脏纤维化。动物模型证实Ⅰ/Ⅲ型胶原比例上升和胶原间交联增多均提高心室僵硬度[22]。除了细胞外基质正常成分性质的改变，异常物质在基质中的沉积也是心肌僵硬度增加的重要因素。淀粉样变心肌病是一个典型的例子，淀粉样变的免疫球蛋白或转甲状腺素蛋白等物质在心肌间的沉积对僵硬度产生明显影响。糖基化末端产物也可在心肌细胞外基质沉积并形成交联。

冠状动脉微血管内皮细胞炎症学说是目前研究相对充分且较被认可的引起心肌纤维化和心室顺应性下降的分子机制，而一氧化氮-环磷酸鸟苷-蛋白激酶 G（NO-cGMP-PKG）通路在其中发挥主要作用[23]。心衰时机体处于炎症状态下，多种炎症细胞黏附于冠脉微血管内皮，释放包括 IL-6、IL-8、TNF-a、ST2 在内的多种细胞因子，使心肌细胞局部 NO 生物活性下降，活性氧（ROS）增加。这直接导致 NO 受体——可溶性鸟苷酸环化酶（sGC）的作用下降，cGMP 生成减少，进而 cGMP 依赖的 PKG 活性下降。这一方面促发 Titin 的低磷酸化水平，增加心肌细胞静息张力，另一方面促进 TGF-β 的释放，导致成纤维细胞活化和心肌纤维化。

（三）心房功能异常

舒张晚期左心房主动收缩的射血量约占左心室舒张末容积的 20%，左心室舒张末期压力明显升高时，心室的充盈将更依赖心房的收缩。而心衰（特别是舒张性心衰）时，一方面心室的高压状态使心房的后负荷大大增加，另一方面僵硬度增加、收缩不同步和运动时储备功能下降等因素使心房收缩功能减退。这些都使心房不能有效发挥主动射血功能，使心室的有效充盈下降。不论收缩性还是舒张性心衰，均有左心室舒张末期压力升高，只是两者引发的原因截然不同。换言之，收缩性心衰是因左心室收缩功能障碍，不能有效射血而使舒张压升高，而舒张性心衰则是舒张功能障碍引起左心室舒张末压升高，后者升高的程度更为明显。左心室舒张末压的升高将引起左心房压力升高和体积增大，其程度与心衰的持续时间和严重程度相关；引起的肺静脉压升高会造成肺淤血，引发呼吸困难等心衰临床表现；还会继发肺动脉压力上升和右心功能不全。

心衰合并心房颤动（房颤）的比例高，二者互为因果，常导致心衰恶化。心衰时左心房扩大、交感神经激活和心房间质纤维化等病理生理变化促使房颤发生。房颤后心房丧失收缩功能，引起左心室充盈减低。房颤激活心房局部 ACE 活性，AngⅡ生成增多，刺激成纤维细胞增殖和Ⅰ、Ⅲ型胶原 mRNA 表达增加，导致心房重构。而电解质紊乱、缺血缺氧和治疗相关药物的毒性反应等亦在心房重构中发挥作用。

（四）舒张收缩不协调

心脏房室之间、左右心室之间和心室各部位舒缩活动的同步性对维持心功能十分重要。舒张收缩不协调引起的心脏泵血功能下降也是心衰的发生机制之一。心肌炎和心肌梗死等疾病可引起心脏区域性的坏死或功能下降，破坏协调性；交感神经过度激活造成的神经末梢损害在衰竭的心脏中也是不均匀存在的。除了减少心排血量、恶化心功能，这种不协调还体现在心肌静息电位和动作电位分布的不均一。结构和电活动的不均一构成了折返环路和触发激动的基础，可引起心律失常，使心衰患者发生猝死的风险增加。

四、心外代偿

心衰时，机体除了动员心脏本身的代偿机制，还启动心外的代偿活动，以适应心功能下降带来的缺血缺氧状态。和心脏的代偿一样，其他器官组织的适应性变化在最初的阶段（代偿期）对于维持血流动力学稳定和组织灌注十分重要，但随着时间推移，其有害的一面将日益显现，最终反而成为了导致心功能下降和心衰进展的重要因素。

1. 血容量增加　肾小球滤过率降低和肾小管水钠重吸收增加等因素使心衰时血容量增加，弥补心脏泵功能下降造成的心排血量减低。但这也同时加重了心脏的前后负荷。

（1）心衰时血压下降、肾灌注减低直接引起肾小球滤过率下降；交感神经系统和 RAS 的激活会进一步收缩肾动脉进而降低滤过率。

（2）交感神经系统和 RAS 对于肾出球小动脉的收缩作用强于入球小动脉，血液中非胶体成分的滤过相对增加，流经肾小管毛细血管的血液胶体渗透压相对升高而静水压降低，水钠重吸收增加；醛固酮、血管加压素等分泌增多促进水钠重吸收。

2. 血流重分布　心衰时血流的重分布保障了心、脑等重要脏器的供血，这得益于肾、骨骼肌等器官血流的下降和外周血管的收缩。如果这种代偿长期存在，将反而促进心衰的发展，主要表现在外周血管阻力即心脏后负荷增加；肾功能受损引起水钠潴留；骨骼肌灌注不足导致运动耐力下降。

3. 红细胞增多　心衰时缺氧状态会刺激红细胞生成素的分泌和骨髓造血。同时血红蛋白中的 2,3-二磷酸甘油含量增加，对氧的亲和力下降从而使氧解离曲线右移，血红蛋白易于释放氧气。但这种代偿机制同样有其不利的一面——由此带来的血液黏稠度增加会加重心脏负担，带来的血流阻力过度增加可能更不利于组织灌注。

4. 血管结构和功能改变　动脉粥样硬化等因素使大动脉僵硬度增加，扩张和回缩的弹性降低，而心室动脉耦联功能下降；交感神经系统兴奋性增高、RAS 激活、内皮素分泌增加和舒血管物质减少等因素，使血管舒缩功能异常。这些改变带来的后果是血容量的轻度变化即会引起动脉压的明显改变（即血压波动）和心脏射血阻力增加。

心衰时左心房压力的升高可引起肺血管内皮

损伤、肺毛细血管重构和肺间质纤维化，产生肺动脉高压。这增加右心室后负荷，不仅造成右心功能下降，还使舒张期室间隔向左侧移位，进而影响左心室充盈。诸多研究正试图通过治疗肺动脉高压来改善心衰患者预后。

5. 肾脏 终末期心衰的一个显著特征是肾引起的水钠潴留增加，这一方面是由于"前向衰竭"即心排血量下降造成肾血流下降，另一方面是由于"后向衰竭"即静脉压升高造成水盐的跨血管转运增加。肾不仅作为排泄器官参与心衰时水钠调节，还作为重要的内分泌器官参与神经-体液系统的变化。有效血容量的下降激活肾压力感受器，使交感神经兴奋性增加、肾小球旁器中球旁细胞分泌肾素激活 RAS。除了血液循环中激素水平的改变，肾脏内还存在 RAS、激肽原-激肽系统等的局部激活。这些改变会介导肾血管收缩，进一步降低肾灌注和对利钠肽的反应，恶化水钠潴留和心衰。

6. 骨骼肌 心衰时组织的氧供减少，骨骼肌通过增加肌红蛋白含量等提高氧利用能力。但心功能下降和毛细血管密度减低等带来的血流灌注不足除了引起骨骼肌的功能性改变如易疲劳等，更重要的是结构改变，如蛋白水解和肌肉萎缩、Ⅰ型纤维向Ⅱ型纤维转变、线粒体减少和呼吸相关氧化酶活性下降，这也成为心衰患者运动耐力下降的重要外周机制。

传统观点认为心衰患者运动耐力下降主要是血流动力学紊乱造成的，有研究表明非心源性因素，特别是骨骼肌的代谢状态也可能与此相关。以往运动训练是心衰的绝对禁忌证，患者被要求严格卧床休息，这将引起骨骼肌萎缩、运动耐力下降甚至静脉血栓形成，导致肺血栓栓塞等严重并发症。最近几十年，国外进行了大量的心衰患者开展运动康复的研究，其疗效和安全性也逐步得到肯定。研究表明运动训练不仅能增加峰值心率和心肌收缩的速率，进而增加心排血量，还能增加患者的心血管储备功能和骨骼肌的氧利用能力[24]。运动康复作为慢性稳定期心衰患者的治疗措施已被美国心脏病协会指南推荐[2]，但年老体弱的心衰患者采用这种治疗的安全性和训练需要达到的最佳强度及持续时间等问题还悬而未决。

（杨杰孚 王华 柴坷）

参考文献

[1] Komajda M. Current Challenges in the management of heart failure. Circ J，2015，79：948-953.

[2] Yancy CW，Jessup M，Bozkurt B，et al. 2013 ACCF/AHA Guideline for the Management of Heart Failure. J Am Coll Cardiol，2013，62（16）：e147-239.

[3] McMurray JJ，Adamopoulos S，Anker SD，et al. ESC Guidelines for the diagnosis and treatment of acute and chronic heart failure 2012. Eur Heart J，2012，33（14）：1787-1847.

[4] Dell'Italia L，Sabri A. Activation of the renin-angiotensin system in hypertrophy and heart failure. In Mann DL（ed）：Heart Failure：A Companion to Braunwald's Heart Disease. Philadelphia：Saunders，2004，129-143.

[5] Pitt B，Remme W，Zannad F，et al. Eplerenone，a selective aldosterone blocker，in patients with left ventricular dysfunction after myocardial infarction. N Engl J Med，2003，348：1309-1321.

[6] Tang WH，Bhavnani S，Francis GS. Vasopressin receptor antagonists in the management of acute heart failure. Expert Opin Investig Drugs，2005，14：593-600.

[7] Cea LB. Natriuretic peptide family：New aspects. Curr Med Chem Cardiovasc. Hematol Agents，2005，3：87-98.

[8] Rademaker MT，Richards AM. Cardiac natriuretic peptides for cardiac health. Clin Sci（Lond），2005，108：23-36.

[9] Packer M，Califf RM，Konstam MA，et al. Comparison of omapatrilat and enalapril in patients with chronic heart failure：The Omapatrilat Versus Enalapril Randomized Trial of Utility in Reducing Events（OVERTURE）. Circulation，2002，106：920-926.

[10] Teerlink JR. Recent heart failure trials of neurohormonal modulation（OVERTURE and ENABLE）：Approaching the asymptote of efficacy? J Card Fail，2002，8：124-127.

[11] Tziomalos K，Hare JM. Role of xanthine oxidoreductase in cardiac nitroso-redox imbalance. Front Biosci，

2009，14：237-262.

[12] Mann DL. Inflammatory mediators and the failing heart：Past，present，and the foreseeable future. Circ Res，2002，91：988-998.

[13] Sharma JN，Sharma J. Cardiovascular properties of the kallikrein-kinin system. Curr Med Res Opin，2002，18：10-17.

[14] Garg S，Narula J，Chandrashekhar Y. Apoptosis and heart failure：Clinical relevance and therapeutic target. J Mol Cell Cardiol，2005，38：73-79.

[15] Deschamps AM，Spinale FG. Matrix modulation and heart failure：New concepts question old beliefs. Curr Opin Cardiol，2005，20：211-216.

[16] Jessup M，Greenberg B，Mancini D，et al. Calcium upregulation by percutaneous administration of gene therapy in cardiac disease（CUPID）：a phase 2 trial of intracoronary gene therapy of sarcoplasmic reticulum Ca2 +-ATPase in patients with advanced heart failure. Circulation，2011，124：304-313.

[17] Kosmala W，Holland DJ，Rojek A，et al. Effect of if-channel inhibition on hemodynamic status and exercise tolerance in heart failure with preserved ejection fraction：a randomized trial. J Am Coll Cardiol，2013，62：1330-1338.

[18] Maier LS，Layug B，Karwatowska E. Ranolazine for the treatment of diastolic heart failure in patients with preserved ejection fraction：the RALI-DHF proof-of-concept study. JACC Heart Fail，2013，1：115-122.

[19] Kelly A，Elliott EB，Matsuda R，et al. The effect of K201 on isolated working rabbit heart mechanical function during pharmacologically induced Ca^{2+} overload. Br J Pharmacol，2012，165：1068-1083.

[20] Guo W，Schafer S，Greaser ML，et al. RBM20，a gene for hereditary cardiomyopathy，regulates titin splicing. Nat Med，2012，18：766-773.

[21] Borbely A，Falcao-Pires I，van Heerebeek L，et al. Hypophosphorylation of the stiff N2B titin isoform raises cardiomyocyte resting tension in failing human myocardium. Circ Res，2009，104：780-786.

[22] van Kimmenade RR，Januzzi JL. Emerging biomarkers in heart failure. Clin Chem，2012，58：127-138.

[23] Paulus WJ，Tschöpe C. A novel paradigm for heart failure with preserved ejection fraction：comorbidities drive myocardial dysfunction and remodeling through coronary microvascular endothelial inflammation. J Am Coll Cardiol，2013，62：263-271.

[24] Edelmann F，GeKitzmanlbrich G，Düngen HD，et al. Exercise training improves exercise capacity and diastolic function in patients with heart failure with preserved ejection fraction：results of the Ex-DHF（Exercise training in Diastolic Heart Failure）pilot study. J Am Coll Cardiol，2011，58：1780-1791.

第二篇

心力衰竭的诊断与临床评估

心力衰竭的现代治疗能有效改善心力衰竭患者的症状和预后，对心力衰竭患者进行全面准确的临床评估是正确有效使用这些治疗方法的重要保障。心力衰竭的临床评估依赖于病史、体格检查、实验室检查、心脏影像学检查和功能检查，其中完整准确的病史采集和全面仔细的体格检查是临床评估的基础。心力衰竭患者临床评估包括：①确定是否有心力衰竭的存在；②确定心力衰竭的病因（基础心脏病）和诱因；③评估病情的严重程度及预后；④是否存在合并症（影响患者的临床表现、病程、对治疗的反应及预后）[1]。临床症状和体征的评估应贯穿于心衰的诊断、治疗、预后评估过程。各国心衰诊断和治疗指南都有专门的论述。临床评价的目标是确定患者所处的心衰发展阶段、心功能状态、严重程度、基础的心血管疾病及其严重程度、并发症及其严重程度、既往的治疗和疗效。恰当的临床评估是制定治疗方案的前提和基础。

第五章　心力衰竭的临床表现

心衰临床表现复杂，病情多变，并且心衰患者的症状和体征有较大的个体差异，可以表现为不同的临床类型，这是由于心衰的代偿程度和受累心室不同，代偿良好的心衰患者可以无症状和体征。左心衰竭主要为肺循环淤血和心排血量降低的表现。右心衰竭主要以体循环淤血为主要表现。全心衰竭同时有左心衰竭和右心衰竭的症状和体征，临床多见于心脏病的晚期，左心衰竭继发右心衰竭，也可见于心肌病变同时影响左、右心室。

一、症状

（一）不同程度的呼吸困难

呼吸困难是左心衰竭最常见和最早出现的症状，主要由于急性或慢性肺淤血和肺活量减低所引起。根据病情的严重程度表现为劳力性呼吸困难、夜间阵发性呼吸困难、端坐呼吸、急性肺水肿。由于右心室扩大影响左心室充盈，出现肺淤血，单纯的右心衰竭可有轻度呼吸困难。导致右心衰竭的肺部疾病及肺血管疾病本身可引起明显的呼吸困难。

1. 劳力性呼吸困难

心衰患者的呼吸困难通常表现为劳力性，其原因是运动使回心血量增加，在右心功能正常前提下使肺淤血加重。轻者仅于较重的体力劳动时发生呼吸困难，休息后很快消失。随病情的进展，轻度体力活动即感呼吸困难。因为患者可以通过改变自己的生活方式、减少活动量来适应降低的心脏功能，询问中应注意患者目前活动水平与同龄人或与患者本人既往 3 个月或 6 个月前活动水平的比较，以尽早发现运动能力下降。

2. 端坐呼吸

端坐呼吸是左心衰竭进一步加重或失代偿心衰患者的典型表现，患者卧位时出现呼吸困难，患者常描述为睡眠时需高枕卧位、半卧位或坐位。因坐位时回心血量较平卧时减少，肺淤血减轻，同时坐位时膈下降，肺活量增加，使呼吸困难减轻。

3. 夜间阵发性呼吸困难

夜间阵发性呼吸困难是左心衰竭患者较特异的表现，患者常在夜间熟睡 1～2h 后憋醒，有窒息感，被迫坐起，咳嗽频繁，出现严重的呼吸困难。轻者坐起后 15～30min 后，症状即消失。重者发作时可出现发绀、冷汗，肺部可听到哮鸣音，称为心脏性哮喘，严重时可发展成肺水肿，咳大量粉红色泡沫状血痰，两肺满布湿啰音，血压可下降，甚至休克。夜间阵发性呼吸困难的机制是由于卧位时静脉回流增加，膈上升，肺活量减小、夜间迷走神经张力增高。

4. 俯身呼吸困难

2014 年美国德克萨斯州的心脏病专家定义了一种晚期心衰患者的新症状——俯身呼吸困难。俯身呼吸困难即患者俯身时发生气促等呼吸困难症状，许多患者描述在他们穿鞋时容易出现呼吸困难。研究显示与无俯身呼吸困难症状但心脏指数（cardiac index，CI）相同的患者相比，有俯身呼吸困难症状的患者仰卧位右心房压力（RAP）和肺毛细血管楔压（PCWP）较高。俯身时患者的 RAP 和 PCWP 增加，但 CI 未发生改变[2]。有俯身呼吸困难的患者体内液体过多，导致循环压力增高，俯身时压力会进一步增加。当患者出现俯身呼吸困难时，是心衰患者病情加重的表现，应引起医生重视，提示患者可能存在过多的液体潴留。

5. 陈-施呼吸

在左心衰竭晚期，当呼吸中枢受抑制会出现陈-施呼吸（Cheyne-Stokes respiration），可伴有嗜睡、意识丧失、抽搐等，这是由于心排血量明显降低，脑组织缺血缺氧。

（二）疲乏、无力、活动耐力下降

疲乏无力是左心衰竭的常见症状，运动耐量降低表现为劳力时或日常活动时气促、乏力、活动受限，因心排血量下降所致。疲乏或无力的患者常常伴有肢体的沉重感。采集病史时应记录运动受限的程度，例如：爬楼梯、走平路、日常家务活动或生活自理的能力。根据活动耐力下降的程度，进行纽约心功能分级。

（三）咳嗽、咳痰、咯血

多与呼吸困难并存，痰常为白色泡沫样，有时咳血色泡沫样或血样痰，是由于肺泡和支气管黏膜淤血所引起的。

（四）消化道淤血的症状

肝、脾及胃肠道淤血引起食欲下降、上腹部胀满或胀痛、恶心、呕吐，是右心衰竭的常见症状。

（五）水肿

心衰患者出现水肿前先有体重的增加，体液潴留达5kg以上时才出现水肿。心衰性水肿多先出现于双下肢，一般双侧对称性，卧床患者常在腰背及骶部等低垂部位明显，呈可凹陷性水肿，重症者可波及全身。

（六）头晕、心悸

脑供血不足可出现头晕，老年人可表现为反应差、记忆力减退、焦虑、失眠、嗜睡等，可能由于脑缺血缺氧或电解质紊乱等原因。合并有心律失常的患者可出现心悸和晕厥，需引起重视。

（七）其他

肾功能损害可出现尿量减少、夜尿增多。左肺动脉扩张压迫左喉返神经可出现声音嘶哑等症状。在晚期进展性心衰患者可出现心脏恶病质。

二、病史询问中应注意的内容

病史询问除心衰表现外还应注意引起心衰的基础疾病（如冠心病、高血压、心肌炎和心肌病等）、各种合并症（如糖尿病、心律失常、慢性肾病、贫血、慢性阻塞性肺疾病、心理和精神障碍等）以及其他心血管危险因素等（如高脂血症、肥胖、高尿酸血症、高龄），见表5-1。

病史中对诊断心衰有意义的内容：心衰的既往史、心脏疾病（如冠心病、陈旧性心肌梗死、心脏瓣膜疾病、先天性心脏病）、心衰的危险因素（如糖尿病、高血压、肥胖症）、可累及心脏的全身性疾病（如淀粉样变、结节病、遗传性神经肌肉疾病等）、近期病毒感染或人类免疫缺陷病毒感染史、心衰或心脏性猝死的家族史、心脏毒性药

表5-1 心衰患者问诊内容

心衰患者的症状和体征
疲乏
呼吸困难或急促（休息或运动时）、端坐呼吸、夜间阵发性呼吸困难
咳嗽
运动能力下降
夜尿
体重的增加/减少
水肿（四肢或身体低垂部位）
腹围增加或腹胀
腹部疼痛（特别是右上腹）
食欲减退
潮式呼吸（经常是家庭成员反映此情况）
嗜睡或反应减慢
既往病史有助于确定症状是否因心衰而起
心衰病史
心脏疾病史（如冠状动脉，瓣膜或先天性疾病，既往心肌梗死）
心衰的风险因素（如糖尿病、高血压、肥胖）
可危及心脏的全身性疾病（如淀粉样变性、结节病、遗传性神经肌肉疾病）
近期感染病毒性疾病、有HIV病毒感染史、Chagas病
心衰或猝死家族史
放射治疗、接触有毒性物质（某些抗肿瘤药物等）
药物滥用
非心脏疾病影响心脏（包括高输出状态如贫血、甲状腺功能亢进、动静脉瘘）

物使用史、吸毒史、可能间接影响心脏的非心脏疾病（如贫血、甲状腺功能亢进、动静脉瘘等高输出状态）。

三、体征

主要包括：容量负荷的状况，心脏的体征，相关病因、诱因及并发症的体征。

（一）容量负荷的状况

1. 体循环静脉高压

颈静脉充盈或怒张是右心衰竭的较早期征象，常先于皮下水肿或肝大出现，同时可见舌下、手臂等浅表静脉异常充盈。颈静脉充盈反映右心房压力增高。颈静脉压的测量可反映患者的容量状态，其测量方法很重要，要求上身呈30°～45°，颈静脉与胸骨角的垂直距离为颈静脉压，加5cmH_2O为右心房压。三尖瓣反流时，颈静脉搏动明显。正常吸气时，颈静脉压下降，但是心衰的患者是升高的，类似于缩窄性心包炎，称之为Kussmaul征。半卧位（上身倾斜45°）时，按压右上腹，压迫充血肿大的肝持续1min，颈静脉怒张更加明显，此称为肝-颈静脉反流征阳性，是右心室充盈压异常增高的特异性征象。肝-颈静脉反流征阳性是右心室充盈压异常增高的特异性征象。临床中应注意，如果发生急性心肌缺血或急性心肌梗死时，左心室充盈压急性增加可能不会引起颈静脉压增加，除非肺动脉压升高引起右心室衰竭或三尖瓣关闭不全。

2. 肺部啰音

液体从肺毛细血管进入肺实质可表现为湿啰音、干啰音或哮鸣音。肺部湿啰音是左心衰竭的主要体征，轻者两肺底部可闻及散在湿啰音，随呼吸困难的加重，两肺湿啰音从肺底向上延伸并增多，重症患者呼吸急促，两肺满布湿啰音并伴有哮鸣音，可伴有粉红色泡沫痰，即心源性哮喘。肺下部叩浊和呼吸音减弱提示存在胸腔积液，约25%的左心衰竭患者可发生胸腔积液，以右侧多见。慢性心衰患者左心室舒张压慢性升高，可通过淋巴引流及周围血管组织代偿性改变防止过多的液体积聚在肺部，肺部啰音可能消失，因此未闻及啰音并不能排除肺静脉压的显著升高。

3. 充血性肝大

急性右心衰竭时肝急性淤血肿大，由于包膜被牵拉可出现触痛，甚至上腹急剧胀痛，可被误诊为急腹症。长期慢性肝淤血缺氧，可引起肝细胞变性、坏死，最终发展为心源性肝硬化。心源性肝硬化与常见的肝炎后肝硬化的区别在于前者由于慢性肝淤血的存在使肝大。肝功能异常时可出现黄疸。重度三尖瓣关闭不全存在时，触诊肝可有扩张性搏动。

4. 水肿

心衰患者出现水肿前先有体重的增加，体液潴留达5kg以上才出现水肿。心衰患者水肿的特征为首先出现于身体低垂的部位和可凹陷性。长期卧床的患者表现为骶尾部的水肿。心衰患者出现水肿前先有体重的增加，体液潴留达5kg以上时才出现水肿。心衰性水肿多先出现于双下肢，卧床患者常在腰背及骶部等低垂部位明显，常为对称性和可凹陷性水肿，重症者可波及全身，伴心电图上QRS波群振幅的降低。下肢水肿多于傍晚出现或加重，休息一夜后可减轻或消失，常伴有夜间尿量的增加，此因夜间休息时的回心血量较白天活动时少，心脏尚能泵出静脉回流的血量，心室收缩末期残留血量明显减少，增高的静脉压和毛细血管压力均有所减轻，因而水肿减轻或消退。长期的水肿可以导致下肢皮肤色素沉着、红化和硬结等。终末期心衰患者，水肿严重且呈全身性，合并营养不良或肝功能损害、低蛋白血症时，也可出现全身水肿。部分患者可有胸腔积液和腹水，胸腔积液的存在通常表明心脏的左右心室充盈压增加，可同时见于两侧胸腔，如为单侧则以右侧较多。由于壁胸膜静脉回流至腔静脉，脏胸膜静脉回流至肺静脉，因而胸腔积液多见于全心衰竭者。随着心衰的改善，胸腔积液可以逐步吸收，偶尔，叶间包裹性渗出液可持续存在，需要胸腔穿刺治疗。腹水的发生通常反映了长期的体静脉高压，可见于肝静脉压增高，或腹膜的静脉引流系统压力增高，大多发生于晚期由于心源性肝硬化所引起。在器质性三尖瓣疾病或慢性缩窄性心包炎患者中，腹水比皮下水肿更为突出。

（二）心脏和血管体征

1. 心脏扩大

心脏扩大见于大多数慢性收缩期心衰患者，左心扩大时心尖搏动向左下移位，右心增大可出现心尖搏动向左侧移位，剑突下或胸骨下缘左侧可见明显搏动，全心衰时左、右心均可扩大，呈全心扩大。但此体征无特异性，一部分患者没有此体征，例如：单纯舒张期心衰、慢性缩窄性心包炎、限制型心肌病、急性心衰等。左心室明显扩大可继发相对性二尖瓣关闭不全，在心尖区可闻及吹风样收缩期杂音，当容量负荷减轻，左心室体积缩小时，该杂音可减弱。右心室明显增大可继发三尖瓣相对性关闭不全，在三尖瓣听诊区可闻及吹风样收缩期杂音，吸气时增强，当容量负荷减轻、心室体积减小时，该杂音可减弱。

2. 奔马律

儿童或年轻人，可以听到生理性第三心音，40 岁以后的成人极少听到这种心音，一旦出现，通常是病理性的，称为舒张早期奔马律或第三心音奔马律，多数来自左心室。心尖区舒张期奔马律（第三心音）使用钟型听诊器在患者左侧卧位时（左心室舒张末压增加）的听诊效果更好。第三心音的存在表明心室充盈量增加或心室主动松弛功能减退，是预测死亡或住院的独立危险因素。第四心音通常表示心室僵硬，在吸气时强度增加表明它起源于右心室。

3. P_2（肺动脉瓣听诊区第二心音）亢进和收缩期杂音

随着心衰的发展，肺动脉压力增高，肺动脉瓣区第二心音逐渐增强大于主动脉瓣区第二心音（$P_2>A_2$）并且广泛传导，心功能改善后 P_2 减弱。触及肺动脉瓣区搏动或胸骨旁搏动（尤其是伴随剑突下区心脏搏动）表明存在肺动脉高压。收缩期吹风样杂音在心衰患者中很常见，多继发于心室或瓣环的扩张所引起的功能性二尖瓣或三尖瓣反流，当容量负荷减轻、左心室体积缩小时，杂音可以减轻。三尖瓣关闭不全还可见颈静脉搏动。当右心衰竭出现时，左心衰竭引起的肺淤血症状和 P_2 亢进减轻。

（三）病因、诱因及并发症的体征

心前区震颤提示存在瓣膜病变或心腔内分流。心脏瓣膜疾病可闻及心脏杂音，主动脉瓣狭窄是心衰的一个重要病因，杂音的强度取决于通过瓣膜的血流量，随心衰的加重杂音强度反而减弱。与杂音强度相比，杂音的达峰时间能更好反映主动脉瓣狭窄的严重程度。由于老年钙化性主动脉瓣狭窄的杂音可能在心尖区最明显，应注意与二尖瓣关闭不全的杂音鉴别。同时观察颈动脉搏动延迟将有助于做出主动脉瓣狭窄的诊断。肺部感染、甲状腺肿大、血管杂音、肺部感染、皮疹、黄疸和栓塞征象等是心衰诱因和并发症相关的体征。

（四）其他

严重心衰患者因心排血量明显减少，可出现发绀、四肢冷、皮肤呈花斑状、低体温、脉压减小、股动脉或颈动脉搏动弱、血压下降。右心衰竭者多有不同程度的发绀，较左心衰竭者明显。其原因除血红蛋白在肺部氧合不全外，还因血流缓慢，组织从毛细血管中摄取较多的氧而使血液中还原血红蛋白增加（周围型发绀），严重贫血者发绀可不明显。部分患者可出现交替脉或脉搏细弱。

四、查体注意的内容

全面查体对心衰患者的临床评估有重要意义，心衰的体征见表 5-2。查体中应注意的内容：①通过观察、触诊心尖搏动及叩诊心界，判断心脏的大小。②触及肺动脉瓣区搏动或胸骨旁搏动（尤其是伴随剑突下区心脏搏动）表明存在肺动脉高压。③心前区震颤提示存在瓣膜病变或心腔内分流。④主动脉瓣狭窄是心衰的一个重要病因，杂音的强度取决于通过瓣膜的血流量，随心衰的加重杂音强度反而减弱。与杂音强度相比，杂音的达峰时间能更好地反映主动脉瓣狭窄的严重程度。由于老年钙化性主动脉瓣狭窄的杂音可能在心尖区最明显，应注意与二尖瓣关闭不全的杂音鉴别。⑤同时观察颈动脉搏动延迟将有助于做出主动脉瓣狭窄诊断。⑥第三心音的存在表明心室充盈量增加或心室主动松弛功能减退，第四心音通常表示心室僵硬，在吸气时强度增加表明它起源于右心室。

表 5-2　心衰患者的体征

心动过速
早搏或心律不齐
脉压小或脉细*
交替脉*
呼吸急促
四肢发凉或瘀斑*
颈静脉压升高
在一侧或两侧肺底部呼吸音减弱、叩诊有浊音
水泡音、干啰音和（或）喘息
心尖搏动向左移位和（或）向下移位
心尖抬举样搏动
心前区膨隆
第三心音和（或）第四心音
三尖瓣或二尖瓣反流性杂音
肝大（常伴有右上腹不适）
腹水
骶前水肿
全身水肿*
足部水肿
慢性静脉淤血的表现

* 预示病情更严重

评价全身容量状态是查体的主要目的之一。容量负荷在心衰的病理生理过程中起重要作用（见图 5-1）。有容量负荷的心衰患者常见双下肢水肿，应鉴别的情况有下肢静脉功能不全（特别是在大隐静脉已用于冠状动脉旁路移植术的患者）、药物的副作用（钙通道阻滞剂、噻唑烷二酮类）、肝硬化。颈静脉压可反映左心室充盈压，可反映患者的容量状态，在治疗过程中，观察随治疗而改变的颈静脉压可了解左心室充盈压的改变，临床中应注意，如果发生急性心肌缺血或急性心肌梗死时，左心室充盈压急性增加可能不会引起颈静脉压增加，除非肺动脉压升高引起右心室衰竭或三尖瓣关闭不全。反之，肺或肺血管本身导致的肺动脉高压、急性右心室心肌梗死时，右心室、右心房压力升高引起颈静脉压升高，但左心室充盈压无异常增加。胸腔积液的存在通常表明心脏的左右心室充盈压增加。

心衰的临床表现多种多样，2016 年 ESC《急性和慢性心力衰竭诊断和治疗指南》（简称 2016ESC 指南）[4]将这些症状体征分为典型、非典型、特异、非特异（见表 5-3）。这些症状体征在心衰患者中具有不同的敏感性和特异性[5]。与容量负荷增加有关的症状体征在应用利尿剂后能很快消失，而颈静脉压升高和心尖搏动位置改变更为特异。在老年、肥胖、慢性肺部疾病的患者中，对这些症状和体征进行鉴别诊断有时会比较困难。年轻的心衰患者往往与老年患者存在不同的病因、临床表现、预后。在临床评估中要特别注意充血的症状和体征。症状和体征是患者对治疗反应的重要监测项目和评价病情是否稳定的指标。若治疗

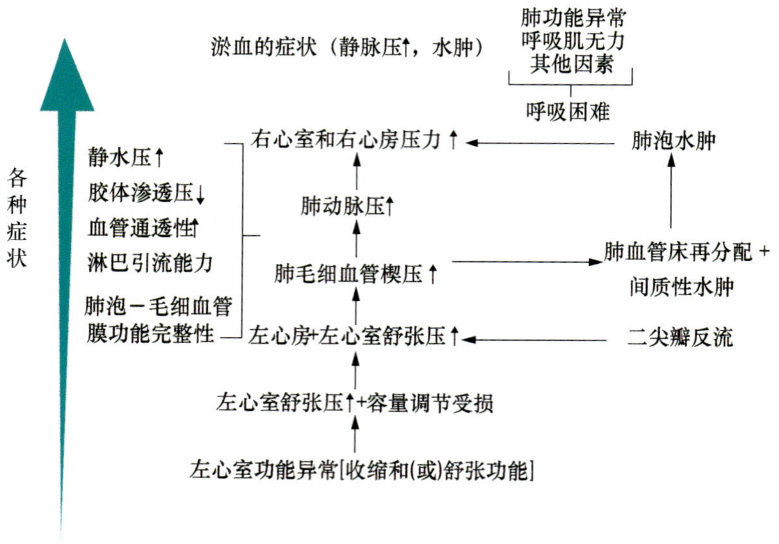

图 5-1　容量负荷在心衰中的作用机制[3]

后患者仍有持续症状，临床医师应给予患者更进一步的治疗。心衰症状恶化往往提示患者病情严重，预后差，需要急诊治疗或者住院治疗，临床医师应尽早处理。

表 5-3　心衰的症状和体征

症状	体征
典型症状	**特异性强的体征**
呼吸困难	颈静脉充盈压增高
端坐呼吸	肝颈静脉反流征阳性
夜间阵发性呼吸困难	第三心音
活动耐力降低	心尖搏动向左或左下移位
疲乏、无力、运动后恢复时间延长	**特异性较弱的体征**
踝部水肿	体重增加（每周大于 2kg）
	体重降低（终末期心衰患者）
不典型症状	
夜间发作的咳嗽喘息	组织消耗（恶病质）
肿胀的感觉	心脏杂音
食欲减退	周围水肿（踝、骶、阴囊）
意识模糊（尤其是老年人）	肺部捻发音或胸腔积液
抑郁	心动过速、心律不规则
心悸	呼吸过速或陈-施呼吸
头晕	肝大、腹水
晕厥	四肢发凉
俯身呼吸困难	少尿

五、急性心力衰竭的临床表现

急性心衰发作迅速，可以在几分钟到几小时（如 AMI 引起的急性心衰），或数天至数周内恶化。患者的症状也可有所不同，从呼吸困难、外周水肿加重到威胁生命的肺水肿或心源性休克，均可出现。急性心衰症状也可因不同病因和伴随临床情况而不同。

1. 基础心血管疾病的病史和表现

大多数患者有各种心脏疾病史，存在引起急性心衰的各种病因。老年人中主要病因为冠心病、高血压和老年退行性心脏瓣膜疾病，年轻人中多由风湿性心脏瓣膜疾病、扩张型心肌病、急性重症心肌炎等所致。

2. 早期表现

原来心功能正常的患者出现原因不明的疲乏或运动耐力明显减低，以及心率增加 15～20 次/分，可能是左心功能降低的最早期征兆。继续发展可出现劳力性呼吸困难、夜间阵发性呼吸困难、不能平卧等；检查可发现左心室增大、舒张早期或中期奔马律、P2 亢进、两肺尤其肺底部有湿啰音，还可有干啰音和哮鸣音，提示已有左心功能障碍。

3. 急性肺水肿

起病急骤，病情可迅速发展至危重状态。突发严重呼吸困难、端坐呼吸、喘息不止、烦躁不安，并有恐惧感，呼吸频率可达 30～50 次/分；频繁咳嗽并咳大量粉红色泡沫样血痰；听诊心率快，心尖部常可闻及奔马律；两肺满布湿啰音和哮鸣音。

4. 心源性休克

主要表现为①持续性低血压，收缩压降至 90mmHg 以下，且持续 30min 以上，需要循环支持。②血流动力学障碍：肺毛细血管楔压（PCWP）≥18mmHg，心脏指数≤2.2L/(min·m^2)（有循环支持时）或 1.8L/(min·m^2)（无循环支持时）。③组织低灌注状态，可有皮肤湿冷、苍白和发绀；尿量显著减少（<30ml/h），甚至无尿；意识障碍；代谢性酸中毒。

2016 年 ESC 心衰指南重申血流动力学的重要地位，根据患者临床状况，及是否存在充淤血（干、湿）和低灌注（冷、暖），将急性心衰分成四类，见图 5-2，这一分类对临床治疗有指导作用。

	无淤血体征	有淤血体征（肺淤血、呼吸困难、双肺底水泡音、颈静脉充盈或怒张、四肢水肿、淤血性肝大、胃肠道淤血、腹水）
无低灌注	暖，干	暖，湿
存在低灌注（四肢冰凉、少尿、意识模糊、头晕、脉压小）	冷，干	冷，湿

图 5-2　急性心衰的临床分类[4]

六、心力衰竭的常规检查

常规检查是每位心衰患者都应进行的检查，包括以下几方面：

（一）心电图

心衰患者一般均有心电图异常。可提供陈旧性心肌梗死、左心室肥厚、广泛心肌损害及心律失常等信息。可判断是否存在心脏不同步，包括房室、左右心室和（或）左心室内运动不同步。有心律失常或怀疑存在无症状性心肌缺血时应进行24h动态心电图。窦性心动过速提示交感神经系统的激活。心电图可发现房颤，这经常是心衰恶化的诱因。QRS波群超过130ms和左束支传导阻滞是反映射血分数下降性心衰患者左心室不同步的有用指标，是心脏再同步化治疗的重要指征。V_1导联P波双相、Ⅱ导联P波增宽是左心房增大的敏感指标；Ⅱ导联P波振幅增加提示右心房增大。心电图报告左心室肥厚可以提供有关病因（如高血压或心脏瓣膜疾病）的线索。如果心电图提示右心室肥厚存在，应分析寻找造成原发性或继发性肺动脉高压的原因。Q波的存在提示心衰可能是由于陈旧性心肌梗死，新出现或可逆性ST-T的变化提示心衰恶化可能是由于心肌缺血加重。QRS波低电压提示浸润性病变或心包积液的存在。

（二）X线胸片

有呼吸困难的患者都应行胸片检查。可提供心脏增大、肺淤血、肺水肿及原有肺部疾病的信息。心衰患者X线胸部表现有肺门血管充血、上肺血管影增粗、Kerley B线、胸腔积液。肺门“蝴蝶”征是典型的肺水肿征象。侧位片有助于判断心脏扩大。胸部X线检查还可以提供有关心衰的病因线索，例如，胸片上显示心影正常提示可能是射血分数保留心衰或近期发生的收缩功能下降。明显的左心房扩大提示二尖瓣病变或心房肌的弥漫性病变（如果存在双心房扩大）的可能。单独的右心室扩大征象提示肺动脉高压可能是右心衰的原因。X线片还可显示冠状动脉、心脏瓣膜、心包部位的钙化。

（三）超声心动图

临床最常用，具体可用于：①诊断心包、心肌或心脏瓣膜疾病。②定量分析：包括房室内径、心脏几何形状、心室壁厚度、室壁运动以及心包、心瓣膜和血管结构；定量心瓣膜狭窄、关闭不全程度，测量LVEF，左心室舒张末期和收缩末期容量；LVEF可反映左心室功能，初始评估心衰或有可疑心衰症状患者均应测量，不推荐常规反复监测，当临床情况发生变化、评估治疗效果、考虑器械治疗时，应重复测量。推荐采用改良Simpson法测量的左心室容量及LVEF。③区别舒张功能不全和收缩功能不全，二尖瓣环舒张早期心肌速度（e′）可用于评估心肌的松弛功能，E/e′比率则与左心室充盈压有关。左心室舒张功能降低的超声心动图参数包括e′减少（平均e′＜9cm/s）、E/e′比率增加（＞13）、E/A异常（＞2或＜1）。发现左心室肥厚［左心室重量指数（LVMI）男性大于115g/m^2，女性大于95g/m^2］和左心房扩大［左心房容积指数（left atrial volume index）大于34ml/m^2］也有助于诊断左心室舒张功能不全。④估测肺动脉压。具体内容见第七章。

（四）实验室检查

初始心衰评估常规包括全血细胞计数、尿液分析、血生化（钠、钾、钙、血尿素氮、肌酐、转氨酶、胆红素、血清铁/总铁结合力）、空腹血糖和糖化血红蛋白、血脂谱及甲状腺功能。在病程发展中还需要重复测定电解质、肾功能等。在寻找心衰的可能病因时，对某些患者应进行血色病、HIV的筛查，当疑有风湿性疾病、淀粉样变性、嗜铬细胞瘤可能时，应进行相关诊断性检查。

低钠血症在心衰患者中常见，尤其是在失代偿期。国外注册研究数据表明，约20%的心衰患者血钠低于135mmol/L，常见于用利尿剂治疗的患者，低钠血症可引起认知功能和神经肌肉功能障碍（常见于老年心衰患者）。合并低钠血症患者预后更差，再住院率和死亡率更高、住院时间更长，但纠正血钠水平没有被证明可以改善临床预后。低钾血症增加心律失常的风险，还导致肌肉无力。碳酸氢根水平升高提示二氧化碳潴留或过度利尿导致的代谢性碱中毒的可能，碳酸氢根水平降低提示代谢性酸中毒。其他的电解质异常还有低镁血症和低磷血症。

心衰患者应重视肾功能的初始评估和定期复查。动脉粥样硬化、高血压和糖尿病是心衰的危险因素，也是慢性肾病的危险因素。流行病学调查显示心衰患者常合并慢性肾病。另外心衰的治疗药物（利尿药、血管紧张素转化酶抑制剂、血管紧张素受体拮抗剂）可使血中的尿素氮和肌酐水平升高。国外注册研究数据表明，因心衰失代偿住院的心衰患者中60%～70%有肾小球滤过率降低，20%～30%在住院期间血清肌酐浓度升高大于＞0.3mg/dl，入院时肾功能受损以及住院期间肾功能恶化是心衰患者预后差的指标。

心衰患者常有肝功能异常（谷草转氨酶和谷丙转氨酶、胆红素升高），可能是右心衰竭引起，也可能由于药物引起，因此应定期复查。由于肝淤血可使肝的合成能力受损，使用华法林治疗的患者如果出现凝血酶原时间意想不到的增加，有可能是心衰失代偿的早期征兆。患者的白蛋白水平反映营养状况，其水平下降是由于纳差或消化道淤血导致吸收障碍。

最近的一项meta分析报道，心衰患者中有37.2%合并贫血，血红蛋白水平下降会加重心衰的症状，进一步降低运动能力和生活质量，并且增加死亡率。贫血原因可能是慢性病性贫血（心衰是一种慢性病），但临床发现贫血后应该寻找贫血的各种可治疗的原因。感染是心衰失代偿的最常见诱因，白细胞计数和分类有助于判断感染的存在。另外血中嗜酸性粒细胞明显升高要警惕心衰是由于一种罕见的病因，即心肌的嗜酸性粒细胞浸润引起。由于冠心病是心衰的主要病因，对于心衰患者应评价血脂、血糖、糖耐量等冠心病危险因素。

（五）生物学标志物

1. 血浆利钠肽（BNP和NT-proBNP）测定　脑利钠肽（BNP）和N-端脑钠肽（NT-proBNP）水平的释放是由于心室壁张力增加。

（1）用于因呼吸困难而疑为心衰患者的诊断和鉴别诊断：BNP＜100pg/ml、NT-proBNP＜300pg/ml为排除急性心衰的切点。BNP＜35pg/ml、NT-proBNP＜125pg/ml时不支持慢性心衰诊断，但其敏感性和特异性较在急性心力衰竭时低。诊断急性心衰时NT-proBNP水平应根据年龄和肾功能不全进行分层：50岁以下的成人血浆NT-proBNP浓度＞450pg/ml，50岁以上血浆浓度＞900pg/ml，75岁以上应＞1800pg/ml，肾功能不全（肾小球滤过率＜60ml/min）时应＞1200pg/ml。

（2）有助于评估严重程度和预后：急性心衰患者中NT-proBNP＞5000pg/ml提示急性心衰患者短期死亡率较高；NT-proBNP＞1000pg/ml提示长期死亡率较高。利钠肽升高水平增加与慢性心衰NYHA心功能分级相关。

（3）BNP/NT-proBNP测定可作为评价治疗效果的一种辅助方法：动态测定BNP、NT-proBNP能否用来指导心衰治疗，尚有争论，临床研究的结果不一致，有证据显示BNP指导治疗可以降低＜75岁患者的死亡率，降低中期（9～15个月）心衰住院风险。虽然利钠肽在治疗过程中下降则死亡率和住院率风险均下降，但需注意，某些晚期心衰患者利钠肽水平可能是正常的，或因为肥胖及HF-PEF存在假性正常的利钠肽水平。

（4）射血分数保留性心衰患者测定值呈轻至中度升高，或至少在“灰区值”之间，BNP/NT-proBNP测定对其诊断有参考价值。射血分数降低性心衰患者往往比射血分数保留的心力衰竭患者BNP/NT-proBNT测量高。

（5）灰区值：定义为介于“排除”和按年龄调整的“纳入”值之间，评估其临床意义需要综合考虑临床状况，排除其他原因，因为急性冠脉综合征、高血压、房颤等均会引起该测定值升高。肺栓塞、肺动脉高压、严重的肺部疾病可导致右心衰竭患者有利钠肽升高，往往较左心衰竭时低。各种高动力状态（如败血症、甲亢、肝硬化）也引起测定值升高。除心脏壁张力增加外，其他因素，如缺血、缺氧、神经激素（如血管紧张素Ⅱ）和生理因素（如随年龄增加，男性比女性更高，肾功能降低患者更高）也调控其分泌，引起血浆利钠肽升高的原因见表5-4。缩窄性心包炎患者尿钠肽不增加是因为左心室室壁应力仅轻度升高。

(6) 应注意测定值与年龄、性别和体重等有关，利钠肽水平随年龄和肾功能下降而增加，NT-proBNP水平更依赖于肾的清除。妇女与同年龄段的男性比往往有更高的水平。利钠肽水平与体重指数呈反比关系，这可能与脂肪细胞上的清除受体分布增加有关。

表5-4 血浆利钠肽升高的常见原因

心脏疾病	非心血管情况
心衰	年龄
急性冠状动脉综合征	贫血
心肌病变，包括左心室肥厚	肾衰竭
心脏瓣膜疾病	睡眠呼吸暂停、重症肺炎、肺高血压
心包疾病	肺栓塞
心房颤动	严重全身疾病
心肌炎	败血症
心脏手术	严重烧伤
电复律	中毒，化疗药物

2. 心肌损伤标志物

肌钙蛋白T和肌钙蛋白I是心肌细胞损伤的指标，可用于诊断心衰的基础病因（如急性冠状动脉综合征），亦可以对心衰患者做进一步的危险分层。在严重心衰患者肌钙蛋白可能会升高，是由于心肌供氧和需氧之间的不平衡，心肌局部发生缺血损伤。肌钙蛋白水平升高的心衰患者死亡风险增加。

3. 其他生物学标志物

反映心肌纤维化、炎症、氧化应激、内分泌激活、心室重构的标志物也可用于评价心衰的预后，如反映心肌纤维化的可溶性ST2及半乳糖凝集素-3等指标在慢性心衰的危险分层中可能提供额外信息。目前认为联合多种生物标志物是评估心衰预后的最有用的方式。具体内容见第六章。

七、心力衰竭的特殊检查

特殊检查只针对某些有特殊需要（如心衰的病因不明、超声心动图结果不明确）的心衰患者，包括以下几方面。

1. 冠状动脉造影

适用于①有心绞痛、心肌梗死、心脏停搏史的患者；②考虑缺血是心衰失代偿的原因；③鉴别缺血性或非缺血性心肌病。

2. 核素心室造影及核素心肌灌注和（或）代谢显像

核素心室造影可准确测定左心室容量、LVEF及室壁运动。当超声心动图不能做出诊断时，为评估LVEF，可用放射核素心室造影替代。核素心肌灌注和（或）代谢显像可诊断心肌缺血和存活心肌，并对鉴别扩张型心肌病或缺血性心肌病有一定帮助。表现为新发心衰的无症状冠心病患者，建议用核素心肌灌注和（或）代谢显像以检出心肌缺血和心肌活性。对合并冠心病的心衰患者计划血运重建前建议行心肌活性评估。具体内容见第八章。

3. 心脏磁共振成像

当超声心动图检查不能做出诊断时，心脏磁共振成像是最好的替代影像检查。疑诊心肌病、心脏肿瘤（或肿瘤累及心脏）或心包疾病时，心脏磁共振成像有助于明确诊断，对复杂性先天性心脏病患者则是首选检查。磁共振成像还可用于评估心肌病变或瘢痕负荷。在检测心腔容量、心肌质量和室壁运动的准确性和可重复性方面被认为是金标准，具体内容见第九章。

4. 负荷超声心动图

运动或药物负荷试验可检出是否存在可诱发的心肌缺血及其程度，并确定心肌是否存活。对于疑为射血分数正常的心衰、静息舒张功能参数无结论的患者，也可采用舒张性心功能负荷试验，有一定的辅助诊断价值。

5. 经食管超声心动图

适用于经胸超声显示不清而心脏磁共振成像又不可用或有禁忌证时，还可用于检查左心耳血栓。有症状心衰患者应慎用该检查。

6. 心肌活检

临床应用很少，主要用于诊断心肌炎性或浸润性病变，如心肌淀粉样变性、结节病、巨细胞性心肌炎。

7. 有创的血流动力学监测

主要适用于血流动力学状态不稳定、病情严重且治疗效果不理想的患者，如伴肺水肿或心源性休克的患者，具体内容见第十章。

（1）中心静脉压：中心静脉压监测在危重心衰的液体管理中尤为重要，对决定患者是否需要补液或加强利尿、强心治疗等有重要的参考价值，但中心静脉压监测需强调与外周血压、尿量等指标相结合进行综合评估。

（2）Swan-Ganz 导管和热稀释法：Swan-Ganz 导管法间接计算出心脏指数（CI）、每搏量（SV）、每搏指数（SVI）、全肺血管阻抗、肺小动脉血管阻抗，从而测定心排血量。热稀释法是国际公认测定心排血量（CO）的“金标准”。是目前临床及动物实验中使用最广的有创监测心功能方法之一，可指导临床诊断、治疗，评价疗效。

（3）Fick 氧消耗量法：在开放血液循环中，以氧作为指示剂，由于肺毛细管与肺泡之间的氧交换量与肺血流量成正比，因此可以通过测量肺动脉和肺静脉的氧浓度测量心排血量。

（4）脉搏轮廓温度稀释连续心排血量法（pulse indicated contour cardiac output，PiCCO）是一项全新的脉搏轮廓连续心排血量与经肺温度稀释 CO 联合应用技术。PiCCO 监测仪采用热稀释方法测量单次的 CO，并通过分析动脉压力波形曲线下面积来获得连续的 CO，其创伤与危险性小，仅用一中心静脉和动脉导管，就能精确而连续监测 CO、外周血管阻力、心搏量等变化，使危重血流动力学监测与处理能力得到了进一步提高。

（5）植入性血流动力学监测仪：植入性血流动力学监测仪如右心室压力感应系统、直接左心房压力测量器、肺动脉压力感应器优势在于可以延长患者血流动力学监测时间，可以更好地了解心衰患者的基线心功能，早期干预治疗，减少住院次数等，是将来血流动力学监测的新方向。

8. 心肺运动试验

心肺运动试验可量化运动能力，确定运动受限的原因是否为心源性，鉴别劳力性呼吸困难是呼吸系统疾病还是心衰所致。心肺运动试验的结果是心衰患者的预后指标，可用于指导心衰康复，也用于考虑心脏移植患者的危险性分层，具体内容见第二十八章。

（王华　吕游）

参考文献

[1] Bonow RO，Mann DL，Zipes DP，et al. *Braunwald's Heart Disease*：A Textbook of Cardiovascular Medicine. 10th ed. Philadelphia，PA：Elsevier Saunders，2015.

[2] Thibodeau JT，Turer AT，Gualano SK，et al. Characterization of a novel symptom of advanced heart failure：bendopnea. JACC，2014，2（1）：24-31.

[3] Gheorghiade M，Follath F，Ponlkowski P，et al. Assessing and grading congestion in acute heart failure：a scientific from the Acute Heart Failure Committee of the Heart Failure Association of the ESC and endorsed by the European Society of Intensive Care Medicine. Eur J Heart Fall，2010，12：423-433.

[4] ESC. 2016 ESC Guidelines for the diagnosis and treatment of acute and chronic heart failure. European Journal of Heart Failure（2016）doi：10. 1002/ejhf. 592.

[5] Roy S. Gardner，Theresa A. McDonagh，Niki L. Walker. oxford specialist handbooks in cardiology heart failure. second edition. Oxford：OXFORD UNIVERSITY PRESS，2014.

第六章　生物标志物在心力衰竭中的应用

心力衰竭是一个复杂的、连续的、动态发展过程，是大多数心血管疾病的最终归宿，也是主要的死亡原因。该病不仅导致心脏的泵功能减退，而且还伴随着复杂分子、神经内分泌以及免疫系统的改变。心衰在疾病发展过程的不同阶段留下了众多生物标志物，包括神经激素标志物、炎症免疫标志物、氧化应激标志物、心肌损伤和重塑标志物、肿瘤标志物、肾功能不全标志物等。生物标志物作为客观测评病理生理状态下某种特征的生化指标，可以获知机体当前所处生理、病理或治疗过程中的生物学进程。检测心衰的生物标志物可以为临床提供有关心衰患者早期诊断、鉴别诊断、危险度分层，以及指导治疗和判断预后的重要信息，成为近年心血管病领域研究的新的热点之一。

一、常见的生物标志物

表 6-1　常见的心衰生物标志物

神经激素标志物	脑钠肽（BNP）
	N 末端前 B 型利钠肽（NT-proBNP）
心肌重塑标志物	生长刺激表达基因 2 蛋白（ST2）
心肌损伤标志物	心肌肌钙蛋白 T（cTnT）
	心肌肌钙蛋白 I（cTnI）
	高敏肌钙蛋白 T（hs-TnT）
肾功能受损标志物	血清胱抑素 C（Cys C）
炎症免疫标志物	半乳凝集素-3（Galectin-3）
	C 反应蛋白（CRP）
肿瘤标志物	糖类抗原 125（CA125）
心肌细胞外基质重塑的标志物	基质金属蛋白酶类（MMP）
	金属蛋白酶类组织抑制剂（TIMP）
氧化应激标志物	活性氧簇（ROS）
	Ox-LDL
	尿酸

（一）神经激素标志物——BNP 和 NT-ProBNP

利钠肽（natriuretic peptides，NP）系统属于神经激素标志物，心衰使神经激素激活，从而引起交感神经系统和肾素-血管紧张素系统不同的代偿机制的激活，不断导致左心室收缩功能不全和重塑并加重心衰，形成恶性循环。它们均可以作为对于疾病活动的治疗靶点和潜在生物标志物。NP 家族主要包括 A 型利钠肽又称心房肽、B 型利钠肽又称脑钠肽、C 型利钠肽、肾利钠肽和树眼镜蛇属利钠肽。利钠肽（NP）系统的功能主要是拮抗肾素-血管紧张素-醛固酮系统的不良作用，在心脏、肾功能调节中起重要作用，作用主要有利尿、消除水钠潴留、抑制血管收缩肽的产生，促进血管舒张和抑制交感神经过度反应，从而有效调节血管容量及动脉压变化。在 NP 家族中，脑钠肽（Brain Natriuretic Peptide，BNP）和 N 末端前 B 型利钠肽（N-terminal pro-B-type natriuretic peptide，NT-proBNP）的临床应用是近年来的研究热点和亮点，在 2013 年美国心脏病学会/美国心脏协会（ACC/AHA）、欧洲心脏病学会（ESC）和 2014 中国的心衰指南均肯定了其对心衰诊断的价值。推荐 BNP/NT-proBNP 监测在急慢性心衰的诊断、治疗评估和院内外管理中应用。

BNP 是由 32 个氨基酸残基组成的多肽，具有肽类激素的共特征，为含有 17 个氨基酸，通过两个胱氨酸残基之间的二硫键连接构成的环状结构。一般情况下 BNP 主要来自心房，当出现心脏疾病时，心室成为 BNP 的重要来源。当心肌受到牵张或室壁压力增大时，心肌内储存的由 108 个氨基酸组成 BNP 的前体（proBNP）即被释放出来，并很快分解为无活性的由76个氨基酸组成的NT-ProBNP及有内分泌活性的由32个氨基酸组成的BNP（表6-2）。人体BNP生物半衰期约为20min，在了解患者即刻情况和病情变化时更有价值。BNP的清除有两种途径：①NP受体-介导的胞吞和细胞内溶酶体降解，②含锌神经肽酶的降解。NT-proBNP是BNP激素原分裂后无活性的N端片段，主要在心肌细胞受到的容量负荷增高时由左心室分泌。NT-proBNP有更长的半衰期和稳定期，约60～120min，患者个体内的变异性更小，外周血的浓度较高，但受肾功能的影响较大。NT-proBNP唯一的清除途径是肾小球滤过。理论上，无论是检测BNP还是NT-proBNP，都可以反映体内心肌细胞受到的容量负荷和压力负荷的大小。

1. BNP和NT-proBNP在心衰诊断中的应用

心衰时，神经内分泌系统被激活，同时伴随着血容量和心室壁压力增加，心室肌细胞分泌BNP及NT-proBNP增多，且随着心功能严重程度增加，BNP及NT-proBNP释放也增加，它们是反映心室功能更敏感、更具有特异性的指标。2012年ESC指南推荐使用这两种生物标志物进行疑似心衰患者的鉴别诊断和病情严重程度的评估，并对阈值浓度进行了量化，对急性起病或症状恶化（即须到医院急诊室）的患者与较缓慢症状发作的患者，排除的阈值不同。前者最佳排除切点：NT-proBNP为300pg/ml，BNP为100pg/ml。在非急性患者，BNP和NT-proBNP诊断心衰的敏感性和特异性是低的，对表现为非急性的患者，最佳排除切点是NT-proBNP为125pg/ml，BNP为35pg/ml[1]。因BNP相比NT-proBNP具有半衰期短、血浆浓度低、个体变异性高、体外稳定性差、易受生理节律影响、标本采集条件限制和标本类型（血浆或血清）影响等缺点[2]，故在临床上更多使用NT-proBNP反映患者心脏功能。然而血浆中NT-proBNP浓度易受到年龄、性别、体型、左心室肥大、心动过速、感染、低氧血症、肾功能等诸多因素影响[3]，且NT-proBNP单独对左心室射血分数正常心衰患者和心衰后急性肺水肿患者病情严重程度的评估存在局限性。

临床研究发现，心衰早期患者左心室的心肌细胞会因受到超负荷的压力而分泌大量利钠肽，通过测定人体血液中BNP和NT-proBNP水平变化能够敏感和特异地反映心功能变化，以此发现BNP和NT-proBNP均与NYHA分级明显相关，随着心功能的增加而升高，心衰越严重。研究表明在心衰中BNP和NT-proBNP与LVEF（左心室射血分数）密切相关，随着射血分数的降低而升高，说明两者在诊断心衰中起着指导性作用。另一项国际协作试验结果显示在有心衰病史的心源性呼吸困难患者的BNP水平显著增高，判定心衰的准确性提高至90%以上。McDonagh等进行了国外流行病学样本的meta分析研究，与正常、左心室功能异常患者比较，NT-proBNP水平在心衰的患者中最高，经校正混杂因素以后，NT-proBNP仍是心衰独立预测因子。NT-proBNP还与右心室扩张、肺动脉压力、左向右容量负荷相关，可以用来诊断和评价功能不全。

2. BNP和NT-proBNP在心衰预后评估及危险分层中的应用

血流动力学指标对于心脏事件的预测作用差，而血浆BNP和NT-proBNP水平则有较强的预测作用，血浆BNP和NT-proBNP水平与心衰患者活动能力有相关性，是心功能恶化的强预测因子。因此定期监测BNP和NT-proBNP可以帮助判断心衰预后，能够作为预测心衰转归的指标。众多研究证明心衰患者BNP和NT-proBNP水平高，心衰预后差，而且在6个月内因为心衰再次入院或死亡的发生率升高，因此可作为预测心衰患者出院后6个月内再次入院和死亡的重要因素。有一项针对NT-proBNP的研究中发现，该指标对两年内的全因死亡率有显著的预测作用（死亡风险增加）。

3. BNP和NT-proBNP在指导心衰治疗中的应用

BNP指导轻-中度心衰治疗的小样本临床研究，其中以BNP指导治疗组治疗后的血浆BNP水平、心率、心衰治疗所需药物均明显低于或少于对照组。将心功能Ⅱ～Ⅳ级的患者随机分为NT-proBNP指导治疗组和临床评估指导治疗，随访约10个月后，NT-proBNP组的心血管事件的发生率明显低于临床评估组，故认为高BNP水平的高危心衰患者应考虑进行更加积极的治疗。2014年中国心衰指南则进行了积极的推荐，指南推荐BNP或NT-proBNP治疗后较治疗前的基线水平降幅≥30%作为治疗有效的标准，如果未达到该标准，即使临床指标有改善，仍应列为疗效不满意，需继续随访和加强治疗，包括增加药物种类或提高药物剂量。但指南也强调，临床评估仍是主要、基本的，BNP及NT-proBNP评估只是作为临床评估的一种补充和辅助。因此，我们仍需寻找新的生物标志物，作为BNP及NT-proBNP的补充手段，辅助心衰的诊断和治疗。

表6-2 BNP和NT-proBNP的生物学特点

特点	BNP	NT-proBNP
肽链长度	32肽	76肽
半衰期	18min	1～2h
有无生物学活性	有	无
稳定性	一般	好
是否受应用重组人BNP影响	是	否

（二）心肌重塑标志物——生长刺激表达基因2蛋白（growth stimulation expressed gene 2，ST2）

ST2是白细胞介素-1受体家族成员，主要包括跨膜型ST2（ST2L）和可溶性ST2（sST2）两种异构体，它们可以和共同的配体IL-33结合而发挥生物学作用。IL-33/ST2L信号通路参与心肌内成纤维细胞-心肌细胞信息交流，具有抗心肌细胞肥大、心肌纤维化及抗动脉粥样硬化等心脏保护作用，它不仅是心衰新的生物标志物，而且可能成为预防心血管疾病的治疗靶标[4]。当心脏受到机械性牵张刺激时，心肌细胞及心肌成纤维细胞ST2表达水平增高，其中以sST2升高为主，而sST2则以“诱饵受体”的形式和ST2L竞争与IL-33的结合位点，从而抑制IL-33/ST2L信号通路的心脏保护作用[5]。这也表明sST2水平升高可能与潜在的心血管风险增加有关。Shafiq等[6]研究证实血清sST2水平可反映心衰的严重程度，不仅不会受到受检者及检测者主观感受的影响，它预测价值亦不受年龄、肾功能损害和体重指数等因素的影响。Damien等研究[7]指出sST2是收缩性心衰患者远期心血管病死率相对最有价值的预测因子。心衰患者治疗后BNP水平下降，但ST2水平仍较高的患者发生心衰恶化的风险比BNP和ST2水平同时降低的患者高。在PRIDE研究[8]中，ST2同时被证明是急性失代偿性心衰的一个重要的生物标志物。以上的研究结果均证实，检测sST2水平有助于指导心衰诊断和治疗，尤其是预后方面至少与NT-proBNP价值相当，并且联合NT-proBNP有更高的预测价值，有助于对心衰患者进行危险分层。考虑到心衰早期心肌重构的重要性，进一步探索sST2在高风险人群未来心衰发展中的评估作用就显得更有意义。

（三）心肌损伤标志物

心衰患者心脏功能逐渐丧失主要表现在心室的重构，尤其心室的大小、功能的改变。心室重塑由多种不良的病理生理过程构成，包括心肌细胞肥大，肌原纤维减少，心肌细胞坏死和凋亡及心肌间质纤维化等。心肌细胞损伤的机制是复杂的过程，目前仅部分内容被阐述清楚。神经激素的激活，炎性细胞因子，被改变的亚硝基的氧化还原平衡和机械应激均可以导致心肌损伤[9]。代表心肌损伤的生物标志物的测定可表明心肌损伤的存在并对其预后产生很大的影响。

1. 心肌肌钙蛋白T（c troponin T，cTnT）

细胞的凋亡是慢性心衰患者心肌细胞死亡的最重要机制之一[10]。心肌细胞损伤后可在血中检测到相应的标志物。肌钙蛋白是与心肌和骨骼肌收缩有关的调节蛋白，调节肌肉的收缩和舒张。心肌肌钙蛋白cTn作为心肌损伤标志物，包括cTnT、cTnI、cTnC三个亚单位，用于反映心肌损伤的蛋白为cTnI和cTnT，两者水平在无论急性还是慢性心衰中都有不同程度的升高[11]。血浆中肌钙蛋白浓度能够反映心衰患者心功能分级、左心室射血情况及心室重构情况，血清肌钙蛋白浓度与心衰患者心室重构及心功能具有显著相关性，此相关性可不依赖于年龄、性别、心衰病史、NYHA 心功能分级和药物治疗而独立存在。

在早期研究中，发现近 30%扩张型心肌病的患者连续几年血浆 cTnT 浓度持续升高，与无 cTnT 浓度升高患者相比，这些患者有明显的左心室射血分数降低和高不良心脏事件发生率[12]。值得注意的是，经传统方法治疗后，大多数病情稳定（无呼吸困难、无肺充血等相关症状和体征）的患者 cTnT 仍保持高水平，表明在心衰代偿期，cTnT 是亚临床的心肌损伤标志物。

缺血性心脏病仍是引起慢性心衰的主要原因，许多研究报道在无继续缺血发生的心衰患者和陈旧性心肌梗死患者 cTnT 升高[13]。心肌梗死后心室重构发生在几周或几个月后，除心肌梗死外，其他因素也可能导致左心室功能障碍，包括因心肌血流量持续减少、内皮细胞功能障碍而诱发的心肌顿抑和心肌冬眠，从而导致心肌再缺血[14]。此外，瓣膜性和先天性心脏病也是引起慢性心衰的原因之一，尽管成功地进行了外科手术，但仍不能阻止其发展。有研究报道某些瓣膜性和先天性心脏病患者即使无缺血事件发生，cTnT 浓度也相当高，持续监测 cTnT 浓度有利于监测术后慢性心肌损伤。

2. 心肌肌钙蛋白 I（c troponin I，cTnI）

cTnI 是肌肉舒缩的分子开关，只存在于心肌中，同骨骼肌肌钙蛋白相比，其 N 端有 31 个氨基酸序列不同，且在健康和损伤的骨骼肌中无表达，因此具有非常高的组织特异性和检测的敏感性。在心衰患者心脏中，存在着慢性心肌细胞的损伤及死亡，血清中肌钙蛋白 I 的水平反映了细胞的损伤和心肌收缩装置的退化程度。研究报道，在无缺血性心脏病变的心衰患者血清中 cTnI 浓度升高。Schultz 等报道心衰患者运动后，cTnI 浓度升高；而运动前 cTnI 水平已升高的患者运动后 cTnI 水平会进一步升高，其意义有待于进一步研究[15]。Horwich 等报道，以血清 cTnI 0.04ng/ml 为正常上限，在评价了 238 名心衰患者后，发现 cTnI 升高的患者血流动力学不稳定，心脏功能更差，死亡率明显升高，认为在考虑了年龄、性别、左心室射血分数等因素的情况下，cTnI 水平是预测心衰患者死亡的主要因素[16]。

3. 高敏肌钙蛋白 T（high sensitive troponin T，hs-TnT）

hs-TnT 是一种约 37kD 的蛋白，具有器官高度特异性，其血清水平升高提示心肌细胞坏死。hs-TnT 在心脏中以游离型（约 5%）和结合型（约 95%）存在。在心肌细胞膜完整的情况下，hs-TnT 不能渗出细胞膜。当心肌细胞膜缺血、缺氧而发生变性坏死时，游离胞质的 hs-TnT 释放入血液循环而被检出，并随心肌细胞损伤加重而释放增多。

高敏肌钙蛋白 T（hs-TnT）具有更高的检测灵敏度，最低检测浓度可以低至 3ng/L。Latini 和他的同事在 Val-HeFT 研究中，将 hs-TnT 与传统的肌钙蛋白在稳定型心衰的患者中的水平做了比较并评估了对疾病的预后价值，发现 hs-TnT 水平升高的患者出现严重的心力衰竭，其评估死亡风险的能力高于 TnT，hs-cTnT 水平大于 0.003ng/ml 者，每 100 人心衰、心血管死亡的例数明显高于 hs-cTnT 水平低于 0.003ng/ml 者。对 hs-cTnT 基线水平高于 0.003ng/ml 者的动态检测发现，hs-cTnT 水平升高大于 50%组其心衰、心血管死亡的风险显著增高[17]。此外，心功能Ⅲ、Ⅳ级患者血清 hs-cTnT 水平高于Ⅱ级患者，心功能Ⅳ级患者血清 hs-cTnT 水平高于Ⅲ级患者，提示慢性心衰患者血清 hs-cTnT 水平随心功能级别的增高而增加，呈进行性心肌损害，病情逐渐加重。

研究发现高水平的 hs-TnT 与发生死亡风险具有最强的关联性，其纳入了传统的临床危险因素进行分析（如 NYHA 分级），发现 hs-TnT 与 BNP 一起能够提高其预测价值，这说明，hs-TnT 不仅为临床预后提供了重要信息，而且与 BNP 结合可以作为心衰多重标志物的一部分[18]。因此，hs-TnT 可以用于评估心衰患者病情严重程度。hs-TnT 是慢性心衰患者发生不良心脏事件的独立预测因子，检测 hs-TnT 对于早期对慢性心衰患者进行干预治疗以及降低其远期不良心脏事件发生率具有重要意义。

（四）肾功能受损标志物——血清胱抑素C（cystatin-C，Cys C）

Cys C又称为半胱氨酸蛋白酶抑制剂C，是一种低分子量非糖化碱性蛋白质，是由管家基因CST3编码的小分子蛋白，它含有120个氨基酸，相对分子质量13400。几乎所有的有核细胞均能产生胱抑素C，并以恒定速率将其分泌到细胞外。Cys C是半胱氨酸蛋白酶抑制物家族的成员之一，是目前发现的对组织蛋白酶B抑制作用最强的抑制物，为人体中含量最丰富、最有效的溶酶体蛋白酶及细胞外半胱氨酸蛋白酶抑制剂，它参与调节细胞外蛋白质的代谢，对维持人体内环境的动态平衡具有重要意义。血清Cys C浓度变化不受炎症、感染、肿瘤及肝功能等因素的影响，与性别、饮食、体表面积、肌肉量无关，是一种反映肾小球滤过率（GFR）变化的理想的内源性标志物[19]。无原发性肾脏病变的慢性心衰患者存在早期肾功能异常，主要表现为肾小球滤过功能受损；心衰程度愈重，肾功能损害愈明显。CysC检测可用于慢性心衰患者早期肾脏损害诊断，在风险评估方面优于血肌酐（SCr）和尿素（BUN）。血清胱抑素C可能通过影响中性粒细胞的吞噬与趋化功能，参与并调节炎症反应过程，导致心衰的发生。其次，通过抑制内源性基质降解蛋白酶，即半胱氨酸蛋白酶，破坏血管壁、细胞外基质产生与降解的动态平衡，导致动脉粥样硬化形成，从而使心衰的发病风险以及既往有心衰病史者不良预后的发生率升高。另外，血清胱抑素C水平升高，可促进氧化应激发生，介导心肌细胞损伤。

Cys C作为心血管疾病预后的标志物不仅是由于它可评估肾功能，而且还由于它关系到心室重塑、纤维化和血管壁硬化。目前的研究证实Cys C的水平，较少受到体重、性别、肌肉量及恶病质的影响，Cys C对心血管疾病特别是冠状动脉疾病和心衰患者的预后有较高预测价值[20]。

另一项研究中显示Cys C、NT-pro BNP水平、肌钙蛋白T、NYHA心功能Ⅲ或Ⅳ级和糖尿病被确定为死亡率和（或）心衰恶化再入院的独立预测因子。与肌酐相比，血清Cys C水平随着心衰程度的加重而增高，Cys C＞1.50mg/L可以作为预测冠心病患者两年内发生急性心衰或者死亡等心血管不良事件的一项很有意义的生化指标，Cys C是预测慢性心衰预后的较理想的血清标志物，也是一个更好、更准确、更简单的替代估计GFR的指标[21]。此外，Cys C和NT-proBNP的组合可确定患者处于疾病最危险的状态，两种标志物的结合可以帮助患者针对危险程度和分层提供强化治疗[22]。

（五）炎症免疫标志物

1. 半乳凝集素-3（galectin-3）

半乳凝集素（galectins）即半乳糖血凝素超家族，是一类钙非依赖性的糖结合蛋白，具有高度保守性。半乳凝集素-3（galectin-3）也称半乳糖结合蛋白-3，分子量为31kD，是半乳凝集素家族的重要成员之一。在不同细胞与组织内，galectin-3的分布含量不尽相同。广泛分布于肺、脾、胃、结肠、肾上腺、子宫及卵巢等组织器官[23]，并在巨噬细胞、嗜酸性粒细胞、中性粒细胞及肥大细胞等血液细胞中高表达[24]，而在主要内脏如心脏、胰腺及肝内分布则较少。galectin-3的分布特点也不是一成不变的，在某些病理情况下，如心脏病变时其表达水平会增加[23]。对于单个细胞而言，galectin-3可存在于细胞膜、细胞质、细胞核任一成分中，其在细胞内的分布主要依赖于细胞的增殖状态。静止期细胞，主要位于细胞质中，而增殖期细胞，主要分布在细胞核。galectin-3能够调节细胞增殖、黏附、凋亡、免疫以及促进炎症反应的发生。多项动物及临床研究证实galectin-3作为重要的炎症介质在心肌重塑的病理发展过程中具有重要作用。已有的临床研究发现心衰患者血清galectin-3水平是显著增高的，对出院的患者进行长期随访后发现galectin-3水平高的患者预后要差，提示它对心衰的不良预后有重要的预测价值。Milting等通过对终末期心衰组与健康对照组进行对比研究，发现前者血清galectin-3水平高于后者，但是终末期心衰患者应用机械循环支持治疗30天后除BNP下降外，galectin-3水平仍然是升高的，而且应用机械循环支持治疗且最终死亡的患者，其血 galectin-3 水平较未死亡者明显升高，进一步说明血 galectin-3 水平与心衰患者的病死率密切相关[25]。Lok 等对 182 例心功能Ⅲ～Ⅳ级的慢性心衰患者进行了 3 个月的随访，并追踪超声心动图结果，结果发现左心室重构的程度越重的心衰患者，其血清 galectin-3 的水平也就越高[26]。在 Lok 另一项研究中发现，对 232 例 NYHA 心功能Ⅱ～Ⅲ级的慢性心衰患者进行了研究，在 6.5 年的随访中，98 名患者死亡，结果显示血 galectin-3 水平升高与年龄、肾功能不全以及心衰的严重性有关，在校正了年龄、性别、严重心衰及肾功能不全后，galectin-3 是慢性心衰患者不良预后的独立危险因子[27]。上述研究也证实了 galectin-3 对于慢性心衰患者心衰严重程度和预后判断均有较大的应用价值。

2. C-反应蛋白（C-reactive protein，CRP）

CRP 是一种敏感的急性时相反应蛋白，由肝细胞合成和分泌，是机体非特异性炎症反应的敏感标志物之一。CRP 水平与炎症过程密切相关，可以反映患者体内炎症活动程度。在炎症急性期，其含量增加至正常水平的 1000 倍，它在血浆中半衰期约 19h，不受食物摄入及人体生理周期变动的影响，其浓度能够长期稳定在一定水平。CRP 正常情况下仅以微量形式存在于健康人血清中，在慢性炎症过程、组织损伤、免疫反应等刺激作用下可以促使 CRP 合成分泌增加。近年来研究表明高敏 C-反应蛋白（high sensitive C-reactive protein，hs-CRP）在慢性心衰、冠心病、心肌梗死等心脏疾病中均明显升高[28]。hs-CRP 同样具有较长的半衰期、优越的稳定性，且昼夜无变异，不受进食、性别、年龄的影响，因此广泛应用于心血管疾病患者的危险分层中，作为重要标志物，发挥较好的预测价值。多项研究表明，hs-CRP 升高的水平和心衰的进展及预后显著相关，hs-CRP 水平越高，患者的死亡率更高、左心室收缩功能越差、生活质量越差[29]。但由于不同的试验中 CRP 的测定方法和截点不同，导致个体的 CRP 水平较难解释，从而阻碍了 CRP 在心衰患者评估中的意义和作用。张鸿雁等指出 CRP 浓度增高程度不仅与心衰程度呈正相关，而且与预后相关。CRP 浓度严重增高患者，病死率及再次住院率均明显升高，故 CRP 可作为心衰患者筛选及预后分层的一项指标[30]。美国迈阿密大学的 Simon 也认为血清 CRP 水平与慢性心衰患者预后有关，血清水平可评估心衰患者的死亡风险，其 CRP 水平每增高 1mg/dl，死亡风险就增加 20%，在调整了年龄、射血分数、β 受体阻滞剂使用等可能的影响因素后，CRP 仍为心衰患者死亡的独立危险因素。

Alonso 等对 74 例心衰患者和 15 例健康对照者进行研究发现，心衰组血 CRP 水平较对照组显著增高，并与心衰严重程度成正相关。对上述心衰组患者进行 18 个月的随访发现，首次住院的患者中 CRP 大于 0.9mg/dl 组较 CRP 小于 0.9mg/dl 组再住院率高，且血 CRP 水平与心功能分级和死亡率呈正相关，因而得出 CRP 可以作为判断心衰患者预后的一个独立指标[31]。

何军等指出心衰患者血 CRP 水平升高和血 cTnT 水平升高的变化趋势一致，呈正相关的关系。可能是因炎症而导致细胞受损加重，从而使 cTnT 通过受损的细胞膜外漏增多。总之，血 CRP 及 cTnI 均能够反映心衰的严重程度[32]。孙宁等指出 CRP 与肾上腺髓质素两者之间存在着某种相关性，从而推测在心衰过程中细胞因子激活在促肝合成 CRP 的同时还可能刺激血管内皮细胞分泌肾上腺髓质素。说明炎性细胞因子激活在心衰的发病中除了有促进心功能恶化及心衰进展等不良作用，似乎还可以通过使血浆中等血管活性物质的升高，对心衰起到一定的代偿作用。

（六）肿瘤标志物——糖类抗原 125（CA125）

肿瘤标志物 CA125 是一种高分子量糖蛋白，相对分子质量在 200～1000，通常来源于子宫内膜、腹膜和卵巢。最近研究表明，在心衰患者中，CA125 水平也有所升高，且其升高的水平与心功能恶化的程度呈正相关，因此，也可作为反映心衰心功能的一项指标。CA125 可能由激活的间皮细胞产生，且即使在缺乏传统的刺激因子的情况下，慢性左心室充盈压增高及细胞因子刺激下的组织拉伸也可刺激其产生。Yalta 等评估了急性心肌梗死与急性心衰期间患者CA125水平的变化，观察到CA125升高水平与左心室收缩功能不全的严重程度相关[33]。这可能是因为，越严重的梗死（伴随左心室功能下降）伴随细胞因子表达增加的表面压力越高，致使刺激间皮细胞分泌的CA125增加。Duman等证实在晚期心衰患者中，CA125与BNP水平与左心房容积密切相关[34]。Chen等同样也发现，同时检测BNP和CA125可能比单独检测BNP或是CA125对诊断心衰和评估诊疗效果更有价值[35]。同时，在一项对非裔美籍心衰患者的研究中，Mansour等也发现CA125与BNP水平之间有较强的相关性[36]。目前，已广泛认为血清CA125水平与左心室功能障碍、血流动力学异常和临床心衰之间具有相关性。同时在急性心衰患者中也可看到CA125与BNP水平之间显著的直接相关性[37]。也有报道称CA125实际上可比BNP提供更准确的诊断[38]。Vizzardi等[39]评估了轻中度心衰（NYHA分级Ⅰ和Ⅱ级）患者预后的CA125指标，显示CA125水平与收缩期肺动脉压力、心血管死亡及心衰住院的风险显著相关。因此，即使对已接受最佳治疗的轻中度心衰患者，较高的血清CA125水平也是心血管事件和心衰住院的长期预后标志物，并能对患者进行危险分层。

（七）心肌细胞外基质重塑的标志物

心肌细胞外基质（extracellular matrix，ECM）在维持心脏正常组织结构与功能及细胞生长、分化过程中起到非常重要的作用，而各种心脏疾病引起的心脏重构，一方面表现为心肌细胞的重塑，另一方面表现为ECM的重塑。心肌ECM是一类由胶原、蛋白聚糖及糖蛋白等多种大分子物质组成的动态变化的网状结构。

心肌胶原蛋白是ECM的主要成分，成人心肌组织中的胶原至少包括Ⅰ、Ⅲ、Ⅴ和Ⅵ型。ECM处于生成和降解的动态平衡中。许多酶可以降解ECM中的胶原成分，主要的降解酶有丝氨酸蛋白酶、半胱氨酸蛋白酶和基质金属蛋白酶（MMP）三大类，其中MMP最为重要，因为MMP是唯一能分解纤维素类胶原的蛋白酶。

心肌梗死后发生心肌重塑最终发展为心衰。心肌重塑不仅表现为心肌细胞的凋亡、坏死、肥大、延长和心肌肥厚，还表现为心肌间质纤维胶原合成和降解之间动态平衡的破坏。心脏基质在维护心脏结构和功能完整性方面起着重要作用。在心肌梗死期间，细胞水平的基质重塑开始于发病后几分钟内，持续数周至数月。在梗死愈合及修复期，基质重塑引起心肌纤维化和进行性心室扩张，最终导致心衰。许多因子都能促使ECM重塑，明确心肌重塑的细胞和分子机制就能为逆转重塑过程提供机会。

MMP是一组能特异地降解ECM成分的锌依赖的酶家族，是组织重塑过程中心脏基质降解的主要因素。每种MMP的氨基酸序列中都含有前肽、锌离子和体外连接素三个决定簇，前肽决定簇使MMP处于失活状态，各种MMP以酶的形式分泌到细胞外，在其他酶的作用下前肽裂解而激活；锌离子决定簇可以促进酶与底物的结合；体外连接素则决定酶底物特异性。所有的MMP有以下六个基本特征：①它们降解细胞外基质成分；②它们都以一种潜在的酶原形式分泌并在蛋白水解的作用下活化；③在它们的活性中心都含有锌离子；④它们的稳定需要钙离子的存在；⑤它们在中性pH条件下发挥作用；⑥在体内存在着其天然激活剂和抑制剂（TIMP及血浆抑制因子）。

心肌梗死后由MMP调节的基质沉积和降解的变化可引起心肌ECM失调，即失适应性心肌间质重塑，从而引起心肌纤维化和心室扩张，导致心肌功能不全和心衰的发生、发展[40]。MMP是溶解纤维胶原的主要酶系，位于心肌间质，胰酶和纤溶酶可以使MMP激活。TIMP是近年来发现的抑制MMP活性的一组多功能因子家族，包括TIMP-1、TIMP-2、TIMP-3和TIMP-4。在心衰的发展过程中，TIMP含量及活性持续高表达，表现为时间依赖性改变，伴随着进行性左心室扩大、射血分数下降、收缩功能障碍以及泵衰竭。TIMP在心肌梗死后6h升高2倍，在梗死后两天达峰值，升高8倍，此后缓慢下降。Sun等研究大鼠透壁性心肌梗死后TIMP表达，发现第3天后在修复的心肌部位TIMP-1、2和3

的 mRNA 的表达明显升高并持续 28 天。研究证实应用 MMP 抑制剂可以减轻大鼠心肌梗死后心室扩大，改善心功能。研究发现 TIMP-1 缺乏的大鼠，心肌梗死后发生基质重塑明显严重，心室功能更差，说明 TIMP-1 在心肌梗死后心肌重塑中发挥着重要的作用[41-42]。此外，George 等人在 88 名心衰患者中测定了 TIMP-1 和 2，并随访了 24 个月，发现 TIMP-2 升高的患者的死亡率增加 4.2 倍，再入院率增加了两倍，但 TIMP-1 没有发现相关的预后作用[43]。但另一方面，过度的纤维化也会导致心功能恶化，所以胶原合成过多，也会导致心衰加重。ROSSIE 等的研究发现，血浆Ⅲ型前胶原水平是不良转归的独立预测因素[44]。

（八）氧化应激的标志物

活性氧类（包括超氧负离子、过氧化氢和羟基）和内源性抗氧化物防御机制之间的失衡，可以导致氧化应激的加剧，这种失衡严重损伤血管内皮功能，加快心衰的发生、发展。心脏出现缺血、缺氧时，容量负荷及压力负荷增加，或促炎因子如肿瘤坏死因子、IL-1、IL-6 等释放增加，引起白细胞呼吸爆发，氧自由基产生增多，出现氧化应激反应。氧化应激被认为是活性氧簇（ROS）与内源性抗氧化失平衡所致，ROS 包括超氧负离子、过氧化氢和氢基。心衰患者身体内的这种失衡会导致心肌凋亡、内皮功能损伤、心脏重塑及心律失常。慢性心衰患者常伴有氧化应激性增高而抗氧化性减低，ROS 能加速心衰的进展[45]。ROS 作用于心肌细胞膜的不饱和脂肪酸，会导致细胞膜的流动性、通透性和液态性发生变化，离子转运功能障碍，导致细胞膜的结构和功能造成破坏。此外，ROS 还能够破坏细胞内的溶酶体膜，使心肌细胞自溶影响肌浆网和线粒体，造成心脏能量代谢障碍[46]。

心衰时黄嘌呤氧化酶的活性也会上调，引起氧化应激反应，并导致血管和内皮功能障碍[47]。随着黄嘌呤氧化酶活性的升高，尿酸的生成也相应增加。尿酸的水平与血流动力学变化相关，并有研究显示尿酸是心衰预后不良的独立预测因素[48]。

脂联素：作为一种有益的促炎性细胞因子，越来越受到人们的关注，脂联素通过其受体介导，作用于骨骼肌、肝以及内皮细胞，在心血管系统中对心肌细胞肥大、成纤维细胞增殖有抑制作用，而且可以预防心肌纤维化的发生。另外，脂联素是脂肪细胞分泌的一种活性多肽，可降低三酰甘油（甘油三酯）和血糖水平，还可以增加胰岛素敏感性、抗炎、减轻动脉粥样硬化等多种生物学功能。脂联素在肥胖、糖尿病、冠心病患者中水平明显下降。Tanaka 等的研究认为脂联素与血流动力学参数无明显相关性，但与 ANP 和 BNP 正相关，与血浆氧化型低密度脂蛋白水平（ox-LDL）明显负相关，严重心衰患者的脂联素水平明显升高。

ox-LDL：ox-LDL 的氧化修饰是冠状动脉粥样硬化性心脏病形成的重要环节。ox-LDL 是由血管壁和炎症发生部位产生，可以通过多种途径启动和加速冠状动脉粥样硬化性心脏病的发展。ox-LDL 半衰期短，是免疫原性、氧化应激的标志物，也是自由基活性的间接标志物，已证实血浆 ox-LDL 水平在心血管疾病发生中有早期预警作用，其水平高低与患者临床表现严重程度有关，同时该标志物是独立于临床和神经体液因素之外的慢性心衰患者病死率的重要预测因素，提示氧化应激在慢性心衰病理生理中起到重要的作用。此外，Tsutsui 等报告指出 ox-LDL 是慢性充血性心衰患者病死率的有效预测指标[49]。

二、其他生物标志物（表 6-3）

表 6-3 其他心衰生物标志物

神经激素标志物	去甲肾上腺素（NE）
	肾上腺髓质素（ADM）
	尿皮质醇
	Apilin
心肌损伤标志物	心肌球蛋白轻链-1（CMLC-1）
	心型脂肪酸结合蛋白（H-FABP）
炎症免疫标志物	白细胞介素-6（IL-6）

（一）去甲肾上腺素（norepinephrine，NE）

心衰时，神经激素的水平失衡，交感神经被激活，导致儿茶酚胺尤其是去甲肾上腺素释放增加。研究显示血浆去甲肾上腺素的水平是心衰死亡预后的独立预测因子，超过4～12个月的去甲肾上腺素水平可以预测结局[50]。此外，心衰时肾素-血管紧张素-醛固酮系统也被激活，醛固酮水平越高，死亡率越高。

（二）肾上腺髓质素（ADM）

ADM是由与降钙素基因相关肽同源的52个氨基酸组成的生物活性多肽，具有降压，舒张血管，扩张肺和肾动脉，解除支气管痉挛，调节机体内分泌和抑制血管平滑肌迁移及增生等多种生物学作用。正常情况下，人体血液循环中的ADM主要来源于血管内皮细胞（VEC）和血管平滑肌细胞（VSMC），以前者为主。根据实验研究，VEC合成的ADM 98%以自分泌的方式释放到血液、VEC与VSMC的间隙，2%以旁分泌方式于局部起作用。当心脏容量或压力负荷增加时，以自分泌或旁分泌方式通过抑制心肌细胞及血管内皮细胞凋亡，抗氧化应激，抑制心血管系统重塑及影响血流动力学等作用发挥对心血管的保护作用，是一种重要的器官保护因子。心衰患者内皮功能不全时肾上腺髓质素表达增加，提示预后不良。肾上腺髓质素升高的水平与心衰的严重性相关，与左心室功能呈负相关[13]。肾上腺髓质素半衰期只有22min，在循环中被快速清除，另外，血浆中存在ADM的结合蛋白（补体因子H），直接测量外周血中ADM的浓度十分困难，但其蛋白前体产物肾上腺髓质素中段肽原（MR-proADM）的临床状态稳定，并能快速测量[51-52]。BACH研究中，通过比较，MR-proADM水平较BNP和NT-proBNP水平在预测失代偿性心衰住院患者90天死亡率上略占优势[53]。但MR-proADM的优势有限，目前还无法取代BNP/NT-proBNP。

（三）尿皮质醇（urocortin）

尿皮质醇是由40个氨基酸组成的高活性神经肽，主要在脑和心脏产生，作用于肾上腺皮质激素释放因子受体增加细胞内cAMP的水平。生理学上，推测尿皮质醇对心脏起保护性作用，有抗凋亡，减弱心肌收缩力，减少钠水潴留以及扩血管等作用。在出现NYHA Ⅰ和Ⅱ级症状的患者中，血浆尿皮质醇可精确识别心室收缩功能不全者[54]。不像其他的神经激素，尿皮质醇的水平随着年龄的增加和心衰症状的加重而降低，这表明在早期心衰阶段，通过上调尿皮质醇的作用，可能保护心脏和延缓疾病的发生、发展。因此，可以证明尿皮质醇在心衰诊断早期及临床治疗中的重要作用。

（四）Apelin

Apelin是G蛋白偶联受体APJ的天然配体，在心血管、中枢神经、胃、肺、乳腺等多种组织器官中均有广泛表达。它具有多重生物学效应，如增强心肌收缩力、降低血压、促进新生血管形成、调节机体免疫反应及垂体相关激素的释放、调控胰岛素分泌等，其中对心血管系统的保护性作用尤为突出。冠心病、高血压等心血管疾病最终发展为心衰，而Apelin具有正性肌力、扩张血管及利尿作用，且有临床研究表明，心功能分级与血浆Apelin水平密切相关[55]，提示Apelin/APJ系统可能参与心衰的发生发展。通过建立心肌梗死所致的小鼠心衰模型，有学者发现，长期静脉输注Apelin可减轻心脏负荷、增加心肌收缩力而不引起心肌肥厚[56]。对于离体灌注的小鼠心脏，Apelin可呈剂量依赖性地发挥正性肌力作用，其作用机制为Apelin与APJ受体结合后，激活磷脂酶C（PLC）和PKC，同时增强内膜下的反向钠钙交换体和钠氢交换体活性而发挥正性肌力作用[57]。Scimia等还发现，APJ基因的缺失能够降低慢性血压升高所致心肌肥大及心衰的发生，而对于不表达Apelin（APJ正常表达）的小鼠，则未发现上述心脏保护作用[58]。这是因为心肌的拉伸作用可激活APJ，使得心肌细胞体积增大，最终导致心肌肥大，且 Apelin 与 APJ 结合后通过激活 Gαi 途径发挥心脏保护作用，抑制因伸缩作用所致的心肌肥大。此外，在不表达 β-抑制类蛋白的小鼠或注入 Apelin 激活 Gαi 途径，心肌拉伸作用所导致的心肌肥大作用可被抑制。因此，在活体内 APJ 受体同时受到配体 Apelin 和拉伸双重作用的影响，是从持续超负荷到心肌肥大发生的关键联系点。

（五）白细胞介素（interleukin）

白细胞介素包括白介素（IL）-1、-6、-18 均可以认为是促炎细胞因子，这些炎症因子均参与了心衰的病理进展过程（包括心肌肥大、细胞凋亡、心室重塑），充当了免疫应答介质的作用。研究报道，对 87 名射血分数低于 30%的患者进行分析，IL-6 显示出与死亡预后、心衰恶化及 NYHA 相关。Gwechenberger 等的研究中 100 名射血分数低于 25%的患者随访 378 天，发现 IL-6 和 BNP 可以预测心衰恶化。Kell 等测量了 91 名 NYHA 分级Ⅲ级的冠心病和心肌病心衰患者的内皮素、TNF-α、IL-1、IL-12、IL-6、Scd-14、粒细胞-巨噬细胞集落刺激因子（GM-CSF）等，结果死亡患者的 IL-6 水平是存活患者的 2 倍，但其他指标未见显著差异，并指出 IL-6 对心衰长期预后预测有价值，但短期预后未见预测价值[59]。

（六）心肌球蛋白轻链-1（cardiac myoglobin light chain-1，CMLC-1）

CMLC-1 是心肌的结构蛋白，由 2 条重链（MHC）和 2 条轻链（CMLC-1 和 CMLC-2）组成。CMLC-1 正常时不能在血液中检测到，在心肌受损、心肌细胞膜被破坏后释放到血液中。急性心肌梗死时 CMLC-1 的释放具有双向性[60]，发病后 4～6h 很快上升，逐渐到达峰值平台并持续超过 1 周。其早期升高是胞浆中游离 CMLC-1 的释放，其后的峰值平台（4～7d）是肌原纤维崩解、固定形式存在的 CMLC-1 持续释放入血所致。在肾功能正常情况下，CMLC-1 可经肾很快清除，故心肌梗死后 CMLC-1 的持续升高是因为梗死心肌纤维中的 CMLC-1 持续释放造成的，而非血液中 CMLC-1 的积聚。Hansen 等应用酶联免疫法检测 21 名 NYHA Ⅲ、Ⅳ级心衰患者血清 CMLC-1 浓度，认为血清 CMLC-1 浓度升高表明心衰患者存在持续心肌损伤，通过多因素回归分析，表明与年龄、LVEF、治疗方式等相比，CMLC-1 是心衰患者更为可靠的死亡预测因素[61]。

（七）心型脂肪酸结合蛋白（heart-type fatty acid-binding protein，H-FABP）

H-FABP 是一组低分子量胞浆蛋白，广泛分布于哺乳类动物的心肌、小肠、肝等组织细胞中，各型均有组织特异性，可作为组织损伤的特异性诊断指标。正常心肌细胞中富含 H-FABP，占全部可溶性蛋白的 4%～8%，当心肌缺血时可从心肌细胞中迅速释放入血并从尿液排出。H-FABP 参与心肌内脂肪酸转运，供给心肌能量。心衰的诊断和预后评估也可以用 H-FABP 评价，心衰时心肌细胞处于相对缺血、缺氧状态，心肌结构和功能受到损伤，H-FABP 浓度也会升高。慢性心衰患者中 H-FABP 和 cTnT 的升高程度与心室功能（NYHA 分级）的恶化、不良的预后呈正相关，并且可以预测心脏事件的再发率。Setsuta 等观察了 56 例由扩张型心肌病、陈旧心梗、心脏瓣膜疾病、高血压和先天性心脏病导致的心衰患者，用酶联免疫法检测血清中 H-FABP 和 cTnT 水平，发现在 cTnT 水平升高的患者，H-FABP 明显升高，同时，这些患者的 LVEF 明显低于 cTnT 水平正常的患者；多因素分析表明性别、cTnT、H-FABP 和 LVEF 是心脏事件的独立预测因子，并认为 H-FABP 在胞质中含量丰富，心肌受损时平稳释放入血，较作为肌纤维组成成分的 cTnT 和 cTnI 更能反映心肌受损程度和心衰的严重程度[62]。

三、新型生物标志物（表 6-4）

（一）microRNA

microRNA 是一类在进化上高度保守的单链非编码小 RNA，含 18～25 个核苷酸，主要通过

表 6-4 新型心衰生物标志物

microRNA	参与心肌重塑（心肌肥厚及心肌纤维化）
	左心室功能↓
	死亡风险↑
血浆生长分化因子-15（GDF-15）	GDF-15 mRNA 水平↑，抑制心肌肥厚、改善左心室功能
	Smad 依赖和非 Smad 依赖的信号通路共同参与 GDF-15 调节
CXCL10 配体	血浆中 CXCL10↑，左心室、右心室功能不全以及心衰预后差

碱基互补配对原则结合于靶基因的 3′非翻译区（3′UTR），抑制靶基因的表达。近期，大量研究表明 Micro RNA 参与了心脏重塑的病理过程，最终导致心衰的发生。心肌肥厚、心肌纤维化是心脏对抗压力负荷而产生的心肌重塑过程中的典型特征。心肌的病理重塑及心肌肥厚是心衰的中间表型之一，参与心肌肥厚发生发展过程的 Micro RNA 同样影响心衰的发生发展。

micro RNAs 可能对不同的心衰表型起预测作用[63]。研究显示，引起心衰的不同原因可能激活了一群特异的 micro RNA，调节了某一个特定亚群的基因表达，进而产生了心衰发生前心脏的各种不同表型。Van Rooij 等报道了在心衰过程中出现 Micro RNA 表达失调[64]。van Rooij 等检测了原发性心衰患者心脏中 Micro RNA 表达的变化，发现 Micro RNA-24、Micro RNA-125、Micro RNA-195、Micro RNA-199a 和 Micro RNA-214 的表达显著升高、而 Micro RNA-21、Micro RNA-27、Micro RNA-29c、Micro RNA-93、Micro RNA-150 和 Micro RNA-181b 的表达并没有显著性改变[64]。Thum 等检测了心衰末期患者和婴儿胚胎左心室的 Micro RNA 表达谱以及心脏 mRNA 的转录谱，结果发现，心衰患者与婴儿左心室的 Micro RNA 表达谱相似，并且二者的 mRNA 转录水平也相差较小[65]。这一发现为心衰过程中胚胎基因重新激活的机制提供了有益的提示。与心肌梗死类似，血浆中 Micro RNA 也可以作为心衰的标志物。Tijsen 等利用 Micro RNA 芯片挑选出 16 种在心衰患者中特异表达的 Micro RNA，经过评价，发现 Micro RNA 423-5p 差异最大，可在心衰的早期诊断中作为生物标志物[66]。Fukushima 等发现血浆 Micro RNA-126 与心功能分级呈负相关，可能是一个有用的心衰生物标志物[67]。Tijsen 等发现，心衰患者血浆中有 6 个 Micro RNA 升高，可能成为心衰诊断的生物标志物[68]。

在心肌梗死患者中，许多单个 Micro RNA 或多个 Micro RNA 相互作用导致左心室收缩功能减退、心室重构、心衰以及增加心血管死亡的风险[69-74]。Qiang 等研究结果显示，对 106 例心衰患者的内皮祖细胞（来源于单核细胞）进行分析，发现在缺血性心衰患者中低水平的 microRNA-126 与心血管死亡有关，而在非缺血性心衰患者中的高水平 microRNA-18a-5p 和 microRNA-652-3p 与心血管死亡有关。因此在住院期间，降低心衰患者的 microRNA-18a-5p 和 microRNA-652-3p 水平可以作为预测 180 天死亡率的情况[75]。

对于 microRNA 在心衰中的潜在作用机制的认识和兴趣最近几年大大增加。microRNA 是在心衰的诊断、预后并确定患者对治疗的效果等方面均有前途的新的生物标志物。一些 microRNA 与导致心衰的机制，如心肌肥厚和纤维化密切相关。随着对 micro RNA 的研究深入，micro RNA 被认为是心血管医学中的一个里程碑式的发现。micro RNA 可能是心衰临床诊断、预后评估甚至治疗中一个十分有希望的新工具和新手段。但是在 microRNA 真正应用于临床实践前还是需要大量的研究。

（二）血浆生长分化因子-15（growth differentiation factor-15）

生长分化因子-15（GDF-15）是转化生长因子-β（TGF-β）超家族的一员。生理条件下，GDF-15 的表达具有明显的组织特异性，在胎盘和前列腺中高表达，而在肝、肾和心脏中低表达或者几乎不表达。近几年研究发现，GDF-15 参与心血管疾病的发生发展过程，在心肌缺血和缺血再灌注损伤、心肌肥厚及心衰等病理过程中增高，并可能发挥保护性作用。Kempf 等和 Anand 等报告，随着心衰程度加重，血浆 GDF-15 水平有逐步增高的趋势，在多元线性回归分析中 GDF-15 与心衰严重程度具有良好相关性，可用于临床对心衰患者的病情评估[76-77]。

Xu 等研究显示，应用主动脉缩窄手术小鼠模型，心脏压力超负荷可刺激 GDF-15 mRNA 水平增加，而敲除 GDF-15 基因可导致小鼠心脏体质比增加，且术后两周左心室功能即发生显著衰退，提示 GDF-15 具有抑制心肌肥厚和抗心衰的作用，但其具体机制目前尚不清楚[78]。心衰患者血浆 GDF-15 水平与心衰严重程度呈正相关，其原因可能为患者心衰时，心肌受到牵张和压力超负荷刺激，心肌 GDF-15 mRNA 转录增加，且随着心衰严重程度的加重，心肌受到牵张或室壁压力越大，mRNA 转录越多，血浆 GDF-15 水平越高，可能通过 Smad 依赖和非 Smad 依赖的信号通路共同参与 GDF-15 调节[79]。张芃等在研究 GDF-15 与心衰患者各生化指标及其与心室重构程度时，发现 GDF-15 水平与心衰患者的病因、性别、年龄、体表面积、吸烟史、饮酒史、患有高血压病及糖尿病、肥胖、肾功能异常、C-反应蛋白等均不相关，GDF-15 为 2729ng/L 时对心衰患者一年死亡率预测效果最好（特异性 70.9%，敏感性 75.0%）。处于该水平的 GDF-15 可以在 BNP、纽约心功能分级、心脏射血分数等常用慢性心衰预后指标上进一步增加预测的能力[80]。另外 GDF-15 水平与左心室重构指标——左心室相对室壁厚度、左心室射血分数呈显著负相关，与左心室舒张末内径、左心房前后径、左心室质量指数呈显著正相关，与其他心脏超声指标无相关性。总之，血清的 GDF-15 水平是能够独立预示慢性心衰患者诊断及预后信息的血清生化因子，并且独立于常见生化指标和已知不良预后指标。

（三）CXCL10 配体

CXC 趋化因子配体 10（CXCL10）又称为 IFN-γ 诱导蛋白 10（IP-10），属于 CXC 趋化因子家族的非 ELR 类，即分子结构中第一个半胱氨酸无 ELR（Glu-Leu-Arg）序列结构。CXCL10 特殊功能由特异性受体 CXCR3 介导，该受体为唯一受体。CXCL10 与受体结合后，引起钙离子内流，激活磷脂酰肌醇 3 激酶（PI3K）和丝裂原活化蛋白激酶（MAPK），传递 CXCR3 触发信号，参与调解白细胞迁移，增强 T 细胞的分化效应，调节免疫反应；还能够抑制血细胞集落形成，趋化单核细胞、活化 T 细胞与 NK 细胞，刺激 T 细胞对内皮细胞的黏附作用并诱导 NK 细胞介导的细胞溶解，抑制血管生成等。

在一个最近的研究中，处于压力过负荷的心脏，CXCL10 启动子区域检测到组蛋白乙酰化的增加并且该基因是被激活的。在相同的动物模型中，心肌肥厚过程中发现循环 CXCL10 和 CXCL9 水平被上调[81]。研究报道在右心功能不全和特发性肺动脉高血压患者的血浆中 CXCL10 水平升高。此外，在轻到重度左心功能不全患者中 CXCL9、CXCL10 和 CXCL11 的血清水平是升高的[82-83]。使用这些趋化因子作为生物标志物与 NT-proBNP 或 BNPT 水平一起被证明可以改善心衰患者的风险分级。

综上所述，随着心衰病理生理学研究的不断深入，利用蛋白质组学、质谱分析以及高效液相色谱对生物学标志物进行分类，是以后心衰的生物学标志物的发展方向。生物学标志物不仅能更准确地对心衰进行分类、分级、分层，而且还通过深入研究本章节描述的心衰生物标志物的变化，有助于阐明心衰发病机制，从而达到有效治疗心衰的目的。尤其是，多个心衰标志物的联合测定，例如联合应用肌钙蛋白以及 BNP 比单独使用其他生物学标志物更能反映心衰的危险性，还有 BNP 联合 ST2、CRP 等可以增加危险性评价的精确性等，有助于使患者得到早期诊断和早期治疗，监测病情，估计预后，还可提高危险分层效果。然而，生物标志物的测定是心衰诊治中的一小部分，因此临床诊断时还需综合考虑病史、体格检查、影像学结果及其他因素等对心衰患者进行评估，对其进行综合治疗，改善疾病预后。

（艾力曼·马合木提）

参考文献

[1] Ponikowski P, Voors AA, Anker SD, et al. 2016 ESC Guidelines for the diagnosis and treatment of a-

cute and chronic heart failure: The Task Force for the diagnosis and treatment of acute and chronic heart failure of the European Society of Cardiology (ESC) Developed with the special contribution of the Heart Failure Association (HFA) of the ESC. Eur Heart J, 2016, 37 (27): 2129-2200.

[2] Moe GW. BNP in heart failure. CurrOp in Cardiol, 2006, 21 (3): 208-214.

[3] BaoY, ShangX, ZhouL, et al. Relationship between N-terminal pro-B-type natriuretic peptide levels and metabolic syndrome. Arch Med Sci, 2011, 7: 247-256.

[4] Rahul kakkar, Richard T. The IL-33/ST2 pathway: therapeutic target and novel biomarker. Nature, 2008, 7: 827-840.

[5] Sanada S, Hakuno D, Higgins LJ, et al. 1L-33 and ST2 comprise a critical biomechanically induced and cardioprotective signaling system. J Clin Invest, 2007, 117: 1538-1549.

[6] Shafiq U, Rehman MD, Thomas M, et al. Characteristics of the novel interleukin family biomarker ST2 in patients with acute heart failure. J Am Coll Cardiol, 2008, 18 (52): 1458-1465.

[7] Damien G, Thibault L, Sylvie AA, et al. Increated souble ST2 is a stronger predictor of long-term cardiovascular death than natriuretic peptides in heart failure paitents with reduced ejectionfraction. Int J Cardiol, 2014, 172 (1): 250-252.

[8] Januzzi JLJr, Peacock WF, Maisel AS, et al. Measurement of the interleukin family member ST2 in patients with acute dyspnea: results from the PRIDE (Pro-Brain Natriuretic Peptide Investigation of Dyspnea in the Emergency Department) study. J Am Coll Cardiol, 2007, 50 (7): 607-613.

[9] Anwaruddin S, Askari AT, Topol EJ. Redefining risk in acute coronary syndromes using molecular medicine. J Am Coll Cardiol, 2007, 279-289.

[10] LaVecchia L, Mezzena G, Zanolla L, et al. Cardiac troponin I as diagnostic and prognostic marker in severe heart failure. J Heart Lung Transplant, 2000, 19 (7): 644-652.

[11] Hudson MP, O'Connor CM, Gattis WA, et al. Implications of elevated cardiac troponin T in ambulatory patients with heart failure: a prospective analysis. American Heart Journal, 2004, 147 (3): 546-552.

[12] Sayo Y, Yamada T, Yanigu chi R, et al. Persistently increased serum concentrations of cardiac troponin T in patients with idiopathic dilated cardiomyopathy are predictive of adverse outcomes. Circulation, 2001, 103 (3): 369.

[13] Sato Y, Taniguchi R, Makiyama T, et al. Measurements of serum cardiac troponin T and plasma brain natriuretic peptide in patients with severe cardiac decompensation. Heart, 2002, 88: 647.

[14] Jaffe AS, Ravkilde J, Roberts R, et al. It's time for a change to a troponin standard. Circulation, 2000, 102 (11): 1216.

[15] Schulz O, Kromer A. Cardiac troponin I: a pot marker of exercise intolerance in patients with moderate heart failure. Am Heart J, 2002, 144: 351-358.

[16] Horwich T B, Patel J, Madellam WR, et al. Cardiac troponin I is associated with impaired hemodynamics, progressive left ventricular dysfunction and increased mortality rates in advanced heart failure. Circulation, 2003, 108: 833-838.

[17] Latini R, Masson S, Anand IS, et al. Prognostic value of very low plasma concentrations of troponin T in patients with stable chronic heart failure. Circulation, 2007, 116 (11): 1242-1249.

[18] Ishii J, Cui W, Kitagawa F, et al. Prognostic value of combination of cardiac troponin T and B-type natriuretic peptide after initiation of treatment in patients with chronic heart failure. Clin Chem, 2003, 49 (12): 2020-2026.

[19] Kazama JJ, Kutsuwada K, Ataka K, et al. Serum cystatin C reliably detects renal dysfunction in patients with various renal diseases. Nephron, 2002, 91 (1): 13-20.

[20] Koenig W, Twardella D, Brenner H, et al. Plasma concentrations of cystatin C in patients with coronary heart disease and risk for secondary cardiovascular events: more than simply a marker of glomerular filtration rate. Clin Chem, 2005, 51 (2): 321-327.

[21] Ix JH, Shlipak MG, Chertow GM, et al. Association of cystatin C with mortality, cardiovascular events, and incident heart failure among persons with coronary heart disease: data from the Heart and Soul Study. Circulation, 2007, 115 (2): 173-179.

[22] Lassus J, Harjola VP, Sund R, et al. Prognostic value of cystatin C in acute heart failure in relation to other markers of renal function and NT-proBNP. Eur Heart J, 2007, 28 (15): 1841-1847.
[23] Kim H, Lee J, Hyun JW, et al. Expression and immunohistochemical localization of galectin-3 in various mouse tissues. Cell Biol Int, 2007, 31 (7): 655-662.
[24] Lippert E. Soluble galectin-3 IS a strong, colonic epithelial cell-derived, lamina propria fibroblast-stimulating factor. Gut, 2007, 56 (1): 43-51.
[25] Milting H. Plasma biomarkers of myocardial fibrosis and remodeling in terminal heart failure patients supported by mechanical circulatory support devices. J Heart Lung Transplant, 2008, 27 (6): 589-596.
[26] Lok D. Plasma galectin-3 levels predict left ventricular remodeling determined by sequential echocardiography. Am Coll Cardio, 2010,, 55: A17.
[27] Lok DJ. Prognostic value of galectin-3, a novel marker of fibrosis, in patients with chronic heart failure. Clin Res Cariol, 2010, 99 (5): 323-328.
[28] Roberts WL, Sedrick R, Moulton L, et al. Evaluation of four automated high-sensitivity C-reactive protein methods: implications for clinical and epidemiological applications. Clin Chem, 2000, 46 (4): 461-468.
[29] Araújo JP, Lourenço P, Azevedo A, et al. Prognostic value of high-sensitivity C-reactive protein in heart failure: a systematic review. J Card Fail, 2009, 15 (3): 256-266.
[30] 张鸿雁，刘同宝. 心力衰竭患者血清 C-反应蛋白变化及其临床意义. 山东医药，2005，45 (23)：57.
[31] Alonso-Martínez JL, Llorente-Diez B, Echegaray-Agara M. C-reactive protein as a predictor of improvement and readmission in heart failure. Eur J Heart Fail, 2002, 4 (3): 331-336.
[32] 何军，佟欣. 充血性心力衰竭患者 C 反应蛋白和肌钙蛋白 I 检测的意义. 心血管康复医学杂志，2007，16 (02)：145-147.
[33] Yalta K, Yilmaz A, Turgut OO, et al. Evaluation of tumor markers CA-125 and CEA in acute myocardial infarction. Adv Ther, 2006, 23: 1052-1059.
[34] Duman D, Palit F, Simsek E, et al. serum carbohydrate antigen 125 levels in advanced heart failure: relation to B-type natriuretic peptide and left atrial volume. Eur J Heart Fail, 2008, 10: 556-559.
[35] Chen YX, Wang XQ, Fang CF, et al. Value of BNP and tumour marker CA125 in patients with heart failure. Acta Cardiol, 2008, 63: 501-506.
[36] Mansour IN, Napan S, Tarek Alahdab M, et al. Carbohydrate antigen 125 predicts long term mortality in African American patients with acute decompensated heart failure. Congest Heart Fail, 2010, 16: 15-20.
[37] Nunez J, Sanchis J, Bodi V, et al. Improvement in risk stratification with the combination of the tumour marker antigen carbohydrate 125 and brain natriuretic peptide in patients with acute heart failure. Eur Heart J, 2010, 31: 1752-1763.
[38] De Gennaro L, Brunetti ND, Bungaro R, et al. Carbohydrate antigen-125: additional accuracy in identifying patients at risk of acute heart failure in acute coronary syndrome. Coron Artery Dis, 2009, 20: 274-280.
[39] Vizzardi E, D'Aloia A, Pezzali N, et al. Long-term prognostic value of CA 125 serum levels in mild to moderate heart failure patients. J Card Fail, 2012, 18: 68-73.
[40] Mizon-Gerard F, de Groote P, Lamblin N, et al. Prognostic impact of matrix metalloproteinase gene polymorphismsin patients with heart failure according to the aetiology of left ventricular systolic dysfunction. Eur Heart J, 2004, 25 (8): 688-693.
[41] Sundstrom J, Evans JC, Benjamin EJ, et al. Relations of plasma total TIMP-1 levels to cardiovascular risk factors and echocardiographic measures: the Framingham Heart Study. Eur Heart J, 2004, 25 (17): 1509-1516.
[42] Kelly D, Cockerill G, Ng LL, et al. Plasma matrix metalloproteinase-9 and left ventricular remodelling after acute myocardial infarction in man: a prospective cohort study. Eur Heart J, 2007, 28 (6): 711-718.
[43] George J, Patal S, Wexler D, et al. Circulating matrix metalloproteinase-2 but not matrix metalloproteinase-3, matrix metalloproteinase-9, or tissue inhibitor of metalloproteinase-1 predicts outcome in patients with congestive heart failure. Am Heart J, 2005,

150 (3): 484-487.

[44] Rossi A, Cicoira M, Golia G, et al. Amino-terminal propeptide of type Ⅲ procollagen is associated with restrictive mitral filling pattern in patients with dilated cardiomyopathy: a possible link between diastolic dysfunction and prognosis. Heart, 2004, 90 (6): 650-654.

[45] Ungvari Z, Gupte SA, Recchia FA, et al. Role of oxidative-nitrosative stress and downstream pathways in various forms of cardiomyopathy and heart failure. Curr Vasc Pharmacol, 2005, 3: 221-229.

[46] Ando K. Oxidative stress. Nippon Rinsho, 2003, 61 (7): 1130.

[47] Pinelli M, Bindi M, Moroni F, et al. Relationship between serum uric acid levels and urinary albumin excretion in patients with heart failure, Cardiol. Acta Cardiol, 2008, 63 (2): 191-195.

[48] Kittleson M, John ME, Bead V, et al. Increased levels of uric acid predict haemodynamic compromise in patients with heart failure independently of B-tyoe natriuretic peptide levels. Heart, 2007, 93: 365-367.

[49] Tsutamoto, Nishiyama K. Impact of oxidative stress with activity of matrix metalloproteinase in patients with CAD. Eur Heart J, 2003, 24: 2180-2185.

[50] Anand IS, Fisher LD, Chiang YT, et al. Changes in brain natriuretic peptide and norepinephrine over time and mortality and morbidity in the Valsartan Heart Failure Trial (Val-HeFT). Circulation, 2003, 107 (9): 1278-1283.

[51] Hinson JP, Kapas S, Smith DM. Adrenomedullin, a multifunctional regulatory peptide. Endocr Rev, 2000, 21: 138-167.

[52] Struck J, Tao C, Morgenthaler NG, et. al. Identification of an adrenomedullin precursor fragment in plasma of sepsis patients. Peptides, 2004, 25: 1369-1372.

[53] Coletta AP, Clark A L, Celand, JG. Clinical trials update from the Heat Failure Society of America and the American Heat Association meetings in 2008: SADHART-CHF, COMPARE, MOMENTUM, thyroid hormone analogue study, HF-ACTION, I-PRESERVE, beta-interferon study, BACH, and ATHENA. Eur J Heat Fail, 2009, 11: 214-219.

[54] Ng LL, Loke IW, O'Brien RJ, et al. Plasma urocortin in human systolic heart failure. Clin Sci (Lond), 2004, 106 (4): 383-388.

[55] 杨国杰，吴楠，王全河，等. 慢性心力衰竭患者血浆中 Apelin、PDCD5 抗体水平的变化. 临床心血管病杂志，2010，26 (4)：265.

[56] Ashley EA, Powers J, Chen M, et al. The endogenous peptide apelin potently improves cardiac contractility and reduces cardiac loading in vivo. Cardiovasc Res, 2005, 65 (1): 73.

[57] Szokodi I, Tavi P, Faldes G, et al. Apelin, the novel endogenous ligand of the orphan receptor APJ, regulates cardiac contractility. Circ Res, 2002, 91 (5): 434.

[58] Scimia M C, Hurtado C, Ray S, et al. APJ acts as a dual receptor in cardiac hypertrophy. Nature, 2012, 488 (7411): 394.

[59] Gwechenberger M, Hulsmann M, Berger R, et al. Interleukin-6 and B-type natriuretic peptide are independent predictors for worsening of heart failure in patients with progressive congestive heart failure. J Heart Lung Transplant, 2004, 23 (7): 839-844.

[60] 金叔宣. 心肌球蛋白轻链 I 对急性心肌梗死的诊断价值. 国外医学心血管疾病分册，2002，29 (1)：32.

[61] Hansen MS, S tant on EB, Gaw ad Y, et al. Can adian P ROFILE inves tigators. Relation of ci rculating cardiac myosin lig ht chain 1 isoform in stable severe congestive heart failure to survival and treatment with f lose quinan. Am J Cardiol, 2002, 90: 969.

[62] Setsuta K, Seino Y, Ogaw a T, et al. Use of cytosolic and myofibril markers in the detect ion of on going myocardial damage in patient s with chronic heart failure. Am J Med, 2002, 113: 717-722.

[63] Sucharov C, Br istow MR, Port JD. M iRNA expression in the failing human heart: functional correlates. J Mol Cell Cardiol, 2008, 45 (2): 185-192.

[64] van Rooij E, Su. therland LB, Liu N, et al. A signature pattern of stress-responsive microRNAs that can evoke cardiac hypertrophy and heart failure. Proc Natl Acad Sci USA, 2006, 103 (48): 18255-18260.

[65] Thum T, Galuppo P, Wolf C, et al. MicroRNAs in the human heart: a clue to fetal gene reprogramming in heart failure. Circulation, 2007, 116: 258-267.

[66] Tijsen A J, Creemers E E, Moerland P D, et al.

MiR423-5p as a circulating biomarker for heart failure. Circ Re，2010，106：1035-1039.

[67] Fukushima Y，Nonogi H. Assessment of plasma MicroRNAs in congestive heart failure. Circ J，2011，75（2）：336-340.

[68] Tijsen AJ，Creemers EE，Moerland PD，et al. MiR42 3-5 p as a cirulating biomarker for heart failure. Circ Res，2010，106（6）：1035-1039.

[69] Devaux Y，Vausort M，McCann GP，et al. A panel of 4 microRNAs facilitates the prediction of left ventricular contractility after acute myocardial infarction. PLoS One，2013，8：e70644.

[70] Lv P，Zhou M，He J，et al. Circulating miR-208b and miR-34a are associated with left ventricular remodeling after acute myocardial infarction. Int J Mol Sci，2014，15：5774-5788.

[71] Zile MR，Mehurg SM，Arroyo JE，et al. Relationship between the temporal profile of plasma microRNA and left ventricular remodeling in patients after myocardial infarction. Circ Cardiovasc Genet，2011，4：614-619.

[72] Matsumoto S，Sakata Y，Nakatani D，et al. A subset of circulating microRNAs are predictive for cardiac death after discharge for acute myocardial infarction. Biochem Biophys Res Commun，2012，427：280-284.

[73] Matsumoto S，Sakata Y，Suna S，et al. Circulating p53-responsive microRNAs are predictive indicators of heart failure after acute myocardial infarction. Circ Res，2013，113：322-326.

[74] Gidlof O，Smith JG，Miyazu K，et al. Circulating cardio-enriched microRNAs are associated with long-term prognosis following myocardial infarction. BMC Cardiovasc Disord，2013，13：2261-1312.

[75] Qiang L，Hong L，Ningfu W，et al. Expression of miR-126 and miR-508-5p in endothelial progenitor cells is associated with the prognosis of chronic heart failure patients. Int J Cardiol，2013，168：2082-2088.

[76] Kempf T，Von Haehling S，Peter T. Prognostic utility of growth differentiation factor-15 in patients with chronic heart failure. J Am Coll Cariol，2007，50：1054-1060.

[77] Anand I，Kempf t，Rector T，et al. Serial measurement of growth factor-15 in heart failure. Circulation，2010，122：1387-1395.

[78] Xu J，Kimball T，Lorenzo JN，et al. GDF-15 functions as a protective and antihypertropic factor released from the myocardium. Circ Res，2006，98：342-350.

[79] Kempf T，Eden M，Strelau J，A et al. The transforming growth factor-beta super family member GDF-15 protects the heart from ischemic injury. Circ Res，2006，98：351-360.

[80] 张芃. 心力衰竭相关的血清标志物的初步筛选及与心室重构相关性的研究. 中国协和医科大学，2010，88：234-242.

[81] Altara，R.，Manca，M.，Hessel，M. H，et al. Improving membrane based multiplex immunoassays for semi-quantitative detection of multiple cytokines in a single sample. BMC Biotechnol，2014，14：63.

[82] Altara，R.，Gu，Y.，Struijker-Boudier，H.，et al. Circulating CXCL-9，-10 and-11levels improve the discrimination of risk prediction models for left ventricular dysfunction. Faseb J，2015，29：46-62.

[83] Altara R.，Gu Y. M.，Struijker-Boudier H. A.，et al. Left ventricular dysfunction and CXCR3 ligands in hypertension：from animal experiments to a population-based pilot study. PLoS One，2015，10：e0141394.

第七章　超声心动图检查在心力衰竭中的应用

超声心动图检查在心衰的诊断治疗以及预后评估中的作用越来越重要，是目前评价心衰的一线无创检查方法。最新（2014 年）《中国心力衰竭诊断和治疗指南》指出[1]：依据左心室射血分数（LVEF），心衰可分为 LVEF 降低的心衰（heart failure with reduced left ventricular ejection fraction，HF-REF）和 LVEF 保留的心衰（heart failure with preserved left ventricular ejection fraction，HF-PEF），LVEF 是心衰患者分类的重要指标，也与预后及治疗反应相关。LVEF 最常用的检测方法为超声心动图。超声心动图不仅可以检测 LVEF，还可以评价心衰患者心腔的大小，瓣膜、室壁运动的情况，心脏的舒张功能，血流动力学参数，以及辨别心衰的原因等。

一、左心室评价——左心室大小、形态、容积和射血分数

超声心动图测定左心室整体收缩功能主要是基于心室大小和容积的变化。

1. M 型超声心动图

左心室大小的测量通常取胸骨旁左心室长轴切面，应用 M 型超声测量左心室舒张末期内径和收缩末期内径，根据内径计算左心室舒张末容积（LVEDV）和收缩末容积（LVESV）。计算容积的方法有 Teichholz 校正公式和 Quinones 公式。M 型超声心动图测定简便可行，多数超声诊断仪输入测量数据可直接计算出 LVFS（左心室短轴缩短率）、LVEF、SV（每搏量）、CO（心排血量）等参数。但 M 型超声缺乏二维超声或三维超声等空间相关信息，不适用于冠心病室壁瘤的患者以及存在明显节段性室壁运动异常的患者。2015 年版美国超声心动图学会和欧洲心血管影像协会联合发布的《超声心动图测量指南》已经不再推荐 M 型超声方法测量左心室射血分数[2]。

2. 二维（2D）超声心动图测定 LVEDV 和 LVESV，可计算 LVEF

二维超声常用的容积测量方法有面积-长度法和改良 Simpson 方法。改良 Simpson 法不管心腔几何形状如何均适用，应用该方法测定的左心室容积和左心室造影等测定的结果有良好相关。2015 年版美国超声心动图学会和欧洲心血管影像协会联合发布的《超声心动图测量指南》推荐应用二维超声心动图测量左心室射血分数。

3. 三维（3D）超声心动图

3D 超声心动图在临床工作中的应用越来越广泛，特别是在左心室容量和射血分数的评价中。三维超声心动图无需依赖几何假设来计算左心室容量，对于节段性室壁运动异常以及左心室形状不规则的患者，3D 超声心动图可以提供准确的左心室容量和 LVEF 的信息。

4. 心肌对比超声心动图

心肌对比超声心动图可以增强心内膜边界的清晰程度，可以更准确地测量左心室容量，更有利于对整体和局部左心室收缩功能的评价，与磁共振成像测量结果更接近[3]。

根据 2015 年版美国超声心动图学会和欧洲心血管影像协会联合发布的《超声心动图测量指南》[2]，左心室收缩功能通常采用二维或三维超声心动图测量左心室收缩末期容积和舒张末期容积，从而计算出射血分数。男性 LVEF＜52％，女性 LVEF＜54％提示左心室收缩功能异常。二维超声心动图测量左心室容量由于可能没有取到最大径常常会低估左心室容量，超声对比剂显像或三维

超声心动图测量左心室容量会更接近实际容量。

二维斑点追踪法得出的整体长轴应变相对于 LVEF 重复性好，临床使用方便，对于很多疾病可以提供更全面的预后信息，但是不同厂商的机器和软件中该数值会有所差别。根据目前的数据，以峰值整体长轴应变－20％为正常值，绝对值低于此值预示异常。

多个大型的临床研究已经证实[4-5]，左心室射血分数是急性心肌梗死预后最重要的预测因子。Moller 等研究了 767 例急性心肌梗死患者，在急性心肌梗死入院后一天内超声心动图测量左心室射血分数，平均随访 19 个月，发现左心室射血分数是所有全因死亡率的强有力预测因子[6]。

虽然左心室射血分数常常被用来表示左心室功能，也有学者对心肌梗死后 LVEF 的预后意义提出过质疑。一般情况下 LVEF 减低是坏死心肌或持续缺血心肌收缩力减低的结果，但也可能是由于心肌梗死后梗死扩展造成左心室扩大的结果，梗死后早期评价 LVEF 可能由于心肌顿抑的存在误导临床医生。曾有学者提出左心室舒张末期容积或收缩末期容积对预后的预测意义可能更大。在一组 605 例患者的调查中，White 等发现左心室收缩末期容积预测心肌梗死后 LVEF 低于 50％或左心室收缩末期容积小于 100ml 患者的生存率优于 LVEF[7]。

对于 LVEF 降低的心衰患者，左心室重构的程度具有重要的临床预后意义。虽然左心室径线的大小是临床处理瓣膜疾病最重要的基础，但是对于缺血性心脏病来说，由于节段性室壁运动异常的存在，单纯采用左心室径线来决定临床治疗决策会有很多错误。目前，射血分数仍为评价左心室功能的最常用指标。

2015 年版《超声心动图测量指南》[2] 推荐的测量左心室大小和功能的常用方法详见图 7-1。

二、心肌缺血和心肌梗死的检测

超声心动图在评价冠心病特别是心肌缺血、心肌梗死以及心肌梗死并发症方面均有重要的作用。急性心肌梗死的最初表现是冠状动脉闭塞区

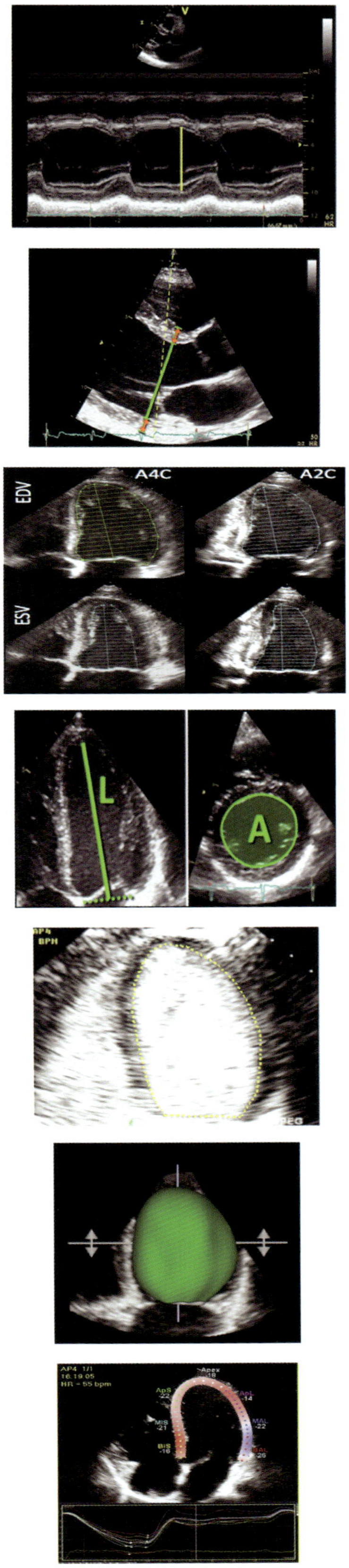

M 型方法测量左心室内径

2D 方法测量左心室内径

双平面 Simpson 法测量左心室容积和射血分数

面积长度法测量左心室容积和射血分数

心肌对比超声心动图

3D 超声心动图

2D 整体长轴应变

图 7-1　2015 年版《超声心动图测量指南》推荐的测量左心室大小和功能的常用方法

域的心室壁运动功能异常。实验研究显示，结扎冠状动脉后，超声心动图可以清楚显示局部室壁运动异常，且发生于心电图异常之前。当心肌坏死到一定数量时，才出现室壁运动异常，主要包括心室壁运动幅度、心内膜移动范围和心室壁增厚率的异常改变[8]。缺血性节段性室壁运动异常是冠心病在二维超声心动图上的特征性表现，包括：①室壁运动减低、消失、反常（矛盾）运动；②室壁收缩运动延迟、时间滞后；③室壁收缩期增厚率减低、消失、负值。心内膜运动<2mm者为运动消失，2～4mm为运动减弱，≥5mm者为运动正常。根据室壁运动的情况将室壁运动分为五级：Ⅰ级运动正常：收缩期心内膜向内运动和室壁增厚率正常，收缩期增厚为40%～50%；Ⅱ级运动减弱，室壁增厚率小于30%；Ⅲ级运动消失：该节段无运动，室壁增厚率小于10%；Ⅳ级室壁反向运动，即心肌节段在收缩期向外移动；Ⅴ级室壁瘤，是指心室壁变薄的节段，收缩期和舒张期均向外膨出。运动正常计1分，运动减弱计2分，运动消失计3分，矛盾运动计4分，室壁瘤计5分。室壁运动积分指数（WMSI）=各节段计分之和/计分节段数，所以，正常整体室壁运动计分和指数分别是16和1。计分和指数越高，心肌缺血和心肌梗死范围越广，程度越重。室壁运动积分指数大于1.7相当于灌注受损大于20%[8-9]，常常有心衰的表现。室壁运动指数较LVEF对预后有更重要的意义。心肌梗死后患者可出现节段性室壁运动异常，但由于正常心肌的代偿性收缩加强，LVEF可能是正常的，在这样的心肌梗死患者中，室壁运动指数能更好地反映心肌受损的情况[10]。

心肌各节段都有相对应的冠脉供血区域[2]，详见图7-2。

三、心肌梗死并发症的诊断

心肌梗死并发症在超声心动图方面均有特异的表现，并发症主要包括二尖瓣反流及乳头肌断裂、室间隔穿孔、游离壁破裂、室壁瘤、左心室附壁血栓等。

1. 缺血性二尖瓣反流及乳头肌断裂

心肌梗死后患者缺血性二尖瓣反流发生率约为20%，前壁及下壁心梗发病率接近，常为轻中度反流，但伴随短期及长期病死率增加。当心肌梗死导致乳头肌局部断裂时，可以看到1个或2个瓣叶脱垂。当乳头肌完全断裂时，二尖瓣反流为重度，二尖瓣及其部分乳头肌连枷样运动或完全脱垂至左心房。

2. 室间隔穿孔

室间隔穿孔是心肌梗死时发生于室间隔的心肌破裂，形成室间隔缺损。单个缺损最常见。超

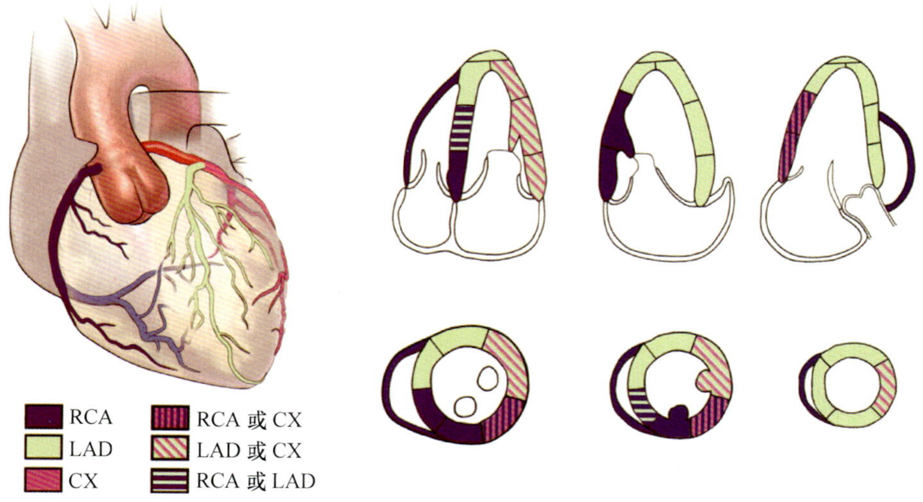

图7-2 右冠状动脉（RCA）、左冠状动脉前降支（LAD）、回旋支（CX）的相应供血区域。冠状动脉供血区域有个体差异，同一部位可有双重供血

声心动图检查可见室间隔回声连续性中断，有左向右分流，伴随的急性右心室容量负荷过重可导致右心室扩张及功能障碍、室间隔矛盾运动及右心房高压与扩张。

3. 游离壁破裂

游离壁破裂大多发生于后外侧壁心肌梗死（回旋支闭塞）及溶栓治疗不成功的患者。表现为心包积血（经常是心包内致密回声或血块）和心脏压塞，左心常受压。

4. 室壁瘤

室壁瘤是心肌梗死最常见的并发症，常累及心肌各层，绝大多数累及心尖。左心室室壁瘤可分为真性室壁瘤、假性室壁瘤以及功能性室壁瘤。超声心动图是检测室壁瘤的常规方法。假性室壁瘤是心脏破裂后心包包裹粘连，形成与左心室血液交通的囊腔。假性室壁瘤的特征为狭窄的瘤颈，瘤颈与囊腔最大径比率<0.5，血液往返于囊腔与左心室腔之间，囊腔内可见异常的血流旋转，经常可以看见心肌断裂。

5. 左心室附壁血栓

左心室附壁血栓常附着于有反向搏动的室壁瘤样扩张部位。大多数附壁血栓发生在前壁心肌梗死部位，多发生于心尖部。在心肌梗死各个部位均可以见到血栓，可形成球形凸向腔内，并随血流活动，亦可呈团块状或薄片样附着，回声强度及密度不均匀表示血栓有不同程度的机化、纤维化，血栓回声较弱表明该血栓较为新鲜。右心室也可见到血栓。

四、冠心病患者存活心肌的评价

负荷超声心动图对于冠心病患者具有重要的预后意义[8-12]。负荷超声心动图常用负荷方法包括：运动负荷试验，药物负荷试验。负荷超声心动图的综合敏感性、特异性及预测值>80%。其中多巴酚丁胺负荷超声心动图是公认的检测存活心肌的方法之一。对比观察负荷超声心动图静息状态和负荷状态的室壁反应类型，可以推测相应的临床状况：①没有冠心病或可能性很小；②心肌缺血；③心肌梗死，没有存活心肌；④冬眠心肌、顿抑心肌等（详见表7-1）。

表7-1　负荷超声心动图的反应及解读

临床状况	静息状态下或基础状态下心功能	低剂量药物负荷状态下心功能	最大负荷后心功能
正常	正常	正常	高动力状态
缺血	正常	正常；严重缺血时降低（新的室壁运动异常）	降低（新的室壁运动异常）；左心室扩大（严重缺血）
瘢痕	降低	降低	降低
存活并缺血心肌（冬眠心肌）	降低	改善	降低（双期反应）
存活但不缺血心肌（顿抑心肌）	降低	改善	改善
非特异性	降低	降低	改善

注：摘自：The Clevelanc Clinc Foundation，Manual of Cardiovascular Medicine. 2ed ed. Philadelphia：Lippincott Williams & Wilkins.

五、心力衰竭患者瓣膜功能的评价：二尖瓣反流

二尖瓣反流的存在和严重程度是心衰很重要的参数[11-12]。心衰患者的二尖瓣反流通常与乳头肌功能失调、二尖瓣瓣环扩张有关，原发性二尖瓣反流的患者亦可逐渐出现左心室的扩大。二尖瓣反流逐渐加重与心衰患者预后不良相关。辨别严重二尖瓣反流导致的心衰还是由于心衰引起的功能性的严重二尖瓣反流有很多重要的线索，并且区分二者最重要的就是二尖瓣瓣叶本身。功能性二尖瓣反流二尖瓣叶的活动是正常的，反流束居中或虽然向后壁方向但是没有二尖瓣前叶脱垂。

缺血性二尖瓣反流的反流束常常居中，与单个或多个乳头肌缺血导致支撑力受损有关[13]。

心肌梗死后二尖瓣反流患者通常是无临床症状的。目前彩色多普勒超声心动图检查异常敏感，可以很容易地发现轻度二尖瓣反流，并且可以对二尖瓣反流的情况进行分级。急性二尖瓣反流在心肌梗死患者中很常见，并且可以独立预测心血管死亡及全因死亡。

六、射血分数保留的心力衰竭：舒张功能的评价

超声心动图技术可以评价右心室（RV）和左心室（LV）的舒张充盈类型，心肌运动的速度，以及右心房（RA）和左心房（LA）的充盈类型，对舒张功能进行无创评价。

心室内径和室壁厚度的测量是超声心动图评价舒张功能的一部分。舒张功能异常导致的心衰在二维超声心动图上通常显示为心室壁厚、室腔小（向心性重构），以及由于充盈压的慢性升高造成的心房扩大。原发性收缩功能异常导致的心衰通常显示为心室腔的扩大（离心性重构）和射血分数的减低。尽管如此，舒张功能的异常常伴随着收缩功能的异常，并且舒张功能的评价对于患者的治疗和预后都起着重要的作用。舒张功能异常在超声心动图上还有其他表现，例如心包增厚（缩窄性心包炎），室间隔随呼吸运动（特别是有心脏压塞时），以及下腔静脉和肝静脉扩张（与右心房压力升高相关）等。

在临床工作中，心室舒张功能的评价由于受到并存的多种因素的影响非常复杂。例如，顺应性减低的患者常有前负荷增加。因此，老年人顺应性减低可以显示类似年轻人正常舒张功能的波形（假性正常化）。相反，松弛功能受损同时存在二尖瓣反流，由于跨二尖瓣容量流率的增加，可以出现增高的 E/A 比值，而不是预期的由于松弛功能受损出现的 E/A 比值减低波形。所有这些表明，对于个体来说，将舒张功能异常从其他生理情况辨别出来是非常困难的。并且，影响舒张充盈的因素很多，一个生理因素的变化（例如左心房压）可以影响其他因素（例如心房顺应性和左心室收缩）。这些生理因素相互作用，不仅使我们评价每个患者时情况很复杂，也需要我们对舒张充盈的生理有深入的理解。从现实的观点看，二尖瓣血流波形结合心肌组织速度和肺静脉血流类型，可以对舒张功能的类型和严重程度进行比较有用的划分。

1. 舒张充盈压的评估

在临床实践中，鉴别左心室松弛和顺应性异常引起的变化与左心室充盈压异常引起的变化是非常困难的，因为这些因素相互影响。不管怎样，这些参数从概念上来说是不同的。并且，精确无创评价左心房压和左心室舒张末期压具有很大的临床意义。对于病情严重的患者，当需要根据血流动力学参数决定治疗策略时，多普勒参数还不够精准，代替不了有创检查。另一方面，即使多普勒检查不能提供一个准确的数值，对于识别充盈压升高的患者，多普勒参数还是非常有意义的。提示左心室充盈压升高的多普勒参数有：①跨二尖瓣血流 E 峰和心肌组织 E′峰的比值（E/E′）＞15；②肺静脉心房逆流速度（PVa）＞0.35m/s；③肺静脉心房逆流时间（Ar）至少长于跨二尖瓣心房血流持续时间（A）30ms；④肺静脉收缩期血流少于舒张期血流（S＜D）；⑤跨二尖瓣早期和心房收缩速度比值（E/A）＞2；⑥EDT（E 峰减速时间）＜140ms。

在临床工作中，有几个参数用于检查怀疑舒张功能不全的患者，这些患者具有影响舒张功能松弛和顺应性的混淆因素。在 EF 值低的患者中，E/E′＞15 是左心室充盈压升高比较精确的指标。当左心室收缩功能正常的患者，E/E′很低（≤8）或很高（＞15）是有诊断意义的，但是 E/E′在 8～15 之间时，需要考虑其他指标。充盈压升高的诊断在多个指标符合时更可靠。其他一些发现，例如左心房增大和肺动脉高压提高诊断的可靠性。

2. 轻度舒张功能不全

轻度舒张功能不全的特点是心室松弛受损，其典型波形为舒张早期充盈量下降，心房收缩对心室充盈的贡献增加。松弛功能受损的特点为：①E 峰下降；②IVRT（等容舒张时间）延长；③舒张早期 DT（减速时间）延长；④E′峰速度＜8cm/s。

如果松弛功能受损但是充盈压没有增高，E/E′比值<8，并且肺静脉波形正常，同时肺静脉波形具有下述特点：①收缩时相长于舒张时相；②心房逆向波的持续时间和速度正常。

如果松弛功能受损同时伴有充盈压增高，左心室流入血流的波形持续显示 E/A<1，同时伴有 DT 延长。尽管如此，E/E′比值已经升高，IVRT 在正常范围，肺静脉心房逆向波时限延长，速度增快。这种情况在轻-中度舒张功能不全时持续存在。

3. 中度舒张功能不全

舒张功能不全进一步加重时，表现为顺应性异常，常在松弛功能受损的基础上发生。顺应性异常使舒张早期快速充盈紧接在二尖瓣开放之后，IVRT 和加速时间缩短。当心室充盈后，由于左心室顺应性下降，僵硬度增加，左心室舒张压快速升高，E 峰高大，有一个很陡的下降支。由于这时充盈发生在压力-容量曲线的陡峭部分，心房充盈波相对较小。并且左心室舒张末期压力通常已经升高，心房收缩后左心房-左心室压力阶差也很小。中度舒张功能不全时，这样的波形常被称为假性正常化，因为 E/A 与正常相似。

中度舒张功能不全，E/A 比值正常（假性正常化），与正常左心室充盈情况不同，其不同点为：①舒张早期 DT 缩短，②E′减小，E/E′比值在 9～14 之间；③IVRT 缩短；④肺静脉舒张速度大于收缩速度。

另外，肺静脉血流波形显示一个明显的舒张相，此相心房逆向波的速度和持续时间增加，可以明确中度舒张功能不全的诊断。虽然静息下 E/A 的比值一般在 1～2 之间，做 Valsalva 屏气动作时（前负荷下降），E 峰比 A 峰下降更明显，E/A 比值<1。

4. 重度舒张功能不全

重度舒张功能不全时，顺应性持续下降以及充盈压的持续升高使 E 峰进一步增高，DT 进一

表 7-2 舒张功能分类表

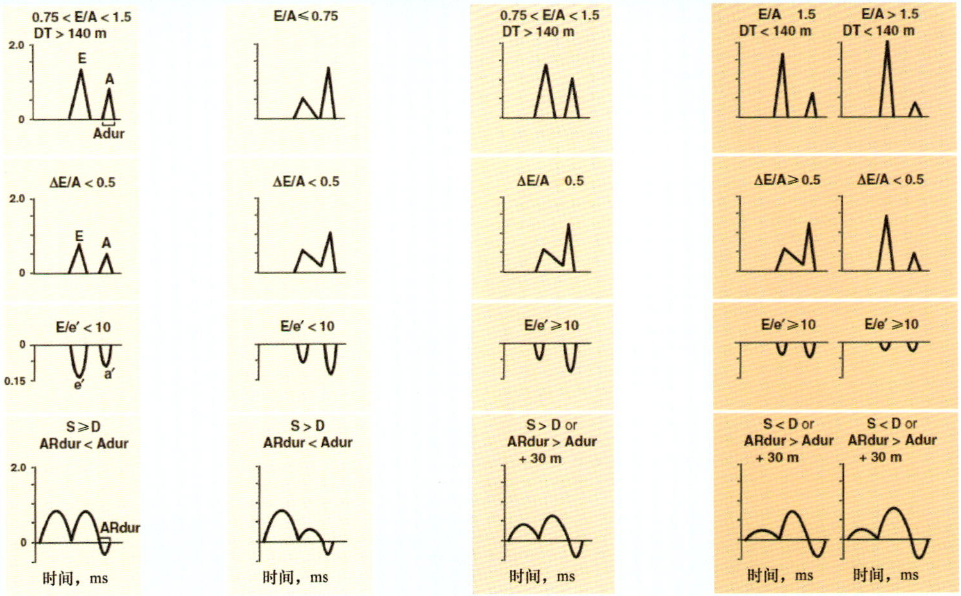

	正常舒张功能	舒张功能轻度异常 → 松弛受损 ←→	舒张功能中度异常 假性正常 ←→	舒张功能重度异常 可逆限制型 →	舒张功能重度异常 不可逆限制型
二尖瓣血流	0.75<E/A<1.5 DT>140 m E A Adur	E/A≤0.75	0.75<E/A<1.5 DT>140 m	E/A 1.5 DT<140 m	E/A>1.5 DT<140 m
做 Valsalva 动作时二尖瓣血流	ΔE/A<0.5 E A	ΔE/A<0.5	ΔE/A 0.5	ΔE/A≥0.5	ΔE/A<0.5
二尖瓣环组织多普勒	E/e′<10 e′ a′	E/e′<10	E/e′≥10	E/e′≥10	E/e′≥10
肺静脉血流	S≥D ARdur<Adur ARdur 时间，ms	S>D ARdur<Adur 时间，ms	S>D or ARdur>Adur +30 m 时间，ms	S<D or ARdur>Adur +30 m 时间，ms	S<D or ARdur>Adur +30 m 时间，ms
左心室松弛功能	正常	受损	受损	受损	受损
左心室顺应性	正常	正常--↓	↓↓	↓↓↓	↓↓↓↓
左心房压力	正常	正常	↑↑	↑↑↑	↑↑↑↑

（Adur：A 持续时间；AR：心房收缩时从左心房进入肺静脉的血流；ARdur：AR 持续时间）（摘自 Redfield MM，Jacobsen SJ，Burnett JC Jr，et al. Burden of systolic and diastolic ventricular dysfunction in the community：Appreciating the scope of the heart failure epidemic. JAMA 289：194，2003.）

步缩短。心肌组织速度下降至不足 5cm/s，E/E′比值达到 15 或更高。IVRT 非常短，肺静脉血流以舒张血流为主，心房逆向波也为主要波，速度增加，持续时间延长，这种情况是由于心室舒张压增高使舒张晚期左心室充盈减少，以至于心房收缩引起肺静脉的逆流。

综上所述，重度舒张功能不全，顺应性下降，其主要特点有：①E 峰增加，E/A 增加；②DT 下降；③E′下降，E/E′≥15；④IVRT 缩短；⑤肺静脉舒张波大于收缩波；⑥肺静脉心房逆向波速度增加，时限延长。

一些舒张功能异常的分类包括另外一类，严重不可逆舒张功能异常，其特点是 E 峰在 Valsalva 动作时不下降，同时其他舒张功能参数也明显异常。

舒张功能异常分类详见表 7-3。

表 7-3　左心室质量参考值

	男	女
线性方法		
左心室质量（g）	88～224	67～162
左心室质量/体表面积（g/m^2）	49～115	43～95
相对室壁厚度（cm）	0.24～0.42	0.22～0.4
二维方法		
左心室质量	96～200	66～150
左心室质量/体表面积（g/m^2）	50～102	44～88

5. 左心房容积的评价

左心房容积反映一段时间左心室充盈压的平均水平。左心房容积指数（left atrial volume index，LAVI）是经体表面积校正的衡量左心房大小的可靠参数，其计算公式为最大左心房容积/体表面积，正常值＜$28ml/m^2$。近年国内外众多学者对左心房容积与心血管疾病预后的关系进行了较多的研究，认为左心房容积指数增高是慢性心衰不良预后的一个强有力指标。一名怀疑心衰的患者，如果左心房不大（＜$35ml/m^2$），提示或者是急性发病或者是左心室充盈压没有持续升高。左心房容量的测定可以采用 2D 双平面方法或 3D 超声心动图方法[12,14]。

左心房在心动周期中相对于左心室充盈所起的作用包括储存功能、通道功能、收缩功能。左心房大小受其压力负荷、容量负荷、心肌动力学状态及房性心律等多种因素影响。左心房与左心室功能密切关联又相互影响。因左心房直接面对左心室舒张压，且为薄壁心腔，故左心室充盈压的升高容易损坏左心房弹性性能，导致左心房扩大。左心房大小与功能的重构可反映与左心室舒张压升高相关的一个谱系疾病的病理生理改变。

在心室舒张晚期，心房收缩对抗心室压力，将血液泵入心室。左心房的“收缩”功能，约对 20%的左心室射血容量起作用。研究表明，左心房的“泵”功能在左心室的舒张功能不全中的作用越来越重要，1971 年就有学者指出，左心房扩大是左心室收缩功能正常而舒张功能降低患者最早期的表现，当左心室僵硬度增加、顺应性降低时，左心房压为了维持足够的左心室充盈压而升高，所以增加的心房壁张力导致心房腔扩大，心房肌伸展延长，即心房重构，因此在没有房性心律失常（心房颤动、心房扑动）及瓣膜疾病、先天性心脏病的患者中，左心房大小主要与房室间压力阶差状态有关，当左心室收缩功能无明显异常时左心房增大可反映左心室舒张功能损害及左心室充盈压增高的程度[15]。

在 2003 年发表的一项关于急性心肌梗死的研究中，左心房容积指数是临床表现、左心室收缩功能、左心室舒张功能之外的强有力的死亡预测因子。这项研究共入选了 314 例急性心肌梗死的患者，全部接受超声心动图检查，根据左心房容积指数分成两组，分别为≤$32ml/m^2$ 组和＞$32ml/m^2$ 组，观察终点为所有原因的死亡。在平均 15 个月的随访中，46 例患者死亡，占全部入选人群的 15%。结果显示左心房容积指数是临床表现、左心室收缩功能、左心室舒张功能之外的强有力的、独立的死亡预测因子[16]。

在 2010 年发表的一项社区窦性心律人群的研究中发现，左心房容积指数独立预测心血管死亡、心衰、心房颤动、卒中、心肌梗死。这项研究入选了 483 名社区患者，平均年龄 47.3 岁，全部为窦性心律，平均左心房容积指数为 $24ml/m^2$，平均随访 8.3 年。主要观察终点为心血管死亡、心衰、心房颤动、卒中、心肌梗死。97.3%的患者完成了随访，86 名（18.3%）患者发生终点事件。左心房容积指数≥24ml/m² 是独立的超声心动图预测因子，在其他临床危险因素的基础上，增加终点事件的风险[17]。

对于社区人群中怀疑心衰的患者，左心房容积指数独立预测死亡率。一项在社区人群怀疑心衰患者的研究中显示，左心房容积指数>20ml/m² 预测死亡率的敏感性为 79%，特异性为 54%，阳性预测值为 18%，阴性预测值为 95%[18]。

在没有心血管疾病的 2 型糖尿病患者中，左心房容积指数与糖尿病患者心血管疾病的患病率、死亡率相关，是糖尿病患者心血管疾病患病、死亡的独立预测因子。这篇发表于 2013 年的文章共入选 305 例不伴有明显心血管疾病的 2 型糖尿病患者，平均年龄（58.3±11.3）岁，平均糖尿病病史 2 年。所有患者入选时均进行超声心动图检查和心肌灌注显像。根据左心房容积指数进行分组，分别为≥32ml/m² 组和<32ml/m² 组。患者平均随访 5.6 年，主要终点事件为各种原因的死亡和心血管事件（包括非致死性心肌梗死、不稳定型心绞痛、急性心衰、缺血性卒中、冠脉或外周血管再血管化）。结果显示，随访期间，共有 60 例（20%）患者发生复合终点事件，其中主要心血管事件为 41 例（15%），左心房容积指数≥32ml/m² 的患者事件发生率明显高；28 例（9%）患者死亡，左心房容积指数≥32ml/m² 的患者总体生存率明显低。校正年龄和血压危险因素后，只有左心房容积指数是复合终点事件的预测因子。在这个研究中，心肌缺血并非复合终点的预测因子[19]。

关于左心房容积指数的正常值，业界一般采用美国超声心动图学会推荐的（22±6）ml/m²。但 2013 年发表了一篇文章对此提出质疑[20]。该研究入选 966 名患者，平均年龄 48.0～15.7 岁，均没有明显心血管疾病及危险因素，射血分数正常，舒张功能正常或 1 级舒张功能异常，平均左心房容积指数（23±8）ml/m²。在此人群中，如果采用 34ml/m² 作为界值，10%患者心房扩大或有结构性心脏病，如果采用 28ml/m² 作为界值，约 20%患者有左心房扩大或结构性心脏病，不同年龄、性别和舒张功能之间左心房容积指数类似。作者指出：此人群中患者均没有明显心血管疾病和危险因素，如果采用 28ml/m² 作为界值，可能“误伤”10%～20%的相对正常人群，因为左心房容积指数与预后不良相关。这篇文章的作者提出，应制定更加细致的左心房容积指数界值。

6. 左心室质量

左心室质量是心血管事件的一个重要的危险因素和强烈的预测因子。采用 M 型超声、二维超声和三维超声心动图可以有效地计算左心室质量。使用 M 型超声或者二维超声心动图测量左心室舒张末期径线和室壁厚度的方法依靠几何公式计算左心室容积。所有的方法均通过以心肌容积和心肌密度（约 1.05g/ml）相乘把容积转化为质量。在测量左心室质量的几种方法中，三维超声测量心肌容积因为没有几何形状的假设，较为准确。2015 年版《超声心动图测量指南》推荐的左心室质量参考值详见表 7-3。

根据左心室质量指数和相对室壁厚度可以确定左心室的构型，详见表 7-4。

表 7-4　相对室壁厚度和左心室构型

相对室壁厚度	左心室重量指数（g/m²）	
	男≤115	男>115
	女≤95	女>95
≤0.42	正常构型	离心性肥厚
>0.42	向心性重构	向心性肥厚

（左心室重量指数的计算根据线性方法）

7. 2016 年版《欧洲心力衰竭诊断和治疗指南》对舒张功能相关指标的建议

2016 年欧洲心脏病协会发布的《欧洲心力衰竭诊断和治疗指南》中有关超声心动图左心室舒张功能参数的意见详见表 7-5[21]。2016 年美国超声心动图学会和欧洲心血管影像协会（ASE/EACVI）关于超声心动图评估左心室舒张功能的建议，详见图 7-3[22]。

表 7-5　2016 年《欧洲心力衰竭诊断和治疗指南》，根据年龄、性别制定的超声心动图相关左心室舒张功能参数界值

参数	正常舒张功能						舒张功能异常		
	10～24 岁		40～60 岁		＞60 岁		松弛功能受损	假性正常化	限制性充盈障碍
	男性	女性	男性	女性	男性	女性			
MV-血流									
MV-E（m/s）	0.79±0.14	0.84±0.17	0.72±0.16	0.77±0.17	0.67±0.15	0.72±0.17			
MV-A（m/s）	0.50±0.13	0.51±0.12	0.61±0.15	0.63±0.14	0.73±0.16	0.76±0.16			
Dect（m/s）	179.8±46.4	176.7±40.1	186.6±52.8	188.2±39.8	217.5±69.7	201.5±55.7	＞220	140～220	＜140
E/A 比（m/s）	1.69±0.52	1..72±0.52	1.22±0.31	1.26±0.43	0.96±0.27	0.99±0.31	＜1.0	1.0～2.0	＞20
IVRT（m/s）							＞110	60～100	＜60
组织多普勒									
e' 间隔（cm/s）	11.9±2.7	12.3±2.3	9.8±2.6	9.7±2.5	7.3±2.2	7.9±2.3	＜8	＜8	＜8
e' 间隔（cm/s）	16.2±3.6	16.6±3.2	12.6±3.0	12.4±3.0	9.5±2.1	9.7±3.2	＜10	＜10	＜10
e' 平均间隔-侧（cm/s）	14.0±2.9	14.5±2.4	11.2±2.4	8.5±1.9	8.8±2.6				
E/e' 间隔	6.9±1.7	6.9±1.6	7.8±2.4	8.2±2.2	9.8±3.0	9.7±2.6			
E/e' 侧	6.0±1.3	5.2±1.3	6.1±2.2	6.5±2.3	7.6±2.1	7.9±2.2			
E/e' 平均间隔-侧	5.8±1.4	5.9±1.3	6.7±2.1	7.2±2.0	8.4±2.2	8.6±2.2		≥13	≥13

Dect：二尖瓣 E 峰减速时间；e'：组织多普勒舒张早期速度；E/e'：二尖瓣舒张早期充盈速度与组织多普勒二尖瓣环舒张早期速度的比值；IVRT：等容舒张时间；MV：二尖瓣；MV-A：二尖瓣舒张晚期血流速度；MV-E：二尖瓣舒张早期血流速度

七、右心室功能评价

右心室呈独特的新月形，这种形状使得评价右心室的大小和功能比较复杂。根据美国和欧洲 2015 年版《超声心动图测量指南》[2]，右心室测量参数包括右心室和右心房大小，右心室收缩功能，组织多普勒三尖瓣侧壁瓣环收缩期速度（S′），三尖瓣瓣环平面收缩期位移（TAPSE），右心室心肌作功指数（RIMP），面积变化分数（FAC）等。右心室的评价常规采用 2D 超声，多切面观察。

RIMP 是右心室整体作功指数。等容收缩时间、等容舒张时间以及射血时间应取自同一心动周期，可以采用脉冲多普勒血流频谱或三尖瓣侧壁瓣环组织多普勒速度显像测量。RIMP 在右心房压升高时可能有假性减低，因为 IVRT 缩短。脉冲多普勒 RIMP＞0.43 或组织多普勒 RIMP＞0.54 提示右心室功能异常。

TAPSE 表示右心室长轴功能，是比较容易获得的一个参数。研究发现 TAPSE 与右心室整体收缩功能有良好相关性。TAPSE 是一维测量，由于探头位置和心脏位置的变化，TAPSE 可能会高估或低估右心室的功能。TAPSE 在不同性别和体表面积的个体会有微小的差别，一般来说，TAPSE＜17mm 高度提示右心室收缩功能异常。

右心室 2D FAC 提供右心室整体收缩功能的信息。测量 FAC 时注意不管是收缩期还是舒张期，都要将整个右心室都包括在切面中，特别是心尖部和游离壁。当勾画右心室面积时，注意将肌小梁包括在右心室腔中。右心室 FAC＜35％提示右心室收缩功能异常。

组织多普勒三尖瓣侧壁瓣环收缩期速度 S′测量方便，重复性好，与其他反映右心室收缩功能的指标具有很好的相关性。与 TAPSE 类似，S′测量受探头位置和心脏位置变化的影响。游离壁 S′速度＜9.5cm/s 提示右心室功能不全。

右心室应变和应变率在评估右心室整体和局部收缩功能方面很有应用价值。右心室长轴应变

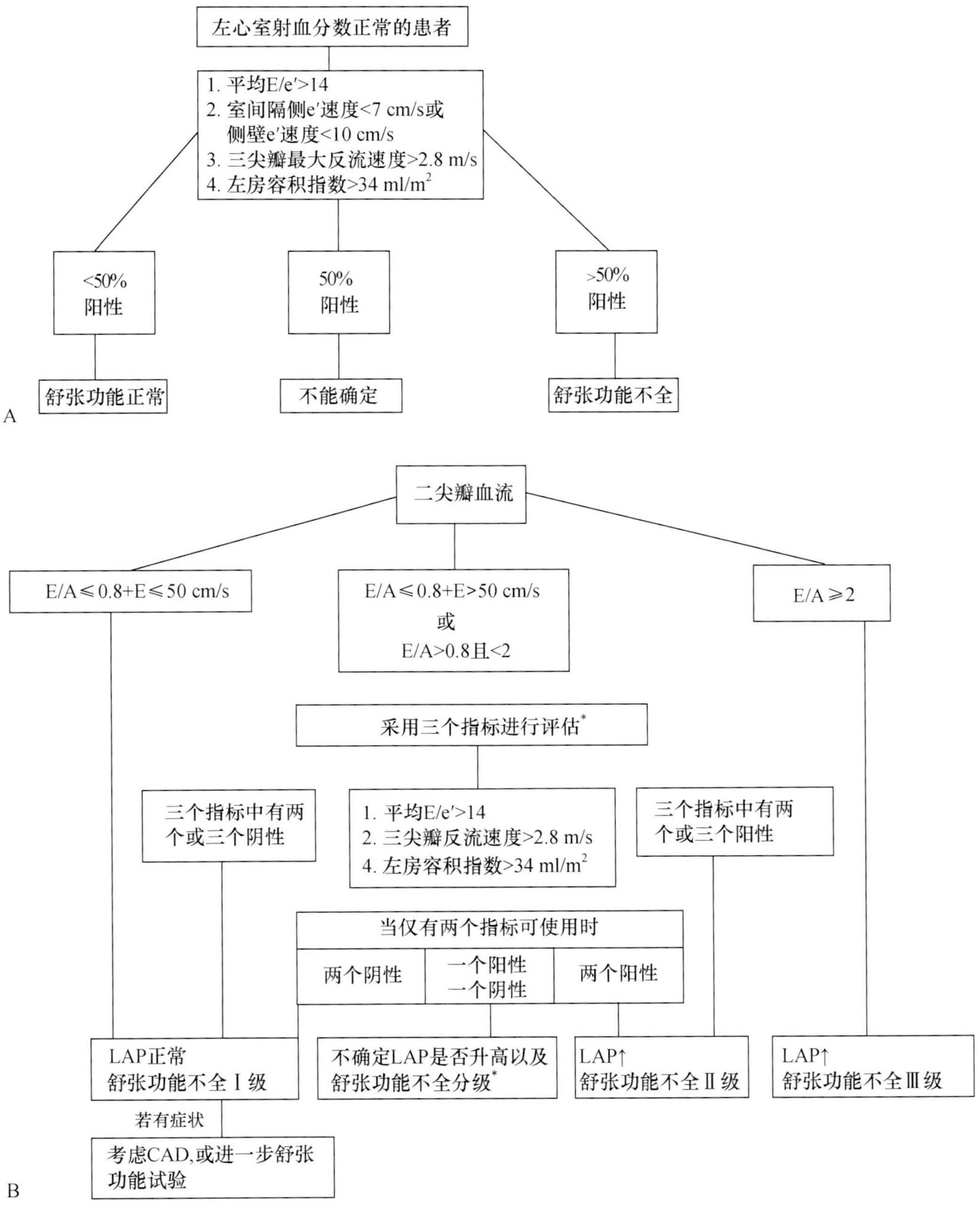

*：当三个指标中仅有一个指标可获取时，LAP是否升高不能确定，在LVEF减低的患者中，肺静脉S/D<1提示LAP升高

图 7-3 **A.** 在正常左心室射血分数（LVEF）个体中，诊断左心室舒张功能不全的流程。B. 综合考虑临床和二维超声心动图数据之后，在 LVEF 减低和 LVEF 正常的心肌疾病患者中，评估左心室充盈压以及左心室舒张功能分级的流程

受整体心脏运动的影响较小，但受右心室负荷情况和右心室大小以及形状的影响。测量右心室应变应选择右心显示良好的心尖四腔观切面。与斑点追踪测量的应变相比，组织多普勒测量的应变受角度依赖性的影响更多，这是组织多普勒测量应变的不利因素。右心室斑点追踪测量应变受图像质量、混响和其他伪像以及衰减的影响。

目前有关右心室应变率的数据来源于较少的几个研究中心，meta 分析提示右心室游离壁长轴整体应变＞－20％（也就是绝对值＜20％）提示异常。斑点追踪法测量右心室应变率的正常参考值还需进一步大规模的临床研究来确定。

有条件行 3D 超声检查的可以采用 3D 超声测量右心室大小。右心室 EDV 的正常上限值男性

$87ml/m^2$，女性 $74ml/m^2$，右心室 ESV 的正常上限值男性 $44ml/m^2$，女性 $36ml/m^2$。右心室 EF＜45％提示右心室收缩功能异常。

八、左心室收缩不同步性

对于存在左、右心室显著不同步的心衰患者，心脏再同步化治疗（cardiac resynchronization therapy，CRT）可恢复正常的左、右心室及心室内的同步激动，减轻二尖瓣反流，增加心排血量，改善心功能。多个循证医学研究已证实CRT可改善患者生活质量，提高生存率。目前指南推荐适合 CRT 的患者主要根据心电图 QRS 波形态宽度和 LVEF 来筛选[1]。超声心动图筛选 CRT 患者目前还存在争议。既往曾经提出过多个超声心动图评价心室不同步性的方法，包括 M 型超声、组织多普勒超声、斑点追踪显像、三维超声等。一些研究发现应用超声心动图参数筛选患者，CRT 治疗后心室同步性和收缩功能都有提高的趋势，但目前多中心的研究发现应用超声心动图参数筛选 CRT 适宜患者，没有发现特别的获益。超声心动图左心室再同步化还需进一步研究。

九、心脏影像学在植入性心脏辅助装置中的应用

对于难治性心衰患者，左心室辅助装置可以提供部分或完全的循环支持，在临床中的应用越来越多。美国超声心动图学会 2015 年发布了《左心室辅助装置超声心动图应用指南》[23]，对于超声心动图在心脏辅助装置患者中的选择，可在围术期监测，优化心脏辅助装置参数，评价心肌功能等各方面进行指导。指南指出，超声心动图在左心室辅助装置评价中具有重要价值，可用于术前除外禁忌证，术中监测管道的位置并评价左心室充盈和减负荷状态，术后监测低血容量、心脏压塞及右心衰竭，以及评价心肌恢复情况。

十、心脏移植中的应用

超声心动图用于评价心脏供体，其心脏的结构功能应该是正常的，同时又监测移植心脏的受体，观察其是否出现排异反应。心脏移植术后，没有合并症的“正常”心脏左心室室腔大小、室壁厚度以及收缩功能应该是正常的，右心室的大小功能可能异常。“正常”心脏还可以存在室间隔的轻度矛盾运动，并在术后持续存在。在术后的随访中，可能出现二尖瓣和三尖瓣的明显反流、左心房血栓、室壁厚度异常、心功能异常等，这时需注意是否出现排异或并发症。

十一、心力衰竭患者超声心动图监测和随访

对于急性心衰患者，超声心动图的多项指标可以监测评价治疗效果，判断预后。相关指南列出的常用指标包括：下腔静脉塌陷指数、二尖瓣血流频谱 E/A、E 峰减速时间、E/e′、右心室 S′、TAPSE、节段性室壁运动异常等[24]。

慢性心衰患者监测目的在于发现亚临床血流动力学恶化，从而减少再入院，改善生存。目前尚无证据支持稳定性心衰患者周期性评估左心室功能，但射血分数改善和左心室收缩/舒张容积减小是预测心衰预后改善的仅有几项影像学参数。研究表明植入 CRT 后左心室容积减小至少 10％～15％意味 CRT 治疗有效和预后改善，因此，对于植入 CRT 的患者，应选择一种合理的影像学检查手段重新评估左心室功能，另外，对于接受化疗的患者，也应周期性评估左心室功能。

综上所述，超声心动图在心衰的诊断、治疗、随访等各个方面都有举足轻重的作用，是临床工作中评价心衰的强有力武器。

（齐欣）

参考文献

[1] 中华医学会心血管病学分会，中华心血管病杂志编辑委员会．慢性心力衰竭诊断和治疗指南．中华心血管病杂志，2014：42（2）：1-25.

[2] Roberto M. Lang, Luigi P. Badano, Victor Mor-Avi, et al. Recommendations for Cardiac ChamberQuantification by Echocardiography in Adults: An Update from the American Society of Echocardiography and the European Association of Cardiovascular Imaging. J Am Soc Echocardiogr, 2015, 28: 1-39.

[3] Hoffmann R, von Bardeleben S, Kasprzak JD, et al. Analysis of regional left ventricular function by cineventriculography, cardiac magnetic resonance imaging, and unenhanced and contrast-enhanced echocardiography: a multicenter comparison of methods. J Am Coll Cardiol, 2006, 47: 121-128.

[4] Burns RJ, Gibbons RJ, Yi Q, et al. The relationships of left ventricular ejection fraction, end-systolic volume index and infarct size to six-month mortality afterhospital discharge following myocardial infarction treated by thrombolysis. J Am Coll Cardiol, 2002, 39: 30-36.

[5] S A Mollema, G Nucifora, J J Bax. Prognostic value of echocardiography after acute myocardial infarction. Heart, 2009, 95: 1732-1745.

[6] Moller JE, Hillis GS, Oh JK, et al. Wall motion score index and ejection fraction for risk stratification after acute myocardial infarction. Am Heart J, 2006, 151: 419-425.

[7] White HD, Norris RM, Brown MA, et al. Left ventricular end-systolic volume as the major determinant of survival after recovery from myocardial infarction. Circulation, 1987, 76: 44-51.

[8] 齐欣．心肌梗死的超声心动图诊断．临床心电学杂志，2011，20（3）：179-181.

[9] 孙静平．心脏超声心动图在临床诊断中的作用．中华心脏与心律电子杂志，2014，2（1）：54-56.

[10] Feigenbaum H. Role of echocardiography in acute myocardial infarction. Am J Cardiol, 1990, 66: 17H-22H.

[11] Zoghbi WA, Enriquez-Sarano M, Foster E, et al. Recommendations for evaluation of the severity of native valvular regurgitation with two-dimensional and Doppler echocardiography. J Am Soc Echocardiogr, 2003, 16: 777-802.

[12] Thomas H. Marwick. The Role of Echocardiography in Heart Failure. J Nucl Med, 2015, 56: 31S-38S.

[13] Dal-Bianco JP, Beaudoin J, Handschumacher MD, et al. Basic mechanisms of mitral regurgitation. Can J Cardiol, 2014, 30: 971-981.

[14] Mor-Avi V, Jenkins C, Kuhl HP, et al. Real-time 3D echocardiographic quantification of left atrial volume: multicenter study for validation with magnetic resonance imaging. JACC Cardiovasc Imaging, 2012, 5: 769-777.

[15] 郭继鸿，胡大一．中国心律学 2014. 北京：人民卫生出版社，2014：390-392.

[16] Jacob E. Møller, Graham S. Hillis, Jae K. Oh, et al. Left Atrial Volume A Powerful Predictor of Survival After Acute Myocardial Infarction. Circulation, 2003, 107: 2207-2212.

[17] Dominic Y. Leung, Cecilia Chi, Christine Allman, et al. Prognostic Implications of Left Atrial Volume Index in Patients in Sinus Rhythm. Am J Cardiol, 2010, 105: 1635-1639.

[18] T K Lim, G Dwivedi, S Hayat, et al. Independent value of left atrial volume index for the prediction of mortality in patients with suspected heart failure referred from the community. Heart, 2009, 95: 1172-1178.

[19] Mikael K. Poulsen, Jordi S. Dahl, Jan Erik Henriksen, et al. Left Atrial Volume Index Relation to Long-Term Clinical Outcome in Type 2 Diabetes. J Am Coll Cardiol, 2013, 62: 2416-2421.

[20] Wael AlJaroudi, M. Chadi Alraies, Carmel Halley, et al. Effect of Age, Gender, and Left Ventricular-Diastolic Function on Left Atrial Volume Index in Adults Without Known Cardiovascular Disease or Risk Factors. Am J Cardiol, 2013, 111: 1517-1522.

[21] 2016 ESC Guidelines for the diagnosis and treatment of acute and chronic heart failure. The Task Force for the diagnosis and treatment of acute and chronic heart failure of the European Society of Cardiology (ESC). European Heart Journal (2016) 37, 2129-2200. doi: 10. 1093/eurheartj/whw128.

[22] Recommendations for the Evaluation fo Left Ventricular Diastolic Function by Echocardiography: An Up-

date from the American Society of Echocardiography and the European Association of Cardiovascular lmaging. J Am Soc Echocardiogr, 2016, 29: 277-314.

[23] Raymond F. Stainback, Jerry D. Estep, Deborah A. Agler, et al. Echocardiography in the Management of Patients with Left Ventricular Assist Devices: Recommendations from the American Society of Echocardiography. J Am Soc Echocardiogr, 2015, 28: 853-909.

[24] Thomas R. Porter, Sasha K. Shillcutt, Mark S. Adams, et al. Guidelines for the Use of Echocardiography as a Monitor for Therapeutic Intervention in Adults: A Report from the American Society of Echocardiography. J Am Soc Echocardiogr, 2015, 28: 40-56.

第八章　核医学检查在心力衰竭中的应用

心力衰竭（简称心衰，HF）是由于任何心脏结构或功能异常导致心室充盈或射血能力受损的一组复杂临床综合征，为各种心脏疾病的严重和终末阶段，发病率高，是当今最重要的心血管病之一。

可用于心衰的核医学检查方法有：①放射性核素心室造影（RNV）：可准确测定左心室容量、LVEF及室壁运动。②放射性核素心肌灌注显像：包括单光子发射计算机化断层显像（SPECT）和正电子发射断层扫描（PET）灌注显像，可诊断心肌缺血。③代谢显像：可判断心肌存活情况。④心脏受体显像：显示心脏受体的分布、密度及亲和力，常用的方法为^{123}I-MIBG显像。不过在现行的心衰指南中还不包括受体显像。

门控心肌SPECT或PET显像具有可重复性，并可通过一次检查获得整体或局部心室功能、心室的同步性、心肌灌注和存活情况等信息。^{123}I-MIBG显像是获得关于心脏的肾上腺素功能的唯一成像技术。在各种诊断方法中，核医学的方法如心肌灌注显像和^{123}I-MIBG显像在心衰患者的风险评估和诊断治疗中具有重要作用，是心衰患者检查和管理的有效工具[1]。

无论是发达国家还是发展中国家心衰的发病率都在增加。缺血性心肌病是慢性心衰最常见的原因。心衰患者的初步临床管理决策就是取决于是缺血原因还是非缺血原因导致。影响心衰患者预后和治疗的主要参数包括：①左心室功能和重构；②冠心病对心肌缺血的贡献；③存活心肌的存在。

一、适应证的选择——心血管影像检查在心力衰竭患者中的适宜性应用[2]

适宜性等级评级：基于可用的证据，按1～9分分配；适宜（A）的积分7～9分，可能适宜（M）的积分4～6分，很少适宜（R）的积分1～3分。

1. 第1种临床情况：对新疑似或潜在心衰心脏结构和功能的初始评估（表8-1）

文献审查不支持常规使用SPECT或PET负荷影像检查对心衰症状进行初始评估。

RNV是一种可被用于心功能评估的另外的替代选择[3]。RNV是一种平面技术，它对评估有显著静息室壁运动异常或有扭曲的几何形状患者的LV容量，可能是特别有用的。由于应用这种技术可以定量，故其有较高的可重复性。LV容量的系列RNV测量，可追踪对心衰患者的各种治疗干预的效果。RNV是一种在今天不如过去那么常用的技术，并不常用于成人先天性心脏病的患者。

SPECT主要并不是用于测定LV的整体和局部收缩功能，除非在心肌灌注评估时这些参数是根据综合影像来量化。支持使用PET作为初始检查的资料较少。

表 8-1 新疑似或潜在心衰心脏结构和功能的初始评估

适应证	只静息			静息＋负荷	
	RNV	SPECT	PET	SPECT	PET
新疑似或潜在 HF					
1 HF 症状 • 气短*或* • 运动耐量降低*或* • 液体潴留的症状和心衰所见 • 胸片异常（如心影增大、肺部静脉充血）*或* • 生物标志物（如 BNP、pro-BNP）异常或 HF 的体征 • 灌注受损的证据*或* • 容量负荷过重的证据	A	M	R	R	R
2 恶性肿瘤 • 当前或计划心脏毒性药物治疗*和* • 先前未行影像评估	A	R	R	R	R
3 一级亲属中家族性或遗传性扩张型心肌病	M	R	R	R	R
4 已知的成人先天性心脏病	M	R	R	R	R
5 急性心肌梗死 • 初始住院时左心室功能评估	M	M	R	M	R

2. 第 2 种临床情况：对缺血病因的评估（表 8-2）

SPECT 已经在心衰患者中进行了广泛的研究，以确定缺血和预后。使用 SPECT 显像的一种获益是除了包括视觉（定性）和定量测量在内的心肌灌注显像（MPI）测量外，增加了静息和负荷后门控 LVEF 和室壁运动信息[4]。对于提交评估示有心衰症状的患者，负荷 MPI 的结果已被用于鉴别缺血与非缺血性心肌病。

PET 负荷心肌灌注显像可以提高严重、多支冠脉病变诊断的准确性，这种患者会因为平衡下降而在 SPECT 检查时表现为正常。此外，PET 检查可以通过测量负荷左心室射血分数（LVEF）峰值得到心肌灌注储备从而提高冠心病患者的检出率[5]。

RNV 的使用一般不用于心衰缺血性病因的评估。

表 8-2 缺血性病因的评估

适应证	只静息			静息＋负荷	
	RNV	SPECT	PET	SPECT	PET
6 心绞痛/心肌缺血等危综合征	R	R	M	A	A
7 没有心绞痛/心肌缺血等危综合征	R	R	M	A	A

在这张表中，所有患者都有已知的心衰，都可疑缺血，并被假定为血运重建的候选人

3. 第 3 种临床情况：对心肌活性评估（在缺血性病因被确定后），有或没有临床心绞痛、已知经得起血运重建的患者（表 8-3）

冠状动脉旁路移植术（CABG）患者区域心肌活检研究证实对 SPECT 示踪剂的吸收与区域心肌活力直接相关。SPECT 显像无存活心肌的心衰患者预后较差。研究表明 SPECT、PET 及超声对预后的准确性是相似的。与 SPECT 相比，氟代脱氧葡萄糖（FDG）-PET 能够识别存活的心肌，具有高度的敏感性[6]。

RNV 的使用一般不用于评价存活心肌。

表 8-3　心肌活性评估（缺血性病因确定后），有或没有临床心绞痛、已知经得起血运重建的患者

适应证	只静息			静息＋负荷	
	RNV	SPECT 静息/再分布	PET	SPECT	PET
8　心室功能重度降低（EF＜30％）	R	A	A	A	A
9　心室功能中度降低（EF30％～39％）	R	M	A	A	M
10　心室功能轻度降低（EF40％～49％）	R	M	M	A	A

4. 第 4 种临床情况：对埋藏式心脏复律除颤器（ICD）/心脏再同步化治疗（CRT）的考虑和随访（表 8-4）

与超声心动图相比，RNV 检测 LVEF 可重复性高，并已经被用作随机试验的夹杂检测，证实了 ICD 植入的获益[7]。静息和负荷后门控 LVEF 检测也被常规使用，而且作为 CAD 评估的一部分具有高度的可重复性。

表 8-4　ICD/CRT 的考虑和随访

适应证	只静息			静息＋负荷	
	RNV	SPECT	PET	SPECT	PET
ICD					
11　评估确定患者候选资格 ● 满足已发表的临床装置资格标准 ● 候选资格需评估 EF 和（或）其他结构信息	A	M	R	R	R
12　植入后常规随访 ● 临床状态没有恶化*和* ● 心律失常状态没有变化	R	R	R	R	R
13　植入后随访 ● 心律失常状态没有变化 ● 适宜的 ICD 放电（如室颤/室性心动过速）	R	M	R	R	R
14　植入后随访 ● 心律失常状态变化 ● 适宜的 ICD 放电（如快速房颤）	R	M	R	R	R
CRT					
15　初始评估确定患者候选资格	A	M	R	R	R
16　手术计划：考虑 ● 患者满足所有已发表的装置治疗资格标准 ● 心肌纤维化/瘢痕形成、冠状静脉变异和心腔内血栓形成的评估（失同步评估）	R	R	R	R	R
17　植入后早期（＜6 个月）随访 ● 症状没有改善*或* ● 功能没有改善	M	M	R	R	R
18　植入后晚期（＞6 个月）随访 ● 症状改善（即心功能从Ⅲ、Ⅳ级转为Ⅰ、Ⅱ级）*或* ● 功能改善	R	R	R	R	R

5. 第 5 种临床情况：心衰的重复评估（表 8-5）

用门控 SPECT 和 RNV 测定静息和负荷 LVEF，显示有高度的可重复性[8]。因此，为追踪各种治疗干预对心衰患者的效果，很多报告已经评估了左心室容量系列测量的作用。

表 8-5 心衰的重复评估

适应证		只静息			静息＋负荷	
		RNV	SPECT	PET	SPECT	PET
19	新发心绞痛或缺血等危综合征	M	M	M	A	M
20	新发或心衰症状加重（即气短或劳力性呼吸困难）和依赖药物	M	M	R	A	M
21	自前次影像检查1年内没有新发症状和临床状态没有其他变化	R	R	R	R	R
22	自前次影像检查1年及以上没有新发症状和临床状态没有其他变化	R	R	R	R	R

二、临床应用

1. 核素心肌灌注显像在心衰患者心肌缺血病因诊断及评价方面的应用

心衰最常见的病因是缺血性心肌病，占病例的60%～70%；对于心衰患者，明确左心室功能异常是冠状动脉性心脏病（CAD）还是其他原因（包括非缺血性心肌病）所致，对临床治疗决策的制定极为重要[9]。核医学显像可以在缺血和非缺血性心肌病的鉴别方面提供一些间接证据。负荷/静息SPECT显像时，可逆性缺损代表缺血，固定性缺损代表瘢痕组织，这两种结果都是冠心病的标志。基于79项研究（包含8964例患者）的汇总分析证实SPECT心肌灌注显像对CAD的诊断具有较高的准确性，平均敏感性86%、特异性74%[10]。关于PET灌注显像的七项研究（含663例患者）的汇总分析，其诊断CAD的敏感性为89%，特异性为86%[11]。因SPECT检查患者的数量明显多于PET，故SPECT检查的诊断特异性受参考偏差的影响更大。PET具有更高的空间分辨率且常规使用衰减校正技术，因此较SPECT具有更高的灵敏度和特异度。

如果心衰患者同时伴有CAD，则在其接受冠脉介入治疗或血运重建术后，左心室功能会得到明显改善。相关研究结果显示MPI在心衰和左心室功能异常患者中，诊断CAD的灵敏度是100%，对心衰和LV功能异常患者检测CAD的阴性预测值为100%[12]。对于此类患者MPI探测CAD的准确性较高，主要归因于左心室功能异常是继发于CAD基础上的病理生理学改变，此时CAD多为冠脉大血管或多支血管病变导致陈旧性心肌梗死；也可能是心肌梗死伴有明显的诱发心肌缺血和（或）冬眠心肌的结果，而这些情况易于为MPI显示并诊断。心衰患者MPI排除CAD的特异性平均介于40%～50%。MPI假阳性主要为非缺血性心肌病的患者（无冠脉疾病的患者）也会表现为灌注异常。非缺血性心衰患者中出现灌注异常，最有可能的原因是区域心肌纤维化和（或）心外膜下冠状动脉血流储备异常。

虽然在心衰患者中灌注异常可能不是冠心病，但是灌注异常可帮助鉴别缺血性和非缺血性心衰病因。一般情况下灌注缺损的范围越大和（或）程度越严重，则更多见于CAD患者；而缺损范围越小，程度越轻，则越倾向于为非缺血性心肌病。针对门控^{99m}Tc-MIBI SPECT心肌灌注半定量分析的研究结果显示：缺血性和非缺血性心肌病导致心衰患者组之间存在明显血流灌注差别[13]。一项回顾性研究表明，对于有缺血性病因的心衰患者，MPI显示大面积的灌注缺损（固定或可逆），其5年随访的死亡率高；而显示无灌注缺损的心衰患者预后较好[14]。即使是在非缺血性心肌病所致心衰患者，血流灌注异常的程度，在判断预后等方面也具有重要价值：如果非缺血性心肌病患者显像结果正常，则预后良好；而灌注显像结果明显异常者，则死亡率明显增高[15]。

总之，对心衰患者进行MPI检查的效/价比很高，对于诊断缺血性心肌病和慢性心衰患者的临床治疗具有非常重要的意义。

2. 核素显像在评估心衰患者存活心肌方面的应用

存活心肌是指：一些慢性冠状动脉疾病导致

的心肌功能失调，其损害是不可逆的但心肌细胞仍有活性，虽然不能正常工作，在充分恢复血流量后可以逐渐恢复功能。冠心病和左心室功能障碍引起的心衰患者的主要问题为是否进行冠状动脉血运重建术改善症状和预后，存活心肌的存在有助于决定进行冠状动脉血运重建。通过检查筛选出具有心肌活力的左心室心衰患者接受血管再通治疗，血管再通后左心室局部和整体的功能明显改善，心肌无活力者即使进行血管再通治疗也不会有任何改善。评价存活心肌的核医学方法有：^{201}Tl负荷/再注射法、^{201}Tl静息/再分布法、^{99m}Tc-MIBI静息＋硝酸甘油介入法、^{99m}Tc-MIBI静息＋^{18}F-FDG显像。指南建议[16]：预测血运重建术后心衰症状的改善，心肌灌注显像＋^{18}F-FDG PET显像推荐类别为Ⅱa级（证据/观点更倾向于所给予的诊治手段是有用/有效的），证据等级为B级（从单中心、随机化或非随机化研究中得到的资料）。核素显像（灌注/FDG的联合使用）评估心肌存活率的准确性为61％[17]。

存活心肌的评价还被用于预测血运重建术后的结果，预测左心室整体及局部功能的改善、心衰症状的改善、运动能力的改善以及生存期的延长。对29项（3640例患者）的汇总分析结果显示[18]，有存活心肌者在接受血运重建术后预后最佳，有存活心肌者如果仅接受药物治疗，则死亡率最高；无存活心肌者，无论采用药物治疗还是血运重建术其死亡率均为中等水平。

因此，存活心肌的评价在心衰治疗决策中是非常重要的，有存活心肌者应当考虑血运重建。

3. ^{123}I-MIBG显像在心衰患者危险性分层中的应用

心衰患者常表现自主神经功能受损并伴有心肌的肾上腺素能神经活性效力降低。心衰患者心肌MIBG摄取减低，尤其表现为心脏/纵隔（H/M）比值减少，心肌放射性分布不均匀，且MIBG从心肌洗脱速度加快。^{123}I-MIBG显像可无创性评价心衰患者病情的严重程度、心衰过程中病理生理变化及患者的预后。

研究证实^{123}I-MIBG显像是一个功能强大的心衰患者危险性分层工具，无论LVEF和NYHA心功能分级的临床条件如何，^{123}I-MIBG显像可以根据H/M比值，非常有效地区分高风险和低风险的患者。在多变量分析中，证实H/M比值具有独立危险分层的能力，患者如果H/M比值正常，即使其他心脏参数（如LVEF、脑钠肽等）异常，预后也是良好的[1]。

此外，^{123}I-MIBG显像在心衰中还可用于辅助治疗决策以及监测药物治疗的疗效，MIBG摄取增加多提示充血性心衰（CHF）患者临床治疗有效。研究显示，接受卡维地洛治疗后临床好转的患者H/M值增加17.2～20.4；接受螺内酯治疗后临床好转的患者H/M值增加13.4％；接受美托洛尔治疗后临床好转的患者H/M值增加13.7％。^{123}I-MIBG显像应用于CHF患者的潜在临床处理路径见图8-1[16]。

总之，心衰患者接受^{123}I-MIBG显像可以通过H/M比值评估心肌摄取情况；通过H/M比值帮助患者危险情况分层；在危险分层中使用H/M比值改变管理决策，例如没有进行ICD的心衰患者考虑进行ICD治疗。

4. 门控心肌灌注单光子断层显像（GMPS）在心衰患者再同步化治疗中的应用

心衰患者中心脏收缩不同步的存在影响心脏再同步化治疗（CRT）的效果，应用GMPS可以评价左心室活动的协调性。Henneman等[19]对75例心衰患者分别应用GMPS和超声心动图对其左心室活动协调性进行评估，结果显示GMPS相位分析中的直方图带宽和相位标准差与超声心动图在检测左心室活动协调性上具有较好的相关性。Henneman及其同事[20]对42例接受CRT治疗的心衰患者进行了6个月的随访，结果显示CRT有效组中直方图带宽和相位标准差与无效组相比具有明显的差异，并且预测CRT疗效最佳的直方图带宽为135°（敏感性和特异性为70％）和相位标准差为43°（敏感性和特异性为74％）。

除收缩协调性外，GMPS还可以提供心肌存活和瘢痕组织等方面的信息，从而影响CRT疗效。Ypenburg等[21]对51例心衰患者（所有患者均在CRT术前进行GMPS检查）进行了6个月的随访，结果证实存活心肌的程度与左心室重构的程度及左

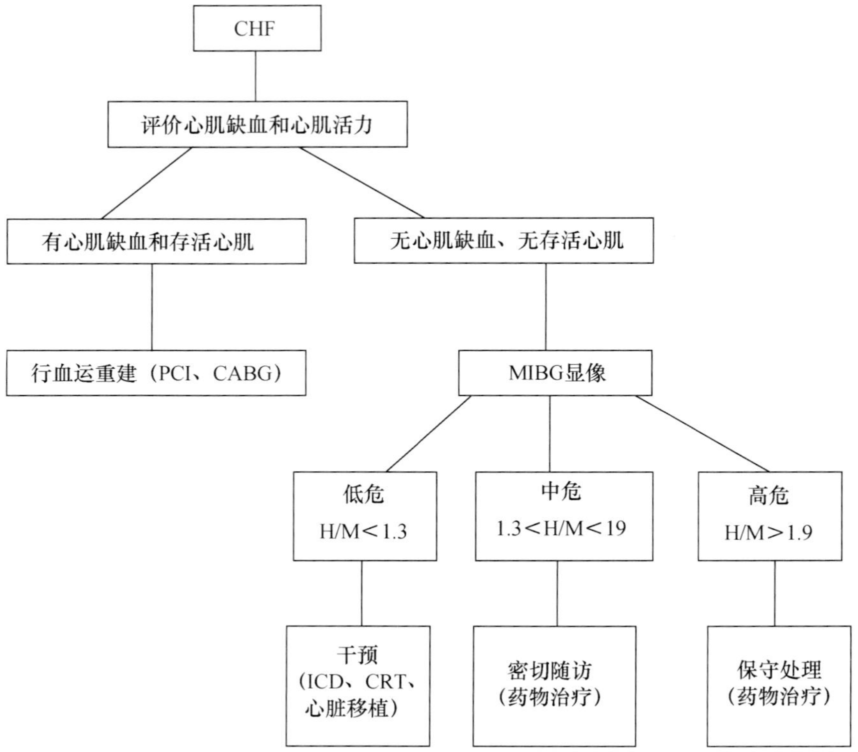

CABG：冠状动脉旁路移植术；PCI：经皮冠状动脉介入治疗；ICD：埋藏式心脏复律除颤器；CRT：心脏再同步化治疗

图 8-1 ^{123}I-MIBG 显像应用于慢性心衰（CHF）患者的潜在临床处理路径

心室射血分数的增加呈正相关，而瘢痕组织的程度与左心室容积变化及射血分数变化呈负相关。

影响 CRT 疗效的一个重要因素是左心室起搏电极与最迟激活部位的关系，如果左心室起搏电极与左心室最迟激活部位相隔较远则会导致 CRT 疗效较差甚至无效，而 GMPS 可以评估左心室最后一个激活的收缩节段，引导定位。

总之，CRT 患者进行 GMPS 的主要原因就是通过显像可以识别左心室机械不同步和引导的位置。

三、总结

总体来说：评估缺血，应该使用 1/2 日静息和负荷方法，心肌活性的评估应使用 FDG 显像，但多数情况下足够的 SPECT 心肌灌注显像可以提供必要的信息。在心衰患者，门控技术对于功能的测定是非常重要的，使用门控技术也将提高舒张功能评估的正确性。具体报告应该包括 LVEF、左心室收缩末期容积、短暂性缺血扩张、偏心率和左心室不同步性。此外，考虑行 CRT 治疗的患者，还应包括左心室最迟激活部位（最后一个激活的节段）。心衰患者在^{123}I-MIBG 延迟图像时整体心脏/纵隔比值低于 1.6 提示预后不良。

（姚稚明　陈聪霞）

参考文献

［1］Amalia Peix，Claudio Tinoco Mesquita，Diana Paez，et al. Nuclear medicine in the management of patients with heart failure：guidance from an expert panel of the International Atomic Energy Agency（IAEA）. Nuclear Medicine Communications，2014，35：818-823.

［2］Manesh R. Patel. 2013 ACCF/ACR/ASE/ASNC/SCCT/SCMR Appropriate Utilization of Cardiovascular Imaging in Heart Failure. JACC，2013，61（21）：2207-2223.

［3］Warnes C. A.，Williams R. G.，Bashore T. M. ACC/AHA 2008 guidelines for the management of adults with congenital heart disease: a report of the American College of Cardiology/American Heart Association Task Force on Practice Guidelines (Writing Committee to Develop Guidelines on the Management of Adults With Congenital Heart Disease). J Am Coll Cardiol, 2008, 52: e1-e121.

[4] Dall'Armellina E., Morgan T. M., Mandapaka S. Prediction of cardiac events in patients with reduced left ventricular ejection fraction with dobutamine cardiovascular magnetic resonance assessment of wall motion score index. J Am Coll Cardiol, 2008, 52: 279-286.

[5] ChanderA, BrennerM, LautamakiR, et al. Comparison of measures of left ventricular function from electrocardiographically gated 82Rb PET with contrast-enhanced CT ventriculography: a hybrid PET/CT analysis. J Nucl Med, 2008, 49: 1643-1650.

[6] Beanlands RS, Nichol G, Huszti E, et al. F-18-fluorodeoxyglucose positron emission tomography imaging-assisted management of patients with severe left ventricular dysfunction and suspected coronary disease: a randomized, controlled trial (PARR-2). J Am Coll Cardiol, 2007, 50: 2002-2012.

[7] Gula LJ, Klein GJ, Hellkamp AS, et al. Ejection fraction assessment and survival: an analysis of the Sudden Cardiac Death in Heart Failure Trial (SCD-HeFT). Am Heart J, 2008, 156: 1196-1200.

[8] McGowan JH, Cleland JG. Reliability of reporting left ventricular systolic function by echocardiography: a systematic review of 3 methods. Am Heart J, 2003, 146: 388-397.

[9] Jennifer H. Mieres, David R. Rosman, Leslee J. Shaw. The Role of Myocardial Perfusion Imaging in Special Populations: Women, Diabetics, and Heart Failure. Semin Nucl Med, 2005, 35: 52-61.

[10] Underwood SR, Anagnostopoulos C, Cerqueira M, et al. Myocardial perfusion scintigraphy: the evidence. Eur J Nucl Med Mol Imaging, 2004, 31: 261-291.

[11] Schuijf JD, Poldermans D, Shaw LJ, et al. Diagnostic and prognostic value of non-invasive imaging in known or suspected coronary artery disease. Eur JNucl Med Mol Imaging, 2006, 33: 93-104.

[12] Klocke FJ, Baird MG, Lorell BH, et al. ACC/AHA/ASNC guidelines for the clinical use of cardiac radio nuclide imaging-executive summary: A report of the American College of Cardiology/American Heart Association Task Force on Practice Guidelines (ACC/AHA/ASNC Committee to Revise the 1995 Guidelines for the Clinical Use of Cardiac Radionuclide Imaging). Circulation, 2003, 108: 1404-1418.

[13] Danias PG, Ahlberg AW, Clark BA 3rd, et al. Combined assessment of myocardial perfusion and left ventricular function with exercise technetium-99m sestamibi gated single-photon emission computed tomography can differentiate between ischemic and nonischemic dilated cardiomyopathy. Am J Cardiol, 1998, 2: 1253-1258.

[14] Miller WL, Hodge DO, Tointon SK, et al. Relationship of myocardial perfusion imaging findings to outcome of patients with heart failure and suspected ischemic heart disease. Am Heart J, 2004, 147: 714-720.

[15] Doi YL, Chikamori T, Tukata J, et al. Prognostic value of thallium-201 perfusion defects in idiopathic dilated cardiomyopathy. Am J Cardiol, 1991, 67: 188-193.

[16] 黄钢，石洪成．心脏核医学．上海：上海科学技术出版社，2011.

[17] Schinkel AFL, Bax JJ, Sozzi FB, et al. Prevalence of myocardial viability assessed by single photon emission computed tomography in patients with chronic ischaemic left ventricular dysfunction. Heart, 2002, 88: 125-130.

[18] JeroenJ. Bax, MarkM. Boogers, Joanne D. Schuijf. Nuclear Imaging in Heart Failure. Cardiol Clin, 2009, 27: 265-276.

[19] Henneman MM, Chen J, Ypenburg C, et al. Phaseanalysis of gated myocardial perfusion single-photon emission computedtomographycomparedwith tissue Doppler imaging for the assessment of left ventricular dyssynchrony. J Am Coll Cardiol, 2007, 49: 1708-1714.

[20] Henneman MM, Chen J, Dibbets-Schneider P, et al. Can LV dyssynchrony as assessed with phase analysis on gated myocardial perfusion SPECT predict response to CRT? J Nucl Med, 2007, 48: 1104-1111.

[21] Ypenburg C, Schalij MJ, Bleeker GB, et al. Extent of viability to predict response to cardiac resynchronization therapy in ischemic heart failure patients. J Nucl Med, 2006, 47: 1565-1570.

第九章 心脏磁共振检查在心力衰竭中的应用

近年来，心血管磁共振成像（cardiovascular magnetic resonance imaging，CMRI）技术发展迅速，临床应用越来越广泛，在心血管中心及大型医院均成为常规检查方法。磁共振成像（magnetic resonance imaging，MRI）具有良好的时间和空间分辨率，无电离辐射、可任意平面成像，在心脏病变的检查中能够在心脏形态、功能、心肌组织特点、心肌活性的成像中发挥“一站式”（one-stop-shop）检查作用。心脏作为人体的一个重要器官，体积虽小，但是结构和生理功能复杂，因此扫描定位需要熟悉解剖结构，并且定位过程较为复杂。心脏疾病包括先天性及获得性病变，病变结构及血流动力学改变复杂，需要根据不同的疾病及个体设计个性化的扫描方案。MRI 扫描本身容易受运动及磁场不均匀性影响，尤其对于 CMRI；心脏不停歇地进行有节律的收缩和舒张，同时心脏位于胸腔，也受呼吸运动影响发生位置改变；扫描过程中要最大程度地减小心脏及呼吸运动的影响，因此 CMRI 扫描时间相对较长，一般需要 25～40min，如果进行负荷心肌灌注扫描则需要更长时间。

磁共振（MR）仪是高场强的巨大磁体，特别要注意到 MR 的安全应用。幽闭恐惧症并非绝对禁忌证，在更换大孔径磁共振成像设备及使用适当的镇静后，幽闭恐惧症患者多可以完成扫描。在各种体内植入物中，多数支架、弹簧圈、血管夹、胸骨手术固定钢丝、导尿管、宫内节育器都可以进行 MR 扫描。特别注意的是，磁场对心脏起搏器和埋藏式心脏复律除颤器（implantable cardioverter defibrillator，ICD）会有较大的影响，引起心室颤动和局部灼伤等。近年来，新型弱磁性的心脏起搏器在 1.5T 以下的 MR 仪上进行检查，已证实无明显危险性，但是这类患者进行检查前，还是要谨慎查阅起搏器型号、咨询厂家或阅读说明书是否可以进行 MR 检查。人工心脏瓣膜多没有铁磁性，但检查前也要进行确认[1]。

CMRI 灌注成像和延迟成像需使用钆对比剂。常规 MR 对比剂是一种含钆（Gd）的螯合物。钆对比剂通过静脉注入血液循环，迅速分布至全身。钆对比剂通过肾代谢，其生物半衰期约 90min。使用钆对比剂的患者中不到 1%发生不良反应，多数为轻微不良反应，重度不良反应和过敏反应很少发生[2]。过敏及血管迷走反应，一般于注射钆对比剂后迅速发生。而近年来逐渐得到重视的肾源性系统性纤维化（nephrogenic systemic fibrosis，NSF）是缓慢发生的不良反应，通常发生于应用钆对比剂几周、几个月甚至一年后的中晚期肾功能不全患者，正常人群尚无发生 NSF 的报道。目前对于 NSF 缺乏有效治疗手段，透析也不能预防其发生。因此，应视诊断需要谨慎决定是否使用钆对比剂。使用钆对比剂前必须评价患者的肾功能，尤其是具有高危因素的患者（老年、新生儿、肾脏病史、糖尿病、高血压、肝脏疾病及危重症患者）。建议不要在 eGFR＜30ml/(min·1.73m^2）的终末期肾病患者和等待肝移植的患者中使用钆双胺；对严重肾功能损伤［eGFR＜30～40ml/(min·1.73m^2)］的患者亦要非常谨慎；为避免不良反应，应使用合适的剂量，两次增强扫描间隔需大于 7 天[3]。

CMRI 的适应证广泛，包括缺血性心肌病变（急性/慢性心肌梗死、心肌缺血、急性冠状动脉综合征），心肌病（肥厚型心肌病、扩张型心肌病），浸润性心肌病变（结节病、淀粉样变），心肌炎，心包病变及心脏肿瘤，瓣膜病，先天性心脏病。

CMRI 扫描流程中必须包括的有定位相、形态学检查、心功能分析以及心肌活性检查即延迟增强扫描（late gadolinium enhancement，LGE）。形态及功能分析常用 TSE 序列（黑血）、SSFP 序列（亮血），扫描位置包括左心室长轴、左心室短轴、四腔心、左心室流出道，还可根据病史及症状进行右心室流出道、右心室长轴扫描；亮血技术常进行电影成像，对心腔形态及室壁运动进行评价，同时利用后处理软件对覆盖整个左、右心室心尖至基底部的连续短轴电影图像进行心功能分析（图 9-1）。CMRI 是评价心功能的最重要方法，是评价心功能的金标准，可直接评估左、右心室的大小、质量、形态和功能，尤其是右心室心肌菲薄、形态不规则，超声心动图评价右心功能非常困难，与超声及核医学相比，MRI 测量准确且可重复性好。亮血序列还可进行心脏瓣膜检查，对瓣膜狭窄和关闭不全程度进行定量，心功能分析结合相位流速编码电影（velocity-encoded cine MR，VEC-MR）还可计算瓣膜反流指数（regurgitation fraction）（图 9-2）。

CMRI 可以定性分析心脏节段性运动异常，如运动正常、运动减低、无运动及矛盾运动，也可以通过计算室壁增厚率来进行定量分析。

在静脉注入钆对比剂后 10～15min，进行延迟增强扫描（LGE），可以评价心肌坏死瘢痕和心肌纤维化。钆对比剂自静脉注入后，分布到正常

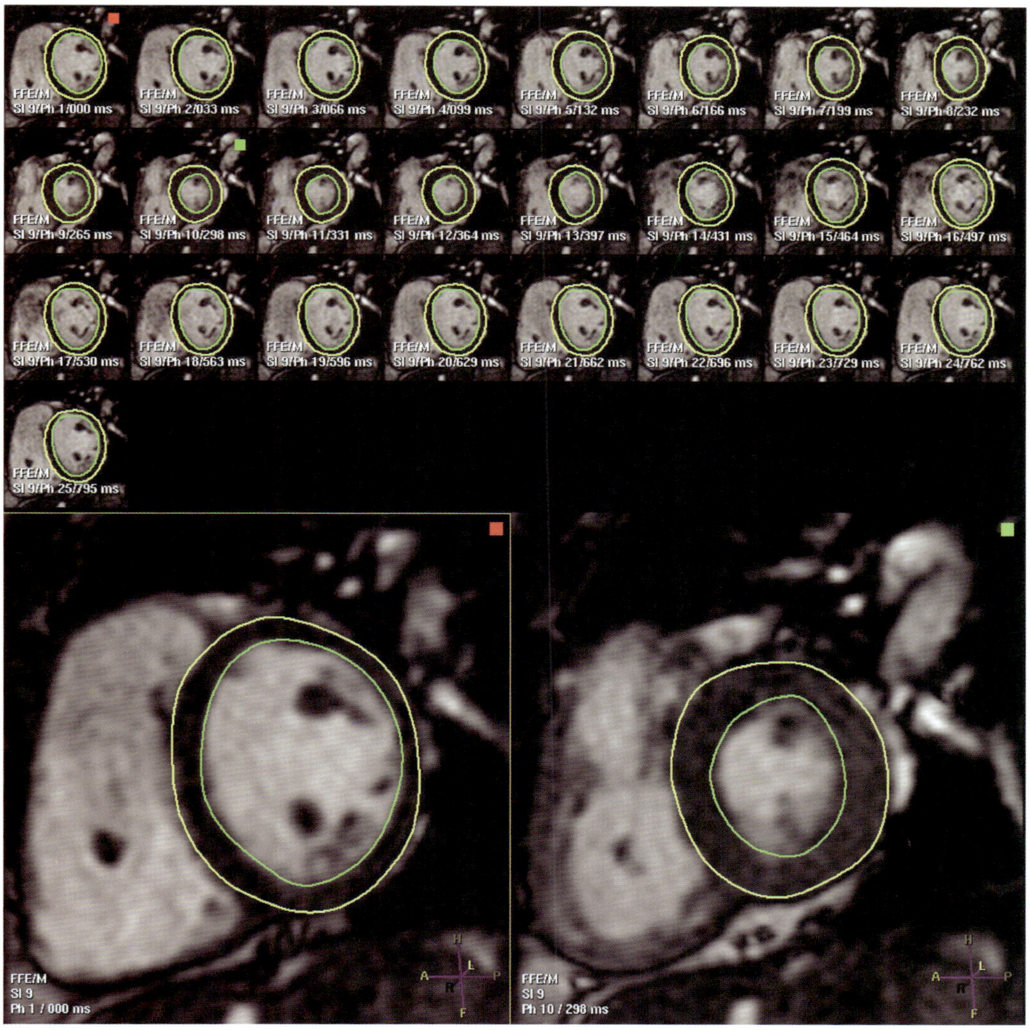

图 9-1　左心功能分析

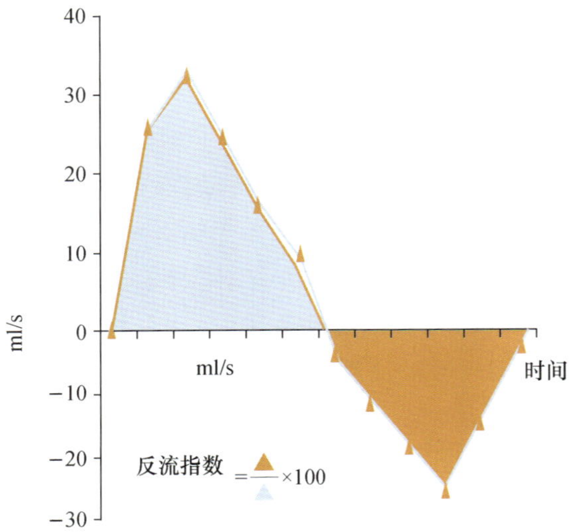

图 9-2 主动脉瓣反流指数计算。灰蓝色曲线与黄色曲线代表通过主动脉瓣的前向血流与反向血流。反向血流与前向血流之比乘 100 即为反流指数

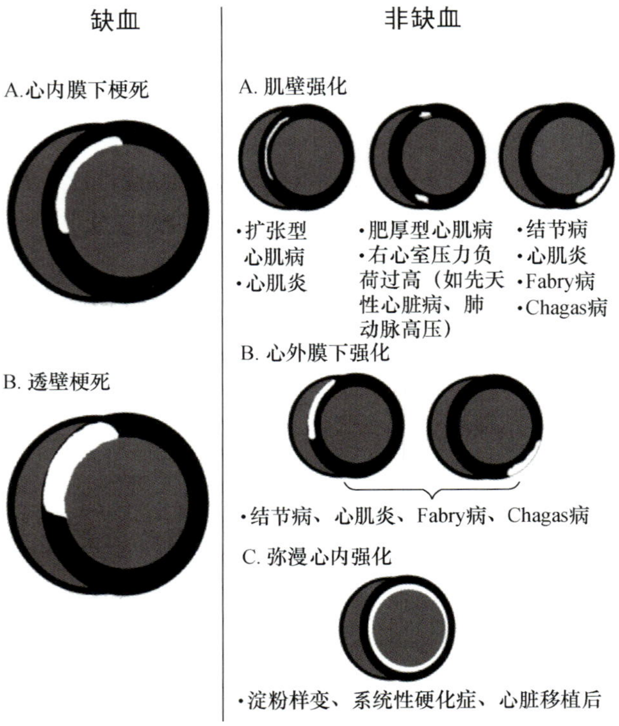

图 9-3 LGE 的不同模式。缺血性心肌病变延迟强化累及心内膜。累及肌壁间和心外膜的延迟强化强烈提示非缺血性心肌病变

心肌和细胞外间隙。钆对比剂通过正常心肌首过后，即经肾排泄和在组织再分布，浓度迅速下降。而钆对比剂在坏死的心肌或纤维化组织局部廓清障碍，导致钆对比剂集聚。钆对比剂的作用是缩短 T1 弛豫时间，其缩短坏死和纤维化较正常心肌明显。在注入钆对比剂 10～15min 后进行 LGE 扫描，设置适当的翻转时间使用翻转恢复脉冲序列抑制正常心肌，瘢痕和纤维化成分呈异常的高信号（"亮"/"白"），可以与正常心肌（"暗"/"黑"）明显区别。异常强化的心肌影像学改变与组织病理检查有良好的一致性。LGE 延迟强化的模式对于缺血性心脏病和非缺血性心脏病变的鉴别诊断非常重要[4]（图 9-3）。基于 LGE 不同的分布模式，还可以对不同的非缺血性心肌病变鉴别诊断，而且 LGE 的重复性非常好。

以上是 CMRI 的基本扫描要求，除此以外还可以根据病史和症状，应用 T_1、T_2 和 T_2^* 值评价心肌的组织学特性。通过 T1mapping，可以测量自然（Native）T_1（使用钆对比剂前测量的组织 T_1）和增强后 T_1。纤维化、水肿和浸润性病变的 T_1 值延长，而脂肪、铁沉积和急性梗死的 T_1 值缩短。增强前后的心肌及血池的 T_1 值还可以计算细胞外容积（extracellular volume，ECV）[5]。ECV 是评价间质纤维化程度的指标，检测 ECV 的变化可以在疾病早期进行诊断，判断病变的严重程度，预测病变的预后。T_2 mapping 可以确定心肌水肿和（或）损伤，鉴别急性及慢性病程。T_2^* WI 可以诊断铁过载，包括血色病或因各类血液疾病进行多次输血的患者，可以监测治疗效果。CMRI 还可进行冠状动脉成像，主要用于冠状动脉先天异常的诊断，在冠状动脉狭窄的诊断方面，与冠状动脉数字剪影血管造影及冠状动脉 CT 血管造影相比，目前技术尚不成熟，尚未临床应用。

心肌灌注是评价存活心肌的无创性方法。美国及欧洲很多国家的多家中心采用腺苷或瑞加德松注射进行负荷灌注 CMRI 检查，患者耐受性好，注射药物后 1～2min 之内，在静脉团注钆对比剂后同时启动扫描，1min 内完成扫描，每个心动周期采集 3～6 张图像。在钆对比剂进入心肌后，正常心肌强化，而缺血心肌呈区域性灌注减低或缺损。目前并不推荐静息灌注扫描，因为当冠状动脉狭窄程度小于 85%时，静息状态下不一定出现

心肌灌注异常。

CMRI 上左心室按照国际通用的 17 个节段来分析，即近段（基底部）、中段、远段和心尖部；基底部和中段再划分为前壁（1+7）、前室间隔（2+8）、下室间隔（3+9）、前侧壁（6+12）、下侧壁（5+11）及下壁（4+10），前段分为前壁（13）、室间隔（14）、下壁（15）及侧壁（16），心尖段为第 17 段。大多数中国人为右冠优势型，左心室前壁、前室间隔和心尖部主要由左冠状动脉前降支供血，左心室下壁及下间隔主要由右冠状动脉供血，左心室侧壁主要由回旋支供血。冠心病的 LGE 异常强化按冠状动脉分布区分布（图 9-4），而非缺血心脏病变的 LGE 异常强化不按冠状动脉分布区分布。LGE 异常强化可以是透壁性及非透壁性；后者还可分为心内膜下、肌壁间、心外膜下分布。心内膜下的延迟强化提示缺血病变，孤立的肌壁间或心外膜下强化强烈提示非缺血病变。冠心病的延迟强化自心内膜下开始，并向心外膜延伸，可为透壁性。非缺血性心肌病延迟强化模式，肌壁间（如室间隔）的异常强化，往往见于特发性扩张型心肌病和心肌炎；右心室插入部的异常强化常见于肥厚型心肌病、右心室压力负荷过高（如先天性心脏病或肺动脉高压）；游离壁的异常强化可见于结节病、心肌炎等；心外膜下的异常强化可见于结节病、心肌炎等；整个心室的心内膜下的异常强化可见于淀粉样变、系统性硬化症和心脏移植术后。

心衰可以继发于不同的疾病，包括心肌病变、心包病变、心内膜病变、瓣膜病和代谢性病变，在西方国家缺血性心肌病变是最常见的病因，其中很多是可治和逆转的，但是心衰的诊断困难，特别是病变早期，临床症状和体征不典型。影像学方法尤其是近年来 CMRI 在心衰早期诊断、治疗中起到重要作用。《中国心力衰竭诊断和治疗指南（2014 年）》指出[6]，CMRI 可以作为心衰的特殊检查用于部分需要进一步明确病因的患者。如

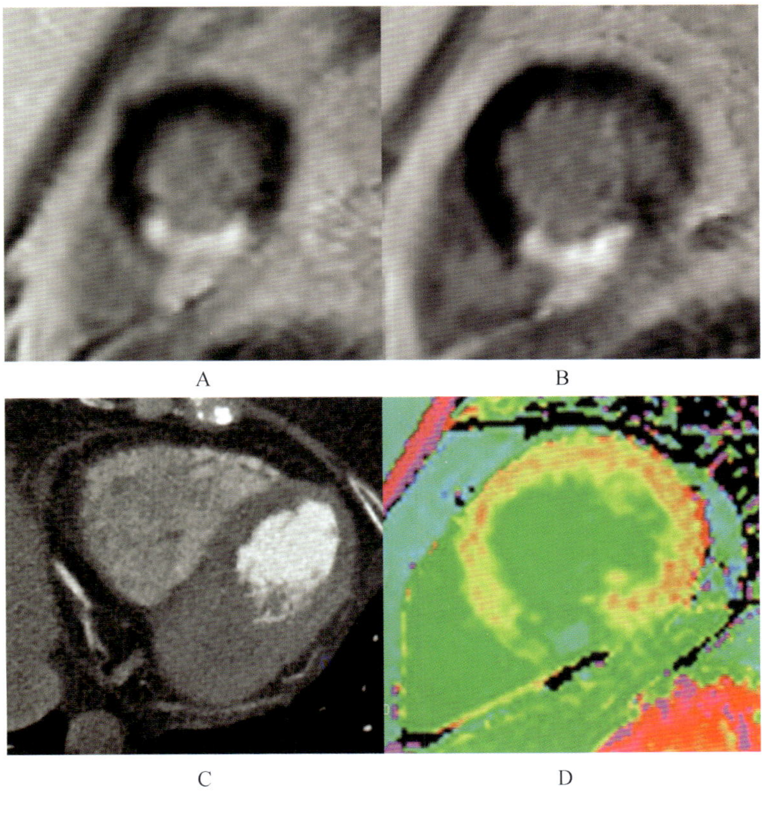

图 9-4　女性，59 岁，心肌梗死。**A** 和 **B** 为 CMRI，LGE 显示下壁透壁性延迟强化，提示右冠状动脉供血区心肌梗死。**C** 为冠状动脉 CTA 图像，显示后外侧支（PLB）起始部低密度斑块，管腔重度狭窄；**D** 为 T1mapping 图像，下壁心肌 T1 值延长，计算 ECV 为 43%（正常值为 26%～31%），提示细胞外间隙扩大

经超声心动图检查不能做出诊断时，CMRI是最好的替代影像检查；可疑心肌病、心脏肿瘤（或肿瘤累及心脏）或心包疾病时，CMRI有助于明确诊断，对复杂性先天性心脏病患者则是首选检查。美国心脏病学会（American College of Cardiology，ACC）2013年的心衰指南中提出[7]，①推荐CMRI作为新发疾病或潜在发生心衰患者的心脏结构和功能的基线评价工具。②在冠心病中，推荐CMRI用于排除缺血性心肌病变这类临床可逆的病因：a. 心肌梗死合并心衰患者，不推荐静息负荷检查，在掌握合适的适应证的情况下，CMRI的静息及负荷检查是合适的影像学检查方法，但是目前心衰患者的负荷灌注还没有广泛的研究基础，仅在一系列小型研究中评价了心衰患者的负荷心肌运动改变，CMRI增强扫描更常用来延迟扫描检查心肌纤维化，用来鉴别缺血性和非缺血性心肌病变；b. CMRI还可以评价有或无临床心绞痛症状、可进行血管再通病变的心肌活性检查；c. CMRI的LGE对坏死瘢痕的显示与电影序列对局部功能的显示结合起来，可确定冬眠心肌和潜在可逆性LV功能减低，有研究表明，保留心功能或者有活性的心肌（即相对缺乏瘢痕的心肌），冠状动脉再通术后心肌功能可以改善，药物负荷CMRI可以用于心梗后危险分层。③用于ICD、双心室起搏装置心脏再同步化治疗（cardiac resynchronization therapy，CRT）适应证患者的选择及随诊；④心衰的再评价，目前治疗后影像评价的文献很少，CMRI可以确定心衰原因及预后，LV mass定量可以预测心衰患者的未来风险。

以下就引起心衰或因心衰进行CMR检查的心脏疾病的影像表现进行介绍。

（一）缺血性心脏病（ischemic heart disease）

缺血性心脏病包括从稳定型心绞痛到心脏性猝死的一组临床疾病，冠状动脉粥样硬化性心脏病（简称冠心病）是缺血性心脏病的代表性疾病。缺血性心脏病的发病率不断上升，目前的主要治疗方法包括药物、冠状动脉旁路移植（coronary artery bypass grafting，GABG）以及经皮冠状动脉成形术（percutaneous transminal coronary angioplasty，PTCA）和支架置入术。目前的治疗措施只能挽救存活的缺血心肌，而梗死心肌不能再生。CMRI在冠心病评估心脏和结构上仍是金标准，并且在确定梗死心肌上具有高度的组织特异性[8]，因CMRI空间分辨率高，与SPECT和PET相比，可以全面反映心内膜下及透壁心肌梗死的不同程度，结合负荷灌注扫描还可以鉴别存活心肌。

存活心肌指顿抑心肌和冬眠心肌，具有完整的细胞膜，有收缩储备能力，是可逆性的心肌损伤，血运重建后可改善和恢复心肌收缩能力。①顿抑心肌是心肌急性缺血后的暂时性的收缩功能障碍。CMRI可见局部室壁运动异常；常有心肌水肿；静息灌注正常，如果冠状动脉明显狭窄，则在负荷心肌灌注下可能出现灌注缺损；而LGE上无异常强化。②冬眠心肌是心肌在持续慢性的心肌缺血情况下，通过降低有氧代谢或提高无氧代谢能力以保持其活力，冬眠心肌出现长时间的运动功能障碍，血运重建后，心肌收缩力可以改善和恢复。CMRI可见局部室壁运动异常；无心肌水肿；静息灌注常可见冠状动脉分布区的心内膜下灌注缺损，负荷心肌灌注显示在原有静息灌注缺损的区域其程度、范围更为明显，即可逆性灌注缺损（reversible defect），而相应区域LGE无延迟强化；心腔内可有血栓。

心肌缺血在CMRI上可见局部室壁运动异常或整个心室无运动异常；无心肌水肿表现；出现冠状动脉分布区的可逆性心内膜下灌注缺损；LGE上无延迟强化；冠状动脉MRA可见管腔狭窄。

急性心梗在CMRI可见局部室壁运动异常；通常T2WI黑血序列上可见与梗死“罪犯”血管对应的节段的透壁性心肌水肿；在LGE上可见冠状动脉分布区的心内膜下或者透壁性延迟强化，延迟强化区包括梗死区和周围缺血区，因此常常高估心肌梗死的范围和程度；微血管损伤出血则在T2WI及T_2^* WI上呈低信号，心腔内可有血栓。如果存在微循环障碍（microvascular obstruction）的无复流现象（no-reflow phenomenon)，在静息灌注上可见再通的“罪犯”血管分布区心内膜下高灌注，无复流区域在 LGE 上不强化，显示为心内膜下低信号（暗）区，在注入钆对比剂后 1～2min 的早期钆对比剂强化（early gadolinium enhancement，EGE）上显示最佳。微循环阻塞提示异常的不良重构，提示预后不良，是比 LVEF 更重要的预后预测不良因素。仅在心梗的最初几周可见，而慢性心梗无微循环障碍。CMRI 的优势是具备无创显示可逆性心肌缺血区、危险区和心肌出血区的能力；T2WI 脉冲序列可以检出细胞水肿，鉴别缺血和不可逆性组织再灌注损伤；还可以估计急性心梗再灌注后的危险区（水肿区），显示可挽救心肌，其时间窗为几天到几周，而 SPECT 的时间窗仅持续几小时。

慢性心梗在 CMRI 上可见局部室壁运动异常，慢性心肌重构，表现为左心室扩张、室壁瘤、非梗死室壁节段性肥厚、二尖瓣关闭不全；无心肌水肿表现；静息灌注上可见梗死区局部心肌变薄及心内膜下灌注缺损，但也可呈正常或在血管再通后表现为小范围的梗死；LGE 上可见冠状动脉分布区的心肌变薄，心内膜下或透壁性异常强化；心腔内可有血栓（图 9-5）。

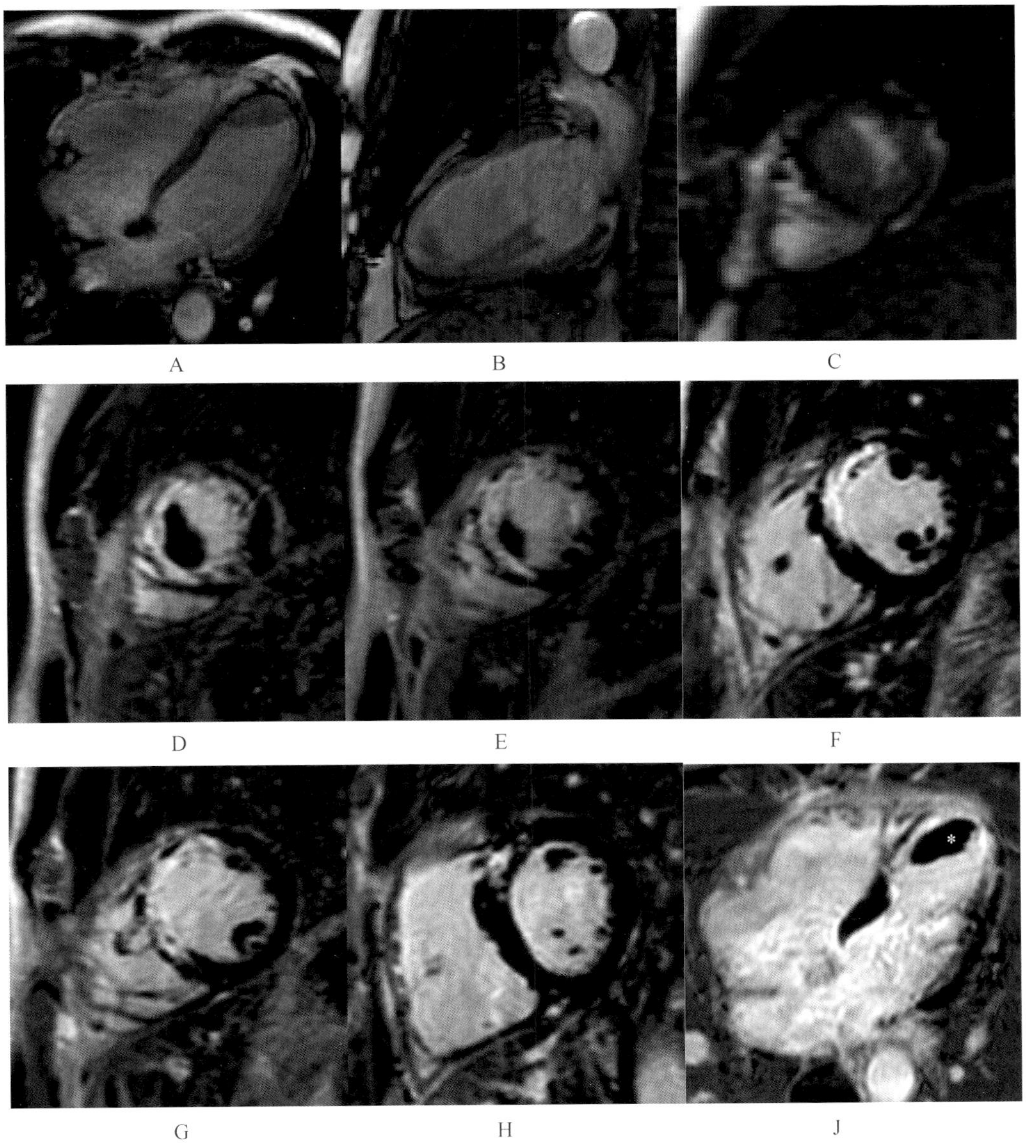

图 9-5 男性，65 岁，心肌梗死。15 年前及 4 年前心肌梗死，置入支架。A～C 电影序列，分别为四腔心、左心室长轴、左心室心尖部短轴，显示心尖部及前壁、室间隔变薄，心腔内血栓；D～J 均为 LGE，显示心尖部室间隔透壁性延迟强化，左心室前壁、室间隔累及全层 75%的延迟强化，心腔内血栓无强化（*）

心肌梗死延迟强化范围小于室壁厚度的25%者，血运重建后，绝大多数节段收缩功能可以明显改善或恢复；延迟强化范围大于75%时，收缩运动一般没有明显改善；介于25%～75%时，部分节段可以改善，部分无改善。CMRI还可以对LGE上的心肌梗死瘢痕进行定量，超过15%时提示预后不良。

（二）非缺血性心肌病变及浸润性病变

1. 肥厚型心肌病（hypertrophic cardiomyopathy，HCM）

HCM是心脏肌球蛋白基因突变引起的染色体显性遗传疾病，发病率占人群总数的1/500，是心脏遗传性疾病的最常见原因，是年轻运动员最常见的猝死原因。CMRI在诊断和随诊上起重要作用。CMRI表现为心肌质量增加，可以表现为对称性或非对称性心肌肥厚，非对称性肥厚可发生于室间隔、心尖部（“黑桃尖”形）或左心室中部，成人患者舒张末期最大室壁厚度≥15mm，或有明确家族史患者室壁厚度≥13mm，部分病例合并左心室流出道或左心室中部梗阻，晚期患者可出现心脏明显扩大；T2WI黑血图像上心肌通常可见高信号；因微循环异常，肥厚节段的心肌可以有可逆性灌注缺损；LGE上常见右心室插入部的点状延迟强化或肥厚心肌节段的斑片状肌壁间强化（图9-6）；流出道或者心室中部梗阻患者，可见收缩期二尖瓣前叶的前向运动，即超声所示的SAM征，伴或不伴二尖瓣反流。高分辨率的SSFP序列可以准确评价室壁厚度。CMRI对于在超声窗诊断困难的患者和不常见受累节段（如基底段侧壁和心尖）的病变（图9-7）特别有帮助。LGE可以发现HCM患者的心肌纤维化区域，其与心律失常有关。最近有研究表明，IGE显示的异

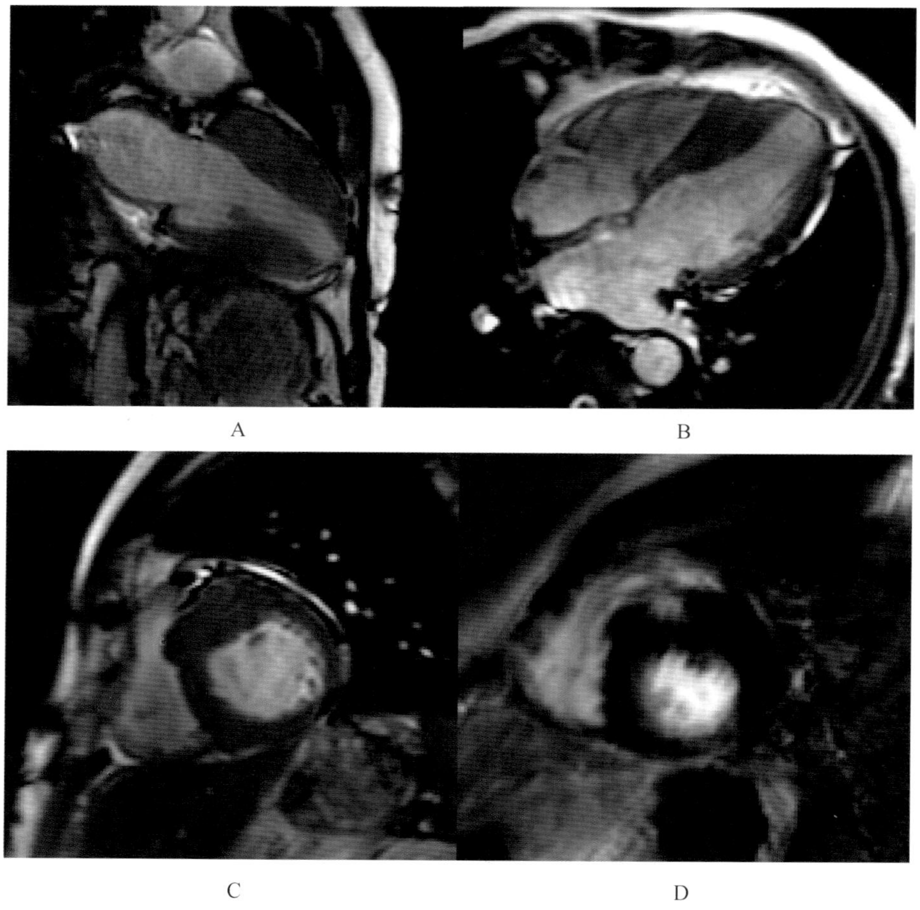

A　B　C　D

图9-6　男性，非对称性肥厚型心肌病。**A～C**为电影序列，显示基底段及中间段前壁及前室间隔心肌肥厚，达18mm，**D**为LGE，可见肌壁间斑片状延迟强化

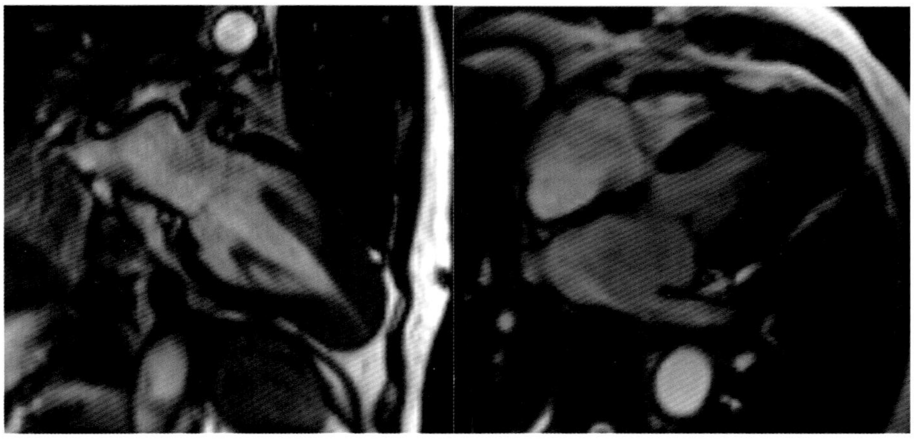

图 9-7　男性，心尖肥厚型心肌病。心尖部心肌明显增厚，约 19mm，无延迟强化

常心肌范围超过左心室心肌比例的 15%[9]，可能在 HCM 患者的心脏性猝死的判断中起到主要作用。室间隔酒精消融术前可考虑进行 CMRI 检查，以评估心肌肥厚与心肌纤维化的分布和严重程度。

2. 扩张型心肌病（dilated cardiomyopathy，DCM）

DCM 是病因不明、缓慢起病的以左心室或者两侧心室扩张和室壁运动功能减低为特点的心肌病。DCM 是排除性诊断，很多心脏病变的终末期表现类似 DCM。CMRI 可见左心室扩大或两侧心室扩大，可伴有游离壁肌小梁增粗、增多，收缩功能明显减低，EF 值常低于 40%，左心室扩大还可继发二尖瓣反流；无心肌水肿；灌注无异常表现；LGE 上常可见室间隔肌壁间延迟强化（图 9-8），以基底段最常见，也可表现为无强化。LGE 的强化范围增加预示药物治疗效果不佳。

3. 心肌炎（myocarditis）

心肌炎缺乏特异的症状和体征，临床诊断困难，确诊手段是心内膜心肌活检（endomyocardial biopsy，EMB）。CMRI 作为无创的检查手段，逐渐应用于心肌炎的定性和定量诊断，CMRI 对其诊断及预后起重要作用。CMRI 可见心室收缩功能减低，局部室壁运动异常；T2WI 上通常可见弥漫或斑片状透壁性心肌信号增高，提示心肌水肿或渗出；灌注无异常表现，或因毛细血管扩张充血表现为弥漫或斑片状高灌注；典型患者 LGE 上可见心外膜下或肌壁间延迟强化，常累及下侧壁或室间隔，提示心肌坏死和纤维化，为不可逆性损伤；可有心包增厚或心包积液。路易斯湖诊断共识（Lake Louise Consensus Criteria）中 T2WI、早期增强、LGE 中 2 个序列表现异常即可诊断心肌炎，作为诊断的重要标准并对鉴别诊断有很大意义[10]。有研究表明 LGE 是全因死亡率中最好的独立预测因子。

4. 应激性心肌病（stress cardiomyopathy）

又称 Takotsubo 心肌病，以老年女性居多，常由外界刺激诱发，临床表现与急性心肌梗死相似，表现为胸痛、心衰，典型者有左心室功能减低表现，肌钙蛋白升高，冠状动脉造影未能发现有意义的病变，而左心室中远段尤其心尖部出现急性的短暂无运动，单独累及基底段罕见。CMRI 对于确定诊断和鉴别其他非缺血性心肌病变很有帮助。CMRI 可见心尖部球样扩张，室壁无运动；T2WI 和（或）T2mapping 提示心肌水肿；灌注无异常；LGE 上常无异常强化或仅有轻微的心内膜下延迟强化；当应激因素消失后，以上异常表现可逆，受累节段和心功能可以恢复，复查也有助于此病的诊断。

5. 结节病

结节病是病因不明的肉芽肿病变，是累及多器官的系统性疾病。其中，心脏结节病患病比例高达 1/4，有症状的患者死亡率可达到 25%，早期诊断和介入治疗有一定挑战性。CMRI 可以确诊结节病。CMRI 可见局部室壁运动异常，左右

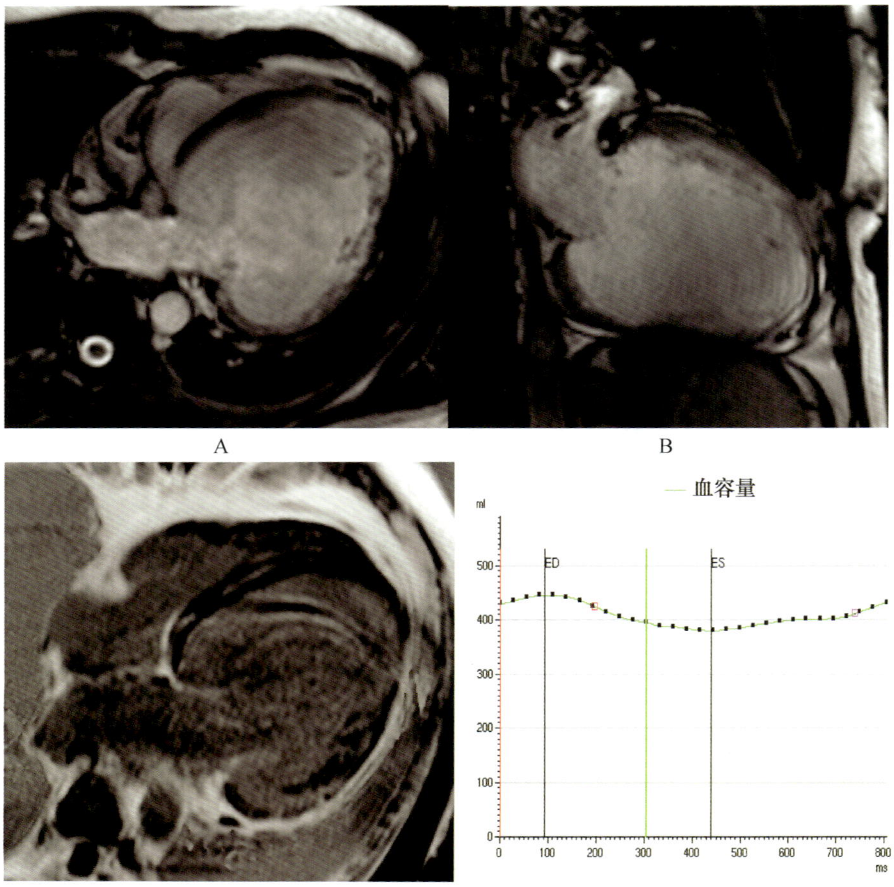

图 9-8 男性，扩张型心肌病。A、B 为电影序列，显示左心室明显增大，心肌变薄，肌小梁增多，呈羽毛状，运动减弱，C 图为 LGE，可见室间隔肌壁间条状强化，D 图为心功能曲线，LVEF 为 15%

心室可出现收缩功能减低；可见心肌水肿；灌注无异常；LGE 上可见心外膜和（或）肌壁间的多灶性延迟强化，累及室间隔、左心室下侧壁和右心房、右心室游离壁；可见纵隔淋巴结肿大。CMRI 中的 LGE 显像对于患者死亡和发生心律失常等不良事件是较好的独立预测因子[11]。CMRI 还可以用来指导心肌活检位置。

6. 心肌淀粉样变性（cardiac amyloidosis，CA）

心肌是系统性淀粉样变性的常见累及部位之一，患者预后较差，心内膜心肌活检是诊断的金标准，而 CMRI 是无创检查手段。CMRI 可见左心室室壁增厚，室间隔增厚更为显著，部分可累及右心室及房间隔；室壁收缩功能正常或减低，其节段与延迟强化心肌节段对应；无心肌水肿；通常灌注可见弥漫缺损；LGE 上可见弥漫心内膜下或心肌延迟强化，呈颗粒状及斑片状，LGE 扫描可见注入的钆对比剂迅速从左心室心腔廓清，很难找到抑制正常心肌的合适翻转时间（inversion time），心房壁增厚、无收缩，并可见延迟强化。

7. 致心律失常性右心室心肌病（arrythmogenic right ventricular cardiomyopathy，ARVC）

又称致心律失常性右心室发育不良（rrythmogenic right ventricular dysplasia，ARVD）。组织病理上，ARVC/D 的特点是右心室心肌进行性被脂肪或纤维脂肪组织替代，通常自心外膜向心肌层浸润，室壁变薄，收缩力减低，出现室性心律失常。本病为常染色体显性遗传病，常见于 40 岁前的心悸、晕厥或猝死患者。右心室壁菲薄，因此右心室成像更有挑战性。2010 年修订的 ARVC/D 诊断指南[12]明确了 MRI 和超声等影像学量化指标作为诊断的主要条件，提出了较为详细但复杂的 MRI 诊断标准，包括主要条件和次要条件，CMRI 异常表现包括室壁运动异常，量化指标包括舒张末期容积与射血分数。CMRI 可见右心室扩张，小室壁瘤形成，右心室节段性运动异常和收缩功能明显减低；无心肌水肿；灌注无异常；LGE 上可见右心室室壁厚度正常，室壁瘤处延迟强化，也可同时或单独累及左心室。CMRI 对脂肪组织的诊断非常敏感和特异，脂肪组织在常规 T1WI、T2WI 上呈高信号，而脂肪抑制序列上呈低信号，但是值得注意的是心肌脂肪纤维浸润并未出现在 ARVC/D 的 CMRI 诊断标准中。

8. 左心室心肌致密化不全（left ventricular non-compaction，LVNC）

LVNC 是少见的先天性心肌病变。CMRI 可见左心室肌小梁增多，呈海绵样，以侧壁和心尖部为主，诊断标准为舒张期非致密化心肌与致密化心肌之比大于 2.3 或者 2.5；收缩功能减低；无心肌水肿；静息灌注正常；LGE 上可见肌壁间或局灶性延迟强化，可伴有心腔内血栓。

9. 心内膜疾病

CMRI 可见左心室和（或）右心室扩大，室壁收缩功能减低；无心肌水肿；灌注无异常；LGE 上可见弥漫心内膜下延迟强化，心腔内可有血栓。

10. 心包疾病

CMRI 常用的评价心包疾病的序列包括电影序列，T1WI、T2WI 黑血序列和覆盖全心的 LGE（评价心包改变）。应用实时电影（real time cine）序列可以提高心脏受压情况的检出。急性心包炎在 CMRI 上结构和功能常表现正常，心包厚度一般正常，可见心包积液，在评价心包积液位置和程度上，CMRI 优于超声心动图；如心肌受累，可见心肌水肿；首过灌注正常；LGE 上通常表现为心肌正常，心包可见弥漫强化。慢性心包缩窄在 CMRI 上可见心室容积减小，右心室管状改变，心房增大，腔静脉增粗，T1WI 上心包弥漫增厚（＞3mm），实时电影序列上可见室间隔随呼吸改变的异常运动；首过灌注无异常；LGE 上可见明显强化，可能累及心肌；其他表现还可见两侧胸腔积液。

11. 瓣膜病变

CMRI 除可以评价心脏结构和功能、瓣膜及大血管的血流动力学改变，还可以进行 3D MRA 扫描，在心脏瓣膜疾病的诊断上，为超声心动图补充更多信息。在心室大小、功能的评价上，CMRI 较超声更为敏感。CMRI 对评价二尖瓣及主动脉反流有很高的准确性。对主动脉硬化患者，CMRI 可以直接显示主动脉瓣口，并测量瓣口面积。但是 CMRI 对钙化严重的瓣膜的评价欠佳。因为空间分辨率较超声多普勒低，对血流最大峰值也会低估。4D 磁共振血流成像（4D Flow）是无创的对心脏及大血管静息定性和定量分析的技术，可以同时对三个垂直的方向进行编码，动态显示三维心腔和大中动脉的血流动力学特点，准确测量各个位置血流的方向、速度、剪切力等参数，是近年来在先天性心脏病、心脏瓣膜疾病、主动脉病变及肺动脉高压领域的研究热点[13]。

（三）CMRI 在 ICD、CRT 中的作用

严重的心衰伴左心室扩张和功能减低的患者常导致快速性室性心律失常，是心衰患者猝死的最常见节律。植入 ICD 可减低心脏性猝死。植入 ICD 前，CMRI 检查可准确评价左心室收缩功能。植入 ICD 后，因安全性考虑及获得诊断性图像的能力有限，不能常规做 CMRI 检查。

左心室射血分数小于 35％是最常用的 CRT 患者入选标准。超声是最常用的评价手段，但是 CMRI 对于左心室容积和功能评价更加准确；MRI 也可以显示冠状动脉窦及肺静脉解剖结构；LGE 可以评价心肌瘢痕，可以帮助确定左心室电极放置位置；确定心肌活性，也可以预测 CRT 的成功可能，缺血性心肌病瘢痕小于 15％对 CRT 反应良好，如果后侧壁有明显瘢痕，则治疗反应不佳[14]；现在有观点认为，右心室容积及功能也是 CRT 预后的重要预测因素[15-16]。

随着磁共振硬件的不断升级换代，新技术、新序列不断出现、更新，CMRI 现在已成为科研研究及临床应用的热点，未来在心血管疾病，尤其是心衰方面必将发挥更大的作用。

（陈敏　张旻）

参考文献

[1] 陈克敏，潘自来，姚侃敏，等. 磁共振检查以及体内植入物的安全性. 中国医学计算机成像杂志，2014，20：430-434.

[2] Arerican College on Radiology. ACR Manual on Contrage Media Version 10.2，2016. AeR Comrittet on Orugs and Conerast Media. 网址 www.acr.org/～/media/ACR/Documents/PDF/Quality Safety/Resouras/Contrast/20Manual/2016-Contrast-Media.pdf.

[3] Khawaja AZ，Cassidy DB，AL Shakarchi J，et al. Revisiting the risks of MRI with Gadolinium based contrast agents-review of literature and guidelines. Insights Imaging，2015，6：553-558.

[4] Mahrholdt H，Wagner A，Judd RM，et al. Delayed enhancement cardiovascular magnetic resonance assessment of non-ischaemic cardiomyopathies. Eur Heart J，2005，26：1461-1474.

[5] Kellman P，Hansen M S. T1-mapping in the heart：accuracy and precision. J Cardiovasc Magn Reson，2014，16：7-26.

[6] 中国医学会心血管病学分会，中华心血管病杂志编辑委员会. 中国心力衰竭诊断和治疗指南 2014. 中华心血管病杂志，2014，42：98-122.

[7] Patel MR，White RD，Abbara S，et al. 2013 ACCF/ACR/ASE/ASNC/SCCT/SCMR Appropriate Utilization of Cardiovascular Imaging in Heart Failure：A Joint Report of the American College of Radiology Appropriateness Criteria Committee and the American College of Cardiology Foundation Appropriate Use Criteria Task Force. J Am Coll Cardiol，2013，61：2207-2231.

[8] Choudhury L，Mahrholdt H，Wagner A，et al. Myocardial scarring in asymptomatic or mildly symptomatic patients with hypertrophic cardiomyopathy. J Am Coll Cardio，2002，40：2156-2164.

[9] Chan R H，Maron B J，Olivotto I，et al. Prognostic value of quantitative contrast-enhanced cardiovascular magnetic resonance for the evaluation of sudden death risk in patients with hypertrophic cardiomyopathy. Circulation，2014，130：484-495.

[10] Friedrich MG，Sechtem U，Schulz-Menger J，et al. Cardiovascular magnetic resonance in myocarditis：A JACC White Paper. J Am Coll Cardiol，2009，53：1475-1487.

[11] Greulich S，Deluigi C C，Gloekler S，et al. CMR imaging predicts death and other adverse events in suspected cardiac sarcoidosis. JACC：Cardiovascular Imaging，2013，6：501-511.

[12] Marcus FI，McKenna WJ，Sherrill D，et al. Diagnosis of arrhythmogenic right ventricular cardiomyopathy/dysplasia. Proposed Modification of the Task Force Criteria. Eur Heart J，2010，31：806-814.

[13] Markl M，Kilner P J，Ebbers T. Comprehensive 4D velocity mapping of the heart and great vessels by cardiovascular magnetic resonance. J Cardiovasc Magn Reson，2011，13：1-22.

[14] White JA，Yee R，Yuan X，et al. Delayed Enhancement Magnetic Resonance Imaging Predicts Response to Cardiac Resynchronization Therapy in Patients With Intraventricular Dyssynchrony. J Am Coll Cardiol. 2006，48：1953-1960.

[15] Daubert J C，Saxon L，Adamson P B，et al. 2012 EHRA/HRS expert consensus statement on cardiac resynchronization therapy in heart failure：implant and follow-up recommendations and management. Europace，2012，14：1236-1286.

[16] White R D，Patel M R，Abbara S，et al. 2013 ACCF/ACR/ASE/ASNC/SCCT/SCMR Appropriate Utilization of Cardiovascular Imaging in Heart Failure：An Executive Summary：A Joint Report of the ACR Appropriateness Criteria? Committee and the ACCF Appropriate Use Criteria Task Force. J Am Coll Radiol，2013，10：493-500.

第十章　血流动力学评价在心力衰竭中的应用

第一节　引　言

血流动力学紊乱贯穿充血性心衰患者的全部疾病过程。心衰的综合治疗尽管已经取得了许多突破，但左心室射血分数与左心室前负荷失衡导致左心室灌注压上升依然使心衰患者远期预后不佳[1]；研究发现降低心脏灌注压可以改善患者症状，减轻瓣膜反流并增加心排血量[1]。因此，精确评估危重患者的心脏灌注压可以指导合理、准确的治疗，更有效地降低瓣膜反流并改善患者症状。过去的几十年里，为达到安全、便捷、准确评估心衰患者血流动力学紊乱的目的，各种医疗设备先后尝试应用于临床。

肺动脉导管（pulmonary artery catheterization，PAC）技术于19世纪70年代开始应用于临床，目前已经是临床常规技术，这项技术进步使临床得以更深入地理解急性心肌梗死、心源性休克及急性心衰的病理生理过程；PAC技术促进血流动力学评估的发展和进步，并可以准确评估在复杂危重患者中药物治疗的效果。但几项观察性回顾研究的结果均发现在临床危重患者中使用PAC可能增加不良事件发生率[2-3]；两项回顾性研究甚至发现，在心肌梗死合并心源性休克或心衰患者中使用PAC可延长患者的住院时间并增加住院死亡率，而且患者长期死亡率没有降低[4-5]；对于临床非心衰危重症患者治疗的研究也发现，PAC技术对于改善患者预后并无裨益，但并发症更为常见[6-9]；一项大型meta分析涵盖了关于在危重症患者中使用PAC的重要研究文献，结果提示常规使用PAC并不能改善患者的长期预后[10]。应用PAC技术是否可以有效降低患者死亡率的临床争论从未停止过，这并不是PAC技术本身的缺陷导致的，在一定程度上是由于获取及解释血流动力学评价数据不当所致[11-12]。

血流动力学评价广义上包括了无创血流动力学评价及有创血流动力学评价；前者包括了每个心衰患者均需要的床边监护仪，用于持续测量心率、呼吸频率、血压、血氧饱和度等，这并非本章论述重点；后者就是临床常常提及的血流动力学评价，有创血流动力学评价一般仅用于急性心衰患者。

《中国心力衰竭诊断和治疗指南2014》建议：有创性血流动力学评价主要用于严重威胁生命、对治疗反应差的泵衰竭患者，或需对呼吸困难和低血压休克进行鉴别诊断的患者；《2014年NICE成人急性心力衰竭诊断和管理指南》建议：急性心衰患者不应常规使用PAC。

急性心衰是指心衰症状和体征迅速发生或恶化，临床上以慢性心衰急性加重及急性左心衰最为常见，急性右心衰较少见。急性左心衰是指急性发作或加重的左心功能异常所致的心肌收缩力明显降低、心脏负荷加重，造成急性心排血量骤降、肺循环压力突然升高、周围循环阻力增加，从而引起肺循环充血并出现急性肺淤血、肺水肿，甚至合并组织器官灌注不足。近10余年，急性心衰治疗的循证证据匮乏，尤其大样本前瞻性随机对照试验很少，目前各国相关指南推荐的治疗多基于专家经验或意见，缺少充分证据支持，个体化治疗方案对于改善此类患者的预后十分重要，血流动力学评价提供的实时、准确的指标是制定方案的重要参考。

充血性心衰及肺动脉导管有效性研究（evaluation study of congestive heart failure and pulmonary artery catheterization effectiveness，ESCAPE）是一项前瞻性研究，在血流动力学评价领域具有里程碑式意义，该研究旨在评估PAC技术的安全性及有效性[13]。ESCAPE研究是一项全球多中心、随机对照研究，2000年1月至2003年11月全球26个中心纳入433例患者；患者随机分入临床联合PAC评价指导治疗组（215例）及临床评价指导治疗组（215例），两组间临床基线特征匹配[14]：左心室射血分数均值分别为19%及20%，血清尿素氮均值分别为36mg/dl及34mg/dl，血清肌酐均值均为1.5mg/dl，B型脑钠肽均值分别为1018pg/ml及974pg/ml；临床联合PAC评价指导治疗组右心房压14mmHg，平均肺毛细血管楔压25mmHg，平均心排血指数1.9L/(min·m^2)；研究结果及亚组分析结果均发现组间的主要终点事件（平均住院时间及随机后6个月死亡率）无统计学差异；但是临床联合PAC评价指导治疗组右心导管相关并发症发生率为4.2%，不良事件发生率为22%，而临床评估指导治疗组不良事件发生率为11%，同样无统计学差异；但是，临床联合PAC评价指导治疗组纽约心脏病学会心功能分级及活动能力（无氧阈值及6min步行试验结果）的改善趋势持续存在。

ESCAPE研究的结论公布后，质疑PAC临床应用价值的观点甚嚣尘上，临床需要客观看待此项重要研究的结论。ESCAPE研究证实在需要血流动力学评价指导治疗的患者中，不应常规使用PAC技术，但在解读这一结论时需要注意，ESCAPE研究入组患者时直接排除了临床判断需要使用PAC技术进行血流动力学评价及监测的患者，研究纳入的患者实际是临床判断“可用可不用”PAC技术的危重患者。

ESCAPE注册研究弥补了这一缺陷，注册研究涵盖了上述被排除的患者，注册研究的资料显示被排除在ESCAPE研究之外的患者基础疾病更加严重且住院期间或出院后不良事件风险更高[15]，对于这些被排除在外的“真正”高危患者PAC的临床价值是十分明显的，常规治疗无法缓解心衰症状或者经积极的综合治疗依旧合并器官衰竭的高危患者有可能从PAC技术的血流动力学评价及监测中获益。ESCAPE研究虽然争议颇多，但研究证实PAC是安全的，导管相关并发症发生率不到5%，这在一定程度上回击了质疑PAC安全性及认为血流动力学评价导致临床过度治疗的观点。事实上，该研究证实合理使用有创血流动力学评价可以给予临床治疗有效指导，使危重患者尽快转危为安的同时并没有增加患者不良事件的风险[16]。

熟练掌握PAC技术十分重要，心脏监护室内床旁透视技术已可以常规使用，床旁透视的应用提高了PAC技术的安全性，有助于PAC的顺利实施；但不同水平的医生完成PAC的安全性是否一致尚不得而知。此外，研究中PAC指导治疗组与非PAC指导治疗组的临床治疗之间是否具有可比性值得商榷，因为实际上PAC指导治疗组的治疗更为合理，PAC毕竟是一项有效的血流动力学评价手段，可以为临床决策提供更多、更准确、更及时的信息。不过，在不同的研究中心，即使PAC评价结果类似，临床治疗选择也是千差万别的，ESCAPE研究中的高水平研究中心也存在同样的问题[17]。在处于失代偿阶段的心衰患者中，非标准化治疗的效果有显著的局限性，并有可能使对临床决策有利的检查手段最终带来相反的临床结果。ESCAPE研究预实验发现，经过仔细查体后临床估算的压力数值与有创血流动力学评价所获得压力数值基本一致；但这一结果并不具有普遍意义，无法推广，因为ESCAPE研究者临床经验丰富，善于综合临床评估、生物学标志物及肾功能等进行合理的病理生理判断并进行合理的治疗；而对于经验不足的研究者，同样的血流动力学评估所获参数可能会导致错误的临床判断，或者做出不当判断而背离恰当的治疗策略。ESCAPE研究的主要终点事件在两组间没有统计学差异，但是在降低肾功能恶化风险方面，临床联合 PAC 评价指导治疗组还是优势明显的[18]。同时，研究发现其他无创血流动力学评价工具或生化指标同样无法有效预测血流动力学变化，在指导心衰治疗效果上与 PAC 相当。

第二节　血流动力学评价概述

一、血流动力学评价

过去的 30 年间，美国 PAC 使用日渐减少[19]，国内目前 PAC 临床使用率也在逐年递减。目前的循证研究数据均不支持在任何患者中常规使用有创血流动力学评价，但有创血流动力学评价对于患者的预后影响是中性的，并非负面的，这种情况很大程度上是因为目前对于急性心衰的治疗手段有限，并非有创血流动力学评价绝对风险较高。

1. 适应证

主要适用于血流动力学状态不稳定，病情严重且治疗效果不理想的患者，如伴肺水肿（或）心源性休克患者。

2. 主要方法

根据 2013 年 ACCF 心力衰竭管理指南的推荐，血流动力学评价包括：

（1）右心导管：适用于①患者存在呼吸窘迫或灌注异常，但临床上不能判断心内充盈压力情况（Ⅰ类，C 级）。②急性心衰患者在标准治疗情况下仍持续有症状伴有以下情况之一者：容量状态、灌注或肺血管阻力情况不明，收缩压持续低下，肾功能进行性恶化，需静脉血管活性药物维持，考虑机械辅助循环或心脏移植（Ⅱa 类，C 级）。

（2）冠状动脉造影（Ⅱa 类，C 级）：临床考虑心衰原因与心肌缺血有关。

（3）心内膜活检（Ⅱa 类，C 级）：临床怀疑心衰由特殊原因所致，病因诊断依赖心内膜活检并会指导进一步治疗。

3. 注意事项

（1）二尖瓣狭窄、主动脉瓣反流、肺动脉闭塞病变以及左心室顺应性不良等情况下，肺毛细血管楔压往往不能准确反映左心室舒张末压；伴严重三尖瓣反流的患者，热稀释法测定心排血量不可靠。

（2）避免插入导管的各种并发症（如感染）等。

二、血流动力学评价的临床价值

提高心脏灌注压还是静脉利尿治疗，即使对于经验丰富的医师也是十分困难的；是该选择正性肌力药物还是使用血管扩张剂（例如硝普钠），同时使用这类药物的时候又需要精确“滴定”，这都有赖于血流动力学评估的指导。药物的起始“滴定”剂量一定程度上有赖于患者用药后的血流动力学变化来确定，进行血流动力学评价则是恰当的措施。

PAC 临床应用多寡的变化一定程度上反映了临床医师对于在循环衰竭导致的临床危重症患者中合理应用诊断设备的认识过程；这种“曲折”的认知过程在其他医疗设备中已有先例，例如：早期的起搏器、除颤器导线及冠状动脉药物洗脱支架，都经历了“热情高涨”“质疑不断”及“广泛应用”的阶段；但与它们不同的是，在所有急性失代偿心衰患者中使用 PAC 获取的诊断性或预后性数据是否可以带来确切的临床获益尚不得而知；即便如此，在治疗临床危重症的复杂情况下，血流动力学评价依然占有重要的地位。在危重症患者中合理使用 PAC 是十分重要的，尤其是在急性失代偿心衰患者；全盘否认 PAC 的临床价值无异于完全误解了 ESCAPE 这一重要研究。对于有创血流动力学评价，无所作为或者过度使用都不是明智之选。

三、血流动力学评价在急性左心衰竭分级及心力衰竭患者危险分层中的应用[20-22]

在慢性心衰急性加重及急性心衰患者中，有创血流动力学评价对于心脏前负荷及器官灌注状态的评估十分重要，尤其是在急性心衰初始治疗失败时。临床工作中，危重患者即使在严密观察下灌注不足的现象依旧十分常见，此种情形下临床评价患者灌注压得到的往往是模棱两可的结果。判断急性呼吸窘迫、肺水肿及肺动脉高压是由呼吸衰竭还是急性心衰所致，一直是棘手的临床难题，往往需要有创血流动力学评价才能加以区分进而进行针对治疗；对于有效血容量的评估临床同样缺乏简单、有效的手段，例如休克、肺动脉高压、组织器官灌注不足在左心室灌注压已经开始升高的同时仍然可能发生；某些极端情况下，例如多重瓣膜性心脏病的患者可能需要进行心脏收缩储备功能的评估。在这些临床危重情况下，对于中心血流动力学进行有创评估来指导临床治疗就是必需的措施了。

临床常用的急性左心衰竭分级方法为急性心肌梗死的 Killip 分级方法（表 10-1），在有创血流动力学评价条件的监护病房、手术室也可以应用 Forrester 法（表 10-2）。以 Forrester 法分级为例，自Ⅰ～Ⅳ级的急性期病死率分别为 2.2%、10.1%、22.4%和 55.5%[22]。

除了评估患者风险，有创血流动力学评价也可以对患者预后进行判断。“心脏充血”比“心排血量下降”能够更准确地预测患者的短期风险，这一共识已经形成多年，临床研究进一步证实了这一观点：高心脏灌注压比低心排血量更能有效预测患者的短期及长期风险[1]。转出重症监护治疗病房（ICU）的患者如尚未达到充分的“非充血状态”，住院期间更容易出现意外或者出院后短期即需要再次入院[23]；而 PAC 可以为临床提供精确的心脏灌注压及心排血量数据，来评估患者的临床预后。

表 10-1 AMI 的 Killip 分级法

分级	症状与体征
Ⅰ	无心衰，无肺部啰音，无第三心音（S3）
Ⅱ	有心衰，两肺中下部有啰音，占肺野下 1/2，可闻及 S3
Ⅲ	严重心衰，有肺水肿，细湿啰音遍布两肺（超过肺野 1/2）
Ⅳ	心源性休克

表 10-2 急性心衰 Forrester 法分级

分级	PCWP（mmHg）	心脏指数[L/(min·m²)]	组织灌注状态
Ⅰ	≤18	≥2.2	无肺淤血，无组织灌注不良
Ⅱ	≥18	≥2.2	有肺淤血，无组织灌注不良
Ⅲ	≤18	≤2.2	无肺淤血，有组织灌注不良
Ⅳ	≥18	≤2.2	有肺淤血，有组织灌注不良

注：1mmHg=0.133Kpa，PCWP：肺毛细血管楔压

第三节　血流动力学评价的常用技术

一、右心导管术

1. 右心导管检查的目的

（1）测定肺动脉压力和计算肺动脉阻力，判断有无肺动脉高压以及肺动脉高压的程度及性质，为手术或药物治疗提供依据。

（2）协助超声心动图完成先天性心脏病的诊断和鉴别诊断，并了解其分流水平、分流量及心功能状态。

（3）测定肺毛细血管楔压，结合左心室压等测量判断心功能情况；先天性心脏病（先心病）

介入治疗术前提供血流动力学依据和术后评价治疗效果。

2. 右心导管检查的适应证

（1）原因不明的肺动脉高压（超声心动图估测收缩压>50mmHg）。

（2）超声诊断不明确的肺血多型先心病，需协助诊断或鉴别诊断。

（3）分流性先心病合并重度肺动脉高压，术前需判断肺动脉高压的程度及性质。

（4）心衰需测定肺毛细血管楔压判断心功能情况。

（5）心脏移植前后判断心功能及全肺阻力情况。

（6）可行介入治疗的左向右分流性先心病（房间隔缺损、室间隔缺损、动脉导管未闭等）介入治疗前后。

3. 右心导管检查器材准备

（1）导管及导丝：右心导管术常用的导管包括5～6F端侧孔导管、猪尾导管、端孔导管、Swan-Ganz导管、其他气囊-漂浮导管等。一般仅用导管就能完成右心导管术、但有时需导丝配合完成，常用的导丝为150cm长，直径0.035英寸（0.889mm）或0.038英寸（0.965mm）的普通直头导丝、“J”型头导丝或普通泥鳅导丝。

（2）静脉穿刺针、5～6F静脉或动脉鞘管。

（3）多导生理记录仪：监测心电图、压力变化。

（4）血气分析仪：用于及时测定取血样本的血氧饱和度。

4. 右心导管检查操作步骤

（1）术前准备：右侧腹股沟区备皮，建立静脉通路，婴幼儿及不能合作儿童需请麻醉师协助进行基础麻醉。

（2）静脉穿刺：于腹股沟韧带下方2cm、股动脉内侧0.5cm处局部麻醉下采用Seldinger穿刺法穿刺右股静脉，穿刺成功后将J型头导丝送入穿刺针内，并循导丝插入血管扩张管及外鞘，随后撤去导丝插入血管扩张管、将外鞘保留入股静脉内，并用肝素盐水冲洗鞘管。如有特殊情况（如下腔静脉肝段缺如）穿刺股静脉不能完成检查者，可穿刺右侧颈总静脉或颈外静脉、锁骨下静脉。

（3）导管操作及各部取血测压：将右心导管经鞘管插入，依次将导管头端送至下腔静脉近端、右心房下部、上腔静脉近端、右心房上部、右心房中部、右心室中部、右心室流入道部、主肺动脉、左肺动脉、右肺动脉。每到一个部位，取血1～2ml立即送去进行血气分析、测定氧饱和度；随后接压力器测定各部压力情况，实际操作中可以只记录右心房中、右心室中、主肺动脉的压力。如无动脉通道及导管至主动脉异常通路，需在测压的间隙，用5ml注射器扎股动脉取1～2ml动脉血测定血氧饱和度。

（4）连续测压：测压状态下将导管头端由主肺动脉缓慢、匀速拉至腔静脉，记录主肺动脉-右心室间有无收缩压差或压力阶差移行区；或在肺动脉远心端至近心端缓慢、匀速拉动导管，测定左、右肺动脉与主肺动脉间有无压力阶差存在，一般收缩压差在10mmHg以上，表明有血流动力学意义。

（5）肺小动脉楔压的测定：一般来说，我们将肺小动脉楔压近似等于肺毛细血管楔压，其测定对于评价肺血管状态、测定肺血管阻力、反映左心房压力及左心室舒张末压等有重要意义。需要测量时，我们一般将4～5F端孔导管或球囊-漂浮导管送至肺动脉远端、楔入肺小动脉内来测定。目前，肺小动脉楔压并不是常规右心导管术中的测定项目。

（6）其他部位的取血及测压操作：有时由于检查者本身的解剖畸形或变异，导管可到达正常时不能到达的部位，如经房间隔缺损或卵圆孔未闭导管可至左心房及肺静脉、经室间隔缺损导管由右心室至升主动脉、或经动脉导管未闭导管由肺动脉入降主动脉等，同样，这些异常部位也要求取血、测压，以获得丰富的血流动力学资料。

（7）附加试验：为了评价肺动脉高压的性质或判断肺血管扩张能力，或了解肺血管对药物的反应，在普通右心导管检查完成后有时需对患者加以吸氧、吸入NO，或给予扩张肺血管药物（如前列腺素 E 等）后 10～30min 重复右心导管检查，将前后数据进行对比，以达到对肺循环的全面评价。

（8）术后处理：当各部血氧和压力记录齐备并核对无误后，可撤出导管于体外，局部压迫穿刺点 10～15min 后加压包扎，沙袋压迫 1～2h、平卧 6h，口服抗生素 1～2d。

5. 右心导管操作手法及技巧

（1）导管进入右心室：右心导管一般头端略带曲度，如果无明显右心室高压、右心室增大或明显三尖瓣反流时，在右心房下部转动导管头端指向三尖瓣口，可趁三尖瓣口打开时直接将导管送入右心室中部。当心脏明显扩大，导管直接进入右心室有困难时，可采用“导管头端打圈法”，即将导管头端顶在右心房侧壁或肝静脉形成倒“U”型圈，然后轻轻转动并下拉导管，使导管头端朝向三尖瓣口，并弹入右心室内；进右心室困难者，可借助于导丝硬头人工弯曲成形，然后送入导管头端（不能出头），使导管头端曲度加大，进入右心室内。

（2）导管进入肺动脉：将导管由心室中轻轻后撤至右心室流出道，使导管水平状浮于心腔，然后顺时针转动导管使导管头端上抬后，推送导管一般都可顺利进入肺动脉。如导管进肺动脉困难，可尝试借助泥鳅导丝配合，导丝漂入肺动脉后，循导丝推送导管入肺动脉。

（3）导管进入异常部位的判断：包括房间隔缺损、动脉导管未闭、双上腔静脉、下腔静脉肝段缺如、冠状静脉窦等，需要通过影像解剖学位置结合压力波形加以区分。

6. 右心导管检查压力及血氧测量注意事项

（1）压力和血氧测量值的准确性直接影响到右心导管报告结论的准确性，所以在右心导管操作中必须仔细、规范操作，确保数据的准确性。

测压时必须保证导管、三通管、压力延长管、换能器的连接严密和通畅。导管、三通管、压力延长管必须定时冲洗，排气要完全，避免气泡和血凝块充塞导管或连接管从而影响压力描记，如发现压力波型与导管位置不符，需仔细检查，必要时可更换换能器。

（2）测压取血时需保持准确、良好的导管头端位置。

正确的导管位置是游离于心脏、大血管腔内，如导管头端顶在血管壁或心腔壁上，则会取血困难、测压不准确。测压时不要触动导管，以保证测压的稳定性。每次测压前必须重新校零，以避免零点漂移带来的误差。

（3）各部血氧饱和度的测定受血流层流、导管冲洗程度、测定时间等多种因素的影响，每次测定时需要仔细核对，并保持导管位置不变，一旦发现误差，需及时重新取样本。

原则上每个心腔内血氧取 2～3 个样本，取平均值，以保证准确性；每次取血后应及时测定、尽量缩短体外停留时间。每次取血测血氧必须充分冲洗导管，并先用 10ml 注射器先抽取 2～4ml 导管内残留血液后再用 5ml 注射器取样本。

7. 右心导管检查结果分析

（1）血氧结果分析：主要判断有无分流存在、分流方向、分流水平、分流量大小。

1）左向右分流水平及分流量判断：左向右分流可发生在心房水平、心室水平、肺动脉水平、腔静脉水平。

①当右心房与腔静脉平均血氧饱和度之差大于 9％时，可认为心房水平存在左向右分流，主要存在于房间隔缺损、肺静脉异位引流入右心房、冠状动脉瘘入右心房等疾病中。

②当右心室与右心房平均血氧饱和度之差大于 5％时，可认为心室水平存在左向右分流，主要存在于室间隔缺损、主动脉窦瘤破入右心室等疾病中。

③当肺动脉与右心室血氧饱和度之差大于 3％时，可认为肺动脉水平存在左向右分流，主要存在于动脉导管未闭、主肺间隔缺损等疾病中。

④当上腔静脉或下腔静脉血氧饱和度明显增高或同一部位相近处多次采血发现血氧饱和度相差很大时，应怀疑腔静脉水平存在左向右分流，多见于肺静脉异位引流入腔静脉。

2）右向左分流判断：正常人外周动脉血氧饱和度 95％～100％，如果外周动脉血氧饱和度＜95％，在排除肺部疾患导致的血氧交换困难后，应考虑存在右向左分流，低于90%时患者往往出现发绀。

3）左向右分流量的判断：通过计算体循环血流量（QP）与肺循环血流量（QS）的比值（QP/QS）来判断分流量大小。正常时，QP/QS＝1；QP/QS＞1并≤1.5为少量分流；QP/QS＞1.5并≤2为中等量分流；QP/QS＞2为大量分流。

（2）压力测定及压力曲线分析：心腔及血管内压力的测量是右心导管检查需要获得的重要生理参数。一般我们通过与导管尾端的多导生理记录仪来完成测压。

1）心房压力测定：正常左右心房压力曲线有两个向上波即a波、v波。

a波由心房收缩引起，出现在心电图的P波之后，R波之前；v波由心房充盈引起，出现在心电图的T波之后，P波之前；正常情况下a波峰顶略高于v波。正常a波值为4～8mmHg，v波值为4～7mmHg，右心房平均压2～5mmHg，左心房平均压5～10mmHg。右心房压力增高主要见于肺动脉高压、三尖瓣关闭不全、肺动脉瓣狭窄；缩窄性心包炎、限制性心脏病等患者心房压力曲线往往呈特殊形态，a波与v波几乎等高，曲线呈“M”型。左心房a波高尖常见于二尖瓣狭窄、v波高尖常见于二尖瓣关闭不全；a波消失常见于房颤患者，a波重复出现常见于房扑患者。

2）心室压力测定：正常的心室压力呈高原型，心电图R波之后，S波中压力曲线迅速上升，曲线顶点为收缩压，心室射血后期曲线略有下降，形成波峰下的钝挫，然后进入心室舒张期，压力迅速下降至最低点（相当于T波之后），然后略有回升，形成小切迹，这时记录的是心室舒张压。

正常右心室收缩压为15～30mmHg，舒张压5～10mmHg，右心室舒张压＞20mmHg应考虑明显的右心功能不全；正常左心室收缩压为80～130mmHg，舒张压为5～10mmHg。

3）肺动脉压力测定：测定肺动脉压是右心导管检查不可或缺的步骤。肺动脉瓣开放后，相当于心电图QRS波后、T波前，血液由右心室喷射入肺动脉，肺动脉压迅速升高形成一较圆钝的顶峰即肺动脉收缩压。右心室舒张期，肺动脉压下降至最低点，即为肺动脉舒张压。

正常肺动脉收缩压为15～30mmHg，舒张压为5～10mmHg，平均压为10～20mmHg，如肺动脉收缩压31～50mmHg，平均压21～30mmHg，提示轻度肺动脉高压；收缩压51～80mmHg，平均压31～50mmHg，提示中度肺动脉高压；收缩压80mmHg以上，平均压50mmHg以上，提示重度肺动脉高压。

4）肺小动脉楔压测定：正常平均压为5～12mmHg，通常反映左心房平均压及左心室舒张末压，其平均压超过12mmHg即提示存在左心衰竭、左心室舒张受限、肺静脉回流受阻等。

5）主动脉压力测定：正常人主动脉收缩压和左心室收缩压相等，为80～130mmHg之间，舒张压在60～90mmHg之间。

6）连续测压：主要测定血管腔内、心腔与血管腔内有无收缩压差，以判断血管有无狭窄、瓣膜有无狭窄。

同一血管腔内收缩压差＞10mmHg提示存在有意义狭窄，瓣膜上下收缩压差＞20mmHg，提示存在有意义瓣膜狭窄。一般常记录的连续压包括肺动脉至右心室连续压、左心室至主动脉连续压、肺动脉远端至近端连续压等；特别是肺动脉-右心室连续测压压力曲线能鉴别肺动脉瓣上、瓣膜及漏斗部狭窄。

8．血流动力学指标计算

右心导管常需计算的血流动力学指标包括：每分氧耗量、肺循环血量（Qp）、体循环血量（Qs）、全肺阻力、心排血量等。

（1）氧耗量的测定：由于氧耗量的直接测定比较烦琐，临床上常采用体表面积及基础热卡推算法间接测定每分氧耗量，公式如下：

$$每分氧耗量（ml）=\frac{基础热卡（卡）\times 209}{60}\times 体表面积（m^2）$$

基础热卡和体表面积可按年龄、身高、体重查表获得。

（2）循环血量计算：

$$\text{体循环血流量（L/min）}=\frac{\text{氧耗量（ml/min）}}{\text{体动脉与体静脉血氧饱和度差值}\times1.33\times\text{Hb（g/dl）}}\times0.1$$

$$\text{肺循环血流量（L/min）}=\frac{\text{氧耗量（ml/min）}}{\text{肺动脉与肺静脉血氧饱和度差值}\times1.33\times\text{Hb（g/dl）}}\times0.1$$

注：Hb为血红蛋白浓度（g/dl）；当体动脉血氧饱和度＞95％时，若未测肺静脉血氧饱和度，则肺静脉血氧饱和度按100％算；当体动脉血氧饱和度＜95％时，若未测肺静脉血氧饱和度，则肺静脉血氧饱和度按95％计算。

（3）Qp/Qs计算：

$$\frac{Qp}{Qs}=\frac{\text{体动脉－体静脉血压饱和度差值}}{\text{肺静脉－肺动脉血氧饱和度差值}}$$

（4）全肺阻力（total pulmonary resistance，PVR）及肺小动脉阻力（pulmonary arteriolar resistance，PAR）计算：

$$\text{全肺阻力（达因·秒·厘米}^5\text{）}=\frac{\text{肺动脉平均压（mmHg）}\times80}{\text{肺循环血量（L/min）}}$$

一般PVR正常值为200～300dyn·s/cm^5，PVR大于450dyn·s/cm^5表示全肺阻力明显增加。

$$\text{肺小动脉阻力（达因·秒·厘米}^5\text{）}=\frac{\text{肺动脉平均压－肺小动脉平均压（mmHg）}\times80}{\text{肺循环血量（L/min）}}$$

一般PAR正常值为47～160dyn·s/cm^5，PAR大于300dyn·s/cm^5表示肺小动脉阻力增加。

（5）心脏指数（cardiac index，CI）测量：当无心内分流时，心排血量等于体循环血流量，亦等于肺循环血流量，心脏指数是指单位体表面积的心排血量，计算公式如下：

$$\text{心脏指数［L/(m}^2\text{·min)］}=\text{体循环血流量（L/min）/体表面积（m}^2\text{）}$$

9．附加试验的分析判断

（1）吸氧试验：吸入纯氧可扩张收缩状态下的肺小动脉，降低肺循环阻力。

重度肺动脉高压时，为区分动力性肺动脉高压或器质性肺动脉高压，完成常规右心导管术后需进行吸氧试验。

方法：面罩给予纯氧吸入10min后在吸氧状态下重复右心导管检查，测压并取各部位血氧分析，将吸氧前后的血流动力学资料进行对比。如果吸氧后外周动脉血氧饱和度上升至饱和、肺动脉平均压下降10mmHg以上、全肺阻力下降至500dyn·s/cm^5以下，一般认为肺动脉高压以动力性为主；如果吸氧后肺动脉压及全肺阻力下降不明显，则说明肺动脉高压以器质性为主。

（2）药物试验：主要指通过扩张肺血管药物来降低肺循环阻力，常用的有一氧化氮（NO）、前列腺素（PGE1）等，主要判断标准基本同吸氧试验。

需要说明的是附加试验是临床判断病情的重要参考标准，但非金标准，肺血管病变的情况要综合肺血管病变、血氧、临床症状全面评价。

10．右心导管报告的书写与存档

右心导管术的报告结果，不仅是重要的临床诊断依据，甚至是部分病例能否手术治疗的依据，书写有固定的要求和格式，并要求将压力曲线、血氧结果、分析数据共同保留，以便查阅（见表10-3）。

二、脉波轮廓温度稀释连续心排血量监测

脉波轮廓温度稀释连续心排血量监测技术（pulse index continuous cardiac output，PiCCO），是结合经肺热稀释方法和动脉脉波轮廓分析法，对血流动力学参数进行监测的一种微创技术。PiCCO仅需要一条中心静脉和一条较大的动脉通路（股动脉或腋动脉）；中心静脉导管注射冰水，同时在大动脉内测量温度-时间变化曲线，进而测量及计算全心的相关参数，而不仅是以右心的相关参数来代表全心。

PiCCO技术采用两种方法：经肺热稀释法与脉搏轮廓分析法测定心排血量。经肺热稀释法与温度稀释法、Fick方法具有较好的一致性[24-25]。心排血量的测定方法与肺动脉导管法相似，利用Stewart-Hamilton方程式从经肺温度稀释曲线计算而得，与肺动脉导管温度稀释曲线相比，经肺

温度稀释曲线更长、更平坦，对温度基线的飘移也更敏感。动脉波形轮廓分析法是基于对动脉脉搏轮廓分析并通过运用数学运算来计算心脏搏出量，基本运算法则是由 Wesseling 及其同事提出和发展的，基本公式：每搏量＝动脉压力收缩部分曲线下面积/主动脉的阻抗。

PiCCO 对原始的运算法则进行了改进，不仅要分析脉搏波形曲线下面积，还要分析压力波形的形态、动脉的顺应性，特别的校正因子必须用另一种心排血量测定方法校正方能获得，常用经肺温度稀释法校正。脉搏轮廓分析依靠每搏量与动脉压力波形收缩期曲线下的面积成正比，心排血量等于每搏量乘以心率，从而可以连续测定心排血量的变化[24-26]。动脉脉搏轮廓分析法心排血量的测定是根据动脉压力波形按照计算公式而得到的，另外该方法测定心排血量需要热稀释法进行初始校准，从而得到连续的心排血量监测[27]。因为动脉的压力波形与血管的顺应性与阻力相关，因此脉搏轮廓分析法心排血量的测定与血管的顺应性与阻力相关。经肺热稀释法心排血量的测定是通过注射冷盐水获得热稀释曲线后，通过改进的 Stewart-Hamilton 公式计算得到的心排血量。

研究证实，PiCCO 利用经肺温度稀释法测得的数值与利用肺动脉导管的监测有良好的相关性。Sakka 等[28]认为，与 PAC 技术相比较，PiCCO 技术创伤小，易操作，获得的心脏前负荷指标更可靠，受呼吸的影响小，临床应用更为稳定和准确。PAC 易受到血管壁顺应度、心内瓣膜功能及胸腔内压力等因素的影响，而且不能反映血管外肺水（EVLW）的量；PiCCO 引入 EVLW 及胸腔内血容积（ITBV）这两个指标，大量研究表明连续监测 EVLW 及 ITBV 能够更准确、及时地反映体内液体的变化[29]；PiCCO 参数较多，全面地反映血流动力学参数与心脏舒缩功能的变化，损伤小，更适合儿科患者，可实时测量 CO，使得治疗更及时[30]。

（一）方法

PiCCO 使用两根置管：1 根中心静脉导管和 1 根大动脉导管，通过“经肺热稀释法”测出 CO 数值，用来校准通过“动脉脉波轮廓”分析方法导出的连续 CO。

1. 温度稀释法

将容量与温度已知的液体，经中心静脉插管处快速注入体内，在体循环的大动脉处，热敏电阻感知血液温度在注射前后的变化，描绘出温度-时间变化曲线，即热稀释曲线，计算机根据曲线下面积通过公式计算出 CO。

（1）容量参数都是对热稀释曲线的更深入分析得到的，计算容积参数需知道：

1）MTt：平均传输时间。大约一半指示剂通过动脉测量点的时间，其长短代表了指示剂通过系统需要的时间，如果将 CO 与 MTt 相乘，得到的结果就是从注入点和探测点之间指示剂分布的容量。

2）DSt：下降时间。热稀释曲线的指数下降时间，当为稳定指示剂时，如果将其与流经系统的流量相乘，得到的结果就是肺内热容积（PTV）。

（2）胸腔内相关容积的组成：

PTV 为肺内热容积，在一系列混合腔室内具有最大的热容积。

ITTV 为胸腔内总热容积，从注射点到测量点的热容积之和。

GEDV 为全心舒张末期容积，舒张末心脏 4 个腔室的容积之和，等于 ITTV 减去 PTV。

ITBV 为胸腔内血容积，等于心舒张末期容积（GEDV）加肺血管内血液容积（PBV）。

EVLW 为血管外肺水，反映肺间质内含有的水量，等于 ITTV 减去 ITBV。

（3）肺血管通透性指数（PVPI），是指血管外肺水与肺血管内血容积的比值（EVLW/PBV）反映了肺水肿的类型。

（4）全心射血分数（GEF），与每搏量和舒张末期容积相关。

2. 脉波轮廓分析法

大动脉（首选股动脉，肱动脉或桡动脉也可备选）置管并进行有创压力监测提供了一道动脉压力波形，通过分析每一次心脏搏动时的动脉压力波形得到连续的参数；经过经肺热稀释校正后，可以测量每搏量（SV），持续监测可以得到每搏量变异（SVV）及脉压变异（PPV）。

（1）左心室收缩力指数（dPmx）：反映了左心室压力增加的速度，是心肌收缩力的参数。

（2）SVV：反映了每搏量随通气周期变化的情况。

（3）PPV：反映了脉压随通气周期变化的情况。

3. PiCCO 获取参数：通过“热稀释法”校正，使用脉波轮廓分析法得到连续心排血量。

（1）使用 3 次热稀释方法校准，使用肺热稀释曲线经热稀释方法得到的非连续性参数包括心排血量（CO）、全心舒张末期容积（GEDV）、胸腔内血容量（ITBV）、血管外肺水（EVLW）、肺血管通透性指数（PVPI）、心功能指数（CFI）、全心射血分数（GEF）。

（2）脉波轮廓分析法得到的连续性参数包括连续心排血量（PCCO）、动脉压（AP）、心率（HR）、每搏量（SV）、每搏量变异（SVV）、脉压变异（PPV）、系统血管阻力（SVR）、左心室收缩力指数（dPmx）。

（二）临床应用

1. 应用范围

PiCCO 监测技术被广泛应用于 ICU、心脏重症监护治疗病房（CCU）等病房中需要进行血流动力学监测的患者，适用于成人、儿童。

2. 几项重要参数临床意义

（1）EVLW：指分布于肺血管外的液体，任何原因引起的肺血管滤出增多，或液体排出减低均可使 EVLW 增加，导致肺水肿。右心导管技术既不能预防液体负荷过多也不能警示肺水肿的出现，尤其存在肺微血管渗透性增加导致肺水增加时更是如此。直接测定肺水至关重要，可预示病情严重程度及后果。在临床上对 EVLW 的监测技术应该具有较好的敏感性和准确性[28,31-32]。感染性休克的患者很大程度上是因为毛细血管的通透性增加，从而增加了 EVLW。EVLW 与肺内血管外的热容积相关，可以通过平均传输时间的方法计算得到。早期肺间质的含水量和其较轻微的变化不能被检测或仅依赖于滞后的胸部 X 线表现及动脉血气分析结果，同时胸部 X 线反映了整个胸腔的密度，因此应用 X 线评估肺水肿要比 EVLW 滞后并误差大得多。研究发现[28,31-32]，患者的 EVLW 在 8～10ml/kg 之间的病死率为 25%，在 10ml/kg 以上的病死率可高达 75%。

机械通气患者，如果 EVLW 增高，易合并院内感染。因此，任何减少 EVLW 而不减少组织灌流的治疗措施都可以提高患者生存率。目前 EVLW 监测主要用于以下几个方面：①机械通气患者，评价呼吸治疗的效果；②临床危重患者的管理，包括液体管理和呼吸的管理；③手术后患者的管理；④评价药物的疗效和机制。临床用热稀释法监测 EVLW 受到以下因素影响，如 CO 的明显变化、肺血容量、胸腔积液以及应用呼气末正压（PEEP）通气。

（2）PVPI：等于 EVLW/PBV。肺水肿分为静水压性和通透性，两者间常有相似的症状及体征，实验室往往也是非特异的，而两者在治疗上差别迥异。将小气道水肿液的蛋白浓度与血浆的蛋白浓度相比较以反映肺血管通透性，该方法在技术上相对简单，但操作起来也很有难度，双同位素法相对准确，但临床上难以常规实施。PVPI 由于抵消了肺血容量增加对于肺水的影响，故可以比较准确地反映出毛细血管通透性的改变，因而有助于临床静水压及通透性肺水肿的鉴别诊断，从而指导临床医师治疗决策。

（3）ITBV 临床应用也十分广泛，以计算热稀释波形的平均时间和指数波形下降时间来推算 ITBV 和 EVLW 等数据，由于热稀释波形较长，由此测得 ITBV 不受呼吸运动和心肌顺应性影响，因此成为更能准确反映心脏前负荷的指标。

（4）SVV 在反映患者前负荷状态的同时，可以及时、准确地反映液体治疗情况，是评估循环系统的一项重要参数，也是功能性血流动力学监测的重要指标；不同于目前临床常用的静态指标，SVV 以心肺交互作用为基本原理，综合考虑了循环系统和呼吸运动对血流动力学的影响，因而对患者血容量状态的评价更全面、更准确，SVV 不是在某一时间点得到的静态参数，而是某一时间内的容量、压力或血流速等静态参数的变化率，所以它是动态的指标[33]。根据SVV的测量原理、潮气量、肺膨胀程度、肺内压力和胸廓顺应性的变化等，可通过呼吸、循环交互作用而影响SVV的测定结果；研究证实，SVV能够准确地预测胸腔闭合状态下的容量治疗反应，但是SVV的应用研究都是在机械通气条件下进行的，临床实验结果证实，SVV不能准确预测压力支持通气和面罩吸氧患者的液体治疗结果，多数的研究结果支持潮气量设定在8～10ml/kg，对于SVV预测液体反应最有临床价值；但有研究表明，在低潮气量（5ml/kg）时SVV反映液体的敏感性会下降，高潮气量（15ml/kg）对SVV预测容量治疗效果也会造成影响[34]。

3. 临床应用

（1）容量监测

在麻醉和危重患者治疗中，精确的前负荷评价是指导治疗的关键，然而又是至今尚未完全解决的难题。传统的方法用PCWP和CVP来评价容量负荷，但在临床上多种因素导致压力不能完全反映容量，例如：由于心室顺应性在危重患者常常发生变化，导致压力与容量关系的改变；各种因素引起的胸膜腔内压增高都可能导致PCWP和CVP测量不准确；由于急性肺损伤或胸壁损伤所致的胸内压力的升高，也会引起PCWP和CVP的增加，等等。《拯救脓毒血症患者行动2008年指南（Surviving Sepsis Campaign Guidelines 2008）》提出："灌注压在评估扩容治疗中的局限性已经被证实，使用血流量或者容量参数指导容量管理或许更有优势"。PiCCO技术提供了容量的前负荷静态参数GEDV和ITBV，以及容量的前负荷动态参数SVV和PPV，为治疗提供了准确、实时的参考依据。

（2）肺水监测

肺水肿在重症患者中比较常见，而传统的监测方法有一定的局限性：例如，胸部X线片受到床旁拍摄技术的限制；在肺水肿早期，胸片无异常改变；血气分析结果不能正确反映肺水肿的状况等等。

（3）决策树

用户可参考以下决策树（图10-1）对患者的病情做出快速的判断及鉴别诊断，制定正确的治疗方案。（该决策树仅供参考，不能代替医生对不同患者的诊断治疗方案。）

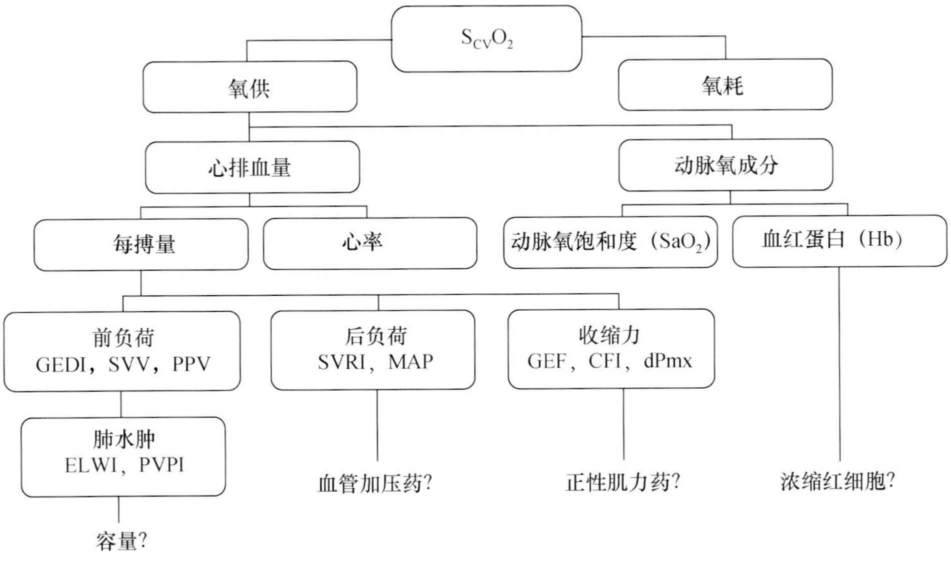

图10-1　决策树。GEDI，全心舒张末容积指数；SVV，每搏量变异；PPV，脉压变异；ELWI，血管外静水指数；PVPI，肺血管通透性指数；SVRI，系统血管阻力指数；MAP，平均动脉压；$ScvO_2$，中心静脉血氧饱和度；GEF，全心射血分数；CFI，心功能指数；dPmx，左心收缩指数

表 10-3 右心导管报告模版

××××医院

心 导 管 检 查 报 告 （一）

检查日期 **报告日期** **病案号**

姓名	性别	年龄	科别	病房	心导管号

手术医师 **助手** **麻醉士** **麻醉方式** **导管型号**

临床诊断：

检查名称：

插管部位及导管径路（导管径路用图解说明）：

右股静脉→下腔静脉→右心房→…→主肺动脉

↙ASD ↙PDA

左心房 主动脉弓降部

ASD：房间隔缺损；PDA：动脉导管未闭

检查经过（包括术中情况，反应及处理，药物剂量）：

检查资料分析讨论：

1. 导管径路：
2. 血氧分析：
3. 压力分析（mmHg）：
4. 吸氧试验：

报告人 审核人

××××医院

心 导 管 检 查 报 告 （二）

检查日期 **报告日期** **病案号**

姓名	性别	年龄	科别	病房	心导管号

查表：

身高（cm）		体表面积（m^2）	
体重（kg）		基础热卡（$Ka/m^2/h$）	

各部压力及血氧测定：

部位		血氧饱和度%		压力（mmHg）	
		吸氧前	后	吸氧前	后
上腔静脉					
下腔静脉					
右心房	上部				
	中部				
	下部				
右心室	流入道				
	中部				
	流出道				
肺动脉	主				
	右				
	左				
左心房					
升主动脉					
股动脉					
肺动脉-右心室连续测压：		未见收缩压差/见收缩压差（ mmHg）			
最大血氧含量		1.33×3（Hb，g/dl）			

氧耗量（ml/min） ＝

肺循环血量（L/min） 吸氧前＝ 吸氧后＝

QP/QS 吸氧前＝ 吸氧后＝

吸氧试验结果

	肺动脉压（mmHg）	Qp/Qs	全肺阻力（达因单位或 Wood 单位）
吸氧前			
吸氧后			

报告人 审核人

（刘兵）

参考文献

[1] MullensW, AbrahamsZ, SkouriHN, et al. Prognostice valuation of ambulatory patients with advanced heart failure. Am J Cardiol, 2008, 101: 1297-1302.

[2] Dalen JE, Bone RC. Is it time to pull the pulmonary artery catheter? JAMA, 1996, 276: 916-918.

[3] ConnorsAFJr, SperoffT, DawsonNV, et al. The effectiveness of right heart catheterization in the initial care of critically ill patients. support investigators. JAMA, 1996, 276: 889-897.

[4] Cohen MG, KellyRV, KongDF, et al. Pulmonary artery catheterization in acute coronary syndromes: insights from the GUSTO Ⅱ b and GUSTO Ⅲ trials. Am J Med, 2005, 118: 482-488.

[5] GoreJM, GoldbergRJ, SpodickDH, et al. A community-wide assessment of the use of pulmonary artery catheters in patients with acute myocardial infarction. Chest, 1987, 92: 721-727.

[6] BernardGR, SopkoG, CerraF, et al. Pulmonary artery catheterization and clinical outcomes: national heart, lung, and blood institute and food and drug administration workshop report: consensusstatement. JAMA, 2000, 283: 2568-2572.

[7] RichardC, Warszawski J, AnguelN, et al. Early use of the pulmonary artery catheter and outcomes in patients with shock and acute respiratory distress syndrome: a randomized controlled trial. JAMA, 2003, 290: 2713-2720.

[8] HarveyS, HarrisonDA, SingerM, et al. Assessment of the clinic a effectiveness of pulmonary artery catheters inmanagement of patients in intensivecare (PAC-Man): a randomised controlled trial. Lancet, 2005, 366: 472-477.

[9] WheelerAP, BernardGR, ThompsonBT, et al. Pulmonary-artery versus central venous catheterto guide treatment of acute lung injury. N Engl J Med, 2006, 354: 2213-2224.

[10] ShahMR, HasselbladV, StevensonLW, et al. Impact of the pulmonary artery catheter in critically ill-patients: meta-analysis of randomized clinical trials. JAMA, 2005, 294: 1664-1670.

[11] Connors AF Jr1, Speroff T, Dawson NV, et al. The effectiveness of right heart catheterization in the initial care of critically ill patients. SUPPORT Investigators. JAMA, 1996, 276: 889-897.

[12] Pulmonary Artery Catheter Consensus Conference: Consensusstatement. Crit Care Med, 1997, 25: 910-925.

[13] ShahMR, O'ConnorCM, SopkoG, et al. Evaluation Study of Congestive Heart Failure and Pulmonary Artery Catheterization Effectiveness (ESCAPE): designandrationale. AmHeartJ, 2001, 141: 528-535.

[14] BinanayC, CaliffRM, HasselbladV, et al. Evaluation study of congestive heart failure and pulmonary artery catheterization effectiveness: the ESCAPE trial. JAMA, 2005, 294: 1625-1633.

[15] Allen LA, Rogers JG, Warnica JW, et al. High mortality without ESCAPE: the registry of heart failure patients receiving pulmonary artery catheters without randomization. J Card Fail. 2008, 14 (8): 661-9.

[16] BourgeRC, AbrahamWT, Adamson PB, et al. Randomized controlled trial of an implantable continuous hemodynamic monitor in patients with advanced heart failure: the COMPASS-HFstudy. J Am Coll Cardiol, 2008, 51: 1073-1079.

[17] ElkayamU, TasissaG, BinanayC, et al. Use and impact of inotropes and vasodilator therapy in hospitalized patients with severe heart failure. Am Heart J, 2007, 153: 98-104.

[18] NohriaA, HasselbladV, StebbinsA, et al. Cardiorenal interactions: insights from the ESCAPEtrial. J Am Coll Cardiol, 2008, 51: 1268-1274.

[19] WienerRS, WelchHG. Trends in the use of the pulmonary artery catheter in the United States, 1993-2004. JAMA, 2007, 298: 423-429.

[20] Nieminen MS, Brutsaert D, Dickstein K, et al. Euro Heart Failure Survey Ⅱ (EHFS Ⅱ): a survey on hospitalized acute heartfailure patients: descriplion of population. Eur Hear J, 2006, 27: 2725-2736.

[21] Elkayam U, Janmohamed M, Habib M, et al. Vasodilators in the management of acute heart failure. Crit Care Med, 2008, 36: S95-S105.

[22] Amjn A. Hospitalization patients with acute decompensated heart failure: recognition, risk stratification, and treatment review. J Hosp Med, 2008, 3: s16-s24.

[23] Stevenson LW, Tillisch JH. Maintenance of cardiac output with normal filling pressures in patients with dilated

heart failure. Circulation, 1986, 74: 1303-1308.

[24] Goedje O, Hoeke K, Lichtwarck-Aschoff M, et al. Continuous cardiac output by femoral arterial thermodilution calibrated pulse contour analysis: comparison with pulmonary arterial thermodilution. Crit Care Med, 1999, 27: 2407-2412.

[25] Sakka SG, Reinhart K, Meier-Hellmann A. Comparison of pulmonary artery and arterial thermodilution cardiac output in critically ill patients. Intensive Care Med, 1999, 25: 843-846.

[26] Gödje O, Höke K, Goetz AE, et al. Reliability of a new algorithm for continuous cardiac output determination by pulse-contour analysis during hemodynamic instability. Crit Care Med, 2002, 30 (1): 52-58.

[27] Armtrong S, Fernando R, Columbb M. Minimally-and non-invasiveassessment of maternal cardiac output: go with the flow! InternationalJournal of Obstetric Anesthesia, 2011, 20 (4): 330-340.

[28] Sakka SG, Ruhl CC, Pleiffer UJ, at al. Assessment of cardiac preload and extravascular lung water by singletranspulmonary thermodilution. Intensive Care Med, 2000, 26: 180-187.

[29] 张鸿飞，徐世元. 脉搏指示连续心排血量技术在心脏前负荷测量应用近况. 国际麻醉学与复苏杂志，2006，27：58.

[30] 徐向辉，常业恬，李李，等. PiCCO 与 Swan-Ganz 导管监测的比较与思考. 医学与哲学（临床决策论坛版），2007，28：52-53.

[31] Sakka GS, Klein M, Reinhart K. Prognostic value of extra vascularlung water in critically ill patients. Chest, 2002, 122: 2080-2086.

[32] Martin GS, Eaton S, Mealer M, et al. Extravascular lung water in patients with severe sepsis: a prospective cohort study. Critical Care, 2005, 9: R74-R82.

[33] 朱琛，卢家凯. 动脉压力波形心排血量监测法在心脏手术中的应用进展. 心肺血管病杂志，2009，28：370-372.

[34] 李延培，卿恩明，卢家凯. 每搏量变异率用于心脏手术中容量治疗监测研究进展. 心肺血管病杂志，2009，28：373-374.

第十一章　心力衰竭的诊断流程和临床评估

心力衰竭（心衰）不是一个单独的疾病诊断，往往有潜在的心脏病基础，心衰的患者还经常合并多种疾病，包括心源性和非心源性疾病。心衰的恶化通常是有诱因的。心衰病程的不同阶段，临床表现不同[1]。因此在心衰的不同阶段对患者进行临床评估，结果会有所不同，心衰的评估，已经从单纯的对症状进行评估，转变为对疾病的发展过程进行管理和评估。心衰的评估首先要确定心衰的诊断和类型，量化心功能不全的程度，明确心衰的分期和分级。然后需要对心衰患者进行系统评估：评估心衰的病因和诱因；评估药物的疗效和副作用；评估临床介入治疗的指征和风险；评估心衰进展的速度和患者的临床预后；评估心衰患者健康相关的生活质量和自我管理情况；评估心衰并存的其他临床疾病以及严重程度等。临床上心衰的评估需要围绕病程的发展和变化进行动态评估，不断修正和调整治疗方案。

一、心力衰竭的诊断流程

心衰是由于心室充盈和射血功能异常导致的一组临床综合征[2]。临床表现为呼吸困难、乏力、运动耐量下降，液体潴留导致器官充血和（或）周围水肿。有些患者运动耐量下降，但是水肿不明显；有些患者以水肿、呼吸困难和无力为主诉就医；有些患者并没有容量负荷过重的症状或者体征。心衰是复合的疾病诊断，临床上没有一个单独的检查就可以确定心衰的诊断，需要靠仔细地询问病史和详尽的体格检查以及实验室和现代化的诊疗手段来诊断。临床上常用的心衰分类有两种，根据发病情况分为急性心衰和慢性心衰[3]，根据左心室射血分数心衰又分为射血分数减低的心衰（EF-RHF）和射血分数保留的心衰（EF-PHF）。

（一）急性心力衰竭（AHF）的诊断

急性心衰的诊断要根据症状和体征，通过体格检查评价体循环灌注和充血情况，实验室检查、X线胸片、心脏超声都非常重要。轻度的心肌酶升高在心衰的急性失代偿期可以见到，但是不是非常常见，心肌酶升高也不意味着一定合并心肌梗死。在合理的系统临床评估的基础上，心房利钠肽的水平有助于除外或者证实诊断，特别是诊断不明确的时候，如果脑钠肽（BNP）＜100pg/ml，N末端proBNP（NT-proBNP）＜300pg/ml可以除外急性心衰诊断，BNP＞500pg/ml，NT-proBNP＞900pg/ml（50～75岁），或者NT-proBNP＞1800pg/ml（＞75岁），可以确定急性心衰诊断。在临床评估和利钠肽水平评估的基础上，结合临床心衰的评分系统，有助于明确诊断和进行临床决策，加拿大心衰指南推荐的评分系统为Baggish等提出的评分标准（表11-1）。心电图和胸片需要在就诊的2h内完成检查，初始的血液检查包括：血常规、血肌酐、血尿素氮、血糖、血钠、血钾和肌钙蛋白。经胸超声需要在就诊的72h内完成，以前有超声结果的，重新检查的条件包括：临床状态变化需要重新评估、患者对合理的治疗反应欠佳或者前一次超声检查是在12个月以前。明确诊断的患者也需要测定BNP和NT-proBNP，因为利钠肽水平可以提供预后信息。

当患者第一次发生心衰或失代偿性心衰时，确定和纠正其诱发因素是非常重要的（见表11-2）。

表 11-1 诊断急性心衰的临床评分系统

预测因子	可能得分
年龄＞75 岁	1
端坐呼吸	2
不咳嗽	1
就诊前已经用了袢利尿剂	1
肺底有啰音	1
不发热	2
NT-proBNP 升高（定义为＞450pg/ml，年龄＜50 岁；＞900pg/ml，年龄＞50 岁）	4
胸片提示间质水肿	2
总得分	14
心衰的可能性	低危：0～5 中危：6～8 高危：9～14

大规模临床试验研究表明，最常见的心衰加重的急性诱因是盐摄入量超限（22%）、肺部感染（15%）和心律失常（13%）。更令人担忧的是医源性原因导致心衰失代偿，如应用抗心律失常药物（15%）、钙通道阻断剂（13%）或不恰当地减少抗心衰药物用量（10%）。此外，不同的诱发因素也可能导致不同的结果。例如，缺血或肾功能恶化导致失代偿性心衰，其 60～90 天预后比血压控制不佳或心律失常引起的心衰更差。

表 11-2 心衰的诱因

心衰恶化的可能诱因
心肌缺血或者心肌梗死
摄入过多的钠盐或者液体
不遵医嘱用药
医源性容量超负荷
未控制的高血压
心律失常：心房颤动或者心房扑动、室性心动过速、缓慢性心律失常
并发症：发热、感染、败血症、甲状腺功能减退、贫血、肾功能不全、营养缺乏（如硫胺素缺乏）、肺部疾病（慢性阻塞性肺疾病、肺栓塞、低氧血症）
抗心衰药物不适当减少
药物不良反应：酒精、过度使用负性肌力药物（β 受体阻滞剂、钙通道阻断剂、抗心律失常药物）、非类固醇抗炎药物、可能导致液体潴留的噻唑烷二酮类、皮质类固醇

（二）慢性心力衰竭的诊断

诊断慢性心衰主要基于充血和组织灌注不足导致收缩性和（或）舒张性心功能不全的症状和体征。诊断心衰有时很困难，因为水肿、呼吸困难和乏力这几个症状敏感性和特异性都很差，女性、肥胖、老年患者心衰表现又不典型。因此所有的患者都需要详尽的病史采集和体格检查，初始评估需要确定或者除外心衰诊断，明确系统病因，包括心衰的基础疾病和影响心衰病程的其他疾病。心房利钠肽的水平对于初始心衰诊断和心衰失代偿期尚不确定的诊断非常重要，12 导联心电图是必须检查的项目，需要评价心脏节律、心率、QRS 波宽度、形状等，心电图检查还可能揭示病因。心脏超声心动图有助于评价心脏的收缩和舒张功能，心脏的解剖结构（腔室大小、几何形状、左心室大体情况等）和心包疾病。有些肥胖、肺气肿的患者心脏超声成像条件较差，心脏核素扫描可以用来评价心脏功能和心脏各房室腔情况。有心绞痛、无创性检查提示心肌缺血或者可能通过血管重建术获益的患者建议冠状动脉造影。心脏磁共振成像用于诊断炎症性和浸润性心脏病，对预后的评估也有一定作用。纽约心功能分级（NYHA）是简单有效评价心脏功能的指标。心力衰竭的诊断流程见图 11-1。

心衰的病因很多，包括心包疾病、心肌疾病、心内膜疾病、心脏瓣膜疾病、大血管疾病或者代谢性疾病。大多数患者的症状是由于左心室功能不全引起的，左心室功能不全包括两种情况，一种左心室大小正常，射血分数（EF）保留，另一种情况是左心室扩大，合并或者不合并 EF 下降。大多数患者不论 EF 如何，收缩功能不全与舒张功能不全共存。EF 在心衰分类中起决定性作用，根据 EF 心衰分为射血分数保留的心衰（HF-PEF）和射血分数降低（HF-REF）的心衰。

（三）射血分数降低的心力衰竭（HF-REF）

大约 1/2 的射血分数降低（HF-REF）的心衰患者射血分数降低合并有不同程度的左心室扩

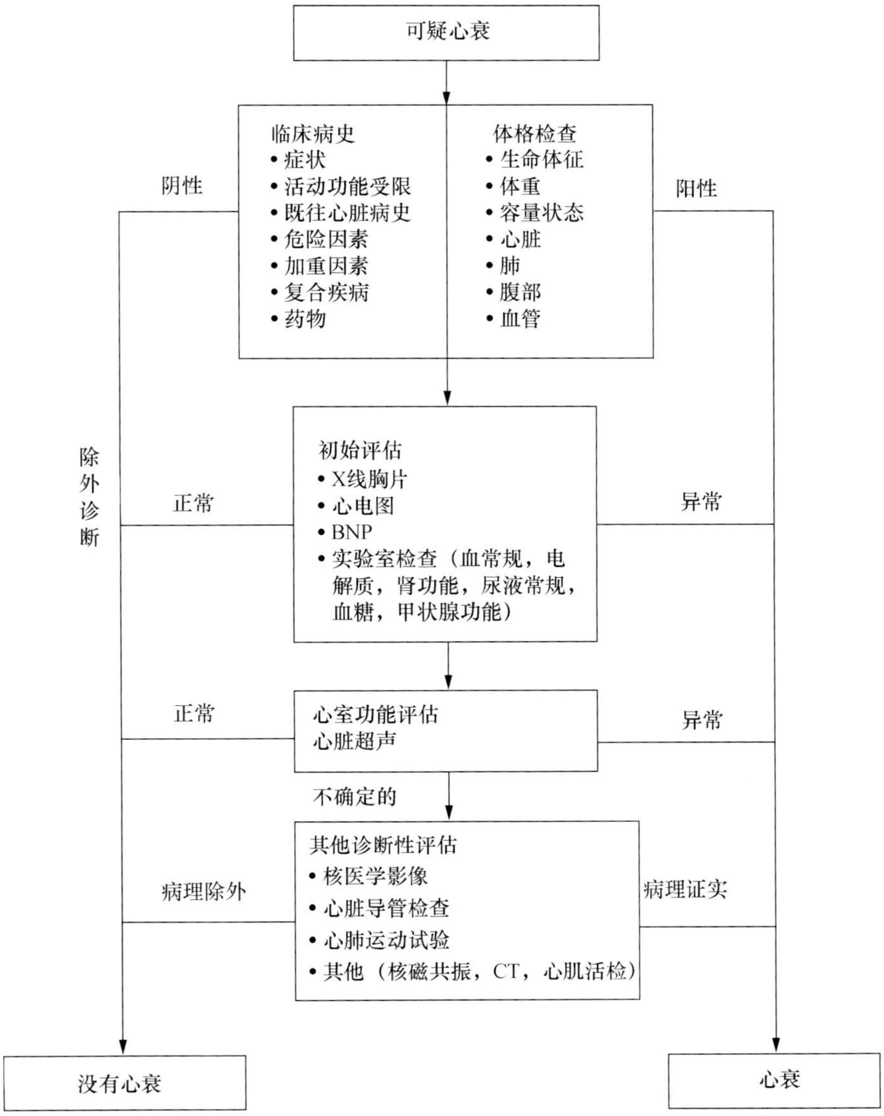

图 11-1　心力衰竭诊断流程

大。不同指南对于左心室射血分数（LVEF）降低的界定值不同，2013 年 ACCF/AHA 心力衰竭的指南界定值为 LVEF≤40%。冠心病陈旧性心肌梗死的患者是射血分数降低的心衰（HF-REF）的主要患者群，其他因素也可以导致左心室扩张和射血分数降低的心衰（HF-REF）。

HF-REF 的患者 30%～40%是由于扩张型心肌病引起的[4]，表现为心脏扩大，收缩力降低。有症状的扩张型心肌病的预后较差，1 年的死亡率 25%，5 年的死亡率 50%。25%的扩张型心肌病患者即使没有经过充分的药物治疗，新发生的心衰症状在短期内可以改善。如果心衰出现严重的失代偿症状 3 个月以上，恢复的机会就不大了。

原发性扩张型心肌病患者与其他类型扩张型心肌病相比，总死亡率较低。25%～35%的原发性扩张型心肌病患者属于家族性扩张型心肌病，包括致密化不全性心肌病。内分泌代谢原因也可以引起扩张型心肌病：肥胖性扩张型心肌病，糖尿病性扩张型心肌病，甲状腺功能亢进或者甲状腺功能减退、肢端肥大症或者生长激素缺乏引起的心肌病。其他原因还包括：中毒性心肌病（酒精性心肌病、可卡因心肌病、化疗药物毒性作用引起的心肌病等）、心动过速性心肌病（心动过速心肌病心力衰竭是可逆的，其发生和进展情况与心动过速的持续时间和频率密切相关，引起心律失常性心肌病的心律失常类型包括：各种室上性心动过速伴有快速的心室率、频发室性期前收缩、室性心动过速等）、心肌炎和炎症引起的扩张型心肌病、Chagas 病、非感染诱发的扩张型心肌病、风湿免疫性疾病引起的扩张型心肌病、围生期心肌病、铁负荷增加引起的扩张型心肌病、淀粉样变心肌病、心脏结节病、应激性心肌病等（详见第二章）。

（四）射血分数保留的心力衰竭（HF-PEF）

临床上射血分数保留的心衰（HF-PEF）发生率占心衰的 50%。这部分患者 LVEF＞40%。LVEF40%～50%的患者属于中间组患者，这部分患者的治疗包括病因治疗、合并疾病治疗和指南指导下的药物治疗（GDMT），与 HF-REF 患者的治疗基本一致。HF-PEF 诊断标准包括：①心力衰竭的症状和体征；②LVEF 保留或者正常；③多普勒超声心动图或者心导管检查发现左心室舒张功能障碍。HF-PEF 的诊断比 HF-REF 的诊断更具有挑战性，需要除外很多其他潜在非心源性因素引起的与心衰类似的症状。研究发现 HF-PEF 的发病率呈增加趋势，心衰住院患者中 HF-PEF 的患者占大部分。普通人群中，HF-PEF 的患者常见于有高血压病史的老年女性。肥胖、冠心病、糖尿病、心房颤动、高脂血症患者在 HF-PEF 人群中也很常见。有些 HF-PEF 的患者以前有 HF-REF，这部分患者可能有别于 EF 持续保留和 EF 持续降低的患者，因此这一部分患者可能需要进一步的研究。

二、心力衰竭的分期和分级评估

ACCF/AHA 心力衰竭的分期和纽约心功能分级都是评价心衰存在和严重性的标准。ACC/AHA 心力衰竭的分级强调了心衰的发生发展过程，可以用于个体评价也可以用于人群评价，纽约心功能分级注重运动能力和症状情况。

ACCF/AHA 心力衰竭的分级指出，心衰的危险因素和心脏结构的异常都与心衰有关，从 A 到 D 期是界限分明不断进展的，患者进入了高一个级别，就很难回归到心衰早期，评价心衰患者处于心衰自然病程的哪一期非常重要。只有确定心衰的危险因素才能预期心衰发生（A 期心衰）。心衰的危险因素包括高血压、冠状动脉疾病、糖尿病、心脏瓣膜疾病、心肌梗死病史、心肌病家族史，或暴露于心脏毒性物质（如过度饮用酒精、应用蒽环类药物、职业暴露、应用含麻黄的补充剂，或使用违禁药品）。

即使没有心衰症状，部分患者也可能存在心脏和循环的结构和功能异常，并先于症状出现（B 期心衰）。这些结构上的异常包括左心室肥厚、无症状左心室功能不全、无症状瓣膜功能不全，或陈旧性心肌梗死导致的室壁运动异常。因为部分患者在上述这些早期阶段会发生心衰，应进行预防性治疗或控制危险因素，同时早期应用神经激素拮抗剂，包括血管紧张素转化酶（ACE）抑制剂，并在特定情况下，早期使用 β 受体阻滞剂和他汀类药物治疗。

心衰的症状经门诊治疗，可能会得到良好的控制（C 期），也有可能发展为难治性心衰（D 期）。医生确诊患者的症状是由心衰综合征引起之后，持续对患者的临床状况进行评估是对症治疗的关键保障。传统的心功能评估方法是按照患者症状的严重程度进行的，其依据是 NYHA 心功能分级法，虽然这个分类系统的主观性很强，但它经受住了时间的考验，并继续广泛应用于心衰患者的心功能评价。心功能分级与分期之间的重要区别在于：NYHA 心功能分级，只适用于有明显心衰症状（C 和 D 期）的患者，其分级可以改善或加重，而心衰的分期则只能进展。换句话说，一旦患者的病情达到 C 期，即使经治疗后症状改善，病情也不会重回到 B 期。

心衰的发生和发展进程具有高度可变性，而且有时候很难区分 C 期和 D 期。因此进行各种诊断性评估对于如何选择合适的时机进行正确的有针对性治疗非常重要（如心肌血运重建术和心脏移植）。例如，一名由急性心肌炎导致失代偿性心衰的年轻女性患者，可能需要全面的诊断性检查和机械性循环支持，医生需要用各种方法使其恢复健康。而一名患有慢性风湿性瓣膜疾病的老年患者，其心衰的症状稳定并且未经手术治疗，如果其症状和体征没有突发性变化，可能只需要规律的临床随访就可以获益。对于终末期心衰患者，治疗仅局限于改善生活质量或延长寿命，尽可能避免有创性检查和治疗[5]。

三、心力衰竭的临床评估[6]

心衰临床评估的主要内容是症状和体征的评估。心衰的常见症状包括：呼吸困难、咳嗽和咯血、发绀、水肿。虽然现代化的诊疗技术日新月异而且唾手可得，但是最基本的采集病史和体格检查对于心衰患者的诊断仍然是非常重要的。病史采集需要明确以下几点：从什么时候开始出现症状？症状稳定，还是在恶化？症状的诱发或发生是在休息时吗？是否有伴随症状（如胸部疼痛或跛行、心悸、头晕）？症状是否影响日常活动？采集病史是一个非常耗时的过程，病史采集者一定要有耐心。采集病史不仅是为了诊断和治疗患者，更重要的是与患者建立信任关系以及和谐的医患关系，让患者感受到医生愿意花时间来解决他的问题。医生也可以通过病史采集评估患者的个性、态度和情绪对疾病的影响程度，恐惧焦虑可以产生与有器质性心脏病相似的症状，恐惧和焦虑还可以加重原有的心脏病症状，特别是反复心衰合并多种疾病的患者，有些时候的症状真假难辨，问病史可以明确鉴别。

（一）心力衰竭的主要症状

心衰患者可表现为不同类型的呼吸困难，包括劳力性呼吸困难、端坐呼吸、夜间阵发性呼吸困难、静息时呼吸困难，以及急性肺水肿和呼吸窘迫。在呼吸频率加快（通常＞16 次/分）时，通常伴随呼吸困难，并可能预示稳定的心衰发生急性失代偿。对于所有心衰患者，都应仔细询问其在运动时发生呼吸困难的阈值。应该寻找如何以及何时发生呼吸困难。心衰引起的呼吸困难通常进展缓慢，静息时就出现呼吸困难说明心衰比较严重，轻微活动症状就会加重。非心源性因素导致劳力性呼吸困难见于：肥胖、妊娠、胸腔积液、慢性肺病、胸廓骨骼肌肉疾病。焦虑也会引起呼吸困难和胸痛，这通常发生在静息情况下，运动时不存在或者运动后或者叹气后缓解，说明不是心衰而是焦虑。突发的急性呼吸困难可以由于心源性或者非心源性原因，以往没有心衰病史的患者突发急性呼吸困难，需要除外急性心肌缺血或者心肌梗死，其他心源性因素需要考虑到：腱索断裂或者乳头肌功能不全导致严重的二尖瓣反流、急性主动脉瓣反流、二尖瓣阻塞合并心房颤动。室性心动过速很少表现为急性呼吸困难。非心源性原因要考虑到：肺栓塞、气胸、肺炎和大气道阻塞。有些心衰患者由于肺水肿可以出现严重的阵发性呼吸困难，但是没有慢性心衰的病史，这些患者在发作性阵发性呼吸困难的缓解期，可以没有症状甚至可以从事一定强度的运动，这些患者需要考虑以下疾病：由于左心房黏液瘤或者球形瓣膜发生了血栓导致阵发性二尖瓣阻塞，呼吸困难与体位和晕厥有关；阵发性乳头肌缺血导致严重的阵发性二尖瓣反流，通常说明冠状动脉存在严重的病变，可能合并心绞痛；阵发性缺血性心脏僵硬综合征，通常这些患者合并糖尿病、高血压和冠心病，轻微的心脏负荷增加就可以导致明显的肺水肿；阵发性心动过速一般不会导致发作性呼吸困难，但是合并轻中度左心功能不全或者二尖瓣狭窄的患者就容易出现阵发性呼吸困难；右到左分流的先天性心脏病患者由于缺氧，轻微的活动可以诱发呼吸困难同时合并发绀。

心衰常常伴有咳嗽，发生率仅次于各种肺和支气管疾病。夜间阵发性呼吸困难发作前如果有咳嗽，就可能出现粉红色泡沫痰。阵发性咳嗽可能是血管紧张素转化酶抑制剂（ACEI 类）药物的副作用。二尖瓣狭窄，左心房增大和肺动脉高压，可以压迫喉返神经引起声嘶。

心衰肺水肿引起大口咯血非常少见，常见的是粉红色泡沫痰或者痰中带血。二尖瓣狭窄常常伴有反复少量咯血。肺静脉高压引起的咯血通常伴有呼吸困难。严重二尖瓣狭窄合并肺动脉高压少见，大量咯血是由于肺静脉破裂。心脏病患者大量大块咯血不常见，常见于原发性支气管肺病。服用抗凝、抗血小板药物治疗的患者也会咯血，同时其他部位也有出血可能，因此问病史需要逐一询问。

周围型发绀是由于心排血量不足导致皮肤血管收缩引起发绀，也可由于寒冷引起，周围型发绀主要表现在四肢末梢（手和指趾）、鼻子、嘴唇和耳郭，口腔黏膜、软腭和舌不会出现发绀。发绀的病史有助于鉴别发绀类型和明确病因。发绀分为两种类型：中心型发绀和周围型发绀。由于心脏右向左分流、肺内分流或者某种异常血管分流导致动脉血氧饱和度降低，就会出现中心型发绀，发绀可以在口腔黏膜、软腭和舌表现出来。

水肿可以分为心源性水肿和非心源性水肿。问病史需要注意询问水肿开始的部位、进展情况和相关的症状。如果脚、脚踝、腿部的水肿在傍晚变得严重，说明是右心功能不全或者慢性静脉功能不全引起的。水肿同时伴有呼吸困难病史、端坐呼吸、夜间阵发性呼吸困难，说明是由于左心功能不全或者二尖瓣梗阻。原发性右心功能不全或者限制性心包炎的患者，不会有端坐呼吸或者夜间阵发性呼吸困难的病史。严重三尖瓣关闭不全的患者会有颈部饱满、腹胀的病史。心源性水肿逐渐加重，水肿会从大腿、会阴加重蔓延至腹壁，但是通常不会累及面部。眼部和颜面部水肿通常见于：肾病综合征、血管神经性水肿、肾小球肾炎、低蛋白血症和黏液性水肿。局限于下肢和腹部的水肿还可以见于肝硬化的患者。局限于上肢、颜面部、颈部的水肿见于上腔静脉综合征，由于肺部肿瘤或者淋巴瘤引起。血管神经性水肿通常是间歇性的，有过敏原接触史。

（二）心力衰竭的其他症状

少数心衰患者会出现心悸、眩晕，甚至晕厥，但这种现象并不常见。心脏传导阻滞、心律失常伴循环衰竭，甚至心房颤动或早搏，都可能是心衰的表现，尤其是在特定条件下，如急性心肌炎、结节性心肌病或 Chagas 病。急性肝淤血引起的右上腹疼痛或早饱，可能是心衰的另一种症状。其他症状可能还包括夜间心绞痛、体重减轻（体重增加更为常见）。心衰可伴有许多内分泌异常，这些异常可能是能治愈的。在无症状的患者中，常规胸部 X 线片发现心脏扩大或通过心电图发现左束支传导阻滞或心律失常，这两种情况可能是心衰和心功能不全的早期表现。

（三）关于体征的临床评估：体格检查

详细的体格检查始终是心衰患者临床评估的重要内容。检查的目的是帮助确定心衰的病因和严重程度，获取更多的血流动力学信息，评估对治疗的反应，并用于判断预后。

1. 一般检查

有经验的医师在患者进入诊室的前几分钟内就可以通过仔细观察很容易地判断心衰症状的严重程度。呼吸困难比较容易观察到，严重呼吸困难的患者，由于气短，可能无法完整地讲完一句话。心衰患者卧位时呼吸困难明显，需要端坐呼吸。无法平躺伴有干咳、刺激性咳嗽说明肺静脉淤血。呼吸频率增快暗示心肺疾病，深大缓慢呼吸暗示代谢性疾病。原发性肺病或者肺栓塞的患者虽然呼吸困难但是喜欢平卧位。经常叹气样呼吸说明焦虑或者神经衰弱。慢性阻塞性呼吸困难引起的呼吸窘迫可表现为紫喘型和红喘型。

一般检查还需要评估患者的营养状态，严重肥胖伴有皮肤灰暗嗜睡提示极度肥胖综合征（Pickwickian syndrome）。明显的体重下降和心源性恶病质提示慢性心衰、感染性心内膜炎、肿瘤引起的继发性心脏改变，是预后不良的标志。

容量状态的评估

容量负荷过重的体征包括颈静脉怒张、显著的静脉波、奔马律［或第三心音（S3）］、肺部啰音及胸腔积液、全身水肿、腹水和外周水肿。有时则表现为特定的器官肿大，例如肝大、脾大（罕见）和心脏扩大。颈静脉怒张和搏动，反映心脏右侧的血流动力学变化，抬高下肢和增加腹部压力都可以使颈静脉怒张变得明显。颈静怒张和第三心音的存在意味着预后不良和疾病的进展。

肝大很常见，急性充血可导致严重的右上腹压痛，类似胆囊炎。有时，急性失代偿的患者有严重的右上腹疼痛，甚至可能被误诊为急性胆囊炎而行胆囊切除术，而实际上是急性肝淤血。急性继发性肝淤血和严重右心衰时往往合并转氨酶升高，凝血因子和总胆红素水平也可能会增高。

腹腔内压力升高可见于充血性和失代偿性心衰，血流动力学改变是腹部充血的主要原因。

进展期心衰患者不一定都表现出容量超负荷，原因尚不清楚，可能由于这些患者摄入的盐和水的量不足。因此，如果过度利尿，有些患者会出现肾前性氮质血症。部分肺毛细血管楔压升高的患者，也不表现出肺充血的体征（如啰音、肺水肿、颈静脉压升高），与慢性二尖瓣狭窄的患者相似，慢性、严重的心衰患者往往具有充分的肺间质淋巴引流。临床上，没有啰音并不能排除肺水肿，有时可能需要直接的血流动力学测定。相反，呼吸窘迫（如一些极端气候条件导致缺氧）常常伴有明显的肺充血。

循环容量的增加，往往伴有肾上腺素能神经系统激活，表现为出汗、心动过速、面色苍白和四肢发凉。而在心排血量降低的时候，肾上腺素能神经系统也会被激活。在慢性心衰的治疗中，充血症状的缓解是治疗的主要目标之一；因此，在体格检查时，识别容量超负荷情况是非常重要的。

2. 心排血量减低的体征

心排血量减低的患者临床症状多种多样。可能表现为皮肤发冷干燥、面色苍白或周围性发绀，但也可能表现为皮肤颜色、温度和外观完全正常。在某些情况下，脉搏可能会减弱，血压可能降低并伴有脉压减小。意识不清和认知反应异常是脑灌注不足的表现，但是低灌注的程度与意识改变的情况，不一定总是匹配，这与人体能够在低灌注情况下，优先保证重要脏器供血有关。急性心源性休克（如急性心肌梗死）患者可能出现皮肤发冷、苍白、精神或认知状态变化、少尿、周围性发绀和体温过低。交替脉是心排血量减低的特征性表现，但更多见于终末期心衰患者。心排血量减低常常表现为代偿性心动过速和低血压，年轻患者容易出现。灌注不足的临床评估结果非常可靠。

四、心力衰竭的实验室检查和仪器检查的评估[7]

临床病史和体格检查对心衰的评估很重要，但是据此诊断心衰的敏感性和特异性比较差，因此在基本分析评估的基础上还要进一步进行相关检查和定量定性评估：生化、心电图、超声心动图、胸片或者胸部CT、冠状动脉CT或者冠状动脉造影、心肌核素显像、心脏磁共振评估等。

（一）心力衰竭患者的生化评估：生物标志物检测

第一次诊断心衰时，应对新发心衰患者进行一系列常规实验室检查。慢性心衰急性失代偿的患者，因为需要调整治疗措施和定期临床随诊的频率，也需要进行实验室检查。基础代谢检查组合：包括肾功能（血尿素氮和血清肌酐水平）、电解质平衡（钠和钾含量）、尿酸水平、肝功能（总胆红素水平、转氨酶水平、凝血酶原时间）和血液状态（血红蛋白、红细胞分布宽度）等。心衰合并贫血的患者预后较差，因此需定期评估血红蛋白水平和铁含量。

BNP和肌钙蛋白可以提供更多的诊断及预后信息。急性心衰时BNP及NT-proBNP具有重要的诊断价值。心衰患者在急诊室检测的BNP水平对于远期心血管事件具有预测作用，BNP水平每升高100pg/ml，心衰的死亡风险增加35%。RE-HOT研究显示，BNP对远期心衰相关事件和死亡率有预测作用，其预测价值优于急诊内科医生对疾病严重程度的判断。在慢性心衰患者中，BNP对远期存活及心功能恶化有很强的预测价值。Val-HeFT试验是关于缬沙坦治疗心衰的试验，入选了4300名门诊患者，结果发现不管治疗如何，BNP越高，其发病率和死亡率越高。除此之外，BNP和NT-proBNP水平对于冠心病、急性冠脉综合征、心脏瓣膜疾病均有很强的预后评价作用，对心脏性猝死也有预测作用。

急性失代偿心衰注册研究（ADHERE），评估了84872例急性失代偿心衰患者肌钙蛋白水平和不良事件的关系，肌钙蛋白阳性患者（6.2%）较肌钙蛋白阴性患者入院时收缩压更低，LVEF更低，住院期间的死亡率更高，是心衰患者住院死亡率增高的独立预测因素。

Hudson等研究了136例门诊稳定的心衰患

者，评价肌钙蛋白水平与心衰严重程度、病因和预后的关系，发现肌钙蛋白水平增高与患者的死亡风险、心衰的住院风险和14个月独立死亡风险增加有关。Val-HeFT试验研究发现，高敏肌钙蛋白水平每增加0.01ng/ml，死亡风险增加5%。

炎症标志物（如红细胞沉降率、C反应蛋白或其他特定的风湿性疾病标志物）的检测，有时有助于揭示心肌炎或其他炎症性原因。C反应蛋白（CRP），主要由于IL-6刺激肝细胞合成。CRP是一个急性反应时相反应因子，其水平在炎症早期可能快速显著升高，CRP是非特异性炎症反应标志物，但是CRP减少一氧化碳释放，并增加内皮素-1和内皮黏附因子的表达。HealthABC试验入选了15 282例老年无症状心衰患者，随访了3.6～6.2年，超敏C反应蛋白（hsCRP）升高水平与心衰的进展密切相关。急性冠脉综合征患者hsCRP峰值水平越高，患者死亡风险和心衰风险也越大，急性心肌梗死患者48h内hsCRP或CRP水平升高与近期和远期心衰进展相关。无论是慢性缺血性心衰还是慢性非缺血性心衰，hsCRP升高水平越高，患者预后越差，死亡率更高，LVEF更低，NYHA心功能分级Ⅲ级或Ⅳ级更多，生活质量更差。其他炎性因子：肿瘤坏死因子-α（TNF-α）、IL-6和IL-18等对于心衰的预后也有一定的预测意义。

病毒抗体滴度所能提供的信息有限，并且很少具有提示意义，对于病毒抗体滴度阳性的患者，也不清楚何种治疗是适当的。其他常用的生物标志物有：肾上腺髓质素，这是相对较新的反映生物学牵张及压力或容量超负荷的生物标志物，与BNP的水平相关，对急慢性心衰有一定的预测价值。ST2是白介素-1受体家族的一员，有两个主要亚型：跨膜受体形式（ST2L）和可溶受体形式（soluble ST2），受不同启动子调节。心衰时两种形式ST2转录明显上调，可溶性ST2在机械刺激心肌时上调更加明显，在机械刺激下，配体IL-33的转录和翻译也增加。IL-33/ST2信号联级反应在心肌对压力负荷的反应调解中起决定性作用，可以抑制心肌纤维化的发生。Weinberg等研究入组了161例严重心衰的患者，发现ST2水平持续超过2周，是预测远期心衰死亡率和心脏移植的指标。中性粒细胞明胶酶相关脂质转运蛋白（NGAL），对于心衰同时伴发肾功能不全的患者有预测价值，心衰治疗中需要谨慎地监测扩血管药物的应用和血容量，心衰治疗时利尿剂过量可以引起肾功能不全。

（二）心电图评估

对于心衰患者，心电图可以提供大量的诊断信息。心电图常规用于评价心脏器质性改变（如左心室肥大、陈旧性心肌梗死），心律失常可能是心衰的原因或是心衰失代偿的结果（如心房颤动、频繁的期前收缩，或其他持续性心律失常），并且传导异常（如束支传导阻滞或室内传导延迟）可能会导致心脏电活动不同步。QT间期延长可以导致致命性心律失常，很多抗心律失常药物、抗生素、利尿剂等治疗可以进一步延长QT间期，临床需要注意监测。

临床上窦性心律、左心室射血分数≤35%、NYHA心功能Ⅱ级以上、QRS波呈完全左束支传导阻滞且宽度超过120ms是心脏再同步化治疗（CRT治疗）的Ⅰ类适应证[8]。Ⅱa类适应证包括非左束支传导阻滞的患者（例如，QRS波宽度＞150ms的右束支传导阻滞患者），也可以植入CRT。Ⅱa类适应证还包括射血分数≤35%、NYHA心功能分级Ⅲ～Ⅳ级、QRS波宽度＞120ms的心房颤动心律患者，也可考虑CRT植入。Ⅱb类适应证：QRS波宽度120～149ms的非左束支传导阻滞患者射血分数≤35%，植入CRT的推荐级别为Ⅱb。Ⅲ类适应证：对于QRS波＜120ms的患者，CRT不推荐应用。已经植入心脏再同步化治疗（CRT）的患者，QRS波群形态会发生明显变化，部分患者QRS波可以变窄，甚至达到120ms。有研究报道，CRT术后心电图QRS波的宽度与预后相关，越窄预后越好，甚至有些患者出现超反应，心功能完全恢复到正常。CRT植入后的心电图有助于评价起搏器的起搏和感知功能，术后心电图与术后随访心电图比较，根据QRS波形状可以判断电极是否脱位。另外，心衰患者经常合并心房颤动、非阵发性室性心律失常、持续性室性心动过等严重心律失常，心电图和动态心电图对于诊断和检测有重要价值。

（三）心脏形态学评估：X线胸片、超声心动图和磁共振成像[9]

胸部X线片在心衰患者的评估中很重要。肺淤血的影像学证据可先于啰音出现。仔细检查心脏大小和形状，以及肺血管，仍然是心衰患者常规评估的一部分。植入CRT的患者，后前位和侧位胸片有助于确定左心室电极植入位置，术后X线胸片和随访过程中的X线胸片检查可以评价电极是否脱位。

超声心动图是评估心脏结构和功能的重要诊断工具。传统上，评估的重点是左心室射血分数和心腔扩张（或肥大）的程度。事实上人们很少认识到，有效搏出量的估计（即相对于左心室舒张末期容积的射血分数）更适用于确定症状和体征是否可以用心脏原因来解释。心腔的大小是疾病代偿过程的重要指标，并且提示长期预后。左心房扩大和左心室肥厚是舒张性心衰的常见表现，由室间隔非对称性肥厚或收缩期二尖瓣叶前移引起的左心室流出道梗阻（静息状态下或由亚硝酸异戊酯诱发）可见于肥厚型心肌病。左心室心尖部、左心房或左心耳血栓的存在，提示低心排血量状态，应进一步积极评估。室壁运动异常或心脏结构和功能异常是心衰进展到B期的明显标志。心腔扩张还可导致瓣膜反流（由于瓣环扩张），或由于长时间心室间和心室内传导延迟引发机械不同步引起。多普勒测定右心室或肺动脉收缩压，可作为肺动脉高压的替代测量方法。二尖瓣、三尖瓣和肺静脉血流的多普勒频谱可以提供心腔内压和舒张末期压力阶差，组织多普勒指数可以定性分析舒张功能障碍和限制性功能改变相关的心肌异常。

超声评估心室收缩机械不同步的临床意义尚有争议，在CRT植入的早期，心室收缩的机械不同步是植入CRT的重要指征，2009年以后的指南不再强调心室收缩的不同步对CRT植入的指导作用，也不作为术后随访的常规推荐。但是CRT改善心脏收缩的不同步性是CRT应答反应的重要指标。

磁共振成像（MRI）对于评估心脏形态和功能很有价值，除此之外心脏MIR还可以提供诊断心肌纤维化和活性的重要信息。心脏MRI，就像超声心动图一样，需要观察心脏的多个切面。通过成像技术，可使其血液变暗或变亮，以描绘心脏的运动、血流和灌注。新的磁共振扫描序列使人们能够研究心脏运动（心肌标记）、血流速度（相位差法）和心肌瘢痕（延迟增强技术），特定模式可以解释浸润性疾病（如淀粉样变性、结节病、血色素沉着病）或心肌炎。

（四）缺血评估：冠状动脉造影和存活心肌的评价

左心室收缩功能不全的患者中，约2/3由冠状动脉疾病引起，1/3的非缺血性心肌病患者经历过类似心绞痛的胸痛症状。研究人员还指出，如果心衰患者不进行血管造影检查，缺血性心脏病的漏诊或者误诊情况很常见。

收缩性心衰合并严重的冠状动脉疾病患者，可以诊断为缺血性心肌病；其减退的心肌功能，在某些情况下，可能通过经皮冠状动脉介入治疗（PCI）或外科血运重建得以改善。冠状动脉疾病如果存在典型心绞痛诊断并不困难，但是心衰患者往往年龄大，合并糖尿病等多种疾病，胸痛症状往往不典型，有时以胸闷气短为主要表现，有时存在无症状心肌缺血，而且无症状心肌缺血也可以很常见，因此心衰患者合并冠心病心肌缺血不容易根据病史、体格检查结果和超声心动图进行诊断，必须进行诊断性冠状动脉造影，明确缺血情况。此外，冠状动脉疾病的诊断性评价在评估当时提供了一次“快照”，随着时间的推移和粥样硬化疾病的进展，会逐渐导致新的缺血，特别是曾行心肌血运重建术的大多数心衰患者，需要后续评估其存活心肌的情况，以确定是否进行血管介入治疗。

心脏MRI是检查存活心肌的有效方法，延迟增强MRI已成为确定心肌梗死患者病灶大小的工具。通过测定不同组织摄取和清除对比剂的差别，分析存活组织与瘢痕组织的空间和时间关系，可以确定瘢痕的位置和范围，有助于对治疗和预后进行分层。心脏核素扫描（SPECT）可以评价冠心病患者心肌存活性，门控SPECT还可以测定心脏功能，但是有离子辐射的副作用。正电子发射计算机化断层显像（PETCT）对心肌存活性评价作用很高，但是需要血流示踪，需要粒子回旋加速器，或者铷作为示踪剂，铷不太容易获得，另外放射线暴露和高花费限制了这项技术的应用。

所有的心衰患者是不是都需要进行冠状动脉造影评估冠状动脉，是一个有争议的问题，毕竟冠状动脉造影是一种介入性的检查方法，对于临床表现不确定和缺乏心血管危险因素的患者，必要性可能不大，冠状动脉CT检查可以作为一种无创性的替代性评估手段，由于心衰患者年龄大，合并肾功能不全比例较高，无论选择冠状动脉造影还是冠状动脉CT，都要警惕造影剂肾病的风险，临床上需要权衡利弊综合评价。

（五）心肺运动试验

心肺运动试验是评估心衰患者心脏功能和日常活动耐量的重要手段，对于心衰的预后有一定的指导意义，当考虑进行心脏移植或对患者的残疾进行定量评估时，还需要进一步行运动试验。最初在20世纪70年代后期，心肺运动试验广泛应用于检测患者对各种药物治疗的反应，评估心衰的药物疗效，目前研究认为这种方法还可以预测预后。日常生活的许多活动都是有氧运动，通常用代谢当量（MET）的测量来评估有氧运动的能力，其中1MET表示耗氧量为3.5ml O_2/(kg・min)、峰值摄氧量（Vo_2）、通气量（V_E）/二氧化碳生成量（Vco_2）比值（VE/Vco_2）、通气量（V_E）峰值。Vo_2的改善和VE/Vco_2斜率大小是心衰预后的较强预测因子。测定与二氧化碳生成相关的V_E峰值增加是心衰患者的标志性特征，可以鉴别肺源性还是心源性的通气过度。

运动功能的评估通常是在跑步机或固定式自行车测力计上进行。根据患者达到的最高水平可以估算运动能力，或通过气体交换法（Vo_2）直接测定。峰值摄氧量和无氧通气阈值具有高度的可重复性，因此推荐用于心衰患者的评估。另一方面，6min步行或步行穿梭试验简便易行，且不需要特殊设备，既可以简单地评估运动时间也可以提供重要的预后信息。但是有氧阈值对患者的主观能动性是不敏感的。代谢运动试验的主要用途是对心脏移植患者进行评估。许多中心都认为，对于心脏移植患者来说，峰值摄氧量超过正常预测值的50%，是可能需要考虑心脏移植的界值。

根据运动试验还可获得其他信息，包括运动的变时性反应。该指标可提示异常副交感神经激活，这是心衰的一个典型特征。许多心衰患者运动后副交感神经活性恢复异常（即运动停止后1min心率降低≤12次/分）。

五、心力衰竭的介入性检查评估

（一）心导管的血流动力学检查

在个别情况下，作为临床评估的一部分，可能需要审慎考虑对心衰患者进行有创血流动力学评估和监测。这是在神经激素拮抗剂的开发过程中对病情进行量化的主要模式。由于人们对静脉应用血管活性药物的积极性日益下降，且其缺乏良好的远期疗效（甚或有害），使临床实践发生了重大变化。

ESCAPE试验的结果已经表明，侵入性监测具有一定程度的实用价值。目前，病情危重的具有严重充血、腹水、全身水肿或明显心排血量减低症状和体征的患者，应考虑住院进行血流动力学监测。如果怀疑存在缩窄性心包炎或限制型心肌病，还应考虑进行右心导管检查。虽然右心导管检查仍可作为复杂或少见类型心衰患者的确诊试验，但随着影像学技术的进步，其地位正在下降。目前，对于心衰患者来说，大多数情况下右心导管主要用来帮助指导治疗，而不是做出诊断。显然，它已不再是心衰诊断流程中的常规步骤了。

（二）组织学评估：心内膜心肌活检

心肌炎治疗试验的结果显示，对于急性心肌炎来说，不同的治疗策略都没有明显价值，因此心内膜心肌活检在心衰患者诊断中的作用已经减弱。目前还不清楚是否某些类型的心肌病和心肌炎可以通过诊断性心内膜心肌活检而得到更好的治疗，尤其是最近一些研究支持将免疫抑制和免疫吸附治疗应用于没有病毒持续存在的慢性迁延性心肌炎。如果怀疑是急性炎症性心肌炎，仍应考虑进行心内膜心肌活检，尤其是目前较新的分子标志物可用于临床。临床特点提示特定类型的心肌病，心肌活检的信息可能有助于选择治疗策略，此时活检的作用还是很重要的。

六、心力衰竭的生活质量评估和自我管理

目前，医学界花费了很大的努力以建立客观评价心衰患者健康相关生活质量的方法，例如明尼苏达州心力衰竭生活问卷（表 11-3）或堪萨斯城心肌病问卷。这些针对特定疾病的文件已作为对患者健康状况和生活质量进行评估的方法，其评估结果有助于医生深入了解疾病的严重程度，或量化随时间推移而发生的病情变化。其中部分方法已被用于临床试验中的亚组研究，并开始作为患者评估工具和对治疗措施的一部分进行标准化注册。

表 11-3　明尼苏达州心力衰竭生活问卷

因为心力衰竭，在过去的 1 个月中，您是否出现以下情况
1. 您的腿、脚踝发生肿胀
2. 在白天，您不得不坐下或者躺下休息
3. 您行走或者爬楼梯感到困难
4. 您绕房子或者院子行走一圈都感到困难
5. 您离家去别的地方感到困难
6. 夜间睡眠不好
7. 您难以与家人或朋友一起参加活动
8. 您感到无法工作，难以维持生活
9. 您难以参加娱乐活动、体育锻炼或者继续自己的兴趣和爱好
10. 对于进行性生活感到困难
11. 即使是您喜欢的食物也无法引起食欲
12. 您呼吸短促
13. 您感觉累、疲劳或者全身乏力
14. 导致您住院
15. 您需要花钱去医疗或者保健机构
16. 您服用药物产生副作用
17. 使您觉得自己是家庭或者朋友的负担
18. 让您觉得生活中无法自我控制
19. 使您感到焦虑
20. 使您难以集中注意力或者感觉记忆力下降
21. 使您感到沮丧

心衰明显降低健康相关的生活质量（HRQOL），影响活动和活力。出院后 HRQOL 不提高，预后较差，再住院的风险较高。影响 HRQOL 的因素包括：性别（女性稍差）、种族、抑郁、年轻、体重指数高、症状重、收缩压低、呼吸睡眠暂停综合征、收缩压降低、控制的希望小、预后的不确定性、记忆力有问题等都有助于降低 HRQOL，而能提高 HRQOL 的因素包括：心脏再同步化治疗（CRT）、特殊疾病的治疗和教育、自我管理和运动，以上都有助于提高 HRQOL。

七、心力衰竭的预后评估

心衰预后的评估具有挑战性，不同病因的心衰临床经过不同，对于个体化患者来说预后不可预测。西雅图心衰预后模型（http://depts.washington.edu/shfm）可能是最简单易行和具有重要价值的模型。临床实践中很多因素可以预测心衰的预后，包括：年龄、病因、纽约心功能分级、左心室射血分数、重要的合并疾病（肾功能不全、糖尿病、贫血、高尿酸血症）、血浆 BNP 水平等。这些因素不是一成不变的，因此心衰预后也是在不断变化的。预后评估对于患者选择器械治疗、外科治疗和规划包括有患者本人、家庭成员、护理人员的临终关怀计划非常重要。

总之，目前心衰的临床评价方法仍局限于传统的患者-医生面诊模式，包括问出可疑症状的病史、床旁检查并发现充血和灌注异常的临床体征、进行确诊性或监测性检查以寻找干预措施。这些都需要患者存在物理体征，并以临床“快照”的形式捕捉。简单的纵向信息，如每天称量体重、自我报告健康状况和检测生命体征，均已被广泛使用，但往往受到不完整、主观、有选择性的患者自述的干扰。下一步临床评估的进步依赖于技术发展的程度，以便在门诊和家中都能量化疾病的严重程度。有些技术已经应用，如植入性装置，

可获取一些辅助性参数；其他则将疾病管理与家庭护理计划相关联。通过这些技术可以获得的信息包括心律失常的检测及处理、心内阻抗监测，甚至检测心内充盈压等。用来测量生理学和心电图信息的外部设备，包括标准型、便携式远程传输型设备，也越来越实用化。当适当的体系和方法（包括互联网远程监测）建立后，这样的“动态”观察可以提供深入而清晰的临床情况描述，它可以改变医生评估和处理心衰患者的方式。

（刘金秋）

参考文献

[1] Chatterjee K，Karliner J，Rapaport E，et al. Cardiology. Philadelphia：Lippincott Company，1991.

[2] Yancy CW，Jessup FM，Bozkurt B，et al. 2013 ACCF/AHA guideline for the management of heart failure. JACC，2013：1-35.

[3] McKelvie RS，Moe GW，Ezekowitz JA，et al. The 2012 Canadian cardiovascular society heart failure management guidelines update：Focus on acute and chronic heart failure. Canadian J of Cardiology，2013，29：168-181.

[4] Pinto YM，Elliott PM，Arbustini E，et al. Proposal for a revised definition of dilated cardiomyopathy，hypokinetic non-dilated cardiomypathy，and its implications for clinical practice：a position statement of the ESC working group on myocardial and pericardial disease. European Heart J，2016，19：1-9.

[5] Allen LA，Stevenson LW，Grady KL，et al. Decision making in advanced heart failure. Circulation，2012，125：1-25.

[6] 高炜，张幼仪主译. 心力衰竭. 2 版. 北京：北京大学医学出版社，2013：591-607.

[7] 胡大一，孙静平主译. 赫斯特心脏病学. 11 版. 北京：人民军医出版社，2008：651-712.

[8] 邹彤，杨杰孚. 心脏再同步化最新指南要点以及进展. 中华心血管病杂志，2015，21：11-17.

[9] Patel MR，Shaw LJ，White RD，et al. 2013 ACCF/ACR/ASE/ASNC/SCCT/SCMR Appropriate Utilization of Cardiovascular Imaging in Heart Failure. JACC，2013，61：2207-2231.

第十二章　射血分数保留性心力衰竭的诊断及鉴别诊断

一、概论

心衰患者可以分为两种类型，即射血分数降低性心衰（heart failure with a reduced ejection fraction，HF-REF）和射血分数保留性心衰（heart failure with a preserved ejection fraction，HF-PEF）。两类患者都具有心衰的症状，并有很多相似点。如左心室充盈功能异常、左心室舒张末压增高、运动耐量受损、频繁住院以及生存率下降[1-2]。射血分数保留性心衰（以下简称 HF-PEF）5 年死亡率约 60%，6 个月再住院率为 50%[3-4]。当然两种类型的心衰也有所不同。和射血分数降低性心衰（以下简称 HF-REF）相比，HF-PEF 患者年龄更大且女性患者更多，在 50～90 岁的患者中，男性与女性 HF-PEF 发生率是相等的[5]。导致 HF-PEF 最常见的原因为高血压，而缺血性心脏病则更多见于 HF-REF 患者中。HF-PEF 和 HF-REF 患者的心脏结构和功能也有所不同[6-9]。HF-PEF 患者左心室舒张末容积、射血分数及心搏量是正常的，心室发生向心性重构。这最终导致两者对药物治疗的反应不同。标准抗心衰治疗对 HF-REF 患者是有效的，但并不能降低 HF-PEF 患者的发病率及死亡率。总之，还有大量的未知领域有待研究[10]。

二、关于射血分数保留性心力衰竭的描述

以往有多种术语曾用于描述 HF-PEF，包括射血分数正常的心衰、收缩功能正常的心衰、舒张性心衰、舒张功能不全。近期发表的指南都应用射血分数保留性心衰（HF-PEF）这个术语，射血分数正常值的界限为 60%，而临床上往往将射血分数大于 50%作为 HF-PEF 的诊断标准。有些随机对照研究，射血分数设定界限为 35%、40%、45%，而这一部分患者也应用射血分数保留性心衰这个术语来描述，因此，在某些时候，这个界限被扩大。已有研究表明，某些射血分数大于 50%的患者存在室间隔运动或纵向收缩功能异常。因此，“收缩功能正常的心衰”这种描述方式对于射血分数大于 50%者也是欠准确的。

因为 HF-PEF 患者舒张功能、收缩功能均可能存在异常，因此“舒张性心衰”的使用已逐渐减少。而舒张功能不全的患者未必出现心衰症状，且舒张功能不全者也可能同时合并收缩功能不全，所以“舒张功能不全”这个术语也不再使用。“射血分数保留性心衰”描述了一种心衰的临床综合征，为指南所推广。

2016 年欧洲心力衰竭指南将心衰分成三类：射血分数降低的心衰（heart failure with a reduced ejection fraction，HF-REF，LVEF＜40%），中间状态的心衰（heart failure with mid-range ejection fraction，HF-mrEF，LVEF 40%～49%）及射血分数保留性心衰（heart failure with a preserved ejection fraction，HF-PEF，LVEF ≥ 50%）。中间状态的心衰是以往心衰研究的灰色地带，此类患者存在轻度收缩功能异常，同时拥有很多射血分数保留性心衰患者的特征，其病理生理学及治疗有待进一步研究。

三、流行病学

有相当多的 HF-PEF 患者因心衰症状加重而住院，2004 年国内研究发现 HF-PEF 占全部心衰住院病例的 34.1%，在国外的一些研究中，这个数字超过 50%[11-12]。这些研究涵盖了不同种族，不同地域的患者。随着年龄的增加，HF-PEF 患者的比例戏剧性增加，且 HF-PEF 患者总数呈上升趋势。一旦发生心衰，无论射血分数如何，患者的 5 年生存率小于 50%。HF-REF 患者的生存率较前有所提高，而 HF-PEF 患者的生存率则无明显变化[11]。一些流行病学资料显示两种类型的心衰的全因死亡率是相似的，另一些资料显示，HF-PEF 患者的全因死亡率低于 HF-REF 患者。流行病学研究显示 HF-PEF 患者的年死亡率约 10%，而数个随机对照研究（randomized controlled trial，RCT）显示年死亡率约为 5%[13]。这种差别可能缘于 RCT 剔除了 HF-PEF 患者中存在合并症的患者。在已过去的 20 年中，HF-REF 的生存率得到明显改善，而 HF-PEF 却驻足不前。

四、病理生理学

没有一个简单的机制能够解释 HF-PEF 综合征。某些 HF-PEF 是由严重的心脏瓣膜疾病或心包疾病引起，其病理生理学相对简单。然而，大多数 HF-PEF 患者的病理生理学异常不能归属于一个简单的、能够解释的机制，而是存在以下一个或多个病理生理学过程：①由于左心室受损或左心室僵硬度增加或两者共存而导致的舒张功能异常；②左心室增大与血管内容量增加，这可能是因心外因素，如肾功能不全造成的；③由于心室收缩僵硬度和动脉僵硬度增加，心室-动脉耦合不正常。此外，左心室肥厚和冠状动脉疾病在 HF-PEF 患者的病理生理学中特别重要。

五、诊断

HF-PEF 的诊断有赖于三点：①患者具有充血性心衰的症状和体征；②患者的左心室收缩功能正常或轻微异常；③患者具有左心室舒张功能不全的客观证据[14]。

（一）充血性心力衰竭的症状和体征

无论射血分数如何，心衰的临床表现都是相似的，包括运动耐力下降，劳力性呼吸困难，端坐呼吸，夜间阵发性呼吸困难，周围性水肿以及胸片显示的肺水肿。虽然心尖搏动移位与交替脉的出现仅见于 HF-REF 患者，但是没有一种临床特征（如症状、体征、胸片）能够把两种心衰类型严格区分。由于肺部充血，呼吸困难常常是 HF-PEF 患者最早期的临床表现。由于心排血量减少，骨骼肌代谢异常，易疲劳成为 HF-PEF 患者的另一个突出表现。呼吸困难常见于肥胖者和老年人，而这部分人群又在 HF-PEF 患者中占有相当大的比重，因此鉴别诊断较为困难。运动功能的下降可通过峰值耗氧量（VO_{2max}）来测量[轻度下降：VO_{2max}＜25mL/（kg·min）；明显下降 VO_{2max}＜14ml/（kg·min）][15]，也可通过 6min 步行距离来测量（＜300m）[16]。对于住院患者而言，症状和体征往往是同时存在的。而门诊患者往往仅表现为呼吸困难，缺乏其他体征。此外，某些类似心衰的症状并不是由心衰导致的，如运动耐力下降与呼吸困难可能继发于肥胖、肺部疾病、贫血等。水肿可能源于肥胖和静脉回流不良。基于这些原因，很有必要进行客观检查来明确心衰的诊断。

（二）正常或轻微的左心室收缩功能异常

正常或轻微的左心室收缩功能异常是诊断 HF-PEF 的第二个条件。由于心衰患者的左心室射血分数呈单峰分布，人为地选择某一个数值作为分界点显得过于武断。大多数临床研究以左心室射血分数大于 45%或 50%作为截点。例如，2012 年欧洲心衰指南将 EF≥45%作为 HF-PEF 的诊断标准[17]，而 2013 年美国心衰指南将 EF≥50%作为诊断标准，EF 41%～50%为边缘状态[18]。2016 年欧洲心衰指南中将 LVEF≥50%作为射血分数保留性心衰的诊断标准之一。值得一提的是，很多研究显示 HF-PEF 患者存在左心室长轴收缩功能异常，由短轴加强收缩来代偿[19]。

大多数（>90%）的 HF-PEF 患者左心室腔大小正常，约 5%的患者左心室腔轻度扩大。另外，许多 HF-PEF 患者左心室腔偏小，运动时心搏量不足。由于众所周知的 Frank-Starling 机制，左心室松弛度与收缩末期负荷及容积有密切关系。临床上需要测量左心室舒张末容积以除外左心室扩大。大多数指南建议左心室舒张末容积应小于 97ml/m² 且收缩末容积应小于 49ml/m²[20]。也有一些指南建议将左心室舒张末容积小于 75ml/m² 作为 HF-PEF 的诊断标准[8,21]。约 35%～50%的 HF-PEF 患者达到左心室肥厚的诊断标准，有证据表明 HF-PEF 患者中左心室肥厚多见于非洲裔美国人及女性患者，左心室肥厚患者预后更为不佳[22]。即使在那些没有左心室肥厚的患者中，心肌结构的重构可能已经发生，如向心性肥厚和心肌细胞肥大。左心室几何学通过以下两种形式表示：左心室质量与左心室容积的比值，或左心室室壁厚度与左心室内径的比值［左心室壁相对厚度=(室间隔厚度+后壁厚度)/舒张末期直径］[7]。当上述两个数值增加时，即表明左心室发生了向心性重构。在不合并左心室肥厚的 HF-PEF 患者中，约有 20%～30%会发生左心室重构，这会增加 25%～35%的心衰事件。

（三）左心室舒张功能不全的客观证据

1. 左心室舒张功能的有创性检查

左心室松弛、充盈、舒张功能不全的证据可通过介入性心导管检查获得。介入性检查获得的证据被认为是确切的，如左心室舒张时间>48ms，左心室舒张末压>16mmHg，或平均肺毛细血管楔压>12mmHg 均是左心室舒张功能不全的证据[23]。当左心室舒张末容积正常且左心室舒张末压及平均肺毛细血管楔压升高时，左心室舒张末期顺应性就减小了。左心室舒张末期的顺应性是指舒张期单位容积的变化引起的压力变化（dp/dv）。当这个参数>0.27 时意味着左心室顺应性下降。反之，左心室舒张末容积与压力的比值（dv/dp）表现了左心室僵硬度。以往认为左心室僵硬度与左心室心肌组织本身有关，与急性神经体液变化并无明显关系。而近期的研究显示一氧化氮、内皮素-1、血管紧张素Ⅱ升高均可能引起左心室僵硬度增加[24-25]。

2. 超声评价左心室舒张功能减低

HF-PEF 患者的舒张功能不全表现在多种方面。包括舒张延迟，松弛缓慢，弹性回缩减少，早期充盈缓慢或充盈不完全等。超声心动图是诊断舒张功能异常最重要的工具，也是评估其他病因，如心脏瓣膜、心包及冠状动脉疾病引起的 HF-PEF 的最重要工具。所有可能或已确诊 HF-PEF 的患者均应该接受超声心动图检查。

舒张功能需要综合评估，包括二尖瓣流入频谱、二尖瓣环的组织多普勒、左心房容量和肺静脉血流频谱。超声心动图将心室舒张功能分为正常的舒张功能，轻度舒张功能异常、松弛受损，中度舒张功能异常、假性正常，重度舒张功能异常（其中又分为可逆的限制性及不可逆的限制性）。

超声心动图评估舒张功能的第一步检查是评估二尖瓣流入血流频谱。在大多数患者中，E/A<0.75 表示松弛受损（舒张功能异常Ⅰ级），尤其是二尖瓣环侧面的组织多普勒 E′<10cm/s 者。如果 E/A 比值为 0.75～1.5，或如果二尖瓣早期减速时间>150ms，此时的问题是要区分二尖瓣流入血流频谱为正常或假性正常。在这部分患者中，E/E′>15cm/s 或 E′<10cm/s，通常表示为假性正常化（舒张功能异常Ⅱ级）。在这些患者中，左心房容积指数应增加（>28ml/m²）。如无左心房扩大，应重新考虑舒张功能异常的诊断。当舒张功能进一步减退时，E 峰会进一步升高，E>>A，E 峰减速时间明显缩短，E′进一步减小，且 E/E′明显升高（舒张功能异常Ⅲ级）。此时肺静脉收缩前向血流速度亦会变小，可进行 Valsalva 动作，用肺静脉血流进行评估，帮助区分二尖瓣流入血流频谱为正常或假性正常。如果 E/E′<8，可除外患者存在 HF-PEF。有些患者很难用无创方法评估舒张功能，这些患者包括心房颤动、心动过速、中重度二尖瓣反流、二尖瓣狭窄、人工二尖瓣瓣膜等[26]。

在老年患者中，左心房容积指数（left atrial volume index）大于 32ml/m² 是心血管事件的强有力的预测指标，其预测价值高于左心室质量指数或左心室舒张功能减低[27]。另外，左心房容积指数也与左心室舒张功能不全密切相关。随着左心房容积指数逐级增加，左心室舒张功能逐级降低。左心房容积指数为（23±6）ml/m^2 时意味着左心室舒张功能正常；左心房容积指数（25±8）ml/m^2 提示左心室舒张功能轻度降低；左心房容积指数（31±8）ml/m^2 提示左心室舒张功能中度降低；左心房容积指数（48±12）ml/m^2 提示严重左心室舒张功能减低[28]。因此有学者建议将左心室容积指数作为左心室舒张功能及心血管事件的预测指标。左心房容积指数＞$26ml/m^2$ 且左心室射血分数正常者应考虑到 HF-PEF 的可能性[29]。在这部分患者中，左心房容积指数较左心房面积及左心房内径更有意义。基于这个原因，目前有观点认为对于 15＞E/E′＞8 的患者，左心房容积指数＞$40ml/m^2$ 意味着左心室舒张功能减低的证据足够充分。同理，左心房容积指数＜$29ml/m^2$ 是除外左心室舒张功能减低的先决条件[30]。

2016 年欧洲心衰指南指出，左房容积指数＞$34ml/m^2$，左室质量指数≥$115g/m^2$（男性）或≥$96g/m^2$（女性）提示射血分数保留性心衰，超声诊断的关键点为 E/E′≥13 且间隔与游离壁组织多普勒均值＜9cm/s。

需要注意的是，虽然多普勒超声心动图是一种无创性评估舒张功能的强有力工具，但舒张功能异常并不是 HF-PEF 的代名词。许多无症状的患者有舒张功能异常，但由于他们没有心衰的症状和体征，不应被诊断为心衰。进行诊断时要考虑所有的临床资料，包括临床病史和体格检查。

3. 心衰的生化指标：利钠肽

在心房壁或心室壁应力增加时心房及心室的心肌细胞分别分泌心房肽和利钠肽，上述物质会导致尿钠排泄、血管扩张，并增加左心室的顺应性。心肌细胞产生利钠肽前体，随后分解为 N 末端 B 型利钠肽前体（NT-proBNP）和利钠肽（BNP）。

HF-PEF 患者血中利钠肽浓度较非心衰患者高，较 HF-REF 患者低。HF-PEF 患者利钠肽水平与左心室舒张充盈压及舒张末室壁应力直接相关。对于特定的左心室舒张末充盈压，利钠肽水平也会因人而异。在肥胖患者中较低，在女性和老年人中及合并肺部疾病（慢性阻塞性肺疾病、肺动脉高压、肺栓塞）、肝功能不全、败血症、肾功能不全患者中较高。由于 HF-PEF 患者左心室腔小而左心室壁厚，故舒张末期室壁应力较 HF-REF 患者低，因此 BNP 水平也较低。通常 HF-PEF 患者心功能急性失代偿时 BNP 水平为 100～500pg/ml，而 HF-REF 患者在这种状态下该指标会达到 500～1500pg/ml。关于心衰诊断的界值，BNP 为 100pg/ml，NT-proBNP 为 800pg/ml[31]。利钠肽的基础值及变化幅度均对 HF-PEF 患者的预后有预测意义，即使在无症状的患者中，利钠肽水平的升高也预示未来心血管事件风险的增加[20]。另外值得一提的是，NT-proBNP 和 BNP 不仅仅反映左心房受到牵张，右心房压力增加时，上述指标也会增加。因此，慢性阻塞性肺疾病导致的肺动脉高压、肺栓塞及机械通气患者利钠肽水平也会升高[32]。为提高 HF-PEF 诊断的阳性预测值，NT-proBNP 的分界值应＞220pg/ml 和 BNP＞200pg/ml。出于排除 HF-PEF 诊断的考虑，需要提高阴性预测值，NT-proBNP 分界值应＜120pg/ml 和 BNP＜110pg/ml。当将 NT-proBNP 分界值定为 120pg/ml 和 220pg/ml，阴性和阳性预测值分别为 93％和 80％；BNP 分界值定为 100pg/ml 和 200pg/ml，阴性和阳性预测值分别为 96％和 83％。获得满意的阳性预测值是以牺牲诊断敏感性为代价的，此时敏感性降至 80％。因此建议利钠肽主要用于 HF-PEF 的排除诊断而非诊断。对临床上有气短而无充血性心衰体征且 LVEF 正常需要排除 HF-PEF 的患者，如果 NT-proBNP≤120pg/ml 或 BNP≤100pg/ml，可基本除外 HF-PEF；如在此基础上加之超声左心室充盈指标正常，则可完全排除 HF-PEF。当利尿肽用于诊断 HF-PEF 时不能单独作为肯定诊断的依据，必须与其他无创检查技术相结合[34]。

2016 年欧洲心衰指南将 BNP＞35pg/ml 和（或）NT-pro BNP＞125pg/ml 作为射血分数保留性心衰的诊断标准之一[35]。

4. 心脏核磁检查

较之超声心动图，心脏核磁检查的优势在于

可以观察到更多切面，且对左心室容积、左心房容积、左心室质量等指标的测量更为准确[35]。心衰患者的常规磁共振成像检查包括从心底到心尖的短轴切面和两腔、三腔、四腔的长轴切面。磁共振成像对于左心室充盈情况的观察和超声心动图没有太大区别，尤其适用于不能获得良好超声检查参数的患者。对于左心房、左心室容积及左心室质量的微小变化，磁共振成像检查优于超声。这对于观察患者对治疗的反应是有意义的。另外，磁共振成像检查对于心肌疾病的类型具有重要的鉴别诊断意义，例如缺血性、炎症性或浸润性心肌病等。

六、诊断流程

（一）符合下列条件可以做出诊断

①有充血性心衰的体征或症状，并排除心脏瓣膜疾病、缩窄性心包炎和其他非心脏疾病；②左心室收缩功能正常或轻度异常［LVEF＞45％和左心室舒张末期容积指数（LVEDVI）＜97ml/m^2］；③左心室舒张功能异常即左心室充盈压升高的证据。具体流程见图 12-1[34]。

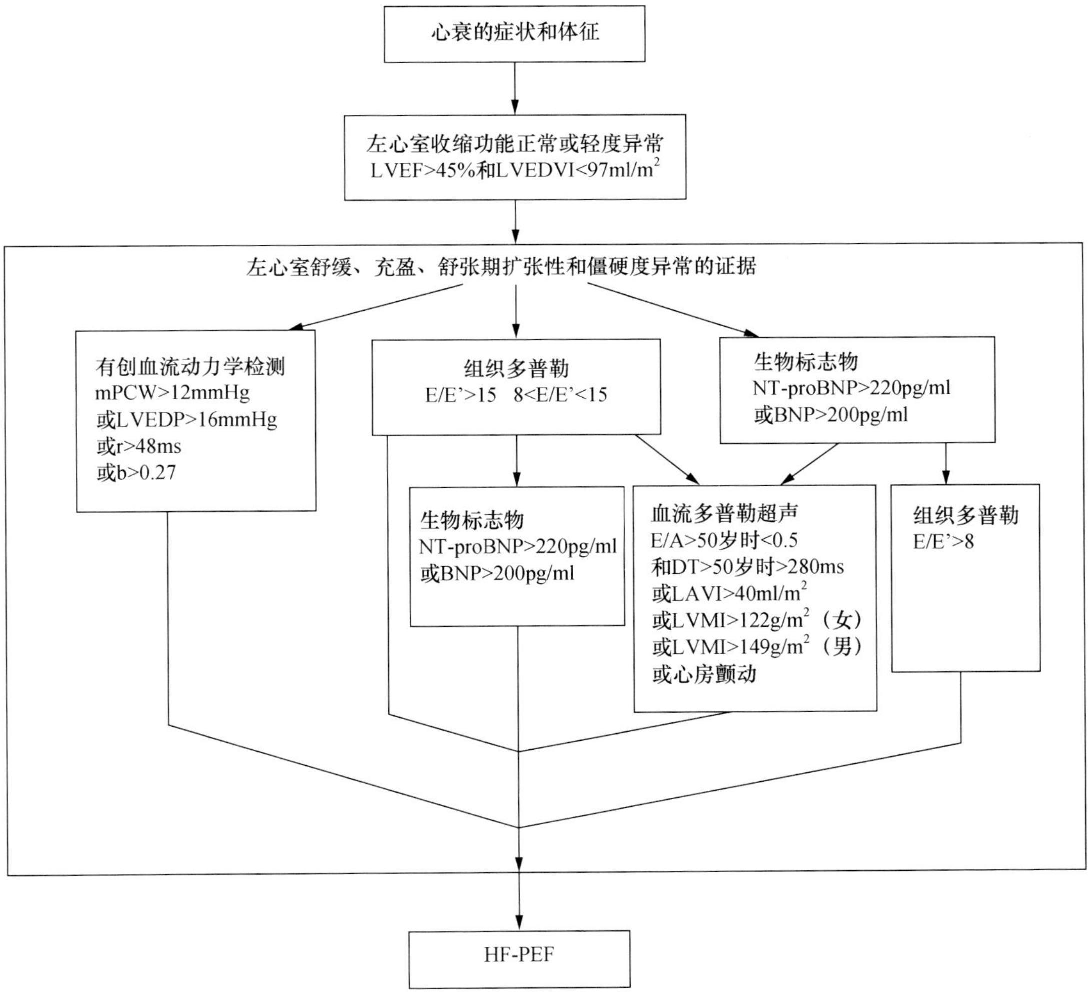

图 12-1　如何诊断 HF-PEF

注：LVEDVI：左心室舒张末期容积指数；mPCW：平均肺毛细血管压力；LVEDP：左心室舒张末期压力；r：左心室舒缓时间常数；b：左心室腔僵硬度；E：二尖瓣舒张早期血流速度；E′：组织多普勒舒张早期伸长速度；NT-ProBNP：N末端-B型利钠肽前体；BNP：B型利钠肽；E/A：二尖瓣舒张早期血流（E）和舒张晚期血流（A）比值；DT：减速时间；LVMI：左心室重量指数；LAVI：左心房容积指数

（二）排除诊断

具体流程见图 12-2[34]。

六、鉴别诊断

HF-PEF 的诊断关键在于排除其他疾病。而 HF-PEF 患者往往存在较多合并症（如高血压、心房颤动、冠心病或周围血管疾病、糖尿病、肥胖、慢性阻塞性肺疾病或肺动脉高压等），这给鉴别诊断带来一定困难[7]。另外，心衰患者的症状和体征往往缺乏特异性（见表 12-1），需要鉴别的疾病往往也因患者的症状而异。HF-PEF 患者往往表现出心衰的症状以及充血的体征，包括体循环充血和肺循环充血。心衰的体征在因急性发作而住院的患者当中更明显。常见的体征包括周围水肿和啰音，不常见的体征包括颈静脉扩张、第三心音、肝颈静脉回流征以及有影像学证据的肺充血。而在门诊患者中，心衰的体征往往不明显。

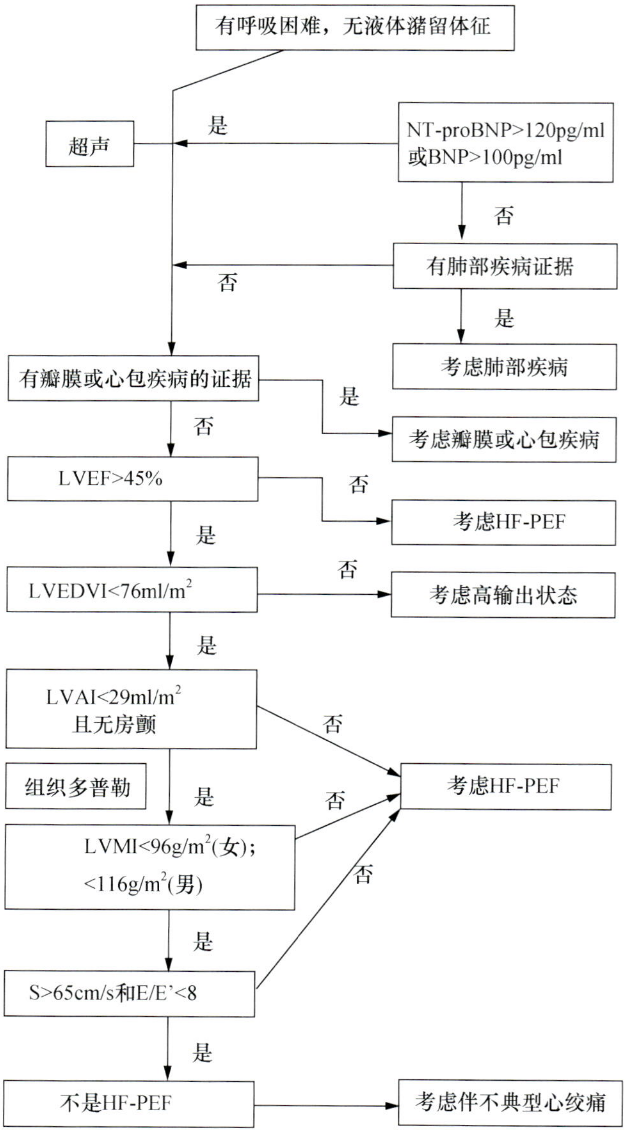

图 12-2 如何排除 HF-PEF

注：S：组织多普勒收缩速度，其他缩写同图 12-1

HF-PEF 的鉴别诊断包括心脏原因、呼吸系统原因、高输出状态和心外容量负荷过重（见图 12-3）[36]。

表 12-1 心衰的症状和体征[37]

心衰的症状和体征	
症状	**体征**
典型的	**特异性强**
踝关节水肿	颈静脉压升高
端坐呼吸	肝颈静脉回流征阳性
夜间阵发性呼吸困难	心尖搏动弥散
运动耐量下降	心脏杂音
呼吸急促	
易疲劳，运动后需要较长的时间恢复	
不典型的	特异性弱
气喘	外周水肿（踝、骶、阴囊）
体重每周增加＞2kg	肺爆裂音
体重下降（此前有心衰病史）	胸腔积液
肿胀感	心动过速
食欲不振	不规则脉搏
思维混乱（特别是老年人）	呼吸急促（＞16 次/分）
精神沮丧	肝大
心悸	腹水
晕厥	恶病质

最常见的心脏原因为被高估射血分数的 HF-REF。HF-PEF 者往往合并肥胖和心房颤动，这使得精确评估射血分数变得困难。对于这样的患者进行评估时应尤为小心，因为最初的评估会决定患者的治疗方案。如果超声声窗欠佳，应考虑行其他影像学检查。其他常见的需要进行鉴别诊断的心脏疾病包括心脏瓣膜疾病、心包疾病（收缩/限制和心包积液）、肥厚型心肌病、心内分流、急性冠脉综合征合并肺水肿。详细而系统的超声

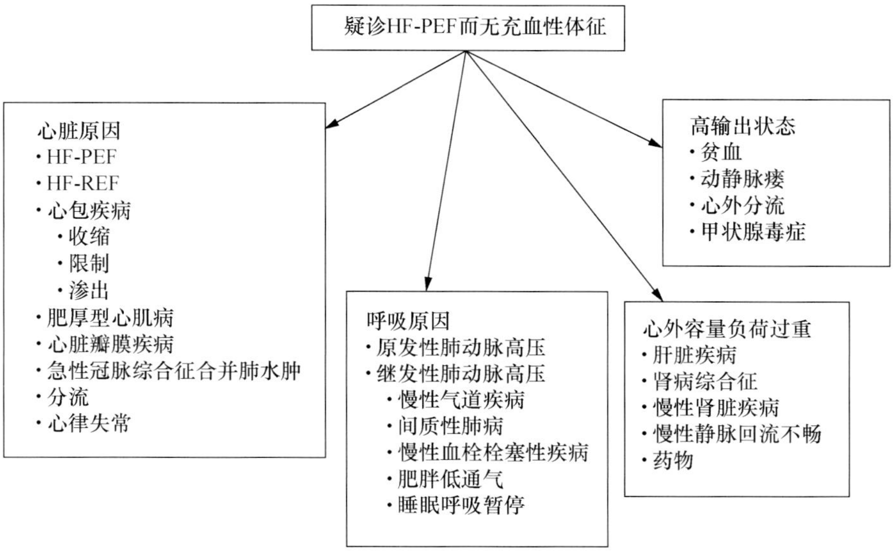

图 12-3　HF-PEF 的鉴别诊断

检查通常能够区别这些疾病，但也有可能需要进一步的心导管检查或心肌活检。在门诊患者中，无症状性心肌缺血需要进行鉴别。其他情况如变时性功能不全、大量二尖瓣反流也会导致 HF-PEF，必要时需对患者进行运动试验和负荷超声检查。

在做出 HF-PEF 诊断前必须考虑到呼吸系统疾病，当然这有一定难度，特别是 HF-PEF 与肺动脉高压同时发生时。HF-PEF 本身可导致肺动脉高压，而慢性阻塞性肺疾病在 HF-PEF 患者中也很常见。严重的慢性阻塞性肺疾病可导致肺源性心脏病（肺心病），出现右心扩大和心功能不全，相关体征可能与心衰重叠，例如颈静脉充盈和外周水肿。利钠肽会升高，常处于“灰色区域”(BNP100～400pg/ml)。无论是门诊还是住院患者，医生均需小心除外呼吸系统疾病或其他导致肺动脉高压的疾病。相应检查方式包括肺功能、核素灌注显像、高分辨率计算机化断层显像、呼吸睡眠监测。最终，为除外呼吸系统疾病及肺动脉高压，右心导管检查可能是必要的。

心外容量负荷增加的情况可以模拟心衰的症状和体征。这种情况通过血检和尿检可以获得诊断，例如肾病综合征。其他高输出状态如贫血、动静脉瘘、心外分流等都需要仔细的问诊与查体。门诊患者的鉴别诊断应考虑更为普遍的情况，如肥胖和身体衰弱，特别是患者只有呼吸困难和疲劳的症状时。

七、总结

在做出 HF-PEF 的诊断时应尤为慎重，应采用专家共识中提及的利钠肽和超声心动图进行充分评估。门诊患者在静息状态下可能没有任何心衰的体征及超声心动图的特征性改变，因此，负荷超声可用于区别运动状态下的舒张功能不全、二尖瓣反流及无症状性心肌缺血。无论在门诊还是病房，许多患者表现出的心衰症状和体征可能源于其他疾病。在做出 HF-PEF 诊断之前，HF-REF 应被谨慎排除，因为两者的治疗方式完全不同。另外，HF-PEF 患者常有较多合并症，对于所有症状应细致分析，不应把症状全部归因于合并症。一旦 HF-PEF 的诊断被确立，治疗应主要针对合并症，其与 HF-PEF 的患病率与死亡率密切相关。

（罗瑶）

参考文献

[1] Lam CSP, Roger VL, Rodeheffer RJ, et al. Cardiac structure and ventricular-vascular function in persons with heart failure and preserved ejection fraction: From Olmstead County, Minnesota. Circulation,

1982，115：2007.
[2] Kitzman DW，Little WC. Left ventricle diastolic dysfunction and prognosis. Circulation，2012，125：743.
[3] Little WC，Zile MR，Klein A，et al. Effect of losartan and hydrochlorothiazide on exercise tolerance in exertional hypertension and left ventricular diastolic dysfunction. Am J Cardiol，2006，98：383.
[4] Rector TS，Carson PE，Anand IS，et al. Assessment of long-term effects of irbesartan on heart failure with preserved ejection fraction as measured by the Minnesota Living with Heart Failure Questionnaire in the I-Preserve Trial. Circ Heart Fail，2012，5：217.
[5] McMurray JJ，Carson PE，Komajda M，et al. Heart failure with preserved ejection fraction：Clinical characteristics of 4，133 patients enrolled in the I-Preserve trial. Eur J Heart Fail，2008，10：149.
[6] Zile MR，Gottdiener JS，Hetzel SJ，et al. Prevalence and significance of alterations in cardiac structure and function in patients with heart failure and a preserved ejection fraction. Circulation，2011，124：2491.
[7] Gaasch WH，Zile MR. Left ventricular structural remodeling in health and disease：With special emphasis on volume，mass，and geometry. J Am Coll Cardiol，2011，58：1733.
[8] Zile MR，LeWinter MM. Left ventricular end-diastolic volume is normal in patients with heart failure and a normal ejection fraction. A renewed consensus in diastolic heart failure（editorial）. J Am Coll Cardiol，2007，49：982.
[9] Gaasch WH，Delorey DE，St John Sutton MG，et al. Patterns of structural and functional remodeling of the left ventricle in chronic heart failure. Am J Cardiol，2008，102：459.
[10] Jessup M，Abraham WT，Casey DE，et al. 2009 focused update：ACCF/AHA guidelines for the diagnosis and management of heart failure in adults：A report of the American College of Cardiology Foundation/American Heart Association Task Force on Practice Guidelines：Developed in collaboration with the International Society for Heart and Lung Transplantation. Circulation，2009，119：1977.
[11] Owan TE，Hodge DO，Herges RM，et al. Trends in prevalence and outcome of heart failure with preserved ejection fraction. N Engl J Med，2006，355：251.
[12] Bhatia RS，Tu JV，Lee DS，et al. Outcome of heart failure with preserved ejection fraction in a population-based study. N Engl J Med，2006，355：260.
[13] Campbell R，Jhund PS，Castagno D，et al. What have we learnt about patients with heart failure and preserved ejection fraction（HF-PEF）from DIG-PEF，CHARM-preserved，and I-Preserve? J Am Coll Cardiol，2012，60：2349-2356.
[14] Paulus WJ，Tschope C，Sanderson JE，et al. How to diagnose diastolic heart failure：A consensus statement on the diagnosis of heart failure with normal left ventricular ejection fraction by the Heart Failure and Echocardiography Associations of the European Society of Cardiology. Eur Heart J，2007，28：2539-2550.
[15] Mancini DM，Eisen H，Kussmaul W，et al. Value of peak exercise oxygen consumption for optimal timing of cardiac transplantation in ambulatory patients with heart failure. Circulation，1991，83：778-786.
[16] Bittner V，Weiner DH，Yusuf S，et al. Prediction of mortality and morbidity with a 6 min walk test in patients with left ventriculardysfunction. SOLVD Investigators. JAMA，1993，270：1702-1707.
[17] McMurray JJ，AdamopoulosS，AnkerSD，et al. ESC guidelines for the diagnosis and treatment of acute and chronic heart failure 2012：the Task Force for the Diagnosis and Treatment of Acute and Chronic Heart Failure 2012 of the European Society of Cardiology. Developed in collaboration with the Heart Failure Association（HFA）of the ESC. Eur J Heart Fail，2012，14：803-869.
[18] Yancy CW，JessupM，BozkurtB，et al. 2013 ACCF/AHA Guideline for the Management of Heart Failure：a report of the American College of Cardiology Foundation/American Heart Association Task Force of Practice Guidelines. J Am Coll Cardiol，2013，62：e147-239.
[19] Dunlay SM，Roger VL，Weston SA，et al. Longitudinal changes in ejection fraction in heart failure patients with preserved and reduced ejection fraction. Circ Heart Fail，2012，5：720-726.
[20] Lang RM，Bierig M，Devereux RB，et al. Recommendations for chamber quantification. Eur J Echo-

cardiography，2006，7：79-108.

[21] Baicu CF，Zile MR，Aurigemma GP，et al. Left ventricular systolic performance，function，and contractility in patients with diastolic heart failure. Circulation，2005，111：2306-2312.

[22] Borlaug BA，Melenovsky V，Russell SD，et al. Impaired chronotropic and vasodilator reserves limit exercise capacity in patients with heart failure and a preserved ejection fraction. Circulation，2006，114：2138-2147.

[23] Yamakado T，Takagi E，Okubo S，et al. Effects of aging on left ventricular relaxation in humans. Circulation，1997，95：917-923.

[24] Leite-Moreira AF，Bras-Silva C，Pedrosa CA，et al. ET-1increases distensibility of acutely loaded myocardium：a novel ETAand Nat/Htexchanger-mediated effect. Am J Physiol Heart Circ Physiol，2003，284：H1332-H1339.

[25] Leite-Moreira AF，Castro-Chaves P，Pimentel-Nunes P，et al. Angiotensin Ⅱ acutely decreases myocardial stiffness：a novel AT1，PKC and Nat/Htexchanger-mediated effect. Br J Pharmacol，2006，147：690-697.

[26] Little WC，Oh JK. Echocardiographic evaluation of diastolic function can be used to guide clinical care. Circulation，2009，120：810-820.

[27] Tsang TS，Barnes ME，Gersh BJ，et al. Prediction of risk for first age-related cardiovascularevents in an elderly population：the incremental value of echocardiography. J Am Coll Cardiol，2003，42：1199-1205.

[28] Pritchett AM，Mahoney DW，Jacobsen SJ，et al. Diastolic dysfunction and left atrial volume：a population-based study. J Am Coll Cardiol，2005，45：87-92.

[29] Lim T，Ashrafian H，Dwivedi G，et al. Increased left atrial volume index is an independent predictor of raised serum natriuretic peptide in patients with suspected heart failure but normal left ventricularrejection fraction：Implication for diagnosis of diastolic heart-failure. Eur J Heart Fail，2006，8：38-45.

[30] Lang RM，Bierig M，Devereux RB，et al. Recommendations for chamber quantification. Eur J Echocardiography，2006，7：79-108.

[31] McKelvie RS，Komajda M，McMurray J，et al. Baseline plasma NT-proBNP and clinical characteristics：Results from the Irbesartan in Heart Failure with Preserved Ejection Fraction trial. J Card Fail，2010，16：128-134.

[32] 杨杰孚，张健，黄俊，等. 射血分数正常心力衰竭诊治的中国专家共识. 中国医刊，2010：45（11）：63-67

[33] Ando T，Ogawa K，Yamaki K，et al. Plasma concentrations of atrial，brain，and C-type natriuretic peptides and endothelin-1 inpatients with chronic respiratory diseases. Chest，1996，110：462-468.

[34] 射血分数正常心力衰竭诊治的中国专家共识. 中国医刊，2010：45（11）：63-67.

[35] Piotr P，Adriaan. A，Stefan D. et al. 2016 ESC Guidelines for the diagnosis and treatment of acutc and chronic heart failure. The Task Force for the diagnosis and treat ment of acute and Chronic heart failure of the European Society of Cardiology（ESC）. European Heart Lournal，2016，37：2129-2200.

[36] Hauser TH，McClennen S，Katsimaglis G，et al. Assessment of left atrial volume by contrast enhanced magneticresonanceangiography. J Cardiovasc Magn Reson，2004，6：491-497.

[37] Ross T. Campbell，MB ChB，John J. V. McMurray，MD. Comorbidities and Differential Diagnosis in Heart Failure with PreservedEjectionFraction. Heart Failure Clin，2014，10：481-501.

第三篇

心力衰竭的预防与治疗

第十三章　心力衰竭的预防

心衰由于其高发病率、高死亡率及不良预后，已成为我国乃至世界范围内重要的公共卫生问题。然而，面对如此严峻的医疗卫生现状，我国传统的医疗模式仍轻视预防环节，疏于疾病管理，大量的医疗资源被投入到已患病人群的疾病治疗及终末期救治。因此，将对心衰的预防的重视度提高到与治疗同一水平，改变“重治轻防”的医疗现状，以循证医学和精准医学的理念指导临床实践，是当今心脏病学领域的重要课题。

心衰是一种自发进展的慢性疾病，是各种基础心血管疾病持续进展的终末阶段，一旦发生，即使没有新的心肌损害的情况下仍会不断进展，然而早期阶段引起心衰的疾病是可以预防的。2005 年 ACCF/AHA 修订的心衰指南采用了新的心衰分级方法[1]，即根据疾病发生发展过程将心衰分为 4 个阶段，包括心衰前期（A 期）、前临床期（B 期）、临床期（C 期）和难治性终末期（D 期）（表 13-1）。不同于临床常见的纽约心脏协会（NYHA）传统心功能分级方法，此种阶段划分法将 NYHA 心功能分级中已出现心衰临床症状和体征的Ⅱ级和Ⅲ级合并为 C 阶段，而将尚未出现心衰临床症状和体征的Ⅰ级拆分为 A 阶段和 B 阶段，正是突出体现了重在预防的理念[2]。

现代医学对疾病的防治提出了三级预防策略，一级预防（primary prevention）亦称为病因预防，是在疾病尚未发生时针对致病因素（或危险因素）采取的措施，也是预防疾病和消灭疾病的根本措施；二级预防（secondary prevention）亦称“三早”预防，即早发现、早诊断、早治疗，是在发病初期为防止或减缓疾病进展而采取的措施。三级预防（tertiary prevention）亦称临床预防，是在疾病发生后为防止伤残、提高生存质量、降低病死率而采取的对症治疗和康复治疗措施。心力衰竭的三级预防，则包括预防阶段 A 进展至阶段 B，即防止有心衰危险因素者发生结构性心脏病，预防阶段 B 进展至阶段 C，即防止无心衰症状的心脏病患者进展成为症状性心衰，以及防止阶段 C 和 D 的患者发生心衰加重、恶性心律失常、猝死等恶性心血管事件（表 13-2）。

表 13-1　ACCF/AHA 心衰分阶段与 NYHA 心功能分级的比较

ACCF/AHA 心衰分阶段		NYHA 心功能分级	
A	存在心衰高危因素但没有结构性心脏病或心衰的症状、体征		无
B	有结构性心脏病但没有心衰的症状或体征	Ⅰ	体力活动不受限制，日常体力活动不引起心衰的症状
C	有结构性心脏病，既往或当前有心衰的症状或体征	Ⅰ	体力活动不受限制，日常体力活动不引起心衰的症状
		Ⅱ	体力活动轻度受限，静息时舒适，但日常体力活动引起心衰的症状
		Ⅲ	体力活动显著受限，静息时舒适，但低于日常活动可引起心衰的症状
D	需要特殊干预的难治性心衰	Ⅳ	进行任何体力活动都出现心衰症状，或静息时有心衰症状 如无需静脉给药可在室内或床边活动者为Ⅳa 级；不能下床并需静脉给药支持者为Ⅳb 级

表 13-2　现代医学的三级预防与心衰的三级预防

ACCF/AHA 阶段	现代医学的三级预防	心衰的三级预防
A 阶段	一级预防	防止有心衰危险因素者发生结构性心脏病
B 阶段	二级预防	防止结构性心脏病进展为症状性心衰
C 阶段 D 阶段	三级预防	防止发生心衰加重、恶性心律失常、猝死等事件

一、A 阶段的预防

心衰的病理生理机制，主要是在各种有害因素导致的心肌损害的基础上，在神经内分泌的过度激活作用下发生的心室重构。ACCF/AHA 指南提出的心衰划分法的 A 阶段，正是强调了这一时期存在心衰的有害因素却尚未启动心肌损伤与心室重构，此时若采取积极措施对危险因素进行干预，有望从疾病的源头降低心衰的发病率及病死率。

（一）高血压

早在 1972 年 Framingham 研究[3]发现约 2/3 的心衰患者合并高血压，提出高血压可使心衰发生风险增加 2～3 倍，此后，越来越多的研究[4-5]逐渐证实了高血压是心衰的首要危险因素，其机制可能是长期压力负荷增加引起心室肥厚、心肌损害，后者激活神经内分泌系统导致心肌细胞增生、基质纤维化、心肌重构，从而导致心衰的发生。

对于大多数高血压患者而言最重要的目标则是“血压达标”，然而目前国际上对于高血压的降压目标值尚未完全统一。《欧洲高血压指南》在 2013 年提出[6]，建议＜80 岁的高血压患者的血压目标值定为 140/90mmHg，≥80 岁的高龄老年人血压目标值定为 150/90mmHg，而 2014 年公布的《美国成人高血压指南（JNC8）》建议[7]60 岁以上人群降压目标值为 150/90mmHg，60 岁以下人群降压目标值为 140/90mmHg，包括糖尿病和肾病患者。我国 2010 年提出的《中国高血压防治指南》（简称 2010 年指南）[8]及 2014 年提出的《中国高血压基层管理指南》（简称 2014 年指南）[9]将高血压患者的降压目标值设定见表 13-3，但均强调治疗时宜依据实际情况制订个体化降压方案。

表 13-3　中国高血压防治/基层管理指南中的高血压降压目标（2010 年及 2014 年）

患者人群	2010 年指南	2014 年指南
一般高血压患者	＜140/90mmHg	＜140/90mmHg
老年高血压，≥65 岁	收缩压＜150mmHg	＜150/90mmHg，收缩压可＜140mmHg
老年高血压，≥80 岁	收缩压＜150mmHg	＜150/90mmHg
高血压伴慢性肾病	＜130/80mmHg	可适当降低降压标准
高血压伴糖尿病	＜130/80mmHg	可适当降低降压标准
高血压伴冠心病	＜130/80mmHg	未提及
高血压伴脑卒中	＜140/90mmHg	未提及

高血压的一线用药包括钙通道阻滞剂（calcium channel blockers，CCB）、血管紧张素转化酶抑制剂（angiotension converting enzyme inhibitors，ACEI）、血管紧张素Ⅱ受体拮抗剂（angiotensin receptor blocker，ARB）、β 受体阻滞剂（β-receptor blocker）、利尿剂，需结合指南和患者的实际情况合理选择用药。值得一提的是，指南、临床试验和临床实践是完全不同的概念，指南固然重要，但在临床诊治过程中更要考虑患者个体的危险因素，如个人情况、民族、职业、依从性等因素都会影响临床实践。

（二）血脂异常

美国国家脂质协会（NLA）提出[10]过去 10 年间对血脂异常管理的重视对于心血管疾病的发病率减少功不可没，血脂异常尤其是低密度脂蛋白（low-density lipoprotein，LDL）升高致动脉粥样硬化的作用得到了组织病理学研究、动物实验研究、流行病学研究及临床研究等的证实，而动脉粥样硬化所致的心脏病是心衰最常见的病因之一[2]，由此可见，对血脂异常的正确管理对于降低心衰的风险异常重要。

NLA 于 2014 年正式公布的《血脂异常管理指南》[11]提出低密度脂蛋白胆固醇（low density

lipoprotein-cholesterol，LDL-C）及非高密度脂蛋白胆固醇（non-high density lipoprotein-cholesterol，非 HDL-C）是调脂治疗的主要靶点，并建议利用动脉粥样硬化性心血管疾病（atherosclerotic cardiovascular disease，ASCVD）危险分层确定胆固醇治疗目标。中国胆固醇教育计划（CCEP）专家委员会 2014 年[12]提出根据患者不同的基线特征建立胆固醇目标值（如表 13-4）。

表 13-4 胆固醇治疗目标值

临床疾患和（或）危险因素	目标 LDL-C 水平
动脉粥样硬化性心血管疾病	＜1.8mmol/L
糖尿病伴高血压或其他危险因素	＜1.8mmol/L
糖尿病	＜2.6mmol/L
慢性肾病（3 期或 4 期）	＜2.6mmol/L
高血压伴 1 项其他危险因素	＜2.6mmol/L
高血压或 3 项其他危险因素	＜3.4mmol/L

降低血脂尤其是 LDL-C 的方式包括生活方式干预及药物治疗。他汀类降脂药是降低 ASCVD 乃至心衰风险的主要治疗药物，需考虑药物的安全性、有效性、耐受性等因素选择用药方案。而无论是否用药，生活方式干预对于血脂异常患者极其重要，主要包括[12]控制饮食胆固醇摄入、适当增加锻炼、维持理想体重指数、控制其他心血管危险因素（如吸烟）等。

为了尽早发现血脂异常并减少其对于心衰的影响，建议 20 岁以上的成年人至少每 5 年测量 1 次空腹血脂，对于高危人群，则应 3～6 个月测 1 次血脂[13]。英国国家优化卫生与保健研究所（NICE）于 2014 年发布的《血脂管理指南》[14]提出临床上检测血脂时空腹不是检测的必要条件。

（三）糖尿病

越来越多的研究证实，糖代谢异常会影响心衰的发生及疾病进展，不仅体现在临床明确诊断的糖尿病人群中[15]，血糖升高尚未达到糖尿病诊断的人群中[16]抑或单纯胰岛素抵抗而无糖尿病的人群中[17]的心衰发生率亦较一般人群高，另一方面，糖尿病还会显著增加心衰患者再住院、猝死等心血管事件的风险[18]，其共同机制可能与高血糖诱导的血管及心肌损伤有关。

鉴于糖尿病对于心衰发生、发展的促进作用，早期筛查诊断及合理治疗的关键性不言而喻。对于我国糖尿病患者的筛查，建议采用空腹血糖作为常规手段，若条件允许应尽可能行口服葡萄糖耐量试验（oral glucose tolerance test，OGTT）以减少漏诊，暂不推荐将糖化血红蛋白（hemoglobin A1c，HbA1c）检测作为常规的筛查方法[16]。明确诊断为糖尿病的患者，治疗策略主要为医学营养治疗、运动治疗、生活方式治疗及药物治疗，后者包括口服降糖药物及胰岛素治疗，宜根据患者的实际情况进行合理选择。综合年龄、病程、合并症等因素确定个体化控制目标，2015 年美国糖尿病学会（ADA）联合欧洲糖尿病研究学会（EASD）发布了《糖尿病管理指南》[19]，建议将普通患者 HbA1c 降至接近正常（小于 7%）。然而越来越多的研究显示[20-21]，糖尿病患者强化降糖治疗及过分降低血糖、HbA1c 值并不能达到改善心衰预后的目标甚至还会增加心衰风险，中华医学会心血管病学分会于 2015 年提出的《合并 ASCVD 糖尿病患者管理指南》[22]中制定其调糖目标为，血糖＜7mmol/L，HbA1c＜7.0%～8.5%，但具体的临床治疗方案需根据患者的实际情况进行制定。

（四）肥胖

肥胖通过多种途径诱发心衰的发生，是心衰发病的独立危险因素[23]。肥胖者体内的循环血量增多、外周阻力增加等血流动力学异常可导致左心室肥厚、收缩功能减低；脂质代谢中间产物的过度聚集干扰心肌细胞能量代谢，造成心肌损害，继而引发心功能不全；另外，肥胖相关疾病包括糖尿病、胰岛素抵抗、阻塞性睡眠呼吸暂停等等，可导致心脏负荷增加和心室肌重构，也是引起心衰的重要机制。

临床诊断肥胖的指标为体重指数（body mass index，BMI），BMI＝体重/身高的平方（kg/m^2），当前《中国人肥胖症专家共识》沿用 BMI≥24kg/m^2、BMI≥28kg/m^2 分别作为中国成人超重与肥胖的切点[24]，具体界值及腰围与相关疾病危险的关系见表 13-5。

表 13-5　中国成人超重和肥胖的体重指数及腰围界限值与相关疾病危险的关系

分类	体重指数（kg/m^2）	腰围（cm）		
		男＜85 女＜80	男 85～95 女 80～90	男≥95 女≥90
体重过低	＜18.5	—	—	—
体重正常	18.5～23.9	—	增加	高
超重	24.0～27.9	增加	高	极高
肥胖	≥28	高	极高	极高

肥胖的治疗主要包括医学营养治疗、合理运动、药物等重要手段[25]。早期干预肥胖可改善生活质量，利于心理健康，更有望通过对肥胖相关疾病的干预、降低心室充盈压等而预防心衰的发生。

（五）吸烟

吸烟是众所周知的动脉粥样硬化性疾病的危险因素，然而它增加心衰发病风险的作用也已同样得到了证实[26]。吸烟作为心衰危险因素的作用，可能与烟草中化学成分诱导的内皮功能紊乱、氧化应激增加、血小板活性增强等机制有关[27]。应加强尤其是高危人群在内的人群健康教育，增强其对于吸烟危害健康意识，充分认识戒烟有助于降低心衰发生率[28]，鼓励其积极戒烟。

（六）生活习惯

良好的生活习惯有益于健康，虽然是普遍公认的观点，然而大多数人仍会低估生活方式的改变对于心衰发病风险的影响。事实上，已经有越来越多的研究[29-30]证实了健康的生活方式有益于减少心衰的发生率。2014 年发表于 JACC 上的以 84 537 例女性为对象的研究[31]发现，保持规律运动、维持健康体重、高质量饮食及不吸烟的女性比无上述习惯者发生心衰的概率降低 77%。因此，临床医生应当加强患者健康生活方式管理的教育，根据个体实际情况，选择健康标准饮食及进行适当体力锻炼等。

（七）其他

除上述心衰危险因素之外，大量饮酒[32]，阻塞性睡眠呼吸暂停[33]，心脏毒性药物如蒽环类、烷化剂、非甾体抗炎药、噻唑烷二酮等均增加心衰的发生风险，临床医生应对于存在此类危险因素的人群提高警惕，加强健康教育并给予必要的干预，从根源预防心衰。

二、B 阶段的预防

国内正在进行的一项规模最大的前瞻性、多中心住院心衰患者登记研究，即中国心衰患者注册登记研究（China-HF）显示[34]，心衰最常见的病因是高血压（54.6%），其次包括冠心病（49.4%）、非缺血性心肌病（26.9%）、糖尿病（21.7%）、瓣膜性心脏病（17.6%）、先天性心脏病（3.5%）等。患者从基础心脏病、心肌重塑到出现心衰的临床症状，是一个进行性持续发展的过程。心衰的二级预防，就是防止 B 阶段患者从尚未出现心衰的症状和体征发展成为症状性心衰，关键就是对基础心脏疾病的早发现、早诊断和及时治疗。

（一）高血压

临床医生在心衰三级预防的道路上，对高血压的及时诊断和科学干预应当贯穿始终，建议利用诊室血压、动态血压及家庭血压的监测方法[9]，及时发现隐匿性高血压，并根据患者的高血压的分型（勺型、非勺型）、血压晨峰、平滑指数、谷峰比值等指标对其制订科学的个体化治疗方案，具体治疗原则与前述相同。

（二）冠心病

冠心病已成为除高血压之外心衰最常见的病因，治疗上除抗血小板聚集、他汀类药物调脂[35]、扩张冠状动脉等基本原则外，还应改善心室肌重构，改善远期预后，预防症状性心衰的发生。

1. 抗肾素-血管紧张素系统

发生心肌损伤（如心肌梗死）时，神经内分泌系统过度激活所致的心肌病理性重构是心衰进展的关键过程，其中肾素-血管紧张素系统（renin angiotensin system，RAS）的过度兴奋起着主要作用。

ACEI 可通过抑制血管紧张素转化酶，阻止血管紧张素Ⅰ（AngⅠ）转变为血管紧张素Ⅱ（AngⅡ），从而切断 RAS 的激活，延缓甚至逆转心肌重构，改善冠心病患者的远期预后，是预防心衰进展的关键和基石。对冠心病尤其是心肌梗死伴有左心室射血分数（left ventricular ejection fraction，LVEF）下降的患者，除有禁忌证或不能耐受者之外，均应当使用 ACEI 以预防心衰[1-2]。应用原则[2]是依据个体化滴定，一般从小剂量开始，逐渐递增，直至达到目标剂量，一般每隔 1～2 周剂量倍增 1 次，避免突然撤药。

ARB 可通过阻断 AngⅡ与受体的结合，从而达到抗 RAS 的作用，与 ACEI 的药理效应类似，主要区别是 ACEI 有抑制缓激肽降解的作用，从而激活激肽释放酶-激肽系统（kallikrein-kinin-system，KKS），而 ARB 对缓激肽水平没有显著影响。关于 ACEI 与 ARB 的临床试验从未表明 ARB 的临床疗效优于 ACEI，最多不亚于 ACEI[36]，且二者合用增加副作用发生[36]，因此当前指南仅推荐 ARB 应用于因咳嗽不能耐受 ACEI 者，且不推荐 ACEI、ARB 合用。

2. 抗交感系统

交感神经系统（sympathetic nervous system，SNS）的过度激活、血浆儿茶酚胺类物质（肾上腺素、去甲肾上腺素及多巴胺）的病理性增多是诱导心室肌重构、心衰的重要机制。β受体阻滞剂通过部分地封闭循环和组织中的肾上腺完成抗交感系统的作用，其应用初期有抑制心功能的作用，然而其长期应用可发挥抗交感活性、延缓心肌重构、改善内源性心肌功能的“生物学效应”[37]，因此，指南建议除有禁忌证或不能耐受者外，对结构性心脏病，伴左心室射血分数（left ventricular ejection fraction，LVEF）下降的无症状心衰患者，无论是否伴有心肌梗死病史，均应当终身使用β受体阻滞剂以预防心衰[1-2]。原则是依个体化滴定，从小剂量开始，一般为目标剂量的 1/8，每隔 2～4 周剂量递增 1 次，最终达到目标剂量或最大可耐受剂量[2,38]。

3. 心脏再同步化治疗

心脏再同步化治疗（cardiac resynchronization therapy，CRT）可通过改善房室间、心室间及心室内电活动及机械活动的同步性，并改善室间隔矛盾运动，延长左心室充盈时间，增加心排血量，减轻二尖瓣反流，并因此拮抗神经内分泌系统的异常激活，从而改善心衰的症状和预后[39]。CRT 治疗是慢性心衰治疗最重要的进展，新指南推荐 CRT 适用人群扩大，对于 NYHA Ⅰ级的缺血性心肌病患者，若 LVEF≤30%，伴 LBBB 且 QRS 波时限≥150ms，可植入 CRT 或 CRT-D（Ⅱb 类，C 级）[2]。

（三）其他

其他引起心衰的基础疾病包括非缺血性心肌病、心脏瓣膜疾病、先天性心脏病等，为预防其出现更多的心肌损伤、心肌病理性重构及症状性心衰，应在疾病发生后早发现、早诊断、早治疗。对于 LVEF 下降的患者，在无禁忌证的情况下，应当应用 ACEI、ARB、β受体阻滞剂，以改善甚至逆转心肌重构、预防心衰的发生。

三、C 阶段与 D 阶段的预防

心衰的三级预防是预防症状性心衰患者发生心衰加重、恶性心律失常，减少住院率、病死率，改善长期预后。

（一）预防心衰加重

1. 去除诱发因素

各种危险因素如感染（尤其呼吸道感染）、心律失常（尤其快速性心律失常如心房颤动）、肺栓塞、体力活动或情绪激动、妊娠和分娩、贫血与失血、大量过快输血输液、电解质紊乱及酸碱平衡失调及应用损害心肌的药物等均可引起心衰恶化，应及时处理及干预。

2. 调整生活方式

心衰患者宜低脂饮食，维持健康的体重指数。心衰急性发作伴有循环血容量过多的患者，应当限制钠摄入<2g/d，严重心衰尤其严重低钠血症（血

钠＜130mmol/L）的患者液体摄入量应＜2L/d，目的是防止钠水潴留对心衰预后的不良影响[2]。

（二）药物治疗

NYHA 分级Ⅰ～Ⅳ级的心衰患者均应给予 ACEI（或 ARB）与β受体阻滞剂的“黄金搭档”，改善甚至逆转心室肌重构、预防心血管事件；对于有液体潴留证据的心衰患者，如果无禁忌证，推荐用利尿剂以缓解症状，预防因心衰入院；对于上述治疗后 NYHA 分级仍然Ⅱ～Ⅳ级且 LVEF≤35％的患者，建议加用醛固酮受体拮抗剂，此时 ACEI（或 ARB）与β受体阻滞剂、醛固酮受体拮抗剂形成“金三角”，可使心衰患者获益[2]（图 13-1）。

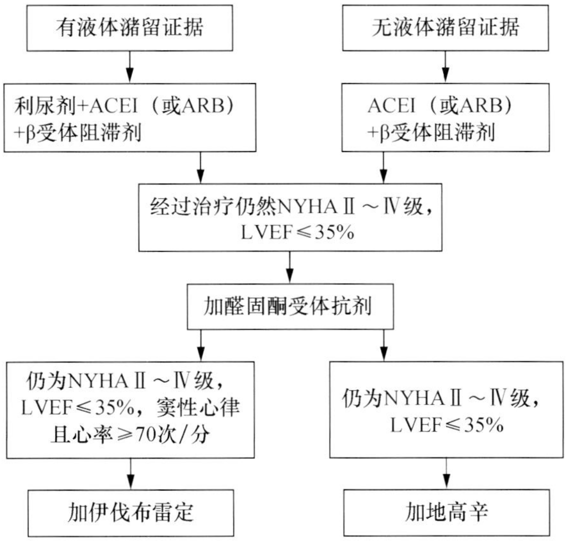

图 13-1　心力衰竭的药物治疗

1. 醛固酮受体拮抗剂

醛固酮独立存在即可促进心肌细胞外基质纤维增生，独立和叠加于 RAS 作用，与后者共同组成了肾素-血管紧张素-醛固酮系统（reninangiotensinaldosteronesystem，RAAS），参与心衰的疾病发病过程，增加心衰住院、死亡的风险[40]。衰竭心脏的心室醛固酮生成及活化增加，长期应用 ACEI 或 ARB 会产生代偿性醛固酮增加，即“逃逸现象”，加用醛固酮受体拮抗剂可抑制醛固酮的有害作用，使心衰患者受益。基于对醛固酮受体拮抗剂安全性、有效性的大规模研究结果[41-42]，中国指南建议 LVEF≤35％、NYHAⅡ～Ⅳ级的患者；已使用 ACEI（或 ARB）和β受体阻滞剂治疗，仍持续有症状的患者（Ⅰ类，A 级）；AMI 后、LVEF≤40％，有心衰症状或既往有糖尿病史者（Ⅰ类，B 级）[2]加用醛固酮受体拮抗剂。

2. 洋地黄

洋地黄通过抑制衰竭心肌细胞膜 Na^+-K^+-ATP 酶，使细胞内 Na^+ 水平升高，促进 Na^+-Ca^+ 交换，提高细胞内 Ca^+ 水平，发挥正性肌力作用；另一方面，洋地黄可以兴奋迷走神经，降低窦房结、房室结的兴奋性，从而发挥负性频率作用。早期研究提示洋地黄是唯一一个总体预后为中性的正性肌力药物[43]，随着神经激素阻断理论的应用，洋地黄在心衰治疗中不再作为一线用药，而是作为Ⅱa 类推荐[2]。近期越来越多的研究为洋地黄药物平反，证实其降低高危收缩性心衰患者的死亡率、再入院率[44-45]，提示洋地黄药物在心衰治疗中的价值，不过不仅作为一个正性肌力药物，而是在低剂量给药时作为一个神经内分泌调节药物发挥作用[46]。

3. 伊伐布雷定

可选择性抑制高表达于窦房结的 Na^+-K^+ 通道，因此具有降低心率的作用，并不影响心肌收缩力和房室结的传导，联合标准治疗可以降低心衰患者入院率及死亡率[47]，且不受合并症影响[48]，指南建议[2]其应用于窦性心律的 HF-REF 患者，在使用 ACEI（或 ARB）、β受体阻滞剂、醛固酮受体拮抗剂，并已达到推荐剂量或最大耐受剂量后，心率仍然＞70 次/分，并持续有症状的 NYHAⅡ～Ⅳ级患者（Ⅱa 类，B 级）；另外，β受体阻滞剂不耐受、存在禁忌证或使用足量后仍然心率偏快（＞70 次/分）的患者也可以应用伊伐布雷定（Ⅱb 类，C 级）。

（三）非药物干预

慢性心衰的药物治疗具有一定的局限性，非药物治疗可协同标准化药物治疗改善患者的临床症状及远期预后。心脏再同步化治疗、埋藏式心脏复律除颤器等慢性心衰器械治疗发展迅速。

1. 心脏再同步化治疗（CRT）

CRT 是目前慢性心衰伴心脏运动不同步证据患者的重要治疗手段，诸多大型临床研究[49-50]陆续证实了其在轻中重度心衰患者中的治疗地位。CRT 不但能明显减轻心衰症状，提高运动耐量和生活质量，还可以改善左心室收缩功能、逆转心室重构，并显著降低因心衰恶化入院率及死亡率等终点事件的发生风险，是 C 阶段和 D 阶段心衰患者进行三级预防的非常重要的治疗手段，而兼具 CRT 和埋藏式心脏复律除颤器（implantable cardioverter defibrillator，ICD）两者功能的心脏再同步化治疗除颤器（CRT-D）同样可使心衰患者获益[51]。

《2014 年中国心衰指南》[2]推荐 CRT 的适用人群扩大至 NYHAⅡ级心衰患者，但对心电图 QRS 跨度及形态有更严格的限制，并要求临床决策前有至少 3～6 个月的标准优化治疗，具体见图 13-2。

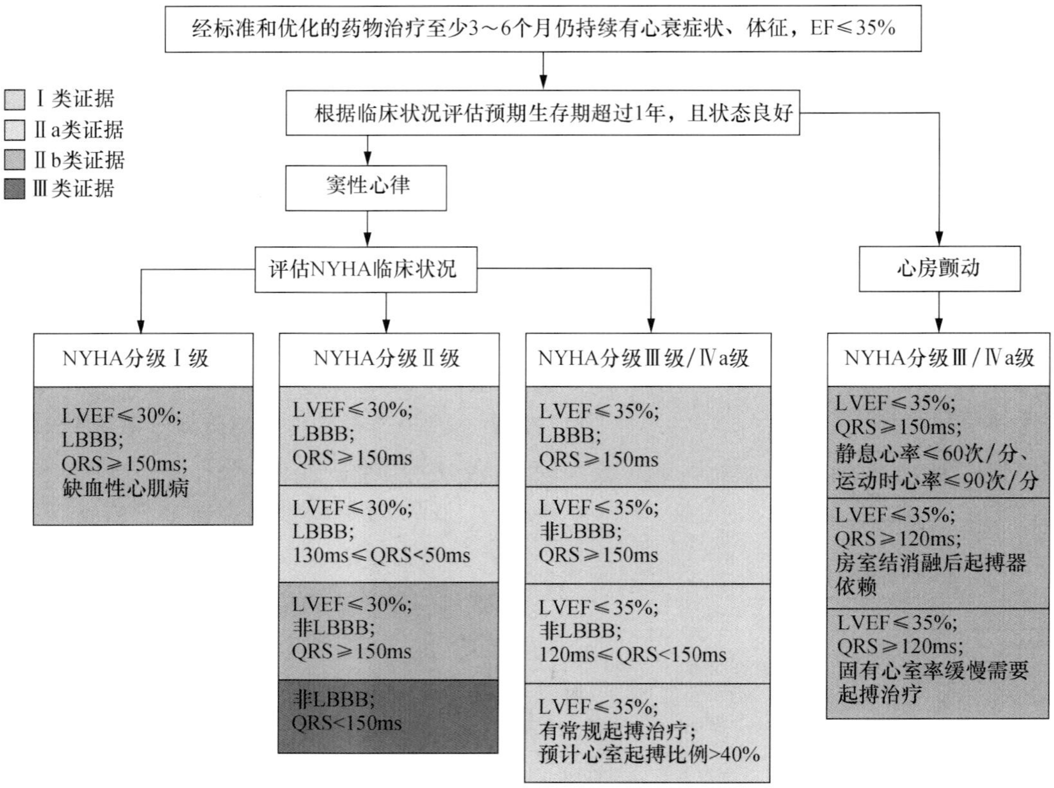

图 13-2 心脏再同步化治疗的适应证。LVEF：左心室射血分数；LBBB：左束支传导阻滞

2. 埋藏式心脏复律除颤器

心脏性猝死（sudden cardiac death，SCD）是心血管事件尤其心衰的头号杀手[58]，ICD 能够在衰竭心脏因电活动紊乱发生室性心动过速（室速）、心室颤动（室颤）等快速性心律失常时给予及时干预，降低中度心衰患者的猝死风险、改善远期生存率[52-53]，而胺碘酮不具备改善远期生存率的作用。

临床上 ICD 可对发生过心脏停搏、室速或室速伴血流动力学不稳定的心衰患者进行二级预防，也可对心肌梗死后 40 天以上的缺血性心功能不全者或非缺血性心功能不全者进行猝死的一级预防[2]。对上述人群中符合 CRT 适应证的患者，应尽量选择 CRT-D[2]。

（四）运动康复

运动康复，又叫运动训练，是心脏康复的核心内容。其发展始于 20 世纪 70 年代末，循证医学证实安全而有效的运动训练可降低患者因心衰住院、死亡等临床终点事件[54-55]，改善患者运动耐力、提高生活质量，并能在一定程度上降低交感神经张力、改善内皮功能等，另外有研究显示，康复运动可能具有改善心室肌重构、提高心功能的作用[56]。因此，运动康复逐渐得到越来越多的重视，目前ACCF/AHA发布的《心力衰竭管理指南》[1]已把运动康复列为慢性稳定性心衰患者治疗的Ⅰa类推荐，我国也在2014年《中国心力衰竭指南》中将其列为Ⅰb类推荐[2]。

运动康复主要适用于病情稳定的慢性心衰患者，2007年美国心脏协会发布了运动康复的主要严重不良事件（急性心肌梗死、心搏骤停、猝死）发生率约为1人/60 000～80 000小时[57]，虽然运动康复的相对安全性已得到越来越多研究的证实[58]，但在进行康复训练前仍应对患者进行充分评价，按照指南[59]要求标准选择符合康复运动适应证的患者（如表13-6），并进行运动试验以对患者心脏储备功能和运动耐力进行定量评价并为后期的运动处方的制定提供依据。运动试验主要包括两种方法[59]，即心肺运动试验（cardiopulmonary exercise test，CPET）及6min步行试验（6 minutes walk test，6MWT）。

表13-6　运动试验、运动训练的禁忌证

运动试验禁忌证	运动训练禁忌证
1. 急性冠脉综合征早期（2天内）	1. 近3～5天静息状态进行性呼吸困难加重或运动耐力减退
2. 致命的心律失常	2. 低功率运动负荷出现严重的心肌缺血（<2代谢当量*，或<50W）
3. 急性心衰（血流动力学不稳定）	3. 未控制的糖尿病
4. 未控制的高血压	4. 近期栓塞
5. 高度房室传导阻滞	5. 血栓性静脉炎
6. 急性心肌炎和心包炎	6. 新发心房颤动或心房扑动
7. 有症状的主动脉狭窄	
8. 严重的梗阻性肥厚型心肌病	
9. 急性系统性疾病	
10. 心内血栓	

*代谢当量：以安静且坐位时的能量消耗为基础，代表当发生各种活动时的相对能量代谢水平，用以评估心肺功能。1MET=耗氧量3.5ml/(kg·min)

临床医生需根据每一位心衰患者的个体情况制定运动处方，后者主要包括运动种类、运动强度、运动时间和运动频率等。运动种类主要是有氧运动如走路、踏车、游泳、骑车、爬楼梯等，同时可与阻力运动如使用哑铃、杠铃、弹力带等相结合，协同增强康复效果。运动时间以每次30～60min为宜。运动频率以每周3～5次为最佳。运动强度的确定需要依据运动试验的结果而制定（表13-7），常用的参考标准如下：按最大预测心率（maximal heart rate，HRmax）（HRmax＝220－年龄）计算，运动目标心率＝HRmax×50%～60%；按储备心率（heart rate reserve，HRR）（HRR＝最大运动时心率－静息时心率）计算，运动目标心率＝静息心率＋HRR×40%～70%；按峰值摄氧量（peak oxygen uptake）代替VO_2max（极量运动时的最大耗氧能力）计算，一般选择50%～80% VO_2max的运动强度，体力衰弱者可从50% VO_2max开始，逐步递增；还可按无氧代谢阈值（anaerobic threshold，AT）计算。运动处方并非一成不变的公式，实际临床中应充分考虑患者的综合情况（性别、体力、疾病危险性、心功能恢复程度、既往锻炼史等）以制定个体化的运动处方[59]。

表13-7　运动强度的计算方法

选择的参考标准	目标运动强度
HRmax	运动目标心率＝HRmax×50%～60%
HRR	运动目标心率＝静息心率＋HRR×40%～70%
VO_2max	VO_2max×50%～80%
AT	AT

（五）心理干预

随着医学模式由生物医学模式向生物-心理-社会医学模式的转化，越来越多的证据揭示了“双心”疾病之间相互促进、互为因果的关系。心衰的反复发作症状、慢性渐进性病程及诸多并发症、合并症，往往使患者精神心理负担加重、精神心理疾病易感性增加，而另一方面，负面心理活动与心律失常之间相互作用，可作为心血管疾病复发、猝死等心血管事件的风险预测因子[60]。心血管医生应当充分认识心理因素的重要性，对双心疾病患者进行综合性情感干预包括心理疏导，必要时酌情应用抗焦虑、抑郁等心理药物。

四、特殊人群心力衰竭的预防

（一）妊娠分娩期女性

妊娠及分娩期作为女性循环血流动力学变化最显著的时期，心衰是其最常见的并发症之一[61]。妊娠合并心衰尤其易发生于合并先天性心脏病、风湿性心脏病、妊娠期高血压性心脏病、围产期心肌病、贫血、心肌炎等临床情况的孕产妇，是导致孕产妇及围产儿死亡的重要原因之一。

妊娠32～34周是心衰好发期之一，主要是由于机体血容量包括红细胞及血浆的增多在此时达到高峰，可超过非妊娠期的30%～50%，这种血流动力学的改变可加重已存在心衰高危因素妊娠女性的心脏负担。分娩期子宫收缩、产妇屏气用力及胎儿娩出后子宫的突然缩复可使回心血量陡然增加，再加上产后器官、组织间隙潴留的液体回流诸如子宫胎盘循环消失、水肿消退等也会加重心脏的负担，上述短期内血流动力学的快速改变是分娩期、产后3日内为心衰又一好发期的主要机制。

明确高危因素对于此期的一级预防非常关键，主要包括高龄、妊娠期高血压疾病[62]、贫血及营养不良[63]、糖尿病、多胎妊娠[64]、多产[65]、黑色人种[66]、肥胖、吸烟[67]、自身免疫性疾病[63]等。对于有危险因素的孕妇，加强产前检查与监测、认真评价心脏结构和功能及早期诊断治疗对改善预后极为重要。包括对多胎、多产、高龄的孕产妇应当予以足够的重视，对肥胖、吸烟、贫血等进行积极干预，应避免劳累，注意休息，合理饮食，积极纠正引起心衰的各种危险因素、诱因，对合并高血压或糖代谢异常的患者合理选择调节血压、血糖的方案等。而药物治疗与普通心衰人群并无显著差异，即减轻心脏前、后负荷，提高心肌收缩力，但在选择药物时要注意尽量避免使用对胎儿有不利影响的药物，如孕产妇对洋地黄类药物较敏感，易发生中毒，使用洋地黄类药物应密切观察毒性反应以及血药浓度；ACEI由于其致胎儿畸形不良反应禁用于孕妇[68]，但可用于产后，从小剂量开始逐渐递增，直至达到目标剂量[2]。妊娠合并心衰病情凶险，适时选择终止妊娠的时机、合理选择终止妊娠的方式对预防心衰加重、死亡等具有十分重要的临床意义，根据2011年ESC指南建议出现严重心衰不论孕周大小应及时剖宫产终止妊娠[69]，术后要严格控制补液量及补液速度。

（二）老年群体

老年群体的健康问题随着中国老龄化社会的转型逐渐引起人们的重视。高龄本身就是心衰疾病进展及反复再住院的危险因素[70-71]，因此加强老年群体的预防力度对于减少心衰发生率、预防再住院率及死亡率等尤为关键和意义重大。

如前所述的心衰众多危险因素中，老年群体发生心衰最主要的两大病因依然是高血压[4]和冠心病[34]，由此可见血压的合理控制[72]、冠心病的积极防治对于一级预防的重要性。我国建议[9]老年高血压患者降压目标值为150/90mmHg，其中小于65岁者若能耐受可将收缩压目标值设定为＜140mmHg。冠状动脉病变随年龄增长而进展，除抗血小板聚集、降脂、扩冠治疗之外，合理利用抗RAAS系统及交感系统药物以改善心室重构、预防心衰的“生物学效应”非常重要。

老年人由于心血管结构与功能的增龄性变化，加之常同时合并其他系统疾病、服用种类繁多的药物等因素，发生心功能减退时其临床表现的隐匿性和辅助检查的复杂性往往易干扰疾病的诊断和治疗[73]。如年龄是氨基末端B型利钠肽前体（NT-pro BNP）的主要影响因素之一，NT-pro BNP协助诊断心衰的阈值标准需依年龄而界定，年龄小于50岁时＞450pg/ml、50～75岁时＞900pg/ml及年龄大于75岁时＞1800pg/ml[74]。临床医生需充分排除症状与辅助检查等的干扰、提高诊断技能，才能实现对疾病的早发现、早诊断及早治疗。

药物治疗是改善心衰症状、降低死亡率及因心衰反复住院次数的基础。利尿药可通过抑制肾小管特定部位钠或氯的重吸收而减轻水钠潴留、降低心脏前负荷，目前指南建议对所有存在液体潴留证据的心衰患者均应给予利尿药[2]。利尿药副作用较多，老年人由于各种生理代偿功能低下尤其易发生，故应用利尿药应小剂量开始，保钾、排钾利尿药联合应用，并定期监测生化指标。地高辛改善老年人生存率和再住院率与非老年患者相近[75]，但老年人肾小球滤过率降低、药物清除减少，半衰期延长，尤其对于合并电解质紊乱的患者，地高辛更易引起中毒且中毒症状往往不典型，因此使用剂量宜小。ACEI、ARB、β受体阻滞剂类药物的应用原则如前所述，其虽可减少老年人心衰死亡率及再住院率，但老年患者因肾上腺素能及交感神经受体功能、敏感性的降低，药物代谢清除能力减弱，加之常同时合并其他疾病，应从小剂量开始、逐渐调整剂量，严密监测低血压、高钾血症、心动过缓等的发生。

药物治疗之外，根据目前证据ICD的获益随着年龄增长而减弱[76]，因此大于80岁者植入ICD并未被证实获益，而根据适应证合理慎重植入CRT的老年人可以获益[77]。即使明确诊断为心衰的老年患者，目前仍缺乏药物及器械治疗的指南证据，还需要更多大型临床试验对药物及器械治疗改善心衰死亡率、再住院率等远期预后的研究。

综上，心衰作为临床最常见的危重症疾病之一，一旦发生，心脏就会进入单向加重、发展的过程，衰竭心脏的心室重构过程不能逆转，因此对心衰的三级预防应当前移。然而目前我国的传统医学模式仍然重治轻防，为改变这一现状，临床工作者需要全面重视心衰的预防领域，做到以循证医学的理念指导临床实践，有效干预危险因素，积极治疗基础结构性心脏病，早期合理应用改善心肌重构药物并充分利用机械治疗在心衰领域的作用，关注特殊人群心衰的预防，最终达到减少心衰发生率、住院率及死亡率的目标。

（杨萍 高艺）

参考文献

[1] Yancy C W，Jessup M，Bozkurt B，et al. 2013 ACCF/AHA Guideline for the Management of Heart Failure. Journal of the American College of Cardiology，2013，62（16）：147-239.

[2] 中华医学会心血管病学分会，中华心血管病杂志编辑委员会. 中国心力衰竭诊断和治疗指南2014. 中华心血管病杂志，2014，42（2）：98-122.

[3] Kannel W B，Castelli W P，Mcnamara P M，et al. Role of Blood Pressure in the Development of Congestive Heart Failure. The Framingham study. New England Journal of Medicine，1972：287.

[4] Khatibzadeh S，Farzadfar F，Oliver J，et al. Worldwide risk factors for heart failure：a systematic review and pooled analysis. International Journal of Cardiology，2013，168（2）：1186-1194.

[5] Lavie CJ，Ventura HO. The Obesity Paradox in Heart Failure：Is it All About Fitness，Fat，or Sex. JACC Heart Fail，2015，3（11）：927-930.

[6] Mancia G，Fagard R，Narkiewicz K，et al. 2013 ESH/ESC Guidelines for the management of arterial hypertension：The Task Force for the management of arterial hypertension of the European Society of Hypertension（ESH）and of the European Society of Cardiology（ESC）. European Heart Journal，2013，31（10）：1925-1938.

[7] James P A，Suzanne O，Carter B L，et al. 2014 Evidence-Based Guideline for the Management of High Blood Pressure in Adults：Report From the Panel Members Appointed to the Eighth Joint National Committee（JNC 8）. Jama，2014，311（5）：507-520.

[8] 中国高血压防治指南修订委员会. 中国高血压防治指南2010. 中华心血管病杂志，2011，39（7）：701-708.

[9]《中国高血压基层管理指南》修订委员会. 中国高血压基层管理指南（2014年修订版）. 中华高血压杂志，2015，30（01）：725-744.

[10] Go A S，Dariush M，Roger V L，et al. Heart disease and stroke statistics—2014 update：a report from the American Heart Association. Circulation，2014，129（2）：28-292.

[11] Honkanen M H，Honkanen R E. National Lipid Association recommendations for patient-centered management of dyslipidemia：Part 1-executive summary. Journal of Clinical Lipidology. Journal of Clinical Lipidology，2014，8（5）：473-488.

[12] 胡大一，郭艺芳，陈红，等.《2014年中国胆固醇教育计划血脂异常防治专家建议》十大要点. 中国循

环杂志，2014，06（06）：410-411.

[13] 中国成人血脂异常防治指南制订联合委员会. 中国成人血脂异常防治指南. 中华心血管病杂志，2007，19（5）：390-419.

[14] Rabar S，Harker M，O'Flynn N，et al. Lipid modification and cardiovascular risk assessment for the primary and secondary prevention of cardiovascular disease：summary of updated NICE guidance. BMJ，2014，349：g4356-g4356.

[15] Mcmurray J J V，Gerstein H C，Holman R R，et al. Heart failure：a cardiovascular outcome in diabetes that can no longer be ignored. Lancet Diabetes & Endocrinology，2014，2（14）：843-851.

[16] 中华医学会糖尿病学分会. 中国2型糖尿病防治指南（2013年版）. 中国糖尿病杂志，2014，88（08）：1227-1245.

[17] Vardeny O，Gupta D K，Claggett B，et al. Insulin Resistance and Incident Heart Failure：The ARIC Study（Atherosclerosis Risk in Communities）. Jacc Heart Failure，2013，1（6）：531-536.

[18] Cavender M A，Steg P G，Smith S C，et al. Impact of Diabetes Mellitus on Hospitalization for Heart Failure，Cardiovascular Events，and Death Outcomes at 4 Years From the Reduction of Atherothrombosis for Continued Health（REACH）Registry. Circulation，2015，132：923-931.

[19] Inzucchi S E，Bergenstal R M，Buse J B，et al. Management of Hyperglycemia in Type 2 Diabetes，2015：A Patient-Centered Approach. Diabetes Care，2015，38：140-149

[20] Parry H M，Deshmukh H，Levin D，et al. Both High and Low HbA1c Predict Incident Heart Failure in Type 2 Diabetes Mellitus. Circulation Heart Failure，2015，8（2）：236-242.

[21] Milo E，Schwann T A，Cynthia A E，et al. U-Shape Association Between Hemoglobin A1c and Late Mortality in Patients With Heart Failure After Cardiac Surgery. American Journal of Cardiology，2013，111（8）：1209-1213.

[22] 中华医学会心血管病学分会流行病学组. 糖代谢异常与动脉粥样硬化性心血管疾病临床诊断和治疗指南. 中华心血管病杂志，2015，43（06）：488-506.

[23] Mørkedal B，Vatten L J，Romundstad P R，et al. Risk of Myocardial Infarction and Heart Failure Among Metabolically Healthy But Obese Individuals. Journal of the American College of Cardiology，2013：63.

[24] 中华医学会内分泌学分会肥胖学组. 中国人肥胖症防治专家共识（2011年版）. 中华内分泌代谢杂志，2011，27（9）：711-717.

[25] Jensen M D，Ryan D H，Apovian C M，et al. 2013 AHA/ACC/TOS guideline for the management of overweight and obesity in adults：a report of the American College of Cardiology/American Heart Association Task Force on Practice Guidelines and The Obesity Society. Journal of the American College of Cardiology，2014，63（3）：2985-3023.

[26] Gabriel A，Maria-Pia H，Erik I，et al. Smokeless tobacco（snus）and risk of heart failure：results from two Swedish cohorts. European Journal of Cardiovascular Prevention & Rehabilitation，2012，19（5）：1120-1127.

[27] Morris PB，Ference BA，Jahangir E，et al. Cardiovascular Effects of Exposure to Cigarette Smoke and Electronic Cigarettes：Clinical Perspectives From the Prevention of Cardiovascular Disease Section Leadership Council and Early Career Councils of the American College of Cardiology. Journal of the American College of Cardiology，2015，66（12）：1378-1391.

[28] Ahmed A A，Patel K，Nyaku M A，et al. Risk of Heart Failure and Death After Prolonged Smoking Cessation：Role of Amount and Duration of Prior Smoking. Circulation Heart Failure，2015，8（4）：694-701.

[29] Folsom A R，Shah A M，Lutsey P L，et al. American Heart Association's Life's Simple 7：Avoiding Heart Failure and Preserving Cardiac Structure and Function. American Journal of Medicine，2015，128（9）：970-976.

[30] Del Gobbo LC，Kalantarian S，Imamura F，et al. Contribution of Major Lifestyle Risk Factors for Incident Heart Failure in Older Adults. Jacc Heart Failure，2015，3（7）：520-528.

[31] AghaG，LoucksEB，Tinker LF，et al. Healthy lifesty leand decreasing risk of heart failure in women：the Women's Health Initiative Observational Study. J Am Coll Cardiol，2014，64：1777-1785.

[32] Dorans K S，Mostofsky E，Levitan E B，et al. Al-

cohol and Incident Heart Failure Among Middle-Aged and Elderly Men: The Cohort of Swedish Men. Circulation Heart Failure, 2015, 8 (3): 422-427.

[33] Lyons O D, Bradley T D. Heart Failure and Sleep Apnea. Can J Cardiol, 2015, 31 (7): 898-908.

[34] 张健，张宇辉. 多中心、前瞻性中国心力衰竭注册登记研究——病因、临床特点和治疗情况初步分析. 中国循环杂志，2015，30 (5)：413-416.

[35] Preiss D, Campbell R T, Murray H M, et al. The effect of statin therapy on heart failure events: a collaborative meta-analysis of unpublished data from major randomized trials. European Heart Journal, 2015, 36 (24): 1536-1546.

[36] Teo K, Yusuf S, Sleight P, et al. Rationale, design, and baseline characteristics of 2 large, simple, randomized trials evaluating telmisartan, ramipril, and their combination in high-risk patients: the Ongoing Telmisartan Alone and in Combination with Ramipril Global Endpoint Trial/Telmisartan Randomized Assessment Study in ACE Intolerant Subjects with Cardiovascular Disease (ONTARGET/TRANSCEND) trials. Am Heart J, 2004, 148 (1): 52-61.

[37] Mona F, Neely M L, Starr A Z, et al. Association between adrenergic receptor genotypes and beta-blocker dose in heart failure patients: analysis from the HF-ACTION DNA substudy. European Journal of Heart Failure, 2013, 15 (3): 258-266.

[38] Fiuzat M, Neely M L, Starr A Z, et al. Association between adrenergic receptor genotypes and beta-blocker dose in heart failure patients: analysis from the HF-ACTION DNA substudy. Eur J Heart Fail, 2013, 15 (3): 258-266.

[39] Cleland. The Effect of Cardiac Resynchronization on Morbidity and Mortality in Heart Failure. Congestive Heart Failure, 2005, 11 (4): 216-218.

[40] Nicolas G, Pang P S, Karl S, et al. Serum aldosterone is associated with mortality and re-hospitalization in patients with reduced ejection fraction hospitalized for acute heart failure: analysis from the EVEREST trial [J]. European Journal of Heart Failure, 2013, 15 (11): 1228-1235.

[41] Eschalier R, Mcmurray J J V, Swedberg K, et al. Safety and Efficacy of Eplerenone in Patients at High Risk for Hyperkalemia and/or Worsening Renal Function. JACC, 2013, (17): 1585-1593.

[42] Cannon J A, Collier T J, Li S, et al. Clinical outcomes according to QRS duration and morphology in the Eplerenone in Mild Patients: Hospitalization and SurvIval Study in Heart Failure (EMPHASIS-HF) [J]. European Journal of Heart Failure, 2015, 17 (7): 707-716.

[43] Rich M W, Mcsherry F, Williford W O, et al. Effect of age on mortality, hospitalizations and response to digoxin in patients with heart failure: the DIG study. Journal of the American College of Cardiology, 2001, 38 (3): 806-813.

[44] Mihai G, Kanan P, Gerasimos F, et al. Effect of oral digoxin in high-risk heart failure patients: a pre-specified subgroup analysis of the DIG trial. European Journal of Heart Failure, 2013, 15 (5): 551-559.

[45] Ambrosy A P, Javed B, Ali A, et al. The use of digoxin in patients with worsening chronic heart failure: reconsidering an old drug to reduce hospital admissions. Journal of the American College of Cardiology, 2014, 63 (18): 1823-1832.

[46] Adams K F, Ghali J K, Herbert Patterson J, et al. A perspective on re-evaluating digoxin's role in the current management of patients with chronic systolic heart failure: targeting serum concentration to reduce hospitalization and improve safety profile. European Journal of Heart Failure, 2014, 16 (5): 483-493.

[47] Kim F, Michel K, Ian F, et al. Effect of ivabradine in patients with left-ventricular systolic dysfunction: a pooled analysis of individual patient data from the BEAUTIFUL and SHIFT trials. European Heart Journal, 2013, 34 (29): 2263-2270.

[48] Böhm M, Robertson M, Ford I, et al. Influence of Cardiovascular and Noncardiovascular Co-morbidities on Outcomes and Treatment Effect of Heart Rate Reduction With Ivabradine in Stable Heart Failure (from the SHIFT Trial). Am J Cardiol, 2015, 116 (12): 1890-1897.

[49] Ziaeian B, Zhang Y, Albert N M, et al. Clinical Effectiveness of CRT and ICD Therapy in Heart Failure Patients by Racial/Ethnic Classification. Journal of the American College of Cardiology, 2014, 64 (8): 797-807.

[50] Gold M R, Thébault C, Linde C, et al. Effect of

QRS Duration and Morphology on Cardiac Resynchronization Therapy Outcomes in Mild Heart Failure Results From the Resynchronization Reverses Remodeling in Systolic Left Ventricular Dysfunction (REVERSE) Study. Circulation, 2012, 126 (7): 822-829.

[51] Kutyifa V, Geller L, Bogyi P, et al. Effect of cardiac resynchronization therapy with implantable cardioverter defibrillator versus cardiac resynchronization therapy with pacemaker on mortality in heart failure patients: results of a high-volume, single-centre experience. Eur J Heart Fail, 2014, 16 (12): 1323-30.

[52] Greenberg H, Case RBMoss A J, Brown M W, et al. Analysis of mortality events in the multicenter automatic defibrillator implantation trial (MADIT-Ⅱ) [J]. Journal of the American College of Cardiology, 2004, 43 (8): 1459-1465.

[53] Piccini J P, Al-Khatib S M, Hellkamp A S, et al. Mortality benefits from implantable cardioverter-defibrillator therapy are not restricted to patients with remote myocardial infarction: an analysis from the Sudden Cardiac Death in Heart Failure Trial (SCD-HeFT). Heart Rhythm, 2011, 8 (3): 393-400.

[54] O'Connor C M, Whellan D J, Lee K L, et al. Efficacy and safety of exercise training in patients with chronic heart failure: HF-ACTION randomized controlled trial. Jama the Journal of the American Medical Association, 2009, 301 (14): 1439-1450.

[55] Piña I L, Bittner V, Clare R M, et al. Effects of Exercise Training on Outcomes in Women With Heart Failure: Analysis of HF-ACTION (Heart Failure-A Controlled Trial Investigating Outcomes of Exercise TraiNing) by Sex. Jacc Heart Failure, 2014, 2 (2): 180-186.

[56] Keteyian S J, Piña I L, Hibner B A, et al. Clinical role of exercise training in the management of patients with chronic heart failure. Journal of Cardiopulmonary Rehabilitation & Prevention, 2010, 30 (2): 67-76.

[57] Thompson P D, Franklin B A, Balady G J, et al. Exercise and acute cardiovascular events placing the risks into perspective: a scientific statement from the American Heart Association Council on Nutrition, Physical Activity, and Metabolism and the Council on Clinical Cardiology. Circulation, 2007, 115 (4): 255-256.

[58] Jones L W, Douglas P S, Khouri M G, et al. Safety and efficacy of aerobic training in patients with cancer who have heart failure: an analysis of the HF-ACTION randomized trial. Journal of Clinical Oncology Official Journal of the American Society of Clinical Oncology, 2014, 32 (23): 2496-2502.

[59] 中国康复医学会心血管病专业委员会，中国老年学学会心脑血管病专业委员会. 慢性稳定性心力衰竭运动康复中国专家共识. 中华心血管病杂志. 2014, 42 (9): 714-720.

[60] Baxter A J, Charlson F J, Somerville A J, et al. Mental disorders as risk factors: assessing the evidence for the Global Burden of Disease Study. BMC medicine, 2011, 9 (1): 134.

[61] Ruys T P E, Roos-Hesselink J W, Roger H, et al. Heart failure in pregnant women with cardiac disease: data from the ROPAC. Heart, 2014, 100 (3): 231-238.

[62] Bello N, Rendon I S H, Arany Z. The Relationship Between Pre-Eclampsia and Peripartum Cardiomyopathy. Journal of the American College of Cardiology, 2013, 62 (18): 1715-1723.

[63] Kao D P, Hsich E, Lindenfeld J A. Characteristics, Adverse Events, and Racial Differences Among Delivering Mothers With Peripartum Cardiomyopathy. Jacc Heart Failure, 2013, 1 (5): 409-416.

[64] Fu Q, Lin J. Risk factors for heart failure during pregnancy among Chinese women with cardiac disease. International Journal of Gynaecology & Obstetrics the Official Organ of the International Federation of Gynaecology & Obstetrics, 2015, 130 (3): 266-269.

[65] Hagit S, Rafael K, Alla B, et al. Peripartum cardiomyopathy-risk factors, characteristics and long-term follow-up. Journal of Perinatal Medicine, 2014, 43 (1): 95-101.

[66] Lewey J, Haythe J. Cardiomyopathy in pregnancy. Semin Perinatol, 2014, 38 (5): 309-317.

[67] Ntusi N B A, Badri M, Gumedze F, et al. Pregnancy-Associated Heart Failure: A Comparison of Clinical Presentation and Outcome between Hypertensive Heart Failure of Pregnancy and Idiopathic Peripartum Cardiomyopathy. Plos One, 2015, 10 (8),

e0133466

[68] Pucci M, Sarween N, Knox E, et al. Angiotensin-converting enzyme inhibitors and angiotensin receptor blockers in women of childbearing age: risks versus benefits. Expert Rev Clin Pharmacol, 2015, 8 (2): 221-231.

[69] Regitz-Zagrosek V, Lundqvist C B, Borghi C, et al. ESC Guidelines on the Management of Cardiovascular Diseases During Pregnancy. European Heart Journal, 2011, 65 (2): 171.

[70] Ben-Chetrit E, Chen-Shuali C, Zimran E, et al. A simplified scoring tool for prediction of readmission in elderly patients hospitalized in internal medicine departments. Isr Med Assoc J, 2012, 14: 752-756.

[71] Rodriguez F, Wang Y, Johnson CE, et al. National patterns of heart failure hospitalizations and mortality by sex and age. J Card Fail, 2013, 19: 542-549.

[72] Beckett NS, Peters R, Fletcher AE, et al. Treatment of hypertension in patients 80 years of age or older. N Engl J Med, 2008, 358: 1887-1898.

[73] Mentz R J, Kelly J P, Lueder T G V, et al. Noncardiac comorbidities in heart failure with reduced versus preserved ejection fraction. Journal of the American College of Cardiology, 2014, 64 (21): 2281-2293.

[74] Jessup M, Abraham WT, Casey DE, et al. 2009 focused update: ACCF/AHA Guidelines for the Diagnosis and Management of Heart Failure in Adults: a report of the American College of Cardiology Foundation/American Heart Association Task Force on Practice Guidelines: developed in collaboration with the International Society for Heart and Lung Transplantation. Circulation, 2009, 119 (14): 1977-2016.

[75] Rich MW, McSherry F, Williford WO, et al. Effect of age on mortality, hospitalizations and response to digoxin in patients with heart failure: the DIG study. J Am Coll Cardiol, 2001, 38: 806-813.

[76] Santangeli P, Di BL, Dello RA, et al. Meta-analysis: age and effectiveness of prophylactic implantable cardioverter-defibrillators. Ann Intern Med, 2010, 153: 592-599.

[77] Verbrugge FH, Dupont M, De VP, et al. Response to cardiac resynchronization therapy in elderly patients (>/= 70 years) and octogenarians. Eur J Heart Fail, 2013, 15: 203-210.

第十四章　心力衰竭的分期和治疗策略

对心衰进行分期和分级，有助于评定心衰患者的预后及指导其治疗。心衰的分期分级有多种方法，包括：美国纽约心脏协会（New York Heart Association，NYHA）分级、Killip 分级、Forrester 分级、Crackles 分级、Benack 评分、MET 分级以及 ACC/AHA 的心力衰竭阶段划分法等分级方法，各种方法适用范围不同，有些基于患者自觉症状或基于临床体检，有些需要有创的客观检查依据，各有优劣之处，临床医师可根据各自条件及具体实践选择采用。目前慢性心衰多采用 NYHA 分级联合 ACC/AHA 的心力衰竭阶段划分法等分级方法，急性心衰可采用 Killip 分级、Forrester 分级及心衰临床程度分级，在本书前面章节已有涉及，下面分别进行具体介绍[1]。

一、NYHA 心功能分级及阶段划分法

1928 年 NYHA 根据患者的主观感觉，提出心功能分级的划分方案。该分级较为简单，临床易于普及，与预后之间存在明显的相关性，为临床医师常用，具有重要的临床价值（表 14-1）。心衰症状严重程度与心室功能的关系较差，但与生存率明确相关，不过，轻度症状的患者仍可能有较高的住院和死亡的绝对风险。

表 14-1　心力衰竭的 NYHA 心功能分级

Ⅰ级	活动不受限。日常体力活动不引起明显的气促、疲乏或心悸
Ⅱ级	活动轻度受限。休息时无症状，日常活动可引起明显的气促、疲乏或心悸
Ⅲ级	活动明显受限。休息时可无症状，轻于日常活动即引起显著的气促、疲乏或心悸
Ⅳ级	休息时也有症状，稍有体力活动症状即加重。任何体力活动均会引起不适。如无需静脉给药，可在室内或床边活动者为Ⅳa 级，不能下床并需静脉给药支持者为Ⅳb 级

这种分级方法缺乏客观依据，仅依据患者的主观症状，因个体差异，使得该分级与客观检查（例如心脏超声 LVEF）之间存在较大差异。因此，AHA 于 1994 年对 NYHA 进行了修订，2001 年 ACC/AHA 以客观证据为基础，提出新的心功能分级方案（表 14-2），其证据包括心电图、X 线胸片、超声心动图、核素显像、冠状动脉造影及心肌活检等发现的心功能受损证据。根据心衰发生发展的过程，从心衰的高发危险因素进展为结构性心脏病，出现心衰症状，直至难治性终末期心衰，可分成 A、B、C、D 四个阶段（stage）。

表 14-2　心力衰竭发生发展的各阶段

心衰发生发展的各阶段	定义	患病人群
阶段 A（前心衰阶段）	患者为心衰的高发危险人群，但目前尚无心脏的结构或功能异常，也无心衰的症状和（或）体征	高血压病、冠心病、糖尿病患者；肥胖、代谢综合征患者；有应用心脏毒性药物的病史、酗酒史、风湿热史，或心肌病家族史者
阶段 B（前临床心衰阶段）	患者从无心衰的症状和（或）体征，但已发展成结构性心脏病	左心室肥厚、无症状心脏瓣膜疾病、以往有心肌梗死（MI）史者
阶段 C（临床心衰阶段）	患者已有基础的结构性心脏病，以往或目前有心衰的症状和（或）体征	有结构性心脏病伴气短、乏力、运动耐量下降者
阶段 D（难治性终末期心衰阶段）	患者有进行性结构性心脏病，虽经积极的内科治疗，休息时仍有症状，且需要特殊干预	因心衰须反复住院，且不能安全出院者；须长期在家静脉用药者；等待心脏移植者；应用心脏机械辅助装置者

心衰是一种慢性、自发进展性疾病，很难根治，但可以预防。心衰的阶段划分正是体现了重在预防的概念。这四个阶段不同于 NYHA 的心功能分级，旨在补充 NYHA 分级、强调心衰的演变和进展过程，在各个不同阶段提出有效的防治要求。其中预防患者从阶段 A 进展至阶段 B，即防止发生结构性心脏病，以及预防从阶段 B 进展至阶段 C，即防止出现心衰的症状和体征，尤为重要。各阶段的定义见表 14-2，阶段 A 前心衰阶段（pre-heart failure），人群主要包括高血压、冠心病、糖尿病患者，也包括肥胖、代谢综合征等最终病变可以累及心脏的患者，既往用过心脏毒性药物，有酗酒、风湿热、心肌病家族史患者也为心衰的高危易患人群。这一阶段的划分体现了心衰是可以预防的，以控制危险因素为主，并积极治疗高危人群的原发疾病，如积极降低血压至目标水平、控制血糖、纠正血脂异常、戒烟、限制饮酒、有规律的适当运动等。阶段 B 前临床心衰阶段（pre-clinical heart failure），这一阶段包括无症状心衰或 NYHA 心功能Ⅰ级。由于心衰是一种进展性疾病，心肌重塑可以自身不断发展。因此，这一阶段的患者及早积极的治疗，阻断或延缓心肌的重塑显得尤为重要。阶段 C 临床心衰阶段，这一阶段包括 NYHA Ⅱ级、Ⅲ级和部分心功能Ⅳ级的患者。阶段 D 难治性终末期心衰阶段，这一阶段患者预后极差，平均生存时间仅为 3.4 个月。早期准确地筛检出阶段 A 及阶段 B 的心脏病患者，尽早给予门诊预防及治疗是降低住院率及病死率的重要措施。阶段 C 及阶段 D 患者给予积极的治疗及纠正病因治疗可以明显改善患者的生活质量，降低患者再住院率及病死率[2-3]。

二、Killip 分级法

主要用于评价急性心肌梗死患者的心衰程度，该分级采用体格检查的临床表现，便于对急性心肌梗死患者急性床边快捷的心功能评估。在 GUSTO-Ⅰ试验中，采用 Killip 分级评估患者心功能状况，与急性心肌梗死溶栓治疗患者 30 日死亡率呈正明显相关性。在非 ST 段抬高型心肌梗死的患者中，Killip 分级也是 30 日和 6 个月预后的独立预测因子，其分级与死亡率正相关，分级Ⅰ、Ⅱ、Ⅲ/Ⅳ级患者 30 日死亡率分别为 2.8%、8.8%和 14.4%，6 个月死亡率分别为 5%、14.7%和 23%。

Killip 心功能分为四级，分级标准如下：

Ⅰ级：PCWP（肺毛细血管楔压）可升高，尚无临床心衰征象，病死率约 0～5%。

Ⅱ级：肺啰音出现范围<两肺野的 50%，可出现窦性心动过速、第三心音奔马律或其他心律失常，静脉压升高，有肺淤血的 X 线表现，为轻至中度心衰，病死率约 10%～20%。

Ⅲ级：出现急性肺水肿，肺啰音出现范围>两肺的 50%，临床表现为重度心衰，病死率约 35%～40%。

Ⅳ级：出现心源性休克，收缩压<90mmHg，呼吸加速，脉率>100 次/分，尿量<20ml/h，皮肤湿冷，发绀，病死率可高达 85%～95%。

三、Forrester 分级法

Forrester 分级法是依据有创血流动力学监测指标对心功能进行分级，适用于急性左心衰竭，由于条件限制，需要床旁漂浮导管进行血流动力学指标的监测，临床多用于心脏监护治疗病房（CCU）、重症监护治疗病房（ICU）以及有血流动力学监护病房和手术室等。Forrester 分级法检测的指标包括肺毛细血管楔压（PCWP）、心脏指数（CI）以及外周组织灌注状态[4-5]，分级见表 14-3。

表 14-3　急性左心衰竭的 Forrester 分级法

分级	PCWP (mmHg)	CI [ml/(s·m²)]	组织灌注状况
Ⅰ级	≤18	>36.7	无肺淤血，无组织灌注不良
Ⅱ级	>18	>36.7	有肺淤血
Ⅲ级	<18	≤36.7	无肺淤血，有组织灌注不良
Ⅳ级	>18	≤36.7	有肺淤血，有组织灌注不良

PCWP：肺毛细血管楔压，CI：心脏指数［法定单位 ml/(s·m²)，与旧单位 L/(min·m²）换算因子为 16.67］

四、心力衰竭的临床程度分级

心衰的临床严重程度分级主要是根据周围循环状况推断血流灌注状况，依据肺部听诊评定有无肺淤血情况，适用于大多数无血流动力学监测条件的医疗机构，是根据 Forrester 法修改而来的，对于急诊快速判断急性心衰患者的心功能状况有较高的临床价值，同时也方便用于慢性心衰严重程度的分级，亦适用于无血流动力学监护的门诊和住院患者。这种分级的严重程度也与死亡率呈正相关。根据临床程度分级，急性心衰患者可被分为四级[2-5]，见表 14-4。

表 14-4　心力衰竭的临床程度分级法

分级	皮肤	肺部啰音
Ⅰ级	干、暖	无
Ⅱ级	湿、暖	有
Ⅲ级	干、冷	无/有
Ⅳ级	湿、冷	有

五、心力衰竭的治疗策略

慢性心衰的治疗自 20 世纪 90 年代以来已有重大的转变，从旨在改善血流动力学状况转变为调节神经体液机制策略，药物治疗从以往强调强心药、利尿剂、扩血管药物转变为应用 RAAS（肾素-血管紧张素-醛固酮系统）以及儿茶酚胺系统的抑制剂，如 ACEI/ARB、醛固酮受体拮抗剂和β受体阻滞剂等神经内分泌抑制剂，并积极探索非药物的器械治疗，如 CRT/D 等。心衰的治疗目标不仅仅是改善症状、提高生活质量，更重要的是针对心肌重构的机制，防止和延缓心肌重构的发展，从而降低心衰的死亡率和住院率。

依据 ACC/AHA 的心衰阶段划分法治疗策略如下[4]：

A 阶段应针对控制危险因素和高危人群原发病的积极治疗：如治疗高血压至目标水平，控制血糖至合适水平，纠正血脂异常，转变生活方式，增加有规律的运动，戒烟限酒，控制代谢综合征等。

B 阶段在包括所有 A 阶段措施的基础上，ACEI、β受体阻滞剂可应用于左心室射血分数（LVEF）低下的患者，不论有无心肌梗死（MI）史（Ⅰ类，A 级）。MI 后伴 LVEF 低，不能耐受 ACEI 时，可应用 ARB（Ⅰ类，B 级）。冠心病（CHD）合适病例应进行冠状动脉血运重建术（Ⅰ类，A 级）。存在严重血流动力学障碍的瓣膜狭窄或反流的患者，可进行瓣膜置换或修补术（Ⅰ类，B 级）。埋藏式心脏复律除颤器（ICD）可应用于 MI 后、LVEF≤30%、预计存活时间大于一年者。

阶段 C 的治疗包括所有阶段 A 及 B 的措施，并常规应用利尿剂（Ⅰ类，A 级）、ACEI（Ⅰ类，A 级）、β受体阻滞剂（Ⅰ类，A 级）。为改善症状可加用地高辛（Ⅱa 类，A 级）。醛固酮受体拮抗剂（Ⅰ类，B 级）、ARB（Ⅰ类或Ⅱa 类，A 级）、硝酸酯类（Ⅱb 类，C 级）等可应用于某些选择性患者。窦性心律患者在β受体阻滞剂充分应用下，如心率仍大于 70 次/分，可加用窦房结 If 抑制剂伊伐布雷定（Ⅱa 类，C 级），CRT（Ⅰ类，A 级）、ICD（Ⅰ类，A 级）可选择在合适病例中应用。

阶段 D 的治疗包括所有阶段 A、B、C 的措施，并可应用以下手段：心脏移植、左心室辅助装置、静脉滴注正性肌力药以缓解症状；如果肾功能不全严重，难治性水肿，可应用超滤法或血液透析。应注意并适当处理重要的并发症，如睡眠障碍、抑郁、贫血、肾功能不全、低蛋白血症等。

（徐东杰）

参考文献

[1] Killip T, Kimball JT. "Treatment of myocardial infarction in a coronary care unit. A two year experience with 250 patients". *Am J Cardiol*, 1967, 20 (4): 457-464.

[2] 中华医学会心血管病学分会，中华心血管病杂志编辑委员会. 急性心力衰竭诊断和治疗指南. 中华心血管病杂志，2010，38 (3)：195-208.

[3] 中华医学会心血管病学分会，中华心血管病杂志编辑

委员会．中国心力衰竭诊断和治疗指南2014．中华心血管病杂志，2014，42（2）：98-122．

[4] ACCF/AHA. 2013 ACCF/AHA guideline for the management of heart failure：executive summary：a report of the American College of Cardiology Foundation/American Heart Association Task Force on practice guidelines. Writing committee members are required to recuse themselves from voting on sections to which their specific relationships with industry and other entities may apply；see Appendix 1 for recusal information. Circulation，2013，128（16）：1810-1852.

[5] ESC. ESC guidelines for the diagnosis and treatment of acute and chronic heart failure 2012：The Task Force for the Diagnosis and Treatment of Acute and Chronic Heart Failure 2012 of the European Society of Cardiology. Developed in collaboration with the Heart Failure Association（HFA）of the ESC. ESC Committee for Practice Guidelines. Eur J Heart Fail，2012，14（8）：803-869.

第十五章　慢性射血分数降低性心力衰竭的药物治疗

一、治疗目的及策略

慢性心衰药物治疗目的：①通过治疗原发病，消除诱因，避免心肌损害的发生发展，减少甚至逆转心肌重构，避免出现心衰临床表现；②缓解症状，提高生活质量，增加运动耐力，降低住院率；③改善预后，降低死亡率。目前心衰的治疗策略已从短期血流动力学干预转变为长期的、修复性的治疗策略，阻断神经内分泌系统的过度激活及心肌重构成为心衰治疗的关键。

从A到D阶段的治疗策略分别为[1-2]：

（一）A期

主要针对心衰危险因素治疗，包括①控制高血压、高血脂、高血糖、肥胖等，戒烟限酒，规律运动；②避免心脏毒性药物；②药物：血管紧张素转化酶抑制剂（angiotensin converting enzyme inhibitor，ACEI）或血管紧张素受体拮抗剂（angiotensin receptor antagonists，ARB）。

（二）B期

主要是预防及改善心室重构、预防心衰的症状：①继续A期的治疗建议；②药物：ACEI或ARB类、β受体阻滞剂；③有心脏性猝死高危因素的患者植入埋藏式心脏复律除颤器（implantable cardiovertor defibrillator，ICD）。

（三）C期

①继续B期治疗；②有症状患者限钠摄入；③药物：利尿剂、ACEI或ARB、β受体阻滞剂、醛固酮受体拮抗剂、地高辛、依伐布雷定；④治疗合并疾病；⑤有适应证者可以植入CRT及ICD。

（四）D期

①继续C期药物治疗；②限水、正性肌力药、静脉用药、预防静脉血栓形成/栓塞；③应用机械辅助装置、心脏移植、超滤；④姑息治疗、临终关怀等。

二、一般治疗

（一）去除诱发因素

各种感染（尤其上呼吸道和肺部感染）、肺栓塞、心律失常（尤其伴快速心室率的心房颤动）、电解质紊乱和酸碱失衡、贫血、肾功能损害、过量摄盐、过度静脉补液，以及应用损害心肌或心功能的药物等均可引起心衰恶化，应及时处理或纠正。对有睡眠呼吸暂停患者根据病情夜间给予连续气道正压通气治疗。

（二）监测体重及出入量

每日测定体重以早期发现液体潴留非常重要。如在3天内体重突然增加2kg以上，需要利尿或加大利尿剂的剂量。

（三）调整生活方式

1. 限钠

限钠对控制NYHA Ⅲ～Ⅳ级心衰患者的淤血症状和体征有帮助，应根据水钠潴留和血钠水平，适当限钠，每日不超过3g盐。若使用利尿剂者，则适当放宽。对NYHA Ⅰ或Ⅱ级心衰患者不用限钠。心衰急性发作伴有容量负荷过重的患者，要限制钠摄入<2g/d。

2. 限水

轻中度症状患者常规限制液体并无益处。严重心衰患者液量限制在1.5～2L/d有助于减轻症状和充血。严重低钠血症（血钠<130mmol/L）患者液体摄入量应<2L/d。

3. 营养

宜低脂饮食，优质蛋白质应占总蛋白的2/3以上。合适的能量摄入量取决于患者的干重（无水肿情况下的体重）、活动受限程度以及心衰的程度，一般给予25～30kcal/kg（理想体重）。肥胖患者应减轻体重，低能量平衡饮食（1000～1200kcal/d）有利于体重减轻。严重心衰伴明显消瘦（心脏恶病质）者，应给予营养支持，肠内营养管饲的液体配方可用高能量密度配方（1.5～2.0kcal/ml）。由于摄入不足、利尿剂治疗易导致低钾、低镁血症，应注意补充。如因肾功能减退，出现高钾、高镁血症，则应选择含钾、镁低的食物。戒烟，限酒，对怀疑有酒精性心肌病的患者应戒酒。

食用富含Omega-3多不饱和脂肪酸（ω-3 PUFA）的鱼类和鱼油可以降低高甘油三酯水平，预防心房颤动，甚至有可能降低心衰病死率。建议每天从海鱼或者鱼油补充剂中摄入1g ω-3 PUFA。心衰患者特别是长期应用利尿剂、饮食摄入受限会导致维生素和微量元素的缺乏。心衰患者存在Vit B_1缺乏的风险。摄入较多的膳食叶酸和Vit B_6与心衰及卒中死亡风险降低有关，同时有可能降低高同型半胱氨酸血症。

4. 休息和适度运动

失代偿期需卧床休息，多做被动运动以预防深部静脉血栓形成。临床情况改善后在不引起症状的情况下，应逐渐恢复体力活动。对慢性稳定性心衰，运动康复可降低慢性心衰患者的病死率，减少反复住院次数，改善患者运动耐力及生活质量。

（四）心理和精神治疗

压抑、焦虑和孤独在心衰恶化中发挥重要作用，也是心衰患者死亡的主要因素。综合性情感干预包括心理疏导、应用抗抑郁药物。

（五）吸氧

适用于低氧血症和呼吸困难明显，尤其指端血氧饱和度<90%的患者。应尽早采用，使患者SaO_2≥95%（伴COPD者SaO_2>90%）。无低氧血症的患者不应常规应用，可能导致血管收缩和心排血量下降。吸氧方式：①鼻导管吸氧：低氧流量（1～2L/min）开始，若无CO_2潴留，可根据SaO_2调整氧流量达6～8L/min。②面罩吸氧：适用于伴呼吸性碱中毒患者。必要时还可采用无创性或气管插管呼吸机辅助通气治疗。

三、慢性射血分数降低性心力衰竭的药物治疗

（一）利尿剂

利尿剂促进尿钠的排泄，消除水钠潴留[3-4]，有效缓解心衰患者的呼吸困难及水肿，改善心功能和运动耐量[5-6]，但对心衰死亡率的影响尚不清楚。对于有液体潴留的心衰患者，利尿剂是唯一能充分控制和有效消除液体潴留的药物。恰当使用利尿剂是其他治疗心衰药物取得成功的关键和基础。如利尿剂用量不足造成液体潴留，会降低对ACEI的反应，增加使用β受体阻滞剂的风险。另一方面，不恰当地大剂量使用利尿剂则会导致血容量不足，发生低血压、肾功能不全和电解质紊乱的风险。

1. 适应证

有液体潴留证据的所有心衰患者均应给予利尿剂。

2. 利尿剂的分类

临床常用利尿剂的分类及药代动力学特征总结如表15-1[7]。

（1）袢利尿剂：作用于髓袢升支粗段髓质部，适用于大部分心衰患者，特别适用于有明显液体潴留或伴有肾功能受损的患者，有呋塞米（速尿）、托拉塞米、布美他尼。40mg呋塞米、1mg托拉塞米、10mg布美他尼利尿效果相当。临床最

常用的是呋塞米，呋塞米的剂量与效应呈线性关系，托拉塞米、布美他尼由于口服生物利用度更高，对有些患者利尿效果更好[8-9]。

（2）噻嗪类利尿剂：作用于远曲肾小管，较袢利尿剂弱，仅适用于有轻度液体潴留、伴有高血压而肾功能正常的心衰患者。氢氯噻嗪 100mg/d 已达最大效应（剂量-效应曲线已达平台期），再增量亦无效。在肾功能减退（eGFR<30ml/min）的患者中，噻嗪类利尿剂作用减弱，不建议使用，但在顽固性水肿患者中（呋塞米每日用量已超过 80mg），可将噻嗪类利尿剂与袢利尿剂合用。

（3）保钾利尿剂：氨苯蝶啶和阿米洛利作用于远曲小管和集合管，抑制 Na^+ 再吸收和减少 K^+ 分泌，利尿作用弱。醛固酮受体拮抗剂也是保钾利尿剂，在后文论述。

（4）血管加压素 V_2 受体拮抗剂：新型利尿剂托伐普坦是血管加压素 V_2 受体拮抗剂，具有仅排水不利钠的作用，伴顽固性水肿或低钠血症者疗效更显著。推荐用于常规利尿剂治疗效果不佳、有低钠血症或有肾功能损害倾向患者。其不良反应主要是高钠血症。主要通过细胞色素 P450 3A4 代谢，呈线性药代动力学效应。

表 15-1　常用利尿剂药代动力学[10]

利尿剂	类型	生物利用度（%）	起效时间（口服/静注，min）	达峰时间（h）	半衰期（h）	清除途径（%）
呋塞米	袢利尿剂	52	40/5	1.5	1.5	60R、40M
布美他尼	袢利尿剂	85	40/5	1.5	1	65R、35M
托拉塞米	袢利尿剂	85	40/10	1.5	3	30R、70M
氢氯噻嗪	噻嗪类利尿剂	60～80	120/—	4	15	50～70R、30M
吲达帕胺	噻嗪类利尿剂	93	60/—	2	14～18	60～80R、20F
美托拉宗	噻嗪类利尿剂	65	60/—	8	8	80R、10B、10M
阿米洛利	保钾利尿剂	50	120/—	6	6～9	100R
氨苯蝶啶	保钾利尿剂	30～70	120/—	6	2	50M、50R
螺内酯	盐皮质激素受体拮抗剂	90	120/—	4	1.3[&]	100M
托伐普坦	血管加压素 V_2 受体拮抗	≥40[*]	120～240/—	4	12	100M

注：B：胆道清除；R：肾脏清除；M：代谢途径清除；F：粪便
[*]：绝对生物利用度不详；[&]：螺内酯原型半衰期 1.3h，活性代谢产物半衰期 9～23h

3. 应用方法

从小剂量开始，逐渐增加剂量直至尿量增加，根据淤血的症状和体征、血压、肾功能调整剂量，体重每日减轻 0.5～1.0kg 为宜。一旦症状缓解、病情控制，即以最小有效剂量长期维持预防再次液体潴留，并根据液体潴留的情况随时调整剂量。每日体重的变化是最可靠的监测利尿剂效果和调整利尿剂剂量的指标。用利尿剂前应先检测肾功能和电解质，在开始应用或者增加剂量 1～2 周后应复查血钾和肾功能。可以教会患者根据病情的需要（症状、水肿、体重变化）调整剂量。利尿剂的使用可激活内源性神经内分泌系统，故应与 ACEI/ARB、β 受体阻滞剂联用。常用利尿剂剂量如表 15-2 所示。

表 15-2　慢性 HF-REF 常用利尿剂剂量

药物	起始剂量	每日最大剂量	每日常用剂量
呋塞米	20～40mg qd	120～160mg	20～80mg
布美他尼	0.5～1.0mg qd	6～8mg	1～4mg
托拉塞米	10mg qd	100mg	10～40mg
氢氯噻嗪	12.5～25mg qd/bid	100mg	25～50mg
美托拉宗	2.5mg qd	20mg	2.5～10mg
吲达帕胺	2.5mg qd	5mg	2.5～5mg
阿米洛利	2.5mg[a]/5mg[b] qd	20mg	5～10mg[a]/10～20mg[b]
氨苯蝶啶	25mg[a]/50mg[b] qd	200mg	100mg[a]/200mg[b]
托伐普坦	7.5～15mg qd	60mg	7.5～30mg

[a]与 ACEI 或 ARB 合用时剂量；[b]不与 ACEI 或 ARB 合用时剂量。qd：每日 1 次；bid：每日 2 次

4. 禁忌证：①从无液体潴留的症状及体征；②痛风是噻嗪类利尿剂的禁忌证；③已知对某种利尿剂过敏或者存在不良反应。

5. 不良反应及处理

（1）电解质丢失：袢利尿剂及噻嗪类利尿剂常见的副作用是电解质丢失，联合使用两者时电解质紊乱的风险更高。利尿剂导致的低钾、低镁血症是心衰患者发生严重心律失常的常见原因[11]。出现低钾血症、低镁血症时可增加 ACEI/ARB 剂量、加用醛固酮受体拮抗剂、补钾、补镁。低钠血症时应注意区别缺钠性低钠血症和稀释性低钠血症，后者按利尿剂抵抗处理。若低钠血症合并容量不足时，可考虑停用利尿剂。低钠血症合并容量过多时应限制入量，考虑托伐普坦、正性肌力药物及超滤治疗。

（2）低血压：在开始利尿剂治疗或增加剂量时易发生。出现低血压（收缩压＜90mmHg）时，应区分容量不足和心衰恶化。多因使用强利尿剂治疗、限盐饮食、恶心或呕吐引起血容量不足或血钠水平过低的患者。应纠正低钠及低血容量水平。发生症状性低血压后，若无淤血的症状及体征，应先考虑利尿剂减量。若仍伴有低血压症状，还应调整其他扩血管药物（如硝酸酯、钙通道阻滞剂）的剂量。在体液丢失较多的情况下（腹泻、呕吐、出汗较多），利尿剂应减量。

（3）肾功能恶化：利尿剂治疗中可出现肾功能损伤（血肌酐/尿素氮上升），其可能的原因有：①利尿剂不良反应，如果联合使用袢利尿剂和噻嗪类利尿剂者应停止噻嗪类利尿剂；②心衰恶化，肾低灌注和肾静脉充血都会导致肾功能损害；③容量不足；④某些肾毒性的药物，如非甾体消炎药（包括 cox-2 抑制剂）[12]，会影响利尿剂的药效并且导致肾功能损害和肾灌注下降[13]。利尿剂治疗中出现血肌酐/尿素氮上升，可考虑减少 ACEI/ARB 剂量，必要时可考虑血滤/透析。

（4）高尿酸血症：对于高尿酸血症患者可考虑改用袢利尿剂或加用降尿酸药。痛风发作时可用秋水仙碱，避免用非甾体消炎药。

（5）利尿剂反应不佳或利尿剂抵抗：轻度心衰患者小剂量利尿剂即反应良好，心衰进展和恶化时常需加大利尿剂剂量，最终大剂量也无反应，即出现利尿剂抵抗。临床处理包括：①注意患者的依从性、液体及钠的摄入量，钠摄入过多会导致对利尿剂反应差；②改变袢利尿剂的用量用法：增加利尿剂剂量和次数，空腹服用，呋塞米改为布美他尼或托拉塞米；③加用醛固酮受体拮抗剂或增加其剂量；④纠正低氧、酸中毒、低钠、低钾、低血容量；⑤联合使用不同种类的利尿剂（如袢利尿剂和噻嗪类利尿剂），有协同作用，但增加低血容量、低血压、低血钾、肾功能损害风险，仅适合短期应用，需更严密地监测；⑥改为静脉用药，可考虑静脉推注联合持续静脉滴注，避免因利尿剂浓度下降引起的钠水重吸收；⑦加用托伐普坦；⑧应用增加肾血流的药物，提高肾灌注，如静脉使用小剂量多巴胺或萘西立肽；⑨考虑超滤。

（二）ACEI

肾素-血管紧张素-醛固酮系统（renin-angiotensin-aldosterone system，RAAS）在心室重塑和心衰的发展过程中起到重要作用。心衰患者 RAAS 的激活情况与心衰的严重程度相关。RAAS 激活对于短期维持循环稳态起关键的作用。然而，RAAS 的持久激活却导致心脏功能及心脏重构的进行性恶化、肾及其他器官的损伤。RAAS 系统激活机制及相关药物作用靶点如图 15-1 所示。

ACEI 属于神经内分泌抑制剂，通过竞争性地抑制血管紧张素转化酶（angiotensin converting enzyme，ACE）而发挥作用。ACE 是一种非特异的酶，除可使血管紧张素Ⅰ（angiotensin Ⅰ，AngⅠ）转换成血管紧张素Ⅱ（angiotensin Ⅱ，AngⅡ）外，还催化缓激肽等肽类扩血管物质的降解。因此，在 ACE 的作用下，循环和组织中的 AngⅡ浓度增高、缓激肽水平降低。

常用 ACEI 类药物药代动力学特征见表 15-3，ACEI 根据其与 ACE 分子表面锌原子相结合的活性基团而分成巯基类、羧基类和膦酸基类等三类。其中羧基类 ACEI 的组织亲和力较高。大多数 ACEI 及其代谢产物主要经肾排泄，故肾功能异

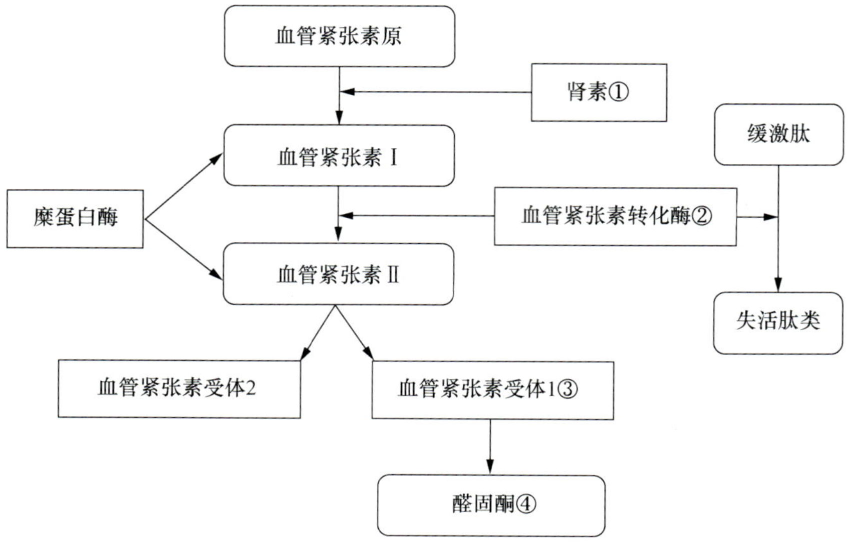

图 15-1　RAAS 拮抗剂作用位点。①肾素抑制剂；②血管紧张素转化酶抑制剂；③血管紧张素受体抑制剂；④醛固酮受体拮抗剂

表 15-3　常用 ACEI 的药代动力学[10]

名称	锌结合配体	前体药物	生物利用度（%）	血浆蛋白结合率（%）	半衰期（h）	排泄途径
卡托普利	巯基	无	60～75	30	2～3	肾
依那普利	羧基	是	60*	50～60*	11	95%肾
赖诺普利	羧基	无	6～60	低	12	肾
培哚普利§	羧基	是	60	10～20	25～30	75%肾
雷米普利	羧基	是	50～60*	56*	13～17	60%肾
群多普利	羧基	是	40～60*	80～94	16～24	33%肾
福辛普利	膦酸基	是	75*	97～98	12	50%肝肾
喹那普利	羧基	是	60	35	25	61%肾
贝那普利	羧基	是	40	95	22	主要在肾

注：*：反映了活性药物数据；§：在心衰患者中尚无明确证据

常时（肌酐清除率≤30ml/min）需要减少剂量；肾功能异常患者以选择经肝肾双通道排泄的 ACEI（如福辛普利）为好。根据 ACEI 的活性分为前体药物和非前体药物（如卡托普利，直接具有活性）。前体药物在体内肝和消化道黏膜水解成活性代谢产物发挥作用，服用前体药物可改善吸收，但导致起效延迟。

ACEI 逆转心室重构主要通过以下机制：①降低心室前、后负荷；②抑制 Ang Ⅱ 的增生作用和交感神经活性；③抑制醛固酮诱导的心脏肥厚、间质和血管周围纤维化。④预防压力负荷过重引起的心肌细胞凋亡[14]。⑤逆转心脏肥厚，改善舒张功能。

ACEI 是第一类证实能降低心衰患者死亡率的药物，是治疗心衰的基石，也是唯一心衰 A、B、C、D 四个阶段都推荐应用的药物。已有 30 多项安慰剂对照的随机临床试验证实 ACEI 对慢性 HF-REF 患者产生有益的临床作用：①降低总死亡率 16%～28%；②降低因心衰再入院率；③改善左心室功能，提高 LVEF；④缓解临床症状，提高运动耐量；⑤降低心衰的发病率；⑥无症状的左心室收缩功能降低的患者同样获益于 ACEI

治疗；⑦能与其他慢性 HF-REF 治疗药物如利尿剂、β 受体阻滞剂合用发挥协同作用。这些临床试验奠定了 ACEI 作为心衰治疗的基石和首选药物的地位。

1. 适应证

①所有 LVEF 下降的心衰患者必须且终身使用，除非有禁忌证或不能耐受。②心衰高发危险人群（阶段 A），应考虑用 ACEI 预防心衰。

2. 禁忌证

①用 ACEI 曾发生血管神经性水肿（导致喉头水肿）。②严重肾衰竭（未行替代治疗）。③双侧肾动脉狭窄。④妊娠妇女。以下情况者须慎用：①血肌酐＞265.2μmol/L（3mg/dl）。②血钾＞5.5mmol/L。③症状性低血压（收缩压＜90mmHg，1mmHg=0.133kPa）。④左心室流出道梗阻（如主动脉瓣狭窄、梗阻性肥厚型心肌病）。

3. 应用方法

应尽早开始使用，从小剂量开始，逐渐递增，直至达到目标剂量，一般每隔 2 周剂量倍增一次。住院患者在严密监测下可更快上调，滴定剂量及过程需个体化，常用 ACEI 类药物剂量见表 15-4。调整到合适剂量应终身维持使用，避免突然撤药。ACEI 突然停药会导致临床恶化。应监测血压，在开始治疗后 1～2 周查血钾和肾功能，并定期每月复查生化，尤其是低血压、低钠血症、糖尿病、氮质血症、补钾治疗的患者。目前已有的证据表明，ACEI 治疗慢性收缩性心衰是一类药物的效应。在已经完成的临床试验中几种不同的 ACEI 并未显示对心衰患者的存活率和症状的改善有所不同。在临床试验，ACEI 剂量不是由患者的治疗反应决定的，而是增加到预定的目标剂量[15-16]。在临床实践中可根据每例患者的具体情况，临床医生应该试图使用在临床试验中被证明可以减少心血管事件的目标剂量，如果不能耐受，也可应用中等剂量或患者能够耐受的最大剂量。临床上较常见的错误是剂量偏小，即给予起始剂量后，就不再递增。更重要的是，切勿因为不能达到 ACEI 的目标剂量而推迟 β 受体阻滞剂的使用。ACEI 和 β 受体阻滞剂应尽早合用，再根据临床情况的变化，分别调整各自的剂量。

表 15-4 慢性 HF-REF 常用 ACEI 剂量[17]

药物	起始剂量	目标剂量
卡托普利	6.25mg tid	50mg tid
依那普利	2.5mg bid	10mg bid
福辛普利	5mg qd	20～30mg qd
赖诺普利	2.5～5mg qd	20～30mg qd
培哚普利	2mg qd	4～8mg qd
喹那普利	5mg bid	20mg bid
雷米普利	1.25～2.5mg qd	10mg qd
贝那普利	2.5mg qd	10～20mg qd

qd，每日 1 次；bid，每日 2 次；tid，每日 3 次

为提高患者的依从性，避免患者自行停药，应向患者强调应用 ACEI 的目的，症状改善多在几周内，药物的可能副作用（如头晕、低血压症状、咳嗽）；避免服用非甾体消炎药和高钾饮食。

4. 不良反应及处理

（1）肾功能恶化：心衰患者常合并肾功能不全，当肾灌注减少时，肾小球滤过率依赖于 AngⅡ介导的出球小动脉收缩，用 ACEI 后可引起肾灌注下降使肾功能恶化，特别是重度心衰（NYHA Ⅳ级）、低钠血症者。起始治疗后 1～2 周内应监测肾功能，并定期复查。ACEI 治疗初期肌酐可有一定程度增高，如果肌酐增高＜30%，不需特殊处理，但应加强监测；如果肌酐增高＞30%，应减量，如仍继续升高，应停用。肌酐增高＞100%或＞310μmol/L（3.5mg/dl）[或 eGFR＜20ml/（min·1.73m^2）] ACEI/ARB 应该停止。大多数患者停药后肌酐水平趋于稳定或降低到治疗前水平。避免使用肾毒性药物如非甾体消炎药。如果无淤血的表现，可减少利尿剂剂量。

（2）高血钾：使用 ACEI 可能发生高钾血症，肾功能恶化、补钾、合用保钾利尿剂、合并糖尿病患者易发生高钾血症。用药后 1 周应复查血钾，并定期监测，如血钾＞5.5mmol/L，应停用 ACEI。ACEI 与醛固酮受体拮抗剂合用时，应同时用袢利尿剂。通常应用 ACEI 时不应同时加用钾盐，除非存在低钾血症。

（3）低血压：很常见，在治疗开始几天或增加剂量时易发生。无症状性低血压通常不需要任

何改变，首剂给药如果出现症状性低血压，重复给予同样剂量时不一定再出现症状。对症状性低血压处理方法：①调整或停用其他有降压作用的药物，如硝酸酯类、钙通道阻滞剂和其他扩血管药物。②如无液体潴留，考虑利尿剂减量或暂时停用。③减小 ACEI 剂量。④严重低钠血症患者（血钠<130mmol/L），可酌情增加食盐摄入。

（4）咳嗽：ACEI 引起的咳嗽特点为干咳，见于治疗开始的几个月内，停药后咳嗽消失，再用则干咳重现，高度提示 ACEI 是引起咳嗽的原因。咳嗽不严重可耐受者，应鼓励继续用 ACEI，如持续咳嗽，影响正常生活及睡眠，可考虑停用，并改用 ARB。要注意排除其他原因：吸烟、肺部淤血所致的咳嗽。

（5）血管性水肿：血管性水肿较为罕见（<1%），但可出现声带甚至喉头水肿等致命性情况，多见于首次用药或治疗最初 24h 内，应予注意，发生血管性水肿患者终身禁用 ACEI。

（三）β 受体阻滞剂

交感神经兴奋性增强是心衰时机体的重要适应机制之一。心交感神经兴奋可产生正性变时作用、正性变力作用和正性变传导作用，即心率加快、心肌收缩力加强、房室传导加速。但持续、过度的交感神经系统激活对心脏、肾脏和血管功能产生不利的影响，是心衰发生发展的重要机制：①交感神经的长期激活是造成心功能下降恶性循环的重要环节。儿茶酚胺释放增加，对心肌有直接的毒性作用，β_1 受体密度下调和功能受损，对儿茶酚胺的敏感性降低，导致心肌收缩力减弱。②交感神经的长期激活，诱导炎症因子表达，促进氧化应激，心肌细胞肥大、坏死、凋亡、纤维化，导致心室重构。③心肌电不稳定性增加，促使心律失常发生。④激活 RAAS。⑤血管收缩，外周阻力增加，并加重组织缺血缺氧。

常用 β 受体阻滞剂药代动力学特点、作用位点见表 15-5 及表 15-6。β 受体阻滞剂治疗可恢复 β_1 受体的正常功能，使之上调。长期应用（>3 个月时）可改善心功能，提高 LVEF；治疗 4～12 个月，还能降低心室肌重量和容量、改善心室形状，延缓或逆转心肌重构。二十多个安慰剂对照随机试验，纳入的患者均有收缩功能障碍（LVEF <35%～45%）、NYHA 分级主要为Ⅱ或Ⅲ级，也包括病情稳定的Ⅳ级和心肌梗死后心衰患者，结果显示，长期应用 β 受体阻断剂：①可明显改善心衰患者的预后，降低死亡率和住院率。CIBIS-Ⅱ、MERIT-HF 和 COPERNICUS 分别应用比索洛尔、琥珀酸美托洛尔、卡维地洛，病死率相对危险分别降低 34%、34%和 35%，降低心衰再住院率 28%～36%。②显著降低猝死率 41%～44%。根据 MERIT-HF 亚组分析，在 NYHA Ⅱ～Ⅳ级患者中猝死分别占心衰死因的 64%、59%和 33%。③改善左心室功能和 LVEF。④缓解症状，改善临床情况[18-19]。

表 15-5 常用 β 受体阻滞剂的药代动力学[10]

药物名称	生物利用度（%）	血浆蛋白结合率（%）	脂溶性（%）	半衰期（h）	代谢及清除途径
比索洛尔	90	30	中等	10～12	50%肝代谢，肾清除
卡维地洛	25	98	中等	6～10	主要肝代谢，粪便清除
酒石酸美托洛尔	40～75	12	中等	3～5	肝代谢，粪便清除，小部分经肾清除
琥珀酸美托洛尔	30～40	12	中等	3～4	肝代谢，小部分经肾清除

1. 适应证

①结构性心脏病，伴 LVEF 值下降的无症状心衰患者；②有症状或曾经有症状的 NYHA Ⅱ～Ⅲ级、LVEF 值下降、病情稳定的慢性心衰患者应终身应用，除非有禁忌或不能耐受。③NYHA Ⅳa 级心衰患者在严密监护和专科医师指导下也可应用。

2. 禁忌证

①支气管哮喘。②二度及以上房室传导阻滞（除非已安置起搏器）。③心率<50 次/分。

表 15-6　常用 β 受体阻滞剂的作用位点[10]

药物名称	α_1	β_1	β_2	其他
比索洛尔	−	+++	−	−
卡维地洛	+	++	+	抗氧化作用
美托洛尔	−	++	−	−

3. 应用方法

推荐应用美托洛尔缓释片、比索洛尔、卡维地洛，这 3 种药物均有改善心衰患者预后的证据。绝大多数临床研究均采用美托洛尔缓释片（琥珀酸美托洛尔），比酒石酸美托洛尔证据更充足，但治疗初期可用酒石酸美托洛尔过渡。LVEF 值下降的心衰患者一经诊断，在症状较轻或得到改善后即应尽早使用 β 受体阻滞剂。

（1）起始和维持：①起始剂量宜小，一般为目标剂量的 1/8，如患者能耐受前一剂量，每隔 2～4 周可剂量加倍，滴定的剂量及过程需个体化。这样的用药方法是由 β 受体阻滞剂治疗心衰所发挥独特的生物学效应所决定的。这种生物学效应往往需持续用药 2～3 个月才逐渐产生，而初始用药主要产生的药理作用是抑制心肌收缩力，可能诱发和加重心衰，为避免这种不良影响，起始剂量须小，递加剂量须慢。②在药物上调期间，要密切观察生命体征、呼吸困难及淤血的症状及体征、每日体重。患者有液体潴留或最近曾有液体潴留的病史，必须同时使用利尿剂，预防 β 受体阻滞剂治疗初期液体潴留恶化[20]。一旦出现体重增加即应加大利尿剂用量，直至恢复治疗前体重，再继续加量[21]。如前一较低剂量出现不良反应，可延迟加量直至不良反应消失。④在慢性心衰失代偿时，可以继续使用 β 受体阻滞药，应根据病情需要减少剂量，在休克以及严重低血压的患者中应停用，但在出院前应再次启动 β 受体阻滞剂治疗。⑤即使 β 受体阻滞剂未能改善症状，仍应长期治疗。突然停用 β 受体阻滞剂会导致临床恶化，应该避免[21]。β 受体阻滞剂可用于有气道反应性疾病或无症状心动过缓患者，但在有持续症状的患者中应谨慎使用。

（2）目标剂量的确定：β 受体阻滞剂治疗心衰应达到目标剂量或最大可耐受剂量，常用 β 受体阻滞剂的剂量见表 15-7。目标剂量是在既往临床试验中采用、达到并证实有效的剂量。静息心率是评估心脏 β 受体有效阻滞的指标之一，通常心率降至 55～60 次/分的剂量为 β 受体阻滞剂应用的目标剂量或最大可耐受剂量。中国人中个体差异很大，因此 β 受体阻滞剂的治疗宜个体化。

表 15-7　慢性 HF-REF 常用 β 受体阻滞剂及其剂量[17]

药物	初始剂量	目标剂量
比索洛尔	1.25mg qd	10mg qd
卡维地洛	3.125～6.25mg bid	25～50mg bid
琥珀酸美托洛尔	11.875～23.75mg qd	142.5～190mg qd
酒石酸美托洛尔	6.25mg bid-tid	50mg bid-tid

qd，每日 1 次；bid，每日 2 次；tid，每日 3 次

为增加用药的依从性，应告知患者：①症状改善常在治疗 2～3 个月后才出现，即使症状不改善，亦能防止疾病的进展；②不良反应常发生在治疗早期，但一般不妨碍长期用药。

4. 不良反应及处理

（1）心动过缓和房室传导阻滞：如心率低于 55 次/分，或伴有头晕等症状，或出现二度或三度房室传导阻滞，应减量甚至停药，此外，应注意药物相互作用的可能性，停用其他可引起心动过缓的药物。

（2）低血压：一般出现于首剂或加量的 24～48h 内，若无症状，通常不用处理，重复用药后常可自动消失。与 ACEI 在不同时间服用可减少低血压的风险，首先考虑停用硝酸酯类制剂、钙通道阻滞剂或其他不必要的血管扩张剂。如果存在容量不足的情况，利尿剂减量。如低血压伴有低灌注的症状，则应将 β 受体阻滞剂减量或停用，并重新评定患者的临床情况。

（3）液体潴留和心衰恶化：应告知患者每日称体重，如在 3 天内增加＞2kg，应立即加大利尿剂用量。用药期间如心衰症状有轻或中度加重，应加大利尿剂用量。如病情恶化，且与 β 受体阻滞剂应用或加量相关，宜暂时减量或退回至前一剂量。如病情恶化与 β 受体阻滞剂应用无关，则无需停用，应积极控制加重心衰的诱因，并加强各种治疗措施，必要时可短期静脉应用正性肌力

药，磷酸二酯酶抑制剂较β受体激动剂更合适，因后者的作用可被β受体阻滞剂所拮抗。

(4) 无力：本药应用可伴有无力，多数可在数周内自动缓解，某些患者可很严重而需减量。如无力伴有外周低灌注，则需停用β受体阻滞剂，稍后再重新应用，或换用其他β受体阻滞剂。但心衰患者出现无力是多因素的，应注意考虑其他原因造成的疲劳，包括呼吸睡眠暂停、利尿过度、抑郁。

(5) 其他：β受体激动剂还可引起外周血管痉挛导致外周肢体发冷、掩盖低血糖反应。

(四) 醛固酮受体拮抗剂

醛固酮对心肌重构，特别是促进心肌细胞外基质纤维增生的影响独立和叠加于AngⅡ。心衰患者的醛固酮生成及活化增加，且与心衰严重程度成正比。使用ACEI可以降低循环中醛固酮水平，然而长期应用ACEI后（3个月以上），循环醛固酮水平却不能保持稳定、持续的降低，即出现“醛固酮逃逸现象”。而醛固酮受体拮抗剂则具有防止心肌纤维化与心室重塑、抗心律失常作用，从而达到降低慢性心衰患者病死率的心血管保护作用。因此，如能在ACEI基础上加用醛固酮受体拮抗剂，进一步抑制醛固酮的有害作用，对心衰患者有益。

目前上市的醛固酮受体拮抗剂只有螺内酯和依普利酮两种药，而依普利酮我国目前暂缺。螺内酯又称安体舒通，其化学结构与醛固酮类似，在肾远曲小管和集合管皮质部起竞争作用，干扰钠离子的重吸收，促进钠或氯离子排出而产生利尿作用，同时使钾离子排出减少，故作为保钾利尿药用于临床。醛固酮受体拮抗剂药代动力学特征见表15-8。

表15-8 醛固酮受体拮抗剂药代动力学[10]

药物名称	生物利用度（%）	血浆蛋白结合率（%）	半衰期（h）	代谢途径
螺内酯	90	90	1.3	活性药物代谢途径广泛
依普利酮	69	50	3～5	P450（CYP3A4）

RALES[22]研究证实在NYHA Ⅲ～Ⅳ级，LVEF＜35%的慢性心衰患者，在标准心衰治疗基础上加用螺内酯可降低死亡风险30%。心衰住院（2年）风险降低35%。EPHESUS研究证实，急性心肌梗死3～14天以内、NYHA Ⅲ～Ⅳ级、LVEF≤40%的患者，依普利酮使全因死亡率相对危险度降低15%，心脏性猝死率降低21%，心血管死亡率和因心衰再住院率降低13%。亚组分析结果提示在急性心肌梗死后3～7天内早期应用依普利酮的临床获益更大。EMPHASIS-HF研究纳入≥55岁NYHA Ⅱ级慢性收缩性心衰患者，LVEF≤30%（或LVEF≤35%且QRS时限＞130ms）。研究结果提示，依普利酮显著降低心血管死亡或因心衰住院率（27%）、全因死亡率（24%）及再住院率（23%）[23]。

1. 适应证

①LVEF≤35%、NYHA Ⅱ～Ⅳ级，已使用了ACEI（或ARB）和β受体阻滞剂治疗，仍持续有症状的患者。②急性心肌梗死后、LVEF≤40%、有心衰症状或既往有糖尿病史者。

2. 禁忌证

①严重肾功能不全［肌酐＞221μmoL/L（2.5mg/dl）或eGFR＜30ml/（min·1.73m²）］；②血钾＞5.0mmol/L；③孕妇。

3. 应用方法

从小剂量起始，逐渐加量，尤其螺内酯不推荐用大剂量，使用剂量见表15-9。

表15-9 慢性HF-REF治疗中醛固酮受体拮抗剂剂量[17]

药物	初始剂量	目标剂量
螺内酯	10～20mg qd-qod	20mg qd
依普利酮	12.5mg qd	25～50mg qd

qd，每日1次；qod，隔日1次

4. 不良反应及处理

主要是引起肾功能恶化和高血钾，使用醛固酮受体拮抗剂治疗后3天和1周应监测血钾和肾功能，前3个月每月监测1次，以后每3个月1次。如血钾＞5.5mmol/L，即应停用或减量。若ACEI/ARB加量后，也应监测血钾和肾功能。应注意开始醛固酮受体拮抗剂治疗后一般停止补钾，并让患者避免食用高钾食物，除非有明确的低钾血症。通常醛固酮受体拮抗剂应同时与袢利尿剂合用。腹泻及其他可引起脱水的情况下停用袢利尿剂时，应停用醛固酮受体拮抗剂。螺内酯可出现男性乳房疼痛或乳房增生症（10%），为可逆性，停药后消失。

（五）ARB

ARB可阻断AngⅡ与AT_1（血管紧张素Ⅱ的Ⅰ型受体）结合，从而阻断或改善因AT_1过度兴奋导致的诸多不良作用，如血管收缩、水钠潴留、组织增生、胶原沉积、促进细胞坏死和凋亡等。ARB还可能通过加强AngⅡ与AT_2（血管紧张素Ⅱ的Ⅱ型受体）结合来发挥有益的效应。

ARB血流动力学方面的作用与ACEI类似，可以降低肺毛细血管楔压及平均肺动脉压，降低全身血管阻力，降低前负荷和增加心排血量。应用ARB治疗慢性心衰的临床试验，如ELITEⅡ、OPTIMAL、CHARM-替代试验、Val-HeFT及CHARM-Added试验等，证实此类药物有效。在未使用ACEI治疗的慢性心衰患者中，其中包括不能耐受ACEI的患者，ARB在降低心衰死亡率和发病率方面与ACEI一样有效。各种ARB耐受性良好，其中坎地沙坦、缬沙坦、氯沙坦证实有效降低死亡率和病残率的相关证据最为充分[24-26]。HEAAL研究显示氯沙坦大剂量（150mg）降低住院危险性的作用优于小剂量（50mg）。目前认为慢性HF-REF患者治疗中首选ACEI，当患者不能耐受ACEI时，可用ARB代替。

1. 适应证

基本与ACEI相同，①ARB推荐用于不能耐受ACEI的HF-REF患者。②轻、中度HF-REF患者，因其他指征已用ARB者，ARB可作为一线治疗ACEI的代替选择。③经利尿剂、ACEI和β受体阻滞剂治疗后临床状况改善仍不满意，又不能耐受醛固酮受体拮抗剂的有症状心衰患者，可以考虑加用一种ARB（Ⅱb类，A级）。

2. 禁忌证

①双侧肾动脉狭窄。②严重肾功能不全患者未行肾替代治疗，血肌酐＞265.2μmol/L（3mg/dl）慎用。③血钾＞5.5mmol/L。④妊娠。⑤患有胆汁梗阻性疾病和严重肝功能不全者禁用替米沙坦。

3. 应用方法

ARB药代动力学特点见表15-10，使用ARB时应小剂量启用，在患者耐受的基础上逐步将剂量增至目标剂量或可耐受的最大剂量（表15-11）。应用方法和监测指标与ACEI相同，在前面已讨论。

表15-10　常用ARB药代动力学[10]

药物名称	生物利用度（%）	血浆蛋白结合率（%）	半衰期（h）	代谢及清除途径
坎地沙坦	34	＞99	9	大部分以原型经粪便排泄和经肾清除
氯沙坦	33	＞99	2（6～9*）	14%转化为活性代谢物；35%经肾清除、58%经粪便清除
缬沙坦	23	94～97	1～9	83%原型经粪便清除；13%原型经肾清除
厄贝沙坦	60～80	96	11～15	肝P450代谢；80%以原型经粪便排泄
替米沙坦	50	99.5	24	以原型经粪便排泄
奥美沙坦	26	99	13	35%～50%以原型经肾清除；50%以原型经粪便排泄

注：* 为活性代谢产物

表15-11　慢性HF-REF常用ARB及其剂量[17]

药物	起始剂量	目标剂量
坎地沙坦	4mg qd	32mg qd
缬沙坦	20～40mg qd	80～160 bid
氯沙坦	25mg qd	100～150mg qd
厄贝沙坦	75mg qd	300mg qd
替米沙坦	40mg qd	80mg qd
奥美沙坦	10mg qd	20～40mg qd

注：所列药物中坎地沙坦、缬沙坦和氯沙坦已有临床试验证实可降低心衰患者病死率。qd，每日1次；bid，每日2次

4. 不良反应及处理

与ACEI相似，ARB可引起高钾血症、低血压、

肾功能不全，监测及处理同ACEI。与ACEI相比，干咳少，极少数也会发生血管神经性水肿。厄贝沙坦及替米沙坦不能通过血液透析而排出体外。

（六）洋地黄

洋地黄类药物是 Na^+/K^+-ATP酶抑制剂，其作用通过①抑制衰竭心肌细胞膜 Na^+/K^+-ATP酶，使细胞内 Na^+ 水平升高，促进 Na^+-Ca^{2+} 交换，提高细胞内 Ca^{2+} 水平，从而发挥正性肌力作用；②抑制副交感传入神经的 Na^+/K^+-ATP酶，增强副交感神经活性，降低交感神经的兴奋性，使房室传导减慢，减慢房颤患者的心室率；③抑制肾的 Na^+/K^+-ATP酶，使肾分泌肾素减少。目前认为其有益作用可能是通过抑制神经内分泌系统的过度激活，发挥治疗心衰的作用。

地高辛服用后经小肠吸收，2～3h血清浓度达高峰，4～8h达最大效应，85%由肾排出，半衰期为36h，连续口服相同剂量经5个半衰期（约7天）后血清浓度可达稳态。

早期的一些临床试验（PROVED和RADIANCE试验）结果显示，轻、中度心衰患者均能从地高辛治疗中获益，停用地高辛可导致血流动力学和临床症状的恶化，活动耐力下降。地高辛研究组对6800例有心衰症状且LVEF＜45%的患者进行平均37个月的随访，在应用利尿剂和ACEI基础上加用地高辛，平均0.25mg/d，结果显示地高辛不能减少心衰患者的死亡率，但可降低由于心衰恶化所致的住院风险[27-28]。

地高辛是唯一不增加慢性心衰患者远期死亡率的口服正性肌力药物，如果根据血清药物浓度调整至合适的剂量，地高辛的不良反应很少。地高辛不降低血压、不影响肾功能和电解质，可与其他抗心衰药物合用。

1. 适应证

适用于慢性HF-REF已应用利尿剂、ACEI（或ARB）、β受体阻滞剂和醛固酮受体拮抗剂，LVEF≤45%，仍持续有症状的患者，伴有快速心室率的心房颤动患者尤为适合。

2. 禁忌证

①病态窦房结综合征及二度及以上房室传导阻滞患者，除非已安置永久性心脏起搏器。②急性心肌梗死急性期（＜24h）的患者，特别是有进行性心肌缺血者应慎用或不用。③预激房室旁路伴心房颤动或心房扑动。④梗阻性肥厚型心肌病。

3. 应用方法

采用维持量疗法0.125～0.25mg/d，老年或肾功能受损者剂量减半。应注意监测地高辛不良反应及地高辛血药浓度，建议地高辛血药浓度维持在0.5～1.0ng/ml。影响地高辛血药浓度的因素很多，包括剂量、年龄、性别（女性中应用更应谨慎）、体重、肾功能、应用利尿剂、合用其他可影响地高辛血药浓度的药物（如胺碘酮）等。心肌缺血抑制 Na^+-K^+ ATP酶的活性，增加心肌组织对地高辛的敏感性，升高血清地高辛浓度。存在冠心病心肌缺血的患者，应选择较低的初始剂量（比常规剂量减少25%～50%）。因此，处方地高辛时，必须个体化，将上述因素考虑进去。心功能NYHAⅠ级患者不宜应用地高辛。已应用地高辛者不宜轻易停用。在一些已服用地高辛、还没有用ACEI/ARB、β受体阻滞剂、醛固酮受体拮抗剂患者，待这些药物逐渐加量后，无心衰症状，窦性心律、收缩功能改善后，可停用地高辛。

与能抑制窦房结或房室结功能的药物（如胺碘酮、β受体阻滞剂）合用时须严密监测心率。奎尼丁、维拉帕米、胺碘酮、普罗帕酮、克拉霉素、伊曲康唑、环孢素、红霉素等与地高辛合用时，可使地高辛血药浓度增加，增加地高辛中毒的风险，此时地高辛宜减量[29]。

4. 不良反应和处理

不良反应主要见于大剂量应用时，包括：①心律失常：最常见为室性早搏，快速性房性心律失常伴有传导阻滞是洋地黄中毒的特征性表现。②胃肠道症状（厌食、恶心和呕吐）。③神经精神症状（视觉异常、定向力障碍、昏睡及精神错乱）。不良反应常出现于血清地高辛药物浓度＞2.0ng/ml时，也见于地高辛水平较低时，如低钾、低镁、心肌缺血、肾功能不全、高钙、甲状腺功能减退时。当血清地高辛药物浓度升高时，应了解血样采集的时间，采样时间在末次服药6h内，检测值反映的是地高辛的分布相，其升高未必提示地高辛中毒。如果血样检测时间在末次服药 8h 后，建议减少地高辛剂量。

临床怀疑地高辛中毒时处理如下：①应立即停用地高辛；②纠正低钾血症和低镁血症，应予口服或静脉补钾，即使患者血钾水平在正常范围，除非患者是高钾血症或合并高度房室传导阻滞，补钾时也应监测血钾浓度。经旁路传导的心房颤动和心房扑动，可考虑用镁剂控制过快的心室率，补镁时也应监测血镁浓度，并注意患者的腱反射。严禁静脉注射钙剂，后者可引起致命性心律失常。③出现室性快速性心律失常，特别在有血流动力学障碍时，可考虑用对房室传导影响最小的利多卡因或苯妥英。④出现缓慢性心律失常，无症状可密切观察；有症状者，可给予阿托品，必要时临时起搏。⑤电复律可诱发致命性心律失常，应尽量避免。⑥血液透析不能清除体内的地高辛。⑦地高辛中毒纠正后，建议仔细分析地高辛中毒的原因，慎重选择剂量和血药浓度监测方案，避免再次发生中毒。

（七）伊伐布雷定

伊伐布雷定是心脏窦房结起搏电流（If）的一种选择性特异性抑制剂，以剂量依赖性方式抑制 If 电流，降低窦房结发放冲动的频率，从而减慢心率，而对心内传导、心肌收缩力或心室复极化无影响。

SHIFT 研究纳入了 6588 例 NYHA Ⅱ～Ⅳ级、窦性心率≥70 次/分、LVEF≤35%的心衰患者，基础治疗为利尿剂、地高辛、ACEI（或 ARB）、β 受体阻滞剂和醛固酮受体拮抗剂。伊伐布雷定组使心血管死亡和心衰恶化住院的相对风险降低 18%，患者左心室功能和生活质量均显著改善[30]。

1. 适应证

窦性心律的 NYHA Ⅱ～Ⅳ级慢性稳定性心衰患者，LVEF≤35%，合并以下情况之一：①已使用 ACEI 或 ARB、β 受体阻滞剂、醛固酮受体拮抗剂，β 受体阻滞剂已达到推荐剂量或最大耐受剂量，心率仍然≥70 次/分；②心率≥70 次/分，对 β 受体阻滞剂不能耐受或禁忌者。

2. 禁忌证：

①急性心衰；②血压＜90/50mmHg；③病态窦房结（病窦）综合征、窦房传导阻滞、三度房室传导阻滞（除非已植入起搏器）；④治疗前静息心率低于 60 次/分；⑤心率完全取决于起搏器者；⑥重度肝功能不全；⑦联用强效细胞色素 P4503A4 抑制剂，如唑类抗真菌药、大环内酯类抗生素、HIV 蛋白酶抑制剂；⑧联合应用维拉帕米或地尔硫䓬；⑨孕妇、哺乳期妇女；⑩慎用于二度房室传导阻滞（除非已植入起搏器）。

3. 应用方法

对左心室射血分数下降的慢性稳定性心衰患者，推荐起始剂量为 5mg，2 次/日，进餐时服用。对既往曾有心动过缓、老年患者可考虑起始剂量 2.5mg，2 次/日。治疗 2 周后，评估患者并调整剂量见表 15-12。在其后治疗期间，仍应根据心率调整剂量，使患者的静息心率保持在 50～60 次/分。长期服用伊伐布雷定的慢性心衰患者发生急性心衰时，应根据血压和心率情况暂时减少剂量或停用，若血压正常、心率大于 60 次/分可继续应用，若收缩压低于 85mmHg 或心率低于 50 次/分应停用。

表 15-12　伊伐布雷定剂量调整方法

静息心率	剂量调整
＞60 次/分	每次剂量增加 2.5mg，最大剂量 7.5mg，2 次/日
50～60 次/分	剂量不变
＜50 次/分或出现与心动过缓有关的症状（头晕、疲劳或低血压）	每次剂量减少 2.5mg；如果患者目前剂量是 2.5mg，2 次/日则停药

在伊伐布雷定治疗前、调整剂量时，应监测静息心率，可考虑行心电图、动态心电监测，尤其对心率较慢、伴有室内传导障碍的患者。因食物会导致该药吸收延迟约 1h，并使血浆浓度增加 20%～30%，建议早、晚进餐时服用，并避免同时服用西柚汁。还注意监测有无心房颤动发生，伊伐布雷定对心房颤动时的心室率控制无效，若患者变为持续性心房颤动后，应停用伊伐布雷定。伊伐布雷定降低心率的程度取决于用药前静息心率，基础静息心率越高，降低心率的幅度越大，心率降低白天较夜间明显。先天性长 QT 综合征或者使用延长 QT 间期药物的患者应避免使用本

品，因心率减慢可加重 QT 间期延长（虽然伊伐布雷定不影响 QT_c），如果联合用药是必要的，应严密监测[31]。心衰患者因常应用袢利尿剂，应监测电解质，低钾血症会增加心律失常的危险，低钾血症和心动过缓合并存在是发生严重心律失常的易感因素，特别是长 QT 综合征患者。

3. 不良反应及处理

（1）光幻视：最常见，为剂量依赖性。表现为视野的局部区域出现短暂的亮度增强，也可为光环、图像分解、彩色亮光或多重图像。一般为轻至中度，多发生于治疗开始的两个月内，其中绝大部分在治疗期间消失。若发生视觉功能恶化，应考虑停药。

（2）心动过缓：多发生在最初治疗的 2～3 个月内。药物过量可导致严重的和长时间的心动过缓时，应给予对症处理，对于血流动力学不稳定患者，可考虑静脉注射 β 受体激动剂，如异丙肾上腺素，必要时可行临时心脏起搏。

（3）其他不良反应：视物模糊、头痛、头晕、一度房室传导阻滞、室性早搏、心房颤动、血压波动等。

（八）血管紧张素受体脑啡肽酶抑制剂

血管紧张素受体脑啡肽酶抑制剂［angiotensin receptor-neprilysin inhibitor（ARNI）］包括 ARB 和内啡肽酶抑制剂。脑啡肽酶是一种中性内肽酶，降解几种内源性血管活性肽，包括利钠肽、缓激肽和肾上腺髓质素。ARNI 抑制脑啡肽酶可升高这些物质的水平，对抗神经内分泌过度激活导致的血管收缩、钠潴留和心脏重构。PARADIGM-HF 试验比较了首个被批准的 ARNI（缬沙坦/沙库巴曲，LCZ696）与依那普利治疗 HF-REF 患者的疗效。该试验纳入了 HF-REF 患者 8442 例，随机接受 LCZ696 及依那普利治疗，中位随访时间 27 个月，主要终点包括心血管死亡和因心衰住院。LCZ696 组主要终点事件发生率为 21. 8%，显著低于依那普利组（26. 5%）。LCZ696 在降低 HF-REF 患者死亡率和因心力衰竭住院的风险方面优于依那普利，与依那普利比较，LCZ696 可进一步降低有症状的 HF-REF 患者心血管死亡或心衰再住院高达 20%。在 PARADIGM-HF 试验中，入选标准为①NYHA 心功能Ⅱ、Ⅲ、Ⅳ级；②LVEF≤35%；③血浆利钠肽水平增高［B 型利钠肽（BNP）≥150pg/ml 或 N 末端 B 型利钠肽原（NT-proBNP）≥600pg/ml；既往 12 个月内有因心衰住院，BNP≥100pg/ml 或 NT-proBNP≥400pg/ml］；④估测肾小球滤过率≥30ml/（min·1. 73m^2）；⑤能够耐受 ACEI 治疗的患者。

ARNI 的不良反应主要是低血压、肾功能不全、血管性水肿。在临床应用中，ARNI 不能与 ACEI 合用，启动 ARNI 治疗前，需停用 ACEI 至少 36h，减少发生血管神经性水肿风险（Ⅲ类推荐）。由于在既往的一些脑啡肽酶抑制剂类药物的临床试验中血管性水肿的发生率高，专家们建议 ARNI 不用于有血管性水肿史的患者（Ⅲ类推荐）。LCZ696 在试验中初始剂量 100mg，每日 2 次，增加至 200mg，每日 2 次，200mg 的 LCZ696 中的 ARB 成分相当于缬沙坦 160mg。但其在临床实践中的最适剂量和耐受情况尚不明确，需要在临床工作中加以探索和验证。

2016 年欧洲心脏病协会（ESC）发表最新《急性和慢性心力衰竭诊断和治疗指南》，美国心脏病学院（ACC）、美国心脏协会（AHA）、美国心力衰竭协会（HFSA）联合发表了《2016 心力衰竭新型药物治疗指南更新》，都批准 ARNI 用于治疗有症状的 HF-REF 患者，并预期可能取代 ACEI 或 ARB。对稳定的轻中度心衰患者，若血压水平能耐受目标剂量的 ACEI 或 ARB，应更换为 ARNI。对于不能耐受目前标准心衰治疗的患者，也可考虑应用 ARNI。

ACC/AHA/HFSA《2016 心力衰竭新型药物治疗指南更新》重点对 HF-REF 的 C 期心衰药物治疗做出循证推荐（见表 15-13）[36]。与 2016 年 ESC《急性和慢性心力衰竭诊断和治疗指南》类似，该指南更新将 ARNI 和伊伐布雷定纳入 C 期 HF-REF 患者的标准化治疗，并且认为两者是心衰药物治疗探索过程中里程碑式的发现，为 HF-REF 患者提供了更多的药物治疗选项，为改善心衰的预后带来更多的希望。

表 15-13　2016 年 ACC/AHA/HFSA 心衰新型药物治疗指南更新内容

证据等级	药物推荐	推荐类别
RAS 抑制剂（ACEI、ARB 或 ARNI）联合β受体阻滞剂、醛固酮受体拮抗剂用于 HF-REF 治疗，以降低死亡率和发病率。	Ⅰ	ACEI：A ARB：B ARNI：B-R
ACEI 用于既往或者当前有症状的慢性 HF-REF 者以降低发病率和死亡率。	Ⅰ	A
因血管性水肿或干咳而不能耐受 ACEI 的有症状的慢性 HF-REF 患者，用 ARB 以降低患病率和死亡率。	Ⅰ	A
对于能够耐受 ACEI 或 ARB，NYHA 心功能分级Ⅱ级或Ⅲ级的慢性 HF-REF 患者，推荐改用 ARNI 以进一步降低死亡率和患病率。	Ⅰ	B-R
不应联合使用 ACEI 和 ARNI，不应在用 ACEI 36h 内使用 ARNI。	Ⅲ	B-R
有血管性水肿史的患者，不应使用 ARNI	Ⅲ	C-EO
NYHA Ⅱ、Ⅲ级的慢性 HF-REF，LVEF≤35%，窦性心律，已进行指南推荐的治疗，β受体阻滞剂已达到推荐剂量或最大耐受剂量，若静息心率仍≥70 次/分，推荐加用伊伐布雷定以降低心衰再住院率。	Ⅱa	B-R

证据等级 A 级：高质量 RCT 证据、好质量 RCT 的 meta 分析、高质量注册研究支撑的一个或多个 RCT 实验；B-R 级：中等质量的 RCT 证据；中等质量 RCT 的 meta 分析；C-EO：基于临床经验的专家共识

（九）中药治疗

心衰，中医归于“胸痹心痛”范畴，中医典籍中所描述的“痰饮病”“水气凌心证”的临床表现与心衰的症状比较吻合。

在中医辨证中，需要分辨疾病属于虚证、实证，或虚实夹杂证，而心衰，纯虚纯实者较少，多是以本虚标实、虚实夹杂证为主。虚证，多为气虚、阳虚、阴虚；实证，指常出现的气滞血瘀、兼夹痰饮等证。心衰的本虚标实、虚实夹杂证，即在气虚、阴虚、阳虚的基础上，兼有气滞、血瘀、痰饮等实证的表现。

临床治疗中，应全面考虑标本、虚实、缓急等综合情况，根据证候发展的实际情况给予中医药治疗。如：针对气虚、阴虚为主的，以生脉饮加减；阳虚为主的，以真武汤化裁。兼证之中，气滞血瘀、兼夹痰饮者，可依血府逐瘀汤、苓桂术甘汤分别选用。

中成药方面，常用的中成药物如：通心络胶囊（人参、水蛭、全蝎、赤芍、蝉蜕、土鳖虫、蜈蚣、檀香、降香、乳香、酸枣仁、冰片），侧重于益气活血；生脉饮口服液（人参或党参、麦冬、五味子）、益心舒胶囊（人参、麦冬、五味子、黄芪、丹参、川芎、山楂），偏于益气养阴；芪苈强心胶囊（黄芪、人参、附子、丹参、葶苈子、泽泻、玉竹、桂枝、红花、香加皮、陈皮），温阳益气，活血利水，兼顾标本；血府逐瘀软胶囊（桃仁、红花、赤芍、川芎、枳壳、柴胡、桔梗、当归、地黄、牛膝、甘草），以活血见长。临床时可以在辨证论治的指导下灵活选用[32]。

（十）有争议、正在研究或疗效尚不能肯定的药物

1. 血管扩张剂

在慢性心衰的治疗中并无证据支持应用直接作用的血管扩张剂或α受体阻滞剂。硝酸酯类常被用以缓解心绞痛或呼吸困难的症状，但治疗慢性心衰，尚缺乏证据。硝酸酯类和肼屈嗪合用可能对非洲裔美国人有益（A-HeFT 试验），这两种药物在中国慢性心衰患者中是否同样可以获益，尚无研究证据[22]。

2. 改善能量代谢

基础研究提示心肌细胞能量代谢障碍在心衰的发生和发展中可能发挥了一定的作用。改善心肌能量代谢状态的药物种类不少，如曲美他嗪、左卡尼汀、辅酶 Q10。人们也不断地对其进行了有益的探索，但缺少大样本的前瞻性研究。曲美他嗪在近几年国内外更新的冠心病指南中获得推荐，故心衰伴冠心病时是可以应用的。

3. 抗血栓药物

慢性心衰患者出现血栓栓塞事件发生率较低，

在1%～3%/年左右，一般无须进行常规抗凝或抗血小板治疗。心衰患者伴冠心病、心房颤动、肺栓塞、深静脉血栓形成、血栓栓塞的高危因素时，应视相应临床情况应用抗血小板和（或）抗凝药物，应用方法参见相关的指南[34-35]。使用华法林治疗的患者发生心衰失代偿时，由于肝淤血可使肝的合成能力受损，可引起凝血酶原时间延长。

（十一）心衰患者应避免使用或慎用的药物

1. α受体阻滞剂（如多沙唑嗪和哌唑嗪）可能引起心衰的恶化。

（2）抗心律失常药物：心衰患者多合并各种心律失常，大部分抗心律失常药物有负性肌力作用，会导致心衰恶化。抗心律失常药物还有促心律失常作用，特别是Ⅰ类抗心律失常药，应避免使用。β受体阻滞剂因其对心衰治疗的有益作用，应作为一线药物使用。对于合并室上性或室性心律失常的HF-REF患者，可用胺碘酮，但禁用决奈达隆，因其增加中重度心衰患者的死亡率。

（3）钙通道阻滞剂：大多数钙通道阻滞剂（除氨氯地平和非洛地平外）有负性肌力作用，会引起心衰失代偿和死亡率增加，应避免使用。心衰患者合并严重高血压或心绞痛时，可使用氨氯地平和非洛地平，但需注意引起腿部水肿的可能。

（4）西洛他唑：为有扩张动脉血管作用的磷酸二酯酶抑制剂，用于间歇性跛行的治疗。因其他磷酸二酯酶抑制剂的研究显示充血性心衰患者应用此类药物会增加死亡率，建议心衰患者避免使用此药物。

（5）糖皮质激素：可引起水钠潴留，使用前应权衡用药的收益和水钠潴留所导致不利作用。

（6）某些中药：一些中成药会与β受体阻滞剂、地高辛、扩血管药物、抗血栓药、抗心律失常药物产生明显的相互作用。

（7）非甾体消炎药：非甾体消炎药通过收缩血管引起心衰症状的恶化，可引起肾功能损害，增加ACEI、ARB或醛固酮受体拮抗剂引起肾功能下降的风险。

（8）口服降糖药：噻唑烷二酮类（罗格列酮和吡格列酮）不能用于充血性心衰患者。

对慢性HF-REF患者进行指南导向的规范化药物治疗（guideline-directed medical therapy，GDMT）能改善心衰患者预后，降低死亡率，在随机临床试验中已经证实的获益幅度见表15-14。常见慢性HF-REF药物治疗推荐级别如表15-15所示。

表15-14 HF-REF C阶段药物治疗在随机临床试验中的获益幅度

DGMT	死亡率相对危险降低（%）	死亡率降低的NNT（标化到36个月）	心衰住院相对危险降低（%）
ACEI/ARB	17	26	31
β受体阻滞剂	34	9	41
醛固酮受体拮抗剂	30	6	35

NNT：为降低1例死亡所需要治疗的患者数

（十二）药物初始治疗、联合治疗及治疗方案的调整原则

1. ACEI和β受体阻滞剂的联用

两药合用被称为“黄金搭档”，可产生相加或协同的有益效应，使死亡率进一步下降。关于ACEI与β受体阻滞剂的应用顺序，CIBISⅢ试验比较了先应用比索洛尔或依那普利的效益，结果显示两组的疗效或安全性均相似。事实上，ACEI与β受体阻滞剂孰先孰后并不重要，关键是两药尽早合用才能发挥最大益处。在一种药低剂量基础上，加用另一种药，比单纯加量获益更多。在应用低或中等剂量ACEI的基础上，及早加用β受体阻滞剂，既易于使临床状况稳定，又能早期发挥β受体阻滞剂降低猝死的作用和两药的协同作用。两药合用后，可根据临床情况的变化，交替和逐步递加各自的剂量，分别达到各自的目标剂量或最大耐受剂量。为避免低血压，β受体阻滞剂与ACEI可在1天中不同时间段服用。

2. ACEI与醛固酮受体拮抗剂联用

临床研究证实，两者联合进一步降低慢性心衰患者的病死率，也较为安全，但要监测血钾水

表 15-15　慢性心衰药物治疗推荐级别[1,17,36]

药物	推荐	推荐类别	证据等级
ACEI	所有慢性 HF-REF 患者均必须使用，且需终身使用，除非有禁忌证或不能耐受	Ⅰ	A
β受体阻滞剂	所有慢性 HF-REF，病情相对稳定，以及结构性心脏病且 LVEF≤40%者，均必须应用，且需终身使用，除非有禁忌证或不能耐受	Ⅰ	A
醛固酮受体拮抗剂	所有已用 ACEI（或 ARB）和β受体阻滞剂，仍持续有症状（NYHA Ⅱ～Ⅳ级）且 LVEF≤35%的患者	Ⅰ	A
	AMI 后、LVEF≤40%，有心衰症状或既往有糖尿病史	Ⅰ	B
血管紧张素受体脑啡肽酶抑制剂	经规范的 ACEI、β受体阻滞剂、醛固酮受体拮抗剂后仍持续有症状的患者，建议用 ARNI 代替 ACEI	Ⅰ	B
ARB	LVEF≤40%、不能耐受 ACEI 的患者	Ⅰ	A
	LVEF≤40%、尽管用了 ACEI 和β受体阻滞剂仍有症状，如不能耐受醛固酮受体拮抗剂，可改用 ARB	Ⅱb	A
利尿剂	有液体潴留证据的患者均应给予利尿剂，且应在出现水钠潴留的早期应用	Ⅰ	C
地高辛	已应用 ACEI（或 ARB)、β受体阻滞剂、醛固酮受体拮抗剂和利尿剂治疗，仍持续有症状、LVEF≤45%的患者，尤其适用于心衰合并快速性心房颤动者	Ⅱa	B
	窦性心律、LVEF≤45%、不能耐受β受体阻滞剂的患者	Ⅱb	B
伊伐布雷定	窦性心律，EF≤35%，已使用 ACEI（或 ARB）和醛固酮受体拮抗剂治疗的患者，如果β受体阻滞剂已达到目标剂量或最大耐受剂量、心率≥70 次/分，且持续有症状（NYHA Ⅱ～Ⅳ级）	Ⅱa	B
	如不能耐受β受体阻滞剂、心率≥70 次/分，也可以考虑使用	Ⅱb	C

平，尤其是老年、肾功能减退者。通常与排钾利尿剂合用以避免发生高钾血症。在上述 ACEI 和β受体阻滞剂黄金搭档基础上加用醛固酮受体拮抗剂，三药合用可称为“金三角”，是慢性 HF-REF 的基本治疗方案。

3. ARB 与β受体阻滞剂或醛固酮受体拮抗剂联用

不能耐受 ACEI 的患者，ARB 可代替应用。此时，ARB 和β受体阻滞剂的合用，以及在此基础上再加用醛固酮受体拮抗剂，类似于“黄金搭档”和“金三角”。

4. 慢性心衰药物治疗流程

慢性 HF-REF 的药物治疗流程如图 15-2 所示[17]。

典型病例

患者杨×× 女 61 岁 2011 年 3 月 21 日入院。

主因“间断喘憋 7 年，加重 2 个月”入院。患者 7 年前受凉后出现喘憋，无咳嗽、咳痰、咯血、胸痛、心悸等，症状与活动无明显关系，当地医院给予抗感染、平喘等治疗后好转。后症状间断发作，感冒受凉后明显，当地医院诊断为“支气管哮喘”，口服茶碱控制症状。2 月前无明显诱因喘憋再发，活动后症状明显，无咳嗽、咯血、胸痛、双下肢水肿、少尿等，夜间可平卧休息，无端坐呼吸、夜间阵发性呼吸困难。当地医院予抗感染药物静点 10 天效果不佳（具体不详）。就诊于外院行超声心动图检查示左心增大，左心功能减低，二尖瓣反流（重度），三尖瓣反流（中度），主动脉瓣反流（轻度），肺动脉高压（轻度），左心室射血分数 32%，予地高辛 0.125mg 每日 1 次、螺内酯 20mg 每日 1 次、托拉塞米 5mg 隔日 1 次、曲美他嗪 20mg 每日 3 次口服治疗后喘憋症状明显减轻，但出现食欲下降、恶心呕吐，为进一步诊治入我院。起病以来精神欠佳，体力减退，食欲下降，睡眠尚可，二便如常，体重近 2 个月下降约 10kg。

既往“慢性支气管炎”10 余年，神经衰弱 30

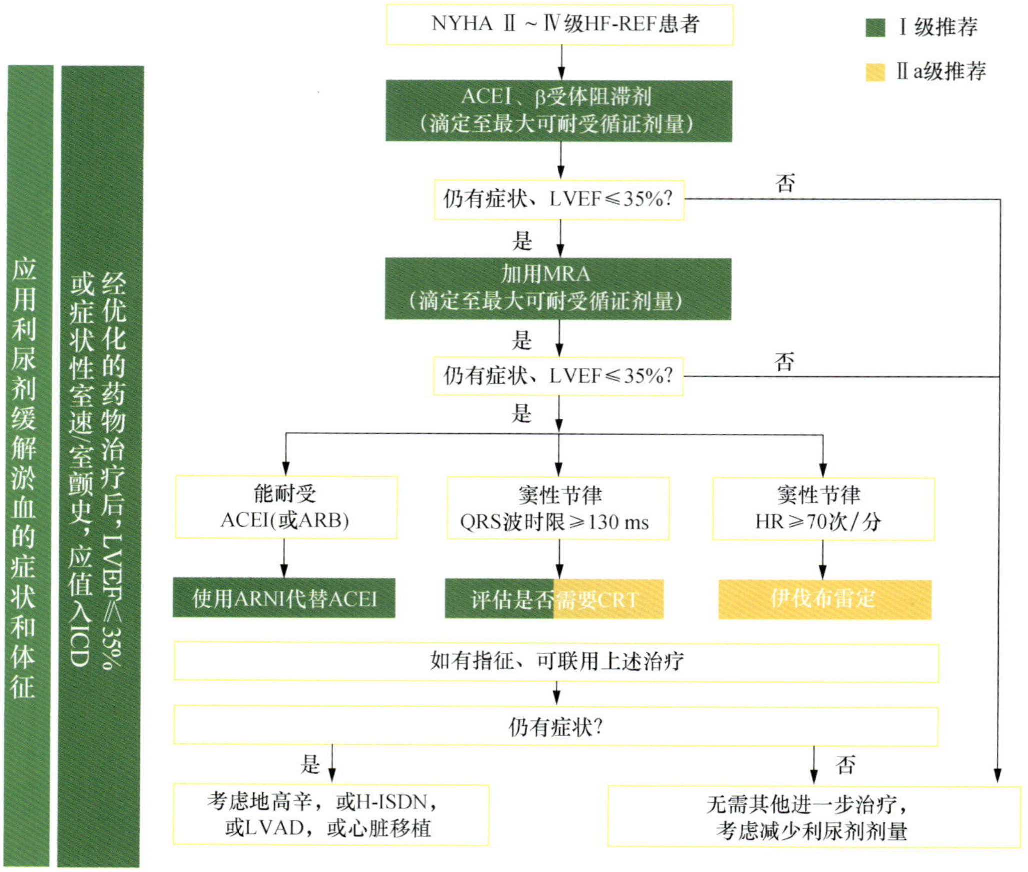

图 15-2 慢性 HF-REF（NYHA Ⅱ～Ⅳ级）的治疗流程 ARNI。血管紧张素受体脑啡肽酶抑制剂；MRA，醛固酮受体拮抗剂；H-ISDN，肼屈嗪-硝酸异山梨酯；LVAD，左心室辅助装置

年，否认高血压病、糖尿病等病史，青霉素过敏，否认吸烟、饮酒史，母亲、舅舅因心脏疾病去世（具体不详）。

入院查体：T 36.4℃，P 96 次/分，R 18 次/分，BP 100/60mmHg。发育正常，营养中等，神清，精神欠佳，口唇无发绀，颈静脉无怒张，甲状腺无肿大，颈动脉未闻及杂音，双肺呼吸音低，双下肺可闻及少量高调哮鸣音，左下肺明显，心界左大，心率 96 次/分，律齐，心音正常未闻及杂音、奔马律，腹软，肝脾未触及，移动性浊音阴性，双下肢无水肿。

入院后查血、尿、便常规，肝肾功能，电解质基本正常，总胆固醇（TC）5.3mmol/L，甘油三酯（TG）2.45mmol/L，低密度脂蛋白胆固醇（LDL-C）3.48mmol/L，高密度脂蛋白胆固醇（HDL-C）0.87mmol/L，心肌酶 TnT 0.019ng/ml，心肌酶同工酶（CK-MB）2.21ng/ml，凝血功能和 D-二聚体（D-dimer）正常，甲状腺功能总三碘甲腺原氨酸（TT3）2.05ng/ml（正常值 0.6～1.8ng/ml）升高，余正常。NT-proBNP 867.8pg/ml。动脉血气 pH 7.421，PO_2 66.8mmHg，PCO_2 38.2mmHg，SaO_2 95%，BE 0.4mmol/L。

入院心电图示窦性心律，100 次/分，PR 间期 0.17s，QRS 波宽度 100ms，QT 间期 380ms，左前分支阻滞，V_2～V_6 导联 ST 段压低，T 波双向或倒置。

胸片示两肺透光度正常，肺纹理清晰，两肺门不大，心影增大，肋膈角锐利（见图 15-3）。

超声心动图：左心房左心室扩大，主动脉瓣钙化，二尖瓣关闭不全，左心功能减低，LVEF 20%（见图 15-4）。

入院诊断

慢性心衰急性加重（心功能Ⅲ级）

扩张型心肌病可能

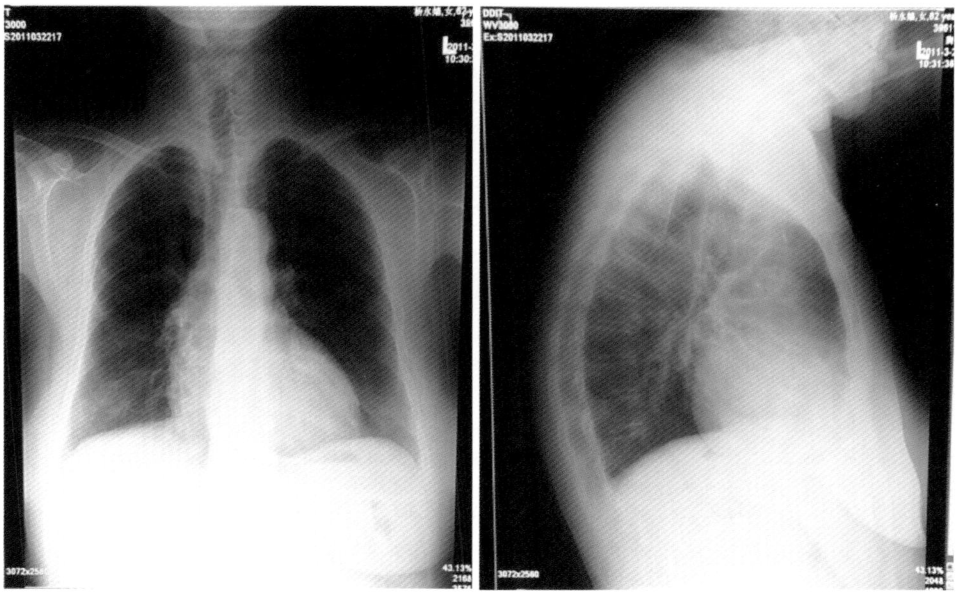

图 15-3　入院胸片正侧位

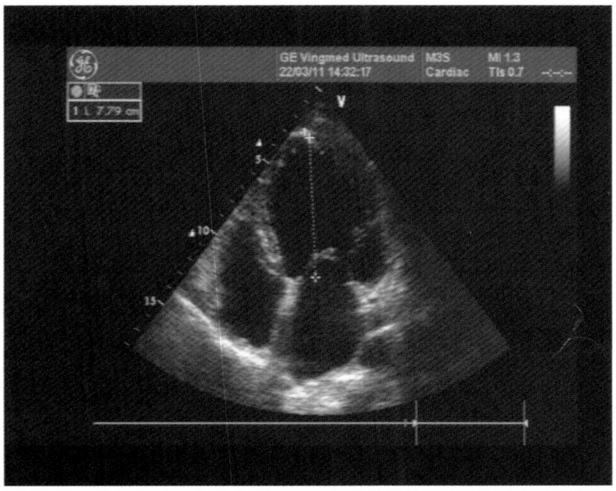

图 15-4　入院超声心动图（2011 年 3 月 11）

缺血性心肌病可能

慢性支气管炎

予监测出入量，控制入量，予呋塞米 20mg 每日 1 次、螺内酯 20mg 每日 1 次口服利尿。患者消化道症状和心电图改变不除外地高辛引起，故停用地高辛，测血地高辛浓度 1.32ng/ml（正常值 0.8～2ng/ml）。并给予 β 受体阻滞剂富马酸比索洛尔 2.5mg 每日 1 次，培哚普利 2mg 每日 1 次口服改善心室重构。因心电图不除外缺血的可能，故硝酸酯类药物改善心肌血供，曲美他嗪 20mg 每日 3 次营养心肌。并给予氟伐他汀钠 40mg 每晚一次口服调脂等治疗。患者既往“哮喘”病史，近期喘憋加重不除外哮喘发作，氨茶碱 0.125g 每日 2 次静点、孟鲁斯特 10mg 每晚一次口服平喘。住院期间行肺功能检查示用力肺活量（FVC）2.43L，第一秒用力呼气量/用力肺活量（FEV1/FVC）50%，第一秒用力呼气量占预计值百分比（FEV1%）59%，残气量/肺总量（RV/TLC）55%。支气管扩张试验（－）。提示通气功能中度减退，阻塞性通气功能障碍，小气道功能障碍，残气/肺总量%升高，弥散功能正常。

入院第二天无明显诱因出现发热，体温最高 38.6℃，无畏寒、寒战。查血常规 WBC 7.16×10^9/L，中性粒细胞百分比 60.7%；C 反应蛋白（CRP）4.5mg/dl；降钙素原（PCT）0.08ng/ml；红细胞沉降率（ESR）67mm/h，衣原体 IgG（＋），IgM（－），军团菌 IgA（＋）；肺炎支原体抗体<1∶40；血培养阴性。胸部 CT 示两肺多发磨玻璃影及树芽征和磨玻璃微结节影，考虑感染可能。考虑“社区获得性肺炎”，予头孢呋辛 1.5g 每日 2 次静点联合阿奇霉素 0.5g 每日 1 次口服抗感染治疗 5 天、雾化吸入等治疗后仍有发热。NT-proBNP 最高达到 2336pg/ml，2011 年 3 月 29 日更换抗生素为头孢哌酮舒巴坦钠 3g 每日 2 次静点 9 天。经上述治疗后患者体温恢复正常，咳嗽、

咳痰、喘憋缓解。

2011年4月6日行冠脉造影检查（CAG）结果示正常冠脉，右冠优势。

经上述治疗后患者症状缓解，食欲恢复，查体BP 100/60mmHg，双肺呼吸音清，未及明显干湿啰音，心率82次/分，律齐，心音正常未及杂音，腹软，双下肢不肿。2011年4月6日复查NT-proBNP 1163pg/ml，血常规和炎性指标等基本恢复正常，于2011年4月7日出院。

出院诊断：

扩张型心肌病

慢性心功能不全急性加重

左心房、左心室增大

二尖瓣关闭不全（轻）

窦性心律

心功能Ⅲ级

社区获得性肺炎

慢性支气管炎

出院带药：富马酸比索洛尔2.5mg每日1次，培哚普利2mg每日1次，呋塞米20mg每日1次，螺内酯20mg每日1次、阿司匹林0.1g每日1次，氟伐他汀胶囊40mg每晚1次，顺尔宁10mg每晚1次、茶碱缓释片100mg每日2次、芪苈强心胶囊3粒每日3次。

患者规律门诊随访调整药物治疗，1个月后富马酸比索洛尔加量至5mg每日1次口服。出院后半年门诊复查症状明显缓解，NTproBNP明显下降，但肌酐、尿酸升高明显，且患者平时无水肿，故停用呋塞米，ACEI更换为福辛普利10mg每日1次口服。生化检查还提示LDL-C控制不佳（4.06mmol/L），调脂药更换为阿托伐他汀20mg每晚1次口服。其后患者仍坚持服药。出院1年后症状明显缓解，复查NTproBNP正常，超声心动图检查LVEF上升至35%。继续富马酸比索洛尔5mg每日1次、福辛普利10mg每日1次、螺内酯20mg每日1次、芪苈强心胶囊。出院2年后复查，患者NYHA Ⅰ级，NTproBNP仍正常（表15-16，图15-5），超声心动图检查提示左心房、左心室内径和LVEF恢复正常，故停用安体舒通和芪苈强心胶囊，长期口服富马酸比索洛尔5mg每日1次和福辛普利10mg每日1次。最近一次（2015-7-31）复查超声心动图示节段性室壁运动异常，室间隔中段及左心室下壁、后壁基底段至中段收缩弱，余室壁收缩幅度正常，LVEF55%。房室内径正常，主动脉瓣钙化（轻），左心室舒张功能减低（表15-17，图15-6）。

表15-16 NT-proBNP变化情况

日期	2011-3-22	2011-3-29	2011-4-6	2011-5-20	2011-9-2	2012-6-19	2013-10-18	2015-7-27
NT-proBNP（pg/ml）	867.8	2336	1163	1131	201.5	49.53	44.76	143.8

专家诊治：这名患者的情况，射血分数下降的心衰诊断明确，因老年患者，心电图有ST段的改变，应明确有无冠心病，故行冠状动脉造影，对于新发的心衰患者，明确心脏的基础疾病很重要。因肺部感染导致心衰的加重，NT-proBNP进一步升高，及时更换合适的抗生素控制感染，使病情稳定。在病史中曾经在外院诊断“哮喘”，对使用β受体阻滞剂有顾虑，通过肺功能检查，支气管扩张试验（—），考虑哮喘的可能性不大，因此加用心脏选择性高的β受体阻滞剂富马酸比索

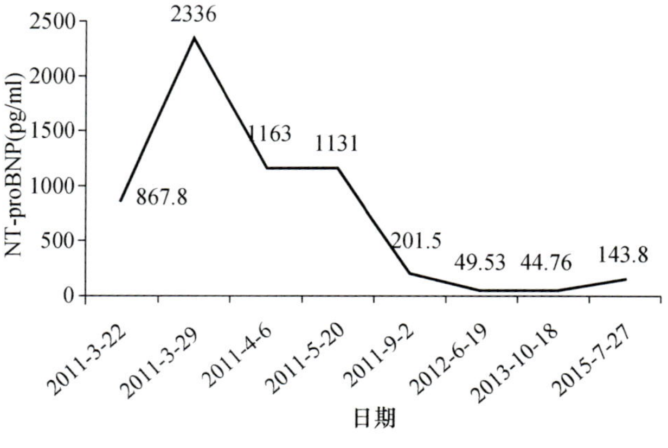

图15-5 患者NT-proBNP变化曲线

洛尔，但患者既往有慢性咳喘的病史，肺功能已明显下降，并不能完全排除哮喘的可能，因此患者出院后也长期应用呼吸科药物（顺尔宁、吸入沙美特罗替卡松粉剂）。在治疗过程中因患者出现肌酐、尿酸升高，考虑患者肾功能受损，分析原因，患者长期无充血的症状，肾功能受损考虑容量不足导致肾灌注下降的可能，故停用利尿剂，并改用肝肾双通道排泄的ACEI，其后肌酐维持在正常水平。从治疗效果看，治疗半年后患者NT-proBNP明显下降；在治疗1年时NT-proBNP降至正常，LVEF仅有轻度的改善，但仍坚持服用“金三角”治疗；治疗2年多后心功能改善明显，LVEF恢复正常。从这例患者的诊治体会：遵循指南，给予有循证医学证据的药物，坚持长期规范化治疗，同时治疗合并疾病，加强患者的随访管理和监测，提高患者的依从性，最终会取得较好的治疗效果。

表 15-17 历次超声心动图检查结果

日期	LA (mm)	LVEDD (mm)	室间隔厚度 (mm)	左心室后壁厚度 (mm)	EF (%)	LVEDV (ml)	肺动脉高压	二尖瓣 E/A
2011-03-22	44	64	8	9	20	209	无	0.28/1.03
2012-02-10	41	56	7	7	35	154	无	0.6/1
2013-10-18	37	51	9	11	55	124	无	0.53/0.78
2015-07-31	36	51	9	9	55	124	无	0.6/0.7

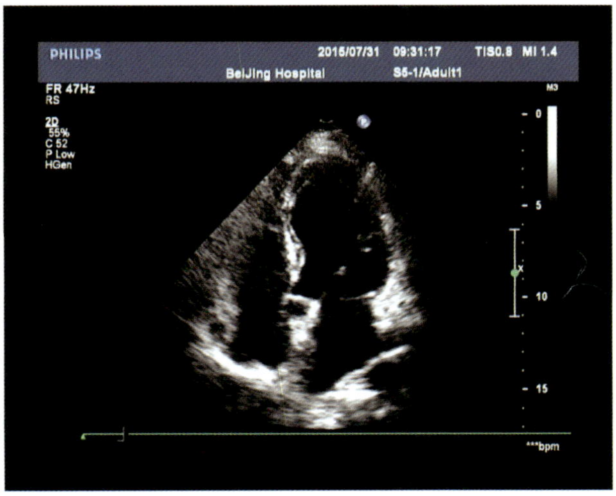

图 15-6 出院4年后超声心动图（2015年7月31日）

（王华 柴坷 陈清勇）

参考文献

[1] McMurray JJ, Adamopoulos S, Anker SD, et al. Esc guidelines for the diagnosis and treatment of acute and chronic heart failure 2012: The task force for the diagnosis and treatment of acute and chronic heart failure 2012 of the european society of cardiology. Developed in collaboration with the heart failure association (hfa) of the esc. European Heart Journal, 2012, 33 (14): 1787-1847.

[2] Ponikowski P, Voors AA, Anker SD, et al. 2016 esc guidelines for the diagnosis and treatment of acute and chronic heart failure: The task force for the diagnosis and treatment of acute and chronic heart failure of the european society of cardiology (esc) developed with the special contribution of the heart failure association (hfa) of the esc. European Heart Journal, 2016, 37 (27): 2129-2200

[3] Patterson JH, Adams KF, Jr., Applefeld MM, et al. Oral torsemide in patients with chronic congestive heart failure: Effects on body weight, edema, and electrolyte excretion. Torsemide investigators group. Pharmacotherapy, 1994, 14 (5): 514-521.

[4] Sherman LG, Liang CS, Baumgardner S, et al. Piretanide, a potent diuretic with potassium-sparing properties, for the treatment of congestive heart failure. Clinical Pharmacology & Therapeutics, 1986, 40 (5): 587-594.

[5] Wilson JR, Reichek N, Dunkman WB, et al. Effect of diuresis on the performance of the failing left ventricle in man. Am J Med, 1981, 70 (2): 234-239.

[6] Parker JO. The effects of oral ibopamine in patients with mild heart failure—a double blind placebo con-

trolled comparison to furosemide. The ibopamine study group. Int J Cardiol, 1993, 40 (3): 221-227.

[7] Chow MS. Assessing the treatment of congestive heart failure: Diuretics, vasodilators, and angiotensin-converting enzyme inhibitors. Pharmacotherapy, 1993, 13 (5 Pt 2): 82s-87s.

[8] Risler T, Schwab A, Kramer B, et al. Comparative pharmacokinetics and pharmacodynamics of loop diuretics in renal failure. Cardiology, 1994, 84 Suppl 2155-2161.

[9] Vargo DL, Kramer WG, Black PK, et al. Bioavailability, pharmacokinetics, and pharmacodynamics of torsemide and furosemide in patients with congestive heart failure. Clinical Pharmacology & Therapeutics, 1995, 57 (6): 601-609.

[10] Gardner R, McDonagh T, Walker N. Oxford specialist handbooks in cardiology heart failure. Oxford university press, 2014: 377-421.

[11] Hall RJ. Cardiac arrhythmias induced by hypokalaemia and potassium loss during maintenance digoxin therapy. Br Heart J, 1977, 39 (2): 232.

[12] Herchuelz A, Derenne F, Deger F, et al. Interaction between nonsteroidal anti-inflammatory drugs and loop diuretics: Modulation by sodium balance. J Pharmacol Exp Ther, 1989, 248 (3): 1175-1181.

[13] Gottlieb SS, Robinson S, Krichten CM, et al. Renal response to indomethacin in congestive heart failure secondary to ischemic or idiopathic dilated cardiomyopathy. American Journal of Cardiology, 1992, 70 (9): 890-893.

[14] Richardson A, Bayliss J, Scriven AJ, et al. Double-blind comparison of captopril alone against frusemide plus amiloride in mild heart failure. Lancet, 1987, 2 (8561): 709-711.

[15] Garg R, Yusuf S. Overview of randomized trials of angiotensin-converting enzyme inhibitors on mortality and morbidity in patients with heart failure. Collaborative group on ace inhibitor trials. JAMA, 1995, 273 (18): 1450-1456.

[16] Investigators S. Effect of enalapril on survival in patients with reduced left ventricular ejection fractions and congestive heart failure. The solvd investigators. N Engl J Med, 1991, 325 (5): 293-302.

[17] 中华医学会心血管病学分会，中华心血管病杂志编辑委员会. 中国心力衰竭诊断和治疗指南 2014. 中华心血管病杂志，2014 (2): 98-122.

[18] Rocha RM, Silva GV, Perin EC, et al. Effects of carvedilol therapy on qt-interval dispersion in congestive heart failure: Is there a difference in the elderly? Tex Heart Inst J, 2003, 30 (3): 176-179.

[19] Chow MS. Effect of metoprolol cr/xl in chronic heart failure: Metoprolol cr/xl randomised intervention trial in congestive heart failure (merit-hf). Lancet, 1999, 353 (9169): 2001-2007.

[20] Epstein SE, Braunwald E. The effect of beta adrenergic blockade on patterns of urinary sodium excretion. Studies in normal subjects and in patients with heart disease. Annals of Internal Medicine, 1966, 65 (1): 20-27.

[21] Waagstein F, Caidahl K, Wallentin I, et al. Long-term beta-blockade in dilated cardiomyopathy. Effects of short-and long-term metoprolol treatment followed by withdrawal and readministration of metoprolol. Circulation, 1989, 80 (3): 551-563.

[22] Taylor AL, Ziesche S, Yancy C, et al. Combination of isosorbide dinitrate and hydralazine in blacks with heart failure. N Engl J Med, 2004, 351 (20): 2049-2057.

[23] Pitt B, Remme W, Zannad F, et al. Eplerenone, a selective aldosterone blocker, in patients with left ventricular dysfunction after myocardial infarction. N Engl J Med, 2003, 348 (14): 1309-1321.

[24] Dickstein K, Kjekshus J. Effects of losartan and captopril on mortality and morbidity in high-risk patients after acute myocardial infarction: The optimaal randomised trial. Optimal trial in myocardial infarction with angiotensin ii antagonist losartan. Lancet, 2002, 360 (9335): 752-760.

[25] Konstam MA, Neaton JD, Poole-Wilson PA, et al. Comparison of losartan and captopril on heart failure-related outcomes and symptoms from the losartan heart failure survival study (elite ii). Am Heart J, 2005, 150 (1): 123-131.

[26] Granger CB, McMurray JJ, Yusuf S, et al. Effects of candesartan in patients with chronic heart failure and reduced left-ventricular systolic function intolerant to angiotensin-converting-enzyme inhibitors: The charm-alternative trial. Lancet, 2003, 362 (9386): 772-776.

[27] DiBianco R，Shabetai R，Kostuk W，et al. A comparison of oral milrinone，digoxin，and their combination in the treatment of patients with chronic heart failure. N Engl J Med，1989，320（11）：677-683.

[28] Uretsky BF，Young JB，Shahidi FE，et al. Randomized study assessing the effect of digoxin withdrawal in patients with mild to moderate chronic congestive heart failure：Results of the proved trial. Proved investigative group. J Am Coll Cardiol，1993，22（4）：955-962.

[29] Juurlink DN，Mamdani M，Kopp A，et al. Drug-drug interactions among elderly patients hospitalized for drug toxicity. JAMA，2003，289（13）：1652-1658.

[30] Swedberg K，Komajda M，Bohm M，et al. Ivabradine and outcomes in chronic heart failure（shift）：A randomised placebo-controlled study. Lancet，2010，376（9744）：875-885.

[31] Roubille F，Tardif JC. New therapeutic targets in cardiology：Heart failure and arrhythmia：Hcn channels. Circulation，2013，127（19）：1986-1996.

[32] Yancy CW，Jessup M，Bozkurt B，et al. 2016 ACC/AHA/HFSA Focused Update on New Pharmacological Therapy for Heart Failure：An Update of the 2013 ACCF/AHA Guideline for the Management of Heart Failure：A Report of the American College of Cardiology/American Heart Association Task Force on Clinical Practice Guidelines and the Heart Failure Society of America. J Am Coll Cardiol，2016，68（13）：1476-1488.

[33] 冠心病中医临床研究联盟. 慢性心力衰竭中医诊疗专家共识. 中医杂志，2014（14）：1258-1260.

[34] Homma S，Thompson JL，Pullicino PM，et al. Warfarin and aspirin in patients with heart failure and sinus rhythm. N Engl J Med，2012，366（20）：1859-1869.

[35] Homma S，Thompson JL，Sanford AR，et al. Benefit of warfarin compared with aspirin in patients with heart failure in sinus rhythm：A subgroup analysis of warcef，a randomized controlled trial. Circ Heart Fail，2013，6（5）：988-997.

[36] Yancy CW，Jessup M，Bozkurt B，et al. 2013 accf/aha guideline for the management of heart failure：A report of the american college of cardiology foundation/american heart association task force on practice guidelines. Circulation，2013，128（16）：e240-327.

第十六章　心力衰竭的非药物治疗

心力衰竭（心衰）是心血管疾病终末常见的综合征。随着人类寿命的延长，慢性心衰患病率日益增长。流行病学资料统计，美国人群中心衰患病率约为1.5%～2%，目前美国有心衰患者约450万。而国内流行病学调查显示中国成人心衰的发病率约为0.9%，据此估计，国人心衰总数约为585万。心衰病死率与临床严重程度相关，就中、重度心衰而言，其5年病死率为30%～50%。目前认为神经内分泌系统的慢性启动是引起心肌细胞凋亡、心肌重塑的重要因素，因此治疗心衰的关键是阻断神经内分泌系统，阻断心肌重塑。一系列大规模临床试验证实血管紧张素转化酶抑制剂（ACEI）、血管紧张素Ⅱ受体拮抗剂（ARB）、β受体阻滞剂及醛固酮受体拮抗剂能够逆转心肌重塑，目前已成为治疗心衰的基石[1]。诚然，药物治疗发挥了巨大的作用，但有时严格的药物治疗仍难以奏效。药物治疗具有一定的局限性，尤其是对NYHA Ⅲ～Ⅳ级心功能患者的症状改善有限，且对长期生存率的改善不理想。约1/3心衰患者心电图QRS波时限延长＞120ms，这种心室传导异常的心电图表现，提示可能存在心室收缩不同步。对于存在左右心室显著不同步的左心室收缩功能下降的心衰患者，心脏再同步化治疗（cardiac resynchronization therapy，CRT）可恢复正常的左右心室及心室内的同步激动，减轻二尖瓣反流，增加心排血量，改善心功能[2-4]。此外，中度心衰患者逾半数以上死于严重室性心律失常所致的心脏性猝死，埋藏式心脏复律除颤器（implantable cardioverter-defibrillator，ICD）可以有效地预防心衰导致的心脏性猝死。再者，近年来一些非药物治疗的新技术给心衰患者带来了转机，有的已经开始应用于心衰的临床实践。本章就心血管内科领域对心衰非药物治疗方面的历史和进展进行阐述。

第一节　心力衰竭的心脏再同步化治疗（cardiac resynchronization therapy，CRT）

一、心脏再同步化治疗的概念和病理生理机制

1. 概念

心脏再同步治疗（CRT）又称为三腔起搏（右心房、右心室、左心室）或双心室起搏（右心室、左心室）治疗，是在传统右心房、右心室双腔起搏基础上增加左心室起搏，通过电极导线和脉冲发生器来控制心脏收缩部位和时间，以恢复房室、室间和室内运动的同步性，改善心功能的一种治疗方式。CRT患者多无传统单、双腔起搏适应证，与传统起搏不同，要求尽量100%起搏左右心室。

2. 病理生理机制

收缩性功能不全的心衰患者中，宽QRS波患者多存在室间或室内传导障碍，当心室收缩时，出现左右心室、左心室内和左心房左心室失同步。

其中房室不同步可导致 PR 间期延长，左心房收缩相对提前到心室快速充盈期，使左心室充盈减少，致二尖瓣反流，心排血量下降；左、右心室间不同步可导致（常为左束支传导阻滞）右心室收缩早于左心室，使室间隔左移，左心室收缩时室间隔右移，导致室间隔矛盾运动，有效心排血量减少；左心室内不同步可导致左心室扩张致室内传导延迟（QRS 时限延长）引发室内运动不同步。提前激动的心肌产生收缩力较小，不能形成足够的压差有效射血。延迟激动的心肌与提早激动心肌形成矛盾运动，导致收缩力减弱，心排血量下降，舒张末期容量增加。

因此，心脏收缩失同步使心脏失去同向收缩，室间隔收缩提前，左心室游离壁收缩延迟，舒张期充盈时间缩短，左心室舒张末压力升高，进一步加重左心室射血分数下降，心排血量减少。进行性的左心室扩大和收缩力下降使二尖瓣环扩张，造成二尖瓣反流。二尖瓣乳头肌和周围心肌收缩失同步又加重二尖瓣反流。心衰后出现的心室失同步化，二者互为因果，形成恶性循环。

3. CRT 治疗心衰的机制

重度心衰患者多存在心室收缩的不同步，基于此病理生理机制，CRT 在传统的双腔起搏（即右心房和右心室各安装一个电极导线，让心房心室按照步骤顺序起搏）的基础上增加了左心室起搏，左心室起搏电极导线经右心房的冠状静脉窦开口，进入冠状静脉侧后静脉或侧静脉分支，见图 16-1。通过设定适当的左右心室起搏间期，纠正左右心室的收缩时差，避免室间隔矛盾运动，增加心排血量；通过刺激左心室较晚激动部位的心肌，使左心室心肌同步收缩，协调地向心运动，减少二尖瓣反流，以提高心脏排血效率，同时改善心室舒张；长期可改善神经激素环境，逆转心肌重构。

对于心衰伴心室失同步的患者，这种治疗可以改善患者的心脏收缩功能，提高运动耐量以及生活质量，同时逆转左心室重构，改善患者预后[1]。

二、心脏再同步化治疗的发展历史[2-7]

1983 年 Teresa 等首次报道了在房室传导阻滞合并左束支传导阻滞而没有心衰的患者中应用左心室起搏导线完成房室顺序起搏。该实验主要发现：室间隔与左心室游离壁同时收缩大大改善了失同步心脏的血流动力学表现，并且自身心电兴奋与左心室心尖起搏引起的兴奋的融合可产生最佳血流动力学效应。1987 年 Mower 提出了明确针对心衰治疗的“双心室起搏”概念。其设想的双心室起搏是在固定的 AV 间期后左、右心室同时起搏，右心室电极与左心室游离壁电极串联连接。1990 年奥地利医生 Hochleiner 等首次使用双心室起搏及短 AV 间期治疗扩张型心肌病患者，标志着心脏起搏治疗心衰时代的开始。接受治疗的患者无缓慢性心律失常，大多数患者 PR 间期较长。研究纳入 16 例合并完全性左束支传导阻滞

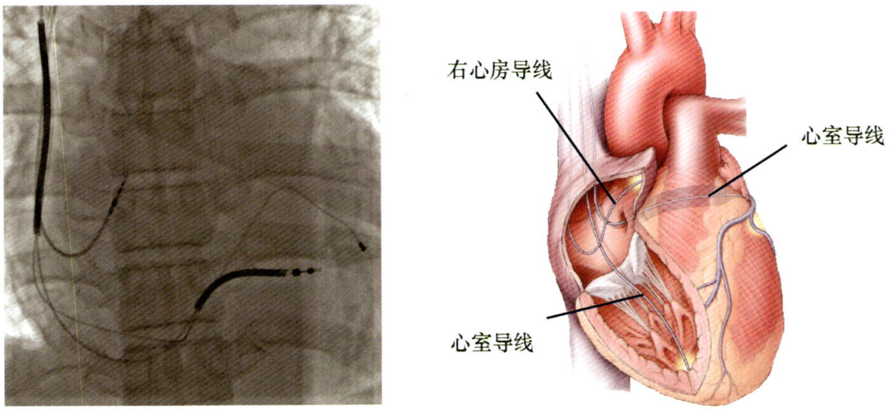

A　　　　B

图 16-1 A. CRT 各电极导线解剖示意图；B. X 线下 CRT 各电极导线对应的位置（后前位）

（CLBBB），心功能Ⅲ/Ⅳ级患者，5年随访中2例因心功能持续恶化死亡，2例心脏移植。其他患者心功能、左心室射血分数、生存率都有所改善。Bakker团队随后使用了双腔起搏器与Y形适配器完成了双心室起搏。1993年起，他们先后对12例心衰患者进行了治疗。结果显示，双心室起搏可改善左心功能，提高整体功能。此后，Cazeau等阐明的完全静脉系统植入CRT与Auricchio等发明的导线技术共同开启了双心室起搏CRT的新时代。

1998年美国心脏病学会/美国心脏协会（ACC/AHA）的起搏指南中将药物难治性心衰由Ⅲ类适应证升级为Ⅱb类指征（CRT植入）。此后MUSTIC SR、MUSTIC AF、MIRACLE、CONTAK CD、MIRACLE ICD等多项研究均证实CRT能使心衰患者功能性指标（NYHA心功能分级、6min步行距离、运动能力和生活质量等）得到显著改善，临床症状明显缓解，住院率降低。2002年ACC/AHA起搏指南更新心衰的适应证从Ⅱb类升为Ⅱa类。2004年发表在新英格兰杂志的COMPANION研究，是前瞻性的随机对照双盲研究，共入选了来自美国122个中心的1520例患者，随机分三组：正常对照组、CRT组、CRT-D组。入选患者有中重度心衰、心功能Ⅲ/Ⅳ级、左心室扩大、左心室射血分数≤35%、QRS波增宽≥120ms，随访12个月，结果显示在全面药物治疗的基础上，CRT-D可以降低死亡率，其中2/3的降低死亡率效应来自CRT。由此，2005年ACC/AHA《心力衰竭诊断和治疗指南》中确定了CRT治疗的地位，升级为Ⅰ类适证。2005年CARE-HF研究结果发表于新英格兰医学杂志，该研究来自欧洲82个研究中心，入选了813例患者，分为药物治疗组和CRT治疗组。随访了29个月。结果发现CRT显著降低全因死亡率或主要心血管原因住院的联合终点达37%，显著减少心衰症状，改善心功能和生活质量，心衰恶化死亡和猝死概率均下降，反映了心脏功能改善带来的益处。因此2008年ESC心力衰竭指南将CRT/CRT-D列为Ⅰ类适应证，同年ACC/AHA/HRS的《心脏节律异常装置治疗指南》确立了CRT对心功能Ⅲ～Ⅳ级心衰的治疗地位。

我国于1999年开展CRT的临床应用，经过十几年的努力，CRT的应用已初具规模，成为慢性心力衰竭患者的有效治疗手段。

三、心脏再同步化治疗的重要临床试验[3-6, 8-9]

为了获得确切的CRT效果，同时也为制定和修改CRT适应证指南提供充实依据，美国和欧洲等发达国家先后组织和开展了一系列临床试验。

1. 以心功能为研究目标的临床试验

国外大型临床研究和国内小规模研究均表明，CRT可以改善心功能，增加6min步行距离和峰值耗氧量，改善生活质量，减轻症状，降低住院率。长期应用可以逆转左心室重构。代表性的临床试验如下：

（1）InSync研究——心室多部位起搏治疗慢性心衰的多中心临床研究：该研究由欧洲和加拿大14个医学中心参加，为多中心、前瞻性、非随机临床研究，研究结果发表于1998年。入选标准：心功能Ⅲ～Ⅳ级（NYHA分级），LVEF＜35%，左心室舒张末期内径（LVEDD）＞60mm，QRS波时限＞150ms。研究共入选81例心衰患者，68例（84%）成功地经冠状静脉窦途径起搏左心室。平均随访10个月，证实CRT后心功能分级和生活质量显著改善，6min步行距离增加。研究肯定了CRT改善心功能的疗效。

（2）MIRACLE（Multicenter InSync Randomized Clinical Evaluation）研究为第一个双盲、多中心、随机对照、前瞻性研究。结果发表于2002年。入选标准：缺血性或非缺血性心肌病，心功能Ⅲ～Ⅳ级，LVEF≤35%，LVEDD≥55mm，QRS波时限≥130ms，6min步行距离≤450m。将453例慢性心衰患者随机分为对照组（225例）和CRT组（228例），结果：与对照组相比，CRT组6min步行距离增加（$P=0.005$），心功能好转（$P<0.001$），生活质量改善（$P=0.001$）；而且住院率和静脉用药率下降（$P<0.05$）。该研究证实了CRT对于伴有室内传导阻滞的重度心衰患者的疗效显著。

2. 以病死率为研究目标的临床试验

CARE-HF（Cardiac Resynchronization Heart Failure Trial）研究为一项具有里程碑意义的前瞻性、随机对照、多中心研究，共有 82 个欧洲医学中心参加。研究结果在 2005 年公布。入选标准：心功能Ⅲ～Ⅳ级；LVEF≤35%；QRS 波时限≥120ms。研究共入选患者 813 例，随机分为药物治疗组（404 例）、药物联合 CRT 组（409 例），平均随访 29.4 个月。研究证实 CRT 除了降低室间机械延迟、收缩末期容积指数以及二尖瓣反流，增加射血，改善症状和生活质量之外，还可明显降低全因死亡率达 36%。

3. 针对 CRT 特定人群开展的临床试验

MADIT-CRT（Multicenter Automatic Defibrillator Implantation Trial with Cardiac Resynchronization Therapy）研究：共入选 1820 例心功能Ⅰ或Ⅱ级、LVEF≤30%、QRS 波时限≥130ms 的心衰患者，随机分为 CRT-D（1089 例）或 ICD 组（731 例）。平均随访 2.4 年，结果提示联合 CRT 治疗可降低心衰风险达 41%，尤其是 QRS 时限≥150ms 的亚组患者。

四、心脏再同步化治疗新指南要点

（一）国外最新的指南更新[8-11]

多个循证医学研究已证实 CRT 可改善患者生活质量，提高生存率。2012 年对于心衰患者的 CRT，两大欧美指南都做了相应的更新，即《ESC 急性和慢性心力衰竭诊断和治疗指南》（简称 2012 ESC 指南）和 2012 年《ACCF/AHA/HRS 心脏节律异常器械治疗指南》（简称 2012 ACCF/AHA/HRS 指南）。

1. ESC 关于心力衰竭患者 CRT 的更新

2012 年《ESC 急性和慢性心力衰竭诊断和治疗指南》对 CRT 适应证更新重点在于：

（1）提升了轻度心功能不全患者的 CRT 推荐级别；

（2）强调 QRS 波形呈左束支传导阻滞（LBBB）者获益最大；

（3）对伴有永久性心房颤动和具有传统起搏适应证的心衰患者，目前 CRT 治疗临床证据不足，因此相应推荐类别及证据等级都有所降低，这有助于降低 CRT 无反应率，增加 CRT 治疗效价比。

相比 2012 年 ESC 心衰指南，2016ESC 最新指南[12] 对于心脏再同步治疗（CRT）有一点更新：

对至少给予最优化药物治疗 3 个月以上仍有症状且 LVEF≤35%、窦性心律、QRS 波群宽度≥130ms 且呈左束支传导阻滞形态的心衰患者，推荐心脏再同步化治疗（CRT），以改善症状并降低死亡率。而最新指南认为，QRS 波群宽度＜130ms 是植入 CRT 的禁忌证。

2. 2012 年美国《ACCF/AHA/HRS 心脏节律异常器械治疗指南》关于 CRT 的更新：

（1）将Ⅰ类适应证限定为 QRS 波时限≥150ms 的心衰患者；

（2）将Ⅰ类适应证限定为具备 LBBB 图形的心衰患者；

（3）将部分轻度心功能不全患者纳入 CRT 适应人群；

（4）至少在 CRT 植入 72h 内、2～12 周以及每 3～12 个月应进行随访；

（5）濒于电池耗竭时，每 1～3 个月进行随访，为患者管理提供了依据。

此外，指南强调经数种超声技术证实，机械运动不同步可见于 40%以上的 QRS 波时限＞120ms 的扩张型心肌病患者；在 QRS 波时限＞150ms 的室内传导阻滞患者，机械运动不同步比例可高达 70%。CRT 临床实践证明，CRT 有效者主要是 QRS 波时限＞150ms 的患者。目前，尚不能确证较短 QRS 波时限患者能否获益，因此仅能将 QRS 波时限延长程度较轻者列为Ⅱ类适应证，强调Ⅰ类适应证为 QRS 波时限≥150ms 者。欧美最新指南详见表 16-1。

（二）中国心力衰竭指南关于 CRT 的更新

2014 年《中国心力衰竭诊断和治疗指南》

表 16-1 欧洲和美国分别颁布了 2012 ESC 指南和 2012 ACCF/AHA/HRS 指南

2012 ESC 指南	2012 ACCF/AHA/HRS 指南
Ⅰ级证据	
1. 建议 LVEF≤35%，窦性心律，LBBB 合并 QRS 波增宽，≥150ms，NYHA Ⅱ/Ⅲ级或者Ⅳ级非卧床且接受治疗的心衰患者行 CRT 2. 建议 LVEF≤35%，窦性心律，LBBB 合并 QRS 波增宽，120～149ms，NYHA Ⅱ/Ⅲ级或者Ⅳ级非卧床且接受治疗的心衰患者行 CRT	1. 建议 LVEF≤35%，窦性心律，LBBB 合并 QRS 波增宽，≥150ms NYHA Ⅱ/Ⅲ级或者Ⅳ级非卧床且接受治疗的心衰患者行 CRT
Ⅱa 级证据	
1. 建议 LVEF≤35%，窦性心律，无 LBBB 但是 QRS 波增宽，≥150ms，NYHA Ⅱ/Ⅲ级或者Ⅳ级非卧床且接受治疗的心衰患者行 CRT	1. 建议 LVEF≤35%，窦性心律，LBBB 合并 QRS 波增宽，120～149ms，NYHA Ⅱ/Ⅲ级或者Ⅳ级非卧床且接受治疗的心衰患者行 CRT 2. 建议 LVEF≤35%，窦性心律，无 LBBB 但是 QRS 波增宽，≥150ms，NYHA Ⅲ级或者Ⅳ级非卧床且接受治疗的心衰患者行 CRT 3. 建议 LVEF≤35%，合并房颤的患者，如果①需要心室起搏或者有其他需要 CRT 的指征，②房室结消融或者药物控制可允许 100%室性起搏的心衰患者行 CRT 4. 建议 LVEF≤35%，正在行瓣膜置换术且需要心室起搏(≥40%）的心衰患者行 CRT
Ⅱb 级证据	
1. 建议 LVEF≤35%，窦性心律，无 LBBB 但是 QRS 波增宽，120～149ms，NYHA Ⅱ/Ⅲ级或者Ⅳ级非卧床且接受治疗的心衰患者行 CRT	1. 建议 LVEF≤30%，有缺血性心脏病，窦性心律，LBBB 合并 QRS 波增宽，达 150ms，NYHA Ⅰ级的心衰患者行 CRT 2. 建议 LVEF≤35%，窦性心律，非 LBBB 合并 QRS 波增宽，120～149ms，NYHA Ⅲ级或者Ⅳ级非卧床正行药物治疗的心衰患者行 CRT 3. 建议 LVEF≤35%，窦性心律，LBBB 合并 QRS 波增宽，达 150ms，NYHA Ⅱ级的心衰患者行 CRT
Ⅲ级证据	
1. 不建议 QRS≤120ms 的心衰患者接受 CRT	1. 不建议 QRS≤150ms，NYHA Ⅰ/Ⅱ级的心衰患者接受 CRT 2. 不建议心功能良好≥1 年、有较好预期结果的患者行 CRT

（简称 2014 中国指南），根据国内外循证医学的新证据、近几年发表的欧洲心脏病协会（ESC）、英国国家临床最优化研究所（NICE）以及美国心脏病学会基金会（ACCF）和美国心脏协会（AHA）的心衰指南内容，再结合国内近年临床实践中的积累，对心衰非药物治疗部分做了补充及更新。

2014 中国指南对 CRT 适应证既有扩展，但又加以严格限制。心功能条件放宽，由 NYHA Ⅲ～Ⅳ级扩大到 NYHA Ⅱ级，EF≤35%。但对 QRS 波宽度及形态有更严格的限制，强调 LBBB 图形和 QRS 波时限。还要求临床决策前，严格遵循指南，有 3～6 个月的标准药物治疗，如果心功能仍无显著性改善可考虑 CRT。

1. 适应证

窦性心律，经标准和优化的药物治疗至少 3～6 个月仍持续有症状、LVEF 降低，根据临床状况评估预期生存期超过 1 年，且状态良好，并符合以下条件的患者：

（1）NYHA Ⅲ或Ⅳa 级患者：①LVEF≤35%，且伴 LBBB 及 QRS 波≥150ms，推荐植入 CRT 或 CRT-D（Ⅰ类，A 级）。②LVEF≤35%，并伴以下情况之一：a. 伴 LBBB 且 120ms≤QRS＜150ms，可植入 CRT 或 CRT-D（Ⅱa 类，B 级）；b. 非 LBBB 但 QRS 波≥150ms，可植入 CRT/CRT-D（Ⅱa 类，A 级）；③有常规起搏治疗但无 CRT 适应证的患者，如 LVEF≤35%，预计心室起搏比例 40%，无论 QRS 波时限，可植入 CRT（Ⅱa 类，C 级）。

（2）NYHA 心功能Ⅱ级患者：①LVEF≤30%，伴 LBBB 及 QRS 波≥150ms，推荐植入 CRT，最好是 CRT-D（Ⅰ类，A 级）。②LVEF≤30%，伴 LBBB 且 130ms≤QRS<150ms，可植入 CRT 或 CRT-D（Ⅱa 类，B 级）。③LVEF≤30%，非 LBBB 但 QRS 波≥150ms，可植入 CRT 或 CRT-D（Ⅱb 类，B 级）。非 LBBB 且 QRS<150ms，不推荐（Ⅲ类，B 级）。

（3）NYHAⅠ级患者：LVEF≤30%，伴 LBBB 及 QRS 波≥150ms，缺血性心肌病，推荐植入 CRT 或 CRT-D（Ⅱb 类，C 级）。

（4）如患者为心房颤动心律，经标准和优化的药物治疗仍持续有症状，LVEF≤35%，预期生存期超过 1 年，可考虑 CRT 或 CRT-D 治疗（Ⅱa 类），但需尽可能保证双心室起搏比例在 90%以上，如达不到 90%以上的双心室起搏，可以考虑消融房室结。

2. 处理要点

应严格掌握适应证，选择适当治疗人群，特别是有效药物治疗后仍有症状的患者。要选择理想的左心室电极导线植入部位，通常为左心室侧后壁。术后优化起搏参数，包括 AV 间期和 VV 间期的优化。尽量维持窦性心律及降低心率，尽可能实现 100%双心室起搏。术后继续规范化药物治疗。

（三）埋藏式除颤器（ICD）新指南要点[8-9]

中度心衰患者逾半数以上死于严重室性心律失常所致的心脏性猝死，MADIT-Ⅱ研究显示 ICD 能降低猝死率，可用于心衰患者猝死的一级预防，也可降低由于持续性室性心动过速和（或）心室颤动导致的心脏停搏存活者的病死率，即用作心衰患者猝死的二级预防。流行病学显示，心衰患者猝死一级预防的人群远多于二级预防人群。SCD-HeFT 研究表明 ICD 可使中度心衰（NYHA Ⅱ～Ⅲ级）患者病死率较未植入的对照组降低 23%，而胺碘酮不能改善生存率。有研究入选 AMI 后早期（≤40 天）患者，ICD 治疗未获益，因而推荐 ICD 仅用于 AMI 后 40 天以上患者。对于非缺血性心衰，ICD 的临床证据不如缺血性心衰充足。基于以上研究，并参考欧美相应指南，2014 中国心衰指南 ICD 治疗部分概括为[11]：

1. 适应证

（1）二级预防：慢性心衰伴低 LVEF，曾有心脏停搏、心室颤动（室颤）或室性心动过速（室速）伴血流动力学不稳定（Ⅰ类，A 级）。

（2）一级预防：LVEF≤35%，长期优化药物治疗后（至少 3 个月以上）NYHAⅡ或Ⅲ级，预期生存期超过 1 年，且状态良好。①缺血性心衰：MI 后至少 40 天，ICD 可减少心脏性猝死和总死亡率（Ⅰ类，A 级）；②非缺血性心衰：ICD 可减少心脏性猝死和总死亡率（Ⅰ类，B 级）。

2. 处理要点和注意事项

适应证的掌握主要根据心脏性猝死的危险分层、患者的整体状况和预后，要因人而异。猝死的高危人群，尤其为 MI 后或缺血性心肌病患者，符合 CRT 适应证，应尽量植入 CRT-D。所有接受 ICD 治疗的低 LVEF 患者，应密切注意植入的细节、程序设计和起搏功能（ICD 更为详尽的介绍见相关章节）。

2014 中国心衰指南中的非药物治疗流程（CRT 和 ICD）可概括为图 16-2。

五、国内心衰患者 CRT 的临床实践与获益分析[10-11，13-16]

相比于欧美国家，CRT 在国内的临床应用相对滞后，每百万人口植入率仍然远远低于西方国家。究其原因并非技术的落后，而主要在于国内心血管医生对于 CRT 在心衰患者的获益认知不足，导致对 CRT 适应证理解不够深入；其次，经济条件的限制也是阻碍其发展的重要因素，相比于其他的心脏介入治疗方式，患者在医疗保险以外承担的费用比例更高。因此，结合我国国情，以指南所推荐的适应证为基础，更深入地探究哪些心衰患者可能更多地从 CRT 中获益，从而达到临床获益和卫生经济学效益的双重最大化，是目前的临床工作重点。

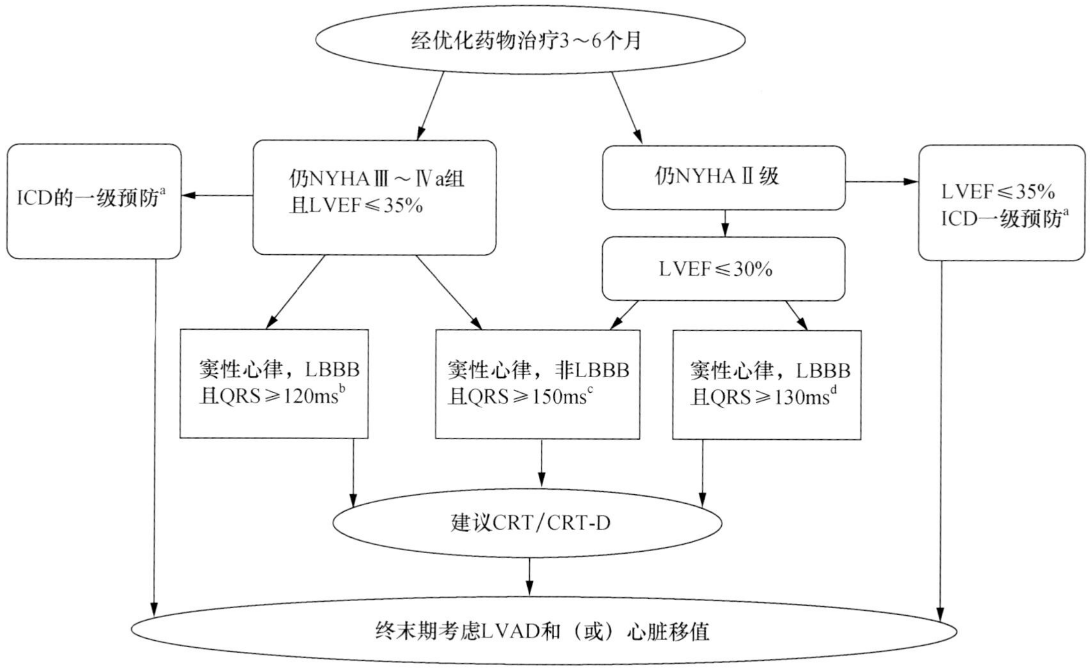

图 16-2 《2014 年中国心力衰竭诊断和治疗指南》心衰患者 CRT 诊疗流程

[a]NYHA Ⅳ级不是适应证；对缺血性心衰，仅用于 AMI 大于 40d 的患者，推荐级别为Ⅰ类 A 级，对于非缺血性心衰推荐级别为Ⅰ类 B 级；[b]QRS≥150ms 时推荐级别为Ⅰ类 A 级，120ms≤QRS＜150ms 时推荐级别为Ⅱa 类 B 级；[c]NYHAⅡ级时推荐级别为Ⅱb 类 B 级，NYHAⅢ级或非卧床的Ⅳ级时推荐级别为Ⅱa 类 A 级；[d]QRS≥150ms 时推荐级别为Ⅰ类 A 级，130ms≤QRS＜150ms 时推荐级别为Ⅱa 类 B 级。ICD：埋藏式心脏复律除颤器，LBBB：左束支传导阻滞，CRT：心脏再同步化治疗，CRT-D：心脏再同步化治疗除颤器

（一）重度心衰患者（心功能Ⅲ～Ⅳ级）

2002 年发布的 MIRACLE（Multicenter In-Sync Randomized Clinical Evaluation）研究为第一个双盲、多中心、随机对照、前瞻性研究，入选了 453 例心功能Ⅲ～Ⅳ级的缺血性或非缺血性心肌病患者（LVEF≤35％），结果显示：与对照组相比 CRT 组 6min 步行距离增加，心功能好转，生活质量改善，而且住院率和静脉用药率下降。证实了 CRT 对于伴有室内传导阻滞的重度心衰患者的疗效显著。2005 年发布的 CARE-HF（Cardiac Resynchronization Heart Failure Trial）入选了 813 例心功能Ⅲ～Ⅳ级（LVEF≤35％），第一次证实：对于心功能Ⅲ～Ⅳ级的重度心衰患者，CRT 除了改善心功能，改善症状和生活质量之外，还可明显降低全因死亡率。以上研究奠定了心衰 CRT 治疗的循证医学基础，具有里程碑的意义。结合我国国情和 CRT 临床工作现状，重度心衰患者（心功能Ⅲ～Ⅳ级，EF≤35％）病情重，围术期风险增高，术后心功能改善有限，整体预后差，卫生经济学效益低，不主张将Ⅳ级心功能患者，特别是预期寿命小于 1 年或者长期卧床者作为主要治疗人群，而Ⅲ级心功能 CRT 临床获益更大，手术风险小，生存质量更高，主张将工作的重点集中在Ⅲ级心功能人群中。

（二）轻中度心衰患者（心功能Ⅰ～Ⅱ级）

《2014 年中国心力衰竭诊断和治疗指南》另一重要更新是将 CRTⅠ类适应证扩大至 NYHAⅡ级患者。其依据为在伴 LVEF 降低的轻中度心衰患者中进行的 4 项临床研究（MADIT-CRT、RAFT、REVERSE 和 MIRACLE ICDⅡ）[4-7]结果。这 4 项研究均随机纳入 NYHAⅠ/Ⅱ级缺血性心肌病患者和 NYHAⅡ级非缺血性心肌病患者。通过最长达 7 年的随访，结果证实，对于轻度心功能不全患者，CRT 可改善心功能、降低心衰恶化事件、改善预后等复合终点。根据 ACCF/AHA/HRS 和 ESC 的指南，结合我国的情况，

2014年中国指南也将心功能Ⅱ级（LVEF≤35%，窦性心律，LBBB且QRS时限≥150ms）纳入Ⅰ类CRT适应证（证据等级B）[10]。众所周知，2005年提出心衰“ABCD四个阶段”，体现了重在预防的概念，其中预防患者从阶段A进展至阶段B，即防止发生结构性心脏病，以及预防从阶段B进展至阶段C，即防止出现心衰的症状和体征，尤为重要。通过结合纽约心功能分级立体地评估心衰患者，强调早期干预心衰A、B阶段，达到从治到防的目标。CRT将适应证扩大到轻中度心衰患者，通过改善心脏收缩同步性逆转左心室重塑，更早地前移治疗阵线，符合心衰诊治领域的新理念和新方向。国内普遍存在的问题是CRT主要集中在重度心衰患者，而轻中度患者由于心衰症状轻，治疗依从性差，医生对CRT早期治疗的理解不够，所以导致植入量少。因此，应该多开展相关医生的培训工作，推广轻中度心衰患者早期植入早期获益的理念，使更多的患者获益。

（三）LBBB图形和非LBBB图形患者

大量的研究已经证明，LBBB图形的心衰患者CRT获益明显优于非LBBB（RBBB及室内阻滞）者。2011年MADIT CRT显示：LBBB图形者不论是心功能改善还是死亡率降低均明显优于非LBBB者，非LBBB图形者疗效不明显，无反应率明显高于前者。而RAFT研究显示，在非LBBB图形心衰患者中，如QRS波时限显著延长（≥150ms），亦可自CRT获益。2012 ACCF/AHA/HRS指南更新中，将Ⅰ类适应证限定为具备LBBB图形的心衰患者；同时2012年ESC指南强调QRS波形呈LBBB者获益最大；最新的《中国2013年心脏再同步治疗（CRT）指南》也明确指出：对于NYHA Ⅲ或Ⅳa级患者，LVEF≤35%，非LBBB但QRS波≥150ms，植入CRT/CRT-D作为Ⅱa类适应证（A级推荐）；NYHA心功能Ⅱ级患者，非LBBB但QRS波≥150ms，作为Ⅱb类适应证。由此可见，各指南在肯定LBBB图形获益优于非LBBB的同时，也依然把非LBBB图形作为Ⅱ类适应证推荐。

2014年，Ilan Goldenberg团队报道了MADIT CRT平均随访5.6年后的结果，除了肯定LBBB图形者在延长的远期随访中进一步获益以外，同时指出CRT不适用于非LBBB的轻中度心衰患者。校正分析的统计结果显示，非LBBB患者预后无改善，而且其全因死亡率或因CRT而升高。此结果引起热议，Goldberger在该研究的编者按中写道：“同样重要的是，我们应该看到非LBBB宽QRS波群患者并不能从CRT获得疗效，而且CRT或使预后变差”。MADIT CRT研究小组的Allan S Jaffe认为：“此次ACC2014发表的新研究切实地解决了CRT治疗非LBBB的问题。至少现在从我们所完成的研究来看，LBBB才是CRT的适应证。”不少学者认为：避免对非LBBB患者使用CRT值得关注，现行指南为CRT可用于非LBBB预留了空间，应该加以修正来增加指南的可靠性。MADIT CRT远期随访结果必然会推动学界对于非LBBB患者能否获益进行更深入的研究，但是最新一期的指南更新是否会更严格限定其适应证不得而知。因此，鉴于以上的结果，在获得更多的证据以前，临床工作中应该更为慎重地考虑非LBBB心衰的CRT植入效果。

（四）女性患者

2013 ESC指南认为，女性心衰CRT患者可能在死亡率和心衰再住院率中获益高于男性，而没有进一步展开论述。2014年Robbert Zusterzeel博士在他们的meta研究中证实了这一点。该分析汇集了MADIT-CRT、RAFT和REVERSE研究中的4096例轻中度心衰LBBB图形患者，meta统计发现：相比于男性，女性患者在QRS间期延长的较大范围内表现出更好的CRT治疗后生存率。在LBBB图形且QRS范围130～150ms时限的植入CRT患者，女性中明显降低了患者心衰再入院和死亡率，其中心衰或死亡风险率与其他治疗组相比可降低76%（$P<0.001$），死亡率单因素风险也降低了76%（$P=0.03$），在此QRS波时限内，男性患者未显示出任意终点事件的差异；短QRS波时限男性和女性患者都未获得CRT的终点事件收益；而在长QRS时限（≥150ms）内两

者都有获益。此 meta 分析为将来针对性的多中心随机对照研究提供了新的线索，也给目前 CRT 临床工作中哪些患者获益更多提供了依据。

（五）心功能下降右心室起搏依赖患者

左束支传导阻滞一样，右心室起搏会导致心室失同步。有研究表明，慢性的右心室起搏和双心室起搏相比会导致左心室功能下降。左心室射血分数下降合并高度房室结阻滞的患者应该主要考虑该影响，因为这部分人群通常需要持续心室起搏。发表于 2013 年的 BLOCK HF 研究结果提示，对于房室传导阻滞、依赖心室起搏、EF≤50%的心衰患者，CRT 治疗相对于单纯右心室起搏，在全因死亡率、心衰再入院和 LVESVI 增大等终点获益更多，建议原本符合起搏适应证的患者如心功能下降可以考虑升级为 CRT。基于 BLOCK HF 研究结果，2013ESC 指南更新了起搏器依赖的心功能受损患者 CRT 治疗适应证，提出射血分数减低，心室起搏比例高的患者应当考虑植入 CRT（Ⅱa 类），同时该指南期待更大样本量、随访时间更长的 BIOPACE 试验提供进一步的证据，而美国和国内的最新指南没有将其列入 CRT 适应证。

然而，2014 年 9 月的 ESC 年会上，期待已久的 BIOPACE 研究（Biventricular pacing for atrIoventricular block to Prevent cArdiaC dEsynchronization）却没有能够证实 BLOCK-HF 的结论。BIOPACE 研究纳入 1810 例房室传导阻滞患者，LVEF≤50%，分为双心室起搏组和右心室起搏组，复合研究终点为总死亡事件和因心衰的第一次再入院事件。在平均 5.6 年的随访中，两组的复合终点没有统计学差异。虽然研究者指出进一步的亚组分析可能提示双心室起搏组临床终点获益，然而此研究与 BLOCK-HF 研究结果的不同，使得这一部分心衰人群 CRT 前景变得扑朔迷离，需要更多的循证医学证据来明确。国内随着起搏器植入量增加，植入时间的延长，此类型患者将越来越多，急需进一步的临床验证确定其是否能从 CRT 获益。

（六）不同 QRS 波时限患者

多种超声技术证实，机械运动不同步与 QRS 波时限正相关。对于 QRS 波时限，欧洲指南推荐与美国指南有所不同。美国指南仅将 QRS 波宽度≥150ms 且为 LBBB 图形作为Ⅰ类适应证，而欧洲指南将Ⅰ类适应证范围扩大到 LBBB 图形 QRS 波宽度 120～150ms。多项临床研究和 meta 分析显示：CRT 显著降低 QRS 波时限≥150ms 患者的死亡或心衰导致的住院，但在 QRS 波时限＜150ms 患者有的研究未显示该疗效。亚组分析证实，QRS 波时限＜150ms 是 CRT 无效的主要危险因素。因目前尚不能完全识别较短 QRS 波时限患者谁能获益，2013 年国内 CRT 建议和《2014 年中国心力衰竭诊断和治疗指南》类似于美国，而且进一步细化了 LVEF 值，目的是结合国内的实际情况，在临床中更为严格地选择获益更多的患者，以此降低 CRT 无反应率，改善 CRT 经济费用与临床获益比。

六、CRT 传统植入技术和程控随访

CRT 植入操作需要完善的电生理手术室，由资深的起搏电生理医生完成。除了与常规起搏器植入相同的操作环境和器械要求外，CRT 植入强调要有较强的心外科后备，必要时能迅速获得急救支援；而且还需配备左心室导线推送系统、左心室造影系统和（或）可操纵尖端角度的心内标测或消融导管等。

（一）围术期和植入技术

做好术前检查和准备工作，积极纠正心功能状态，调节酸碱电解质平衡，签署知情同意书。术中呼吸、血压、氧饱和度监测并建立静脉通道。此后按常规起搏器操作完成静脉穿刺和导线植入。常规选取锁骨下静脉穿刺、头静脉分离暴露后切开、颈内静脉穿刺、腋静脉穿刺。穿刺成功后，按常规操作植入导线。除右心房、右心室导线外，CRT 还需要植入左心室起搏导线。对于没有传统起搏适应证的慢性心衰患者，左心室导线植入失

败意味着放弃 CRT 治疗，因此最好是在左心室导线定位成功后再植入右心房、右心室导线，避免造成器材浪费。但也有术者选择首先定位右心室导线（或者植入临时右心室起搏电极导线），以防后续操作的机械刺激在原有 LBBB 基础上引发一过性双侧束支传导阻滞而威胁患者安全。无论何种顺序，最关键的技术是如何成功植入左心室导线。

传统的左心室导线的植入方法是经冠状静脉窦至心脏冠状静脉。经冠状静脉窦至心脏静脉起搏左心室是 CRT 的核心技术，操作主要包括：冠状静脉窦插管、冠状静脉窦及心脏静脉的逆行造影、选择合适的心脏静脉并定位左心室导线于靶静脉。目前推荐尽量将导线植入心脏侧后静脉、侧静脉或者超声心动图提示激动最延迟部位，避免将左心室导线置于心尖部。左心室电极导线到位后按常规方法行起搏阈值、阻抗和感知性能测试，各项参数满意且 5V 电压输出不引起膈神经刺激视为定位成功。可接受的左心室导线参数如下：起搏阈值≤3.5V；阻抗 300～1000Ω，可有约 30％的波动。如左心室导线定位失败，有条件时可以行外科手术植入左心室心外膜导线。目前国内外报道的 CRT 左心室导线植入成功率约 85％～95％。

左心室电极导线植入不成功的原因主要是心脏静脉本身变异较大，其他原因有心脏静脉先天畸形、心脏扩大转位难以寻找冠状静脉窦口、术者技术水平及操作系统不完善等。因此，充分了解衰竭心脏的解剖结构、掌握一定的操作技巧对于顺利、安全、有效地实施 CRT 治疗至关重要。

（二）植入操作相关的并发症

植入左心室导线操作复杂、技术难度大，加之植入对象为严重器质性心脏病患者，手术风险明显高于普通起搏器手术。除起搏器植入术常见并发症外，CRT 独特的并发症主要与左心室导线定位过程有关，如冠状静脉窦夹层、穿孔、心脏压塞等。冠状静脉窦夹层和穿孔的后果通常不会很严重，仍可成功植入 CRT，但术中需严密监视心包积液甚至心脏压塞情况。若出现左心室导线脱位，需再次手术调整其位置，否则将失去 CRT 疗效。

（三）程控技术和随访

规范的程控对于安全、有效地发挥 CRT 疗效十分重要，临床医师必须掌握该项技术。CRT 的程控分为以下几个部分：

1. 常规起搏参数程控

通过程控起搏器可以获得电池状态、导线参数等信息。一般情况下，脉冲发生器的工作寿命为 4～7 年。通过测试起搏阈值、感知和阻抗，并与以往的测试参数比较，确定适宜的程控值。一般来说，植入起搏器后可有急性阈值增高，然后回降到接近植入时水平。输出电压的设置一般是阈值的 2 倍以上。一般要求心房起搏阈值＜1.5V，电流＜3mA，P 波振幅≥2.0mV；右心室起搏阈值＜1.0V，电流＜2mA，R 波振幅≥5.0mV；左心室起搏阈值＜3.5V，电流＜7mA。导线阻抗 300～1000Ω，可有 30％上下的波动。

2. 同步参数程控

（1）起搏方式：CRT 可以选择进行单纯右心室起搏，单纯左心室起搏和双心室起搏，而双心室起搏是推荐的同步起搏方式。

（2）左心室起搏极性：目前的装置能提供左心室单极、左心室双极和由左心室头端至右心室环状导线之间的双极起搏 3 种方式。

（3）心室感知极性：目前的装置多能提供右心室感知、左心室感知和双心室感知 3 种情况。对起搏依赖（心动过缓、房室传导阻滞）的患者，推荐用右心室感知，直到左心室导线稳定为止（3～6 个月）。

（4）心室间不应期：常规根据自身心室间传导时间进行心室间不应期的程控。

（5）心室感知反应：为保证在快速房室传导或心室感知情况下的双心室起搏，起搏器可程控设置心室感知反应。此时，无论程控的 VV 间期为何值，都将以最小的 VV 间期起搏双心室。

3. 参数的优化

CRT 植入后，根据患者的个体情况优化 AV 和 VV 间期非常重要，通过参数的优化，血流动力学和心室功能的影响会即刻发生，参数的优化可使 CRT 发挥最大疗效。目前如何优化 AV/VV 间期以获取最好的血流动力学效应意见尚不统一。参数优化包括 AV 间期的优化和 VV 间期的优化。

（四）随访及重要性

CRT 的随访是心衰治疗过程中必不可少的环节。首次随访应在术后 72h 内进行，植入术后 1 个月需要门诊随访 1 次，以后根据情况 3～6 个月或病情变化时定期随访。所有接受 CRT 的患者都应进行定期、细致的随访，使 CRT 安全、有效，且最大程度地发挥疗效。随访内容主要包括评估临床状态（病史＋体格检查＋辅助检查）和起搏器程控两大部分。随访中可以回顾及分析起搏器诊断信息，提供心室起搏百分比、心律失常事件以及心功能状态等数据。同时，诊断功能还可以提供患者心率变异性、活动趋势和夜间心率等信息，可以据此判断 CRT 后心功能的动态变化情况。通过随访可以评价 CRT 疗效，优化 CRT 的功能，监测心功能变化，一旦出现并发症及时处理。同时，还可以指导临床医生及时合理地进行药物调整，跟踪和指导患者，并对患者和家属进行相关的宣传教育。

七、CRT 新技术

虽然多个大规模临床研究已证实 CRT 临床疗效显著，可降低心衰患者死亡率，改善生活质量，但仍有接近 30％的患者术后心功能、心衰住院率和死亡率等无明显改变，称为“无应答”。

传统 CRT 的局限性：冠状静脉途径成功率 90％～95％，5％～10％患者无法植入左心室心外膜电极；整体 CRT 有效率仅 70％；靶血管与心肌的矛盾（缺血性心肌病所致心肌瘢痕等）；植入过程中左心室起搏阈值高、膈神经刺激等问题；起搏电极导线的稳定性有待进一步改善，电极导线脱位不容忽视。此外，有研究随访心脏再同步化治疗 5 年发现：10％经冠状静脉植入电极导线出现故障，需重新调整电极导线位置；40％的 CRT 患者无法再经冠状静脉植入电极导线；15％外科手术植入心外膜左心室起搏电极者，需要再次植入电极导线。随着 CRT 患者逐年增加，以上问题日益凸显。因此，如何提高 CRT 的反应性是目前的研究重点。在此背景下研发的以下新技术在提高 CRT 应答率、减少 CRT 植入并发症方面取得了一些进展。

（一）传统经冠状静脉植入左心室电极导线技术的进展

1. 左心室四极导线技术[17-20]

Quartet™左心室四极导线（Quartet model 1458Q，St. Jude Medical）2009 年首次由 CE Mark 公司生产，2011 年美国食品和药品管理局（FDA）批准上市，2013 年 9 月首次在中国应用于临床。Quartet™四极导线共包括四个电极，由头端至近端分别为 D1、M2、M3、P4，其他三个电极距 D1 的距离分别为 20、30、47mm，可覆盖左心室的大部分；Quartet™四极导线中四极都可作为阴极，其中 M2、P4 两极亦可作为阳极，而右心室（RV）电极仅可作为阳极，所以可以产生 10 个起搏向量的不同配置，分别为 D1-M2、M3-M2、P4-M2、D1-P4、M2-P4、M3-P4、D1-RV 线圈、M2-RV 除颤线圈、M3-RV 除颤线圈、P4-RV 线圈（图 16-1）。2012 年《EHRA/HRS CRT 植入及随访专家共识》中指出：①四极导线可以有效降低长期左心室起搏阈值；②可最小化膈神经刺激（PNS）；③可降低左心室导线脱位风险，提高左心室电极的稳定性；④进一步改善 CRT 术后患者左心室血流动力学，进而提高 CRT 反应率。Tomassoni 等对 170 名成功植入左心室四极导线的患者进行了研究，结果显示：在 3 个月的随访中，左心室四极导线可提高 CRT 植入技术的成功率降低导线脱位率，其中 23 名（13.5％）患者出现了 PNS，全部通过非侵袭性的方案得到有效解决，13 名通过重置左心室起搏向量、6 名通过减小起搏输出、4 名同时调整起搏向量与起搏输出而解决。

四极导线的应用是左心室导线技术革新性的发展，10 个不同的起搏向量可以有效地避免起搏高阈值、膈肌刺激、导线脱位等并发症的出现，从

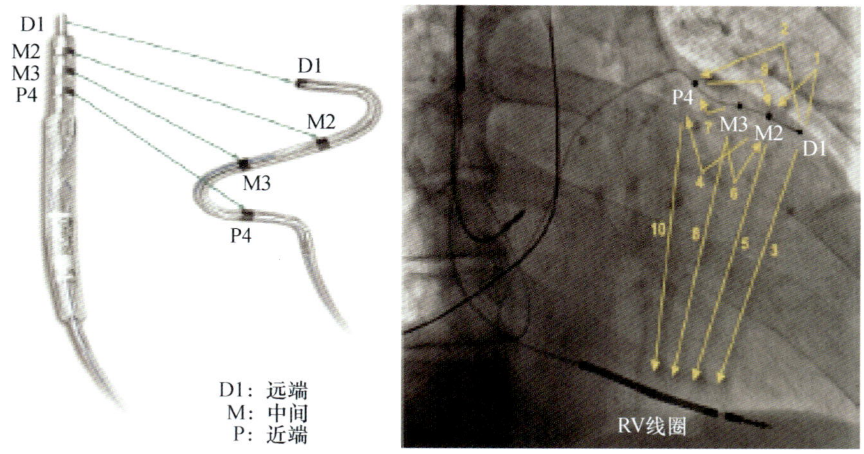

图 16-3　左心室四极导线和起搏向量

而降低了再次手术带来的风险；同时其四个电极可覆盖左心室的大部分，缩短了手术时间，减少了无应答的发生，为心脏再同步化治疗的导线技术拓展了空间。

2. 四极导线介导的多点起搏（multipoint pacing，MPP）[21-24]

近年来，四极导线技术的发展已日渐成熟，临床研究显示较传统双极或单极左心室导线具有明显优势，而在此基础上发明的 MPP 也开始应用于临床。四极导线技术允许更加个体化的左心室起搏位点的选择，但脉冲发生器还是传统的单点起搏，只是能提供多个可选择的起搏向量而已。能否利用左心室的四极导线，通过脉冲发生器向四极电极的两个点同时或先后发放脉冲？近两年，St. Jude 公司工程技术人员通过利用左心室四极导线，在左心室单点起搏的基础上研发了相应的新脉冲发生器（Quadra Assura MPTM CRT-D）。后者是在标准四极左心室单点起搏的基础上额外增加一个左心室起搏向量，使得每个心动周期都有两个左心室起搏点同时或先后起搏，真正做到了心室的多点起搏。

（1）可行性研究：2014 年 Pappone C 率先报道了 42 例患者的对照研究，证实 MPP 植入患者血流动力学改善优于传统对照组。当年 Charles G 随即在述评中肯定了 MPP 改善急性期血流动力学的有效性，同时就 MPP 技术方面提出了一些质疑，比如由于电极、血管及心外膜下心肌相互关系的复杂性，植入同一静脉内的四个电极是否能够真正做到同时两个点起搏？其建议通过更多的研究证明其在心衰治疗中的优劣性。2015 年 Francesco Z 报道了小样本的 MPP 对照研究，结论为：和传统的左心室双极导线相比，MPP 在血流动力学的改善和 QRS 波群的最窄化方面均优于对照组。此研究进一步初步证实了 MPP 的优越性。

（2）面临的问题：①缺乏大规模研究；②两点是同时起搏还是顺序起搏？第二个左心室起搏点该如何选择？③植入 MPP 后所有患者都开启 MPP 功能还是无反应后再开启？④电池消耗问题等等。需要更多的研究和临床实践来验证其优越性。

多点起搏在每个心动周期可以同时发放两个左心室起搏脉冲，可以根据无创或有创血流动力学指标选择最佳的起搏向量组合，从而有效地提高 CRT 术后疗效。目前，多点起搏主要分为不同静脉分支内的左心室多部位起搏和单分支静脉内的左心室多点起搏。前者手术较复杂不利于推广；而后者利用四极电极及特殊脉冲发生器，手术相对简单，经过进一步的发展可能成为今后 CRT 的主流技术，具有广阔的应用前景。2015 年北京阜外医院植入第一例 MPP，2016 年 MPP 技术已经进入国内临床。两个大型的多中心随机对照临床试验 IDE 研究和 MORE-CRT MPP 研究正在进行中。

2. Cardiop-B 系统

可以实现重建冠状窦 3D 解剖结构，用精确的磁导航系统介导左心室电极植入，提高靶静脉植入的成功率。

3. Overlay Ref（重叠参考图像透视技术）

可以简化左心室冠状窦电极固定过程，缩短左心室电极植入靶静脉的时间，减少X线的曝光时间。

4. Medtronic Attain Hybrid

将探针引导（stylet-guided）和导丝引导（over the wire）电极植入的特点相结合，提高了靶静脉电极固定的成功率，缩短了操作时间，在入组患者的术后随访中，未见不良反应和电极相关并发症。

（二）左室心内膜起搏在CRT中的应用[25-29]

1. 左心室心内膜起搏的技术特点

相对于传统的经冠状窦植入电极的心外膜起搏而言，经混合上腔静脉、股静脉途径和单纯上腔静脉等途径通过房间隔穿刺植入左心室心内膜起搏电极，直接起搏左心室心内膜，使激动的传导顺序由心内膜到心外膜（见图16-4）。

2. 左心室心内膜起搏的优势

（1）具有较高的左心室电极植入成功率。常规途径由于冠状窦开口变异、静脉瓣影响、靶静脉细小等，有5%～10%的患者无法植入左心室心外膜电极导线。而经穿房间隔途径植入左心室心内膜电极导线有更高的植入成功率。

（2）左心室心内膜起搏阈值明显降低，植入过程中如阈值较高，易改变电极位置从而找到理想的起搏位点。此外主动固定电极有较好的稳定性，较低的电极脱位率。

（3）可以显著降低膈神经刺激的危险，即使术中出现膈神经刺激，更换起搏部位直接简单。

（4）左心室内膜电极植入起搏点选择灵活，具有更多的起搏点选择空间。因为电极位置与心室再同步的疗效息息相关，而经冠状静脉植入方式解剖限制明显，所以这也是左心室心内膜起搏最主要的优势。

（5）更生理且不易诱发心律失常，其机制可能是心外膜刺激造成跨心肌透壁激动顺序改变，心内膜除极和复极延迟导致左心室心外膜起搏心律失常的频率增加。

而心内膜起搏跨心肌激动顺序更符合生理，从而有效减少心律失常发生。

3. 左心室心内膜起搏存在的问题

（1）血栓形成及栓塞并发症：这是左心室电极潜在的最严重并发症。除与左心内异物及操作相关外，也可能与体循环静脉系统血栓反常栓塞相关，故需要长期抗凝治疗，目前由于例数较少，缺乏系统评估，已有的几例血栓报道均与自行停用抗凝药相关。

（2）左心室心内膜电极对二尖瓣的影响：虽然目前尚无电极加重二尖瓣反流的相关报道，但CRT患者多合并二尖瓣关闭不全，同时存在二尖瓣相关的感染性心内膜炎的风险，需要长期随访研究其对二尖瓣的影响。

（3）经房间隔穿刺的术式还有待改进。目前穿刺房间隔植入左心室心内膜电极术式包括混合上腔静脉、股静脉途径和单纯上腔静脉途径，技术要求高，须同时掌握器械植入技术、房间隔穿

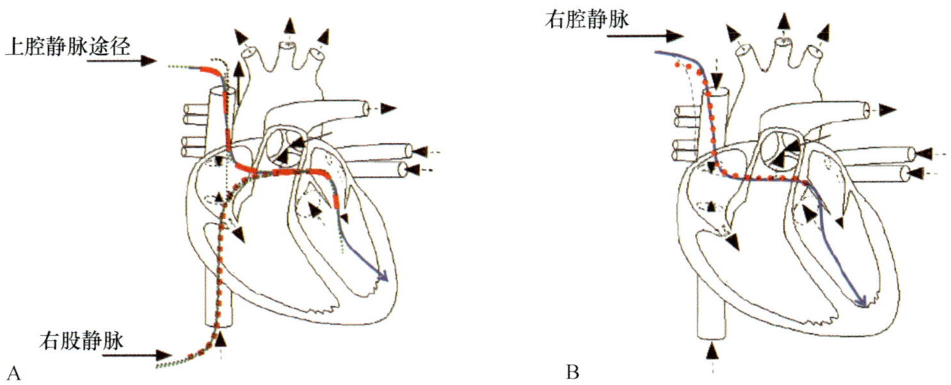

图16-4 **A.** 混合上腔静脉、股静脉途径植入左心室心内膜起搏电极；**B.** 上腔静脉途径植入左心室心内膜起搏电极

刺技术及导管消融操作技术等，手术难度较高，经验少，而其他术式还处于探索阶段。此外，拔除左心室心内膜电极相关风险高，有损伤房间隔和二尖瓣的风险，目前的拔除电极器械不适用，推荐电极拔除过程有外科医师参与。

4. 临床研究

到目前为止，左心室心内膜起搏在CRT中的应用均为小样本的临床研究（1～11例），缺乏说服力，需要大样本对照临床研究来验证该技术的安全性和有效性。

2011年启动的心脏再同步化选择位点起搏研究（ALSYNC）是一个多中心、前瞻性、随机对照的全球性研究，旨在评估经房间隔途径（美敦力3830电极）进行左心室心内膜起搏的可行性和安全性，研究结果尚未公布。

（三）无导线起搏技术在CRT中的应用[30-31]

自CRT问世以来，其传统的左心室电极植入模式注定了起搏部位受限于冠状静脉走行，仍有30%接受CRT的患者不能获益。但随着无导线技术的发展，人们看到了打破这些局限性的希望。

1. 无导线CRT起搏技术特点

左心室无导线CRT技术的植入步骤为：①股动脉穿刺后，将左心室电极系统沿可操纵的插入鞘逆主动脉递送进入左心室，选择性接触左心室前外侧壁后，腔内心电图显示损伤电流，通过传统的方式测试左心室电极R波及起搏阈值等各项参数；②左心室电极位置及参数满意后，推送电极，通过头端的锚式倒钩装置将其固定于左心室内膜心肌内，释放电极，撤出与电极连接的导管；③植入左心室电极后，将发射器和电池放置在左心室电极区域附近的皮下囊袋中，再进行左心室电极起搏和感知等参数的测试；④测试后观察双心室起搏后12导联心电图，如满意即可逐层缝合发射器和电池囊袋，关闭切口（见图16-5至图16-7）。

右心室及右心房电极导线按传统方式植入。

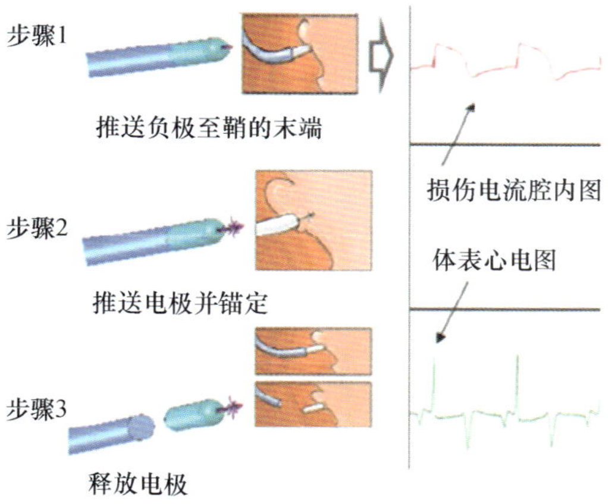

图 16-5 左心室无导线CRT技术的植入示意图

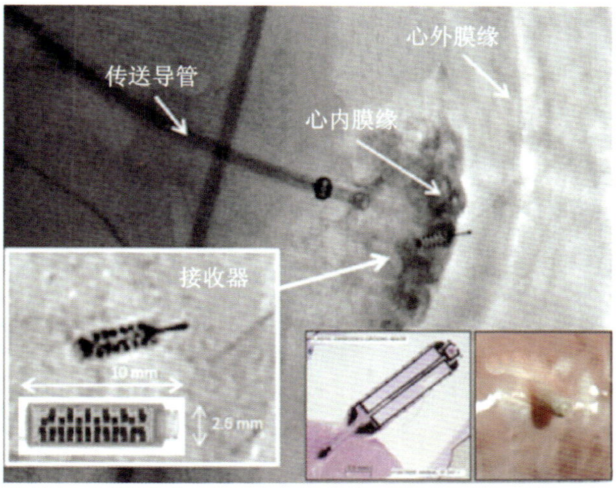

图 16-6 左心室无导线CRT技术的X线影像放大图及解剖图

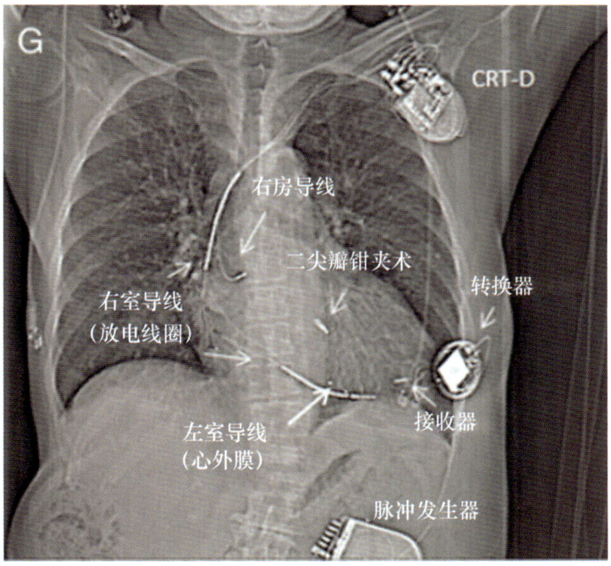

图 16-7 左心室无导线CRT技术的X线影像图

2. 临床研究

2014 年 A. Auricchio 等最新公布的 WiSE-CRT 研究（results of the Wireless Stimulation Endocardially for CRT study，WiSE-CRT），共纳入 17 例心衰患者，包括 7 例常规方法植入左心室电极失败患者，2 例传统 CRT 植入无反应患者，8 例曾植入普通起搏器或 ICD 需要升级为 CRT 的患者。其中 13 名患者成功植入无导线左心室电极。研究结果：随访 1 个月时，双心室起搏比例为 83%，QRS 波时限较右心室起搏时减少 41ms（$P=0.0002$）；随访 6 个月时，双心室起搏比例为 92%，QRS 波时限较右心室起搏时减少 42ms（$P=0.0011$）；约 2/3 患者心功能分级较前降低一个等级；左心室射血分数较前明显升高（25%±4.0% *vs.* 31%±7.0%，$P<0.01$）；6 个月随访中无血栓事件发生。这是首个将无导线左心室心内膜起搏电极应用于人体进行再同步化治疗的临床研究，意味着无导线 CRT 起搏器又向临床应用迈出了坚实的一步。

3. 无导线 CRT 技术的优势

与传统心外膜起搏技术相比，无导线左心室起搏技术的潜在优势：①避免了导线相关的并发症；②更低而且稳定的起搏阈值，更多可供选择的起搏位置；③通过主动的固定方式，使电极的稳定性优于传统植入方式；④明显减少膈肌刺激；⑤心内膜起搏使心脏除极更接近生理。

与有导线左心室心内膜起搏技术相比的优势：①电极尺寸小；②包含聚酯外套，预计可提高内皮化，电极表面可形成光滑的细胞层，有利于避免血栓栓塞的风险；③电极稳定性相对更好，无移位；④不跨越二尖瓣，无二尖瓣反流等相关并发症。

4. 无导线 CRT 技术的局限性

①对于缺血性心肌病左心室巨大瘢痕的患者也有起搏不成功的风险。②手术技术及相关设备还不够成熟，WiSE-CRT 研究中 17 例患者有 3 例发生急性心包积液，电极植入未成功。③因为没有导线连接，难以直接评估左心室电极的各项参数（包括阻抗及起搏阈值等）。因此，定期随访和监测 QRS 波宽度以确证左心室起搏夺获非常重要。④左心室电极位于动脉系统中，血栓形成的风险必然增加，是否需要长时间抗凝治疗尚无系统的随访和观察。

无导线 CRT 技术为临床提供了更多可供选择的起搏位置，是传统 CRT 技术的有效补充，具有良好的发展前景。然而技术上还有很多改进空间，目前的临床研究仍处于探索阶段，需要更多的大规模研究来证实其安全性和有效性。

八、CRT 疗效相关的其他问题的研究[32-35]

（一）左心室电极位置对 CRT 疗效的影响

左心室电极植入的位置是 CRT 治疗的关键所在。MADIT-CRT 研究显示，左心室电极导线位于基底段或心室中段时，临床症状改善更明显。而同左心室其他部位起搏比，心尖部起搏会增加 64%的心衰和死亡风险；心尖部起搏的死亡率是非心尖部起搏的 2.59 倍。Fung 和 Knackstedt 等采用超声、CT、MRI 等技术观察心室最迟收缩部位与左心室起搏电极位置之间的关系，两者之间的距离与预后无显著关联，但 Knackstedt 的研究发现最迟收缩节段与左心室电极距离越近左心室射血分数改善越好。

（二）右心室电极位置对 CRT 疗效的影响

Haghjoo 等学者将右心室电极植入位置分为心尖部和高位室间隔部两组，随访发现：当左心室电极位于侧壁静脉处时，两组患者左心室收缩末期容积、B 型脑钠肽、纽约心功能分级下降程度无差异；当左心室电极位于前侧壁静脉处时，右心室心尖部起搏较高位室间隔起搏患者左心室收缩末期容积、B 型脑钠肽下降程度显著；当左心室电极位于后侧壁时，高位室间隔起搏组左心室收缩末期容积、B 型脑钠肽、纽约心功能分级均优于右心室心尖部起搏组。Buck 等研究认为左右心室电极水平距离越大、室间运动延迟越显著，应答率越高。

以上研究提示，当左心室电极能固定于侧支静脉处时，右心室电极的位置对 CRT 疗效无显著影响；当左心室电极不能固定于侧支静脉处时，如选择性地将右心室电极置于右心室间隔处，也许能更好地逆转心室重构作用，提高 CRT 的疗效。尚需进一步的研究来证实左右心室电极位置匹配与 CRT 效果优化的关系。

（三）CRT 应答的预测因子评价研究进展

CRT 植入技术虽然已经较为成熟，但临床应答率偏低，约有 30%接受 CRT 的患者不能获益。近年来，对于 CRT 的应答率做了一些研究。Soliman 等认为心衰伴糖尿病是 CRT 后应答率低的一个独立预测指标，更高的心衰缺血性事件发生率可能为其原因。Kelarijani 等学者研究 CRT 应答率与性别和年龄的关系，以 60 岁为界分为两组，发现应答率与年龄和性别没有关系。但此研究样本量小，随访时间短，所以年龄、性别与 CRT 的关系还需进一步大规模的研究来揭示。Kjaergaard 等学者认为三尖瓣环平面运动过程可作为 CRT 治疗能否逆转心室重构的一个独立预测因子。遗憾的是，目前研究的结果仍无明确的单一因素能对 CRT 治疗的应答率做出准确判断，CRT 的应答可能与多种因素共同作用相关，通过评价有效的预测因子来提高 CRT 应答率是未来 CRT 研究的重点。

近年来的研究和临床实践已经证实，在药物治疗的基础上，对有适应证的心衰患者的心脏再同步化治疗具有里程碑式的意义。而进一步细化 CRT 治疗的适应证，提高靶静脉的成功固定率，拓展新的左心室电极植入技术，术后进行个体化的程控随访，通过评价有效的预测因子来提高 CRT 应答率是目前心脏再同步化治疗领域的共识和研究重点，以上工作的推动将使更多的心功能不全患者从中获益。

第二节　心脏收缩调节治疗（cardiac contractility modulation，CCM）

一、CCM 的概念

又称不应期刺激术，是在心室 1 次正常除极（QRS 波）后的有效不应期内发放具有一定能量的脉冲刺激，该刺激并不起搏心脏，而能提高心肌收缩力，进而治疗心衰。这是近年来研究的器械治疗顽固性心衰的新方法。对于 QRS 波时限正常（<120ms）的心衰患者，研究表明，可选择于心衰心肌的绝对不应期给予电刺激，以调节或加强心肌收缩。

CCM 治疗心衰的有效机制尚不明确。动物模型实验证实在心室有效不应期给予电刺激，急性期和慢性期均使心室收缩功能明显升高。离体细胞研究发现不应期刺激可使细胞的钙内流增加，延长动作电位的平台期。

二、CCM 装置系统组成

①刺激器：负责发放高能量电刺激；②电极导线；③体外程控仪。

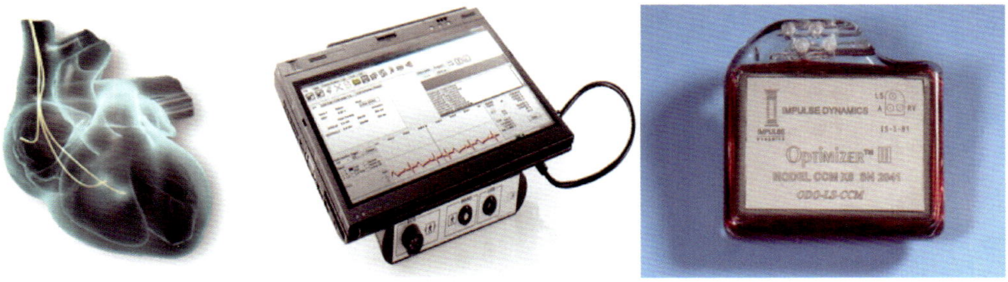

A　　B　　C

图 16-8　A. CCM 电极导线植入示意图；B. CCM 充电器和程控仪；C. CCM 脉冲发生器

三、植入过程和工作方式

首先在右心室植入双极刺激电极导管，电极导线植入的最佳刺激部位依次是右心室流出道、右心室心尖部、右心室游离壁。术中还需植入常规右心房、右心室起搏电极。操作过程类似永久性心脏起搏器植入手术。需要注意的是，植入过程中两根电极导线头端应该相距 2cm 以上。感知 R 波后 30ms（心室有效不应期内）发放较强的心室刺激脉冲，脉冲电压 7～10V，脉宽 5～20ms。

四、实验室和临床研究[36-38]

CCM 治疗心衰的有效机制尚不明确。动物模型实验证实在心室有效不应期给予电刺激，急性期和慢性期均使心室收缩功能明显升高。离体细胞研究发现不应期刺激可使细胞的钙内流增加，延长动作电位的平台期。对于 QRS 波时限正常（<120ms）的心衰患者，研究表明，可选择于心衰心肌的绝对不应期给予电刺激，以调节或加强心肌收缩。

2004 年 Poppone 率先报道了 18 例心衰患者接受不应期刺激治疗的随访结果：①室壁收缩运动增强，尤其刺激电极邻近部位的心肌更明显；②双心室不应期刺激对提高心肌 dp/dt max 的作用优于 CRT；③无致心律失常作用。2011 年发表的研究结论为入选 54 例患者，平均随访 33.1 个月，CRT 疗效不佳的心衰患者 CCM 治疗能显著改善心衰患者运动耐力和生活质量，在改善心脏收缩功能时，无明显致心律失常作用，不增加全因死亡率和住院率。

2011 年 Kadish A 报道了 18 例心衰患者接受 CCM 治疗的随访结果：CRT 疗效不佳的心衰患者 CCM 治疗能显著改善心衰患者运动耐力和生活质量，不增加全因死亡率和住院率。2012 年 Borggrefe 等将 164 例心衰患者随机分为两组：CCM 治疗组和关闭组，结果显示打开 CCM 治疗后临床心功能好转，关闭后明显下降。Yu 等用 3D 超声心动图对 CCM 的治疗效果进行评估，发现左心室收缩末容积明显减少、LVEF 明显上升、二尖瓣反流减少、室壁运动增强、临床心功能好转，24h 动态心电图显示室性早搏无改变，提示 CCM 治疗有效且无致心律失常作用。2015 年学者 K Jürgen 公布其研究结果，对 81 例植入 CCM 的患者进行分析后发现，经过平均 3 年的随访，CCM 可以改善心衰患者生活质量，提高运动耐量，改善心功能分级，提高 EF 值，降低 N 末端 B 型利钠肽原（NT-proBNP），并且能降低 MAGGIC 危险评分。2016 年德国学者 A Kloppe 发布了最新的结果，入组的 68 例患者均为 NYHA 分级Ⅱ～Ⅲ级心衰患者，QRS 波<130ms，CCM 治疗平均随访 4.5 年，通过西雅图心衰模型（SHFM）和自身预期寿命作比较，结果显示：经过 CCM 治疗，患者无论 1 年、2 年或 5 年实际死亡率均显著低于预期死亡率（0% *vs.* 6.1%，3.5% *vs.* 11.8%，14.2% *vs.* 27.7%，$P=0.007$）。该研究证实 CCM 治疗可以改善心衰的预期死亡率，为将来的大规模多中心的心衰转归研究奠定了基础。

五、应用前景

心肌收缩力调节器的原理是于心肌的绝对不应期给予强刺激以增强心肌收缩力，从而达到改善患者心功能的目的，长期作用可逆转心肌重构。对不符合 CRT 适应证的心衰或 CRT 无效的心衰有一定的疗效，作为一种新的治疗手段，拓展了心衰器械治疗的技术。

对于 CCM 的临床研究于 2005 年已经在欧洲得到认证，目前全球大概有 3000 余例患者植入了心肌收缩力调节器，在德国、意大利、奥地利已经通过了保险公司支付。

在亚洲，中国香港已开展了几十例患者，国内四家中心申请了新技术应用，目前植入 7 例患者，其中 1 例患者进行了心脏移植，其余 6 例临床研究终点设计为 6 个月，后续会进行长期随访。但由于样本量有限，仍需大规模临床研究。

EHRA 科学档案中做了一个说明，提出目前对于心衰患者，CRT 主要是适用于宽 QRS 波，对于窄 QRS 波尚无比较有效的治疗，而 CCM 主要对于窄 QRS 波有效，今后将成为专家的选择。

第三节　通过刺激提高迷走神经张力治疗心力衰竭的器械

自主神经功能失衡是心衰的重要特征之一，表现为交感神经活性过高和副交感神经活性受抑，自主神经功能失衡伴随心衰的始终。交感神经和迷走神经系统的传入和传出纤维的相互作用相当复杂，机制尚不完全清楚。心衰时出现交感神经系统的异常激活及交感神经和迷走神经系统活性失衡。自主神经系统失衡，临床上以压力感受器反射敏感性（BRS）或心率变异性（heartratevariability，HRV）来反映。迷走神经活性的降低加速了左心室功能不全的进程和左心室重塑进而导致难治性心衰。抑制交感神经活性的药物（如选择性或非选择性β受体阻滞剂）可用于心衰患者的长期治疗。现有的证据显示，迷走神经刺激器械治疗有着良好的发展前景。已研制成功的迷走神经刺激装置主要有三种：迷走神经刺激（vagal nerve stimulation，VNS）、脊髓电刺激（spinal cord stimulation，SCS）和压力感受器刺激（baroreflex stimulation，BRS）。

一、迷走神经刺激治疗（vagus nerve stimulation，VNS）[39-42]

（一）VNS的定义

通过电刺激上调迷走神经活性纠正心衰患者自主神经功能的失衡，以期改善心衰症状及预后的治疗方式。

（二）迷走神经刺激装置

1. 系统组成

由电子脉冲发射器、神经刺激电极和心腔内双极感知电极组成。

2. 工作方式

通过双极电极感知心腔内心电活动，并在R波后一定的延迟期内发放电刺激。当心率下降到预定最低频率以下时，刺激器即自动停止神经刺激以免心率过慢。

3. 手术植入及程控

在全麻下通过颈旁切口暴露右侧迷走神经，在右侧锁骨下区皮下植入刺激发生器，神经刺激器（CardioFit5000，BioControlMedical，Yehud，Israel）可发放低电流电脉冲（见图16-9，图16-10）。右心室电极感应心率，刺激电极刺激右侧迷走神经，刺激电极含有不对称双极多接触袖状电极包裹于神经，位于颈动脉分叉处下方约2～3cm。刺激程序式发放R波延迟，如果心率低于预设心率，刺激将中断。植入后3～4周，开始调试，3周调试期以达到最大耐受电流（0.5～5.0A）。刺激强度的调试根据患者的症状（如疼痛、

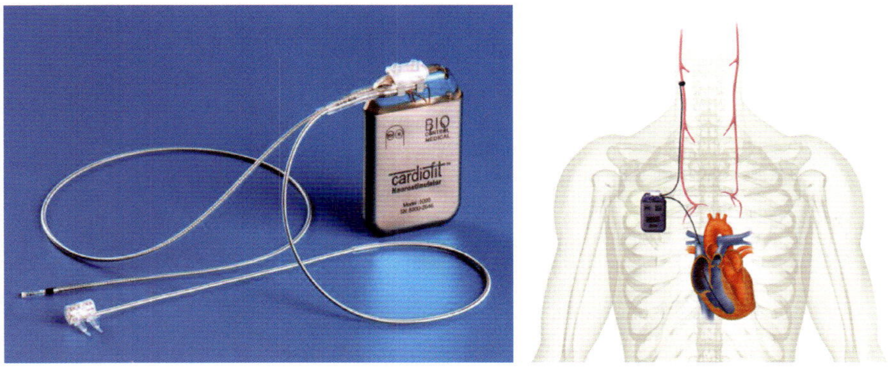

A　　　　　B

图16-9　A. VNS装置：由电子脉冲发射器、神经刺激电极和心腔内双极感知电极组成（CardioFit 5000，Cuff电极，BioControl Medical，Yehud，Israel）；**B.** VNS装置解剖示意图

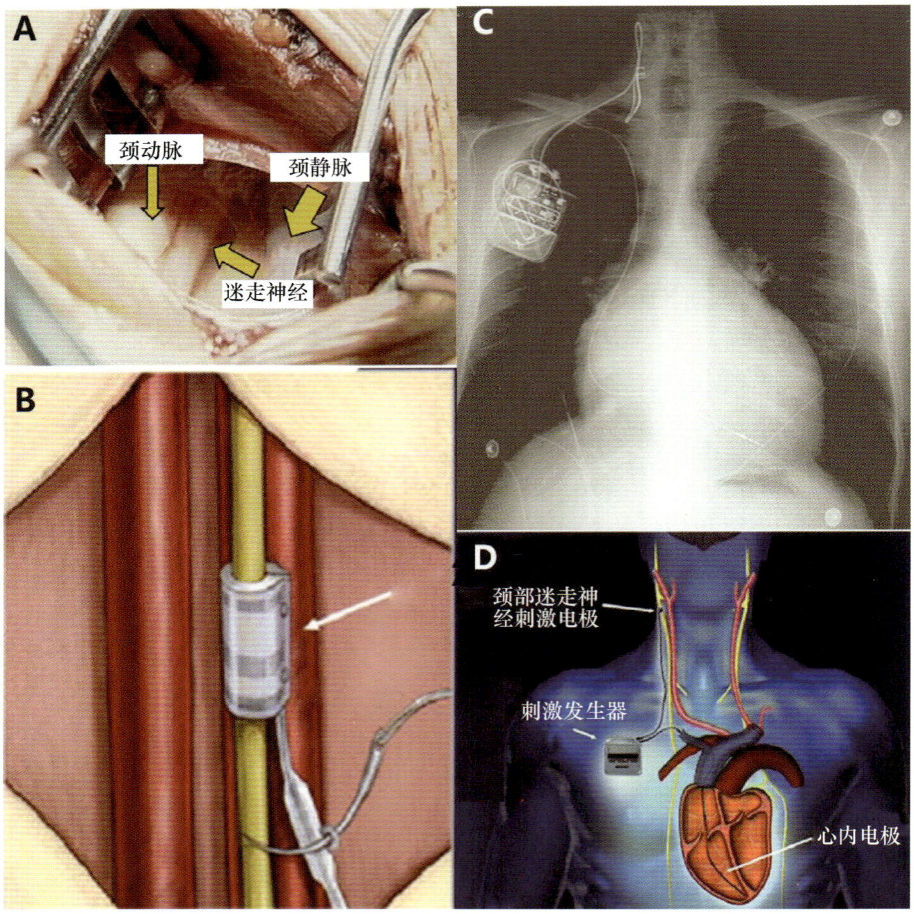

图 16-10 VNS 装置 CardioFit 植入过程。A. 颈部迷走神经位置及相关血管局部解剖；**B.** 颈部迷走神经刺激电极；**C.** 植入后 X 线影像图；**D.** 颈部迷走神经刺激电极，刺激发生器，心内电极示意图

咳嗽、发声困难等）和心率降低的情况而定，预设心率＝（基础心率－10）次/分。

（三）实验室及临床研究

交感神经和迷走神经系统的传入和传出纤维的相互作用相当复杂，机制尚不完全清楚。研究表明，迷走神经系统调控内皮 NO 的表达，迷走神经张力的异常，通过影响 NO 通路引起心收缩力和心功能降低，从而导致心衰恶化。迷走神经活动有抑制炎性细胞因子释放、抗炎、预防组织损伤和细胞死亡的作用。

心衰时出现交感神经系统的异常激活及交感神经和迷走神经系统活性失衡。自主神经系统失衡，临床上以压力感受器反射敏感性（BRS）或心率变异性（heartratevariability，HRV）来反映。迷走神经活性的降低加速了左心室功能不全的进程和左心室重塑进而导致难治性心衰。抑制交感神经活性的药物（如选择性或非选择性 β 受体阻滞剂）可用于心衰患者的长期治疗。迷走神经刺激（vagusnervestimulation，VNS）具有明显的抗颤作用。研究报道 VNS 有抑制动物陈旧性心梗缺血性心室颤动发生的作用，并在动物心衰模型和临床心衰患者中有明显的治疗作用。

目前的临床和实验研究结果均显示心衰和迷走神经活性降低有关，迷走神经活性的降低增加致命性心律失常的易感性及促进结构重塑。动物模型实验证实 VNS 能减少左心室收缩末及舒张末容积，显著改善 LVEF 及舒张功能，且不增加心肌氧耗。因此从理论上 VNS 可能成为另一种心衰治疗及逆转心室重塑的方法。

Schwartz PJ 团队的一项研究结果显示，刺激迷走神经可以有效改善心衰患者心功能和生活质量，为心衰治疗提供了一种新的治疗方法。研究入选 32 例 NYHA 分级为Ⅱ～Ⅳ级的患者，入选患者平均 LVEF 为 22.5%。所有患者均应用 CardioFItTM 迷走神经刺激系统。此装置埋藏在皮下，通过一个心内电极感受患者心率，在 R 波后 70ms 通过一个 C 形电极向右颈迷走神经发放心律同步电脉冲，以增强副交感神经的输出活性。研究终点为应用此装置后患者 1 年的安全性和有效性。研究发现：患者平均 LVEF 显著升高（由 22.5%升至 34%），半数患者心功能改善，6min 步行距离显著增加，生活质量也有显著提高。1 年随访中此方法安全，患者易于耐受。此方法无疑为临床治疗心衰提供了一条新思路，但还需更大规模的临床研究来证实。

在 ESC2014 年会上，美国 Minnesota 大学报告了 ANTHEM-HF 试验的结果：刺激右侧或左侧迷走神经能够改善心衰患者的心功能。ANTHEM-HF 试验纳入 60 例慢性症状性心衰患者，左心室射血分数（LVEF）≤40%；给予最佳治疗和迷走神经刺激，前者包括 β 受体阻滞剂；未设置对照组。ANTHEM-HF 试验显示，使用刺激装置（VNS 治疗系统）6 个月后，LVEF 从 32.4%增加到 37.2%，这一改变具有统计学和临床意义（$P<0.0001$）。ANTHEM-HF 试验中 70%的患者 NYHA 心衰分级得到改善（至少 1 级，$P<0.0001$），没有患者出现病情恶化。

2016 年 ACC 年会，Michael R. Gold 教授报告了最新的 INOVATE-HF 研究结果：共入选包括 85 个临床中心的 707 例患者，以 3∶2 的比例将患者随机分入应用器械 VNS 治疗组（$n=436$）和药物对照组（$n=271$）。主要有效性终点为："全因死亡或者首次心衰恶化事件"，该试验平均随访了 16 个月。研究结果：两组之间心衰年死亡率无统计学差异，NYHA 心功能分级和 6min 步行距离在 VNS 组改善更明显（$P<0.05$）。研究结论 VNS 不能减少慢性心衰患者的死亡或心衰相关事件，但可以改善心功能分级和生活质量。Michael R. Gold 教授表示，虽然没有达到预期的疗效，但是他们仍然认为这项技术具有前景，将继续相关研究工作。

（四）VNS 目前的问题和应用前景

心衰时心脏自主神经功能失调的机制尚未完全阐明，尤其是在临床和基础研究中需要对中枢的异常进行进一步研究。VNS 相关的重要问题是①VNS 的急性作用很难评估，因此对其反应的预测很不确定。②VNS 可发挥最佳效应的刺激耐受量及最佳刺激模式仍需要进一步研究。③尚不确定是否右侧 VNS 比左侧好。即使双侧神经同时刺激效果更好，那这种方式在技术上也将更难。④持续刺激好还是脉搏同步刺激好，每个心动周期给予多少次刺激好，需要多少刺激电压和电流仍然需要确定。⑤尚不确定最佳刺激时间和刺激间期，哪个更为重要。

VNS 治疗心衰患者有理论和实践支持，初步研究显示 VNS 治疗可改善患者心功能。但已有的 VNS 研究样本偏小，需要更大的多中心随机对照研究提供循证医学证据。此外，分子和细胞水平的结果有助于评价 VNS 治疗患者的机制。如何简化植入技术以适用于更多的心衰患者，如何预测 VNS 远期疗效和安全性是将来需要解决的问题。

二、脊髓刺激治疗（spinal cord stimulation，SCS）[43-45]

（一）SCS 概念

脊髓神经电刺激是神经电刺激调节的一种方法。脊髓电刺激疗法是将电极植入脊柱椎管内，以脉冲电流刺激脊髓神经治疗疾病的方法。

（二）SCS 装置、植入及程控

脊髓刺激器是一个可以被置入于皮下的电子装置。SCS 装置包括两根电极导线和脉冲发生器。通常在局麻的条件下，在 X 线监视下，于脊髓腰段（L1～L3）或下胸段穿刺，将脊髓神经电刺激的刺激电极置于上胸段水平（T1～T4），将电脉冲发生器埋藏于左侧肋弓缘下的腹部皮下，给予一定的刺激强度及刺激频率（如图 16-11 所示），然后通过皮下隧道连接位于腰部或腹部的脉冲发生器。一般于术后第一天通过程控仪进行测试，

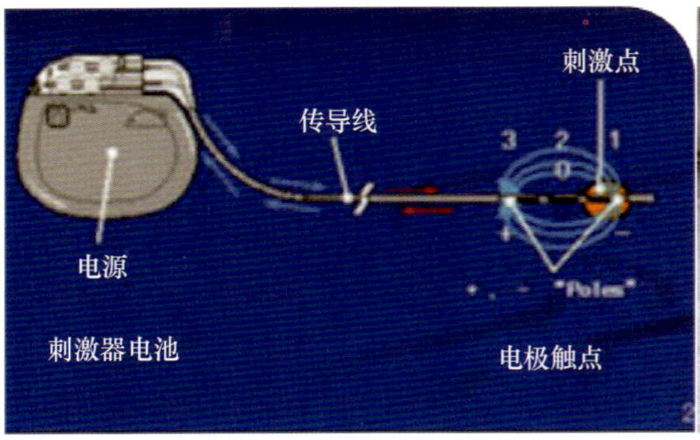

A

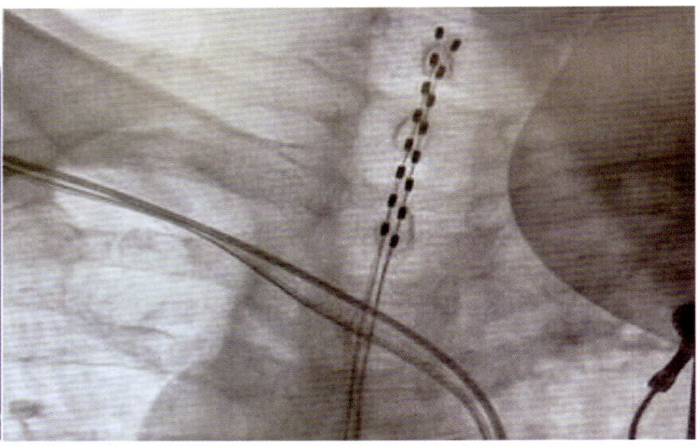

B

图 16-11　A. 脊髓刺激治疗装置图，包括刺激器/电池，延伸导线和电极，电极触点。**B.** 植入后 X 影像图通常在局麻的条件下，将电极植入硬脊膜外腔 T1～T2 的水平

以调整脊髓刺激的具体参数。

（三）SCS 的历史沿革和研究进展

既往的临床实践中，SCS 是以脉冲电流刺激脊髓背部，治疗顽固性神经痛、难治性心绞痛和外周血管疾病所致的缺血性疼痛等。1967 年由 shealy 等首次报道。脊髓神经电刺激在治疗慢性疼痛方面的应用较为成熟，在脊髓颈段或上胸段应用能有效缓解心绞痛。SCS 治疗心衰可能的途径为：心肌血流量调节，心内神经系统的调节，针对肾上腺素能途径释放神经肽，抑制疼痛信号的传递等。研究提示，在心衰动物模型中应用脊髓神经电刺激可逆转左心室扩张、降低室性心律失常发生率、改善心功能。

在缺血性心衰猪的模型中，长期间歇性或持续 SCS 可改善左心室收缩功能。此外，与对照组相比，心衰后的犬经过 SCS 治疗后，心脏收缩功能明显改善，室性心律失常事件明显减少。

临床研究中，脊髓神经电刺激对慢性心衰的治疗作用已得到初步肯定。Jesus 等对慢性心衰患者的研究发现，经每日 3 次、每次 2h 的脊髓神经电刺激（刺激频率为 50Hz），4 例患者的临床症状均得到改善，3 例患者 6min 步行距离增加。中国香港医生 Tse 主导 HEART 研究共从 5 个心脏病诊疗中心招募了 22 名参试患者。参试患者的入选标准为：按照纽约心脏病协会（NYHA）心功能分级标准达到Ⅲ级（重度）心衰、左心室射血分数为 20～35%之间，在参试前接受过埋藏式除颤器治疗，并在长期接受最优药物治疗方案的治疗。

研究中共有 18 名患者在胸椎 T1～T3 水平植入了双导脊髓电刺激治疗设备。该设备可 24h 不间断发送频率为 50Hz、脉幅为 200μs 的电脉冲。有 4 名参试患者未达到进行设备植入的条件而被列为对照组。研究结果表明完成 SCS 治疗的 15 名患者的综合评分［内容包括：纽约心功能分级、明尼苏达心衰生活质量调查表、最大耗氧量、左心室射血分数、左心室收缩末期容积、N 末端 B 型利钠肽原（NT-proBNP）水平］提高了 4.2 分，6 个月时的随访有 13 名患者的心功能受损状况有了显著性改善，其中 10 名患者的纽约心功能分级提高到了Ⅱ级、3 名患者提高到了Ⅰ级。另外所有接受脊髓电刺激治疗患者的运动耐量［最大耗氧量从 14.6ml/(kg·min) 提高到 16.5ml/(kg/·min)］和左心室射血分数（从 24.8%提高到 36.9%）均较治疗前（基线值）有显著性改善。安全性：平均时间为 16 个月的随访中未见除颤器和脊髓电刺激治疗设备之间有相互影响或干扰的现象发生。研究结果表明，双导高位胸椎脊髓电刺激治疗可有效改善有症状的重度收缩性心衰患者的临床症状、身体功能和左心室功能及左心室重塑引发的相关问题。

为进一步探明 SCS 在治疗心衰方面的疗效，SCS-HEART 研究共纳入 20 例 LVEF 介于 20%～35%、纽约心脏病协会（NYHA）心功能Ⅲ级的心衰患者，所有患者都接受了 ICD，主要研究目的是评估脊髓神经电刺激的安全性。初步研究显示，慢性心衰患者应用脊髓神经电刺激后并未发生心血管事件或死亡，同时并不影响 ICD 的功能，大部分患者心衰症状改善，但 B 型利钠肽（BNP）、心脏结构参数未见明显变化。上述临床研究的最终结果将为 SCS 在心衰治疗中的临床应用提供重要的参考依据。

三、颈动脉窦压力感受器刺激（baroreflex stimulation，BRS）[46-47]

（一）BRS 的装置和植入介绍

颈动脉窦压力感受器刺激装置主要由脉冲发生器和一根电极导线组成，通过微创手术（手术切口 2.5～5cm）单侧植入脉冲发生器和直径 2mm 的电极导线，将导线电极远端置于颈动脉窦压力感受器旁（如图 16-12 所示）。脉冲发生器发放冲动后，经电极传导至颈动脉，刺激压力感受器，压力感受器将信号传送至大脑，大脑随之对心脏进行调节。这款酷似心脏起搏器的颈动脉窦电刺激仪可使心衰患者交感神经的活性减少，增加迷走神经的活性，自主神经系统功能的再平衡是这项技术治疗心衰的关键。除心脏外，刺激颈动脉窦压力感受器亦有血管和肾的多重效应。

（二）BRS 的临床研究

2015 年美国心脏病学会年会上公布的一项试验比较了 BRS 用于慢性收缩性心衰的安全性及有效性。研究的纳入标准为：NYHA Ⅲ级心衰；LVEF ≤35％；患者接受长期稳定指南推荐的药物治疗。共入选 146 例患者，其中 86％的患者接受了 ICD，32％患者接受了 CRT。研究者将患者按 1∶1 的比例随机分配到 BRS＋最佳药物治疗组（n＝76）或单纯最佳药物治疗组（n＝70）。植入 BRS 后，研究者根据风险比与血压反应逐步上调刺激强度。平均随访 6 个月。分析显示，治疗 6 个月的安全性为 97.2％，而重大的神经系统、心血管系统的不良事件为零，无一例患者死亡、卒中和脑神经损伤，也无一例发生低血压；BRS 组主要有效终点率高于对照组，并具有显著的统计学意义，包括 NYHA 分级改善，6min 步行距离增加，明尼苏达心衰生活质量调查得分改善。以上结果证实了压力感受器刺激加药物治疗对慢性收缩性心衰患者的效果优于单纯最佳药物治疗。初步研究已显示 BRS 可使有症状慢性收缩性心衰患者获益。

BRS 可通过激活颈动脉窦压力感受器降低交感神经活性并增加副交感神经活性，从而使患者获益。早期试验曾在难治性高血压患者中对 BRS 效果与假手术对照组进行了比较评估，但总体结果为阴性。该试验中多数有效性终点均为软终点，具有主观性，因此可能存在偏倚。未来试验需要更多的研究来进一步探索其安全性和有效性。

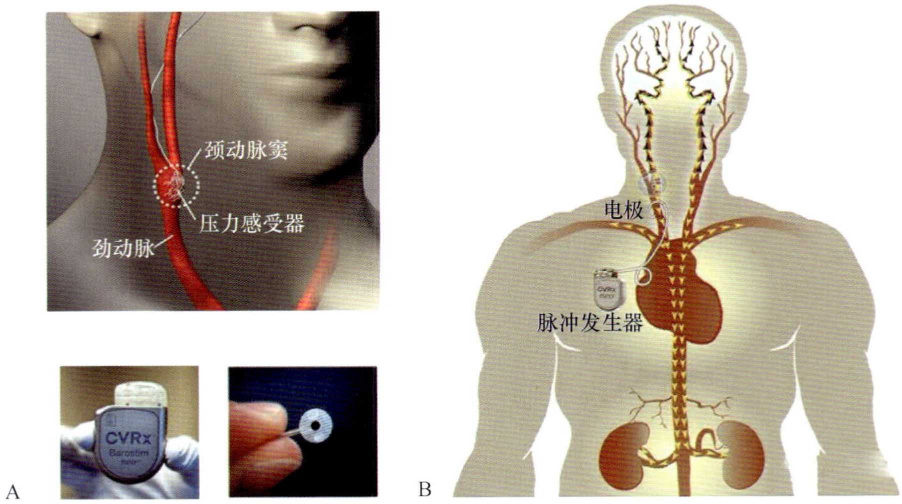

图 16-12　**A**．颈动脉、颈动脉窦和压力感受器位置关系，脉冲发生器及电极导线远端的形态大小；**B**．脉冲发生器和电极导线的植入示意图

第四节 心力衰竭的基因和干细胞移植治疗

一、心衰的基因治疗

AHA 2010年公布了一项对晚期心衰患者所做的Ⅱ期临床研究（CUPID研究）[48]，研究者采用腺相关病毒包装的人SERCA2a，观察酶替代法治疗晚期心衰的效果。CUPID研究纳入了39例严重但处于稳定期的心衰患者，心功能Ⅲ～Ⅳ级，LVEF≤35%，受试者随机分配至3个腺相关病毒SERCA2a剂量中的1个剂量组或安慰剂组对照，并接受单纯冠状动脉内注射治疗。大剂量组治疗6个月和12个月后，患者的死亡率、心衰加重、心衰相关的住院率、心脏移植和LVAD的需求较安慰剂组显著下降。此外，在腺相关病毒SERCA2a治疗后6个月患者运动能力改善、症状缓解并且生活质量提高。CUPID研究证实了腺相关病毒SERCA2a的安全性和可行性，并显示出患者临床转归、症状及心脏功能状态的获益。这预示着可以继续开展更大样本量的临床研究。充血性心衰的基因治疗尚存在诸多问题。首先，基因治疗的效果并不能长期维持。其次，人体的免疫系统对外来的基因具有较强的排斥性，给重复治疗带来困难。然而，随着基因表达调控的不断进步，尤其是高特异性的载体和基因表达的不断实现，将为心衰的基因治疗提供良好的前景。

二、心衰的干细胞移植治疗

在动物实验的基础上，多个医学中心进行了干细胞移植治疗心衰的探索性研究，初步证实了其有效性和安全性。REPAIR-AMI试验[49]是迄今最大的多中心随机对照试验，204例急性心肌梗死患者在再灌注治疗3～7天后，接受经冠状动脉自体骨髓单个核细胞或安慰剂（培养液）治疗。4个月后，治疗组LVEF显著提高。1年后，细胞治疗组的主要心血管事件（死亡率、再发心梗、任何血管重建事件）明显减少。干细胞治疗慢性心衰也存在一定的问题，包括采用何种干细胞、干细胞的剂量、移植途径、长期疗效、安全性、伦理问题等，尚待多中心、大规模、随机双盲对照临床试验以明确。

（邹彤）

参考文献

[1] McMurray JJ，Adamopoulos S，Anker SD，et al. ESC guidelines for the diagnosis and treatment of acute and chronic heart failure 2012：The Task Force for the Diagnosis and Treatment of Acute and Chronic Heart Failure 2012 of the European Societv of Cardiology. Developed in collaboration with the Heart Failure Association（HFA）of the ESC. Eur Heart J，2012，33：1787-1847.

[2] Abraham WT，Fisher WG，Smith AL，et al. Cardiac resynchronization in chronic heart failure. N Eng J Med，2002，346：1845-1853.

[3] Cleland JG，Daubert JC，Erdmann E，et al. Effect of cardiac resynchronization on morbidity an d mortality in heart failure. N Eng J Med，2005，352：1539-1549.

[4] Moss AJ，Hall WJ，Cannom DS，et al. Cardiac-resynchronization therapy for the prevention of heart-failure events. N Engl J Mad，2009，361：1329-1338.

[5] St JS，Ghio S，Plappert T，et al. Cardiac resynchronization induces major structural and functional reverse remodeling in patients with New York Heart Association class Ⅰ/Ⅱ heart failure. Circulation，2009，120：1858-1865.

[6] Tang AS，Wells GA，Talajic M，et al. Cardiac-resynchronization therapy for mild-to-moderate heart failure. N Engl J Med，2010. 363：2385-2395.

[7] Abraham WT，Young JB，Loon AR，et al. Efects of cardiac resynchronization on disease progression in patients with left ventricular systolic dysfunction，8n indication for an implantable cardioverter defibrillator，

and mildly symptomatic chronic heart failure. Circulation, 2004, 110: 2864-2868.

[8] Michele Brignole, Angelo Auricchio, Gonzalo Baron-Esquivias, et al. 2013 ESC Guidelines on cardiac pacing and cardiac resynchronization therapy. European Heart Journal, 2013, 34, 2281-2329.

[9] Tracy CM, Epstein AE, Darbar D, et al. 2012 ACCF/AHA/HRS focused update of the 2008 guidelines for device based therapy of cardiac rhythm abnormalities: a report of the American College of Cardiology Foundation/American Heart Association Task Force on Practice Guidelines and the Heart Rhythm Society. Circulation, 2012, 126: 1784-1800.

[10] 张澍，黄德嘉，华伟，等. 心脏再同步治疗慢性心力衰竭的建议（2013年修订版）. 中华心律失常学杂志，2013，17（4）：247-261.

[11] 中华医学会心血管病学分会，中华心血管病杂志编辑委员会. 中国心力衰竭诊断和治疗指南 2014. 中华心血管病杂志，2014，42：98-122.

[12] Ponikowski P, Voors AA, Anker SD, et al. 2016 ESC Guidelines for the diagnosis and treatment of acute and chronic heart failure: The Task Force for the diagnosis and treatment of acute and chronic heart failure of the European Society of Cardiology (ESC) Developed with the special contribution of the Heart Failure Association (HFA) of the ESC. Eur Heart J, 2016, 37 (27): 2129-2200.

[13] Goldenberg, I. Survival with cardiac-resynchronization therapy in mild heart failure. N Engl J Med, 2014, 370 (18): 1694-1701.

[14] Zusterzeel R, Selzman KA, Sanders WE, et al. Cardiac resynchronization therapy in women. US Food and Drug Administration meta-analysis of patient-level data. JAMA Intern Med, 2014, DOI: 10. 1001/jamainternmed, 2014, 2717.

[15] Curtis AB, Worley S, Adamson PB, et al. Biventricular pacing for atrioventricular block and systolic dysfunction. New Engl J Med, 2013, 368: 1585-1593.

[16] Funck RC, Mueller HH, Lunati M, BioPace study group. Characteristics of a large sample of candidates for permanent ventricular pacing included in the Biventricular Pacing for Atrio-ventricular Block to Prevent Cardiac Desynchronization Study (BioPace). Europace, 2014, 16 (3): 354-362.

[17] Gery Tomassoni, James Baker, Raffaele Corbisiero et al. Postoperative Performance of the Quartet Left Ventricular Heart Lead. J Cardiovasc Electrophysiol, 2013, 24 (4), 449-456.

[18] Osca J, AlonsoP, CanoO, et al. The use of quadripolar left ventricular leads improves the hemodynamic response to cardiac resynchronization therapy. Pacing Clin Electrophysiol, 2015, 38 (3): 326-333.

[19] Gery Tomassoni, James Baker, Raffaele Corbisiero, et al. Postoperative Performance of the Quartet Left Ventricular Heart Lead. J Cardiovasc Electrophysiol, 2013, 24 (4), 449-456.

[20] Osca J, AlonsoP, CanoO, et al. The use of quadripolar left ventricular leads improves the hemodynamic response to cardiac resynchronization therapy. Pacing Clin Electrophysiol, 2015, 38 (3): 326-333.

[21] Thibault B, Dubuc M, Khaity P, et al. Acute haemodynamie comparison of multisite and biventricular pacing with a quadripolar left ventricular lead. Europace, 2013, 15: 984-991.

[22] Pappone C, CalovicZ, VicedominiG, et al. Multipoint left ventricular pacing improves acute hemodynamic response assessed with pressure-volume loops in cardiac resynchronization therapy patients. HeartRhythm, 2014, 11: 394-401.

[23] Francesco Z, Enrico B, Gianni P, et al. Multipoint pacing by a left ventricular quadripolar lead improves the acute hemodynamic response to CRT compared with conventional biventricular pacing at any site. Heart Rhythm, 2015, 12: 975-981.

[24] Charles G, Bruce K. Multipoint pacing: Can we connect the dots to improve resynchronization therapy? Heart Rhythm, 2014, 11: 402-403.

[25] Lau EW. Yoked catheter positioning in transseptal endocardial left ventricular lead placement. Pacing Clin Electrophysiol, 2011, 13 (34): 884-893.

[26] Wright GA, Tomlinson DR, Lines I, et al. Transseptal left ventricular lead placement using snare technique. Pacing Clin Electrophysiol, 2012, 35: 1248-1252.

[27] Patel MB, Worley SJ. Snare coupling of the pre-pectoral pacing lead delivery catheter to the femoral transseptal apparatus for endocardial cardiac resyn-

chronization therapy: mid-term results. J Interv Card Electrophysiol, 2013, 36: 209-216.

[28] Lau EW. A streamlined technique of trans-septal endocardial left ventricular lead placement. J Interv Card Electrophysiol, 2009, 26: 73-81.

[29] Leclercq F, Hager FX, Macia JC, et al. Left ventricular lead insertion using a modified transseptal catheterization technique: A totally endocardial approach for permanent biventricular pacing in end stage heart failure. Pacing Clin Electrophysiol, 1999, 22: 1570-1575.

[30] Auricchio A, Delnoy PP, Regoli F, et al. First-in-man implantation of leadless ultrasound-based cardiac stimulation pacing system: novel endocardial left ventricular resynchronization therapy in heart failure patients. Europace, 2013, 15: 1191-1197.

[31] Auricchio A, Delnoy PP, Butter C, et al. Europace. Feasibility, safety, and short-term outcome of leadless ultrasound-based endocardial left ventricular resynchronization in heart failure patients: results of the Wireless Stimulation Endocardially for CRT (WiSE-CRT) study. Europace, 2014, 16: 681-688.

[32] Haghjoo M, Bonakdar HR, Jorat MV, et al. Effect of right ventricular lead location on response to cardiac resynchronization therapy in patients with end-stage heart failure. Europace, 2009, 11: 356-363.

[33] Buck S, Maass AH, Nieuwland W, et al. Impact of interventricular lead distance and the decrease in septal-to-lateral delay on response to cardiac resynchronization therapy. Europace, 2008, 10: 313-1319.

[34] Soliman OI, van Dalen BM, Theuns DA, et al. The ischemic etiology of heart failure in diabetics limits reverse left ventricular remodeling after cardiac resynchronization therapy. J Diabetes Complications, 2009, 23: 365-370.

[35] Kjaergaard J, Ghio S, St John Sutton M, et al. Tricuspid annular plane systolic excursion and response to cardiac resynchronization therapy: results from the REVERSE trial. J Card Fail, 2011, 17: 100-107.

[36] Kadish A, Nademanne K, Volosin K, et al. A randomized controlled trial evaluating the safety and efficacy of cardiac contractility modulation in advanced heart failure. Am Heart J, 2011, 161: 329-337.

[37] Borggrefe M, Burkhoff D. Clinical effects of cardiac contractility modulation (CCM) as a treatment for chronic heart failure. Eur J Heart Fail, 14: 703-712,

[38] Yu CM, Chan JY, Zhang Q, et al. Impact of cardiac contractility modulation on left ventricular global and regional function and remodeling. JACC Cardiovasc Imaging, 2: 1341-1349.

[39] Schwartz PJ, DeFerrari GM, SanzoA, et al. Long-term vagal stimulation in patients with advanced heart failure. First experience in man. Eur J Hear Fail, 2008, 10 (9): 884-891.

[40] Schwartz PJ, DeFerrari GM. Sympathetic-parasympathetic interaction in health and disease: abnormalities and relevance in heart failure. Heart Fail Rev, 2011, 16 (2): 101-107.

[41] Premchand RK, Sharma K, Mittal S, et al. Autonomic regulation therapy via left or right cervical vagus nerve stimulation in patients with chronic heart failure: results of the ANTHEM-HF trial. J Card Fail, 2014, 20 (11): 808-16.

[42] Michael R. Gold, Dirk J. Van Veldhuisen, Paul J. Hauptman, et al. Vagus Nerve Stimulation for the Treatment of Heart Failure: The INOVATE-HF Trial . Journal of the American College of Cardiology, DOI: 10. 1016/j. jacc. 2016. 03. 525.

[43] Hung-Fat Tse, Stuart Turner, Prashanthan Sanders, et al. Thoracic Spinal Cord Stimulation for Heart Failure as a Restorative Treatment (SCS HEART study): First-in-man experience. Heart Rhythm, 2015, 12 (3): 588-595.

[44] Douglas P. Zipes, Petr Neuzil, Heinz Theres, et al. Determining the Feasibility of Spinal Cord Neuromodulation for the Treatment of Chronic Systolic Heart Failure: The DEFEAT-HF Study. JACC: Heart Failure, 2016, 4 (2): 129-136.

[45] Torre-amione G, Alo K, Estep JD, et al. Spinal cord stimulation is safe and feasible in patients with advanced heart failure: early clinical experience. Euro J Heart Fail, 2014, 16 (7), 788-795.

[46] Abraham WT, Zile MR, Weaver FA, et al. Baroreflex activation therapy for the treatment of heart failure with a reduced ejection fraction. JACC Heart Fail, 2015, 3 (6): 487-496.

[47] Gronda E, Seravalle G, Brambilla G, et al. Chronic

baroreflex activation effects on sympathetic nerve traffic, baroreflex function, and cardiac haemodynamics in heart failure: a proof-of-concept study. Eur J Heart Fail, 2014, 16 (9): 977-983.

[48] Jaski BE, Jessup ML, Mancini DM, et al. Calcium upregulation by percutaneous administration of gene therapy in cardiac disease (CUPID Trial). J Card Fail, 2009, 15 (3): 171-181.

[49] Schächinger V, Erbs S, Elsässer A, et al. Improved clinical outcome after intracoronary administration of bone-marrow-derived progenitor cells in acute myocardial infarction: final 1-year results of the REPAIR-AMI trial. Eur Heart J, 2006, 27 (23): 2775-2783.

第十七章 心力衰竭患者心脏性猝死的防治

一、心脏性猝死（sudden cardiac death，SCD）的定义

（一）猝死的定义

根据 2015 年 ESC《室性心律失常的患者管理及心脏性猝死的预防指南》（以下简称 2015 ESC 指南），猝死的定义为发生在表面健康个体的不可预料的非外伤性致死性事件，从症状出现直至死亡全程在 1h 内。如果死亡过程无人目击，则指患者在发生猝死前 24h 仍处于健康状态[1]。

（二）心脏性猝死的定义

2008 年美国心脏协会/美国心脏病学会/心律学会（AHA/ACC/HRS）发表共识，将心脏性猝死定义为：发生在院外、急诊室或者在运往医院途中，任何由于心脏疾病引起的、症状发作 1h 内的死亡。死亡原因可以是室颤、室速、心脏停搏或者非心律失常原因[2]。2015 年 ESC 指南指出，心脏性猝死定义为：①已知的先天或获得性的致死性心脏器质性改变；②尸检发现心脏或血管病变是导致猝死的可能病因；③尸检未发现心脏以外的致死病因，因此推断心律失常为最可能的致死原因[1]。

二、心脏性猝死的流行病学

在全球范围内，心血管疾病导致的死亡人数达每年 1700 万，其中 25%为心脏性猝死。在工业化国家，每周每百万人口中约 30 人死于心脏性猝死；在美国，心脏性猝死死亡人数每年至少发生 335 000 例；中国心脏性猝死的流行病学资料较少，以猝死为研究内容的项目远远不够。

在我国，心脏性猝死具有以下流行病学特点：①我国心脏性猝死发病人数多：我国“十五”攻关项目数据表明，我国心脏性猝死每年总人数约 54.4 万人，位居全球各国之首。美国每年猝死总人数 30 万人，即每分钟将有 1 人发生心脏性猝死，而中国猝死总人数是美国的 2 倍，这意味着我国每分钟将有 2 人发生心脏性猝死。②我国心脏性猝死发病率城市高于农村：我国心脏性猝死在城市发病率 60/10 万，在农村发生率 46/10 万。③男性心脏性猝死发病率高于非绝经期女性：资料表明，心脏性猝死的发生率随冠心病的患病率而变化，而女性绝经前受到雌激素的保护而不易患冠心病，故在青年与中年人群中，男性心脏性猝死的发生危险是女性的 4.7 倍。我国的流行病学资料显示，男性心脏性猝死发病率高于女性，分别为 44.6/10 万和 39.0/10 万，绝经后女性冠状动脉事件的危险性增加，心脏性猝死的危险也随之增加，逐渐与男性持平。④心衰人群心脏性猝死发病率显著高于其他人群：心衰患者猝死危险性比一般人群高 6～9 倍。在确定心衰后 4 年内，男性中的心脏性猝死发生率为 55%，女性中的心脏性猝死发生率为 24%[3]。

三、心力衰竭患者心脏性猝死病理生理学机制

心衰患者 50%～70%死于泵衰竭，30%～50%死于心脏性猝死。心衰患者 90%的心脏性猝死因心律失常所致，其中 80%由快速性心律失常

（室速、室颤）引起，20%由缓慢性心律失常引起。另外，心衰患者10%的心脏性猝死由其他原因引起，包括心脏破裂，心脏压塞、急性左心衰竭等[4]。

心衰患者心脏性猝死机制包括：心脏基质因素、心电基质因素及内环境因素。

（一）心脏基质因素

心衰是多种心血管疾病如冠心病、高血压、心肌病等的终末期进展阶段，且上述原发病因无法解除，心肌组织损害已为不可逆的器质性改变，出现广泛的结构、功能重构。心脏性猝死患者中，大部分存在结构性心脏疾病（冠状动脉硬化性心脏病最为常见，其次为心肌病），但仍存在一部分患者发病前未明确是否有结构性心脏疾病，尸检时均发现有不同程度的冠状动脉病变，伴或不伴随斑块不稳定或心肌梗死。当患者同时兼有几种疾病，特别当伴有LVEF＜40%，其猝死的概率将进一步增加。

（二）心电基质因素

在存在心脏基质因素的基础上，触发活动增加导致心室除极与复极异常，进而诱发室速、室颤发生。在心衰患者中，室性心动过速进展为心室颤动是猝死的最主要病理事件；此外，在严重心衰患者中，严重的心动过缓或心电机械分离亦是猝死的重要病理事件。

（三）内环境因素

内环境因素主要包括自主神经不稳定及电解质紊乱。自主神经的不稳定表现为交感神经的过度兴奋及迷走神经功能的低下，其存在导致心脏电稳定性降低，是心衰患者发生心脏性猝死的重要诱因。电解质紊乱最常见的是低镁血症及低钾血症。低镁血症与多型性室速或扭转型室速有关，静脉推注镁离子可有效纠正上述心律失常；伴或不伴低镁血症的低钾血症是心衰患者发生室性心律失常的重要促发因素（心衰患者的低钾血症往往与噻嗪类及袢利尿剂使用有关）。

四、心力衰竭患者心脏性猝死的危险因素

心衰患者心脏性猝死发生率高，一旦发生存活率低且难以复苏。因此，心衰患者的心脏性猝死重在预防。预防心脏性猝死最佳策略在于筛选并对心脏性猝死风险进行分层以及早识别心脏性猝死高危人群。尽管心脏性猝死是心衰患者死亡的主要病因之一，然而，目前尚无心衰患者中明确的猝死风险预测因子及相关评分标准，以下风险因素可能与心衰患者心脏性猝死风险有关：

（1）致心衰的原发病：缺血性心脏病，特别是心肌梗死所致的心衰较其他病因所致的心衰具有更高的心脏性猝死发生率。75%的心脏性猝死患者曾有心肌梗死病史[5]。

（2）NYHA心功能分级：NYHA Ⅳ级心衰患者死亡率较NYHA Ⅱ～Ⅲ级高，然而NYHA Ⅱ～Ⅲ级患者心脏性猝死发生率较NYHA Ⅳ级患者高。随着NYHA心功能分级恶化，心衰患者全因死亡率增加；NYHA Ⅳ级患者主要死因为泵功能衰竭，心脏性猝死高发于NYHA Ⅱ或Ⅲ级患者。

（3）左心室射血分数（LVEF）：随着LVEF下降，心脏性猝死发生率逐渐增加[6]：LVEF＞55%心衰患者心脏性猝死发生率为2.8%，LVEF 46%～55%的心衰患者心脏性猝死发生率为4.2%，LVEF26%～35%的心衰患者心脏性猝死发生率为6.3%，LVEF＜15%的心衰患者心脏性猝死发生率高达13.9%。目前认为LVEF＜35%可作为心脏性猝死（特别是心肌梗死后心衰患者）最重要的预测指标。LVEF对心脏性猝死预测的敏感性为56%～71%，特异性为74%～83%，阳性预测值为11%～22%，阴性预测值为96%～98%。鉴于LVEF较低的阳性预测值，不建议单用LVEF对心脏性猝死风险进行评估。

（4）心律失常：大约50%的充血性心衰患者死于突发的心律失常。国内相关资料表明，心脏性猝死伴发的心律失常为：快速性室性心律失常（81.2%），包括心室颤动（53.1%）、室速

(28.1%)，以及缓慢性心律失常（18.8%），包括窦性停搏（15.6%）和高度房室传导阻滞（3.1%）。心衰患者若伴有频发的室性心律失常，特别是室性早搏连发、多源性室性早搏、室速，则心脏性猝死发生率增高。高级别的室性早搏为猝死先兆，其猝死危险性升高2倍；若为室性早搏伴左心室肥厚、传导阻滞、QT间期延长、心肌梗死、LVEF<40%、电解质紊乱者，预测意义更大；室内阻滞是独立致死危险因素，心脏性猝死发生率增高5～9倍，伴冠心病、左心室肥厚、室性早搏者，猝死发生率更高。

(5) QRS波时限：心衰患者心电图若出现QRS波时限延长>120ms，则提示心室收缩不同步。心室收缩不同步可增加致死性心律失常及猝死发生率。

(6) 晕厥发作：观察性研究发现在NYHA Ⅲ或Ⅳ级患者植入ICD后，不论心脏原发病因，反复地晕厥发作导致ICD放电频率显著增加，说明NYHA Ⅲ或Ⅳ级患者心律失常所致晕厥发生率明显增高；此外，NYHA心功能Ⅱ～Ⅳ级且伴不明原因晕厥的心衰患者心脏性猝死发生率显著增高，因此在NYHA Ⅱ～Ⅳ的心衰患者中，晕厥发作对心脏性猝死有预测作用。

(7) 其他：程序性心室激发（PVS）、晚发电位、心率变异性、压力反射敏感性、QT间期离散度、微伏T波交替及窦性心律震荡等均为心脏性猝死的风险因素。BNP或NT-proBNP作为近年新型心衰标志物，亦可能对心脏性猝死风险有预测作用，但目前仍需进一步循证医学证据支持。

在众多危险因素中，目前公认的最具有临床预测价值的为LVEF，其常与NYHA心功能联合作为心脏性猝死一级预防ICD植入的重要评估指征。

五、心力衰竭患者心脏性猝死的药物预防与治疗

心衰患者心脏性猝死的药物防治主要为抗心律失常治疗。心脏性猝死高危患者应及时停用致心律失常药物，并及时接受抗心律失常治疗。药物治疗应作为心衰心脏性猝死的一级预防、二级预防的治疗基础。

（一）β受体阻滞剂

β受体阻滞剂是心衰的基础药物之一，其可延缓、逆转心室重构，改善左心室射血分数，降低心衰患者的再住院率及死亡率[7-9]。目前较为大型的循证医学数据均一致表明，β受体阻滞剂可有效降低心衰患者心脏性猝死的发生率[10]。β受体阻滞剂降低心脏性猝死风险相关研究结果的一致性优于ACEI等其他药物，因此，β受体阻滞剂是心衰患者心脏性猝死药物预防治疗的首选。β受体阻滞剂预防心脏性猝死发生的机制如下：①通过减慢心率减少心肌耗氧，改善心肌能量、营养供应，延缓心室结构、功能重构；②降低交感张力，减轻儿茶酚胺心肌毒性，抑制钠、钙离子内流及钾离子外流，增高心室颤动阈值，稳定心电活动，进而延缓心脏电重构；③减轻全身交感神经的过度兴奋，改善自主神经不稳定，降低因交感神经过度兴奋诱发心脏性猝死的发生率[11]。

目前，根据β受体阻滞剂的选择性可将其分为三代β受体阻滞剂：第一代为非选择性β受体阻滞剂，代表药物为普萘洛尔；第二代为选择性β_1受体阻滞剂，代表药物为美托洛尔、比索洛尔；第三代为非选择性β受体阻滞剂，此类药物兼有抗氧化、扩张血管等作用，代表药物为卡维地洛及拉贝洛尔。目前的大型循证医学证据表明，第二、三代β受体阻滞剂可显著降低心衰患者心脏性猝死发生率：CIBIS-Ⅱ研究入组2647例NYHA Ⅲ或Ⅳ级、LVEF≤35%，接受利尿剂与ACEI基础治疗的心力衰竭患者，比索洛尔用药组死亡率及心脏性猝死发生率显著低于安慰剂对照组；MERIT-HF研究入组3991例NYHA Ⅱ～Ⅳ级、LVEF≤40%稳定期心衰患者，其中美托洛尔用药组全因死亡率及心脏性猝死发生率均显著低于安慰剂对照组；卡维地洛前瞻性随机生存率试验研究入组了NYHA Ⅲ～Ⅳ级、LVEF≤25%的心衰患者，卡维地洛用药组心血管住院及死亡发生率显著下降，包括猝死在内的严重心血管事件发生率亦较安慰剂对照组显著下降。meta分析表明β

受体阻滞剂有效降低心衰患者心脏性猝死发生率达31%[12]。上述大型随机对照研究结果表明，NYHA Ⅱ～Ⅳ级、LVEF≤35%～40%的稳定期心衰患者，β受体阻滞剂的使用可显著降低心脏性猝死风险；在心衰各种心功能分级中，β受体阻滞剂在降低心脏性猝死方面的临床获益都是显著的。

因此，ACC/AHA/ESC指南指出，NYHA Ⅱ～Ⅲ级、LVEF≤40%的稳定期心衰患者，除非有禁忌证或不能耐受，否则均予β受体阻滞剂治疗；NYHA Ⅳ级，无液体潴留的稳定期心衰患者亦可考虑予β受体阻滞剂治疗。

（二）血管紧张素转化酶抑制剂（angiotensin converting enzyme inhibitors，ACEI）与醛固酮受体拮抗剂

ACEI是心衰治疗的基石，任何分级的心衰，只要无禁忌证或患者可耐受，均应启动ACEI治疗[13]。ACEI药物通过抑制RAAS的致心律失常作用，降低心衰患者全因死亡率、再住院率的治疗作用已被公认。大型随机对照研究CONSENSUS及SOLVD-Treatment研究均发现ACEI治疗可显著改善心衰患者症状、活动耐量、降低心衰患者病死率，在传统药物利尿、强心治疗基础上有额外临床获益[14-15]。

ACEI在降低心衰患者的心脏性猝死风险中仍是主要治疗药物[16]。心脏RAAS激活导致的心脏基质改变显著地易化了致死性心律失常的发生，是心衰电重构的重要病理生理因素。ESC《2015年心脏性猝死防治指南》指出，急性心肌缺血（ST段抬高型心肌梗死及非ST段抬高型心肌梗死）经血管再灌注治疗后，ACEI应联合β受体阻滞剂、他汀类药物及抗血小板治疗作为心脏性猝死二级预防的一线药物。此外，ACEI的使用可减少心衰患者ICD的进一步干预。在接受CRT-D或ICD器械治疗的心衰患者中，ACEI的维持性基础治疗可有额外的临床获益。COMPANION post-hoc研究指出，在已接受CRT治疗的心衰患者中，ACEI可降低在此治疗基础上的猝死风险及放电频率[17]。

醛固酮受体拮抗剂作为RAAS的另一阻断剂，对心衰患者心脏性猝死的预防作用亦得到肯定。在已经接受ACEI及β受体阻滞剂联合药物治疗的心衰患者中，醛固酮受体拮抗剂可降低猝死发生率[16]，进而有额外的临床获益；meta分析表明，醛固酮受体拮抗剂治疗可减少左心室收缩功能异常患者的心脏性猝死发生率达23%[18]；进一步研究证实，新型醛固酮受体拮抗剂依普利酮对心衰患者降低猝死发生率的临床获益并不亚于CRT或ICD植入。

（三）抗心律失常药物

抗心律失常药物在预防心衰患者心脏性猝死发生中的作用极为有限。临床上常用的抗心律失常药为Ⅲ类抗心律失常药物胺碘酮。目前大型随机对照研究表明，胺碘酮对心衰的心脏性猝死风险及发生率并无显著改善[18]。SCD-HeFT研究发现在LVEF≤35%心衰患者中，基础药物治疗基础上加用胺碘酮并未能降低死亡风险[20]；关于8522例心梗后心衰患者死亡风险的meta分析表明，胺碘酮治疗仅降低1.5%的死亡风险，且无显著统计学差异[21]。此外，胺碘酮的长期使用可导致肝、甲状腺及肺部的不良反应，限制了其长期大剂量使用的可能性。然而，在有症状的快速性心律失常的心衰患者，或ICD不正常放电较多时，胺碘酮可作为改善症状及提高生活质量的抗心律失常药物选择，因为其并未对上述患者预后产生不良影响。

（四）其他药物及药物联合治疗

尽管临床上心衰患者利尿剂与洋地黄类药物的应用广泛，循证医学证据表明二者并未能降低心衰患者全因死亡率或猝死发生率。目前关于药物联合治疗的循证医学研究数据较少。β受体阻滞剂联合胺碘酮可减少ICD放电频率，然而常因毒副作用较明显而导致治疗方案的中止。在频发室性早搏的患者中，美西律联合索他洛尔或胺碘酮联合普萘洛尔可在已植入ICD情况下仍有频发室早的心衰患者中使用。

在左心室收缩功能不全（LVEF≤35%）患者

中，降低心脏性猝死发生率推荐的最佳药物治疗方案是ACEI（若不耐受则推荐ARB），β受体阻滞剂及醛固酮受体拮抗剂。

六、心力衰竭患者心脏性猝死的机械预防与治疗

（一）埋藏式心脏复律除颤器（implantable cardioverter defibrillator，ICD）

心衰患者死亡病例中，心脏性猝死占约一半，且心脏性猝死往往发生在轻-中度心衰症状患者中。近年研究发现，大部分可改善预后提高生存率的药物治疗在射血分数保留/正常心衰（HF-PEF）的疗效远不如射血分数减低心衰（HF-REF），在HF-PEF患者中，心脏性猝死更为常见。神经体液因子的调控性药物（ACEI及β受体阻滞剂）可在早期降低心衰患者心脏性猝死的发生风险，然而室性心律失常等致猝死事件一旦发生，上述药物并未能阻止其发生。抗心律失常药物并未能降低心脏性猝死的风险，部分药物反而由于其致心律失常作用增加心脏性猝死风险。ICD能迅速、有效转复室速、室颤，有效防止心脏性猝死，因此，ICD对室性心律失常所致心脏性猝死具有重要防治意义。ICD的应用和发展已经对心脏性猝死的治疗产生了深远的影响，ICD能明显降低心脏性猝死高危患者的病死率，是目前防止心脏性猝死的最有效方法之一。

20世纪90年代起，一系列有关心脏性猝死的一级预防和二级预防多中心临床试验（AVID、CASH、CIDS、MADIT、MADIT-Ⅱ、MUST、DEFINITE及SCD-HeFT）相继展开，证实ICD是可靠的心脏性猝死的预防方法。

1. 心脏性猝死一级预防

心脏性猝死一级预防是指有心脏性猝死发生高危因素，既往无心脏停搏史或致死性心律失常发作的心衰患者的心脏性猝死预防。ICD应用指南中推荐ICD作为Ⅰ类适应证用于心衰患者心脏性猝死的一级预防。心衰患者在接受最优化药物治疗至少3个月后EF值仍维持于较低水平时，应及时植入ICD以进行心脏性猝死的一级预防。近年开展的关于ICD对心衰心脏性猝死一级预防的大型研究是SCD-HeFT研究。SCD-HeFT研究入组了2521例非缺血性扩张型心肌病或缺血性心衰患者，上述患者既往无症状性室性心律失常，且EF值≤35%，NYHA分级Ⅱ、Ⅲ级。患者在接受包括ACEI及β受体阻滞剂的药物治疗基础上分别予以安慰剂、胺碘酮及ICD植入，结果表明ICD植入较基础药物治疗及基础药物治疗联合胺碘酮均显著降低入组患者的心脏性猝死发生率。因此，ICD植入降低心衰死亡率的临床获益是独立于ACEI及β受体阻滞剂的，而胺碘酮对心脏性猝死的预防无类似临床获益。对于LVEF≤35%，长期优化药物治疗后（至少3个月以上）NYHA Ⅱ或Ⅲ级，预期生存期>1年的心衰患者，均推荐ICD植入作为心脏性猝死的一级预防。

对于症状严重的顽固性终末期心衰（NYHA Ⅳ级）患者，由于此类患者生存时间短，且多因泵衰竭而非恶性心律失常死亡，若无CRT植入、心室辅助装置植入或心脏移植条件，不推荐此类患者植入ICD，但若上述患者已处于心脏移植候选阶段，等候时间往往大于1年，且此类患者猝死风险较高，可尝试植入ICD。

心衰根据病因主要分为缺血性心衰及非缺血性心衰。ICD植入对缺血性心衰及非缺血性心衰患者心脏性猝死的预防均有临床获益。关于ICD对缺血性心衰患者临床获益的研究包括MADIT-Ⅱ、CABG Patch研究等：MADIT-Ⅱ研究入组了既往有心肌梗死病史且LVEF<30%（59%患者NYHA分级Ⅱ或Ⅲ级）患者，在药物治疗基础上分别接受/不接受ICD植入治疗，结果证实ICD植入显著降低缺血性心衰患者心脏性猝死发生率达31%；CABG Patch研究入组了既往心肌梗死病史且曾接受冠状动脉重建手术，LVEF<30%的心衰患者，结果表明ICD植入可降低上述患者的心脏性猝死风险；然而，另外两个随机对照研究发现在心肌梗死后早期（小于40天）ICD植入并无额外临床获益。因此，对于缺血性心衰患者而言，ICD植入是预防心脏性猝死发生的重要手段，

但仅限于心肌梗死后晚期（大于40天）患者。关于ICD对非缺血性心衰患者临床获益的研究相对较少：DEFINITE[22]研究入组患者数量为458人，入组患者为NYHA分级Ⅰ～Ⅲ级，LVEF＜30％的非缺血性心衰患者，该研究发现，ICD植入可显著降低死亡率，并能显著降低心脏性猝死的发生率；SCD-HeFT研究中亦同样发现，ICD可降低NYHA分级Ⅱ、Ⅲ级的非缺血性心衰患者的心脏性猝死发生率。因此，ICD植入在降低缺血性或非缺血性心衰患者心脏性猝死的发生率中均有临床获益。

2. 心脏性猝死的二级预防

心脏性猝死的二级预防主要针对于曾有心脏停搏史或致死性心律失常发作而未致死亡的幸存者，防止其再次发生心脏性猝死。心脏性猝死二级预防临床研究包括AVID试验、CASH试验和CIDS试验[23-25]。AVID试验入组患者包括：①自发性室颤复苏成功者，②持续性室性心动过速伴晕厥；③LVEF＜40％合并严重血流动力学障碍症状；④已进行血运重建患者，LVEF＜40％。1016例患者被随机分为ICD治疗组和抗心律失常药物治疗组，药物治疗主要采用胺碘酮或索他洛尔，结果显示ICD植入较抗心律失常药物更显著地降低了上述患者的心脏性猝死发生率。AVID试验结果表明对于室颤复苏者或持续室速伴有症状和血流动力学障碍患者，ICD植入与抗心律失常药物比较可降低病死率，提高生存率，并显著降低猝死风险。CASH试验入组了349例缺血性心衰及非缺血性心衰患者，该患者曾因持续室速或室颤导致心脏停搏，而ICD植入较美托洛尔、胺碘酮等抗心律失常药物更显著地降低了心脏性猝死发生率。这三大试验meta分析结果是，ICD和抗心律失常药比较，总病死率减少27％，心律失常所致猝死发生率减少51％。对于心脏停搏生存者及持续性症状性室性心律失常患者而言，不论患者的EF值，均有ICD植入指征，且可延长1年以上生存时间，进而增加上述患者生存率，因此，植入ICD是心脏性猝死二级预防的首选治疗方式。

《中国心力衰竭诊断和治疗指南》仅对ICD植入指征进行了Ⅰ类适应证推荐[26]

（1）二级预防：慢性心衰伴低LVEF，曾有心脏停搏、心室颤动或室性心动过速伴血流动力学不稳定（A）。

（2）一级预防：LVEF≤35％，长期优化药物治疗后（至少3个月以上）NYHAⅡ或Ⅲ级，预期生存期＞1年，且状态良好。

1）缺血性心衰：心肌梗死后至少40天，ICD可减少心脏性猝死和总死亡率（A）。

2）非缺血性心衰：ICD可减少心脏性猝死和总死亡率（B）。

（二）心脏再同步化治疗（CRT）及心脏再同步化治疗-除颤器（CRT-D）

存在左右心室收缩显著不同步的心衰患者，CRT植入可通过恢复正常的心室内同步电活动，减轻二尖瓣反流进而改善心功能，减少心衰患者的猝死发生率。轻-中度心衰患者（NYHA Ⅱ级）中，CRT、CRT-D治疗可延缓心衰患者心室重构且改善病情，而在轻度心衰患者中，CRT、CRT-D能否降低心脏性猝死发生率的相关研究数据较少。

1. 左心室射血分数降低，NYHA Ⅲ、Ⅳ级心衰患者

CRT、CRT-D对中重度心衰患者死亡风险的大型随机对照研究主要有CARE-HF及COMPANION研究[27-28]。研究入组了NYHA分级Ⅲ或Ⅳ级，窦性心律的心衰患者，在基础药物治疗基础上分别接受/不接受CRT治疗。结果显示CRT治疗患者心功能改善明显，心衰恶化所致死亡及心脏性猝死发生率均较对照组下降。COMPANION研究中，QRS波时限≥120ms的HFREF患者予CRT-D、心脏再同步化治疗-起搏（CRT-P）治疗后全因死亡率均有显著下降，且CRT-D可降低此类患者心脏性猝死发生率，然而CRT-P对心脏性猝死发生率无影响。CARE-HF则研究了QRS波时限介于120～149ms的患者，发现CRT-P亦可降低此亚组患者的猝死风险。此外，这两项研究证据表明，在中-重度症状HFREF患者中，若有QRS波时限延长，并存在

LBBB的患者，CRT（CRT-P/CRT-D）均有临床获益，在无LBBB的患者中，CRT-D临床获益并不显著。因此，宽QRS波伴有LBBB波形是CRT植入的指征，然而目前尚未能肯定宽QRS波不伴LBBB波形是否有CRT植入指征。EchoCRT研究表明，LVEF下降、NYHA Ⅲ～Ⅳ级合并左心室收缩不同步，但QRS波不增宽（≤130ms）的患者，CRT不降低反而增加上述患者的死亡率[29]。

2. NYHA Ⅱ级轻微症状的左心室射血分数减低心衰患者

MADIT-CRT研究入组了1820例症状较轻（NYHA Ⅰ/Ⅱ级），LVEF≤30%，QRS时限≥130ms的心衰患者，ICD、CRT-D植入分别减少了25.3%、17.2%全因死亡率[30]；后续研究发现，与ICD植入相比，CRT-D植入仅在有LBBB图形的心衰患者中有临床获益，在无LBBB图形的心衰患者中，CRT-D植入较ICD无优势[31]。RAFT研究入组了1798例轻-中度症状（NYHA Ⅱ/Ⅲ级），LVEF≤30%，QRS时限≥120ms的心衰患者，CRT-D植入降低全因死亡率效果较ICD植入更显著[32]。因此，在此类患者中，CRT/CRT-D植入对降低全因死亡率有临床获益。

《中国心力衰竭诊断和治疗指南》指出，心衰患者植入CRT适应证如下：窦性心律，经标准和优化药物治疗至少3～6个月仍有持续症状、LVEF降低，根据临床状况评估预期生存期超过1年，且状态良好，符合以下条件的患者。

Ⅰ类适应证：

（1）NYHA Ⅲ或Ⅳa级（即不卧床Ⅳ级）患者，LVEF≤35%，且伴LBBB及QRS≥150ms，推荐植入CRT或CRT-D（A）。

（2）NYHA Ⅱ级患者，LVEF≤30%，伴LBBB及QRS≥150ms，推荐植入CRT，最好是CRT-D（A）。

Ⅱa类适应证：

（1）NYHA Ⅲ或Ⅳa级患者：

1）LVEF≤35%，并伴以下情况之一：①伴LBBB且120ms≤QRS<150ms，可植入CRT或CRT-D（B）；②非LBBB但QRS≥150ms，可植入CRT/CRT-D（A）。

2）有常规起搏治疗但无CRT适应证的患者，如LVEF≤35%，预计心室起搏比例>40%，无论QRS时限，预期生存期超过1年，且状态良好，可植入CRT（C）。

（2）NYHA Ⅱ级患者：

1）LVEF≤30%，伴LBBB且130ms≤QRS<150ms，可植入CRT或CRT-D（B）。

2）LVEF≤30%，非LBBB但QRS≥150ms，可植入CRT或CRT-D（B）。

Ⅱb类适应证：

（1）NYHA Ⅰ级患者：LVEF≤30%，伴LBBB及QRS≥150ms，缺血性心肌病，推荐植入CRT或CRT-D（C）。

（2）永久性心房颤动、NYHA Ⅲ或Ⅳa级，QRS≥120ms、LVEF≤35%，能以良好的功能状态预期生存大于1年的患者，以下3种情况可以考虑植入CRT或CRT-D：

1）固有心室率缓慢需要起搏治疗（C）。

2）房室结消融后起搏器依赖（B）。

3）静息心室率≤60次/分、运动时心率≤90次/分（B）。尽可能保证双心室起搏，否则可考虑房室结消融。

Ⅲ类适应证：

非LBBB且QRS<150ms，不推荐（B）。

（董吁钢　薛睿聪）

参考文献

[1] Priori SG, Blomstrom-Lundqvist C, Mazzanti A, et al. 2015 ESC Guidelines for the management of patients with ventricular arrhythmias and the prevention of sudden cardiac death: The task force for the management of patients with ventricular arrhythmias and the prevention of sudden cardiac death of the European Society of Cardiology (ESC). Endorsed by: Association for European Paediatric and Congenital Cardiology (AEPC). Eur Heart J, 2015, 36: 2793-2867.

[2] Epstein AE, Dimarco JP, Ellenbogen KA, et al. ACC/AHA/HRS 2008 Guidelines for device-based therapy of cardiac rhythm abnormalities. Heart

Rhythm, 2008, 5: e1-62.
[3] Mozaffarian D, Benjamin EJ, Go AS, et al. Heart disease and stroke statistics-2016 update: A report from the American Heart Association. Circulation, 2016, 133: e38-e360.
[4] 郭继鸿. 中国心脏性猝死现状与防治. 中国循环杂志, 2013, 183: 323-326.
[5] Buxton AE, Lee KL, Fisher JD, et al. A randomized study of the prevention of sudden death in patients with coronary artery disease. Multicenter Unsustained Tachycardia Trial Investigators. N Engl J Med, 1999, 341: 1882-1890.
[6] Gorgels AP, Gijsbers C, de Vreede-Swagemakers J, et al. Out-of-hospital cardiac arrest—the relevance of heart failure. The Maastricht Circulatory Arrest Registry. Eur Heart J, 2003, 24: 1204-1209.
[7] CIBIS-Ⅱ Investigators and Committees. The Cardiac Insufficiency Bisoprolol Study Ⅱ (CIBIS-Ⅱ): a randomised trial. Lancet, 1999, 353: 9-13.
[8] Packer M, Fowler MB, Roecker EB, et al. Effect of carvedilol on the morbidity of patients with severe chronic heart failure: results of the carvedilol prospective randomized cumulative survival (COPERNICUS) study. Circulation, 2002, 106: 2194-2199.
[9] MERIT-HF Study Group. Effect of metoprolol CR/XL in chronic heart failure: Metoprolol CR/XL Randomised Intervention Trial in Congestive Heart Failure (MERIT-HF). Lancet, 1999, 353: 2001-2007.
[10] Kendall MJ, Lynch KP, Hjalmarson A, et al. B-blockers and sudden cardiac death. Ann Intern Med, 1995, 12: 358-367.
[11] Swedberg K, Cleland J, Dargie H, et al. Guidelines for the diagnosis and treatment of chronic heart failure: executive summary (update 2005): The Task Force for the Diagnosis and Treatment of Chronic Heart Failure of the European Society of Cardiology. Eur Heart J, 2005, 26: 1115-1140.
[12] Al-Gobari M, El Khatib C, Pillon F, et al. β-Blockers for the prevention of sudden cardiac death in heart failure patients: a meta-analysis of randomized controlled trials. BMC Cardiovasc Disord, 2013, 13: 52.
[13] Hunt SA, Abraham WT, Chin MH, et al. ACC/AHA 2005 Guideline Update for the Diagnosis and Management of Chronic Heart Failure in the Adult: a report of the American College of Cardiology/American Heart Association Task Force on Practice Guidelines (Writing Committee to Update the 2001 Guidelines for the Evaluation and Management of Heart Failure): developed in collaboration with the American College of Chest Physicians and the International Society for Heart and Lung Transplantation: endorsed by the Heart Rhythm Society. Circulation, 2005, 112: e154-235.
[14] Swedberg K, Kjekshus J. Effects of enalapril on mortality in severe congestive heart failure: results of the Cooperative North Scandinavian Enalapril Survival Study (CONSENSUS). Am J Cardiol, 1988, 62: 60A-66A.
[15] The SOLVD Investigators. Effect of enalapril on survival in patients with reduced left ventricular ejection fractions and congestive heart failure. The SOLVD Investigators. N Engl J Med, 1991, 325: 293-302.
[16] McMurray JJ, Adamopoulos S, Anker SD, et al. ESC Guidelines for the diagnosis and treatment of acute and chronic heart failure 2012: The Task Force for the Diagnosis and Treatment of Acute and Chronic Heart Failure 2012 of the European Society of Cardiology. Developed in collaboration with the Heart Failure Association (HFA) of the ESC. Eur Heart J, 2012, 33: 1787-1847.
[17] Saxon LA, Bristow MR, Boehmer J, et al. Predictors of sudden cardiac death and appropriate shock in the Comparison of Medical Therapy, Pacing, and Defibrillation in Heart Failure (COMPANION) Trial. Circulation, 2006, 114: 2766-2772.
[18] Bapoje SR, Bahia A, Hokanson JE, et al. Effects of mineralocorticoid receptor antagonists on the risk of sudden cardiac death in patients with left ventricular systolic dysfunction: a meta-analysis of randomized controlled trials. Circ Heart Fail, 2013, 6: 166-173.
[19] Singh SN, Fletcher RD, Fisher SG, et al. Amiodarone in patients with congestive heart failure and asymptomatic ventricular arrhythmia. Survival Trial of Antiarrhythmic Therapy in Congestive Heart Failure. N Engl J Med, 1995, 333: 77-82.
[20] Bardy GH, Lee KL, Mark DB, et al. Amiodarone

or an implantable cardioverter-defibrillator for congestive heart failure. N Engl J Med, 2005, 352: 225-237.

[21] Piccini JP, Berger JS, O'Connor CM. Amiodarone for the prevention of sudden cardiac death: a meta-analysis of randomized controlled trials. Eur Heart J, 2009, 30: 1245-1253.

[22] Kadish A, Dyer A, Daubert JP, et al. Prophylactic defibrillator implantation in patients with nonischemic dilated cardiomyopathy. N Engl J Med, 2004, 350: 2151-2158.

[23] Connolly SJ, Gent M, Roberts RS, et al. Canadian implantable defibrillator study (CIDS): a randomized trial of the implantable cardioverter defibrillator against amiodarone. Circulation, 2000, 101: 1297-1302.

[24] Kuck KH, Cappato R, Siebels J, et al. Randomized comparison of antiarrhythmic drug therapy with implantable defibrillators in patients resuscitated from cardiac arrest: the Cardiac Arrest Study Hamburg (CASH). Circulation, 2000, 102: 748-754.

[25] The Antiarrhythmics versus Implantable Defibrillators (AVID) Investigators. A comparison of antiarrhythmic-drug therapy with implantable defibrillators in patients resuscitated from near-fatal ventricular arrhythmias. The Antiarrhythmics versus Implantable Defibrillators (AVID) Investigators. N Engl J Med, 1997, 337: 1576-1583.

[26] 中华医学会心血管病学分会，中华心血管病杂志编辑委员会. 中国心力衰竭诊断和治疗指南 2014. 中华心血管病杂志，2014，42：98-122.

[27] Bristow MR, Saxon LA, Boehmer J, et al. Cardiac-resynchronization therapy with or without an implantable defibrillator in advanced chronic heart failure. N Engl J Med, 2004, 350: 2140-2150.

[28] Cleland JG, Daubert JC, Erdmann E, et al. The effect of cardiac resynchronization on morbidity and mortality in heart failure. N Engl J Med, 2005, 352: 1539-1549.

[29] Ruschitzka F, Abraham WT, Singh JP, et al. Cardiac-resynchronization therapy in heart failure with a narrow QRS complex. N Engl J Med, 2013, 369: 1395-1405.

[30] Moss AJ, Hall WJ, Cannom DS, et al. Cardiac-resynchronization therapy for the prevention of heart-failure events. N Engl J Med, 2009, 361: 1329-1338.

[31] Goldenberg I, Kutyifa V, Klein HU, et al. Survival with cardiac-resynchronization therapy in mild heart failure. N Engl J Med, 2014, 370: 1694-1701.

[32] Birnie DH, Ha A, Higginson L, et al. Impact of QRS morphology and duration on outcomes after cardiac resynchronization therapy: Results from the Resynchronization-Defibrillation for Ambulatory Heart Failure Trial (RAFT). Circ Heart Fail, 2013, 6: 1190-1198.

第十八章　射血分数保留性心力衰竭的治疗

舒张性心力衰竭（diastolic heart failure，DHF），又称射血分数保留的心力衰竭（HF-PEF），也称射血分数正常的心力衰竭（HF-NEF），由Kessler在1988年提出，其定义为：左心室舒张期主动松弛能力受损和心肌顺应性降低，至舒张期充盈受损，心搏量减少，左心室舒张末期压增高所致心衰相应症状和（或）体征，左心室射血分数（LVEF）正常或接近正常（＞50％），心脏彩超或胸片未提示左心室或全心增大。

一、流行病学调查及病因

该病近年来发病率、住院率、死亡率均逐渐增高，甚至与收缩性心衰（systolic heart failure，SHF）可平分秋色，但不同文献报道不同，大致可占心衰患者中的40％～71％，平均为54％，研究显示，DHF和SHF患者的1年死亡率分别为22.2％和25.5％。常见于老年人，特别是女性，其病因分为：①影响左心室松弛：高血压、冠心病、糖尿病、肥胖；②影响左心室僵硬度：心肌淀粉样病变、心肌间质纤维化、心内膜心肌纤维化；③影响左心室充盈时间：各类型心动过速；④影响心室相互作用：房间隔缺损、肺栓塞、肺动脉高压，而人口老龄化、心血管病患者生存时间增长均促使这一群体人数增加[1]。

二、发病机制

就心脏舒张功能而言，较收缩功能更为复杂。影响心室舒张的因素可分为最大的收缩压、收缩末心肌纤维伸展、冠状动脉血流“勃起效应”和弹性回缩等。DHF患者的射血分数正常，但因左心室舒张末期压力升高，心肌细胞扭转解旋延迟，左心室抽吸减少，从而使收缩期功能储备能力下降。随着年龄的增加，心脏和大血管的弹性减弱，可致收缩压升高并使心肌僵硬程度增加，加之高血压也可引起左心室肥厚、心室硬度增加，故可共同导致DHF的发生发展。与SHF相比，两者是同一疾病的不同状态，如果心肌细胞延伸和基质分解，则心脏扩大并产生SHF；如果心肌肥大、僵硬度增加，心脏结构无明显异常则产生DHF。其产生机制主要为心肌细胞本身异常和心肌细胞外基质异常，还可能与神经-体液调节异常、电机械异常有关。

1. 心肌细胞

前文已提到，DHF的主要病因为心室僵硬度增加、顺应性降低，以致心室主动舒张受限。正常心肌舒张功能的维持有赖于腺苷三磷酸（ATP）的水解产物，即腺苷二磷酸（ADP）波动在较低水平，也就是ADP/ATP比值适宜。若ADP和无机磷、ADP/ATP浓度升高，将引起舒张功能不全的发生。磷酸肌酶的降低将限制ADP到ATP的再循环，引起能量代谢的异常。心肌缺血时ATP降解增快，ADP浓度升高，心肌松弛也会减慢。另外，心肌细胞还可以周期性地释放NO，特别是心内膜下最为主要，而这种作用在心肌舒张和充盈时达到高峰，故NO释放的减少也可阻碍舒张功能。舒张期心肌细胞松弛依靠肌浆网摄取Ca^{2+}，使肌丝收缩停止，而Ca^{2+}由Ca^{2+} ATP酶2a（SERCA2a）转移，该酶在心脏舒张期起到关键作用，它参与细胞内Ca^{2+}水平回升，若影响Ca^{2+}交换即可引起舒张功能障碍。原因如下：①清除细胞质内Ca^{2+}通道异常，如Na^{+}/Ca^{2+}交换泵异常；②肌浆网内SERCA2a活性降低，限制心肌对Ca^{2+}提取；③SERCA2a功能的蛋白磷酸化异常。

以上任一方面异常，均可导致舒张期细胞内 Ca^{2+} 浓度增加，致心肌硬度增加、主动舒张异常。总体来说，Ca^{2+} 转运异常是 DHF 发生的核心机制。

心肌细胞自身僵硬也是影响因素之一。正常情况下，心肌细胞的弹性与肌联蛋白密切相关。心肌细胞收缩时，肌联蛋白处于压缩状态，心肌细胞收缩结束，其有助于细胞舒张。若肌联蛋白功能或数量受损时，可使心肌细胞僵硬度增加，舒张受限。

2. 细胞外基质

细胞外基质的改变可影响心脏舒张功能，而胶原交联度和亚型转变又是其中两个重要因素。细胞外基质包括：①纤维蛋白，如胶原蛋白Ⅰ、胶原蛋白Ⅲ等；②蛋白多糖；③基础膜蛋白，如胶原纤维Ⅳ、层粘连蛋白、纤连蛋白等，这些细胞外基质的数量、形态、分布、交叉联合的改变均会影响心肌舒张功能，其中，影响最大的是纤维蛋白（胶原蛋白Ⅰ和胶原蛋白Ⅲ的比值）。细胞外基质的数量、分布由合成降解过程是否平衡决定，上述基质的合成是受心脏负荷、RAAS、交感神经系统等的影响，而基质的降解是受蛋白水解酶控制，这些酶包括金属蛋白酶组织抑制因子（TIMP）和金属蛋白酶（MMP），若 MMP/TIMP 比值下降，细胞外基质降解速率减慢，心肌僵硬度增加，心肌增厚。降解过程受损可能是左心室舒张功能不全的预测指标之一。

3. 神经内分泌系统激活

肾素-血管紧张素-醛固酮系统（RAAS 系统）分布于全身心、肾、脑、血管等部位，以维持心率、血压、电解质平衡。它的激活在心衰的发生发展中起着至关重要的作用，长期激活使平滑肌细胞增多、内皮细胞减少，也可增加细胞外基质中胶原纤维的含量和心肌僵硬度，最终纤维化改变使心室顺应性下降。另外，神经递质、内皮功能的急性激活、抑制也与心肌的顺应性及僵硬程度有关，但短时间内它对细胞外基质作用不大，主要是以影响心肌细胞的舒张功能为主。

4. 心室收缩或舒张不同步

在 SHF 患者中左右心室间、左心室壁收缩或舒张不同步已经得到学者普遍认可，若合并心室传导系统异常，对心脏泵功能影响更大。那在 DHF 患者中是否存在同样问题？现针对 DHF 患者这一研究较少，近年有小样本研究认为有部分 DHF 患者存在收缩不同步，这导致其每搏量、EF 值、收缩末期压力/容积、左心室收缩功能等不同程度下降，肺动脉楔压升高，左心室松弛时间常数延长等生理现象。若存在舒张不同步，后果更为严重，它不但影响心室的松弛又影响心室的充盈。也有患者舒张、收缩不同步均存在。但不管是收缩或者舒张不同步，QRS 波群均有不同程度增宽，但相关性较小，特异性和敏感性不强。

三、临床表现

DHF 的临床表现与 SHF 类似，均表现为肺循环淤血和（或）体循环淤血，临床上鉴别上有一定困难。在左心衰竭时，出现肺淤血症状及体征，可有呼吸困难、端坐呼吸、夜间阵发性呼吸困难，甚至肺水肿等表现。若出现右心功能不全时，可有消化道症状、双下肢水肿、淤血性肝大、颈静脉怒张等。由于肺淤血，运动耐量减少、气短往往是最早的症状，也与患者生活质量明显相关，但其特异性低，不被患者重视，且与肺部疾病、肥胖有一定联系，所以阳性预测值低，有些急性肺水肿、急性心衰患者中也可有 25% 是 EF 值正常。若不合并 SHF，一般不会出现低血压、休克等心排血量减少的表现。虽然两者病史、临床表现大致相同，鉴别有赖于辅助检查，如超声心动图左心室的结构和功能有一定差别，前者左心室容量减小、舒张末期压力增高，后者左心室容量增大、射血分数降低。

体格检查方面，早期 DHF 体征并不多且不具有特异性，如双肺湿啰音、心浊音界叩诊无明显扩大、心尖可闻及舒张期奔马律等。早期一般体现为心脏原发疾病相应体征，如合并高血压性心脏病可有心脏触诊心尖抬举样搏动、叩诊心尖向左下扩大，病因为房间隔缺损时听诊胸骨左缘第二肋间可闻及收缩期杂音。DHF 也可有孤立性左心房增大。若合并 SHF，出现全心衰时，则会有肺部湿啰音、肝大、双下肢水肿等典型体征。

表 18-1　DHF 与 SHF 特点异同

特点	DHF	SHF
收缩功能		
EF 值	N 或↑	↓↓
每搏量	N 或↓	↓
收缩力	↓	↓↓
舒张功能		
左心室舒张末期压力	↑↑或↑	↑或↑↑
松弛时间常数	↑↑或↑	↑或↑↑
充盈率	↓或↑或 N	↓或↑或 N
心室僵硬度	↑↑	↓
心肌硬度	↑	N 或↑
死亡率		
6 个月	↑	↑↑
5 年	↑	↑↑

来源：Fahad Aziz，Luqman-Arafath TK，ChijiokeEnweluzo，et al，Diastolic Heart Failure：A Concise Review J Clin Med Res. 2013 Oct；5（5）：327-334

三、并发症

DHF 并发症与 SHF 类似，如肺淤血易致肺部感染，心脏腔室大小改变、心肌缺血致心律失常，肝淤血、心源性肝硬化致肝功能异常、出血，多浆膜腔积液、有效血容量不足、利尿不恰当引起肾功能异常、电解质紊乱等。

四、辅助检查

1. 实验室检查

可伴有贫血、血脂异常、血糖异常、高黏滞血症等。

2. NT-PorBNP/BNP

在心衰时该指标可增高，就 DHF 而言，中重度舒张功能异常患者，即 NYHA 分级Ⅲ～Ⅳ级，血清 NT-PorBNP＞220pg/ml 有助于诊断，但轻度舒张功能异常，即 NYHAⅡ级患者则处于灰色地带，NT-PorBNP 波动于 120～200pg/ml 之间，该结论提示 NT-PorBNP 与 DHF 严重程度存在一定相关性，但也需除外慢性心衰、肾功能损害、肥胖等因素。在轻度 DHF 患者中，需结合病史、体格检查、心脏彩超等检查。就 BNP 而言，若＜100pg/ml，有很好的阴性预测值，主要用于排除 DHF，目前也有指南推荐＞200pg/ml 时可考虑 DHF，但不作为独立诊断依据，需结合其他检查联合诊断[2]。

3. 心电图

对诊断无太大价值，仅有 P 波增宽、增高，左心室肥厚等非特异性改变。

4. 胸片

就单纯 DHF 而言，胸片心影一般正常，仅可能有肺淤血或肺水肿改变，若合并 SHF，可有原发心脏疾病，如心影增大等表现。

5. 超声心动图

对诊断 DHF 价值最大，可评估心脏结构及功能。

（1）结构

常表现为原发心脏病结构改变，如高血压心脏病、主动脉瓣狭窄可有左心室肥厚，肥厚型心肌病表现为心室壁、室间隔不对称性肥厚，心肌淀粉样变则有心室室间隔对称性增厚、点状强回声等。

SHF 患者除具有上述常见心脏结构改变外，可有孤立性左心房增大，而其他腔室正常或缩小。

（2）功能

在无创性检查中，超声心动图是诊断 DHF 最好的手段，现介绍如下方法。①二维超声心动图：主要检测指标为左心房容量指数（左心房容量/体表面积），它与舒张功能异常呈正比，正常值为（23＋6）ml/m^2，松弛异常（25＋8）ml/m^2，假性正常（31＋8）ml/m^2，限制性充盈（48＋12）ml/m^2。②二尖瓣血流频谱：为评价左心室舒张功能第一步，二尖瓣血流舒张早期峰值流速称为 E 峰，它与舒张早期主动松弛有关，而舒张晚期峰值流速称为 A 峰，该值与左心室顺应性及左心房收缩力有关，正常情况下 0.75＜E/A＜1.5。若舒张功能受损，舒张早期充盈受损，晚期心房代偿性收缩增强，E/A＜1，称为“舒张延长”方式。随着疾病进展，左心室顺应性进一步下降，左心室充盈压增高，致左心房代偿性收缩增强、舒张早期充盈增加，可出现 E/A＞1 的假性正常化表现，与正常血流图鉴别点在于此时 E 峰减速时间（DT）缩短，该阶段提示心肌舒张性及顺应性均下降。若左心室顺应性严重下降，则 E/A＞＞1，此时舒张中期及心房收缩时左心室只有极少量充盈，甚至左心室快速充盈后压力高于左心房，出现舒张中期二尖瓣反流现象，E/A 值越大预后越差。可以看出，E/A 在早期对心室舒张功能的判断上有很好的指导意义，但在中晚期出现假性正常化，甚至超正常化，其临床价值降低。DHF 常合并心房颤动，则 A 峰消失不可测，也是这一测量值的缺陷之处。此外，另一项指标——等容舒张时间（IVRT），为主动脉瓣关闭到二尖瓣开放时间，正常值为 60～90ms，对检测舒张功能异常最为敏感，当左心室松弛性减退时该值延长，左心室僵硬度增加时该值缩短。③肺静脉血流频谱：该测量值可进一步鉴别二尖瓣血流频谱是否有假性正常化，由三相峰组成，包括收缩峰（S）、舒张峰（D）及心房收缩峰（A）。S 峰发生于左心室收缩期，取决于心房舒张及二尖瓣运动，D 波发生于左心室舒张期，表示心室充盈，A 波反映左心室顺应性，发生于心房收缩时。正常时 S/D＜1，S 峰大小与左心房压力呈负相关，左心室舒张功能异常时 S 值升高、D 值降低、S/D 比值增加、A 值升高。④组织多普勒显像：可提供心脏收缩速度信息，对等容收缩及舒张有独到的评价作用，且受心脏负荷影响相对较小，结果更为可靠。该技术主要测定 E/E″比值，E 仍为舒张早期 E 峰值，而 E″为二尖瓣环的运动速度，该比值可反映左心室舒张早期充盈容积变化，若有左心室舒张功能障碍，E″呈稳定下降趋势，较少受心房颤动、EF 值等影响，其局限性为二尖瓣病变。E/E″＜15 是诊断舒张性心衰较可靠指标，＞8 可排除诊断，两者之间为可疑诊断。⑤脉冲多普勒心肌显像：通过在不同心肌节段放置取样容积用以分析，检出心肌受损的范围和程度，舒张功能不全累及的心肌越多，左心室舒张功能越差。

（3）左心房容积指数（LAVI）：现认为 LAVI 是一个能反映 DHF 患者左心室舒张功能不全

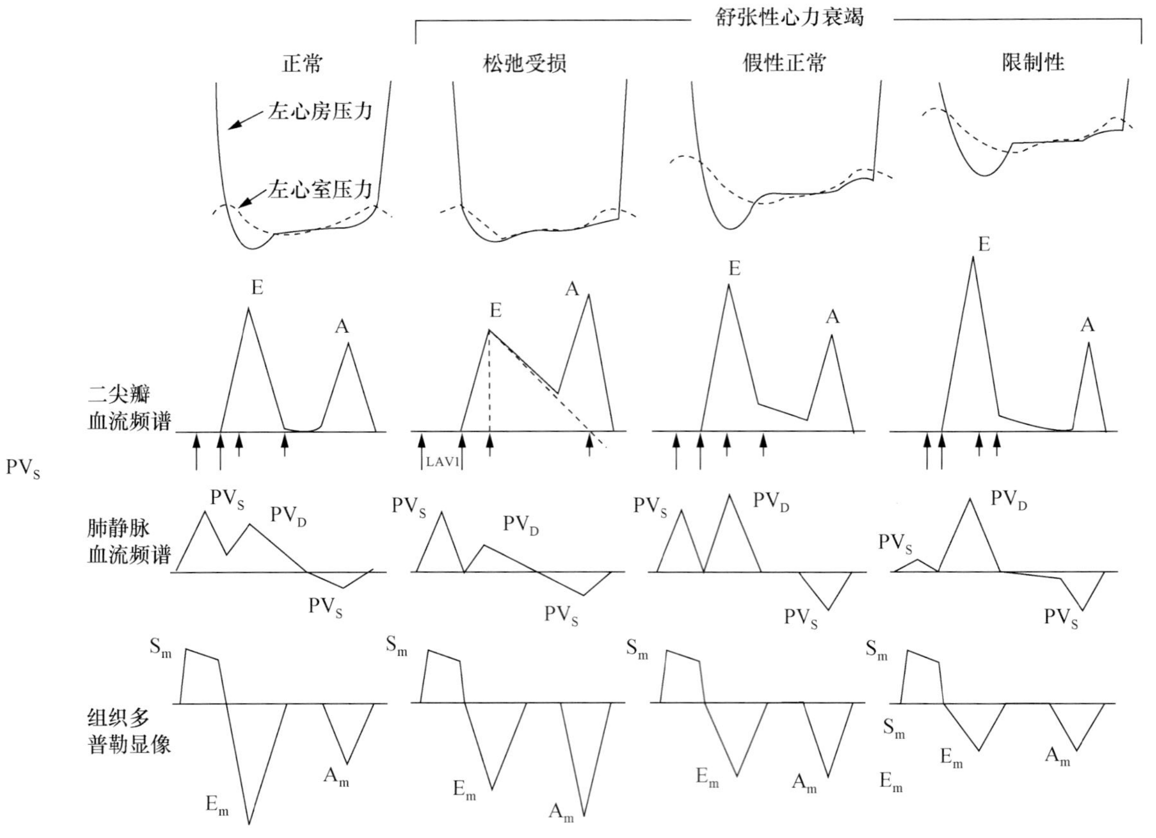

图 18-1 舒张性心力衰竭超声心动图

的指标，并且它受心室负荷影响较小。当 E/E″在 8～15 之间或 NT-PorBNP/BNP 升高时，LAVI＞ $40ml/m^2$ 可作为左心室舒张功能不全诊断的充分证据，而＜$29ml/m^2$ 可排除左心室舒张功能不全诊断。

（4）左心室壁重量指数（LVMI）：若患者已有 DHF 症状及体征，若该测量值＞$122g/m^2$（女）或＞$149g/m^2$（男）可作为进一步诊断 DHF 的证据。

6. 心脏磁共振成像（CMRI）

CMRI 能够提供心脏形态和功能方面的信息。在舒张早期，心肌发生去扭曲运动，这与心肌松弛有密切关系，可用于评价心肌松弛和舒张早期充盈。正常左心室，收缩期旋转在等容收缩期开始，持续于主动脉瓣开放后的射血期。舒张期反向旋转始于收缩末期，持续于等容舒张期。舒张期扩张开始于二尖瓣开放，终止于下一个舒张晚期。由此，正常左心室形成了一个矩形的扭曲-缩短和去扭曲-伸长环，心尖部和心底部方向相反，通过对心肌纤维的定位可以测量这一变化。心肌旋转或扭曲与心室腔大小之间的关系可进一步了解左心室收缩和舒张功能。病理性心肌肥厚，一般呈现延迟旋转和松弛。

7. 放射性核素显影

在患者静脉注射显影剂后，在一个心动周期内可测得心血池影像，可观察各室壁节段运动情况，借此可反映心脏舒张、收缩功能变化。主要测量值为高峰充盈率（PFR）和高峰充盈时间（TPFR），若前者降低，后者延长则提示舒张功能异常。但较超声心动图的劣势在于不能评价左心房和左心室压力差。

8. 心导管检查

为评价左心室舒张功能金标准，通过对左心室压力、容积进行测定来获得相应指标，但为有创性检查，临床上普及应用有一点困难。舒张功能减低诊断标准：①肺动脉楔压＞12mmHg；②左心室舒张末压＞16mmHg；③左心室舒张时间＞48ms；④左心室僵硬度指数＞0.27。

六、诊断

总体来说，各指南对 DHF 诊断存在一定争议，特别是在制定 EF 值上。就目前而言，DHF 诊断标准可简单归纳为 1＋1＋1 的诊断模式：①第一个 1：指患者有心衰的症状或体征，但需排除心脏瓣膜疾病、心包疾病和其他非心脏疾病；②第二个 1：患者 EF＞50％，左心室舒张末期容积指数（LVEDVI）＜$97ml/m^2$；③第三个 1：有客观的实验室诊断依据而且诊断依据的积分需要达到 1 分。其中，1 分依据：心导管检查肺动脉楔压＞12mmHg 或左心室舒张末压＞16mmHg，组织多普勒检查 E/E″比值＞15；0.5 分依据：组织多普勒检查 E/E″在 8～15 之间、NT-proBNP＞220pg/ml、BNP＞200pg/ml、二尖瓣血流频谱检查 E/A＜1、左心房扩大、左心室肥厚、存在心房颤动等[2-3]。

七、鉴别诊断

1. 收缩性心衰

SHF 与 DHF 患者的病史、症状、体征都大致相似，NT-PorBNP/BNP 都同时升高，胸片提示肺淤血等，简单而有效的鉴别方法为超声心动图，用以明确 EF 测量值、心脏结构大小等。

2. 慢性肺部疾病

患有肺部疾病的患者，如慢性阻塞性肺疾病、哮喘、肺间质纤维化等，也可表现为反复喘息、气促、呼吸困难等，若疾病发展为肺源性心脏病，也可出现右心衰症状及体征，但通过积极询问病史有助于诊断，而 NT-PorBNP/BNP 也是鉴别两者的较好指标，呼吸系统疾病在超声心动图下也多是以右心改变为主，若无基础心血管疾病，左心系统病变不明显。

八、治疗

因目前对 DHF 研究不深入，尚未开展大规模临床对照试验，无法评估药物对预后的影响，故有循证医学证据的治疗指南也缺乏。之所以大部分试验呈阴性结果，与对 DHF 病理生理学并未完全了解、试验纳入患者条件差异、诊断标准不一致等均有一定关系，所以治疗上暂无统一的、规范的方案，现有治疗往往是经验性的，但总原则

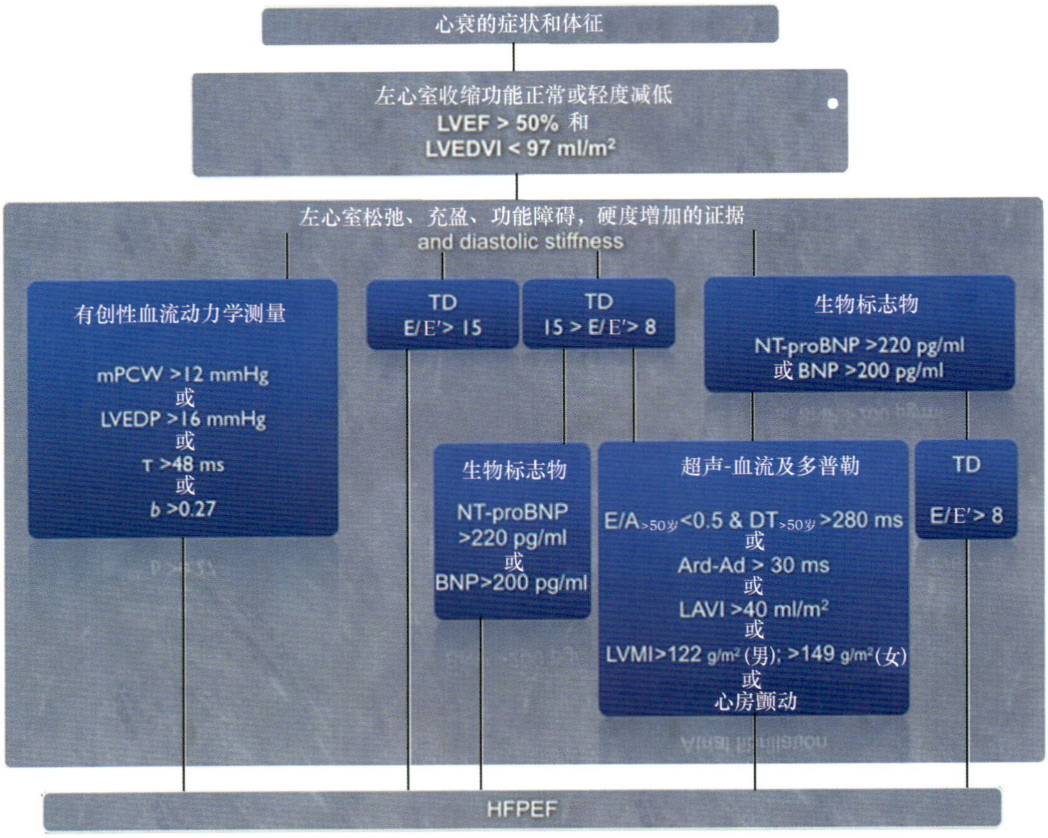

图 18-2 舒张性心力衰竭的超声心动图

注：LVEF，EF 值；LVEDVI，左心室舒张末期容积指数；mPCW，肺动脉楔压；LVEDP，左心室舒张末压；T，左心室舒张时间；b，左心室僵硬度指数；LAVI，左心房容积指数；LVMI，左心室壁重量指数

来源：Muhammad Asrar ul Haq，Vivek Mutha，Nima Rudd，et al. Heart failure with preserved ejection fraction-unwinding the diagnosis mystique，Am J Cardiovasc Dis. 2014；4（3）：100-113.

上仍应遵循基础疾病的治疗、减慢心律、改善早期心室充盈、缓解静脉淤血等。临床上缓解临床症状的药物有：利尿剂、血管扩张剂、β受体阻滞剂，改善心肌顺应性及松弛性：钙通道阻滞剂（CCB）、血管紧张素转化酶抑制剂或血管紧张素Ⅱ受体拮抗剂（ACEI、ARB）、β受体阻滞剂，心肌营养药物：辅酶 Q10、曲美他嗪、果糖二磷酸钠等，除此之外还有一些新型药物正在进行临床试验中。

1. 病因治疗

①对合并高血压、糖尿病、肥胖等危险因素的患者来说，应控制饮食、加强运动、戒烟、限酒，在积极改善生活方式的基础上，若无缓解，需加用合适降压、降糖药物，维持血压、血糖在合理范围内波动；②若合并器质性心脏病，如冠心病应行血运重建开通血管，恢复冠状动脉血流；若有心房颤动需积极控制心室率，必要时使用药物或射频消融转为窦性心律，根据 CHA_2DS_2-VASc 评分加用适当抗凝药物；若合并瓣膜狭窄性疾病可考虑行球囊扩张成形术或瓣膜置换术；梗阻性肥厚型心肌病可考虑切除肥厚心肌或化学消融等。

2. 药物治疗

（1）利尿剂：利尿剂可有效减少血容量、降低心脏前负荷，降低肺毛细血管楔压（PCWP）、左心房压力，是缓解心衰患者喘息、呼吸困难、水肿等症状的较好药物，可预防急性左心衰的发生，同时也可逆转左心室肥厚，减轻左心室僵硬度。急性左心衰患者可静脉使用袢利尿剂，起效快，作用强。若慢性心衰患者可小剂量维持使用，根据患者体重变化、出入量调节剂量。使用利尿剂时需注意相关副作用发生，如低血压、电解质紊乱、氮质血症、糖代谢异常等。前文提到，RAAS系统激活与DHF发生密切相关，故有研究报道，醛固酮受体拮抗剂——螺内酯，可抑制左心室胶原合成及改善左心室重构，对DHF患者的运动耐量有一定改善作用，可提高远期预后。

（2）钙通道阻滞剂（CCB）类药物：该类药物可以阻止细胞内 Ca^{2+} 通道，使心肌细胞内 Ca^{2+} 减少，缓解钙超载，从而起到降低室壁张力，降低心肌耗氧量，改善心肌的舒张充盈，扩张冠状动脉，改善心肌缺血等作用，是治疗DHF主要用药之一。但也不是所有CCB均可应用于DHF，二氢吡啶类CCB因其有引起交感神经激活导致反射性心动过速的副作用可能，故一般不用，而非二氢吡啶类CCB负性作用可减慢心率，延长舒张期，增加左心室充盈，提高运动耐量，改善心室舒张功能，故较适用于快速性心律失常的DHF患者，但与β受体阻滞剂合用时需警惕窦性心动过缓或房室传导阻滞等出现，以免诱发心脏负性作用。因CCB的负性肌力作用，一般不用于SHF。

（3）β受体阻滞剂：该药并无直接松弛心肌作用，但可降低交感神经兴奋性，控制心室率，延长舒张期心室充盈时间。有研究显示，β受体阻滞剂可提高DHF患者生存率，尤其适用于合并高血压、快心率患者等。总体来说，相较于SHF患者而言，DHF患者控制心率更为重要，所以在剂量把控上，若无明显禁忌证及不良反应，应在短时间内加至患者可耐受最大剂量，维持心率于静息状态下60～70次/分，这有别于SHF患者2～4周小剂量加量。

（4）ACEI/ARB：ACEI/ARB通过抑制血管紧张素Ⅱ（ATⅡ）产生及阻断其受体，达到抑制RAAS的目的，减少细胞外胶原沉积、心肌肥大纤维化和血管僵硬度，同时改善内皮细胞功能，起到减轻心脏后负荷，逆转左心室肥厚，保护心肌、预防缺血，缓解左心室舒张功能不全进一步恶化。ACEI/ARB作为基石药物，被各大指南推荐，广泛应用于SHF，并能显著降低其住院率及死亡率，它是否能为DHF患者带来同样效果目前尚无定论，但考虑DHF发病机制与神经内分泌系统激活有关，且患病人群多同时患有高血压、糖尿病等，所以理论上这类药物可起到正向积极作用，虽有前瞻性研究提示ACEI/ARB并不能降低DHF患者死亡率，但可以提高患者生活质量及活动耐量。用药期间，需注意患者肌酐波动、高钾血症、干咳等副作用的发生，及时减量或停药[4-5]。

（5）洋地黄类：洋地黄的主要作用是抑制细胞膜的 Na^{+}-K^{+} 泵，使细胞内 Na^{+} 增多，与 Ca^{2+} 竞争向外运动，其结果使细胞内 Ca^{2+} 增多，心肌收缩力增强。对于DHF患者而言，其中一个疾病发生机制为钙超载，且心脏收缩功能并没有异常，从药理作用上而言DHF患者无法从该类药物中获益，短时间内使用还有致心肌能量生成不足、缺血，致心率增快，甚至有诱发心律失常的风险，DIG试验也证实洋地黄类未降低其住院率及死亡率。其对DHF合并左心室肥厚、肥厚型心肌病患者可能有害，若应用于合并心房颤动患者风险较小。

（6）扩血管药物：扩张静脉系统药物在DHF患者代偿期时，可使回心血量及左心室舒张期末容积减少，导致心排血量减少，引起乏力、头晕、胸闷等症状，故须慎用；若使用于容量负荷增多的失代偿期患者，可减轻体循环、肺循环淤血而改善症状。就扩张动脉而言，降低心脏后负荷，对左心室流出道梗阻患者可能加重梗阻，使心排血量进一步减少，不推荐使用该类药物。

以上都是我们临床上治疗心衰使用的常见药物。随着研究进展，有一些新药也进入我们的视野。

LCZ696：LCZ696为第一个实验成功的血管紧张素受体-脑啡肽酶双重抑制剂（ARNI），为ARB缬沙坦及脑啡肽酶抑制剂前体AHU377按物质的量1∶1结合的复合制剂，前者阻断RAAS，后者经代谢转化为LBQ657，阻止利钠肽降解，两者共同作用，较其中任一成分治疗效果增加。PARAMOUNT试验为该药的随机双盲Ⅱ期临床试验，旨在评估该药在DHF中的作用。该试验得出结论：①12周时，LCZ696组NT-proBNP较缬沙坦组明显下降；②36 周时，左心房容积、左心房内径，LC696 组较缬沙坦组减小。总体来说，LC696 对 DHF 患者治疗上有可取之处，但需要进一步临床试验证实[6]。

西地那非：为磷酸二酯酶选择性抑制剂，现该药在临床上以治疗男性勃起功能障碍为主，但它也可用于治疗肺动脉高压，而这正是 DHF 病因之一。该药可介导 NO 释放，后激活细胞内可溶性鸟苷酸环化酶，后者在 Mn^{2+} 参与下，促使三磷酸鸟苷（GTP）变为环单磷酸鸟苷（cGMP），cGMP 激活蛋白激酶 G（PKG）和小部分蛋白激酶 A（PKA），从而达到扩张肺血管的作用。在 Guazzi 等的试验中，随机入选 44 名 LVEF≥50%、肺动脉收缩压（PASP）＞40mmHg、窦性心律的 DHF 患者，以安慰剂作为对照，在随访 6 个月及 12 个月后，西地那非组不管是 PASP，还是右心房压力、肺动脉压力、肺血管阻力均较安慰组明显下降，且生活质量明显提高，这对因肺血管病变引起 DHF 患者是一大福音。但在 RELAX 试验中，西地那非组与安慰剂组的峰值运动耗氧量、6min 步行试验、临床等级评分等均无明显差异，该药物对 DHF 患者是否起到积极作用，还在进一步开展临床试验研究（gov NCT01726049）[7]。

ALT-711：为糖基化最终产物交链连接断裂剂，可改善心室和血管顺应性。LittleWC 等的试验纳入 23 名 DHF 患者（EF＞50%），在试验进行到 16 周时，得出结论：①左心室质量由试验开始的（124＋35）g，下降至（119＋34）g；②舒张早期二尖瓣环血流速度由（10.6＋2.7）cm/s 降至（9.4＋1.9）cm/s，E′由（7.3＋1.2）cm/s 上升至（8.4＋1.7）cm/s；③明尼苏达生活质量由（41＋21）分降至（32＋21）分；④EF 值、血压、主动脉扩张性、峰值运动耗氧量无明显差异。虽然这个试验中，左心室质量、左心室舒张充盈、生活质量均有改善，但因样本量过小，并不能完全说明其对 DHF 患者有很好的疗效，仍需开发临床试验加以证明[8]。

伊伐布雷定：为首个特异性 I_f 抑制剂，作用于窦房结，从而起到不管是在静息或运动时减慢心率的作用，改善血管弹性及心室舒张、收缩功能。KosmalaW 等的试验纳入 61 名 DHF 患者，以安慰剂作为对照，短期治疗 7 天。本试验中，伊伐布雷定组患者运动耐量［(4.2±1.8) METs *vs.* (5.7±1.9METs)］、峰值运动耗氧量［(14.0±6.1ml/(min・kg) *vs.* (17.0±3.3) ml/min・kg］上升，随着运动量增加在舒张早期峰值血流速度峰值比二尖瓣环舒张早期速度同时降低［(3.1±2.7) cm/s *vs.* (1.3±2.0) cm/s］。该试验说明，伊伐布雷定可通过提高左心室充盈压来改善 DHF 患者的运动耐量，基于此，Ⅱ期临床试验正在进行中[9]。

阿法依泊汀：即重组人红细胞生成素。贫血能增加心衰患者的全因死亡率或者心衰住院率，所以有必要对其贫血进行纠正。MaurerMS 等的试验纳入 56 名轻度贫血的 DHF 患者，以安慰剂为对照，治疗 24 周后得出结论，左心室舒张末期容积、射血分数、6min 步行试验与安慰剂对照没有明显改善，所以是否需要积极治疗 DHF 患者轻度贫血需要进一步商榷[10]。

九、展望

世界各国医护人员对 DHF 的研究起步均较晚，至今认识不够深入、透彻，流行病学调查没有统一的纳入标准，致使得出相关数据差异较大，而诊断标准仍存在争议，且并没有一个完全合理、准确、规范化的治疗方案，所以需进一步开展大规模的临床试验以支持临床工作的开展。总体来说，DHF 较 SHF 预后较好，生存时间长，死亡率较低，若年龄大、出现肺水肿等并发症则预后相对较差。预防方面，需以积极治疗心脏原发疾病为主，如高血压时控制血压、逆转心室肥厚，主动脉瓣狭窄若有指征则及时行瓣膜置换术，快速性心律失常若药物控制差有必要行射频消融术等，同时还需控制糖尿病、肥胖等危险因素，针对糖尿病应用胰岛素受体增敏剂稳定血糖，针对高胆固醇血症可应用他汀类药物控制血脂，以改善 DHF 预后。

（周建中　谭漪扬）

参考文献

[1] Owan TE，Redfield MM. Epidemiology of diastolic heart failure. ProgCardiovasc Dis，2005，47（5）：320-332.

[2] Muhammad AH，VivekM，NimaR，et al. Heart failure with preserved ejection fraction-unwinding the diagnosis mystique. Am J Cardiovasc Dis，2014，4（3）：100-113.

[3] Barry A. Borlaug，Walter J. Paulus. Heart failure with preserved ejection fraction：pathophysiology，diagnosis，and treatment. Eur Heart J，2011，32（6）：670-679.

[4] Agarwal V，Briasoulis A，Messerli FH. Effects of renin-angiotensinsystem blockade on mortality and hospitalization in heart failure with preserved ejection fraction. Heart Fail Rev，2013，18（4）：429-437.

[5] 何倩雯，冯英，文印宪，等，ACEI/ARB治疗舒张性心力衰竭疗效及安全性的系统评价. 中国循证医学杂志，2015，15（6）：672-680.

[6] Solomon SD，Zile M，Pieske B，et al. The angiotensin receptor neprilysin inhibitor LCZ696 in heart failure with preserved ejection fraction：a phase 2 double-blind randomised controlled trial. Lancet，2012，380（9851）：1387-1395.

[7] Redfield MM，Borlaug BA，Lewis GD，et al. PhosphdiesteRasE-5 Inhibition to Improve CLinical Status and EXercise Capacity in Diastolic Heart Failure（RELAX）Trial：Rationale and Design. Circ Heart Fail，2012，5：653-659.

[8] Little WC，Zile MR，Kitzman DW，Hundley WG，et al. The effect of alagebrium chloride（ALT-711），a novel glucose cross-link breaker，in the treatment of elderly patients with diastolic heart failure. J Cardiac Fail，2005，11：191-195.

[9] Reil JC，Hohl M，Reil GH，et al. Heart rate reduction by If-inhibition improves vascular stiffness and left ventricular systolic and diastolic function in a mouse model of heart failure with preserved ejection fraction. Eur Heart J，2013，34：2839-2849.

[10] Maurer MS，Teruya S，Chakraborty B，et al. Treating anemia in older adults with heart failure with a preserved ejection fraction with epoetin alfa：single-blind randomized clinical trial of safety and efficacy. Circ Heart Fail，2013，6：254-263.

第十九章　急性心力衰竭

第一节　急性心力衰竭的概念及其病因与诱因

一、急性心力衰竭的概念

急性心衰是指心衰症状和体征迅速发生或恶化。临床上以急性左心衰最为常见，急性右心衰较少见，故本章主要讨论急性左心衰的治疗。急性左心衰是指急性发作或加重的左心功能异常，可以由心肌收缩力明显降低、心脏负荷加重引发，造成心排血量骤降、肺循环压力突然升高、周围循环阻力增加，从而引起肺循环充血，而出现急性肺淤血、肺水肿，以及伴组织器官灌注不足的心源性休克的一种临床综合征[1]。在急性心衰中大部分则为原有慢性心衰的急性加重，仅约15％～20％为新发急性心衰。急性心衰预后很差，住院病死率为3％，6个月的再住院率约50％，5年病死率高达60％[1]。

二、急性心力衰竭的病因与诱因

（一）急性心力衰竭的常见病因

①慢性心衰急性加重；②急性心肌坏死和（或）损伤，如急性大面积心肌梗死、急性重症心肌炎；③急性血流动力学障碍，如急性心脏瓣膜病变等。

（二）急性心力衰竭的诱发因素

1. 可能导致心衰迅速恶化的诱因

快速性心律失常，或严重心动过缓如各种类型的房室传导阻滞；急性冠状动脉综合征及其机械并发症，如室间隔穿孔、二尖瓣腱索断裂、右心室梗死等；急性肺栓塞；高血压危象；心脏压塞；主动脉夹层；手术的围术期；感染；围产期心肌病。

2. 可能导致慢性心衰急性失代偿的诱因

感染，包括感染性心内膜炎；慢性阻塞性肺疾病（COPD）或支气管哮喘急性加重；贫血；肾功能不全（心肾综合征）；药物治疗和生活管理缺乏依从性；医源性因素如应用了非甾体消炎药、皮质激素、抗肿瘤治疗（化疗或放疗），以及药物相互作用等；心律失常；未控制的高血压；甲状腺功能亢进或减退；酒精或药物滥用。

第二节　急性心力衰竭的临床评估及监测

一、急性心力衰竭的临床评估

（一）症状与体格检查

急性心衰的患者可能会有呼吸困难突然发作、不能平卧等症状。查体两肺可有干啰音、哮鸣音，中下肺野可闻及细湿啰音；呼吸频率增快可达30～40次/分；极严重患者除肺水肿外还可出现持续低血压。

（二）心电图

有助于了解急性心衰的病因，如患者是否存在心肌缺血，以往或目前是否患有心肌梗死等；还可发现有无心肌肥厚、心律失常的类型及其严重程度等。

（三）X线胸片

可显示肺淤血的程度和肺水肿，如出现肺门血管影模糊、蝶形肺门，甚至弥漫性肺内大片阴影等；还可根据心影增大及其形态改变，评估基础的心脏和肺部疾病。

（四）动脉血气分析

急性心衰常伴肺淤血、肺水肿，明显者可影响肺泡气体交换，造成低氧血症、二氧化碳潴留，引起机体酸碱平衡失调。此外，急性心衰患者常有组织灌注不足，也可以引起酸中毒。无创测定血氧饱和度的长时间、持续和动态监测，可以从一个侧面反映急性心衰的救治情况。

（五）常规实验室检查

包括血常规和血生化检查，如电解质（钠、钾、氯等）、肝功能、血糖、白蛋白，以及高敏C反应蛋白（hs-CRP），可以反映急性心衰患者的整体状况。而研究表明hs-CRP对于评价急性心衰患者的严重程度和预后有一定的价值。

（六）心脏生物学标志物检测

1. 利钠肽

①有助于急性心衰诊断和鉴别诊断（Ⅰ类，A级）：BNP＜100ng/L、NT-proBNP＜300ng/L为排除急性心衰的切点。应注意测定值与年龄、性别和体质量等有关。老龄、女性、肾功能不全时升高，肥胖者降低。诊断急性心衰时NT-proBNP水平应根据年龄和肾功能不全分层：50岁以下的成人血浆NT-proBNP浓度＞450ng/L，50岁以上血浆浓度＞900ng/L，75岁以上应＞1800ng/L，肾功能不全（肾小球滤过率＜60ml/min）时应＞1200ng/L[2]。②有助于评估严重程度和预后（Ⅰ类，A级）：NT-proBNP＞5000ng/L提示心衰患者短期死亡风险较高；＞1000ng/L提示长期死亡风险较高。③灰区值：定义为介于“排除”和按年龄调整的“纳入”值之间，评估其临床意义需综合考虑临床状况，排除其他原因，因为急性冠状动脉综合征、慢性肺部疾病、肺动脉高压、高血压、心房颤动等均会引起测定值升高。

2. 心肌坏死标志物

测定cTnT或cTnI旨在评价是否存在心肌损伤、坏死及其严重程度，其特异性和敏感性均较高，AMI时可升高3～5倍以上。重症有症状心衰往往存在心肌细胞坏死、肌原纤维崩解，血清中cTn水平可持续升高，为急性心衰的危险分层提供信息，有助于评估其严重程度和预后（Ⅰ类，A级）。

3. 其他生物学标志物

近几年一些新的标志物也显示在心衰危险分层和预后评价中的作用，其中中段心房利钠肽前体（MR-proANP，分界值为120pmoL/L）在一些研究中证实，用于诊断急性心衰，不劣于BNP或NT-proBNP[3]。反映心肌纤维化的可溶性ST2及半乳糖凝集素-3等指标在急性心衰的危险分层中可能提供额外信息（Ⅱb类，A级）[4-6]。

（七）急性肾损伤标志物

急性心衰可伴肾功能不全，而肾衰竭的存在又会影响急性心衰的治疗和预后，所以评估肾功能状态对急性心衰的评估也有一定的临床意义。

1. 血肌酐（serum creatinine，Scr）

最为常用，但是敏感性较差。相同的血肌酐数值，在不同年龄和体重时，临床意义可能有很大差别。通常男性 Scr≥115～133μmol/L（1.3～1.5mg/dl），女性 Scr≥107～124μmol/L（1.2～1.4mg/dl），即为轻度升高；中重度肾衰竭患者血肌酐水平 Scr>190～226μmol/L（2.5～3.0mg/dl）。

2. 肌酐清除率

较血肌酐（Scr）更为敏感，有时血肌酐正常，但是肌酐清除率已经明显升高，说明肾功能已经严重受损。临床检测时常用菊粉清除率替代肌酐清除率，但是操作过程较为复杂，所以多用经验公式计算：内生肌酐清除率（Ccr）公式为 Ccr=(140－年龄)×体重（kg）/[72×Scr（mg/dl）]。

3. 估测的肾小球滤过率（estimated glomerular filtration rate，eGFR）

目前国内外均建议采用这一指标来评价肾功能，可根据血清肌酐计算出 eGFR。根据 MDRD 公式计算 eGFR：

eGFR [ml/(min・1.73m^2)]=186×Scr－1.154×年龄－0.203×0.742（女性）

中国人计算公式为：eGFR [ml/(min・1.73m^2)]=186×Scr－1.154×年龄－1.154×0.742（女性）×1.233（中国人）。Scr 单位为 mg/ml，年龄单位为岁，体重单位为 kg。

4. 中性端细胞明胶酶相关脂质运载蛋白（NGAL）

可反映早期急性肾损伤。以尿和血中 NGAL 值 50mg/L 为切点，是急性肾损伤预后的独立预测因子。

5. 胱蛋白 C（Cystatic C）

可反映慢性肾病的肾小球功能，其升高不受年龄、性别、种族或肌肉量影响，是比血肌酐更好的预测因子之一。

（八）超声心动图

有助于快速诊断和评价急性心衰，也可以用来监测患者病情的动态变化，还能了解心脏的结构、功能、心脏瓣膜状况及是否存在心包病变、急性心肌梗死的机械并发症以及室壁运动失调；可测定左心室射血分数（LVEF），检测急性心衰时的心脏收缩/舒张功能相关的数据等。

（九）其他影像学检查

还可以通过心脏磁共振、单光子发射计算机化断层显像（single-photon emission computed tomography，SPECT）和正电子发射断层显像（positron emission tomography，PET）、多排 CT 和心导管检查了解急性心衰的病因。

（十）整体评估

应尽快明确：①容量状态；②是否存在循环灌注不足；③是否存在急性心衰的诱因和（或）合并症。

二、急性心力衰竭的监测

（一）无创性监测（Ⅰ类，B 级）

每个急性心衰患者均需应用床边监护仪，持续测量心率、呼吸频率、血压、血氧饱和度等；并监测体温、动脉血气、心电图等。

（二）血流动力学监测

1. 适应证

适用于血流动力学状态不稳定，病情严重且治疗效果不理想的患者，如伴肺水肿和（或）心源性休克患者。

2. 主要方法

①右心导管：适用于 a. 患者存在呼吸窘迫或灌注异常，但临床上不能判断心内充盈压力情况（Ⅰ类，C 级）。b. 急性心衰患者在标准治疗的情况下仍持续有症状伴有以下情况之一者：容量状态、灌注或肺血管阻力情况不明，收缩压持续低

下，肾功能进行性恶化，需静脉血管活性药物维持，考虑机械辅助循环或心脏移植（Ⅱa类，C级）。②外周动脉插管（Ⅱa类，B级）：可持续监测动脉血压，还可抽取动脉血样标本检查。③肺动脉插管（Ⅱa类，B级）：不常规应用。

3. 注意事项

①在二尖瓣狭窄、主动脉瓣反流、肺动脉闭塞病变，以及左心室顺应性不良等情况下，肺毛细血管楔压往往不能准确反映左心室舒张末压。对于伴严重三尖瓣反流的患者，热稀释法测定心排血量不可靠。②避免插入导管的各种并发症如感染等。

三、急性左心衰竭严重程度分级

主要有Killip法（表19-1）、Forrester法（表19-2）和临床程度床边分级（表19-3）三种[7-8]。Killip法主要用于急性心肌梗死（AMI）患者，根据临床和血流动力学状态分级。Forrester法适用于监护病房，及有血流动力学监测条件的病房、手术室。临床程度床边分级根据Forrester法修改而来，主要根据末梢循环的观察和肺部听诊，无需特殊的监测条件，适用于一般的门诊和住院患者。以Forrester法和临床程度床边分级为例，自Ⅰ级至Ⅳ级的急性期病死率分别为2.2%、10.1%、22.4%和55.5%[1]。

表19-1　急性心肌梗死患者的Killip分级

心功能分级	临床表现
Ⅰ级	无心衰体征
Ⅱ级	有心衰，两肺中下部有湿啰音，占肺野下1/2，可闻及奔马律，X线胸片有肺淤血
Ⅲ级	严重心衰，有肺水肿，细湿啰音遍布两肺（超过肺野下1/2）
Ⅳ级	心源性休克、低血压（收缩压≤90mmHg）、发绀、出汗、少尿

表19-2　急性心力衰竭的Forrester分级

	PCWP（mmHg）	CI［L/(min·m²)］	外周灌注状态
Ⅰ级	≤18	>2.2	无肺淤血及外周灌注不良
Ⅱ级	>18	>2.2	有肺淤血
Ⅲ级	<18	≤2.2	有周围组织灌注不良
Ⅳ级	>18	≤2.2	有肺淤血和组织灌注不良

注：PCWP：肺毛细血管楔压；CI：心脏指数

表19-3　急性心力衰竭的临床程度床边分级

分级	皮肤	肺部啰音
Ⅰ	温暖	干（无啰音）
Ⅱ	温暖	湿（有啰音）
Ⅲ	寒冷	干（无啰音）
Ⅳ	寒冷	湿（有啰音）

对急性心衰患者根据上述检查方法以及病情变化做出临床评估，包括：基础心血管疾病；急性心衰发生的诱因；病情的严重程度和分级，并估计预后；治疗的效果。评估应多次和动态进行，以调整治疗方案，且应强调个体化治疗。

第三节　急性心力衰竭的治疗

一、急性心力衰竭的治疗目标

改善急性心力衰竭症状，稳定血流动力学状态，维护重要脏器功能，避免急性心衰复发，改善远期预后。

二、一般处理

（一）体位

静息时明显呼吸困难者应半卧位或端坐位，双腿下垂以减少回心血量，降低心脏前负荷。

（二）吸氧

无低氧血症的患者不应常规应用，这可能导致血管收缩和心排血量下降。对于存在低氧血症和呼吸困难明显，尤其指端血氧饱和度＜90％的患者，如需吸氧，应尽早采用，使患者 SaO_2≥95％（伴 COPD 者 SaO_2≥90％）。可采用不同方式：①鼻导管吸氧：低氧流量（1～2L/min）开始，根据动脉血气分析结果调整氧流量。②面罩吸氧：适用于伴呼吸性碱中毒患者。必要时还可采用无创性或气管插管呼吸机辅助通气治疗。

如果呼吸窘迫、呼吸性酸中毒和（或）低氧血症持续存在，建议在没有禁忌证的情况下优先使用无创正压通气（noninvasive positive pressure ventilation，NPPV）行初始辅助通气。NPPV 有可能改善氧合和呼吸困难的同时，可通过下列机制改善心功能：①胸内正压作用于心室壁，降低心室跨壁压，抵消了左心室收缩时需要对抗的胸内负压，并能反射性抑制交感神经兴奋性、降低外周血管阻力，减轻心脏后负荷[9]；②胸腔内压升高，减少了体循环的回心血量，减轻了左心的前负荷。meta 分析和随机试验的数据表明[10-12]，对于心源性肺水肿的患者，NPPV 可降低气管插管的概率且可改善呼吸参数，如呼吸困难、高碳酸血症、酸中毒及心率，改善心功能乃至降低死亡率。NPPV 可能对高碳酸血症患者获益尤为明显。这些问题以及该方法对死亡率可能影响的矛盾数据将单独详细讨论。

呼吸衰竭患者 NPPV 治疗失败或者不能耐受 NPPV 或是有 NPPV 治疗禁忌证时，应气管插管行常规机械通气。这些患者常使用呼气末正压通气来改善氧合。初始治疗开始后即可逐步调整供氧，以保证患者舒适及血氧饱和度高于 90％。

（三）出入量管理

肺淤血、体循环淤血及水肿明显者应严格限制饮水量和静脉输液速度。无明显低血容量因素（大出血、严重脱水、大汗淋漓等）者，每天摄入液体量一般宜在 1500ml 以内，不要超过 2000ml。保持每天出入量负平衡约 500ml，严重肺水肿者水负平衡为 1000～2000ml/d，甚至可达 3000～5000ml/d，以减少水钠潴留，缓解症状。3～5 天后，如肺淤血、水肿明显消退，应减少水负平衡量，逐渐过渡到出入量大体平衡。在负平衡下应注意防止发生低血容量、低血钾和低血钠等情况。同时限制钠摄入量＜2g/d[1]。

三、药物治疗

（一）阿片类药物（如吗啡）

该药可减少急性肺水肿患者焦虑和呼吸困难引起的痛苦。此类药物也被认为是血管扩张剂，降低前负荷，也可减少交感兴奋。我国的指南将急性心衰使用吗啡治疗定为Ⅰa 类推荐，C 级证据[1]，并指出应密切观察疗效和呼吸抑制的不良反应，对伴明显和持续低血压、休克、意识障碍、COPD 等患者禁忌使用。

国外的一些文献提示吗啡用于急性心衰患者的有效性和安全性数据有限。吗啡可以减少患者的焦虑并降低呼吸功。这些作用削弱中枢交感神经传出，导致小动脉和静脉扩张，心脏充盈压随之下降[13-14]。然而，回顾性研究发现，急性心衰患者应用吗啡与机械通气率和院内死亡率的增加有关[15-16]，不过其中的因果关系尚未确立。在一项回顾性分析中，150 000 次急性心衰住院中有 14％的病例给予了吗啡[16]。使用吗啡与机械通气应用增加、住院时间更长、重症监护室入住率及死亡率升高有关。经过风险校正和排除机械通气患者后，吗啡仍然是死亡的独立预测因素（OR 4.8，95％CI 4.52～5.18，P＜0.001）。虽然该研究的风险校正可能不充分，但这些结果使人们开始担忧吗啡在此类人群中的安全性。

2012 年《ESC 急性和慢性心力衰竭诊断和治疗指南》（简称 2012 ESC 指南）将在某些急性肺水肿患者中应用阿片类药物（如吗啡）作为未定级推荐，并指出这类药物可减少呼吸困难所致焦虑和不良应激，但也可引起恶心，并抑制呼吸驱动[17]。2010 年美国心力衰竭协会（HFSA）的《急性心力衰竭治疗指南》和 2013 年 ACCF/AHA

《心力衰竭治疗指南》（简称 2013 ACCF/AHA 指南）中没有提及吗啡治疗。

考虑到吗啡有益的证据有限且存在潜在风险，我们应用吗啡治疗急性心衰时一定要权衡利弊，密切监测。

（二）利尿剂（Ⅰ类，B 级）

1. 利尿剂应用指征和时机

急性心衰患者常有容量超负荷，即使在高血压急症、急性主动脉瓣或二尖瓣关闭不全等较少发生的不伴显著容量超负荷的心源性肺水肿中，静脉使用利尿剂来清除液体，也可缓解症状，并且改善氧合。虽然利尿治疗急性心衰的安全性及有效性尚未在随机试验中证实，但已有大量观察性经验表明其可有效缓解充血症状[18]。当然利尿治疗可降低慢性心衰患者死亡率的临床试验数据有限。

无论病因为何，有容量超负荷证据的急性心衰患者，均应在初始治疗中应用静脉利尿剂[19-21]。只有当存在严重低血压或者心源性休克等少见情况时例外。在这些情况下，应寻找血流动力学不稳定的基础病因，患者可能需要血流动力学支持和机械通气支持。对于主动脉瓣狭窄的容量超负荷患者，应谨慎使用利尿剂。2013 年《ACC/AHA 心力衰竭诊断和治疗指南》指出：因显著液体过剩而收治的急性心衰患者，应在急诊室或门诊中立刻给予利尿治疗；因为早期干预或可改善预后[20]。用药方式推荐静脉给予利尿剂而不是口服，因为静脉给药时药物生物利用度更高、更稳定。

2. 袢利尿剂种类和用法

肾功能正常既往未应用袢利尿剂治疗的急性心衰患者，初始静脉使用袢利尿剂的常用剂量如下：呋塞米 20～40mg 或布美他尼 1mg 或托拉塞米 10～20mg。静脉应用袢利尿剂后，通常在用药 30min 左右出现利尿作用，利尿最大作用出现在用药后 1～2h。如果初始用药后没有反应或利尿作用很弱，可在初次静脉使用袢利尿剂 2h 时倍增剂量，如果需要也可以用至最大推荐剂量。

在肾功能相对稳定的情况下，可以通过血清肌酐浓度估算肾小球滤过率。对一个肾小球滤过率相对正常的患者，通常可以产生利尿作用的静脉使用的袢利尿剂剂量为：呋塞米 40～80mg，托拉塞米 20～40mg 或布美他尼 1～2mg；肾功能不全的重度心衰患者可能需要高达呋塞米 160～200mg、托拉塞米 100～200mg、布美他尼 4～8mg 的最高剂量才能发挥利尿作用[22]。

当然利尿剂试验剂量应个体化，并根据疗效和患者状态逐步调整。长期使用袢利尿剂的患者，在紧急情况下初始静脉给药可能需要更高剂量，用药剂量应等于或者大于口服维持剂量，甚至可能会用至口服维持剂量的 2.5 倍，然后根据治疗反应进行调整。例如，如果一个患者长期口服呋塞米 40mg/d，则急性心衰发作时，初始静脉给药的剂量可以用到 40～100mg。DOSE 试验研究了急性心衰患者静脉用呋塞米的初始剂量问题，其结果表明：高剂量（原维持剂量的 2.5 倍）组患者的整体症状评估与低剂量（等于原剂量）组患者相比有更大改善的趋势，该趋势近乎有统计学意义[23]。

大部分急性心衰患者在治疗过程中，由于心脏或肾脏功能的原因，仅靠初始静脉使用利尿剂并不能满足治疗需要，还需要额外静脉使用利尿剂，每日可能需要给予利尿剂两次或以上。在较大剂量静脉应用利尿剂时，持续静脉输注与间断静脉推注哪种方法疗效更佳、安全性更好，目前仍缺乏大规模临床随机对照研究数据支持。应该注意的是，只有静脉应用负荷量利尿剂有效时，才能持续静脉输注利尿剂。由于给予静脉负荷量利尿剂，能提高最初给药后的血药浓度，所以利尿作用强于单纯静脉输注。但是如果静脉给予最大负荷剂量没有产生利尿效果，则不应再尝试持续静脉输注利尿剂。

一项纳入了 7 项研究共包括 221 例急性心衰患者的 meta 分析显示[24]：持续输注袢利尿剂与间断单次注射相比，前者使尿量略微增加（平均增加 271ml/d），耳鸣及听力损失较少发生。然而此项研究纳入的样本量少、存在一定的异质性，故结论的说服力有限。

在上述 meta 分析之后，又有一项随机对照研究——DOES试验[23]。该研究共入选308例急性心衰患者，采用2×2析因设计，分析不同剂量下分次静脉注射和持续静脉输注利尿剂（呋塞米）在疗效和安全性方面的差异。研究中的低剂量组为与患者此前的每日口服利尿剂剂量等同组；高剂量组为此前口服利尿剂剂量的2.5倍组。试验有效性终点为72h疗程中的症状整体评估，安全性终点为血清肌酐从基线至72h的变化。肾功能恶化定义为在随机分组后72h内的任何时间出现血清肌酐水平增加大于0.3mg/dl（>26.5μmol/L）。研究结果显示：分次静脉给药组与持续静脉输注组在有效性及安全性终点上均无显著差异。但分次静脉给药组的患者在研究开始48h时需要增加利尿剂剂量的更多；因此该组在72h治疗过程中应用利尿剂总剂量高于持续静脉输注组，这一差异接近有统计学意义（592mg *vs.* 480mg，$P=0.06$）。此外，高剂量组与低剂量组相比，净液体去除量更大、体重减轻更多、呼吸困难缓解更明显，但肾功能一过性恶化也更常见（23% *vs.* 14%，$P=0.04$）。高剂量组患者的整体症状评估较低剂量组有改善更多的趋势，且差异接近有统计学意义（$P=0.06$）；两组患者的血清肌酐平均改变均小于0.1mg/dl（9μmol/L）。

总之，现有数据表明对于急性心衰患者，静脉持续输注袢利尿剂与分次静脉注射袢利尿剂的效力相似。

举一个实际用药的例子，对一名肾功能相对正常，肾小球滤过率大于75ml/min的急性心衰患者，为了解决液体负荷过重的问题，可以首先在1～2min内静脉给予20～40mg负荷量的呋塞米，接下来按照5mg/h的速度持续静脉输注，可能会产生较好的利尿效果；但是如果患者肾小球滤过率小于30ml/min，在相应的负荷剂量后，持续静脉输注呋塞米的速度可能要增加到20mg/h。合用噻嗪类利尿剂可能会增加利尿作用，但是应该警惕低钾血症的发生[22]。

3. 用药监测

应持续重复评估患者的容量状态、充血的证据、氧合情况、每日体重、液体摄入和排出量。监护内容还应包括留意和防范副作用，包括电解质紊乱、症状性低血压、肾功能恶化及代谢性碱中毒。利尿剂治疗也可促发痛风。在随后将利尿剂由静脉给药改为口服的过程中，应密切关注患者的心功能状态、仰卧位和直立位低血压、肾功能以及电解质。

（1）电解质：需至少每日检测一次血清钾及血清镁，快速利尿时按需增加监测频率，特别应注意，低钾血症和低镁血症可能增加心律失常的风险。严重的肌肉痉挛主要发生于快速利尿时，如有指征则应进行补钾、补镁治疗[19]。

（2）血流动力学：利尿过程中应该严密监测血流动力学，防止不良反应的发生。通过减少血管内容量，利尿治疗最终会降低中心静脉压与肺毛细血管楔压。此外，呋塞米，可能还有其他一些袢利尿剂，用于急性肺水肿患者治疗时，给药之初在利尿作用出现前，有吗啡样作用，能扩张静脉减轻肺淤血[25]。这一效应似乎是由前列腺素类释放增加所介导的。

利尿可降低左右心的充盈压，常可增加前向血流，提高每搏量及心排血量。每搏量增加可减轻三尖瓣与二尖瓣的功能性反流，降低右心室充盈量，减轻右心室通过室间隔对左心室的压迫，改善左心室舒张情况[19]。

然而，在利尿过程中，一些患者可能由于心排血量减少及体循环血压降低出现症状性低血压，其原因为组织间质间隙液体移入血管实现血管内外容量再平衡过程延迟所致。左心室射血分数保留的心衰患者或因限制性心脏病发生心衰的患者，可能对利尿诱导的前负荷降低更加敏感。即使容量超负荷存在，利尿剂也可能会增加血管紧张素转化酶抑制剂（angiotensin converting enzyme inhibitor，ACEI）或血管紧张素受体拮抗剂（angiotensin receptor blocker，ARB）诱发低血压的可能，所以利尿过程中需密切监测，以预防不良血流动力学反应发生。

（3）肾功能：急性心衰患者的血尿素氮（blood urea nitrogen，BUN）及血清肌酐水平常在进行利尿治疗时升高，所以应该进行密切监测。BUN升高无其他原因可解释时，BUN的增高与血清肌酐不成比例（BUN/Scr比值大于20∶1）

时，提示肾前性因素所致尿素被动重吸收增加。BUN刚开始升高时血清肌酐的水平可能稳定，反映肾小球滤过率尚可。如果此类患者继续使用利尿药，那么可能出现BUN进一步升高伴血清肌酐升高。

血清肌酐升高反映GFR下降，用其他原因无法解释的血清肌酐升高，可能是肾及其他脏器灌注减少的标志。急性心衰患者，如果在利尿治疗达到正常血容量之前就已出现这一现象，提示预后较差。因为不管怎样为了治疗淤血的症状与体征，特别是肺水肿，可能仍然需要进一步利尿治疗，减低液体负荷，这会造成肾灌注进一步降低。另一方面，稳定的血清肌酐水平提示肾和机体其他器官灌注维持较好，此时如果患者仍有水肿的临床表现，则可继续使用利尿治疗。

心排血量改变所致的肾灌注情况的变化并非心衰患者GFR改变的唯一决定因素。在中心静脉压升高的患者中，伴随着肾静脉压力的增高，可导致GFR的降低。因此利尿剂和其他降低静脉压力的治疗措施或可升高GFR。

针对急性心衰伴有BUN和（或）肌酐升高或进行性上升患者的治疗，指南有以下推荐[26]：

1）应评估并处理其他可能引起肾损伤的原因，如：使用肾毒性药物、尿路梗阻。

2）有严重淤血症状或体征，特别是肺水肿的急性心衰患者，无论其GFR如何改变，都需要持续清除体内潴留的液体。当患者存在中心静脉压升高时，利尿治疗或可改善肾功能。

3）如果BUN持续升高而血清肌酐稳定或仅小幅度升高，且患者仍有液体潴留的临床表现，则可在密切监测肾功能的基础上，继续使用利尿剂治疗，以达到消除液体潴留临床表现的目标。

4）如果血清肌酐升高可能是因为血管内容量不足所致，则应该考虑减少或暂时停用利尿剂和（或）ACEI或ARB类药物。此时可能需要正性肌力药的辅助治疗。

5）如果严重淤血的临床表现持续存在，且利尿治疗效果不佳，则应考虑超滤或者透析治疗。

4. 利尿治疗效果不佳的处理

轻度急性心衰患者小剂量利尿剂即反应良好，随着心衰的进展，患者对利尿剂的反应逐渐下降。心衰进展和恶化时常需加大利尿剂剂量，最终大剂量也无反应，即出现利尿剂抵抗[20,25]。对这些患者应重新评估淤血情况，并可试用下面的治疗措施：

（1）将利尿剂剂量加倍，直到出现利尿效果或者达到最大推荐剂量。

（2）静脉推注联合持续静脉滴注：静脉持续和多次应用可避免因为利尿剂浓度下降引起的钠水重吸收。

（3）加用另一种利尿剂，以加强袢利尿剂的疗效。临床研究表明低剂量联合应用，其疗效优于单一利尿剂的大剂量使用，且不良反应更少。联合应用利尿剂仅适合短期应用，并需更严密监测，以避免低钾血症、肾功能不全和低血容量。对于利尿效果不充分的患者，第二种利尿剂的合理选择包括静脉用氢氯噻嗪或者口服美托拉宗或螺内酯。

1）氯噻嗪是唯一可以静脉给药的噻嗪类利尿剂，日用量可达500～1000mg/d。然而，这种制剂不易获得。口服噻嗪类药物，如氢氯噻嗪每次25～50mg，一日2次或美托拉宗5～20mg每日1次。这些药物可用作紧急治疗的替代选择，也可以作为长期治疗用药。虽然有人认为美托拉宗是GFR低于20ml/min的晚期难治性肾衰竭患者的首选噻嗪类利尿药物，但目前并没有令人信服的证据表明，在剂量相当时美托拉宗较其他噻嗪类药具有独特的疗效。

2）对于特定的射血分数减低的心衰患者，推荐加用盐皮质激素受体拮抗剂（螺内酯或依普利酮）来改善生存状况。此外，通过集合管对钠的重吸收和钾的排泌减少，两者都可以增强利尿效果，并且将钾的排泌降至最低。因此，对于单独使用袢利尿剂治疗而导致血钾降低或处于正常低限的患者，如果尚未使用盐皮质激素受体拮抗剂，在加用噻嗪类利尿剂之前，先开始使用盐皮质激素受体拮抗剂是合理的选择。只有能够密切监测是否出现高钾血症的患者，才能在出院后继续使用盐皮质激素受体拮抗剂。如果用于利尿或保钾，所用药物剂量可能需要高于通常治疗心衰患者使用的剂量，日用药剂量可高达100mg。

（4）应用增加肾血流的药物，如小剂量多巴胺或萘西立肽，改善利尿效果和肾功能、提高肾灌注，但益处不明确。

（5）纠正低氧，酸中毒，低钠、低钾等，尤其注意纠正低血容量。

（6）推荐将钠摄入量限制在2g/d，不过支持这种方法的证据有限。低钠血症患者还应限制液体摄入。

（7）应用血管加压素受体拮抗剂：血管加压素作用于相应的受体，可以产生收缩血管和调节肾水重吸收的作用。其中血管加压素的V2受体主要存在于肾小管，负责自由水的重吸收，收缩血管作用较弱，所以阻断血管加压素的V2受体后，可以产生显著的利水作用，对电解质的排出没有影响，对血压的影响也不大。另外，由于应用血管加压素V2受体阻滞剂后，主要是利水，不影响Na^+、K^+等离子的排出，所以用药后会使得血液的渗透压高于组织的渗透压，促进组织中潴留的液体回流到血管中。这样与其他利尿剂相比，在发挥相同利尿作用的情况下，发生低血压的概率更小，而对组织中潴留液体清除作用更强。已有研究评价在急性心衰患者中应用加压素受体拮抗剂作为利尿剂和其他标准治疗辅助手段的疗效。在这一领域有较多试验证据的药物为托伐普坦。EVEREST结果显示，该药可快速有效降低体重，并在整个研究期间可以维持疗效。对肾功能无不良影响，对长期病死率和心衰相关患病率也无不良影响[27]。对心衰伴低钠的患者能降低心血管病所致病死率。建议剂量为7.5～15mg/d开始，疗效欠佳者逐渐加量至30mg/d。2012 ESC指南在一个未定级推荐中建议考虑将托伐普坦用于合并低钠血症的心衰患者[28]。2013 ACCF/AHA指南认为，对于严格限制水摄入量，并最大限度地按照指南推荐给予了充分的内科治疗后，仍存在持续性严重低钠血症，且有认知障碍风险的容量超负荷的住院患者，短期使用加压素拮抗剂可能是合理的，不过这种方法的长期安全性及获益尚不清楚[20]。我国《心力衰竭诊断和治疗指南2014》中推荐该药用于充血性心衰、常规利尿剂治疗效果不佳、有低钠血症或有肾功能损害倾向患者，可显著改善充血相关症状，且无明显短期和长期不良反应[1]。

（8）血液净化治疗：急性心衰患者因病情需要进行血液净化治疗主要涉及2种治疗方式：血液透析和超滤。具体方式的选择主要决定于患者的肾功能状态，急性心衰患者肾功能进行性减退，血肌酐＞500μmoL/L或符合急性血液透析指征的其他情况，可行血液透析治疗；急性心衰患者肾功能尚可，但存在高容量负荷如肺水肿或严重的外周组织水肿，且对利尿剂抵抗，或者低钠血症（血钠＜110mmol/L），且有相应的临床症状如神志障碍、肌张力减退、腱反射减弱或消失、呕吐以及肺水肿等情况的，可行超滤治疗。超滤是去除液体的有效方法，具有液体清除容量和速率可调节、对血清电解质没有不良影响以及可以降低神经激素活性等优势，该疗法从机制上讲对急性心衰有益，但并非常规手段。超滤治疗从血流通路的建立到超滤机运转工作，整个过程中都可能会出现各种各样的不良反应，如：深静脉置管过程中造成血管的损伤、出血；导管长时间留置引发的感染、导管周围血栓形成，以及血栓脱落引起的并发症；超滤过程中因为抗凝不当导致的出血或血栓形成；以及生物不相容和机器相关并发症等。另外，连续血液净化治疗时应注意热量及蛋白的丢失，避免出现新的内环境紊乱[1]。

在疗效方面，有几项随机试验都评估了超滤对急性心衰患者的有效性：在RAPID-CHF试验中，40例急性心衰合并肾功能不全，血清肌酐≥1.5mg/dl（133μmol/L），和（或）每日口服大剂量利尿剂，预计可能出现利尿剂抵抗的患者，被随机分配至超滤治疗组或不联用超滤的常规治疗组[29]。治疗24h后，超滤显著增加液体清除量，超滤组4650ml，无超滤组2838ml；超滤组体重减轻量2.5kg，而无超滤组体重仅下降1.9kg；两组血清肌酐的变化无统计学差异。

规模更大的UNLOAD试验将200例因急性心衰住院的患者随机分至超滤组或标准治疗组，标准治疗包括在住院期间静脉给予利尿剂[30]。肾功能障碍和（或）预计出现利尿剂抵抗的患者不能入选。因此，这项研究纳入的心衰患者代表性不强。其结果如下：①48h 时，分配到超滤组的患者液体清除量显著多于标准治疗组（4.6L *vs.* 3.3L）。这种差异可能在一定程度上反映了标准治疗组使用的利尿剂治疗疗效相对较差。②在 90 天时，超滤组中心衰所致再次住院的次数显著低于标准治疗（0.22 次/患者 *vs.* 0.46 次/患者），计划外就诊也显著减少（21% *vs.* 44%）。③两组间不良事件发生率相似，不过标准治疗组出血的发生率更高，血清肌酐没有差异。另外一项详细评估肾血流动力学的较小型试验也得到了这种结果[31]。

CARRESS-HF 研究纳入了 188 例急性心衰合并肾功能进行性恶化、有持续性淤血表现的患者，其肾功能恶化的定义为血清肌酐水平至少升高 0.3mg/dl（26.5μmol/L）。这些患者被随机分配到阶梯式药物治疗组或超滤组[32]。阶梯式药物治疗组方案包括袢利尿剂单次静脉给药后联合持续高剂量输注，并可加用美托拉宗，以及选择性地使用正性肌力药或扩血管药物治疗。主要研究终点是从基线到入组后 96h 的血清肌酐水平及体重的双向变化量。从血清肌酐变化水平这一主要终点上看，超滤组疗效要劣于药物治疗组。超滤组血清肌酐水平轻度增加［+0.23mg/dl±0.70mg/dl（+20.3μmol/L±61.0μmol/L）］，而药物治疗组平均血肌酐水平略有下降［−0.04mg/dl±0.53mg/dl（−3.5μmol/L±46.9μmol/L）］。超滤组和药物治疗组患者在 96h 时体重下降这一主要终点方面无显著差异［5.7kg±3.9kg（12.6lb±8.5lb）*vs.* 5.5kg±5.1kg（12.1lb±11.3lb）］。超滤组严重不良事件（如心衰、肾衰竭、贫血或血小板减少、电解质紊乱、出血、肺炎及脓毒症）的发生率显著高于药物治疗组（72% *vs.* 57%）。

因此，虽然超滤是去除液体容量的有效方式，其带来的体重降低与阶梯式药物治疗相似，但在 96h 时对于肾功能的维持作用劣于阶梯式药物治疗，且不良事件发生率更高。所以超滤仅用于积极利尿治疗未获得充分疗效的患者，这也与 2013 年 ACCF/AHA 的《心力衰竭治疗指南》推荐相符[20]。在选择机械去除液体治疗方案前，宜请肾脏专家会诊。

（三）血管扩张药物

1. 应用指征

此类药物可用于急性心衰的早期阶段，降低患者升高的心室充盈压和（或）左心室后负荷。具体临床情况包括：①急性心衰伴发严重的高血压，需要紧急应用硝普钠等血管扩张剂，迅速降低左心室后负荷；②除了严重高血压，急性二尖瓣或主动脉瓣反流也需早期应用硝普钠等血管扩张剂，减轻反流，改善心衰症状；③对于利尿剂治疗效果不佳的急性心衰患者，也可以考虑加用硝酸甘油等血管扩张剂；④对于难治性心衰合并低心排血量的患者，血管扩张剂也应该是综合治疗的一部分。仔细评估患者的情况，密切监测治疗前后的血压变化是能否使用好血管扩张剂的关键。收缩压水平是评估此类药是否适宜的重要指标。收缩压＞110mmHg 的患者通常可安全使用；收缩压在 90～110mmHg，应谨慎使用；收缩压＜90mmHg，禁忌使用，因可能增加急性心衰患者的病死率。此外，HF-PEF 患者因对容量更加敏感，使用血管扩张剂应更加小心。

2. 主要作用机制

该类药物可降低左、右心室充盈压和全身血管阻力，也可以降低收缩压，从而减轻心脏前、后负荷，改善心衰症状。急性心衰患者应用血管扩张剂主要基于血流动力学反应和专家建议[19-20]，相关的疗效和安全性方面的证据是非常有限的[33-34]。急性心衰患者常规应用血管扩张剂并不能改善预后[16]，例如急性心衰大型临床试验 ASCEND-HF 中，常规应用血管扩张剂（萘西立肽）只使得呼吸困难的临床症状有一个临界水平的改善，但是使用萘西立肽治疗组低血压发生率增加，死亡率、30 天再住院率和肾功能恶化的情况没有改善[35]。

3. 药物种类和用法

现在临床常用的血管扩张剂主要有硝酸酯类、硝普钠及萘西立肽（重组人 BNP）等，不推荐应用钙通道阻滞剂（CCB）。血管扩张剂应用过程中要密切监测血压，根据血压调整合适的维持剂量。

（1）硝酸甘油：硝酸盐是最常用的血管扩张剂。在没有症状性低血压的患者中，利尿治疗加静脉应用硝酸甘油，可能有助于迅速改善淤血症状。硝酸甘油主要是通过扩张静脉来减少回心血量，降低左心室灌注压；在较大剂量使用时，其可不同程度地扩张小动脉，降低系统后负荷并增加心脏每搏量和心排血量。因为该药在不减少每搏量和不增加心肌耗氧下能减轻肺淤血，特别适用于急性冠状动脉综合征伴心衰的患者。

对于急性心衰患者，推荐通过静脉使用硝酸甘油，而不是口服或者以软膏或药贴的形式经皮给药。因为静脉用药时发挥作用的速度更快、可靠性更高，且易于调整剂量。推荐静脉用硝酸甘油的起始量为 5～10μg/min，随后根据患者的需要及耐受性，每 3～5min 增加 5～10μg/min，该药的剂量范围为 10～200μg/min。

使用大剂量静脉硝酸异山梨酯，也显示有类似的获益[33-34]。但是，硝酸异山梨酯半衰期长达 4h，而静脉用硝酸甘油的半衰期只有 3～5min，如果用药时发生低血压，那么较长的半衰期成了硝酸异山梨酯的一个严重缺点。

一项随机试验[33]比较了硝酸盐和呋塞米，对有严重的肺水肿和氧饱和度低于 90%的急性心衰患者的疗效和安全性。110 例移动急救单元收治的充血性心衰患者，首先给予吸氧 10L/min，静脉注射呋塞米 40mg 和 3mg 治疗，随后患者被随机分为 2 组，A 组 56 例患者，给予每 5min 静脉注射硝酸异山梨酯 3mg；B 组 54 例患者，给予每 15min 静脉注射呋塞米 80mg，同时以 1mg/h 速度静脉输注硝酸异山梨酯，每隔 10min 增加 1mg/h。治疗一直持续到血氧饱和度在 96%以上，或平均动脉血压低于 90mmHg 或平均动脉血压下降达 30%。研究主要终点为：死亡、心肌梗死、需要机械通气例数。研究结果（有 6 例患者因胸部 X 线片结果而退出试验）显示：A 组 52 例患者，7 例需机械通气占 13%；B 组 52 例患者，21 例需机械通气，占 40%，$P=0.0041$。A 组 9 例患者发生心肌梗死，占 17%，B 组 19 例患者发生心肌梗死，占 37%，$P=0.047$。一个及以上终点事件发生情况：A 组 13 例，占 25%；B 组 24 例，占 46%，$P=0.041$。另外，A 组 1 例患者死亡，B 组 3 例患者死亡，$P=0.61$。

说明对于严重的急性心衰肺水肿患者，联用大剂量硝酸异山梨酯和小剂量呋塞米组的疗效优于联用小剂量硝酸异山梨酯和大剂量呋塞米组。

在大剂量使用硝酸甘油的数小时内可快速产生耐受（tachyphylaxis），而长期治疗中用于降低耐药性的空白期策略，可能对急性心衰患者的血流动力学产生不利影响。硝酸甘油潜在的副作用为低血压和头痛。在使用 PDE-5 抑制剂（如：西地那非）后禁用硝酸盐，因为两者都有扩血管作用，联合应用会进一步增加低血压的发生率。

系统回顾发现，比较急性心衰患者静脉滴注硝酸甘油与安慰剂的研究有限，证明静脉注射硝酸甘油较安慰剂能降低平均肺毛细血管楔压的研究证据水平较差，目前还缺乏急性心衰患者静脉应用硝酸甘油能带来临床获益的证据[16]。

（2）硝普钠：硝普钠是一种强效血管扩张剂，它对静脉及小动脉具有均衡的扩张作用，可以在降低左心室充盈压和肺毛细血管楔压的同时，降低体循环阻力。对于体循环阻力升高的患者，该药可降低心脏后负荷，并增加心排血量，而不引起血压下降。然而，如果体循环阻力不高，使用硝普钠可能会引起低血压。不管怎样，对于像急性主动脉瓣反流、急性二尖瓣反流、急性室间隔穿孔和高血压急症这些会引发左心室后负荷升高，造成每搏量下降的情况，可以应用硝普钠扩张动脉、降低后负荷，提高每搏量。由于硝普钠具有非常强的降压作用，可能对血流动力学产生重要影响，所以用药过程中应该密切监测血流动力学，经典的做法是动脉插管监测。该药的起始剂量为 5～10μg/min，如果可以耐受可每 5min 调整一次剂量，最大剂量可以用至 400μg/min。如果按患者的体重给药，可以从小剂量 0.3μg/(kg・min) 开始，最大剂量可以用至 5μg/(kg・min)。静脉滴注硝普钠使用时间不宜过长，通常疗程为 24～48h，最好不要超过 72h。

限制硝普钠使用的主要因素是其代谢成为氰化物。硝普钠在体内代谢后可引起氰化物蓄积，罕见情况下为硫氰酸盐蓄积，这些代谢产物的毒性甚至可能是致命性的。在硝普钠使用剂量超过

400μg/min 时，一般不会产生更大的获益，且可能增加硫氰酸盐毒性作用的风险。使用硝普钠时需严密持续监测患者血压，其可能引起反射性心动过速。另一个潜在风险是停用硝普钠时出现反弹性血管收缩[36]。所以，硝普钠仅限用于特定患者，停药时应逐渐减量，并加用口服血管扩张剂，以避免血压反跳现象。

（3）萘西立肽：萘西立肽是重组人 BNP，像硝普钠一样，该药主要药理作用是扩张静脉和动脉，包括冠状动脉，从而降低心脏前、后负荷，故将其归类为血管扩张剂。临床上萘西立肽主要用于没有低血压和心源性休克，经常规治疗仍有症状的急性心衰患者，可以作为硝酸甘油或硝普钠的替代治疗。由于萘西立肽比硝普钠扩张血管作用弱，所以治疗时不管是起效还是作用消失都要比硝普钠慢。此外，因为萘西立肽的半衰期比硝普钠和硝酸甘油都长，因此一旦出现副作用，如低血压，持续时间会更长。实际上该药并非单纯的血管扩张剂，而是一种兼具多重作用的药物。萘西立肽可抑制肾素-血管紧张素-醛固酮系统（RAAS）和交感神经系统，还有一定的促进钠排泄和利尿作用[37-39]。

VMAC（Vasodilation in the Management of Acute Congestive Failure）研究是一项比较萘西立肽和硝酸甘油治疗急性心衰疗效和安全性的随机、双盲、安慰剂对照临床试验[10]，489 例急性心衰患者被随机分为 3 组：对照组、萘西立肽组和硝酸甘油组，研究的主要疗效终点是用药后肺毛细血管楔压（pulmonary capillary wedge pressure，PCWP）的变化、呼吸困难和全身状况的改善以及用药的安全性。萘西立肽的给药方式为：静脉注射 2μg/kg 的负荷剂量后，以 0.01μg/（kg・min）的速率持续输注，结果显示：萘西立肽降低 PCWP、右心房压、肺动脉收缩压、平均肺动脉压显著优于硝酸甘油和安慰剂，改善全身状况的作用也明显好于硝酸甘油和安慰剂，而降低血压的作用与硝酸甘油相似。

国内一项研究[41]入选了 209 名急性心衰患者，随机分为萘西立肽组和硝酸甘油组，萘西立肽的给药方式为：静脉注射 1.5μg/kg 的负荷剂量后，以 0.0075μg/（kg・min）的速率持续输注，结果显示：萘西立肽降低 PCWP 和肺动脉压的作用显著优于硝酸甘油，呼吸困难和临床状况的改善也是萘西立肽组更好，不良反应的发生情况两组相似。

PROACTION（Prospective Randomized Outcomes Study of Acutely Decompensated CHF Treated Initially as Outpatients with Nesiritide）研究[42]评估对于急性心衰患者在标准治疗基础上早期加用萘西立肽的疗效。该研究为多中心、随机、双盲、安慰剂对照研究，共入选 237 例急性心衰患者，随机分入标准治疗＋萘西立肽组或标准治疗＋安慰剂组。萘西立肽的给药方式为：静脉注射 2μg/kg 的负荷剂量后，以 0.01μg/（kg・min）的速率持续输注，研究用药在就诊 3h 内启动，持续至少 12h。结果显示：萘西立肽组住院时间稍短、出院后再住院率较低，但是差异没有统计学显著性；30 天时和 180 天时全因死亡率两组也没有统计学差异。

ASCEND-HF（Acute Study of Clinical Effectiveness of Nesiritide and Decompensated Heart Failure）研究[43]由美国杜克大学临床研究所发起，是一项大规模多中心的临床研究，研究目的是弄清萘西立肽治疗 ASCEND-HF 的安全性和有效性。研究在 30 个国家 398 所医院进行，共入选了 7141 例因急性心衰住院的患者，在住院 24h 内在标准治疗的基础上将患者分为萘西立肽治疗组和安慰剂组，萘西立肽的给药方式为：静脉注射 2μg/kg 的负荷剂量后，以 0.01μg/（kg・min）的速率持续输注 7 天，其中 3496 例患者随机给予萘西立肽连续输注 24～168h，对照组 3511 例不给予研究药物，所有患者接受常规治疗，包括利尿剂和其他药物。随访 5 年，结果显示，安慰剂组与萘西立肽组患者的主要复合终点（30 天死亡率和再住院率）发生率分别为 10.1％和 9.4％，并无显著性差异；肾功能损害也无差异；奈西立肽组患者中出现呼吸困难症状者较少，但此差异未达到显著性。

尽管 ASCEND-HF 研究在疗效方面没有得出萘西立肽优于安慰剂的结论，但是在用药安全性方面却澄清了一些问题。在此研究结果公布以前，关于萘西立肽治疗急性心衰的临床研究数量不多，大样本量研究更少。由小样本量研究及其 meta 分析所产生的萘西立肽可能升高患者死亡率并增加肾功能损害的结论，使其进一步临床推广应用受到质疑。ASCEND-HF 研究正是在这一至关重要的问题上为萘西立肽做出了澄清，为该药的临床应用及未来的进一步研究奠定了基础。该研究设计中的一些做法并非目前临床常用方法，例如采用首剂负荷剂量及持续静脉滴注时间长达 7 天的给药方法。这一给药方法或许是为了使该药更好地发挥作用，以取得良好的治疗效果，但毕竟缺乏依据。该研究的中性结果说明，此方法并不能提高疗效，但也表明即使采用该方法给药也不影响其安全性。

综合国内外临床研究结果，表明该药的应用能够带来临床和血流动力学的改善，可以用于急性失代偿性心衰的治疗，但不改善预后。应用方法：先给予负荷剂量 1.5～2μg/kg 静脉缓慢推注，继以 0.01μg/(kg·min) 静脉滴注；也可不用负荷剂量而直接静脉滴注，疗程一般为 3 天。

（四）正性肌力药物

1. 应用指征

如 2013 ACCF/AHA 指南推荐[20]，短时间静脉应用像多巴酚丁胺和（或）米力农等正性肌力药物，对于存在严重左心室收缩功能障碍和低心排血量综合征的特定患者可能是有益的。这类药物的使用，可能有助于改善因体循环血压过低，不能充分使用扩血管药物和利尿剂的情况，解决外周灌注减少和终末器官功能障碍的问题。短时间静脉应用正性肌力药物，对维持心源性休克患者全身灌注和终末器官功能，坚持到有机会行像冠状动脉血运重建术、机械循环支持或者心脏移植这些根治性治疗措施，或者去除诱发急性心衰发病的因素是有帮助的。对于接受了指南推荐的药物和器械治疗，依然处于 D 期的难治性心衰患者，在等待机械循环支持或者心脏移植期间，持续静脉应用正性肌力药物作为一种“桥接治疗”，应该是合理的。

同样，2010 年 HFSA 的《急性心力衰竭指南》[19]对正性肌力药物使用做出如下推荐：

（1）对于以左心室扩大、左心室射血分数（reduced left ventricular ejection fraction，LVEF）降低、外周灌注减少或者终末器官功能障碍（低心排血量综合征）为特征的晚期心衰患者，可考虑静脉使用正性肌力药物，以缓解症状和改善终末器官功能，尤其是当患者存在收缩压较低（＜90mmHg）、充盈压充足但存在症状性低血压，或者不耐受静脉扩血管药或对其无反应的时候。

（2）对于心脏收缩功能降低，心排血量下降，同时有液体过多证据的患者，如果静脉使用利尿剂疗效不佳，或者出现肾功能下降或者恶化者，可考虑静脉使用正性肌力药物。

2014 年中国《心力衰竭诊断和治疗指南》[1]指出：正性肌力药物适用于低心排血量综合征，如伴症状性低血压（≤85mmHg）或心脏指数降低伴循环淤血患者，可缓解组织低灌注所致的症状，保证重要脏器血液供应。

2. 注意事项

急性心衰患者应用正性肌力药物需全面权衡：

（1）是否用药不能仅依赖 1、2 次血压测量值，必须综合评价临床状况，如是否伴组织低灌注的表现。

（2）血压降低伴低心排血量或低灌注时应尽早使用，而当器官灌注恢复和（或）循环淤血减轻时则应尽快停用。对于心排血量尚可的急性心衰患者，如需要辅助治疗时，应考虑血管扩张剂而非静脉使用正性肌力药物。对于存在充血而无低心排血量状态的急性心衰患者，有人担心正性肌力药物会对预后有负面影响[44-45]。正性肌力药物可能增加心率和心肌耗氧量，从而引起缺血，且可能损害存活的冬眠心肌，尤其是存在缺血性心脏病的患者。

（3）药物的剂量和静脉滴注速度应根据患者的临床反应进行调整，强调个体化治疗，如果使用此类药物期间出现了症状性低血压或者不断恶化的快速性心律失常，则应考虑停药或者减量。

（4）此类药可即刻改善急性心衰患者的血流动力学和临床状态，但也可能促进和诱发一些不良的病理生理反应，甚至导致心肌损伤和靶器官损害，必须警惕。

（5）急性心衰患者使用静脉正性肌力药物时，需要持续或频繁监测血压、心律、心率，因正性肌力药物可以增加房性[44]和室性[46]心律失常、心肌缺血等情况，考虑到这些问题，使用正性肌力药物的时候应慎重选择合适的患者。OPTIME-CHF（Outcomes of a Prospective Trial of Intravenous Milrinone for Exacerbations of Chronic Heart Failure）研究[44]是1997年7月到1999年11月间，在美国78家社区和三级保健医院进行的一项前瞻性、随机、双盲、安慰剂对照试验，共入选了949例因慢性心衰急性加重而住院的患者，平均年龄65岁，92%患者基线NYHA（New York Heart Association）心功能分级Ⅲ或Ⅳ级；平均左心室射血分数仅23%。患者被随机分配至静脉输注米力农治疗组或安慰剂组，给药48h，米力农组的初始给药剂量为0.5μg/(kg·min)。结果显示：米力农组的房性心律失常和需要治疗的低血压显著增加。需要干预的持续低血压在米力农组有10.7%，安慰剂组有3.2%，$P<0.001$；新发房性心律失常在米力农组有4.6%，安慰剂组有1.5%；$P=0.004$。院内死亡率在米力农组为3.8%，安慰剂组为2.3%；60天死亡率米力农组为10.3%，安慰剂组为8.9%，均有升高的趋势，但无统计学意义。死亡和再住院复合终点发生率米力农组为35%，安慰剂组为35.3%，无统计学差异。该项试验虽然证实了米力农在非危重患者中有改善症状的作用，但是存在较为严重的不良反应。整体上讲，给因心衰住院的患者常规使用正性肌力药物可能是有害的。

（6）血压正常又无器官和组织灌注不足的急性心衰患者不宜使用正性肌力药物，除非有直接测量结果或明确的临床征象表明左心充盈压升高或心脏指数严重受损。

3. 药物种类和用法

（1）洋地黄类：此类药物通过抑制衰竭心肌细胞膜Na^+/K^+-ATP酶，使细胞内Na^+水平升高，促进Na^+-Ca^{2+}交换，提高细胞内Ca^{2+}水平，发挥正性肌力作用，能轻度增加心排血量、降低左心室充盈压和改善症状。目前认为，其可能是通过降低神经内分泌系统活性而发挥治疗心衰的作用。洋地黄类在临床上虽属较为常用和历史最久的正性肌力药物，但其正性肌力作用并不强，冠心病如急性心肌梗死、严重心肌缺血，以及重症心肌炎等伴严重心肌损伤的疾病早期，均不适合应用。伴快速心室率的心房颤动患者可应用毛花苷C 0.2～0.4mg缓慢静脉注射，2～4h后可再用0.2mg。

（2）儿茶酚胺类：多巴胺、多巴酚丁胺是目前在临床上应用最为普遍的儿茶酚胺类正性肌力药物。不过，大多数急性心衰为慢性心衰急性失代偿，患者往往已长期和大剂量使用β受体阻滞剂，此时心脏β受体已经受到严重抑制，而儿茶酚胺类正性肌力药物正是通过刺激和兴奋心脏β受体，而使心肌收缩力增强的，所以此时往往不能很好地发挥作用。故正在应用β受体阻滞剂的患者，不首先推荐应用多巴酚丁胺和多巴胺。

多巴胺在以小于3μg/(kg·min)的小剂量应用时，主要作用于多巴胺-1受体，具有选择性扩张肾动脉、促进利尿的作用以及扩张肠系膜动脉的作用[47]；在以3～10μg/(kg·min)给药时，多巴胺还激动β-1肾上腺素能受体，具有正性肌力作用，可增加心排血量，但是对心率的作用并不确定。中到高剂量给药时，多巴胺还可以激动α-肾上腺素能受体，有血管收缩作用。不过一项小样本研究表明随着多巴胺剂量上调至10μg/(kg·min)，肾动脉血管舒张和心排血量改善仍可以持续[47]。但是，该药个体差异较大，一般从小剂量起始，逐渐增加剂量，短期应用。不良反应方面，可引起低氧血症，应监测SaO_2，必要时给予吸氧治疗。尽管有人提出，正性肌力药物可通过增加肾血流量或者还可能通过降低肾静脉压来改善重度心衰患者的肾功能，但目前支持这一潜在获益的数据有限。具体而言，并未发现在利尿剂基础上加用低剂量多巴胺可以加强减轻充血或改善肾功能的效果[48]。

多巴酚丁胺主要作用于β-1肾上腺素能受体，而对β-2和α-1受体的作用极小。多巴酚丁胺的血流动力学效应包括轻度降低全身血管阻力和肺毛细血管楔压[49-50]，增加每搏量和心排血量，改善外周灌注，缓解心衰症状。用法：起始剂量为 2.5μg/(kg·min)，如果患者能够耐受且有需要，则可逐渐加量至 20μg/(kg·min)。使用时应监测血压，常见不良反应有心律失常、心动过速，偶尔可因加重心肌缺血而出现胸痛。对于重症心衰患者，连续静脉应用会增加死亡风险。

（3）磷酸二酯酶抑制剂：这类药物主要通过抑制磷酸二酯酶活性，使细胞内 cAMP 浓度增加，促进 Ca^{2+} 内流，增加心肌收缩力，同时有舒张周围血管的作用，可以降低全身和肺血管阻力，改善左心室舒张顺应性[31-32]，这些改变可增加心脏指数并降低左心室后负荷及充盈压。对于慢性心衰急性失代偿，由于患者长期应用β受体阻滞剂，不适合使用多巴酚丁胺和多巴胺，而磷酸二酯酶抑制剂的作用位点在β1受体的下游，不受应用β受体阻滞剂的限制，从药理学的角度此时磷酸二酯酶抑制剂是一个合适的选择。其中主要药物是米力农，负荷剂量 25～75μg/kg（＞10min），随后 0.375～0.75μg/(kg·min) 静脉滴注。不良反应为低血压和心律失常。OPTIME-CHF 研究表明，米力农在慢性心衰急性失代偿住院患者中，在标准治疗的基础上常规加用米力农对院内病死率和 60d 病死率无不良影响。对于存在肾功能不全、低血压或心律失常的患者，应用时需要调整剂量。

（4）左西孟旦：该药是一种钙增敏剂，通过结合于心肌细胞上的肌钙蛋白 C（cardiac troponin C，cTNC）亚基，促进 Ca^{2+} 与肌钙蛋白的结合。众所周知，在心肌细胞收缩过程中，Ca^{2+} 有分子开关的作用，在心脏收缩期和舒张期内打开和关闭心肌能量生成，调节心肌细胞收缩与舒张。与以往的正性肌力药物不同，左西孟旦是通过增加 Ca^{2+} 与肌钙蛋白的亲和力，发挥促进心肌细胞收缩的作用，在此过程中，并没有增加心肌细胞内 Ca^{2+} 的浓度，所以不会像以往的正性肌力药物那样，由于是通过增加心肌细胞内 Ca^{2+} 的浓度发挥正性肌力作用，可能会因为诱发心肌细胞内 Ca^{2+} 超载，导致心肌耗氧增加，影响心肌舒张，诱发恶性心律失常甚至增加死亡。另外，左西孟旦促进肌钙蛋白与 Ca^{2+} 的结合是 Ca^{2+} 浓度依赖性的，在 Ca^{2+} 浓度高时与肌钙蛋白结合紧密；在 Ca^{2+} 浓度低时两者趋于解离，所以左西孟旦能增强心肌收缩力，却不影响心肌舒张。在上述作用之外，左西孟旦还通过介导 ATP 敏感的钾通道而发挥血管舒张作用和轻度抑制磷酸二酯酶的效应。其正性肌力作用独立于β肾上腺素能刺激，可用于正在接受β受体阻滞剂治疗的患者。左西孟旦的消除半衰期为 1～1.5h，血浆蛋白结合率为 98%，在其代谢过程中，约 5%的药物在大肠内转化为代谢产物 OR-1855，之后在肝内发生乙酰化，生成活性代谢产物 OR-1896。OR-1896 血浆蛋白结合率仅为 40%，这即是总血浆浓度相对较低的代谢产物即可产生显著临床效应的原因[51]。OR-1896 的半衰期约为 75～80h，这使得其心血管效应在停止用药后仍可持续长达 7～9 天[52]。母体药物在严重肾功能不全或中度肝功能不全受试者中的药代动力学分布无改变，但其代谢产物的消除时间延长[53]。该药在缓解临床症状、改善预后等方面不劣于多巴酚丁胺，且使患者的 BNP 水平明显下降。用法：负荷剂量 12μg/kg 静脉推注（＞10min），此后继以 0.1μg/(kg·min) 静脉滴注，患者用药剂量可依病情酌情减半或加倍。对于收缩压＜100mmHg 的患者，不需负荷剂量，可直接用维持剂量静脉滴注，防止发生低血压。应用时需监测血压和心电图，避免血压过低和心律失常的发生。

虽然从理论上讲左西孟旦对急性心衰有较好的作用，但是临床试验的结果并不一致。LIDO 研究[54]比较了 24h 静滴左西孟旦与多巴酚丁胺对重度低心排血量心衰患者血流动力学及临床预后的影响，这是一项随机、双盲、平行组对照研究，共入选 203 例急性心衰患者，其中左西孟旦组 103 例，多巴酚丁胺组 100 例。用药方法为：左西孟旦负荷量 24μg/kg，10min 静脉推注，继以 0.1μg/(kg·min) 静脉滴注；多巴酚丁胺：5～10μg/(kg·min) 持续静脉滴注。研究一级终点为：24h 血流动力学改善。结果显示：以患者心排血量增加 30%且肺动脉楔压降低 25%为血流动力学达标，左西孟旦组血流动力学指标达标率为

28%，而多巴酚丁胺组只有 15%，2 组比较左西孟旦组比多巴酚丁胺组达标率高 86.7%，$P=0.022$；6 个月死亡率左西孟旦组 26%，多巴酚丁胺组 38%，2 组比较左西孟旦组比多巴酚丁胺组 6 个月死亡率下降 31.58%，$P=0.029$。安全性方面，左西孟旦组没有心绞痛、胸痛和急性心肌梗死发生，多巴酚丁胺组有 7 例；心律失常在左西孟旦组 4 例，多巴酚丁胺组有 13 例，2 组比较左西孟旦组在不良反应发生方面有降低的趋势，但是差异没有统计学意义。

REVIVE（Randomized EValuation of Intravenous LeVosimendan Efficacy）研究[55]的结果与 LIDO 研究却不一样。REVIVE 研究分为Ⅰ期和Ⅱ期两项研究，是一个序贯试验，2 项研究均以急性心衰患者为研究对象，Ⅰ期试验入选 100 例患者，Ⅱ期试验入选 600 例患者，评价在标准治疗基础上给予安慰剂或静脉左西孟旦治疗 24h 的疗效与安全性。研究入选患者为：住院治疗且静脉应用利尿剂后静息状态下呼吸困难仍无缓解的急性心衰患者。随机分配时，患者很可能已经接受过静脉血管舒张药和（或）正性肌力药物（不包括氨力农和米力农）治疗，但在进入研究前至少 2h 内，这些药物的输注速率必须保持不变。所有患者都有左心室功能不全，且有过去 12 个月内有左心室射血分数≤35%的证据。主要终点指标为复合终点，评价随机化后 5 天内的临床状态变化情况。次级终点指标包括：①24h 时血浆 BNP 水平的变化；②6h 时患者整体评估结果的变化；③6h 时呼吸困难患者比例的变化；④随机化后 14 天内的存活天数和院外天数；⑤31 天内死亡或心衰加重时间；⑥5 天时 NYHA 心功能分级；及⑦90 天内全因死亡。研究中试验药物左西孟旦或安慰剂的治疗方案为：起始剂量为 12mg/kg，静脉快速推注 10min（对于合并使用静脉血管舒张药或正性肌力药物患者，起始剂量为 6mg/kg）；之后以 0.1mg/(kg・min) 速率连续静脉输注。如患者对治疗耐受，则在 50min 后将输注速率加大至 0.2mg/(kg・min)，并再维持输注 23h。如患者对治疗不耐受，可将输注速率降至 0.05～0.1mg/(kg・min) 或中断试验药物治疗。REVIVE Ⅱ研究 600 例患者的结果显示：左西孟旦组所有 3 个预定时点（用药 6h、24h 和 5 天）时临床状态均有所改善的患者数量多于安慰剂组（58 例 *vs.* 44 例），而出现临床恶化的患者数量则少于安慰剂组（58 例 *vs.* 82 例）（组间差异，$P=0.015$）。尽管安慰剂组的强化辅助治疗率较高（79 例 *vs.* 45 例患者），这些差异仍很明显。左西孟旦组患者的自我评价改善及 BNP 水平降低效应可持续 5 天，进而有助于缩短住院时间（$P=0.009$）。REVIVE Ⅰ期研究 100 例患者预试验的结果与此相似。左西孟旦输注期间的低血压和心律失常发生率较高，两部分试验中均可见左西孟旦组的死亡危险在数字上高于安慰剂组（90 天时 49/350 例左西孟旦组患者 *vs.* 40/350 例安慰剂组患者，$P=0.29$）。

从上述试验中不难看出，左西孟旦对改善急性心衰患者血流动力学状况，缓解临床症状有一定的作用，但很可能由于入选人群的问题、用药剂量的差异以及严重不良事件的影响，并未证明该药对改善急性心衰患者预后有确切作用。

（五）血管收缩药物

急性心衰合并显著低血压的患者中，血管加压药治疗可暂时作为维持体循环血压和终末器官灌注的措施，不过要以增加后负荷和降低心排血量为代价[28]。对外周动脉有显著缩血管作用的药物，如去甲肾上腺素、肾上腺素、大剂量多巴胺[>5μg/(kg・min)] 和加压素等，多用于充盈压已最优化但是应用了正性肌力药物仍出现心源性休克，或合并显著低血压状态时。在这种情况下，有创监测有助于评估充盈压和全身血管阻力，根据监测结果仔细调整血管收缩药物剂量以使重要器官得到充分灌注。血管收缩药物可以使血液重新分配至重要脏器，收缩外周血管并提高血压，但以增加左心室后负荷为代价。这些药物具有正性肌力活性，也有类似于正性肌力药的不良反应。多巴胺和去甲肾上腺素有 β 正性肌力活性以及血管加压活性。

（六）抗凝治疗

急性心衰的患者，由于活动受限、卧床，以

及体循环淤血等原因，是静脉血栓栓塞症的高危人群。因此，因急性心衰入院但没有进行抗凝治疗且无抗凝禁忌证的患者，需用低剂量普通肝素或低分子肝素或磺达肝癸钠来预防静脉血栓栓塞症，包括深静脉血栓形成和肺栓塞。因急性心衰入院的患者如有抗凝禁忌证，则建议使用机械装置，例如：间歇性充气加压装置行静脉血栓栓塞症预防。

（七）探索中的急性心力衰竭的治疗措施

1. 松弛素

松弛素是 1926 年由 Frederick Hisaw 在研究妊娠期间骨盆带变化时首次发现的肽类激素之一。他发现将妊娠豚鼠或兔子的血清注入从未受孕过的豚鼠体内可引起耻骨韧带明显松弛，因此将这种激素命名为松弛素[56]。直到 20 世纪 70—80 年代，才最终认定松弛素是一种双链蛋白质，其结构特征与胰岛素相似。目前已明确，松弛素不仅在妊娠过程中具有重要作用，而且对非妊娠动物的血管结构和功能等也可产生影响[56-57]。更为重要的是，松弛素可由心脏产生并通过局部受体发挥心脏保护和细胞外基质调节作用[56]。松弛素已成功地改善了多种动物模型的心脏纤维化。因而，松弛素有望被用于人类心脏纤维化性疾病的治疗。现已证实松弛素是肽类激素家族的成员之一。

在许多动物体内，循环中的松弛素在妊娠后期有所增加[56]。一般认为在此期间，松弛素通过其对肾、脉管系统和中枢神经系统的作用，代偿性地对循环系统和血容量进行调节。体外研究显示松弛素可以扩张生殖系统以及非生殖系统如肾、心脏、肝和消化道等器官的大、小动脉[56-57]。长期给予啮齿类动物松弛素可以引起肾小动脉的扩张，从而明显降低肾血管阻力同时显著增加肾小球滤过率和肾血浆流量[57]。松弛素也可减轻血管对内皮素-1（endothelin-1，ET-1）、血管紧张素Ⅱ（angiotensin Ⅱ，AngⅡ）和儿茶酚胺的收缩反应[56-57]。在健康男性体内，容量超负荷或倾斜试验引起的血流动力学稳态失衡可显著增加肾松弛素的分泌，提示松弛素参与维持循环稳态。松弛素可以通过激活 NOS 诱导血管扩张[57-58]。在培养的血管平滑肌细胞，松弛素浓度依赖性地增加 NOSⅡ的表达和活性，从而升高环磷酸鸟苷（cyclic guanosine monophosphate，cGMP）并松弛血管平滑肌细胞。松弛素可以扩张灌注大鼠或豚鼠的冠状动脉[59]。也有证据显示长时间应用松弛素可以改变动脉的机械特性，包括动脉顺应性的增加、心排血量的增加以及外周血管阻力的降低[60]。在大鼠高血压性疾病模型中，如缺氧诱导的肺动脉高压[61]，松弛素治疗可以明显降低肺血管阻抗，同时右心室压力降低；较高剂量时还可减少肺动脉壁内的胶原含量[61]。在 SHR 可以观察到松弛素的扩血管作用和降血压作用[62]。应用松弛素对自发性高血压大鼠（SHR）的肠系膜动脉进行预处理，可明显减轻其对精氨酸加压素或去甲肾上腺素的缩血管反应[63]。除了直接的扩血管和血管重塑作用外，松弛素也可通过中枢机制调节水的摄入以及通过对肾功能的影响而调节血容量。这些作用对妊娠后期内环境稳态的维持尤其重要[56-57]。给大鼠脑室内注射松弛素可以促进大鼠水的摄入量。此作用可被 AngⅡ 1 型受体（AT1）拮抗剂氯沙坦阻断，进而提示松弛素可以激活中枢 AngⅡ/AT1 系统。综上，松弛素主要通过以下机制调节循环稳态：首先，通过加强 NO 依赖的舒张效应降低血管张力从而拮抗几种缩血管物质的作用；其次，通过其中枢效应影响机体的摄水以及其对肾功能的调节作用维持血容量平衡；第三，参与脉管系统的重塑，后一作用在高血压等疾病中尤其重要。

RELAX-AHF 试验[64]是一项 serelaxin（一种重组人松弛素-2）用于急性心衰患者的临床研究，共纳入了 1160 例收缩压＞125mmHg 的急性心衰患者，其中 26％患者的 LVEF≥50％。在出现症状的 16h 内随机静脉输注松弛素 48h 或输注安慰剂。松弛素的剂量为 30μg/(kg·d)。研究结果显示：就主要终点而言，松弛素组从基线到第 5 天呼吸困难视觉模拟评分（VAS）曲线下面积（AUC）改善了 19％，并减少了初次住院平均时长。使用 Likert 量表进行评估，松弛素组呼吸困难有中度改善，但不具有统计学意义。次要终点包括 60 天时出院后存活天数、60 天内心血管死亡或心衰/肾功能衰竭住院，松弛素与安慰剂组相比无显著改善。松弛素治疗者心衰症状和体征有显著改善，心衰恶化的患者比例显著减少，住院时间显著缩短。一些生物标志物包括 NT-proBNP、肌酐和肌钙蛋白 T 水平也有改善。总体而言，松弛素组 6 个月全因死亡风险显著降低 17%（HR 0.83，95%CI 0.43～0.93），心血管死亡风险也显著降低 37%（HR 0.63，95%CI 0.41～0.96）。9.5%的安慰剂治疗患者 6 个月时死于心血管病因，松弛素组的这一比例为 6.0%（P=0.028）。这意味着预防 1 例心血管死亡所需治疗的患者例数为 29 例。LVEF≥50%患者的治疗结果与 LVEF<50%患者的结果相似[65]。但是，因为 RELAX-AHF 试验中入选的心衰患者收缩压比较高，另外，作为以临床事件评价疗效的试验，该研究入选患者数相对较少，所以 serelaxin 用于急性心衰治疗的有效性和安全性还需更多研究来证实。

2. 高渗盐水联合呋塞米治疗

有几项研究提示对急性失代偿性心衰患者，与单纯静脉注射呋塞米相比，联合静脉注射高渗盐水溶液与静脉注射呋塞米治疗效果更明显。然而，这种方法的安全性和有效性并不确定。

使用高渗盐水的理由包括渗透作用，通过这一作用可以使利尿治疗过程中，血管腔内的血容量恢复到最优状态，并可以增加肾的血流量，改善利尿效果[66-67]。

一项 meta 分析纳入 9 项随机对照试验，与单纯静脉注射呋塞米相比，联合静脉注射高渗盐水溶液与静脉注射呋塞米治疗带来下述临床获益：

（1）涉及全因死亡率的五个试验 meta 分析后发现，与单纯静脉注射呋塞米相比，联合静脉注射高渗盐水溶液与静脉注射呋塞米治疗能够带来生存获益，全因死亡率下降 43%［风险比（risk ratio RR）=0.57，95%可信区间（confidence interval CI）0.44～0.74］。然而，这些试验存在非常明显的异质性（I^2=66%），并且如果下述两个试验[68-69]中的任意一个被排除在外，则 meta 分析结果没有显著获益。

SMAC-HF 研究[68]共入选 1771 名慢性缺血性或非缺血性心脏病心功能失代偿的患者，心功能 NYHA 分级Ⅲ级，射血分数<40%，血清肌酐<2.5mg/dl，血尿素氮<60mg/dl。采用单盲的方法，随机分为 2 组：联合用药组 30min 静脉输注 150ml 高渗盐水+250mg 呋塞米每天两次，同时中度限 Na^+ 120mmol/d，共有 881 名患者；单纯利尿剂治疗组，30min 静脉输注 250mg 呋塞米每天两次，同时给予低 Na^+ 饮食，Na^+ 限制在 80mmol/d，共有 890 名患者。两组液体摄入量均为 1000ml/d。出院后联合用药组 Na^+ 的摄入量仍然控制在 120mmol/d，而单纯利尿剂治疗组 Na^+ 限制在 80mmol/d。研究结果显示：与单纯利尿剂相比，联合利尿剂与高渗盐水组利尿效果增强，血清 Na^+ 水平较高，而住院时间缩短［(3.5±1) d *vs.* (5.5±1) d，P<0.0001］。在平均（57±15）个月的随访期间，联合用药组再入院率较低（18.5% *vs.* 34.2%，P<0.0001），死亡率也较低（12.9% *vs.* 23.8%，P<0.0001）。此外，单纯利尿剂治疗组血尿素氮和血清肌酐水平显著升高。

另一项随机、单盲试验[69]入选了 107 名 NYHA Ⅳ级的各种不同病因的心功能不全患者，射血分数（EF）<35%，血清肌酐水平<2mg/dl，血尿素氮水平≤60mg/dl，经大剂量的口服呋塞米、血管紧张素转化酶抑制剂、洋地黄、硝酸盐治疗效果不佳，尿量减少，尿钠低。患者被随机分配为两组：联合用药组在 30min 静脉输注 150ml 高渗盐水（1.4%～4.6%氯化钠）+500～1000mg 呋塞米每天两次，共入选 53 例患者；单纯利尿剂治疗组，30min 静脉输注 500～1000mg 呋塞米每天两次，共入选 54 例患者。用药持续 6～12 天，期间为防止低血钾，两组均静脉注射氯化钾 20～40mmol。在治疗期间和出院后，两组液体摄入量均为 1000ml/d；联合用药组 Na^+ 的摄入量仍然控制在 120mmol/d，而单纯利尿剂治疗组 Na^+ 限制在 80mmol/d。每日评估体重和 24h 尿量、血清、尿实验室参数，直到患者恢复到代偿状态，呋塞米由静脉注射替换为口服，剂量在 250～500mg/d。从医院出院后前 3 个月，每周门诊随访患者一次，随后每月一次。两组患者在年龄、性别、EF 值、风险因素、基线治疗和心衰病因方

面是相似的。经过治疗所有患者临床症状明显改善。两组患者每日尿量和尿钠排泄显著增加，但是联合呋塞米与高渗盐水治疗组增加更明显（$P<0.05$）。联合治疗组血清钠水平增加，而单用利尿剂治疗组血清钠水平降低（$P<0.05$）。在两组血清钾水平、体重均下降。两组血清尿酸水平均增加。单用利尿剂治疗组血清肌酐水平增加。两组血压均下降，心率恢复到正常水平。在平均（31±14）个月的随访期间，联合治疗组 25 例因心衰再入院，单用利尿剂治疗组有 43 例；联合治疗组 24 人在随访中死亡，而单用利尿剂治疗组多达 47 人（$P<0.01$）。

（2）根据四项试验的 meta 分析显示：与单纯静脉注射呋塞米相比，联合静脉注射高渗盐水溶液与静脉注射呋塞米治疗能减少心衰再次入院 49%（RR=0.51；95% CI 0.35～0.75）。然而，研究间也存在一定的异质性（$I^2=58\%$），并且如果上述两个试验[68-69]中的任意一个被排除在外，则 meta 分析结果没有显著获益。

（3）通过七个试验 meta 分析得出的对住院时间的影响，通过八个试验 meta 分析得出的对体重减轻的影响，以及通过血肌酐水平评价对肾功能的保护作用，都一致倾向高渗盐水加呋塞米联合治疗优于单药治疗。然而，得出每项结果所涉及到的那些研究都有明显的异质性。

3. 持续性主动脉血流增强（continuous aortic flow augmentation，CAFA）

持续主动脉血流增加显示能改善心脏功能，但是由于该设备有可能引发大出血的风险，所以其临床获益情况尚不明确。CAFA 不直接增加心排血量，而是从外周动脉抽取血液，经过体外循环泵，通过另外一个动脉通路，将血液再循环至主动脉。该装置能提供连续的血流，并主要通过减低心脏负荷和扩张外周血管作用增加心排血量，以达到改善血流动力学变化的效果。

在 MOMENTUM 试验[70]中，入选了 168 例心衰住院治疗的患者，这些患者左心室射血分数降低，心脏指数降低，PCWP 升高，肾功能受损或在应用正性肌力药物/血管扩张药的基础上仍需大量利尿剂。随机分为单纯药物治疗组，共 59 例患者；药物治疗＋CAFA 组，共 109 例患者。CAFA 的血流量为 1.5L/min，使用时间 96h。主要的复合疗效终点包括：治疗 72～96h 时的 PCWP，撤除 CAFA 35 天以上出院存活的天数。因为无法证明 CAFA 带来主要复合终点获益（CAFA 组，17.4%；对照组，13.6%；$P=0.45$），入选提前结束。结果显示：治疗 72～96h，CAFA 组 PCWP 由（28.8±6.3）mmHg 下降至（24.9±7.2）mmHg；对照组从（28.9±7.1）mmHg 下降至（26.5±6.2）mmHg，组间比较 $P=0.074$。心脏指数 CAFA 组从（2.05±0.53）L/(m^2·min）增加到（2.44±0.52）L/(m^2·min），对照组没有增加，组间比较 $P<0.0001$。至 65 天时，与对照组相比 CAFA 组的 HR（hazard ratios）全因死亡率 1.05（95% CI，0.60～1.82）；死亡或心衰住院治疗 0.87（95% CI，0.57～1.33）；心衰再住院治疗 0.66（95% CI，0.38～1.13）。大出血 CAFA 组 16.5%（其中治疗相关的 7.3%），对照 5.1%（$P=0.05$）。如果以每搏作功和 PCWP 做一相关曲线，CAFA 组较对照组使曲线向左上方移位，说明 CAFA 可以改善心脏功能[71]。

（八）持续或启动长期治疗

有循证医学证据的，能降低慢性射血分数减低心衰患者死亡率和事件发生率的药物包括：ACEI、ARB 单药或血管紧张素受体拮抗剂-脑啡肽酶抑制剂（angiotensin receptor-neprilysin inhibitor ARNI）、β受体阻滞剂、盐皮质激素拮抗剂。在急性心衰发作时，是否能够应用上述药物，取决于患者是否已在接受这样的治疗，以及患者是否存在应用这些药物的禁忌证，如：血流动力学不稳定和急性肾损伤。一旦患者病情稳定，这些有循证医学证据，能够改善预后的药物，应该小心地开始使用或重新开始使用，并在门诊密切随访，滴定剂量。对于稳定的患者，ACEI（或 ARB）、β受体阻滞剂应该在出院前加用；盐皮质激素拮抗剂应该在出院前或出院后尽快加用。对于有些患者，应该注意监测血钾。

1. ACEI、ARB 或 ARNI

对于大多数已经长期使用 ACEI、ARB 单药或ARNI治疗的慢性心衰急性发作患者，建议谨慎地继续维持口服药物治疗。然而，当患者出现低血压、肾功能恶化或高钾血症时这些药物需要减量或停用。关于低血压，另有两点需要考虑：①一些患有慢性心衰和严重左心室收缩功能障碍的患者，可以耐受相对较低的血压，例如：收缩压在90～100mmHg之间。这些患者慢性发病情况下，通常可耐受长期使用ACEI、ARB或ARNI，在急性情况下或许也能耐受这些药物。②急性肺水肿患者，因为应激早期儿茶酚胺的水平较高，开始时可能表现为高血压。但是随着初始治疗的进行，血压可能会迅速下降，并演变成相对低血压，尤其是在积极采用利尿治疗的时候。因此，在患者住院治疗的最初几个小时里，ACEI、ARB和ARNI这样的长效药物应该小心使用。

对于那些没有服用ACEI、ARB或ARNI的患者，不推荐在急性心衰发作时开始使用这些药物。口服ACEI或ARB通常在患者血流动力学稳定24～48h后可以开始使用。已有的证据表明：出院前开始这些治疗，可以改善预后。对于能够至少耐受四周高剂量（至少相当于依那普利10mg每天两次）ACEI（或ARB）治疗的射血分数降低的心衰患者，推荐使用ARNI。然而，也有一些专家建议：一旦患者血流动力学稳定，即可开始口服ARNI替代ACEI或ARB单药。

尽管有人主张应尽早对急性心衰患者静脉使用ACEI，但是本书中不推荐这种做法。因为有关在急性心衰早期最初的12～24h中启用新的ACEI或ARB治疗安全性及有效性的数据有限[72]。早期治疗的主要问题包括：①在初始治疗中，急性心衰患者可能出现低血压和（或）肾功能恶化。假如已给予ACEI或ARB治疗，那么明确这些并发症的发病机制将会更加困难。鉴于上述药物的有效半衰期较长，因此给药后低血压的持续时间也可能延长。②静脉用ACEI依那普利拉可能对急性心肌梗死患者有害，在合并心衰或积极利尿时尤其如此[73-74]。因此，虽然静脉依那普利拉在某些情况下可能有用，但在急性心肌梗死时禁用，且通常不推荐用于其他急性心衰患者[72,74]。如有必要，也有其他药物可用于治疗难治性高血压。

除急性心肌梗死早期可以口服ACEI外，不推荐急性心衰早期开始口服ACEI（或ARB单药与ARNI），如用药宜从小剂量开始，在急性心衰病情稳定48h后逐渐加量，不能耐受ACEI者可应用ARB。基线血压偏低或存在低钠血症，标志着肾素-血管紧张素系统活性升高，从而使血压的维持更加依赖于血管紧张素Ⅱ，如果应用该类药物，低血压风险高，用药尤需谨慎。此外，通常用于急性肺水肿的强化利尿治疗，可能会增加患者对ACEI或ARB的敏感性，引起低血压和肾功能障碍的风险。

2. β受体阻滞剂

射血分数减低的心衰患者长期治疗中使用β受体阻滞剂可降低死亡率，但因为β受体阻滞剂有使急性心衰恶化的作用，所以在失代偿性收缩功能障碍的心衰患者中使用必须谨慎。因此，对于收缩功能障碍合并急性心衰的患者，可参照下述方法使用β受体阻滞剂：

（1）对已经接受β受体阻滞剂治疗的患者，可以根据心衰失代偿的严重程度和血流动力学稳定情况，决定是否继续使用β受体阻滞剂。

1）对已经接受β受体阻滞剂治疗的患者，如果失代偿程度轻微，且没有低血压和灌注不足的证据，那么推荐根据耐受情况继续使用β受体阻滞剂。支持在该情况下继续β受体阻滞剂治疗的证据，来自一些对随机试验[75-76]的回顾性分析和OPTIMIZE-HF项目以及意大利急性心衰调查的报告[77-78]。与继续β受体阻滞剂治疗相比，停用β受体阻滞剂与死亡率增加相关。然而，这些回顾分析不能最终确定结局恶化的原因是否为停用该药。停用β受体阻滞剂治疗的患者确实存在更严重的临床危险因素，但这只能在一定程度上解释死亡率上升的原因，此类分析未能解释所有因素。所以，对于大多数病情严重的患者，可能需要将β受体阻滞剂的剂量减半或停用。

2）对于长期使用β受体阻滞剂治疗的心功能中至重度失代偿或伴有低血压的患者，建议在治疗的早期阶段减少或停止β受体阻滞剂治疗。

3）对于需要正性肌力药物支持，或有严重容量超负荷的心功能重度失代偿的患者，建议不予β受体阻滞剂治疗。

（2）对于未接受β受体阻滞剂治疗的患者，不建议在急性心衰的早期治疗阶段加用β受体阻滞剂。在心衰患者的症状逐渐改善，液体潴留基本控制，通常已经开始使用ACEI或ARB治疗的情况下，可以考虑在临近出院时开始β受体阻滞剂治疗，用药应该从低剂量开始。对于在住院期间需要正性肌力药物治疗的心衰患者，加用β受体阻滞剂治疗时应特别谨慎。

3. 盐皮质激素受体拮抗剂

随机试验已证实，对于可密切监测血清钾和肾功能的特定收缩性心衰患者，长期治疗中采用盐皮质激素受体拮抗剂治疗如螺内酯或依普利酮可降低死亡率。这些患者包括纽约NYHA心功能分级Ⅱ级且LVEF≤30%的心衰患者；NYHA心功能分级Ⅲ～Ⅳ级且LVEF≤35%的心衰患者；以及已经在接受治疗剂量的ACEI，但是LVEF≤40%，且存在心衰症状或糖尿病的ST段抬高型心肌梗死后患者。血清钾应小于5.0mmol/L，eGFR≥30ml/(min·1.73m^2)。在已经使用盐皮质激素受体拮抗剂治疗的患者中，治疗通常可以在急性失代偿性心衰发病期间继续沿用，前提是要恰当地监测血压、肾功能和电解质。对于未使用盐皮质激素受体拮抗剂，而有应用指征的患者，建议于出院前或出院后近期内开始这种治疗，但是一定要密切监测血钾水平。对于临近出院时刚刚加用ACEI或ARB，或者是刚刚上调用药剂量的患者，建议等到出院后第一次随访检测了血钾之后，再加用盐皮质激素受体拮抗剂治疗。

4. 伊伐布雷定

伊伐布雷定可以降低射血分数减低的慢性心衰患者住院风险，但是在急性心衰患者中的作用尚不明确。

（1）对于已经服用伊伐布雷定的急性心衰患者，能否继续用药取决于患者心衰失代偿的严重程度、心率和血流动力学是否稳定。如果心衰失代偿十分严重，需要靠增加心率来维持心排血量，则不建议使用伊伐布雷定。

（2）对于没有服用伊伐布雷定的心衰患者，不建议在急性心衰发作时启动这一治疗；也不建议一开始就给予伊伐布雷定和血管紧张素抑制剂，随后再用β受体阻滞剂。建议伊伐布雷定用于窦性心律，静息心率≥70次/分，已经应用最大耐受剂量的β受体阻滞剂或有β受体阻滞剂使用禁忌证，射血分数减低（LVEF≤35%）的慢性心衰患者。同时的治疗应包括ACEI（或ARB），如果能密切监测血钾还应该包括盐皮质激素受体阻滞剂。

四、急性心力衰竭的非药物治疗

（一）主动脉内球囊反搏（intra-aortic balloon pump，IABP）

可有效改善心肌灌注，又降低心肌耗氧量和增加心排血量，理论上讲对急性心衰患者，特别是心肌缺血诱发的急性心衰应该是有益的。在急性心肌梗死药物溶栓时代，SHOCK注册研究[79]、NRMI注册研究[80]、TACTICS[81]等研究证实，IABP的应用使患者明显获益。SHOCK注册研究回顾性分析了来自36个医疗中心，856名急性心肌梗死合并心源性休克的患者，院内死亡率比较：药物溶栓组优于未药物溶栓组（54% *vs.* 64%，$P=0.005$），应用IABP组优于未应用IABP组（50% *vs.* 72%，$P<0.0001$）；药物溶栓＋IABP组院内死亡率为47%，仅IABP应用组院内死亡率为52%，仅药物溶栓组院内死亡率为63%，既无溶栓也无IABP应用组院内死亡率为77%（$P<0.0001$），以上各组院内死亡率差别明显，有统计学意义；此外，院内死亡率在再血管化治疗组明显优于无再血管化治疗组（39% *vs.* 78%，$P<0.0001$）。NRMI注册研究评估了美国国家心肌梗死注册登记的23 180名急性心肌梗死合并心源性休克的患者，平均年龄72岁，男性占54%，绝大多数为白人，总体死亡率为70%，31%的患者应用了IABP，在静脉溶栓的患者中，IABP应用与死亡率的下降明显相关（67% *vs.* 49%，$P<0.05$），溶栓结合IABP治疗减少死亡风险达18%

(OR, 0.82; 95% CI, 0.72～0.93), 但也提出了在急诊血管成形术中IABP应用未见明显益处(45% *vs.* 47%)。

进入急性心肌梗死介入治疗时代，IABP在急性心肌梗死合并心源性休克中的作用发生了变化，研究的结果并不一致。IABP-SHOCK Ⅱ试验[82]是目前在心源性休克患者中开展的最大的前瞻性、随机、开放、多中心研究，进行血管再通［经皮冠状动脉介入治疗(PCI)或冠状动脉旁路移植术(CABG)］并接受最佳药物治疗的急性心肌梗死合并心源性休克的患者被随机分为接受IABP植入组(n=301)和对照组(n=299)，主要终点是30天全因死亡率，安全性评价包括：大出血、外周缺血并发症、脓毒血症、卒中。30天时主要终点无明显差别，植入组119例死亡，对照组123例死亡(39.7% *vs.* 41.3%，RR 0.96，95% CI 0.79～1.17，P=0.69)；两组大出血(3.3% *vs.* 4.4%，P=0.51)，外周缺血并发症(4.3% *vs.* 3.4%，P=0.53)，脓毒血症(15.7% *vs.* 20.5%，P=0.15)，卒中(0.7% *vs.* 1.7%，P=0.28)均无明显差别；甚至两组间血流动力学指标稳定时间、ICU治疗时间、血清乳酸水平、儿茶酚胺使用的剂量和时间、肾功能均无明显差别。2012版欧洲心脏学会《ST段抬高的急性心肌梗死管理指南》将IABP对心源性休克治疗推荐为Ⅱb类，B级[83]，之前2008年版为Ⅰ类，C级[84]，2013年美国心脏病学会基金会(ACCF)/美国心脏学会(AHA)《ST段抬高心肌梗死(STEMI)管理指南》将IABP对心源性休克治疗推荐为Ⅱa类，B级[85]，之前2007年版为Ⅰ类，B级[86]。

2014年《中国心力衰竭诊断和治疗指南》对IABP应用于急性心衰治疗的推荐级别为Ⅰ类，B级[1]，适应证包括：①AMI或严重心肌缺血并发心源性休克，且不能由药物纠正；②伴血流动力学障碍的严重冠心病(如AMI伴机械并发症)；③心肌缺血或急性重症心肌炎伴顽固性肺水肿；④作为左心室辅助装置(LVAD)或心脏移植前的过渡治疗。对其他原因的心源性休克是否有益尚无证据。

(二) 心室机械辅助装置(Ⅱa类，B级)

急性心衰经常规药物治疗无明显改善时，有条件的可应用该技术。此类装置有体外模式人工肺氧合器(extracorporeal membrane oxygenation，ECMO)、心室辅助泵(如可植入式电动左心辅助泵、全人工心脏)。根据急性心衰的不同类型，可选择应用心室辅助装置，在积极纠治基础心脏疾病的前提下，短期辅助心脏功能，也可作为心脏移植或心肺移植的过渡。ECMO可以部分或全部代替心肺功能。临床研究表明，短期循环呼吸支持(如应用ECMO)可明显改善预后。

五、急性心力衰竭稳定后的后续处理

(一) 病情稳定后监测

入院后至少第1个24h要连续监测心率、心律、血压和SaO_2，之后也要经常监测。至少每天评估心衰相关症状(如呼吸困难)，治疗的不良反应，以及评估容量超负荷相关症状。

(二) 病情稳定后治疗

1. 无基础疾病的急性心衰

在消除诱因后，并不需要继续心衰的相关治疗，应避免诱发急性心衰，如出现各种诱因要及早、积极控制。

2. 伴基础疾病的急性心衰

应针对原发疾病进行积极有效的治疗、康复和预防。

3. 原有慢性心衰类型

处理方案与慢性心衰相同。

第四节 急性心力衰竭诊治病例分享

一、托伐普坦在急性心力衰竭患者中应用实例

患者为老年，女性，76 岁，主因“间断胸痛 16 年，再发伴晕厥 11h”，于 2016 年 3 月 10 日入院。患者 16 年前因胸痛就诊于我院急诊，诊断急性心肌梗死，具体部位不详，行急诊冠状动脉造影，提示三支病变，予 PCI，置入一枚支架。心肌梗死半年后行 CABG。术后规律冠心病二级预防，症状控制满意。5 年前患者再次出现劳力性胸痛，就诊于我院，复查冠状动脉造影，行 PCI，再次置入支架一枚。几次血运重建的具体冠状动脉血管位置不详。此次入院前 11h，患者于安静状态下再发心前区疼痛，为闷痛，程度较剧烈，无放射痛，含服“速效救心丸”10 粒后持续不缓解，伴头晕，后出现晕厥及一过性意识丧失，持续约 3min 好转，遂就诊于我院急诊。

既往史：类风湿关节炎 30 余年，发作时服用药物治疗。干燥综合征 10 余年，目前未服用药物治疗。高血压病 7 年，最高达 190/100mmHg，曾服用降压药富马酸比索洛尔（博苏）、培哚普利（雅施达），2 年前停用降压药，血压在 120/70mmHg 水平；1 年前因“脾大、脾功能亢进、门脉高压症、食管静脉曲张破裂伴出血”疑诊自身免疫性肝病，4 月前发现左侧额叶、顶叶脑梗死及左锁骨下动脉重度狭窄。

个人史：无烟酒嗜好，否认药物及食物过敏史。

家族史：否认家族性遗传病史。

入院查体：体温 36.5℃，脉搏 88 次/分，呼吸 20 次/分，血压 94/65mmHg。神志清，平卧位，双肺呼吸音粗，双侧腋中线以上可闻及大量细湿啰音。心前区无异常隆起，心尖搏动位于左锁骨中线内，搏动范围 2cm，心尖搏动正常，未触及抬举样心尖搏动，各瓣膜区未触及震颤，心浊音界正常，心率 88 次/分，节律规整，心尖部可闻及（2～3)/6 级收缩期杂音，无心包摩擦音。腹平软，无压痛、反跳痛，肝脾肋下未触及。双下肢无水肿。

急诊心电图：第一份：阵发性心房颤动，Ⅱ、Ⅲ、aVF 及 V_2～V_6 导联 ST 段压低 0.05～0.1mV。

第二份：窦性停搏，交界区异搏心律，心室率 30 次/分，Ⅱ、Ⅲ、aVF 及 V_2～V_6 导联 ST 段压低 0.05～0.1mV。

化验检查：CK-MB：80ng/ml（正常值 0～4.3ng/ml）；cTnI：大于 30ng/ml（正常值 0～0.4ng/ml）；BNP：3630pg/ml（正常值 0～100pg/ml）。血常规：WBC：3.79×10^9/L，血红蛋白（HGB）：92g/L，血小板（PLT）：85×10^9/L。

根据患者病史、症状、体征、心电图及反应心肌损伤、坏死的生化指标，“冠状动脉粥样硬化性心脏病，急性非 ST 段抬高型心肌梗死，陈旧性心肌梗死，心律失常，窦性停搏，交界区异搏心律，阵发性心房颤动，心功能 Killip Ⅲ级”诊断明确，因患者入院前曾发生晕厥，急诊心电图有明确的缓慢性心律失常，故及时植入临时起搏器。因为考虑到患者有“脾大、脾功能亢进、门脉高压症、食管静脉曲张破裂伴出血”病史，急诊血常规血色素和血小板均低于正常下限，出血风险极高，如急诊行介入干预，置入支架，后续需双联抗血小板治疗，一旦出血，很难控制，后果不堪设想，所以跟家属充分沟通介入治疗的风险与获益，家属选择药物治疗。若植入 IABP 虽然对改善心脏自身灌注，降低后负荷有利，但是需要抗凝治疗，所以也会增加出血风险，入院时经植入临时起搏器，患者无胸痛症状复发，所以决定暂时不植入 IABP。选择单药氯吡格雷 50mg/d 抗血小板治疗，因为患者血压较低，应用硝酸盐恐会造成血压进一步下降，所以选择尼可地尔 5mg 每日三次抗缺血治疗。同时给予他汀类药物调脂治疗。

心衰治疗方面比较棘手，患者血压低，心功能差，如果强化利尿治疗恐难以维持血压，会造

成重要脏器灌注不足，所以开始选择小剂量呋塞米静脉注射治疗，效果欠佳，不能保证每日出入量为负平衡。经倍增利尿剂剂量及联合小剂量多巴胺治疗效果仍不显著，胸片提示肺水肿加重，且患者血清肌酐水平进行性升高，血钠呈下降趋势，低钠血症越来越明显，给进一步利尿脱水治疗带来困难。

在前文利尿效果不佳的处理措施中提到过，血管加压素 V2 受体拮抗剂——托伐普坦可以利水，而不影响钠、钾代谢。此外，由于该药只影响自由水的重吸收，所以会有力提升血钠，而血钠升高后有利于将组织内水分转移到血管中，因此使用该药对有效循环血量和血压影响较小。同时，血钠升高后，能增强机体对其他利尿剂的敏感性，改善利尿效果。但是仍担心大量水排出后影响血压，所以初始剂量从 7.5mg/d 开始，第二天后上调至 15mg/d。第三天实现了负平衡，血钠逐步升至正常范围，血肌酐也恢复正常，NT-proBNP 水平较峰值下降 50%以上，在没有调整血管活性药剂量的前提下，血压基本稳定，胸片肺水肿情况明显好转。血生化改变见表 19-4，胸片改变见图 19-1 至 19-3。

表 19-4　急性心力衰竭患者应用托伐普坦后的生化改变

日期	3 月 10 日（入院）	3 月 11 日	3 月 12 日	3 月 13 日	3 月 14 日	3 月 15 日	3 月 16 日	3 月 17 日
入量 ml		851	1240	1962	2242	2191	2439	2272
出量 ml		600	1400	1730	1930	2450	2850	2950
血压 mmHg	94/65	90/56	85/57	90/60	94/60	85/56	82/56	93/56
呋塞米（速尿）mg	20	40	80	20	40			
托拉塞米 mg						20	10	10
托代普坦 mg				7.5	15			
肌酐（Cr）μmol/L	56.5	72.2	89	99.4	184.7	133.3	122	109.6
Na^+ mmol/L	131	129.5	128.2	126.3	127.2	127.8	132.9	134.3
K^+ mmol/L	3.7	4.8	5.0	4.7	5.0	4.0	4.2	4.3
NT-proBNP ng/L		5470			7993			3907

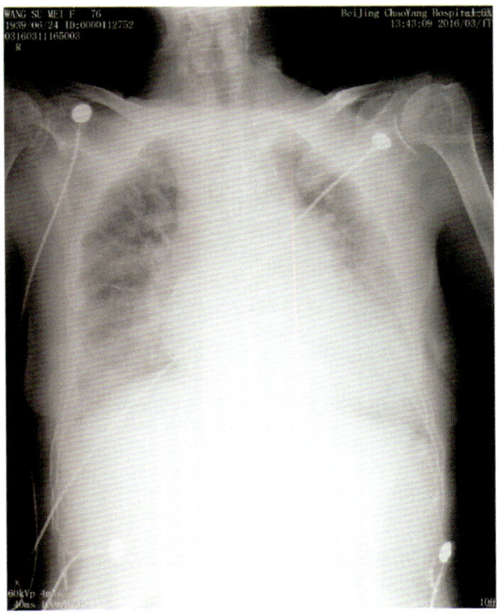

图 19-1　3 月 11 日胸片

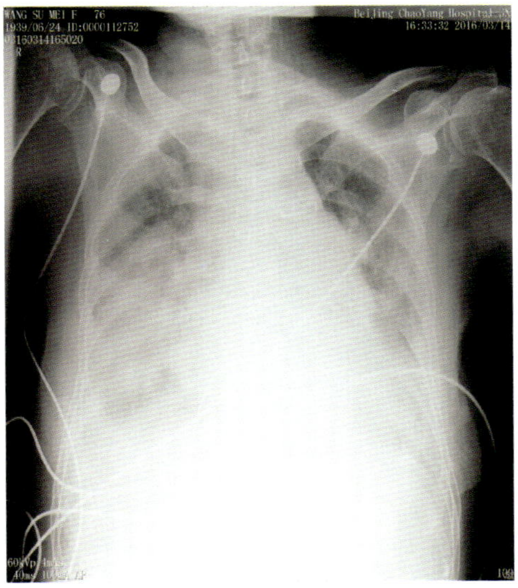

图 19-2　3 月 14 日胸片

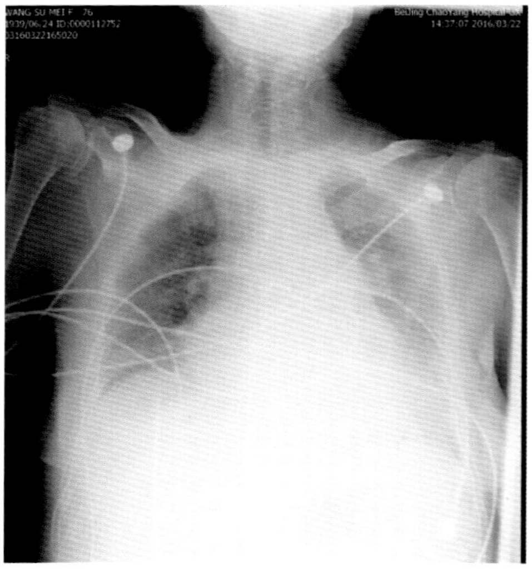

图 19-3 3 月 22 日胸片

二、托伐普坦联合重组人 BNP 治疗急性心力衰竭实例

患者为老年，男性，62 岁，主因“间断胸闷气短 2 年，加重 1 月余”入院。患者 2 年来间断于“感冒、受凉”后出现胸闷、气短。2 个月前于“感冒”后再次出现胸闷、气短发作，伴双下肢水肿，自服利尿药后症状稍缓解；1 个月前，无明显诱因出现右下腹痛，同时胸闷、气短加重，当地医院给予扩冠、利尿、减轻心脏负荷等治疗 2 周，但治疗效果不佳；1 周前出现夜间不能平卧，端坐位时稍减轻，伴少许咳嗽，就诊我院急诊，给予纠正心衰、抗感染等治疗，症状改善不明显，故收入 CCU 病房。

既往史：CABG 后 7 年，规律冠心病二级预防治疗；阵发性心房颤动病史 2 年。发现血糖升高 2 年，空腹血糖在 7mmol/L，未行特殊治疗。

个人史：吸烟史 10 余年，约 20 支/日，已戒烟 7 年；少量饮酒史；否认药物及食物过敏史。

家族史：否认家族性遗传病史。

入院查体：体温 37.5℃，脉搏 71 次/分，呼吸 20 次/分，血压 119/80mmHg。神志清，平卧位，颈静脉轻度怒张。双肺呼吸音粗，双下肺可闻及散在湿啰音。心尖搏动向左下移位，强度正常，心浊音界向左下扩大，心率 71 次/分，节律规整，心音弱，二尖瓣听诊区可闻及 3/6 级收缩期杂音。腹软，肝肋下未及，腹部膨隆，移动性浊音阳性。四肢及阴囊水肿。

入院化验检查：WBC：12.3×10^9/L，中性粒细胞占 85.6%，降钙素原（PCT）：2.57，谷草转氨酶（AST）：122u/L，谷丙转氨酶（ALT）：206u/L，Cr 298.1μmol/L，Na^+：125.1mmol/L，NT-proBNP：＞35000ng/L，CK-MB 及 cTnI 在正常范围。

入院心电图（图 19-4）：窦性心律，一度房室传导阻滞。

入院胸片（图 19-5）（12 月 2 日）：开胸术后改变；双肺渗出性改变；心影增大；双侧胸膜增厚，双侧胸腔积液。

入院超声心动图检查：左心室舒张末内径：66mm，收缩末内径：62mm，射血分数：15%；左心房前后径：53mm，左右径：47mm，上下径：67mm；右心房左右径：44mm，上下径：53mm；前间隔及左心室前壁中间至心尖段室壁变薄，回声增强，室间隔及左心室前壁运动幅度普遍减低；肺动脉压力 76.7mmHg；二尖瓣反流（轻度）；三尖瓣反流（中度）；主动脉瓣反流（轻度）。

根据患者病史、体格检查及辅助检查结果，考虑此次发病主要为“冠状动脉粥样硬化性心脏病”“陈旧心肌梗死”“慢性心功能不全”的基础上，由于感染及出入量不平衡，造成心功能急性失代偿，出现全心功能不全。患者肝肾功能异常，一方面可能存在肝肾的基础疾病，更大可能和患者全心功能不全，造成肝肾灌注不足以及严重淤血有关。患者有肺淤血、水肿等左心功能不全的表现；但是右心功能不全表现更明显——胸腔积液、腹水、周围水肿至阴囊水平。所以，在常规的冠心病二级预防抗栓、调脂及抗感染基础上，给予了持续硝酸酯静脉使用，扩血管减轻心脏前后负荷，特别强化了利尿治疗。在静脉给予袢利尿剂效果欠佳时，及时给予了托伐普坦治疗。文献报道，对于有低钠血症的心衰患者，托伐普坦不仅能发挥利尿缓解症状的作用，更有改善预后的效果。

应用托伐普坦 15mg 每日一次的常规剂量，患者用药次日即实现负平衡近 2400ml，第三天负

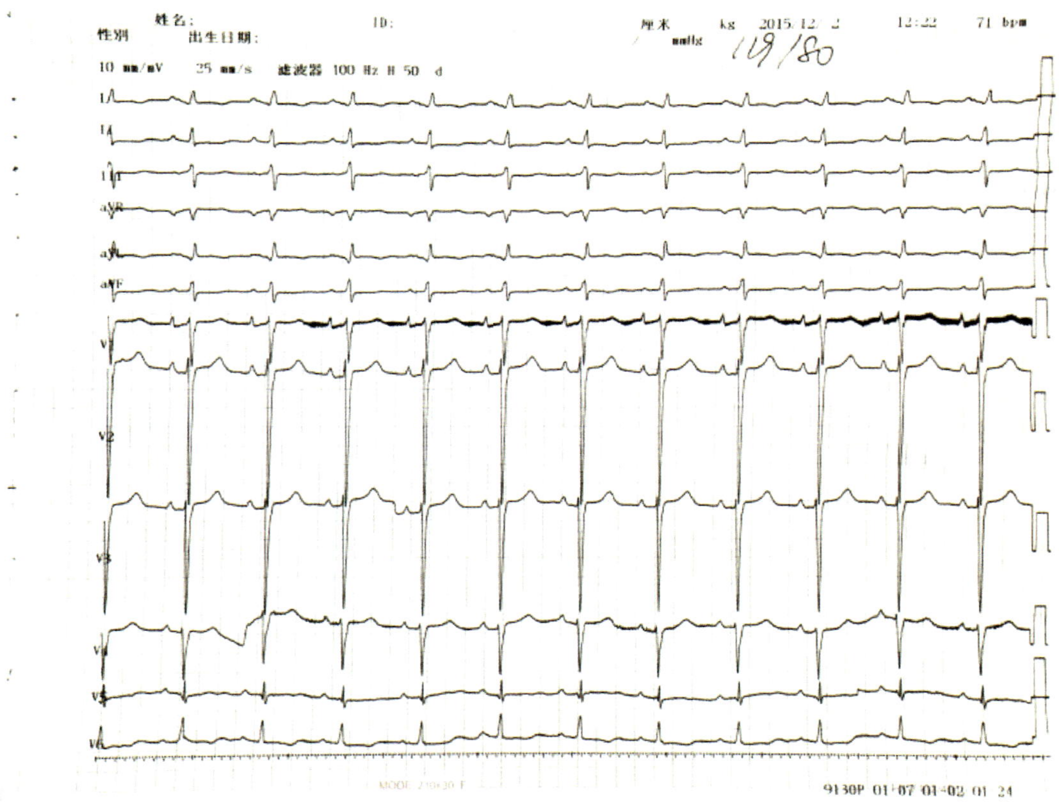

图 19-4　入院心电图

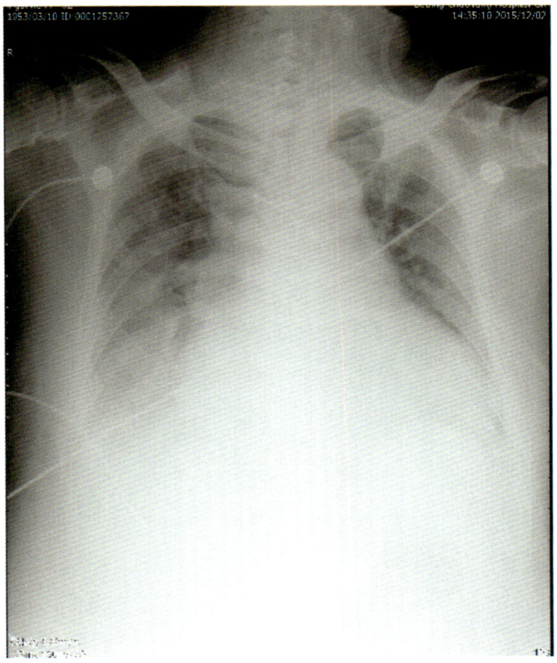

图 19-5　入院胸片

平衡近6000ml，自觉胸闷症状改善，下肢水肿显著减轻。ALT、AST及Cr明显下降，可停用袢利尿剂。但是血钠水平显著升高，被迫停用托伐普坦。停药后尿量明显减少，每日只有500～1250ml，虽加大袢利尿剂用量至呋塞米每日100mg静脉使用，效果依然不佳。患者自觉胸闷加重，下肢水肿也有反复，ALT、AST及Cr水平再次显著升高。但是患者血流动力学相对稳定，血压波动在110～120/70～80mmHg，心率70～80次/分。因为此时患者血钠已经降至137.1mmol/L，所以准备再次给患者使用托伐普坦，但是为了避免血钠快速上升，剂量减至7.5mg/d，同时拟联合应用重组人BNP。该药为血管扩张剂，同时兼有拮抗RAAS的作用，可以在排水的同时排钠，因此理论上可以避免应用托伐普坦引起血钠升高的副作用。鉴于患者血压不高，应用重组人BNP时没有给予负荷量，直接按0.01μg/(kg・min)速度持续静脉滴注。调整治疗方案后，在不需静脉应用袢利尿剂的情况下，患者尿量再次明显增加，ALT、AST及Cr逐渐下降（具体数值变化见表19-5），血钠维持在135.1～143.8mmol/L，并且NT-proBNP水平呈现下降趋势，胸片较前好转（图19-6）。

表 19-5 用药情况及治疗反应

日期	12月2日	12月3日	12月4日	12月5日	12月6日	12月7日	12月8日	12月9日	12月10日	12月11日	12月12日	12月13日	12月14日	12月15日
AST (u/L)	122	96	45	53	110	810	375	269	182	85	59	38	38	37
ALT (u/L)	206	187	130	103	107	319	263	253	218	148	125	84	67	57
Na^+ (mmol/L)	125.1	135.5	152.8	151.5	146.7	137.1	141.0	143.8	140.1	135.1	136.9	140.8	140.1	143.4
Cr (μmol/L)	298.1	274.4	244.6	209.8	264.8	372.1	305.9	282.4	243.6	209.3	217.1	203.9	179.9	183.2
NT-proBNP (ng/L)	>35 000		>35 000			>35 000				29 014			16 584	
24h 入量（ml）		1313	2856	3368	2348	1869	2766	2764	3474	3499	2626	2258	2896	2486
24h 尿量（ml）		3700	8500	3850	1250	500	3850	8150	6500	3120	3950	5350	5000	3700
托伐普坦 (mg)	15	15	15				7.5	7.5	7.5	7.5	7.5	7.5	7.5	7.5
人重组 BNP μg/(kg·min)							0.01	0.01	0.01	0.01				
其他利尿剂	托拉塞米 20mg	托拉塞米 10mg			呋塞米 60mg	呋塞米 100mg								

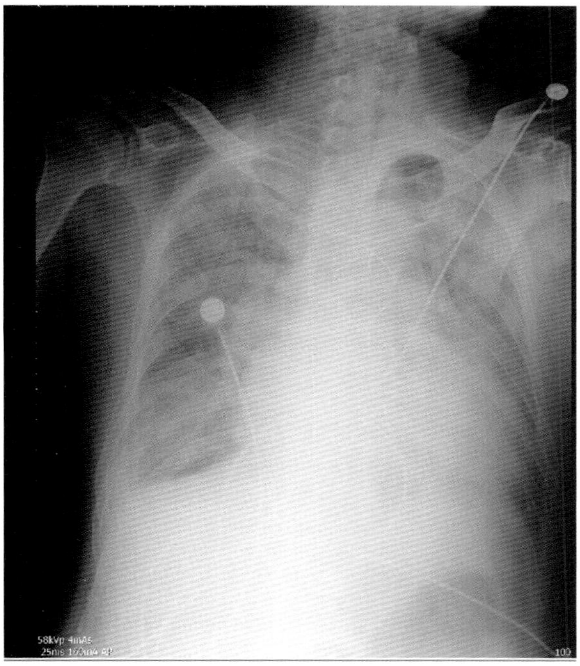

图 19-6　12 月 11 日胸片

三、左西孟旦治疗急性心力衰竭实例

患者老年女性，76 岁。主因“间断胸痛 1 年，加重伴胸闷、憋气 5 天”入院。1 年前患者无明显诱因间断出现前胸及后背压迫性疼痛，约手掌大小，持续约 3～5min 可自行缓解，发作中无心悸、大汗、呼吸困难、咯血。天气变冷时症状有加重，与活动及饮食无明显相关，患者未予重视，后胸痛症状仍有发作，平均每周 1～2 次。5 天前起，患者步行约 20～30m 即可出现上述症状，性质同前，但疼痛程度较前明显加重，疼痛时间延长，持续约 20min，服用硝酸甘油后约十余分钟方可缓解，发作中伴胸闷、憋气，后就诊于当地医院，诊断“急性非 ST 段抬高型心肌梗死，心功能 Killip Ⅱ级”，完善冠状动脉造影检查示：严重多支血管病变。因治疗状态下仍有间断胸闷、憋气发作，故来我院急诊就诊，后为进一步明确诊治收入 CCU。

既往史：高血压病 20 余年，最高血压 190/110mmHg，规律服用药物，具体药物及平时血压不详；2 型糖尿病十余年，未规律服用药物，血糖控制不佳；高脂血症 20 余年，间断服用降脂药，未检测血脂；否认冠心病史、脑血管病史、精神病史、手术史、外伤史、输血史。

个人史：无烟酒嗜好；否认药物及食物过敏史。

家族史：否认家族遗传病史。

入院查体：体温 36.5℃，脉搏 90 次/分，呼吸 20 次/分，血压 60/mmHg。意识模糊，高枕位，颈静脉无怒张。双肺呼吸音粗，可闻及大量湿啰音；心浊音界不大，心率（HR）90 次/分，节律规整，心音弱，各瓣膜区未及杂音；腹软，全腹无压痛及反跳痛，肝肋下未及，腹部膨隆，移动性浊音阴性；无双下肢水肿。

入院化验检查：cTNI：12.6ng/ml；血钾 3.3mmol/L；BNP＞5000pg/ml；血气分析（简易呼吸器辅助状态下）：PH：7.28，PaO_2：67mmHg，$PaCO_2$：57mmHg，实际碳酸氢根 6.8mmol/L，标准碳酸氢根 24.1mmol/L，碱剩余－0.8mmol/L。

急诊（图 19-7）及入院（图 19-8）心电图：

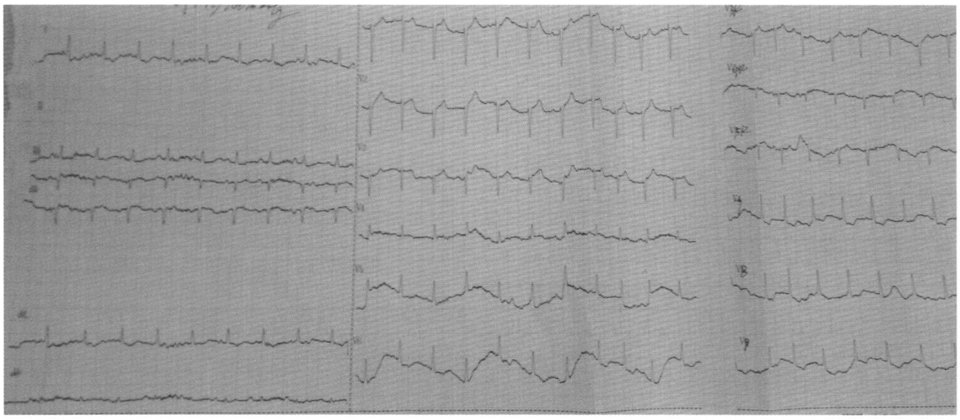

图 19-7　急诊心电图

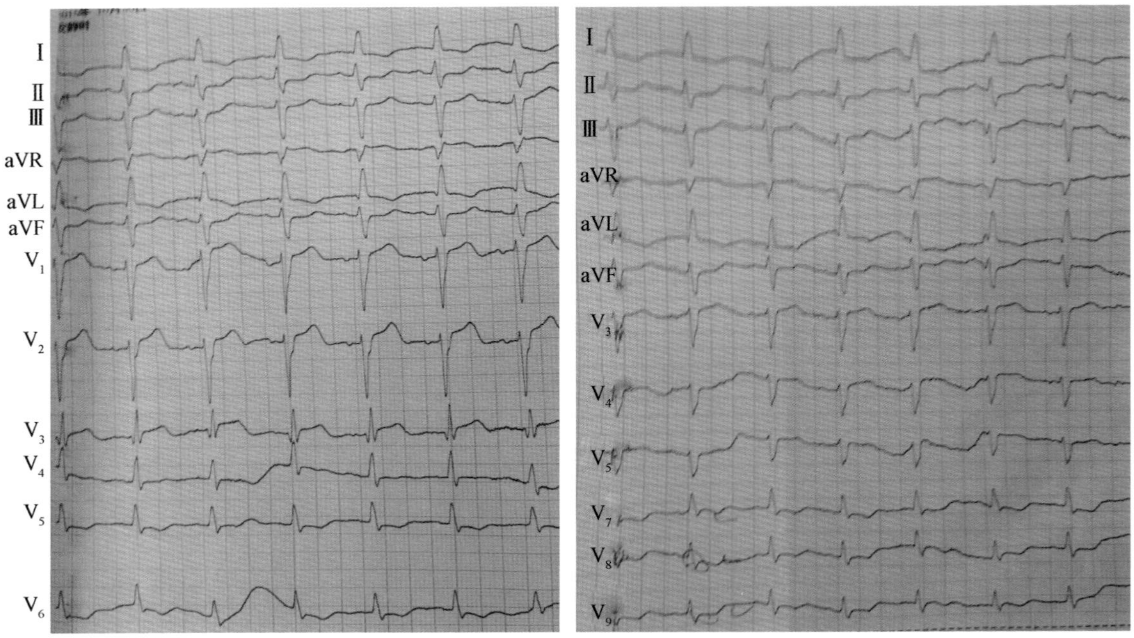

图 19-8 入院心电图

入院心电图表现：窦性心动过缓伴室内阻滞，Ⅲ、aVF、V_1～V_2 导联呈 rS 型，Ⅰ、Ⅱ、V_5～V_9 导联 ST 段压低 0.05～0.15mV，T 波倒置。

入院胸部 X 线片（图 19-9）：

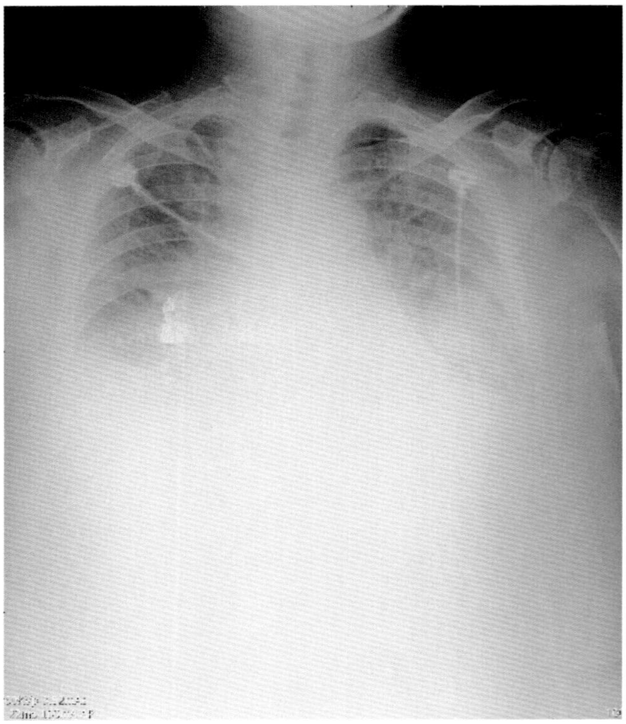

图 19-9 入院胸部 X 线片

根据患者病史、症状、急诊与入院辅助检查表现，考虑“冠状动脉粥样硬化性心脏病，急性非 ST 段抬高型心肌梗死，心律失常：室内传导阻滞，心功能 KillipⅣ级，高血压 3 级极高危组，Ⅱ型呼吸衰竭，2 型糖尿病，高脂血症，电解质紊乱：低钾血症”诊断明确。另外，急诊心电图胸前导联 R 波渐增不良，提示患者可能存在“陈旧前间壁心肌梗死”。

入院时患者持续胸痛、胸闷，意识朦胧，血压低于 90/60mmHg，双肺大量湿啰音；辅助检查：cTnI、BNP 显著升高；血气分析提示Ⅱ型呼吸衰竭；心电图多导联 ST-T 改变；胸部 X 线片提示：双肺淤血、水肿，双侧胸腔积液。考虑患者临床表现为：心肌缺血诱发急性心衰并心源性休克，急予床旁植入 IABP 辅助循环，以无创呼吸机辅助通气，此后患者呼之可应，自述胸痛、胸闷症状较前减轻。查体：血压 106/60mmHg，双肺腋中线上下仍可闻及散在湿啰音，HR：96 次/分，心音弱，未闻及明显杂音。床旁经皮氧饱和度监测波动于 94%～99%。复查心电图示：室内阻滞较前略有改善。给予标准的冠心病二级预防治疗：阿司匹林、波立维、低分子肝素抗栓；喜格迈、万爽力抗缺血和改善心肌细胞能量代谢；

以及立普妥调脂。同时根据患者血压、心率及心功能状态，予以毛花苷C（西地兰）静脉推注，逐渐加用并上调静脉硝酸酯用量以及静脉应用小剂量利尿等治疗，并根据患者血钾情况间断口服托伐普坦治疗，尽量保证每日负平衡500～1000ml，患者胸闷、胸痛症状较前有进一步改善。经过治疗后患者血压可以维持在105～150/60～80mmHg，HR 75～110次/分，双肺仍可闻及至腋中线水平的湿啰音。化验检查方面（见表19-6）：反映心肌损伤的指标逐渐回落，肾功能渐至正常，NTpro-BNP有所下降；胸部X线片示：肺淤血、水肿有所减轻（见图19-10及19-11）。

表19-6 治疗前5日化验检查指标变化

日期	10月30日	10月31日	11月1日	11月2日	11月3日
AST (u/L)	77	208	112	71	50
ALT (u/L)	31	49	43	47	40
CK-MB (ng/ml)	34.1	1356	544	271	158
cTNI (ng/ml)	7.52	33.79	23.44	14.67	13.13
Cr (μmol/L)	140.4	102.4	105.3	83.5	101.9
NT-proBNP ng/L	—	>35 000	—	—	28 574

经上述处理后血流动力学指标相对稳定，但是患者在进餐、排便等轻微活动时仍有胸闷症状，症状发作时血压可升至185/100mmHg，HR 120次/分。在无创呼吸机辅助通气，IABP辅助循环状态下查超声心动图示：左心室舒张末径55mm，收缩末径40mm，射血分数36%，左心房前后径43mm，左右径44mm，上下径53mm。左心室心尖圆隆，间隔及左心室前壁中间-心尖段运动近消失，左心室各壁心尖段运动近消失，余室壁运动幅度未见明显异常。主动脉瓣三瓣缘增厚，回声增强，以左冠瓣为著，余瓣膜形态、结构、启闭未见明显异常，收缩期二尖瓣轻度、三尖瓣轻度反流信号，舒张期主动脉瓣轻度反流。主动脉窦内径正常，升主动脉及肺动脉内径增宽。TI

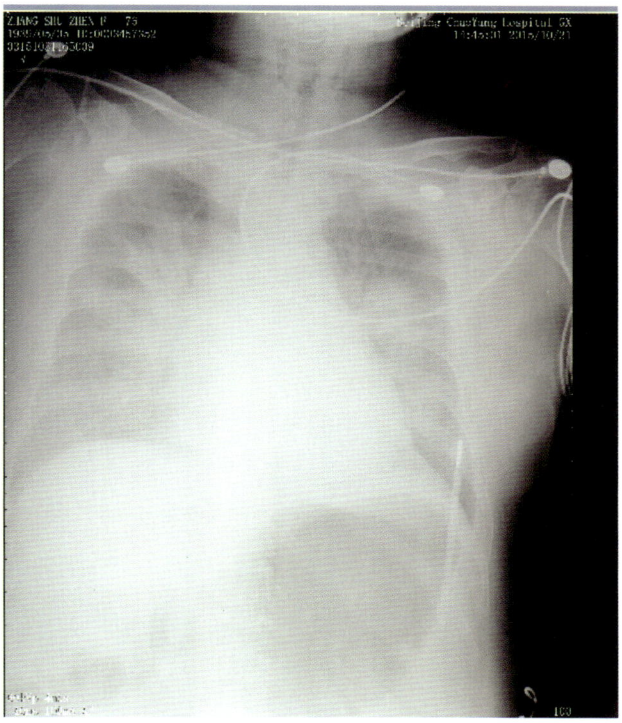

图19-10 入院第2天胸部X线片

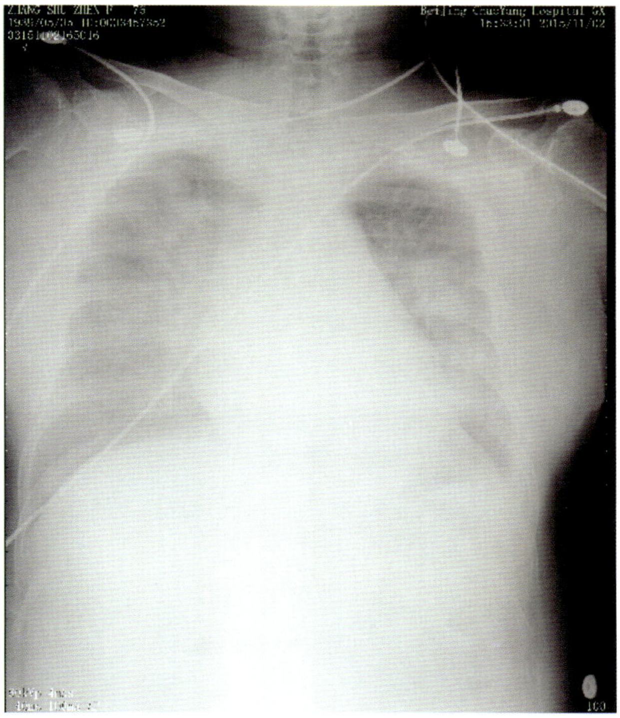

图19-11 入院第4天胸部X线片

法估测肺动脉收缩压37mmHg。考虑到经较为充分的抗缺血、改善心功能治疗后，患者仍反复有心衰发作，故决定试用左西孟旦。因为患者血压较低，所以没有使用负荷量，持续给予左西孟旦

0.1μg/(kg·min)静脉滴注24h。首次使用左西孟旦后的辅助检查结果见表19-7和图19-12。

表 19-7 首次使用左西孟旦后的检验结果变化

日期	11月4日	11月5日	11月6日	11月7日	11月8日	11月9日
AST (u/L)	38	40	33	31	33	30
ALT (u/L)	28	27	25	20	17	18
CK-MB (ng/ml)	106	73	57	53	53	1.1
cTNI (ng/ml)	6.82	7.71	5.48	2.57	2.25	1.01
Cr (μmol/L)	106.9	96.1	88.30	93.2	95.9	94
NT-proBNP ng/L	24 449	15 641	13 334	—	—	15 523

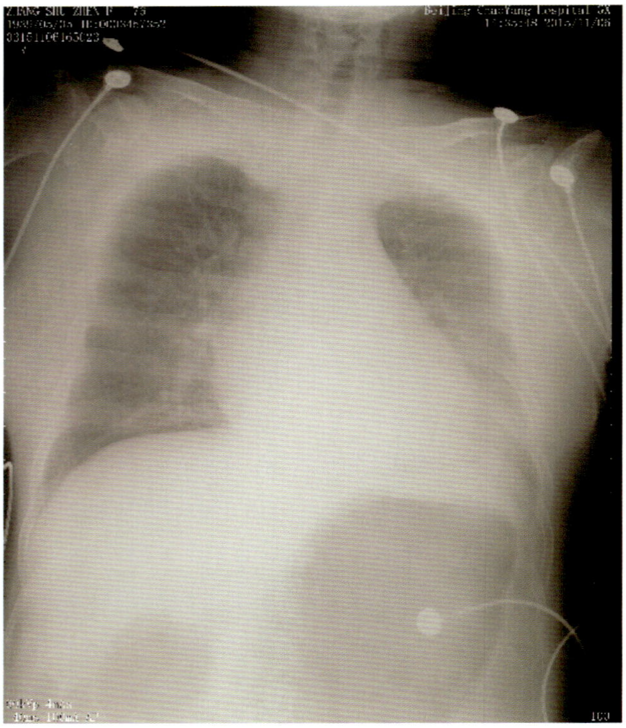

图 19-12 首次使用左西孟旦后4天胸部X线片

首次使用左西孟旦后1周超声心动图改变：左心室舒张末径50mm，收缩末径36mm，射血分数44%，左心房前后径37mm，左右径38mm，上下径52mm。左心室心尖圆隆，间隔及左心室前壁中间-心尖段运动近消失，左心室各壁心尖段运动近消失，余室壁运动幅度未见明显异常。主动脉瓣三瓣缘增厚，回声增强，以左冠瓣为著，余瓣膜形态、结构、启闭未见明显异常，收缩期二尖瓣轻度、三尖瓣轻度反流信号，舒张期主动脉瓣轻度反流。主动脉窦内径正常，升主动脉及肺动脉内径增宽。TI法估测肺动脉收缩压27mmHg。

首次使用左西孟旦后患者不仅活动后胸闷症状明显好转，查体肺部湿啰音也明显减少，NT-proBNP水平逐渐下降，胸部X线片和超声心动图检查结果显著改善，所以决定再次使用左西孟旦，为介入治疗创造条件。再次使用左西孟旦，用法与第一次相同。用药后的辅助检查结果见表19-8和图19-13。

表 19-8 再次使用左西孟旦后的检验结果变化

日期	11月10日	11月11日	11月12日	11月13日	11月14日	11月15日	11月16日	11月17日	11月18日	11月20日
AST (u/L)	28	29	33	30	28	23	32	21	19	13
ALT (u/L)	16	14	15	17	14	17	15	11	12	11
CK-MB (ng/ml)	0.9	2.1	1.6	2.4	1.9	1.7	1.7	1.6	.7	0.9
cTNI (ng/ml)	0.6	0.74	0.60	0.3	0.28	0.21	0.2	0.09	0.04	0.04
Cr (μmol/L)	98.4	94	87.8	103.1	90.4	95.3	95.1	97	90.9	88.6
NT-proBNP (ng/L)	—	—	23 156	>35 000	30 297	28 226	—	26 594	—	19 545

再次使用左西孟旦后患者心功能状态稳定，于次日在IABP支持下行冠状动脉造影，结果：左主干（LM）50%堵塞，左前降支（LAD）60%堵塞，左前降支近-中段（LADp-m）99%堵塞，左回旋支近-中段（LCXp-m）80%堵塞，右冠状动脉中-远段（RCAm-d）90%堵塞。建议患者行冠状动脉旁

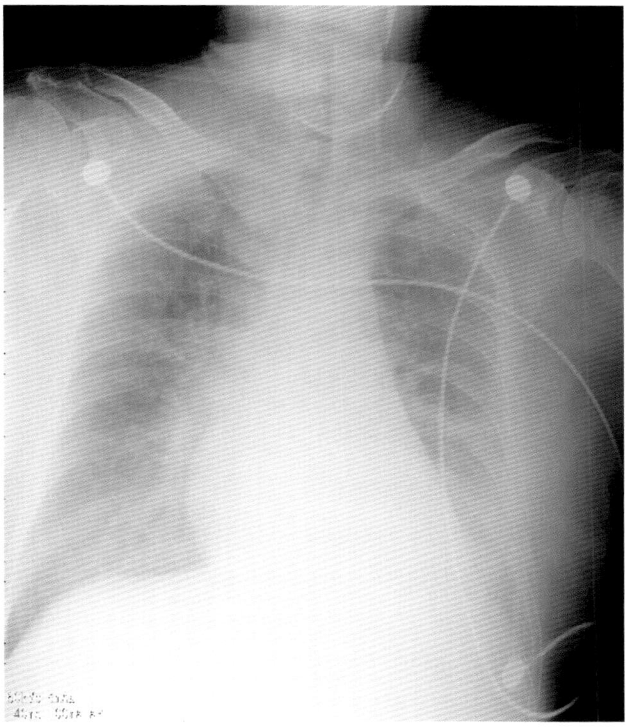

图 19-13　再次使用左西孟旦后 7 天胸部 X 线片

路移植术，患者及家属均不接受，遂行介入治疗，于 LADp-m 置入 EACEL 2.75×36 支架 1 枚。

术后继续冠心病二级预防及纠正心力衰竭治疗，11 月 12 日拔除 IABP。拔出 IABP 后患者稍感胸闷加重，肺内湿啰音增加，肌酐、NT-proBNP 水平升高。经强化扩血管、利尿治疗后，症状缓解，肺内湿啰音减少，肌酐、NT-proBNP 水平逐渐下降。再次使用左西孟旦后 9 天，超声心动图检查示：左心室舒张末径 50mm，收缩末径 29mm，射血分数 48%，左心房前后径 40mm，左右径 39mm，上下径 51mm。左心室心尖圆隆，间隔及左心室前壁中间-心尖段运动近消失，左心室各壁心尖段运动近消失，余室壁运动幅度未见明显异常。主动脉瓣三尖瓣缘增厚，回声增强，以左冠瓣为著，余瓣膜形态、结构、启闭未见明显异常，收缩期二尖瓣轻度、三尖瓣轻度反流信号。主动脉窦内径正常，升主动脉及肺动脉内径增宽。TI 法估测肺动脉收缩压 35mmHg。较前明显好转。患者未再发心衰，于 11 月 20 日转出 CCU，11 月 24 日好转出院。

本例患者多次发生冠脉缺血事件，入院时因心肌缺血导致心源性休克，予以呼吸机、IABP 辅助治疗后血流动力学趋于稳定，但是仍有心衰发作，经利尿剂、血管扩张剂和洋地黄类传统纠正心衰药物治疗效果欠佳，因此应用左西孟旦使病情逐渐稳定，为介入干预创造了时机。最终患者严重狭窄的冠状动脉得以干预，缺血症状得到控制，心功能状态持续稳定，肝、肾功能恢复正常，好转出院，此间左西孟旦对稳定病情起到了很大作用。

四、IABP 治疗急性心肌梗死合并室间隔穿孔实例

患者女性，67 岁，主因“间断胸闷、憋气 3 月，加重 8 天”入院。患者于入院前 3 个月，常于活动时出现胸闷、憋气，每次数分钟至十余分钟不等，无胸痛、发热、咳嗽、咳痰，无夜间阵发性呼吸困难，每周发作 1～2 次，未用药治疗，休息后症状可以缓解。8 天前活动时再发胸闷、憋气，程度较前明显加重，持续不能缓解，伴有后背痛，多汗，夜间不能平卧。就诊于当地医院，诊为“急性心肌梗死”，给予扩冠、抗凝、抗血小板、调脂等治疗，症状缓解不佳，转来我院。既往有高血压病史 10 余年，最高血压 200/100mmHg，间断口服利舍平治疗，血压控制在 160/100mmHg。高脂血症病史 2 年，未服药治疗。否认冠心病、糖尿病史；无烟、酒嗜好。否认家族遗传病史。

入院查体：血压 90/70mmHg，心率 96 次/分，呼吸 18 次/分，神清，高枕位，双肺中下肺野可闻及细湿啰音，双下肺呼吸音消失。心尖搏动不明显，心前区未触及震颤，心界不大，心律齐，胸骨左缘下段至心尖范围可闻及 3/6 级收缩期吹风样杂音。腹部膨隆，触诊柔软，无压痛，肝脾肋下未触及。双下肢轻度凹陷性水肿。

入院辅助检查：CK：104U/L，CK-MB：1ng/ml，cTNI：3.94mg/ml，AST：261U/L，ALT：430U/L，Cr：119μmol/L，GLU：7mmol/L，NT-pro-BNP：28898pg/ml，WBC：11.07×10^9/L，NE%：78.6%，HGB：118g/L，PLT：144×10^9/L。

入院心电图（见图 19-14）：V_1～V_5 导联呈 QS 型，ST 段抬高 0.1～0.2mV。

入院胸片：心影增大，肺淤血，双侧胸腔积

液，主动脉硬化。

入院诊断：冠状动脉粥样硬化性心脏病急性广泛前壁心肌梗死，心功能 KillipⅡ级，高血压病 3 级，极高危组，肾功能不全，肝功能异常，双侧胸腔积液。

患者胸骨左缘下段至心尖范围可闻及 3/6 级收缩期吹风样杂音，高度怀疑合并室间隔穿孔，入院后紧急行心脏超声提示：前室间隔心尖段回声中断约 13mm，CDFI 示彩色左向右穿隔血流信号（见图 19-15），左心室舒张末期内径 49mm，

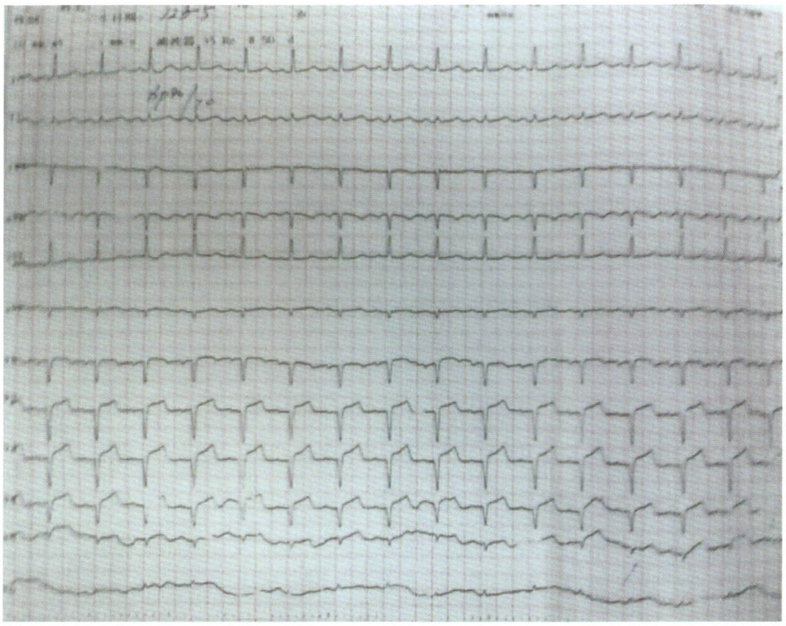

图 19-14 入院心电图

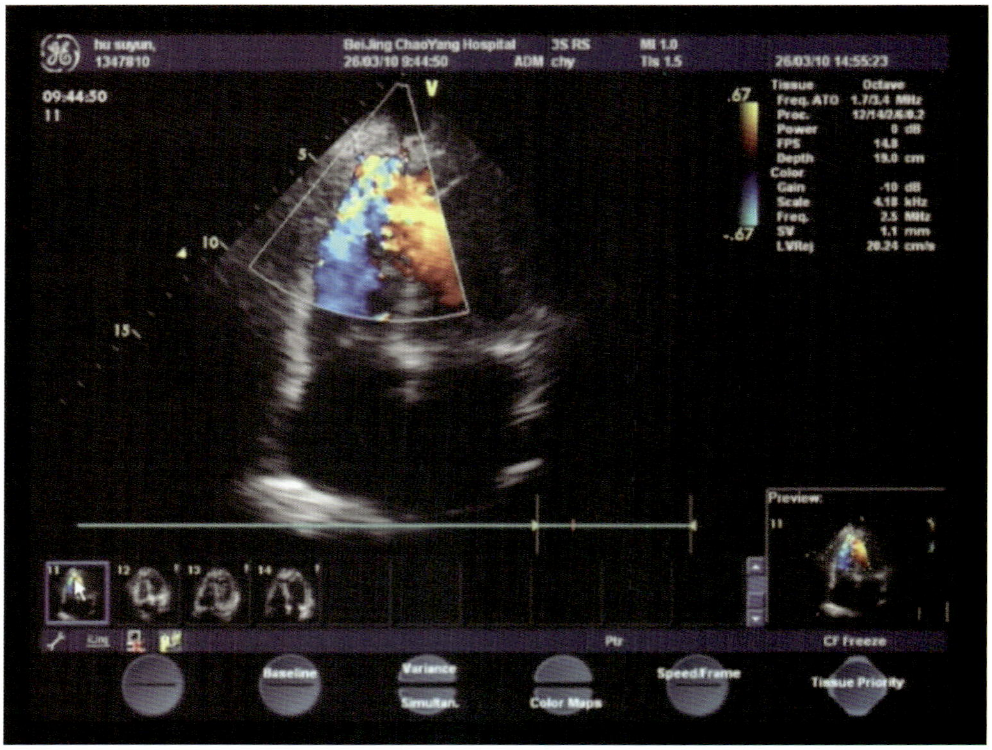

图 19-15 封堵前心脏彩超结果

左心室收缩末期内径 27mm，右心室横径 37mm，LVEF：76%，室间隔厚度 10.5mm，左心室后壁厚度 10.5mm，肺动脉高压（中度）52mmHg，心包腔内左心室下壁液性无回声区 8mm。左心室前壁运动明显减低，余左心室壁运动幅度增强。前室间隔心尖段回声中断约 13mm，CDFI 示彩色左向右穿隔血流信号，主动脉瓣增厚，CDFI 示舒张期三尖瓣中度反流信号。

患者入院时间晚，超过急诊再灌注治疗时间，合并严重左心功能不全，入院后给予阿司匹林 100mg 每日 1 次、波立维 75mg 每日 1 次、抗血小板，普拉固 20mg 每晚 1 次调脂，安卓 2.5mg 每晚 1 次皮下注射抗凝，硝普钠、硝酸异山梨醇静脉点滴扩血管，小剂量多巴胺维持血压、改善肾灌注，毛花苷 C（西地兰）强心，间断呋塞米（速尿）利尿，及保肝、抑酸、保护胃黏膜、改善胃动力等药物治疗。同时植入 IABP，改善冠状动脉灌注，降低心脏后负荷。并行胸腔积液穿刺引流术。

经上述治疗患者胸闷症状有所改善，心室率波动于 100～120 次/分之间，血压 90～120/60～70mmHg，每日胸腔引流液 1000～1500ml，尿量 1000ml 左右。但在进食、排便以及轻微床上活动时有胸闷、憋气症状加重，肺内湿啰音增加，心率加快，血压下降。调整多巴胺、硝普钠、硝酸异山梨醇静脉点滴速度，症状可缓解。入院治疗 10 天左右时，家属拟转患者至外院行外科室间隔穿孔修补治疗，下调 IABP 至 1∶2。3h 左右患者诉胸闷加重，上调 IABP 至 1∶1，加大硝普钠静脉点滴速度，予呋塞米（速尿）20mg 静脉注射，半小时内症状缓解。

经心内、外科与家属沟通，家属同意内科支持治疗至发病 4 周左右，试行室间隔穿孔介入封堵治疗。入院后第 27 天行冠状动脉造影示：LADp-m：50%～80%弥漫狭窄，右冠状动脉中段（RCAm）不规则。左心室造影：室间隔近心尖部左右心室之间约 2cm 通道，可见左向右分流。入院后第 30 天行室间隔穿孔封堵术（见图 19-16）：分别穿刺左股动、静脉建立输送通路，以华医圣杰 PDAp24/26 封堵器封堵室间隔缺损，术后心室造影分流明显减少。室间隔穿孔封堵后患者无胸闷症状，血压稳定在 120～135/60～80mmHg，心率 100～110 次/分。入院后第 33 天拔出 IABP 导管及胸腔引流管。

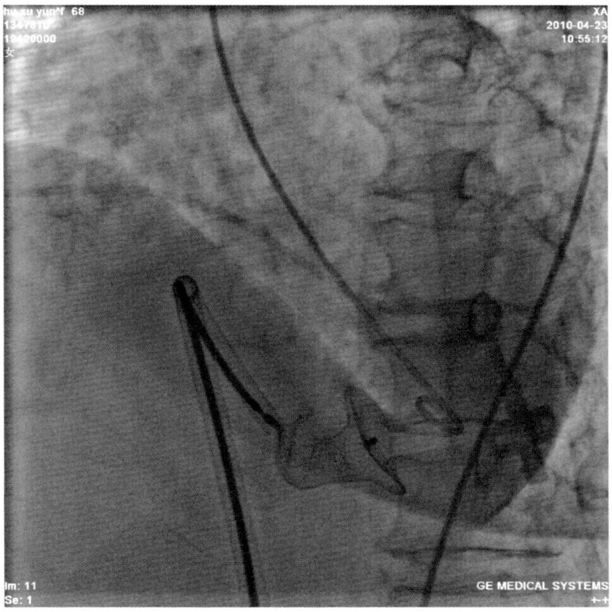

图 19-16　介入封堵治疗

术后复查心脏彩超：左心室舒张末期内径 48.4mm，左心室收缩末期内径 30.9mm，右心室横径 32mm，LVEF：66%，室间隔厚度 15.1mm，左心室后壁厚度 12.2mm，肺动脉高压（中度）74mmHg，左心室心尖部室壁运动消失，左心室心尖部圆隆。前室间隔心尖段可见封堵器回声、固定，CDFI 示封堵器下方可见左向右分流信号（见图 19-17），基底宽 6mm，封堵器上方可见左向右分流信号，基底宽 4mm。CDFI 示舒张期三尖瓣轻度反流信号。

入院后第 40 天，患者病情稳定出院。

IABP 是改善心肌缺血所致心衰症状的有效治疗措施，操作简便，迅速起效。但是进入急性心肌梗死介入治疗时代以后，其对预后的改善作用受到了临床试验结果的挑战，特别是 SHOCK Ⅱ 试验的结果公布以后，其在急性心肌梗死合并心源性休克时的指南推荐级别也有所降低[83-86]，但是对于急性心肌梗死合并机械并发症的患者，依然有应用指征。以急性心肌梗死合并室间隔穿孔为例，目前可以采用外科手术或内科介入治疗的方法，开通梗死相关血管，修复穿孔。但是干预

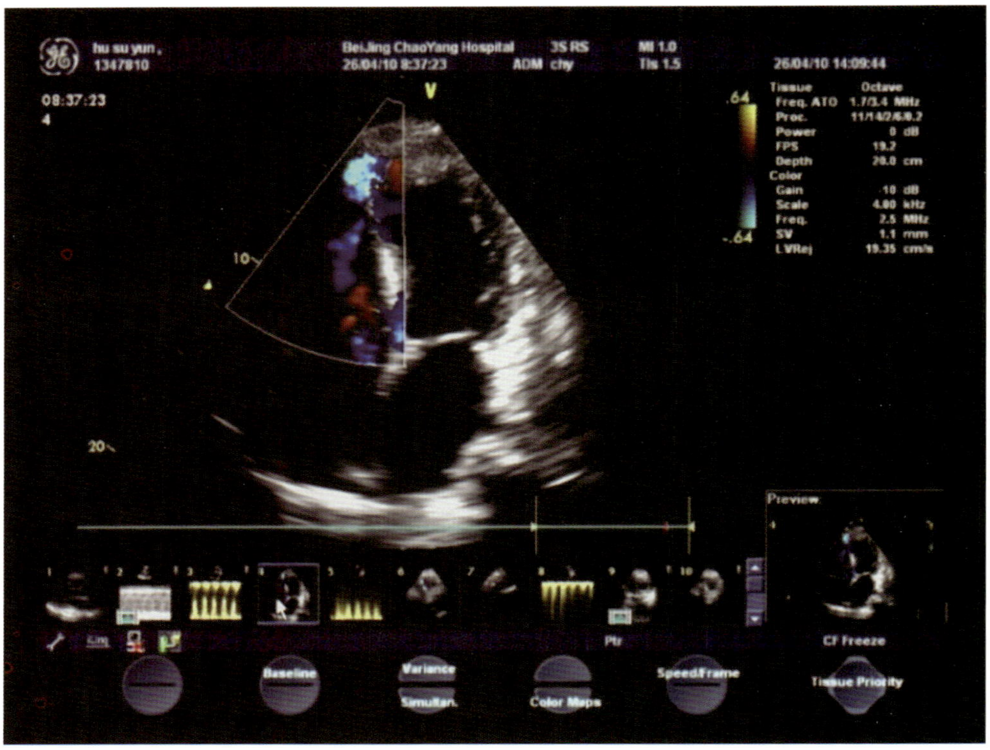

图 19-17 封堵后心脏彩超结果

的时机尚无定论，部分心室间隔穿孔后未产生严重的血流动力学改变，表现为心排血量未明显减少，无心源性休克征象，没有肺动脉压力升高的症状，肾功能良好，可严密观察病情，继续内科治疗，延迟到发病 3 周后手术死亡率降低时进行外科治疗。对于血流动力学不稳定的患者，不同学者所持观点不一致：既往观点认为，对于出现心源性休克和严重心衰的患者，应该继续慎重地进行内科治疗，尽可能在血流动力学和全身状况改善后 4～6 周再施行手术治疗[87]。目前多认为，由于发病后血流动力学发生急骤改变，循环系统功能迅速恶化，呈现心源性休克，或低心排血量综合征或顽固性心衰内科治疗不能控制者，或肺动脉压升高，肾功能减退，体液平衡失调等症状时，则必须尽早施行外科手术[88]。无论何时进行手术，术前植入 IABP 对稳定患者的血流动力学，改善肝肾功能都是十分重要的，该患者的治疗经过就是一个很好的例证。

（陈牧雷）

参考文献

[1] 中华医学会心血管病学分会，中华心血管病杂志编辑委员会. 中国心力衰竭诊断和治疗指南 2014. 中华心血管病杂志，2014，42（2）：98-122.

[2] Januzzi JL，van Kimmenade R，Lainchburv J，et al. NT-proBNP testing for diagnosis and short-term prognosis in acute destabilized heart failure：an internalional pooled analysis of 1256 patients：the international collaborative of NT-proBNP study. Eur Heart J，2006，27：330-337.

[3] Maisel A，Mueller C，Nowak R，et al. Mid-region pro—hormone markers for diagnosis and prognosis in acute dyspnea：results from the BACH（biomarkers in acute heart failure）trial. J Am Coll Cardoil，2010，55：2062-2076.

[4] Manzano-Fernández S，Mueller T，Pascual-Figal D，et al. Usefulness of soluble concentrations of interleukin family member ST2 as predictor of mortality in patients with acutely decompensate heart failure relative to left ventricular ejection fraction. Am J Cardiol，2011，107：259-267.

[5] Januzzi JL，Peacock WF，Maisel AS. et al. Measure-

ment of the interleukin family member ST2 in patients with acute dyspnea: results from the PRIDE (pro-brain natriuretic peptide investigation of dyspnea in the emergency department) study. J Am Coll cardiol, 2007, 50: 607-613.

[6] Tang WH, Shrestha K, Shao Z, et al. Usefulness of plasma galectin-3 levels in systolic heart failure to predict renal insufficiency and survival. Am J Cardiol, 2011, 108: 385-390.

[7] Forrester JS, Diamond GA, Swan HJ. Correlative classification of clinical and hemodynamic function after acute myocardial infarction. Am J Cardiol, 1977, 39: 137-145.

[8] Nieminen MS, Brutsaert D, Dickstein K, et al. EuroHeart Failure Survey Ⅱ (EHFS Ⅱ): a survey on hospitalized acute heart failure patients: description of population. Eur Heart J, 2006, 27: 2725-2736.

[9] Liston R, Deegan PC, Mccreery C, et al. Haemodynamic effects of nasal continuous positive pressure in severe congestive heart failure. Eur Respir J, 1995, 8: 430-435.

[10] Masip J, Roque M, Sa'nchez B, et al. Noninvasive ventilation in acute cardiogenic pulmonary edema systematic review and meta-analysis. JAMA, 2005, 294: 3124-3130.

[11] Nava S, Carbone G, DiBattista N, et al. Noninvasive ventilation in cardiogenic pulmonary edema a multicenter randomized trial. Am J Respir Crit Care Med, 2003, 168: 1432-1437.

[12] Collins SP, Mielniczuk LM, Whittingham HA, et al. The use of noninvasive ventilation in emergency department patients with acute cardiogenic pulmonary edema: a systematic review. Ann Emerg Med, 2006, 48: 260-269.

[13] Hsu HO, Hickey RF, Forbes AR. Morphine decreases peripheral vascular resistance and increases capacitance in man. Anesthesiology, 1979, 50: 98.

[14] Pur-Shahriari AA, Mills RA, Hoppin FG Jr, Dexter L. Comparison of chronic and acute effects of morphine sulfate on cardiovascular function. Am J Cardiol, 1967, 20: 654.

[15] Peacock WF, Hollander JE, Diercks DB, et al. Morphine and outcomes in acute decompensated heart failure: an ADHERE analysis. Emerg Med J, 2008, 25: 205.

[16] Mebazaa A, Yilmaz MB, Levy P, et al. Recommendations on pre-hospital & early hospital management of acute heart failure: a consensus paper from the Heart Failure Association of the European Society of Cardiology, the European Society of Emergency Medicine and the Society of Academic Emergency Medicine. Eur J Heart Fail, 2015, 17 (6): 544-558.

[17] McMurray JJ, Adamopoulos S, Anker SD, et al. ESC Guidelines for the diagnosis and treatment of acute and chronic heart failure 2012: The Task Force for the Diagnosis and Treatment of Acute and Chronic Heart Failure 2012 of the European Society of Cardiology. Developed in collaboration with the Heart Failure Association (HFA) of the ESC. Eur Heart J, 2012, 14: 803-869.

[18] Felker GM, O'Connor CM, Braunwald E. Heart Failure Clinical Research Network Investigators. Loop diuretics in acute decompensated heart failure: necessary? Evil? A necessary evil? Circ Heart Fail, 2009, 2: 56-62.

[19] Heart Failure Society of America, Lindenfeld J, Albert NM, et al. HFSA 2010 Comprehensive Heart Failure Practice Guideline. J Card Fail, 2010, 16: e1-194.

[20] Writing Committee Members, Yancy CW, Jessup M, et al. 2013 ACCF/AHA guideline for the management of heart failure: a report of the American College of Cardiology Foundation/American Heart Association Task Force on practice guidelines. Circulation, 2013, 128: e147-239.

[21] Stampfer M, Epstein SE, Beiser GD, Braunwald, et al. Hemodynamic effects of diuresis at rest and during intense upright exercise in patients with impaired cardiac function. Circulation, 1968, 37: 900-911.

[22] Hunt SA, Abraham WT, Chin MH, et al. 2009 focused update incorporated into the ACC/AHA 2005 Guidelines for the Diagnosis and Management of Heart Failure in Adults: a report of the American College of Cardiology Foundation/American Heart Association Task Force on Practice Guidelines: developed in collaboration with the International Society for Heart and Lung Transplantation. Circulation, 2009,

119：e391-479.

[23] Felker GM，Lee KL，Bull DA，et al. Diuretic strategies in patients with acute decompensated heart failure. N Engl J Med，2011，364：797-805.

[24] Salvador DR，Rey NR，Ramos GC，et al. Continuous infusion versus bolus injection of loop diuretics in congestive heart failure. Cochrane Database Syst Rev，2005：CD003178.

[25] Dikshit K，Vyden JK，Forrester JS，et al. Renal and extrarenal hemodynamic effects of furosemide in congestive heart failure after acute myocardial infarction. N Engl J Med，1973，288：1087-1090

[26] Park JH，Balmain S，Berry C，et al. Potentially detrimental cardiovascular effects of oxygen in patients with chronic left ventricular systolic dysfunction. Heart，2010，96：533-538.

[27] Konstam MA，Gheorghiade M，Burnett JC Jr，et al. Effect of oral tolvaptan in patients hospitalized for worsening heart failure：the EVEREST outcome trial. JAMA，2007，297，1319-1331.

[28] McMurray JJ，Adamopoulos S，Anker SD，et al. ESC Guidelines for the diagnosis and treatment of acute and chronic heart failure 2012：The Task Force for the Diagnosis and Treatment of Acute and Chronic Heart Failure 2012 of the European Society of Cardiology. Developed in collaboration with the Heart Failure Association（HFA）of the ESC. Eur Heart J，2012，33：1787-1847.

[29] Bart BA，Boyle A，Bank AJ，et al. Ultrafiltration versus usual care for hospitalized patients with heart failure：the Relief for Acutely Fluid-Overloaded Patients With Decompensated Congestive Heart Failure（RAPID-CHF）trial. J Am Coll Cardiol，2005，46：2043-2046.

[30] Costanzo MR，Guglin ME，Saltzberg MT，et al. Ultrafiltration versus intravenous diuretics for patients hospitalized for acute decompensated heart failure. J Am Coll Cardiol，2007，49：675-683.

[31] Rogers HL，Marshall J，Bock J，et al. A randomized，controlled trial of the renal effects of ultrafiltration as compared to furosemide in patients with acute decompensated heart failure. J Card Fail，2008，14：1-5.

[32] Bart BA，Goldsmith SR，Lee KL，et al. Ultrafiltration in decompensated heart failure with cardiorenal syndrome. N Engl J Med，2012，367：2296-2304.

[33] Cotter G，Metzkor E，Kaluski E，et al. Randomised trial of high-dose isosorbide dinitrate plus low-dose furosemide versus high-dose furosemide plus low-dose isosorbide dinitrate in severe pulmonary oedema. Lancet，1998，351：389-393.

[34] Sharon A，Shpirer I，Kaluski E，et al. High-dose intravenous isosorbide-dinitrate is safer and better than Bi-PAP ventilation combined with conventional treatment for severe pulmonary edema. J Am Coll Cardiol，2000，36：832-837.

[35] O'Connor CM，Starling RC，Hernandez AF，et al. Effect of nesiritide in patients with acute decompensated heart failure. N Engl J Med，2011，365：32-43.

[36] Packer M，Meller J，Medina N，et al. Rebound hemodynamic events after the abrupt withdrawal of nitroprusside in patients with severe chronic heart failure. N Engl J Med，1979，301：1193-1197.

[37] Publication Committee for the VMAC Investigators（Vasodilatation in the Management of Acute CHF）. Intravenous nesiritide vs nitroglycerin for treatment of decompensated congestive heart failure：a randomized controlled trial. JAMA，2002，287：1531-1540.

[38] Yancy CW，Singh A. Potential applications of outpatient nesiritide infusions in patients with advanced heart failure and concomitant renal insufficiency（from the follow—up serial infusions of nesiritide [FUSl0N I] trial）. Am J Cardiol，2006，98：226-229.

[39] Yancy CW，Krum H，Massie BM，et al. The second follow-up serial infusions of nesiritide（FUSl0N Ⅱ）trial for advanced heart failure：study rationale and design [J]. Am Hean J，2007，153：478-484.

[40] Publication committee for the VMAC investigations. Intravenous nesiritide versus nitroglycerin for treatment of decompensated congestive heart failure. JAMA，2002，287：1531-1540.

[41] 重组人脑利钠肽临床研究协作组。重组人脑利钠肽和硝酸甘油治疗急性失代偿性心力衰竭疗效和安全性的随机、开放、平行对照的多中心临床研究. 中华心血管杂志，2006，34：222-226.

[42] Peacock WF Ⅳ，Holland R，Gyarmathy R，et al. Observation unit treatment of heart failure with ne-

siritide：results from the PROACTION trial. J Emerg Med，2005，29：243-252.

[43] O'Connor CM，Starling RC，Hernandez AF，et al. Effect of nesiritide in patients with acute decompensated heart failure. N Engl J Med，2011，365：32-43.

[44] Cuffe MS，Califf RM，Adams KF Jr，et al. Short-term intravenous milrinone for acute exacerbation of chronic heart failure：a randomized controlled trial. JAMA，2002，287：1541-1547.

[45] Abraham WT，Adams KF，Fonarow GC，et al. In-hospital mortality in patients with acute decompensated heart failure requiring intravenous vasoactive medications：an analysis from the Acute Decompensated Heart Failure National Registry（ADHERE）. J Am Coll Cardiol，2005，46：57-64.

[46] Burger AJ，Elkayam U，Neibaur MT，et al. Comparison of the occurrence of ventricular arrhythmias in patients with acutely decompensated congestive heart failure receiving dobutamine versus nesiritide therapy. Am J Cardiol，2001，88：35-39.

[47] Elkayam U，Ng TM，Hatamizadeh P，et al. Renal Vasodilatory Action of Dopamine in Patients With Heart Failure：Magnitude of Effect and Site of Action. Circulation，2008，117：200-205.

[48] Chen HH，Anstrom KJ，Givertz MM，et al. Low-dose dopamine or low-dose nesiritide in acute heart failure with renal dysfunction：the ROSE acute heart failure randomized trial. JAMA，2013，310：2533-2543.

[49] Liang CS，Sherman LG，Doherty JU，et al. Sustained improvement of cardiac function in patients with congestive heart failure after short-term infusion of dobutamine. Circulation，1984，69：113-119.

[50] Unverferth DV，Magorien RD，Lewis RP，et al. Long-term benefit of dobutamine in patients with congestive cardiomyopathy. Am Heart J，1980，100：622-630.

[51] Sandell EP，Hayha M，Antila S，et al. Pharmacokinetics of levosimendan in healthy volunteers and patients with congestive heart failure. J Cardiovasc Pharmacol，1995，26（Suppl 1）：S57-62.

[52] Kivikko M，Antila S，Eha J，et al. Pharmacokinetics of levosimendan and its metabolites during and after a 24-hour continuous infusion in patients with severe heart failure. Int J Clin Pharmacol Ther，2002，40：465-471.

[53] Puttonen J，Kantele S，Ruck A，et al. Pharmacokinetics of intravenous levosimendan and its metabolites in subjects with hepatic impairment. J Clin Pharmacol，2008，48：445-454.

[54] Follath F，Cleland JGF，Just H，et al. Efficacy and safety of intravenous levosimendan compared with dobutamine in severe low-output heart failure（the LIDO study）：a randomised double-blind trial. Lancet，2002，360：196-202.

[55] Packer M，Colucci W，Fisher L，et al. Effect of levosimendan on the short-term clinical course of patients with acutely decompensated heart failure. JACC Heart Fail，2013，1（2）：103-111.

[56] Sherwood OD. Relaxin's physiological roles and other diverse actions. Endocr Rev，2004，25（2）：205-234.

[57] Conrad KP，Novak J. Emerging role of relaxin in renal and cardiovascular function. Am J Physiol Regul Integr Comp Physiol，2004，287（2）：R250-261.

[58] Failli P，Nistri S，Quattrone S，et al. Relaxin up-regulates inducible nitric oxide synthase expression and nitric oxide generation in rat coronary endothelial cells. FASEB J，2002，16（2）：252-254.

[59] Bani D，Masini E，Bello MG，et al. Relaxin protects against myocardial injury caused by ischemia and reperfusion in rat heart. Am J Pathol，1998，152（5）：1367-1376.

[60] Conrad KP，Debrah DO，Novak J，et al. Relaxin modifies systemic arterial resistance and compliance in conscious，nonpregnant rats. Endocrinology，2004，145（7）：3289-3296.

[61] Tozzi CA，Poiani GJ，McHugh NA，et al. Recombinant human relaxin reduces hypoxic pulmonary hypertension in the rat. Pulm Pharmacol Ther，2005，18（5）：346-353.

[62] Debrah DO，Conrad KP，Jeyabalan A，et al. Relaxin increases cardiac output and reduces systemic arterial load in hypertensive rats. Hypertension，2005，46（4）：745-750.

[63] Massicotte G，Parent A，St-Louis J. Blunted responses to vasoconstrictors in mesenteric vasculature but not in portal vein of spontaneously hypertensive

rats treated with relaxin. Proc Soc Exp Biol Med, 1989, 190 (3): 254-259.

[64] Teerlink JR, Cotter G, Davison BA, et al. Serelaxin, recombinant human relaxin-2, for treatment of acute heart failure (RELAX-AHF): a randomised, placebo-controlled trial. Lancet, 2013, 381: 29-39.

[65] Filippatos G, Teerlink JR, Farmakis D, et al. Serelaxin in acute heart failure patients with preserved left ventricular ejection fraction: results from the RELAX-AHF trial. Eur Heart J, 2014, 35: 1041-1050.

[66] De Vecchis R, Esposito C, Ariano C, et al. Hypertonic saline plus i. v. furosemide improve renal safety profile and clinical outcomes in acute decompensated heart failure: A meta-analysis of the literature. Herz, 2015, 40: 423-435.

[67] Gandhi S, Mosleh W, Myers RB. Hypertonic saline with furosemide for the treatment of acute congestive heart failure: a systematic review and meta-analysis. Int J Cardiol, 2014, 173: 139-145.

[68] Paterna S, Fasullo S, Parrinello G, et al. Short-term effects of hypertonic saline solution in acute heart failure and long-term effects of a moderate sodium restriction in patients with compensated heart failure with New York Heart Association class Ⅲ (Class C) (SMAC-HF Study). Am J Med Sci, 2011, 342: 27-37.

[69] Licata G, Di Pasquale P, Parrinello G, et al. Effects of high-dose furosemide and small-volume hypertonic saline solution infusion in comparison with a high dose of furosemide as bolus in refractory congestive heart failure: long-term effects. Am Heart J, 2003, 145: 459-466.

[70] Greenberg B, Czerska B, Delgado RM, et al. Effects of continuous aortic flow augmentation in patients with exacerbation of heart failure inadequately responsive to medical therapy: results of the Multicenter Trial of the Orqis Medical Cancion System for the Enhanced Treatment of Heart Failure Unresponsive to Medical Therapy (MOMENTUM). Circulation, 2008, 118: 1241-1249.

[71] Zile MR, Colombo PC, Mehra M, et al. Progressive improvement in cardiac performance with continuous aortic flow augmentation (aortic flow therapy) in patients hospitalized with severe heart failure: results of the Multicenter Trial of the Orqis Medical Cancion System for the Enhanced Treatment of Heart Failure Unresponsive to Medical Therapy (MOMENTUM). J Heart Lung Transplant, 2010, 29: 86-92.

[72] Gheorghiade M, Zannad F, Sopko G, et al. Acute heart failure syndromes: current state and framework for future research. Circulation, 2005, 112: 3958-3968.

[73] Sigurdsson A, Swedberg K. Left ventricular remodelling, neurohormonal activation and early treatment with enalapril (CONSENSUS Ⅱ) following myocardial infarction. Eur Heart J, 1994, 15 Suppl B: 14-19.

[74] Antman EM, Anbe DT, Armstrong PW, et al. ACC/AHA guidelines for the management of patients with ST-elevation myocardial infarction: a report of the American College of Cardiology/American Heart Association Task Force on Practice Guidelines (Committee to Revise the 1999 Guidelines for the Management of Patients with Acute Myocardial Infarction). Circulation, 2004, 110: 588-636.

[75] Butler J, Young JB, Abraham WT, et al. Beta-blocker use and outcomes among hospitalized heart failure patients. J Am Coll Cardiol, 2006, 47: 2462-2469.

[76] Metra M, Torp-Pedersen C, Cleland JG, et al. Should beta-blocker therapy be reduced or withdrawn after an episode of decompensated heart failure? Results from COMET. Eur J Heart Fail, 2007, 9: 901-909.

[77] Fonarow GC, Abraham WT, Albert NM, et al. Influence of beta-blocker continuation or withdrawal on outcomes in patients hospitalized with heart failure: findings from the OPTIMIZE-HF program. J Am Coll Cardiol, 2008, 52: 190-199.

[78] Orso F, Baldasseroni S, Fabbri G, et al. Role of beta-blockers in patients admitted for worsening heart failure in a real world setting: data from the Italian Survey on Acute Heart Failure. Eur J Heart Fail, 2009, 11: 77-84.

[79] Sanborn TA, Sleeper LA, Bates ER, et al. Impact of thrombolysis, intra-aortic balloon pump counterpulsation, and their combination in cardiogenic shock complicating acute myocardial infarction: A report

from the SHOCK Trial Registry. Should we emergently revascularize Occluded Coronaries for cardiogenic shock? J Am Coll Cardiol，2000，36（3 Suppl A）：1123-1129.

[80] Barron HV，Every NR，Parsons LS，et al. The use of intra-aortic balloon counte rpulsation in patients with cardiogenic shock complicating acute myocardial infarction：data from the National Registry of Myocardial Infarction 2. Am Heart J，2001，141（6）：933-939.

[81] Ohman EM，Nanas J，Stoml RJ，et al. Thrombolysis and counter pulsation to improve survival in myocardial infarction complicated by hypotension and suspected cardiogenic shock or heart failure：result of the TACTICS Trial. J Thromb Thrombolysis，2005，19（1）：33-39.

[82] Thiele H，Zeymer U，Neumann FJ，et al. Intraaortic balloon support for myocardial infarction with cardiogenic shock. N Engl J Med，2012，367（14）：1287-1296.

[83] Steg PG，James SK，Atar D，et al. ESC Guidelines for the management of acute myocardial infarction in patients presenting with ST-segment elevation. Eur Heart J，2012，33（20）：2569-2619.

[84] Van de Werf F，Bax J，Betriu A，et al. Management of acute myocardial infarction in patients presenting with persistent ST-segment elevation：the Task Force on the management of ST-segment elevation acute myocardial infarction of the European Society of Cardiology. Eur Heart J，2008，29（23）：2909-2945.

[85] OGara PT，Kushner FG，Ascheim DD，et al，2013 ACCF/AHA guideline for the management of ST-elevation myocardial infarction：a report of the American College of Cardiology Foundation/American Heart Association Task Force on Practice Guidelines. Circulation. 2013，127（4）：e362-425.

[86] Antman EM，Hand M，Armstrong PW，et al. 2007 Focused Update of the ACC/AHA 2004 Guidelines for the Management of Patients With ST-Elevation Myocardial Infarction：a report of the American College of Cardiology/American Heart Association Task Force on Practice Guidelines：developed in collaboration with the Canadian Cardiovascular Society endorsed by the American Academy of Family Physicians：2007 Writing Group to Review New Evidence and Update the ACC/AHA 2004 Guidelines for the Management of Patients With ST-Elevation Myocardial Infarction，Writing on Behalf of the 2004 Writing Committee. Circulation，2008，117（2），296-329.

[87] 陈在嘉，高润霖主编. 冠心病. 北京：人民卫生出版社，2002：1022-1029.

[88] Morishige N，Tashiro T. Surgery for acute myocardial infarction. Nippon Geka Gakkai Zasshi，2006，107（1）：15-20.

第二十章　右心衰竭

右心衰竭是一种复杂的临床综合征，不仅诊断困难，受多种心肺疾病影响，而且也是多种心肺疾病转归和预后的重要决定因素。右心衰竭的发病率、患病率和病死率均很高，是严重危害人类健康的疾病之一。

第一节　右心衰竭的定义和流行病学

一、右心衰竭的定义

右心衰竭是指任何原因引起的右心室收缩和（或）舒张功能障碍，不足以提供机体所需要的心排血量时所出现的临床综合征。右心衰竭的诊断至少具有两个特征：①与右心衰竭一致的症状和体征；②右侧心脏结构和（或）功能异常，或有右侧心内压增加的客观依据[1]。根据右心衰竭发生和发展的过程，可分为慢性右心衰竭和急性右心衰竭。

二、右心衰竭的流行病学

1. 发病率和患病率

美国右心衰竭的患病率估计为5%，与左心衰竭相当。而我国右心衰竭的患病率尚无流行病学数据[2]。特发性肺动脉高压、系统性硬化症、肺血栓栓塞及慢性阻塞性肺疾病（COPD）是右心衰竭的重要病因。我国估计有200万例先天性心脏病患者，其中30%并发不同程度的肺动脉高压[3]。系统性硬化症的患病率为19/10万～75/10万，其中10%～16%存在肺动脉高压[4]。我国40岁及以上人群COPD的总体患病率为8.2%[5]。我国成人慢性心衰的前3位病因分别为冠心病、高血压病和风湿性心脏瓣膜疾病，冠心病和高血压病的发病率仍有上升趋势[6]，左心疾病所致慢性心衰可进一步发展为肺动脉高压和右心衰竭。由此可见引起右心衰竭基础疾病的发病率和患病率均较高，估计我国右心衰竭也具有较高的发病率和患病率。

2. 危险因素

动脉性肺动脉高压、左心疾病相关性肺动脉高压、肺部疾病和（或）低氧相关性肺动脉高压、慢性血栓栓塞性肺动脉高压以及其他各种类型的肺动脉高压，均可导致右心衰竭。

各种心血管疾病引起的左心衰竭亦可导致右心衰竭。引起左心衰竭的原因主要包括冠心病、高血压病和风湿性心脏瓣膜疾病等[6]。右心室心肌梗死、致心律失常性右心室心肌病（AVRC）、心肌炎、代谢性疾病等也可导致右心衰竭。

COPD也是慢性右心衰竭的常见病因。另外，过度肥胖、阻塞性睡眠呼吸暂停、结缔组织病、心脏手术、正压机械通气、左心辅助装置的使用、心脏毒性药物（博来霉素、胺碘酮、甲氨蝶呤）等均可导致右心衰竭[2]。

3. 预后

由于病因不同、个体遗传背景不同，右心衰竭预后差异很大。右心衰竭是左心衰竭不良预后的独立预测因素[2]。

第二节　右心衰竭的病因

任何损害右心室射血功能和（或）充盈能力的因素都可引起右心衰竭，其病因可分为两类：①右心室压力超负荷和（或）容量超负荷；②右心室心肌自身病变。

一、右心室压力超负荷和（或）容量超负荷

1. 右心室压力超负荷

肺动脉高压是引起右心室压力超负荷的最主要原因。除此之外，右心室流出道梗阻（如：双腔右心室、漏斗部肥厚、肺动脉瓣狭窄）、肺动脉狭窄、体循环化右心室等也是右心室压力超负荷的常见原因。

2. 右心室容量超负荷

右心系统瓣膜出现病变（如三尖瓣关闭不全、肺动脉瓣关闭不全等）以及部分先天性心脏病（如房间隔缺损、肺静脉异位引流、Valsalva窦瘤破入右心房、冠状动脉-右心室或右心房瘘等）均可以引起右心室容量超负荷。特殊情况下，类癌晚期合并肝转移时，类癌细胞分泌并释放生物活性物质累及心脏时常引起右侧心脏瓣膜和心内膜病变，导致右心室容量超负荷和右心衰竭[7]。

Ebstein畸形、法洛四联症、右心室双出口合并二尖瓣闭锁、大动脉转位等复杂的先天性心脏病可同时存在右心室压力和容量超负荷。

二、右心室心肌自身病变

1. 右心室心肌梗死

约50%的急性下壁梗死会合并急性右心室心肌梗死，后者很少单独出现[8]。右心室心肌缺血、损伤、坏死均可引起右心室功能降低，导致右心衰竭。

2. 右心室心肌疾病

AVRC主要累及右心系统，但仅有6%的患者存在右心衰竭症状[9]。限制型心肌病（RCM）累及右心室时也可使右心室舒张功能下降，导致右心衰竭。

3. 感染

心肌炎累及右心室时也可以引起右心衰竭。同时，严重的感染可引起心肌损伤，损害左心室收缩功能，部分患者也会出现右心衰竭[10]。

第三节　右心衰竭的病理生理学与发病机制

一、右心衰竭的病理生理学

与左心室相比，右心室壁薄且结构复杂，独特的解剖和生理学特点使其对容量负荷的变化适应性较强，但对压力负荷的变化适应性较弱。慢性压力超负荷会导致右心室进行性肥厚、扩张，从而引起心肌收缩力下降；慢性容量超负荷则会导致右心室扩大，三尖瓣关闭不全，同时右心室压力增高使室间隔向左偏移挤压左心室，左心室舒张受限，导致左心室舒张末期压和肺小动脉楔压升高，加重右心室的后负荷，进一步恶化右心室功能。右心室心肌自身病变可导致心肌收缩和（或）舒张功能障碍，右心室压力上升速度（dp/dt）降低和右心室舒张末压力增加，导致右心衰竭。

二、右心衰竭的发病机制

1. 神经内分泌系统过度激活

神经内分泌系统过度激活在右心衰竭的发生发展过程中，占有重要地位。目前有关神经内分泌系统过度激活导致右心衰竭发病机制的研究较少，推测与左心衰竭的发生机制相似，各种活化的神经内分泌因子作用于心血管系统，引起右心室心肌重构、水钠潴留等，继而导致右心衰竭[2]。

2. 心室重构

心室重构是所有心衰发生发展中最主要的发病机制之一。在右心衰竭中，心室重构可以引起右心室肥厚、右心室心肌纤维化、右心室扩张等右心室重构表现，右心功能会随之下降，最终导致右心衰竭[11]。

除此之外，心肌细胞凋亡[12]、基因表达的异常[13]、炎症反应[14]、氧化应激[15]等也在右心衰竭的发病中发挥一定的作用。

第四节　右心衰竭的临床表现

右心衰竭临床表现主要是体循环静脉淤血和右心排血量减少的症状和体征。

一、症状

1. 呼吸困难

为右心衰竭的常见症状。由于右心功能障碍，右心排血量减少，导致氧合减少，血氧饱和度下降，并可导致左心排血量减少，从而引起右心衰竭。继发于左心功能不全的右心衰竭患者，因肺淤血减轻，之前的呼吸困难可能反而会减轻。

2. 消化道症状

胃肠道及肝淤血可引起恶心、呕吐、饱胀及食欲不振。长期肝淤血可以引起慢性肝损伤，出现黄疸、心源性肝硬化的相应表现。

3. 心悸

由于交感神经系统过度兴奋、缺氧、心肌重构等，导致自主心脏节律紊乱，表现为心率加快和各种心律失常。AVRC 可引起严重的室性心律失常。

二、体征

1. 右心室增大

心前区抬举样搏动，心率增快，胸骨左缘第 3、4 肋间舒张早期奔马律，三尖瓣区收缩期反流性杂音，吸气时增强。肺动脉高压时可有肺动脉瓣第二音增强，并可出现胸骨左缘第 2、3 肋间的舒张期杂音（Graham-Stell 杂音）。

2. 肝大

重度三尖瓣关闭不全时，可发生肝收缩期扩张性搏动。持续慢性右心衰竭可致心源性肝硬化，此时肝触诊质地较硬，压痛可不明显。

3. 颈静脉征

右心衰竭，颈静脉回流受阻，颈静脉压升高，可出现颈静脉充盈、怒张及肝颈静脉回流征阳性等体征。

4. 水钠潴留

水肿最早出现在身体最低垂部位，病情严重者可发展到全身，常为凹陷性、对称性。胸腔积液、腹水及心包积液也并不少见。

5. 晚期患者可有明显的营养不良、消瘦甚至恶病质。

第五节　右心衰竭的相关检查

一、心电图

心电图可提示右心房扩大、右心室肥厚，明确心律失常。急性肺血栓栓塞症、右心室心肌梗死、累及右心的心肌疾病等有相应的心电图改变。

二、X 线胸片

X 线胸片可显示导致右心衰竭的基础疾病表现。右心衰竭时 X 线征象可表现为心脏增大，主要以右心房、右心室为主。但由于这些征象常晚于临床体征，故判断有无右心衰竭应密切结合临床资料。

三、超声心动图

超声心动图可了解心脏的结构、功能，判断先天性心血管异常，估测肺动脉收缩压，是筛查右心衰竭病因和监测病情的重要手段。多普勒组织显像（TDI）测定的三尖瓣瓣环收缩期位移(TAPSE)、右心室收缩和舒张末期面积变化分数(FAC）以及心肌作功指数（MPI，又称 Tei 指数）等指标是目前评价右心室整体功能的重要指标，不受心率、右心室形状、前后负荷等因素影响。实时三维超声（RT-3DE）可以实时、全面地观察心脏的解剖结构，测得的右心室射血分数，在容积测量上不依赖于形状假定，其准确性甚至可与心脏 MRI 三维成像媲美[16]。

四、心脏磁共振成像（MRI）

心脏 MRI 是评价右心功能的最重要方法，可直接评估右心室大小、质量、形态和功能[17]。心脏 MRI 检测的右心功能主要指标包括右心室收缩末容量、右心室舒张末容量、右心室射血分数、右心室壁厚度、右心室心肌质量、右心室心肌质量指数等。

五、右心导管检查

右心导管检查是确诊肺动脉高压的金标准，还能得到反映右心功能的参数，可较为准确地了解右心的功能和前后负荷状态。对于右心衰竭患者，右心导管检查的目的：①确诊患者是否存在肺动脉高压，鉴别肺动脉高压是毛细血管前或毛细血管后肺动脉高压；②鉴别是否存在左向右分流的先天性心脏病；③检测心排血量和肺血管阻力；④进行急性肺血管扩张试验，指导肺动脉高压患者的治疗；⑤肺动脉高压患者疗效的判断；⑥监测 PCWP，指导危重心衰患者的抢救和治疗。右心导管检查的绝对禁忌证：①三尖瓣或肺动脉瓣为机械瓣；②右心肿瘤和（或）血栓；③三尖瓣或肺动脉瓣受累的感染性心内膜炎。相对禁忌证：①严重低氧血症；②不能平卧；③低血压；④严重心律失常；⑤凝血功能障碍；⑥近期植入起搏导线。

六、六分钟步行距离试验（6MWT）

6MWT 可以评价肺动脉高压、慢性心衰患者对治疗干预的疗效，测量患者的功能状态，可作为临床试验的终点观察指标之一，也是患者生存率的预测指标之一[18]。

七、心肺运动试验（CPET）

CPET 可以评价人体运动状态下的心肺功能。CPET 可鉴别呼吸困难和运动受限的原因，以正确诊断右心衰竭的病因，可提供客观指标判断患者运动能力的受损程度，用于评价慢性心衰患者的严重程度，对预后判断有一定的价值。峰值摄氧量（VO_{2peak}）、CO_2 通气当量（VE/V_{CO2}）和无氧阈值都是判断慢性心衰患者预后的指标[19]。CPET还可评估右心衰竭的治疗效果，评估心脏移植的治疗时机，当患者 $VO_{2peak} \leqslant 1.4ml/(min \cdot kg)$ 时，可推荐行心脏移植治疗。另外，CPET还可指导医师为右心衰竭患者制定康复治疗的运动方案。

八、血清标志物

B型利钠肽（BNP）和N末端B型利钠肽原（NT-proBNP）水平升高与右心扩大和功能不全密切相关，并可用于急性肺血栓栓塞症和肺动脉高压的危险分层。

第六节　右心衰竭的诊断、鉴别诊断和分期

一、诊断

目前尚无国际公认的右心衰竭诊断标准，2012年《右心衰竭诊断和治疗中国专家共识》建议以下诊断标准[2]：

（1）存在可能导致右心衰竭的病因。

（2）存在右心衰竭的症状和体征。

（3）存在右心结构和（或）功能异常以及心腔内压力增高的客观证据，包括超声心动图、核素和磁共振等。右心导管可提供心腔内压力增高和功能异常的证据。

（4）急性右心衰竭可根据引起右心衰竭的疾病（如急性肺血栓栓塞症或急性右心室梗死）导致急性发作的低血压和休克而诊断。

二、鉴别诊断

（1）腔静脉系统疾病（如上腔静脉综合征等）：均有颈静脉怒张，右心功能检测可以鉴别。

（2）原发肝脏疾病或其他原因引起的肝大：均有肝大及肝功能损伤，右心功能检测可以鉴别。

（3）肝脏疾病、肾脏疾病、低蛋白血症、甲状腺功能减退、腔静脉或下肢静脉疾病、药物作用（如钙通道阻滞剂）等均可引起外周水肿，但右心功能基本正常。

（4）急性右心衰竭须与其他休克状态鉴别，特别是由于左心泵衰竭所致的心源性休克，存在左心系统疾病以及相应的左心功能检查可用于鉴别。当左心疾病或其他休克情况无法解释时，应想到急性右心衰竭并进行相应检查。

三、分期

根据2012年《右心衰竭诊断和治疗中国专家共识》[2]，右心衰竭可依据类似左心衰竭的分期划分为4个阶段。

1. 阶段A：有右心衰竭高危因素，无心脏结构性变化及右心衰竭症状和体征。

2. 阶段B：出现可导致右心衰竭的心脏结构性变化，但无右心衰竭症状。

3. 阶段C：出现可导致右心衰竭的心脏结构性变化，伴有体液潴留、运动耐量下降、疲劳、心悸等右心衰竭的症状和（或）体征。

4. 阶段D：难治性右心衰竭，虽经积极治疗，休息时也出现严重症状。

第七节　右心衰竭的治疗

针对右心衰竭不同的病因和阶段应给予相应的措施积极预防和治疗，首先应考虑积极治疗导致右心衰竭的原发疾病，减轻右心的前、后负荷，增强心肌收缩力，维持窦性节律、房室正常顺序和间期以及左右心室收缩同步。

一、一般治疗

1. 去除诱发因素

右心衰竭常见的诱因有感染、发热、劳累、情绪激动、妊娠、分娩或高原旅行等。因此，右心衰竭患者应注意避免感染、劳累和情绪激动。右心衰竭患者在妊娠和分娩时死亡率达30%～50%[20]，因此应禁止妊娠，如果患者意外妊娠，建议及早终止。应避免高原旅行，因其会加重右心衰竭患者的缺氧。

2. 调整生活方式

适当限制盐的摄取，戒烟戒酒。如果血氧饱和度低于90%，建议常规氧疗。氧疗可以改善全身重要脏器的缺氧，降低肺动脉阻力，减轻心脏负荷。建议患者参加专业的康复治疗，包括呼吸锻炼和运动治疗，可以增加患者的运动耐量和生活信心，提高患者的生活质量。

3. 健康教育

定期进行健康教育和成立患者俱乐部，让患者和家属了解右心衰竭的预防和治疗措施，正确认识疾病的发生发展过程，加强医师与患者以及患者之间的交流，增强患者的生活信心，积极配合治疗。

二、药物治疗

1. 利尿剂

右心衰竭可导致体循环液体潴留，利尿剂是唯一能充分控制和有效消除液体潴留的药物，是右心衰竭标准治疗中必不可少的组成部分。但对于COPD所致右心衰竭患者，应注意避免使用强效的利尿剂，以免出现代谢性碱中毒。从小剂量开始，逐渐增加剂量直至尿量增加，体质量每天减轻0.5～1.0kg为宜。一旦症状缓解、病情控制，即以最小有效剂量长期维持，并根据液体潴留的情况随时调整剂量。每天体质量的变化是最可靠的监测利尿剂效果和调整利尿剂剂量的指标。常用的利尿剂有袢利尿剂和噻嗪类利尿剂。呋塞米的剂量与效应呈线性关系，剂量不受限制，但临床上也不推荐很大剂量。噻嗪类仅适用于有轻度液体潴留、伴有高血压而肾功能正常的心衰患者。氢氯噻嗪100mg/d已达最大效应（剂量效应曲线已达平台期），再增量也无效。新型利尿剂托伐普坦是血管加压素V2受体拮抗剂，具有仅排水不利钠的作用，伴顽固性水肿或低钠血症者疗效更显著。使用利尿剂治疗期间必须密切监测血气、血电解质，防止患者体内电解质紊乱和酸碱失衡。

2. 洋地黄制剂

洋地黄类药物可以增强心肌收缩力，减慢心室率，心排血量低于4L/min或心脏指数低于2.5L/(min·m^2)是应用地高辛的首选指征。右心衰竭合并窦性心率大于100次/分或心房颤动伴快速心室率也是应用地高辛的指征。缺氧和低血钾时容易发生洋地黄中毒，对于COPD患者使用洋地黄要慎重。

3. 抗凝治疗

右心衰竭患者因体循环淤血，卧床较多，活动减少，很容易合并下肢静脉血栓形成，甚至发生肺血栓栓塞症，因此需要抗凝治疗，使用低分子肝素或口服华法林或其他新型抗凝药物。使用华法林时要定期监测国际标准化比值（INR），建议INR维持在1.5～2.5之间。

4. 血管扩张药物

硝酸酯类药物和硝普钠，通过扩张静脉和动脉而减轻心脏的前、后负荷，适用于左心收缩和（或）舒张功能不全发展导致的右心衰竭患者。但是对于肺动脉高压导致右心衰竭的患者，这两类药物不能选择性地扩张肺动脉，反而因为降低主动脉及外周动脉血压而加重右心缺血缺氧，增加肺动脉阻力，加快患者的死亡，应避免使用。

5. 血管活性药物

多巴酚丁胺和多巴胺是治疗重度右心功能衰竭的首选药物。多巴酚丁胺主要是增强心肌收缩力，增加心排血量，不影响心脏前负荷，对心率影响小。小剂量多巴胺可以扩张肾动脉，改善肾血流量，增加尿量；中等剂量多巴胺可以起到正性肌力作用，增强心肌收缩力；大剂量多巴胺可以收缩动脉，提升血压，因此对于血压偏低患者首选多巴胺。两种药物的推荐起始剂量为2μg/(kg・min)，可逐渐加量至8μg/(kg・min)左右。米力农是磷酸二酯酶抑制剂，可以增加心肌收缩力，降低体循环阻力，可以50ug/kg负荷后，予以0.25～1.0μg/(kg・min)持续静脉输注。钙增敏剂左西孟旦，适用于传统治疗（利尿剂、血管紧张素转化酶抑制剂和洋地黄类）疗效不佳，并且需要增加心肌收缩力的急性失代偿心衰（ADHF）的短期治疗；用法：以5%葡萄糖液稀释，起始以12～24μg/kg负荷剂量静注10min，而后以0.1μg/(kg・min)的速度滴注，用药30～60min后，观察药物的疗效，滴注速度可调整为0.2～0.5μg/(kg・min)，建议进行6～24h的输注。

6. 血管紧张素转化酶抑制剂（ACEI）与β受体阻滞剂

对于全心衰竭的患者，ACEI能增加其右心室射血分数，减少右心室舒张末容量，减轻右心室充盈压，β受体阻滞剂卡维地洛或比索洛尔能改善其右心室功能[21]。但对于动脉性肺动脉高压导致的右心衰竭患者，ACEI不能增加其运动耐量，不能改善其血流动力学指标，反而可能因动脉血压下降而使病情恶化[22]。β受体阻滞剂亦会使动脉性肺动脉高压患者的运动耐量和血流动力学恶化[23]。

7. 合并心律失常的治疗

右心衰竭的患者常合并室内阻滞，当QRS间期大于180ms时，容易发生室性心动过速和心脏猝死。此时主要治疗导致右心衰竭的原发疾病减少室性心律失常的发生，如开通狭窄的冠状动脉、矫正心脏畸形、解除瓣膜狭窄和降低肺动脉压力。对于可诱发的单形性室速可以考虑行射频消融治疗，对于发生猝死可能性大的患者建议植入埋藏式心脏复律除颤器（ICD）。

三、非药物治疗

左右心室不同步可加重右心衰竭患者病情的恶化，采用左右心室同步治疗可以改善右心衰竭。维持正常的房室顺序和间期在以右心室舒张功能障碍为主的右心衰竭中具有重要意义。

四、右心衰竭几种主要病因的诊治

动脉性肺动脉高压、急性肺血栓栓塞症、肺部疾病等所致的右心衰竭的诊治既需要考虑右心衰竭的一般诊治原则，又需要考虑其特殊性。

（一）动脉性肺动脉高压

动脉性肺动脉高压是肺动脉高压分类中的第一类[24]，主要包括特发性、遗传性、结缔组织病相关性、先天性左向右分流心脏病相关性肺动脉高压等，其诊断标准为肺动脉平均压≥25mmHg，且肺毛细血管楔压（PCWP）≤15mmHg。肺动脉高压以肺血管阻力进行性增高为特点，病情往往呈渐进性发展，可以伴急性加重，是导致右心衰竭的重要原因。

1. 动脉性肺动脉高压的治疗

首先是治疗引起肺动脉高压的基础疾病或相关性疾病，如先天性心脏病、结缔组织病等。其次是降低肺动脉压力和肺血管阻力，最大限度减少右心衰竭发生和死亡的危险性。

目前我国获得批准临床应用的肺动脉高压靶向治疗药物包括内皮素受体拮抗剂波生坦、安立生坦和伊洛前列素[25]。而5型磷酸二酯酶抑制剂（西地那非、伐地那非、他达那非）在我国尚未批准应用于治疗肺动脉高压，但我国有关5型磷酸二酯酶抑制剂治疗动脉性肺动脉高压的研究表明其疗效较好[26]。动脉性肺动脉高压靶向药物治疗应强调长期、有规律，定期随访并评估治疗效果。由于治疗肺动脉高压的特异性药物价格较为昂贵，使得我国很多肺动脉高压患者并没有遵照指南建议接受动脉性肺动脉高压的靶向治疗。

2. 右心衰竭的治疗

动脉性肺动脉高压所致右心衰竭的治疗除遵循一般治疗建议外，尚需注意几个方面：

（1）去除或避免诱发动脉性肺动脉高压患者病情突然加重的因素：精神心理刺激、剧烈运动或过度疲劳、感染、输液过多、突然停药，如使用大量钙通道阻滞剂患者突然停药。

（2）由于动脉性肺动脉高压所致重度右心衰竭时室间隔明显左移，导致左心室变小，左心室舒张末容量明显减少，心排血量降低，此时应用非选择性血管扩张剂必然导致血压降低，心肌灌注降低，心排血量进一步减少，加重病情，因此应避免应用非选择性血管扩张剂如硝普钠、硝酸酯类、肼屈嗪、酚妥拉明。

（3）选择性肺血管扩张剂的应用：肺动脉高压的靶向治疗药物可以降低肺动脉压力和肺血管阻力，提高心排血量，但这些药物在动脉性肺动脉高压所致右心衰竭中的治疗效果尚缺乏大样本临床试验评估。经皮球囊房间隔造口术[24]可用于经规范化治疗无效、纽约心功能分级（NHYA）Ⅲ～Ⅳ级、反复发作性晕厥和难治性右心衰竭的特发性肺动脉高压患者，也可作为不适合心肺移植术或该手术前的过渡治疗。由于与手术相关的死亡率可高达16%，因此应严格掌握手术适应证。对药物治疗或其他治疗均无效患者还可进行单肺、双肺移植或心肺联合移植[24]。

（二）急性肺血栓栓塞症

急性肺血栓栓塞症可导致肺动脉压明显增高，进一步引发急性右心衰竭。由于心排血量的急剧下降，患者出现心悸、气短、血压下降等休克表观。常见的体征有呼吸变快（>20 次/分）、心率增加（>100 次/分）、发绀、颈静脉充盈、搏动、肺动脉第二心音亢进及三尖瓣区反流性杂音等。肺血栓栓塞症所致急性右心衰竭和低心排血量是死亡的主要原因，因此呼吸和循环支持治疗尤其重要，其治疗主要包括：

（1）呼吸支持治疗：如果出现低氧血症，尤其有心排血量降低者，应予持续吸氧，通常采用面罩或鼻导管，必要时可以采取机械通气，包括无创和有创机械通气[27]。

（2）循环支持治疗：急性肺血栓栓塞症伴心源性休克患者推荐使用缩血管药物肾上腺素，起始剂量为 1μg/min，根据血压调整剂量，伴低心排血量而血压正常患者可使用多巴酚丁胺［2～5μg/(kg・min)］和多巴胺［2～5μg/(kg・min)］[27]。

（3）溶栓和（或）抗凝治疗：心源性休克和（或）持续低血压的高危肺血栓栓塞症患者，如无绝对禁忌证，首选溶栓治疗，常用尿激酶或人重组组织型纤溶酶原激活物（rt-PA），溶栓后继续肝素抗凝治疗（Ⅰ，A），应用普通肝素时需要检测活化部分凝血酶原时间（APTT），也可以应用低分子量肝素或磺达肝癸钠，不需要监测 APTT；高危患者存在溶栓禁忌时可采用导管碎栓或外科取栓；对于伴有急性右心衰竭的中危患者不推荐常规溶栓治疗，但某些中危患者全面权衡出血获益风险后可给予溶栓治疗[27]。

（4）对于急性肺血栓栓塞症伴心源性休克患者不推荐大量补液，有研究表明如果患者低心排血量伴血压正常时可谨慎补液[28]。

（三）慢性肺源性心脏病

各种类型的肺部疾病，如 COPD、支气管哮喘、间质性肺病等随着病情的进展均可通过缺氧、内皮损伤、局部血栓形成以及炎症机制导致肺动脉高压，右心室后负荷增加，最后导致右心衰竭，即慢性肺源性心脏病。

（1）积极治疗原发病[29]：吸氧、解痉、平喘、祛痰、抗感染等对症和支持治疗。缓解低氧血症和高碳酸血症，随着低氧的改善，右心衰竭也将有所减轻。

（2）改善右心功能的治疗[29]：利尿剂的使用要谨慎，快速、大量利尿弊多利少，使用原则为缓利、间歇、小量、联合、交替使用；强心苷的有效剂量与中毒剂量非常接近，易发生心律失常和其他毒副作用，故仅在积极抗感染和利尿治疗的基础上才考虑使用，原则为选择快速起效半衰期短的药物，从小剂量开始使用；持续静滴正性肌力药物可用于治疗严重心衰患者；硝普钠等血管扩张剂可减轻心脏前、后负荷，降低心肌耗氧量，对部分顽固性右心衰竭有一定效果，但扩血管剂在引起肺血管扩张、肺动脉压力下降的同时，使肺血流增加，因此在使用硝普钠等血管扩张剂时，应加大吸氧流量以克服血氧分压的下降；对于COPD所致右心衰竭患者，使用抗凝治疗可控制疾病、改善预后，可使用普通肝素或低分子量肝素，7～10天为一疗程。

(四) 急性呼吸窘迫综合征

急性呼吸窘迫综合征（ARDS）可因缺氧、细菌毒素使心肌收缩功能受损等多种因素导致急性右心衰竭。

ARDS导致右心衰竭的治疗主要包括：合理的机械通气策略，采用小潮气量，保持相对较低水平的平台压；严格控制液体出入量；适当应用正性肌力药物；合理的抗凝治疗；体外膜肺氧合（ECMO），可以减少右心室的充盈和射血的负担，同时改善左心室的充盈。

(五) 左心衰竭合并右心衰竭

左心衰竭合并右心衰竭大多为慢性病程，即先有左心衰竭，随后出现右心衰竭。长期左心衰竭的患者，由于左心室充盈末压增高，肺静脉压力升高，引起肺动脉高压。同时，由于右心负荷加重，右心室充盈压升高，体循环静脉压升高。其特点为左、右心室心排血量均减低，同时出现肺循环及体循环淤血的病理生理状况。

左心衰竭合并右心衰竭称为全心衰竭，同时表现为左心衰竭及右心衰竭的症状。应注意在右心衰竭加重时，呼吸困难会减轻，且血压易偏低，有些高度水肿的患者，常没有明显的呼吸困难。胸部X线可显示肺淤血、肺水肿、胸腔积液、肺动脉段膨出等征象。超声心动图可显示全心扩大、肺动脉高压、瓣膜反流等。血浆BNP和NT-proBNP的水平升高对合并右心衰竭者，与左心衰竭意义近似。

左心衰竭合并右心衰竭急性期的治疗以稳定生命体征为主，慢性期的治疗则侧重于防治心律失常、康复和提高生活质量。关于左心衰竭合并右心衰竭尚没有专门的大规模的临床证据说明这些药物的效果，建议按照收缩性心力衰竭指南来使用。左西孟坦除了能提高心肌收缩力、舒张血管，降低血压外，还能够扩张肺血管，降低肺动脉压而改善右心功能，文献报道可用于肺动脉高压导致的右心衰竭[30]。针对左心衰竭继发右心衰竭后如何使用ICD、CRT/CRT-D治疗，至今无明确的证据，建议参照慢性心力衰竭指南[31]。对严重终末期心衰，条件允许的情况下可考虑使用ECMO，为心脏移植或心肺移植过渡。然而，一旦发生右心衰竭，单独的左心辅助可能加重右心的负荷，这时建议使用双心室辅助挽救患者生命。对晚期左心衰竭合并右心衰竭的患者大多病因无法纠正，可考虑心脏移植，但是要高度重视肺动脉压的情况。

(六) 右心瓣膜病

右心瓣膜病引起右心衰竭并不常见，以慢性为主。常见引起右心衰竭的右心瓣膜病为三尖瓣关闭不全、肺动脉瓣关闭不全和肺动脉瓣狭窄，前两者多属于功能性关闭不全，并非瓣膜本身病变所致，绝大部分是由于各种原因的肺动脉高压所致。其他引起三尖瓣关闭不全的病因包括感染性心内膜炎、Ebstein畸形和三尖瓣脱垂等。三尖瓣狭窄不会引起右心室衰竭，但是可使右心房压明显升高，并导致一系列类似右心室衰竭的体循环淤血表现。

右心瓣膜病常伴发慢性右心衰竭，主要表现为乏力、食欲差、颈静脉充盈、肝淤血、腹腔积液和下肢水肿等。一些因素如感染、劳累、伴快速心室率的心房颤动等均可诱发右心衰竭加重。

右心瓣膜病导致右心衰竭的治疗主要包括：①基础疾病的治疗：多数三尖瓣关闭不全和肺动脉瓣关闭不全是功能性的，因此应针对引起三尖瓣和肺动脉瓣功能性关闭不全的基础疾病进行治疗，如肺动脉高压等。②遵循右心衰竭的一般治疗原则，但要防止过度利尿造成心排血量减少。③器质性瓣膜疾病的治疗应该遵循相关指南给予外科或介入治疗[32]。

（七）急性右心室心肌梗死（RVMI）

RVMI主要由右冠状动脉闭塞（约占85%）和左冠状动脉优势型的回旋支闭塞（约占10%）所致，可导致急性右心衰竭，典型者可表现为低血压、颈静脉显著充盈和肺部呼吸音清晰的三联征[33]。右心室心肌梗死导致的心源性休克死亡率与左心室相当[34]。

急性右心室心肌梗死所致急性右心衰竭的治疗在积极冠状动脉血运重建治疗的基础上，还主要包括：①慎用或避免使用利尿剂、血管扩张剂和吗啡，以避免进一步降低右心室充盈压，除非合并急性左心衰竭；②优化右心室前、后负荷：首选扩容治疗，快速补液直至PCWP≥18mmHg时，停止补液。若有创监测条件，可在严密观察下试验性快速补液，每次200～300ml，依靠血压、心率、周围灌注、肺部啰音作为治疗的判断指标。经扩容治疗后仍有低血压者，建议使用正性肌力药物如多巴酚丁胺、多巴胺、米力农和左西孟坦。③其他治疗：积极治疗各种心律失常，有助于右心功能恢复。对顽固的低血压患者，IABP可以增加右冠状动脉灌注和改善右心室收缩功能，条件允许可考虑行ECMO。

（八）心肌病

常见可累及右心系统并导致右心衰竭的心肌病主要包括ARVC和RCM，另外还有一些先天性心肌发育不良、致密化不全等。ARVC治疗的主要目的是减少心律失常猝死的风险，次要目的是治疗心律失常和右心衰竭。有心脏停搏或威胁生命的室性心律失常（如持续性室速）的ARVC患者，应植入ICD进行猝死的二级预防。尽管抗心律失常药物长期疗效不理想，但如胺碘酮、索他洛尔仍可作为抗心律失常的辅助治疗。导管射频消融可考虑用于因反复室性快速心律失常ICD频发放电的患者。ARVC发生右心衰竭时应该遵循右心衰竭的一般治疗原则，当存在难治性心衰或室性快速性心律失常者应考虑心脏移植[35-36]。某些类型的RCM有一些特殊的治疗方法，但多数RCM患者的预后较差，症状持续进展，死亡率高。除缓解症状的治疗外没有特异的治疗方法。缓解症状的治疗包括利尿，适当应用血管扩张剂，控制心房颤动的心室率等。晚期对有适应证者应该进行心脏移植。

（九）器械治疗与右心衰竭

器械植入引起右心衰竭主要有两种机制：①由于右心室心尖部起搏导致异常的激动顺序，心脏运动不同步。②由于右心室导线造成三尖瓣损伤，引起严重三尖瓣关闭不全，从而导致右心衰竭。由于右心室起搏后导致激动异常所致的右心衰竭，通过规范、合理的药物治疗效果仍不佳者，可行起搏器升级治疗，即CRT[37]。由于导线所致三尖瓣关闭不全的右心衰竭患者，其临床治疗目前尚无统一观点，应个体化。对于药物治疗无效的患者，可考虑经静脉拔除心室导线后重新放置。少数严重三尖瓣反流患者可能需要行外科瓣膜置换术或修补术。

（孙志军　于彤彤）

参考文献

[1] Howlett JG, McKelvie RS, Arnold JM, et al. Canadian Cardiovascular Society consensus conference guidelines on heart failure, update 2009: diagnosis and management of right-sided heart failure, myocarditis, device therapy and recent important clinical trials. Can J Cardiol, 2009, 25: 85-105.

[2] 中华医学会心血管病学分会，中华心血管病杂志编辑委员会. 右心衰竭诊断和治疗中国专家共识. 中华心血管病杂志，2012，40：449-461.

[3] Mulder BJ. Changing demographics of pulmonary arterial hypertension in congenital heart disease. Eur Respir Rev, 2010, 19: 308-313.

[4] Hachulla E, Gressin V, Guillevin L, et al. Early detection of pulmonary arterial hypertension in systemic sclerosis: a French nationwide prospective multicenter study. Arthritis Rheum, 2005, 52: 3792-3800.

[5] Zhong N, Wang C, Yao W, et al. Prevalence of

chronic obstructive pulmonary disease in China: a large, population-based survey. Am J Respir Crit Care Med, 2007, 176: 753-760.

[6] 中华医学会心血管病学分会. 中国部分地区 1980、1990、2000 年慢性心力衰竭住院病例回顾性调查. 中华心血管病杂志, 2002, 30: 450-454.

[7] Dumoulein M, Verslype C, van Cutsem E, et al. Careinoid heart disease: case and literature review. Acta Cardiol, 2010, 65: 261-264.

[8] Kakouros N, Cokkinos DV. Right ventricular myocardial infarction: pathophysiology, diagnosis, and-management. Postgrad Med J, 2010, 86: 719-728.

[9] Hulot JS, Jouven X, Empana JP, et al. Natural history and risk stratification of arrhythmogenic right ventricular dysplasia/cardiomyopathy. Circulation, 2004, 110: 1879-1884.

[10] Maeder M, Fehr T, Rickli H, et al. Sepsis-associated myocardial dysfunction: diagnostic and prognostic impact of cardiac tropooins and natriuretic peptides. Chest, 2006, 129: 1349-1366.

[11] Hwang JJ, Dzau VJ, Liew CC. Genomics and the pathophysiology of heart failure. Curr Cardiol Rep, 2001, 3: 198-207.

[12] Campian ME, Verberne HJ, Hardziyenka M, et al. Serial noninvasive assessment of apoptosis during right ventricular disease progression in rats. J Nucl Med, 2009, 50: 1371-1377.

[13] Voelkel NF, Quaife RA, Leinwand LA, et al. Right ventricular function and failure: report of a National Heart Lung, and Blood Institute working groop on cellular and molecular mechanisms of right heart failure. Circulation, 2006, 114: 1883-1891.

[14] Campian ME, Hardziyenka M, de Bruin K, et al. Early inflammatory response during the development of right ventricular heart failure in a rat model. Eur J Heart Fail, 2010, 12: 653-658.

[15] Redout EM, Wagner MJ, Zuidwijk MJ, et al. Right-ventricular failure is associated with increased mitochondrial complex Ⅱ activity and production of reactive oxygen species. Cardiovasc Res, 2007, 75: 770-781.

[16] Rajagopalan N, Simon MA, Mathier MA, et al. dentifying right ventricular dysfunction with tissue Doppler imaging in pulmonary hypertension. Int J Cardiol, 2008, 128: 359-363.

[17] Marcu CB, Beek AM, Van Rossum AC. Cardiovascular magnetic resonance imaging for the assessment of right heart involvement in cardiac and pulmonary disease. Heart Lung Circ, 2006, 15: 362-370.

[18] Miyamoto S, Nagaya N, Satoh T, et al. Clinical correlates and prognostic significance of six-minute walk test in patients with primary pulmonary hypertension. Comparison with cardiopulmonary exercise testing. Am J Respir Crit Care Med, 2000, 161 (2 Pt 1): 487-492.

[19] Gitt AK, Wasserman K, Kilkowski C, et al. Exercise anaerobic threshold and ventilatory efficiency identify heart failure patients for high risk of early death. Circulation, 2002, 106: 3079-3084.

[20] Bédard E, Dimopoulos K, Gatzoulis MA. Has there been any progress made on pregnancy outcomes among women with pulmonary arterial hypertension. Eur Heart J, 2009, 30: 256-265.

[21] Verhaert D, Mullens W, Borowski A, et al. Right ventricular response to intensive medical therapy in advanced decompensated heart failure. Circ Heart Fail, 2010, 3: 340-346.

[22] Dore A, Houde C, Chan KL, et al. Angiotensin receptor blockade and exercise capacity in adults with systemic right ventricles: a multicenter, randomized, placebo-controlled clinical trial. Circulation, 2005, 112: 2411-2416.

[23] Provencher S, Herve P, Jais X, et al. Deleterious effects of betablockers on exercise capacity and hemodynamics in patients with portopulmonary hypertension. Gastroenterology, 2006, 130: 120-126.

[24] Galiè N, Humbert M, Vachiery JL, et al. Guidelines for the diagnosis and treatment of pulmonary hypertension: the Task Force for the Diagnosis and Treatment of Pulmonary Hypertension of the European Society of Cardiology (ESC) and the European Respiratory Society (ERS), endorsed by the International Society of Heart and Lung Transplantation (ISHLT). Eur Respir J, 2015, 46: 903-975.

[25] Sun YJ, Xiong CM, Shan GL, et al. Inhaled low-dose iloprost for pulmonary hypertension: a prospective, multicenter, and openlabel study. Clin Cardiol, 2012, 35: 365-370.

[26] Xiong CM, Lu XL, Shan GL, et al. Oral sildenafil

therapy for Chinese patients with pulmonary arterial hypertension：a multicenter study. J Clin Pharmacol，2012，52：425-431.

[27] Torbicki A1，Perrier A，Konstantinides S，et al. Guidelines on the diagnosis and management of acute pulmonary embolism：the Task Force for the Diagnosis and Management of Acute Pulmonary Embolism of the European Society of Cardiology（ESC）. Eur Heart J，2008，29：2276-2315.

[28] Mercat A，Diehl JL，Meyer G，et al. Hemodynamic effects of fluid loading in acute massive pulmonary embolism. Crit Care Med，1999，27：540-544.

[29] Hannink JD，van Helvoort HA，Dekhuijzen PN，et al. Heart failure and COPD：partners in crime. Respirology，2010，15：895-901.

[30] Revermann M，Schloss M，Mieth A，et al. Levosimendan attenuates pulmonary vascular remodeling. Intensive Care Med，2011，37：1368-1377.

[31] McMurray JJ，Adamopoulos S，Anker SD，et al. ESC Guidelines for the diagnosis and treatment of acute and chronic heart failure 2012：The Task Force for the Diagnosis and Treatment of Acute and Chronic Heart Failure 2012 of the European Society of Cardiology. Developed in collaboration with the Heart Failure Association（HFA）of the ESC. Eur Heart J，2012，33：1787-1847.

[32] Nishimura RA，Otto CM，Bonow RO，et al. 2014 AHA/ACC Guideline for the Management of Patients with Valvular Heart Disease：a report of the American College of Cardiology/American Heart Association Task Force on Practice Guidelines. Circulation，2014，129：e521-643.

[33] Andersen HR，Falk E，Nielsen D，et al. Right ventricular infarction：frequency，size and topography in coronary heart disease：a prospective study comprising 107 consecutive autopsies from a coronary care unit. J Am Coll Cardiol，1987，10：1223-1232.

[34] Jacobs AK，Leopold JA，Bates E，et al. Cardiogenic shock caused by right ventricular infarction：a report from the SHOCK registry. J Am Coll Cardiol，2003，41：1273-1279.

[35] McKenna WJ，Thiene G，Nava A，et al. Diagnosis of arrhythmogenic right ventricular dysplasia/cardiomyopathy. Task Force of the Working Group Myocardial and Pericardial Disease of the European Society of Cardiology and of the Scientific Council on Cardiomyopathies of the International Society and Federation of Cardiology. Br Heart J，1994，71：215-218.

[36] Chung FP，Lin YJ，Chang SL，et al. Current and state of the art on the electrophysiologic characteristics and catheter ablation of arrhythmogenic right ventricular dysplasia/cardiomyopathy. J Cardiol，2015 Jun；65（6）：441-450.

[37] Dickstein K，Vardas PE，Auricchio A，et al. 2010 Focused Update of ESC Guidelines on device therapy in heart failure：an update of the 2008 ESC Guidelines for the diagnosis and treatment of acute and chronic heart failure and the 2007 ESC Guidelines for cardiac and resynchronization therapy. Developed with the special contribution of the Heart Failure Association and the European Heart Rhythm Association. Europace，2010，12：1526-1536.

第二十一章　难治性终末期心力衰竭的治疗

第一节　概　述

终末期心衰（简称终末期心衰，end-stage heart failure，advanced heart failure）是各种疾病所导致的心衰的严重阶段，此时尽管给予最优化的常规治疗，患者仍然在静息或最少活动状态下即出现心衰症状，心功能处于纽约心功能Ⅲ～Ⅳ级，或美国心脏病协会 D 级。这些患者可能需要特殊的治疗，比如持续输注正性肌力药物、肾替代治疗、机械循环支持、心脏移植等。终末期心衰治疗困难、花费巨大、总体预后差，在仅药物治疗的情况下平均生存时间小于 6 个月，1 年病死率高达 80%[1]。

临床上提示进入终末期心衰的线索有：

- 因可诱发呼吸困难而不能或几乎不能活动；
- 6min 步行试验行走距离＜300m；
- 频繁因心衰住院；
- 心脏恶病质。
- 原先能够耐受的神经体液因子抑制剂（如 β 受体阻滞剂和血管紧张素转化酶抑制剂）由于引起了循环障碍或肾功能恶化而不得不减量或停用；
- 在血压及肾功能处于临界状态下使用较大剂量的利尿剂；
- 频繁的 ICD 放电；
- 肾功能进行性恶化（血清肌酐＞1.8mg/dl，或尿素氮＞40mg/dl）；
- 血钠＜133mmol/L；
- 在无非心脏原因的情况下血浆 BNP 或 NT-proBNP 水平显著升高；
- 动脉收缩压常＜90mmHg；
- 尽管给予积极药物治疗肺动脉楔压仍＞16mmHg，或右心房压力＞12mmHg；
- 左心室射血分数＜30%；
- 超声心动显示假正常化或限制性二尖瓣血流频谱；
- 心肺运动试验中峰值氧耗＜12～14ml/(kg・min)。

2006 年成立的机械循环支持联合登记部 INTERMACS 根据患者的临床情况将严重的心衰再分为 7 个等级[2]（表 21-1），以便为心脏移植或机械循环支持时机的制定提供参考。

表 21-1　INTERMACS 的心衰分级标准

分级	患者状态	描述	心脏移植或机械辅助循环的紧急程度
1	心源性休克	灾难和毁灭性	数小时内
2	心衰进行性恶化	功能迅速下滑	几天至 1 周
3	稳定但依赖血管活性药物	稳定但依赖	数周
4	再发进行性心衰	医院常客	数周至一两个月
5	不能活动	足不出户	数周至数月
6	活动受限	行走困难	数月，营养和活动能够维持
7	进展性心衰，NYHA Ⅲ级	活动轻度受限	暂不推荐移植或机械辅助循环

第二节 心脏移植

在过去的近 50 年里，心脏移植已经成为治疗终末期心衰的“金标准”，目前全球每年约有 3000 余人接受心脏移植，其中仅美国就占到 2400 例。随着环孢素在临床广泛应用，心脏移植患者的预后大为改善（图 21-1），根据国际心肺移植协会（International Society of Heart and Lung Transplantation，ISHLT）统计[3]，心脏移植后的中位生存期为 10 年，对于已经存活 1 年的患者，其中位生存期为 14 年。

一、心脏移植的术前评估

鉴于全球范围内供体严重短缺，接受心脏移植的患者均应经过详细的术前评估和严格筛选（表 21-4 和图 21-2）。目前多参照 ISHLT2006 年心脏移植术前评估标准[4]。

1. 关于心肺运动试验

（1）术前应常规行心肺运动试验，对于不能耐受 β 受体阻滞剂的患者，峰值氧耗≤14ml/(kg·min) 可以考虑心脏移植；对于正在使用 β 受体阻滞剂的患者，峰值氧耗≤12ml/(kg·min) 可以考虑心脏移植（推荐类别 Ⅰ，证据等级 B）。

（2）对于年轻患者（<50 岁）和女性建议使用其他标准，比如预计峰值氧耗百分比（≤50%），与峰值氧耗结合以评估是否具备心脏移植指征（推荐类别 Ⅱa，证据等级 B）。

（3）当行次极量心肺运动试验时，可以使用通气/二氧化碳（VE/VO_2）斜率>35 作为心脏移植筛选标准（推荐类别 Ⅱb，证据等级 C）。

（4）对于肥胖（BMI>30kg/m^2）的患者，可以考虑使用瘦体重校正的峰值氧耗<19ml/(kg·min) 作为筛选心脏移植候选者的标准（推荐类别 Ⅱb，证据等级 B）。

（5）不建议将峰值氧耗作为筛选心脏移植候选者的唯一考虑（推荐类别 Ⅲ，证据等级 C）。

2. 关于心衰预后评分

当筛选指征模棱两可，比如峰值氧耗>12ml/(kg·min) 但<14ml/(kg·min) 时，可以考虑使用心衰生存评分（heart failure survival score，HFSS）（表 21-2）帮助评估预后并指导决

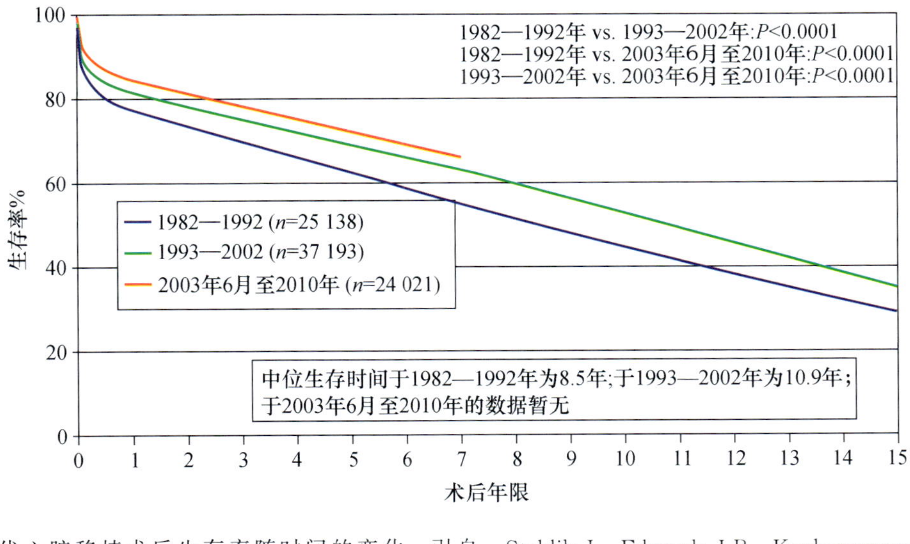

图 21-1 不同年代心脏移植术后生存率随时间的变化。引自：Stehlik J，Edwards LB，Kucheryavaya AY，et al. The Registry of the International Society for Heart and Lung Transplantation：29th official adult heart transplant report—2012. J Heart Lung Transplant，2012，31 (10)：1052-1064.

策（推荐类别Ⅱb，证据等级 C）。

表 21-2 心力衰竭生存评分

临床情况	权重
缺血性心肌病（是=1，否=0）	0.6931
静息心室率（次/分）	0.0216
左心室射血分数（%）	−0.0464
平均血压（mmHg）	−0.0255
室内传导阻滞（是=1，否=0）	0.6083
峰值氧耗 [ml/(min·kg)]	−0.0546
血钠水平（mg/dl）	−0.047

注：将各项临床情况的数值与权重相乘，再将乘积相加得到 HFSS 积分。评分≥8.10 低危，1 年生存率 88%±4%；评分 7.20～8.09 中危，1 年生存率 60%±6%；评分<7.20 高危，1 年生存率 35%±10%

需要注意，该评分产生于广泛使用 β 受体阻滞剂、螺内酯、双心室起搏、ICD 之前，近期研究显示该评分对于采用以上治疗措施的患者仍然有效。虽然最佳的评估间期仍不确定，但是每 6 个月评估一次可能是合理的。

3. 关于右心导管检查

（1）右心衰竭是心脏移植术后死亡的常见原因，术后早期死亡的 20%与右心衰竭有关。当再灌注后的肺动脉收缩压超过 50～60mmHg 时，右心衰竭的发生率大大增加。

（2）所有心脏移植候选者均应行右心导管检查，建议检查间期为 3～6 个月，尤其是存在可逆性肺动脉高压或心衰症状恶化时（推荐类别Ⅰ，证据等级 C）。

（3）当肺动脉收缩压≥50mmHg 或肺血管阻力>3Wood units，同时体循环收缩压>85mmHg 时，应行血管扩张试验以评估肺动脉高压的可逆程度（推荐类别Ⅰ，证据等级 C）（表 21-3）。

表 21-3 心脏移植患者筛选中重要的血流动力学参数

1. 当肺动脉高压中造成肺血管阻力>5Wood units 或肺血管阻力指数>6 或跨肺压>16～20mmHg 是心脏移植的相对禁忌
2. 当肺动脉收缩压>60mmHg 合并上述 3 条中任何 1 条时右心衰竭及死亡风险增加
3. 如果使用血管扩张剂后肺血管阻力<2.5 但体循环收缩压<85mmHg，则术后右心衰竭及死亡风险增高

（4）当急性血管扩张试验失败时，应给予持续的血流动力学监测，因为在给予利尿剂、正性肌力药物及血管扩张剂后肺血管阻力常会下降（推荐类别Ⅰ，证据等级 C）。

（5）在给予积极的药物治疗、机械循环支持（IABP 或 LVAD）后仍有显著的血流动力学紊乱提示肺动脉高压已不可逆（推荐类别Ⅱb，证据等级 C）。

4. 其他合并情况

（1）年龄≤70 岁（推荐类别Ⅰ，证据等级 C），经过仔细选择的年龄>70 岁的患者也可以考虑（推荐类别Ⅱb，证据等级 C）。

（2）活动性肿瘤（非黑色素瘤皮肤癌除外）是心脏移植的绝对禁忌，已经移除的肿瘤当复发风险低时可以考虑心脏移植（推荐类别Ⅰ，证据等级 C）。

（3）BMI>30kg/m^2 或理想体重百分比>140%与移植预后较差有关，因此应当使体重下降至 BMI<30kg/m^2 或<理想体重 140%后再列为移植候选者（推荐类别Ⅱa，证据等级 C）。

（4）合并终末器官损害（非增殖性视网膜病变除外）的糖尿病，或血糖控制不佳（HbA1c>7.5%）是心脏移植的相对禁忌（推荐类别Ⅱa，证据等级 C）。

（5）建议使用 eGFR 评估肾功能，当肾功能不正常时应进一步检查以除外肾脏本身的病变，不可逆的肾功能损害（eGFR<40ml/min）是心脏移植的相对禁忌（推荐类别Ⅱa，证据等级 C）。

（6）不适合行血运重建的严重症状性脑血管病是心脏移植的禁忌，不适合行血运重建且可能妨碍术后康复的周围血管疾病是心脏移植的相对禁忌（推荐类别Ⅱb，证据等级 C）。

（7）HIV 和 HCV 感染是移植绝对禁忌。

（8）所有患者均应接受与烟草危害相关的教育（推荐类别Ⅰ，证据等级 C），吸烟或饮酒者应至少戒除 6 个月，尚未戒烟可以视为心脏移植的相对禁忌（推荐类别Ⅱa，证据等级 C）。

（9）所有患者均应接受精神心理评估（推荐类别Ⅰ，证据等级 C），认知功能下降可以被视为移植相对禁忌（推荐类别Ⅱa，证据等级 C），对术后用药无法依从的患者是心脏移植的绝对禁忌（推荐类别Ⅲ，证据等级 C）。

表 21-4　心脏移植术前评估及随访项目

评估项目	基线	3 个月	6 个月	9 个月	12 个月及每年
完整的病史及体格检查	√				
随访		√	√	√	√
体重/BMI	√	√	√	√	√
免疫学指标					
ABO 血型	√				
HLA 表型	仅移植时				
PRA 和流式细胞术	√				
心衰严重程度的评估					
心肺运动试验	√				√
超声心动图	√				√
右心导管术（包括血管扩张试验）	√		√		√
心电图	√				√
多器官功能评估					
常规实验室检查（血常规、转氨酶及代谢指标）	√	√	√	√	√
凝血功能	√	√	√	√	√
尿液分析	√	√	√	√	√
GFR（MDRD 公式）	√	√	√	√	√
尿蛋白检测	√	√	√	√	√
动脉血气分析	√				
正侧位胸片	√				√
腹部超声	√				
颈动脉多普勒（>50 岁或合并缺血性心脏病）	√				
ABI（>50 岁或合并缺血性心脏病）	√				
口腔检查	√				√
眼底检查（合并糖尿病）	√				√
感染性疾病血清学检测及免疫					
HBV 抗体及表面抗原	√				
HCV 抗体	√				
HIV 抗体	√				
RPR	√				
HSV IgG	√				
CMV IgG	√				
弓形虫 IgG	√				
EBV IgG	√				
水痘-带状疱疹病毒 IgG	√				
PPD	√				
疫苗接种（乙肝、流感及肺炎）	√				
肿瘤预防					
粪便潜血×3 次	√				√
结肠镜（有指征时或>50 岁）	√				
乳腺 X 线射片（有指征时或>50 岁）	√				√

表 21-4　心脏移植术前评估及随访项目（续）

评估项目	基线	3个月	6个月	9个月	12个月及每年
宫颈巴氏涂片（>18岁有性生活）	√				√
前列腺特异抗原及直肠指诊（>50岁男性）	√				√
一般情况咨询					
社会工作	√				
精神状态	√				
经济情况	√				

注：PRA，群体反应性抗体；ABI，踝臂指数；HBV，乙型肝炎病毒；HCV，丙型肝炎病毒；HIV，人类免疫缺陷病毒；RPR，（病毒）快速血浆反应量试验；HSV，单纯疱疹病毒；CMV，巨细胞病毒；EBV，Epstein-Barr 病毒；PPD，结核菌素纯蛋白衍生物试验。

引自 Mehra MR，Kobashigawa J，Starling R，et al. Listing criteria for heart transplantation：International Society for Heart and Lung Transplantation guidelines for the care of cardiac transplant candidates—2006. J Heart Lung Transplant，2006，25（9）：1024-1042.

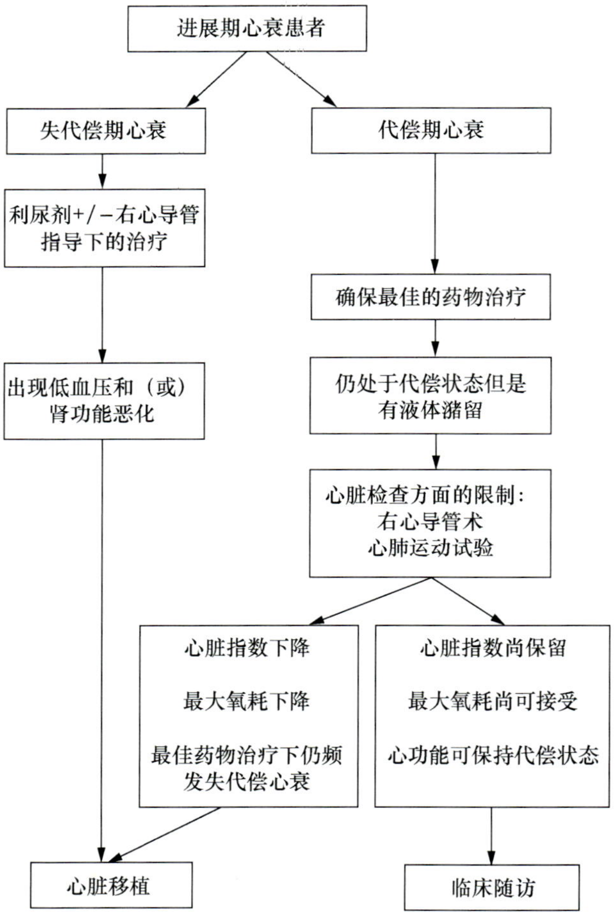

图 21-2　进展期心力衰竭患者心脏移植必要性的评估流程。引自 Kittleson MM，Kobashigawa JA. Management of advanced heart failure：the role of heart transplantation. Circulation，2011，123（14）：1569-1574.

二、心脏移植患者术后的免疫抑制治疗

1. 诱导治疗

诱导治疗最初被用来减少移植后最初 4～6 周的排斥反应、推迟使用钙调神经磷酸酶抑制剂的时间以防止肾功能恶化。诱导治疗所使用的主要药物包括抗胸腺细胞球蛋白（ATG）和白介素-2（IL-2）受体拮抗剂达利珠单抗（赛尼哌）。诱导治疗的副作用包括增加感染发生率、肿瘤发生率及治疗结束后的晚期排斥反应发生率，接受免疫诱导治疗的患者其 1 年的排斥反应发生率与未接受诱导治疗者相似。基于以上事实，不建议将诱导治疗作为术后常规抗排斥方案。

2. 维持治疗

维持治疗的目的是长期预防排斥反应，一般常用包括糖皮质激素、一种钙调神经磷酸酶抑制剂（比如环孢素或他克莫司）和一种抗代谢药物（比如硫唑嘌呤或霉酚酸酯）组成的三联用药方案。在特殊情况下，增殖信号抑制剂（proliferation signal inhibitor，PSI）如西罗莫司或依维莫司被用来代替钙调神经磷酸酶抑制剂或抗代谢药物，这些情况包括在使用霉酚酸酯（MMF）的过程中出现排斥反应、移植心脏血管病变、肿瘤、CMV 感染，以及在使用钙调神经磷酸酶抑制剂的过程中出现肾功能障碍等，不建议在新患者中使用增殖信号抑制剂（表 21-5）。

表 21-5　维持免疫抑制治疗的常用药物一览表

分类	作用机制	代表药物	使用原则	常见不良反应
糖皮质激素	影响免疫和炎症反应相关的基因表达，影响免疫细胞的数量、分布及功能	泼尼松、甲泼尼龙	常规术后第 1 年，部分患者术后 6～12 个月停用	震颤、易激惹、伤口愈合缓慢、体重增加、水钠潴留、血糖升高、高血压、消化性溃疡、感染、骨质疏松、肾上腺皮质萎缩
钙调神经磷酸酶抑制剂	环孢素与亲环蛋白结合，他克莫司与 FK 结合蛋白结合，所形成的复合物再与钙调神经磷酸酶结合。钙调神经磷酸酶使活化 T 细胞核因子（NF-AT）磷酸化，磷酸化的 NF-AT 结合于特定 DNA，抑制 IL-2 和其他细胞因子转录	环孢素、他克莫司	术后常规使用，可能因肾功能不全被增殖信号抑制剂替代；他克莫司在临床试验中排斥反应更少	环孢素：肾毒性、高血压、高脂血症、神经毒性、多毛症、牙龈增生 他克莫司：与环孢素类似，但不会导致多毛症和牙龈增生
抗代谢药物	硫唑嘌呤在细胞内代谢成嘌呤类似物，通过整合进 DNA 影响 T 和 B 淋巴细胞增殖；MMF 是鸟嘌呤核苷酸合成过程中限速酶的抑制剂，由于淋巴细胞增殖依赖该途径，故 MMF 仅选择性抑制淋巴细胞增殖	硫唑嘌呤、霉酚酸酯（MMF）	硫唑嘌呤禁止与别嘌呤醇合用，MMF 在临床试验中有着较少的排斥反应发生率	硫唑嘌呤：骨髓抑制 霉酚酸酯：恶心、呕吐、腹泻，骨髓抑制较轻
增殖信号抑制剂	通过抑制一种激酶（西罗莫司的靶点），阻断 T 和 B 淋巴细胞、平滑肌细胞和内皮细胞的增殖	西罗莫司、依维莫司	仅西罗莫司被美国 FDA 批准用于接受心脏移植的患者，不建议用作心脏移植术后的初选治疗	高甘油三酯血症、骨髓抑制、体液潴留、腹泻、乏力、口腔溃疡

三、心脏移植术后的并发症

1. 原发性移植心脏衰竭

原发性移植心脏衰竭是术后早期死亡的首要原因，术后 30 天内的死亡中有 36%与原发性移植心脏衰竭有关[5]。ISHLT 共识中关于原发性移植心脏衰竭的定义是经超声心动图发现或影响到血流动力学的左心室和（或）右心室衰竭，需要正性肌力药物或升压药物支持，并且常常需要机械循环支持[6]。供者本身的因素（脑死亡前的不稳定状态）、供者心脏保存条件、缺血再灌注损伤、器官接受者因素均可导致原发性移植心脏衰竭。治疗措施主要是稳定血流动力学，包括血管活性药物、正性肌力药物及机械循环支持等。

2. 排斥反应

排斥反应仍然是心脏移植术后死亡的主要原因之一。排斥反应最常发生在术后第一个月，随后其发生率逐渐降低。与其他器官（比如肾和肝）发生排斥反应不同，心脏移植后的排斥反应无特异性临床表现及实验室标志物，因此心内膜活检成为监测排斥反应的标准方法。一般来说，心脏移植术后第一年应较频繁地进行心内膜活检，随后可逐渐减少活检次数或视情况而定。心内膜活检一般经静脉途径在 X 线引导下操作，严重并发症包括三尖瓣损伤和心脏穿孔，发生率在 0.5%左右。

心内膜活检可以用来评估细胞和体液介导的排斥反应。细胞介导的排斥反应建议使用修订后的 ISHLT 分级标准评估[7]：0R，无排斥反应；1R，轻度排斥反应；2R，中度排斥反应；3R，重度排斥反应（表 21-6）。2R 和 3R 级别的排斥反应具有临床意义，应给予相应治疗。抗体介导的排斥反应评估起来更加复杂，目前多参考 2011 年发表的专家共识[8]（表 21-7）。

表 21-6 修订的 ISHLT 急性细胞排斥反应分级标准

分级	描述
0R	心肌细胞无炎性浸润表现
1R（轻度排斥，低级别）	血管周围或间质淋巴组织细胞炎性浸润，不向心肌侵袭或仅有 1 个侵袭灶
2R（中度排斥，中等级别）	2 个或更多的心肌侵袭灶
3R（严重排斥，高级别）	弥漫的炎症浸润及心肌多部位受累，炎性浸润常具有多种形态学表现，如中性粒细胞、嗜酸性粒细胞、出血、血管炎、心肌坏死

表 21-7 抗体介导的排斥反应分级

		免疫病理学	
		（－）	（＋）
组织学	（－）	*pAMR0* 阴性	*pAMR1i* 可疑
	（＋）	*pAMR1h* 可疑	*pAMR2* 阳性 *pAMR3* 严重

注：组织学发现包括血管内巨噬细胞浸润和毛细血管被破坏，免疫学发现包括补体和人类白细胞抗原（HLA）沉积

排斥反应的治疗应根据心内膜活检的严重程度分级和患者的临床表现采取分等级的治疗，由于大部分排斥反应发生在急性期，因此治疗措施一般不受发生时间的影响。当不伴有临床表现或血流动力学紊乱时，1R 级细胞排斥反应和可疑抗体介导的排斥反应（AMR1）不需要特殊处理。对于更高级别的细胞或抗体介导的排斥反应应予积极治疗，治疗强度取决于患者的临床表现（表 21-8）：

（1）如果无心衰症状且 LVEF 正常，可供选择的治疗包括口服或静脉激素冲击、更高强度的免疫抑制治疗、将环孢素替换成他克莫司，或者将 MMF 替换成 PSI。

（2）对于 LVEF 下降的患者治疗应更加积极，如果活检无明显排斥反应表现可使用静脉糖皮质激素联合 ATG，以及前述其他免疫抑制剂；如果合并 AMR2 以上级别的排斥反应，应联合使用静脉免疫球蛋白。

（3）当出现心源性休克时，活检结果将不作为重要考虑，激进的经验性治疗包括静脉糖皮质激素、静脉免疫球蛋白、静脉肝素（因为此时常合并心脏微循环血栓）以及血流动力学支持。

鉴于全球每年有限的心脏移植例数，以及目前较少的排斥反应发生率，至今尚无各种抗排斥治疗方案之间相互比较的双盲实验，临床实际处理时应平衡好疗效及毒性反应。

表 21-8 排斥反应的处理流程

	无症状		射血分数下降	心衰或休克
细胞介导	增加钙调神经磷酸酶抑制剂		一次性口服较大剂量激素然后逐渐减量	静脉激素冲击
	一次性口服较大剂量激素然后逐渐减量		或	抗胸腺细胞球蛋白
	用 PSI 替换 MMF		静脉激素冲击	血浆置换
抗体介导	无/供者特异抗体↓	观察	一次性口服较大剂量激素然后逐渐减量，或静脉激素冲击，或静脉免疫球蛋白	静脉免疫球蛋白
	供者特异抗体↑	一次性口服较大剂量激素然后逐渐减量	静脉激素冲击，静脉免疫球蛋白，可以考虑抗胸腺细胞球蛋白	正性肌力药物
				静脉肝素
				IABP 或 ECMO 支持

3. 移植心脏血管病变

移植心脏血管病变的发生机制尚不十分清楚，可能与系统性动脉粥样硬化危险因素和慢性排斥反应有关，其发生率因人群和检查手段而异，一项在超过 2600 名患者中行血管造影的队列研究表明，5 年间显著的血管病变发生率为 42%[9]，更

近的一项研究显示 10 年血管病变的发生率为 50%[10]。移植心脏血管病变与预后不良相关，随访 3.5 年可使主要心脏事件增加 3.4 倍，死亡风险增加 4.6 倍[11]。冠状动脉造影无显著病变的患者也可能出现心脏微血管病变，并且与不良事件有关[12]。需要注意的是，由于移植心脏无自主神经支配，患者无典型心绞痛表现，心衰或猝死可以是首发表现，因此移植后 1 年应常规行冠状动脉造影检查。严重弥漫病变多导致血管狭窄程度判断困难，血管内超声能够帮助评估病变，有证据显示血管内膜厚度≥0.5mm 与 5 年冠状动脉主要分支病变相关[13]，然而昂贵的检查费用及管腔内径限制了其使用范围。

预防对降低移植心脏血管病变的发生率至关重要，治疗措施与传统冠心病类似，包括严格控制心血管危险因素、阿司匹林和他汀类药物、预防 CMV 感染等，尽管再狭窄率较高，对于局限的病变仍可行 PCI 术，三支病变而远段血管条件尚好者可行 CABG 术。对于严重的无法行血运重建的患者理论上可再次心脏移植，但稀缺的供者心脏使这一措施面临现实困难。

4. 感染

包括源于器官供者的感染和源于接受者的感染，由于免疫抑制治疗，源于接受者的感染占主要部分。随着器官移植后时间的推移，将出现不同的感染疾病谱（表 21-9）。移植后第一个月中发生的主要以院内细菌感染为主，同时有部分机会性感染和伤口感染；第二个月后常见的机会性感染开始多发，包括 CMV、弓形虫、念珠菌、曲菌病、肺孢子菌病等；6 个月后的感染将以社区病原为主，但病情多较严重。术后预防感染的建议见表 21-10。

5. 恶性肿瘤

恶性肿瘤是影响移植后远期预后的重要因素。ISHLT 注册研究显示术后 8 年累积肿瘤发生率为 26%[14]，其中皮肤癌和淋巴系统肿瘤最常见。定期筛查肿瘤十分重要，做好必要的皮肤防护，一旦发现新生物，除针对肿瘤本身的治疗外，可以用 PSI 代替钙调神经磷酸酶抑制剂，因为其具有抗肿瘤增殖效应。

表 21-9　实体器官移植后感染疾病谱

<1 月	1～6 个月	>6 个月
耐药细菌感染：MRSA、VRE	当采取预防 PCP 和病毒（如 CMV、HBV）的措施时：	社区获得性肺炎
念珠菌属	多瘤病毒BK	尿路感染
误吸	艰难梭菌	曲菌感染
导管相关感染	HCV	诺卡菌感染
伤口感染	腺病毒、流感病毒	迟发的病毒感染
吻合口渗漏及缺血	新生隐球菌	HBV、HCV 肝炎
艰难梭菌	吻合口并发症	HSV 脑炎
		SARS
来源于供者的感染：HSV、CMV、HBV、HIV	无预防措施时：	JC 多瘤病毒感染
源于受者的感染：曲菌、假单胞菌	PCP	皮肤癌
	HSV、VZV、CMV、EBV	淋巴瘤
	HBV	
	李斯特菌、诺卡菌、弓形虫、利什曼病	

注：MRSA，耐甲氧西林的金黄色葡萄球菌；VRE，耐万古霉素的肠体菌；HSV，单纯疱疹病毒；CMV，巨细胞病毒；HBV，乙型肝炎病毒；HIV，人类免疫缺陷病毒；PCP，卡氏肺胞子菌；HCV，丙型肝炎病毒；VZV，水痘-带状疱疹病毒；SARS，严重急性呼吸综合征

引自 Michelle MK，Jon AK. Management of the ACC/AHAStage D Patient：Cardiac Transplantation. Cardiol Clin，2014，32（1）：95-112.

表 21-10 心脏移植后推荐的预防感染措施

疾病	抗微生物药物	持续时间
弓形虫病 肺孢子菌肺炎	甲氧苄啶/磺胺甲噁唑； 如果对磺胺类过敏则改用阿托伐醌或氨苯砜	1年
巨细胞病毒	更昔洛韦	CMV IgG 供体（D）/IgG 受体（R）状态： D－/R－：3个月 D－/R＋：6个月 D＋/R＋：6个月 D＋/R－：12个月
口腔念珠菌病	制霉菌素、咪康唑	3个月

引自 Michelle MK，Jon AK. Management of the ACC/AHA Stage D Patient：Cardiac Transplantation. Cardiol Clin，2014，32（1）：95-112.

第三节 机械辅助循环装置

机械循环支持（mechanical circulatory-support，MCS）装置是连接于心脏或植入体内，承担部分或全部心脏功能的各种装置的总称，广义上的 MCS 装置包括主动脉内球囊反搏（IABP）、心室辅助装置（VAD）、人工心脏（TAH）及体外膜肺氧合（ECMO），其中心室辅助装置又分为左心室辅助装置（LVAD）、右心室辅助装置（RVAD）和双心室辅助装置（BiVAD），不同于人工心脏被用来完全替代患者心脏，VAD 通过连接于左心室和（或）右心室，提供辅助循环动力，因此有可能被移除。鉴于 IABP 和 ECMO 仅为临时性辅助装置，本节主要介绍 VAD。发展 VAD 的意义在于，虽然心脏移植仍是治疗终末期心衰的“金标准”，然而每年极其有限的供者及漫长的移植等待时间导致大部分患者在移植前死亡，而且相当一部分患者并不具备心脏移植的条件。随着技术的进步，MCS 装置越来越多地运用于临床，尤其 VAD 装置的体积大幅缩小，可靠程度明显改善，有越来越多的患者可以依靠 VAD 作为心脏移植前的过渡治疗或最终治疗，显著延长生存时间并提高生活质量。2006 年成立的机械循环支持联合登记部 INTERMACS 对所有接受 VAD 的患者进行注册登记，到 2013 年第五次 INTERMACS 年度报告已经有超过 6000 例患者接受该项治疗。

一、VAD 的发展史

1966 年 Debakey 首次在一名 37 岁女性患者身上植入 LVAD，它为患者提供了 10 天的循环支持，第一例长时间植入的 LVAD 在 1988 年由 William F. Bernhard 完成。至今 VAD 经历了几次重大技术进步，依照血泵工作方式不同可大致分为三代：第一代 LVAD 使用搏动泵，通过与自体心脏运动协调的血泵反复“充盈-排空”产生搏动性血流，这一特点较为生理性，然而血泵结构复杂、体积较大、能耗及可靠性不佳，目前趋于淘汰；第二代 LVAD 采用轴流滚动泵，提供连续性血流动力，与第一代产品相比体积明显缩小、可靠性好、患者生活质量明显提高，目前临床应用较多，代表产品有 HeartMate Ⅱ；第三代为离心泵，采用磁悬浮技术，体积更小，理论上无摩擦，效率及可靠性更高，目前正在进行临床试验，产品包括 HeartWare HVAD、Duraheart 和 Levacor 等（图 21-3 和表 21-11）。

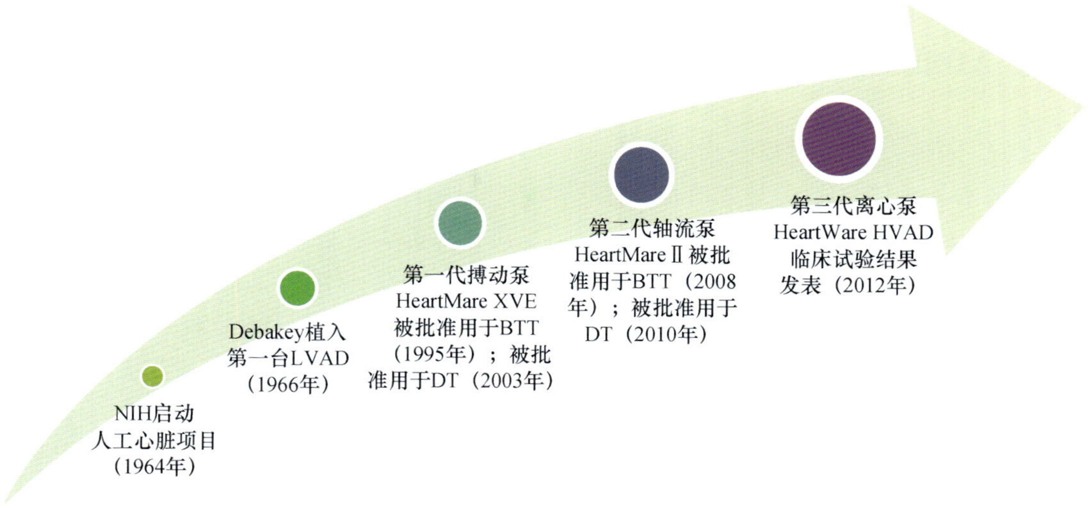

图 21-3 LVAD 发展史上的重大事件时间表。BTT：移植前过渡；DT：最终治疗

表 21-11 第一代至第三代 LVAD 性能特点及已批准适应证

	第一代	第二代	第三代
血流驱动方式	搏动性	连续性（轴流）	连续性（离心）
代表产品	HeartMate XVE	HeartMate Ⅱ	HeartWare HVAD
设备大小	1150g	290g	160g
建议的抗凝方案	阿司匹林	阿司匹林＋华法林	阿司匹林＋华法林
动力来源	气动或电动	电动	电动
植入部位	腹部	腹部/胸腔	心包
批准适应证	BTT，DT	BTT，DT	BTT

二、VAD 的适应证和禁忌证

1. 根据最终目的不同，VAD 的适应证可分为如下几类：

①筛选前过渡（bridge to candidacy，BTC）：用于临床状况暂时不适合行心脏移植（比如营养状况差、肾功能恶化），但经过机械循环支持后可能改善，从而具备移植候选条件的患者。

②移植前过渡（bridge to transplant，BTT）：在等待供者心脏的过程中使用心室辅助装置作为循环支持，直到找到合适的供者，这部分患者占到接受心脏移植患者的 1/3。根据 ISHLT MCS 器械数据库 2002—2004 年的统计，当时 80% 的 LVAD 被用作 BTT。

③康复前过渡（bridge to recovery，BTR）：在严重心衰的患者 LVAD 通过减轻左心室负荷、改善神经体液因子及细胞因子水平，从而促进衰竭心脏负性重塑，并可能最终撤除 LVAD。

④最终治疗（destination therapy，DT）：由于器官来源受限及患者情况不适合行心脏移植，可长期植入 LVAD 作为最终治疗，随着设备可靠性增加，如今以 DT 为目的的植入占了多数。

⑤决策过渡（bridge to decision，BTD）：目的是为危重患者提供循环支持，维持重要器官的基本功能，从而为决定下一步治疗方案赢得时间。

2. 植入 VAD 需要满足的传统血流动力学条件：

收缩压<80mmHg，平均动脉压<65mmHg，心脏指数<2.0L/(min·m^2)，肺毛细血管楔压>20mmHg 和体循环阻力>2100dynes/(s·cm^2)。需要指出的是，随着技术进步，VAD 的适应证也在不断扩展，研究初步显示在出现严重的终末器官损害前早期植入更有助于改善预后。

3. 植入 VAD 的禁忌证

不可逆的终末器官损害（如严重肝、肾、肺疾病）；症状性脑血管疾病；严重外周血管疾病；恶性肿瘤；严重恶病质及无法控制的全身感染。

三、植入 VAD 的重要循证医学证据

REMATCH 试验[15]是针对第一代 LVAD 的临床试验，开展于 2001 年，目的是评估在不适合心脏移植的慢性终末期心衰患者使用第一代 LVAD HeartMate XVE 对预后的改善作用。研究共入选 129 例患者，分为 VAD 组和最佳药物治疗组，1 年生存率在 VAD 组为 52%，药物治疗组为 25%（$P=0.002$）；两年生存率 VAD 组为 23%，药物治疗组为 8%（$P=0.09$），设备同时显著改善了生活质量。出血、感染、设备故障是主要并发症。基于本项研究结果，美国 FDA 批准该设备可用于严重心衰的最终治疗。

2007 年针对第二代 LVAD 进行的 HeartMate Ⅱ BTT 试验[16]共入选 133 名等待心脏移植的患者，证明 LVAD 对 BTT 患者 6 个月和 1 年的存活率分别是 75%和 68%，生活质量也得到明显改善。主要并发症为术后出血、卒中、右心衰竭和导线感染。在 BTT 试验结果出来以后，LVAD 的植入量显著增加。

2009 年 HEARMATE Ⅱ DT 试验[17]共入选 200 名无法行心脏移植的心衰患者，其中 134 人植入 HeartMate Ⅱ 轴流泵，66 人植入 HeartMate XVE 搏动泵，主要复合终点为 2 年内无卒中、无设备故障且无设备移除的生存率。研究显示，轴流泵组 46% 达到终点，而搏动泵组仅为 11%（$P<0.001$）；2 年实际生存率轴流泵组 58%，搏动泵组 24%（$P=0.008$）；轴流泵导致的不良事件和设备更换也较少。随着长期植入患者预后的改善，用于 DT 的植入比例已经超过 BTT 成为 LVAD 的首要植入目的。

2012 年发表的 ADVANCE 研究[18]比较了第三代离心泵 HeartWare HVAD 与既往产品相比用于纽约心功能Ⅳ级、心脏移植 1A 或 1B 状态的效果，主要终点被定义为 180 天在原装置植入状态下的生存、成功实施心脏移植或心功能恢复。植入新型装置的患者有 90.7%达到主要终点，与既往产品相当，两组中生活质量的改善均相当显著。

由于 LVAD 临床应用正在趋于成熟，现阶段研究将重点放在了那些心功能稍好一些的患者。关于对于尚未使用正性肌力药物的非住院患者 LVAD 能否获益，目前已经有 REVIVE-IT、MEDAMACS 和 ROADMAP 研究正在进行中。

四、问题与展望

尽管随着技术进步，其体积、耐久性和并发症较最初时显著减少，LVAD 的广泛使用仍面临诸多限制因素。

源于 INTERMACS 的数据显示，LVAD 的设备故障率约为 1.6/100 人月[19]，严重的机械故障可引起致命后果。感染仍然是最为常见的术后并发症，引出体外的设备导线成为细菌侵入的通道，如果没能在早期引起注意而及时进行外科清创，细菌将侵入泵体内部，此时清除感染灶将变得几乎不可能。第一代 HeartMate XVE 由于采用了特殊的机器-血流接触界面其血栓栓塞发生率很低，而连续血流装置由于血栓形成倾向需要严格抗凝，通常为阿司匹林和华法林联合使用，维持 INR 在 2～3 之间。全身抗凝、抗血小板及血管性血友病因子的消耗导致出血并发症显著增加，其中消化道出血发生率可达 30%，出血高危患者需要同时服用质子泵抑制剂，而颅内出血多危及生命。LVAD 术后左心室排血量增加造成回心血量增加，右心室负担加重，可导致右心衰竭，可能需要更换为双心室辅助系统。目前 LVAD 昂贵的费用大大限制了该项技术在我国的开展，未来理想的 LVAD 应具有更加小型化、无导线、能体外充电、更低能耗和噪声、更高可靠性、更低卒中发生率及更低价格的特性。

第四节　药物治疗

随着心衰患者病情进展，制定于心功能代偿期的药物治疗方案可能不得不做出调整，β受体阻滞剂、血管紧张素转化酶抑制剂（ACEI）、血管紧张素受体拮抗剂（ARB）和醛固酮受体拮抗剂（MRA）可能因为低血压、肺淤血或肾功能恶化而停用，在血压降低至边缘状态的情况下仍然需要更大剂量的利尿剂，以及不得不使用正性肌力药物维持血流动力学，这些治疗措施可能反过来加重终末器官功能障碍，使得终末期心衰的药物治疗矛盾重重且效果有限。

一、神经体液因子抑制剂

心衰是一种进展性疾病，伴有交感神经及肾素-血管紧张素-醛固酮系统激活，神经体液因子的激活促进心脏重塑和心功能恶化，因此神经体液因子抑制剂（包括 ACEI/ARB、β受体阻滞剂和 MRA）能够通过阻断这一病理生理过程而改善预后。随着心衰进展至终末期，患者反而依赖神经体液因子的激活以维持基础血流动力学，被迫减量或停用这些药物是预后不良的标志。当使用长效 ACEI/ARB 出现血压偏低时，可以考虑改用短效药物如卡托普利以维持低强度的神经体液抑制作用。2013 年 ACCF/AHA 心衰指南建议[20]，当患者不能耐受 ACEI/ARB 时，联合使用噻嗪类利尿剂和硝酸酯制剂能够降低死亡率。同理，当患者因低血压而不能耐受β受体阻滞剂时，使用血管扩张作用较弱的琥珀酸美托洛尔而非卡维地洛可能是更合理的选择。

二、伊伐布雷定

该药是 I_f 通道特异性抑制剂，其药理作用仅限于降低窦性心律下的心室率（对降低房颤心室率无效），总体耐受性良好。SHIFT 试验[21]表明，对于窦性心律下 EF＜35％、心率＞70 次/分、纽约心功能Ⅱ～Ⅳ级、1 年内有心衰住院史的患者，伊伐布雷定能够使心血管死亡和心衰住院组成的复合终点降低 18％（$P<0.0001$），其中主要是降低 26％的心衰住院，对心血管死亡和全因死亡无显著影响。伊伐布雷定的使用指征为：窦性心律下心率＞70 次/分且 EF＜35％的患者，如果不能耐受β受体阻滞剂（仍需同时使用 ACEI/ARB 和 MRA），或者在使用了β受体阻滞剂、ACEI/ARB 和 MRA 后仍有持续的症状，建议使用伊伐布雷定以降低心衰住院率[22]。

三、利尿剂

利尿剂是唯一能够有效缓解水钠潴留的药物，随着心衰进展，大部分患者最终都需要靠利尿剂来维持液体平衡，在 ADHERE LM 注册研究中，93％的心功能 D 级患者需要长期口服利尿剂[23]。利尿剂不能改善患者生存，既往回顾性研究发现使用大剂量利尿剂与不良预后相关，但可能是这部分患者本身病情较重造成的。随着心功能和肾功能的恶化，患者可能需要更强的利尿治疗（即利尿剂抵抗），此时可以增加利尿剂的剂量，改用生物利用度更好的利尿剂如托拉塞米或布美他尼，也可以将袢利尿剂和噻嗪类利尿剂联用。DOSE 试验结果显示，急性失代偿心衰患者短时间使用高剂量利尿剂能够有效缓解心衰症状而不会显著恶化肾功能[24]，鉴于受试者基础心功能较差，这一结果对终末期心衰患者利尿剂使用具有指导意义。

心衰患者常常合并低钠血症，血管加压素受体拮抗剂能够增加肾自由水的清除，从而减轻容量负荷并缓解低钠血症，适用于心衰伴低钠血症者。EVEREST 研究结果显示在标准治疗基础上加用托伐普坦（30mg/d）能够减轻住院期间心衰的部分症状及体征，且无肾功能恶化及低血压等不良反应。由于可能引发严重的神经症状和渗透性脱髓鞘症状，并可能导致肝损害，建议其治疗时间不超过30天[25]。我国指南中该药推荐等级为Ⅱb（证据B级），建议剂量为7.5～15.0mg/d开始，疗效欠佳者逐渐加量至30mg/d[26]。另一项多中心随机双盲研究（$n=170$）显示，在标准治疗基础上加用考尼伐坦能够增加尿量且患者耐受性良好[27]。

四、正性肌力药物

该类药物（包括左西孟旦、omecamtiv mecarbil等新药）尽管能够改善即刻血流动力学状态，但是无论对住院患者还是非住院患者均不能改善生存率。长期口服正性肌力药物可导致心律失常，增加死亡率。根据2013年ACCF/AHA心衰指南[20]，正性肌力药物的使用应仅限于心脏指数低下并具有器官低灌注和（或）肺淤血证据的患者，具体包括：在等待血运重建、机械循环支持、心脏移植的过程中为维持基本的器官灌注而采取的临时过渡措施；或者对于不适合行血运重建、机械循环支持、心脏移植的患者可以考虑作为缓解症状的姑息治疗。

五、洋地黄类药物

DIG研究显示[28]，在纽约心功能Ⅱ～Ⅳ级、LVEF＜45％的患者中每天口服0.25mg地高辛与安慰剂相比不能降低全因死亡率，但可以减少28％的心衰住院。地高辛的使用指征为：合并快心室反应的房颤时用来控制心室率；窦性心律下EF＜45％的患者，如果不能耐受β受体阻滞剂（仍需同时使用ACEI/ARB和MRA），或者在使用了β受体阻滞剂、ACEI/ARB和MRA后仍有持续的症状，可以考虑使用地高辛以降低心衰住院率[22]。地高辛可能导致房性及室性心律失常，尤其当合并低血钾时更易发生，因此使用过程中应监测血清电解质和肾功能。地高辛以外的其他洋地黄类药物，其在心衰患者中使用的安全性及有效性尚未得到证实。

六、血管扩张剂

血管扩张剂（硝酸酯类、硝普钠、奈西立肽等）一般用于住院的失代偿心衰患者，在无低血压的情况下作为利尿剂的联合治疗促进心衰症状的改善，长期使用效果有限。在ALARM-HF注册研究中，两者合用较单用利尿剂或正性肌力药物住院期间死亡率更低[29]，另一项针对ADHERE注册研究的分析也显示住院6h内使用血管扩张剂能够减少住院死亡并缩短住院时间[30]。然而终末期心衰患者的血压常处于低线水平，从而大大限制了该类药物的应用。

（种甲）

参考文献

[1] Stevenson LW, Rose EA. Left ventricular assist devices: bridges to transplantation, recovery, and destination for whom? Circulation, 2003, 108: 3059-3063.

[2] Stevenson LW, Pagani FD, Young JB, et al. INTERMACS profiles of advanced heart failure: the current picture. J Heart Lung Transplant, 2009, 28: 535-541.

[3] Stehlik J, Edwards LB, Kucheryavaya AY, et al. The Registry of the International Society for Heart and Lung Transplantation: 29th official adult heart transplant report—2012. J Heart Lung Transplant, 2012, 31 (10): 1052-1064.

[4] Mehra MR, Kobashigawa J, Starling R, et al. Listing Criteria for Heart Transplantation: International Society for Heart and Lung Transplantation Guidelines for the Care of Cardiac Transplant Candidates—2006. J Heart Lung Transplant, 2006, 25 (9): 1024-1042.

[5] Lund LH, Edwards LB, Kucheryavaya AY, et al. The Registry of the International Society for Heart and Lung Transplantation: thirtieth official adult heart transplant report—2013; focus theme: age. J Heart Lung Transplant, 2013, 32 (10): 951-964.

[6] Kobashigawa J, Zuckermann A, Macdonald P, et al. Report from a consensus conference on primary graft

dysfunction after cardiac transplantation. J Heart Lung Transplant, 2014, 33 (4): 327-340.

[7] Stewart S, Winters GL, Fishbein MC, et al. Revision of the 1990 working formulation for the standardization of nomenclature in the diagnosis of heart rejection. J Heart Lung Transplant, 2005, 24 (11): 1710-1720.

[8] Berry GJ, Burke MM, Andersen C, et al. The 2013 International Society for Heart and Lung Transplantation Working Formulation for the standardization of nomenclature in the pathologic diagnosis of antibody-mediated rejection in heart transplantation. J Heart Lung Transplant, 2013, 32 (12): 1147-1162.

[9] Costanzo MR, Naftel DC, Pritzker MR, et al. Heart transplant coronary artery disease detected by coronary angiography: a multiinstitutional study of preoperative donor and recipient risk factors. Cardiac Transplant Research Database. J Heart Lung Transplant, 1998, 17 (8): 744-753.

[10] Syeda B, Roedler S, Schukro C, et al. Transplant coronary artery disease: incidence, progression and interventional revascularization. Int J Cardiol, 2005, 104 (3): 269-274.

[11] Uretsky BF, Kormos RL, Zerbe TR, et al. Cardiac events after heart transplantation: incidence and predictive value of coronary arteriography. J Heart Lung Transplant, 1992, 11 (3 Pt 2): S45-51.

[12] Potluri SP, Mehra MR, Uber PA, et al. Relationship among epicardial coronary disease, tissue myocardial perfusion, and survival in heart transplantation. J Heart Lung Transplant, 2005, 24 (8): 1019-1025.

[13] Kobashigawa JA, Tobis JM, Starling RC, et al. Multicenter intravascular ultrasound validation study among heart transplant recipients: outcomes after five years. J Am Coll Cardiol, 2005, 45 (9): 1532-1537.

[14] Stehlik J, Edwards LB, Kucheryavaya AY, et al. The Registry of the International Society for Heart and Lung Transplantation: twenty-seventh official adult heart transplant report—2010. J Heart Lung Transplant, 2010, 29 (10): 1089-1103.

[15] Rose EA, Gelijns AC, Moskowitz AJ, et al. Long-term use of a left ventricular assist device for end-stage heart failure. N Engl J Med, 2001, 345 (20): 1435-1443.

[16] Miller LW, Pagani FD, Russell SD, et al. Use of a continuous-flow device in patients awaiting heart transplantation. N Engl J Med, 2007, 357 (9): 885-896.

[17] Slaughter MS, Rogers JG, Milano CA, et al. Advanced heart failure treated with continuous-flow left ventricular assist device. N Engl J Med, 2009, 361: 2241-2251.

[18] Aaronson KD, Slaughter MS, Miller LW, et al. Use of an intrapericardial, continuous-flow, centrifugal pump in patients awaiting heart transplantation. Circulation, 2012, 125 (25): 3191-3200.

[19] Kirklin JK, Naftel DC, Kormos RL, et al. Fifth INTERMACS annual report: risk factor analysis from more than 6, 000 mechanical circulatory support patients. J Heart Lung Transplant, 2013, 32 (2): 141-156.

[20] Yancy CW, Jessup M, Bozkurt B, et al. 2013 ACCF/AHA guideline for the management of heart failure: a report of the American College of Cardiology Foundation/American Heart Association Task Force on Practice Guidelines. J Am Coll Cardiol, 2013, 62 (16): e147-239.

[21] Swedberg K, Komajda M, Bohm M, et al. Ivabradine and outcomes in chronic heart failure (SHIFT): a randomised placebo-controlled study. Lancet, 2010, 376: 875-885.

[22] McMurray JJ, Adamopoulos S, Anker SD, et al. ESC Guidelines for the diagnosis and treatment of acute and chronic heart failure 2012: The Task Force for the Diagnosis and Treatment of Acute and Chronic Heart Failure 2012 of the European Society of Cardiology. Developed in collaboration with the Heart Failure Association (HFA) of the ESC. Eur Heart J, 2012, 33 (14): 1787-1847.

[23] Costanzo MR, Mills RM, Wynne J. Characteristics of "Stage D" heart failure: insights from the Acute Decompensated Heart Failure National Registry Longitudinal Module (ADHERE LM). Am Heart J, 2008, 155 (2): 339-347.

[24] Felker GM, Lee KL, Bull DA, et al. Diuretic strategies in patients with acute decompensated heart failure. N Engl J Med, 2011, 364 (9): 797-805.

[25] Gheorghiade M, Konstam MA, Burnett JC Jr, et

al. Short-term clinical effects of tolvaptan, an oral vasopressin antagonist, in patients hospitalized for heart failure: The EVEREST Clinical Status Trials. JAMA, 2007, 297 (12): 1332-1343.

[26] 中华医学会心血管病学分会，中华心血管杂志编辑委员会. 中国心力衰竭诊断和治疗指南 2014. 中华心血管病杂志，2014，42 (2)：98-122.

[27] Goldsmith SR, Elkayam U, Haught WH, et al. Efficacy and safety of the vasopressin V1A/V2-receptor antagonist conivaptan in acute decompensated heart failure: A dose-ranging pilot study. J Card Fail, 2008, 14 (8): 641-647.

[28] Digitalis Investigation Group. The effect of digoxin on mortality and morbidity in patients with heart failure. N Engl J Med, 1997, 336 (8): 525-533.

[29] Mebazaa A, Parissis J, Porcher R, et al. Short-term survival by treatment among patients hospitalized with acute heart failure: The global ALARM-HF registry using propensity scoring methods. Intensive Care Med, 2011, 37 (2): 290-301.

[30] Peacock WF, Fonarow GC, Emerman CL, et al. Impact of early initiation of intravenous therapy for acute decompensated heart failure on outcomes in ADHERE. Cardiology, 2007, 107 (1): 44-51.

第二十二章　心力衰竭的外科治疗

心衰是各种心血管疾病的共同归宿。冠心病、心脏瓣膜疾病、高血压病、肺源性心脏病（肺心病）、心肌病、先天性心脏病等，在疾病后期均可以表现为失代偿性严重心功能不全。心衰是各种心血管疾病晚期的临床表现，发病率随着人口老龄化的发展而显著上升。流行病学资料显示，目前全球心衰患者已经高达 2250 万人，且正以每年 200 万人的速度递增。据统计，美国每年约有 25 万人死于心衰，每年相关的医疗费用达 40 亿美元。普通人群中心衰总的患病率为 2%～3%，在 70 岁以上老年人群中则为 10%～20%。

纽约心脏协会（NYHA）心功能分级方法被广泛应用于临床实践及各种临床研究，其强调患者的主观症状、运动耐量和整体状态，是心衰患者独立的死亡预测因素。但是，该分级方法具有主观性强、变化快的缺点。2013 年 6 月美国心脏病学会基金会（ACCF）和美国心脏协会（AHA）于美国心脏病学杂志（JACC）在线发表新的心力衰竭指南[1]。该指南根据射血分数值（EF）将心衰分为射血分数保留的心力衰竭（HF With Preserved EF，HF-PEF，EF>40%）和射血分数降低的心力衰竭（HF With Reduced EF，HF-REF，EF≤40%）。指南将心衰分为四期（Stage A-D）：A 期：有危险因素无心脏结构性改变，无症状；B 期：开始有心脏结构性改变，无症状；C 期：有结构改变，有症状；D 期：终末期心衰。新指南分期的概念强调心衰从无到有，由轻到重，由可逆到不可逆，由量变到质变的发展过程；强调早期治疗、上游治疗的可逆性和重要性；强调不同时期心衰治疗策略的差异性。

属于 D 期的心衰患者自然预后极差，通常一年存活率低于 50%，对此类患者积极的治疗具有重要意义。尽管近年来药物等内科治疗心衰的方法有了很大进展，但是，终末期心衰重症病例的治疗效果仍欠满意。引起终末期心衰的原因很多，包括冠心病、瓣膜病、先天性心脏病、感染性心内膜炎等，针对上述病因的手术治疗往往效果确切。因此，许多高危的心衰患者能够从外科治疗中获益。终末期心衰的外科治疗策略可以分为三类：一、通过矫治心脏的病理改变，保护和改善病损心脏的功能；二、运用再生医学手段提高病损心脏的功能；三、部分或全部替代病损心脏。具体外科方法包括：冠状动脉旁路移植术、心脏瓣膜修复及置换手术、心室几何重建术、心室辅助装置、心脏移植等。

近年来，随着越来越多新型生物医疗装置的应用，外科治疗终末期心衰取得显著疗效，本章就相关问题进行探讨。

第一节　缺血性心肌病的冠状动脉再血管化

一、缺血性心肌病

缺血性心肌病是指由于冠状动脉严重狭窄或闭塞引起的心肌功能障碍性疾病，是目前最常见的造成患者心脏射血分数降低心衰的原因。缺血性心肌病可以分为三个相互关联的病理生理过程：①心肌冬眠，即当心肌血流灌注长期减少时，心肌虽然可以维持组织生存，但处于持续性的心室功能低下状态，当血流灌注恢复后，心脏功能可以恢复正常，这种心肌少供血就少工作的状态称为心肌冬眠；②心肌顿抑，缺血心肌获得冠状动脉再灌注血流得以挽救，虽然无心肌坏死，但心肌收缩和舒张功能持续低下，超微结构异常，高能磷酸键储备异常，该病态障碍持续1周以上才逐渐好转，此现象称为心肌顿抑；③不可逆的心肌细胞死亡，导致心室重构和收缩功能障碍。

二、冠状动脉旁路移植术患者的选择

冠状动脉粥样硬化性心脏病，简称冠心病，是造成冠状动脉严重狭窄或闭塞的最常见原因。冠状动脉旁路移植术（coronary artery bypass graft，CABG）是治疗冠心病的主要方法之一，通过外科技术获取患者自体乳内动脉、桡动脉、大隐静脉，跨越冠状动脉严重狭窄处，至其远端建立供血旁路（图22-1）。

虽然，美国退伍军人管理局合作研究、欧洲冠状动脉手术研究以及冠状动脉手术研究这三大随机临床试验已经显示CABG手术优于针对冠心病的单纯药物治疗，但是所有研究均排除了心衰和严重左心功能障碍的患者。而术前存在左心功能障碍是CABG手术的独立危险因素之一。随着现代外科手术及心肌保护技术的进步，左心功能不全已经不是CABG手术的绝对禁忌证。实践证明，CABG手术能够减轻左心功能低下的冠心病患者心绞痛症状，改善生活质量，延长生存期。

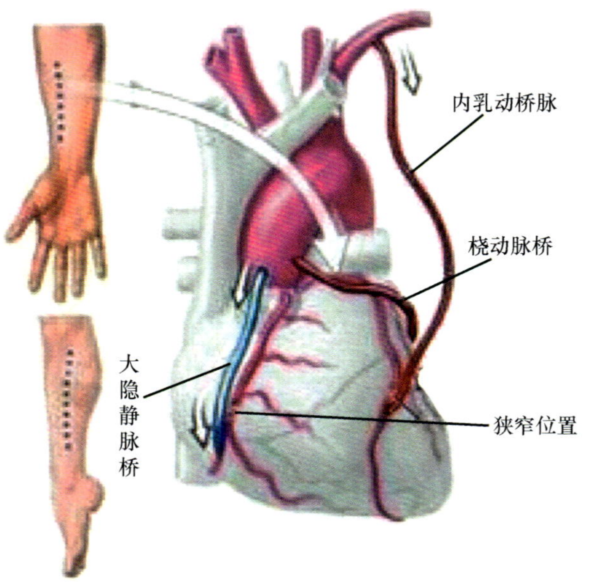

图22-1 冠状动脉旁路移植术示意图

CABG手术的前提是病变的冠状动脉远端靶血管条件适于旁路血管吻合。对于左心功能低下的冠心患者实施CABG手术，除考虑一般的临床因素如心绞痛症状、心衰严重程度、左心室大小、冠状动脉竞争血流、合并症的严重程度等以外，最重要的决定因素是评价术前损害严重但仍存活的心肌数量，即存在缺血或冬眠心肌的情况。因为，无论采取何种治疗措施，左心功能障碍的冠心病患者生存时间都与其存活心肌数量之间存在较强相关性。CABG术后患者生活质量的改善以及生存期的延长，归结于术后心肌功能的恢复情况。

对于拟接受CABG术的左心功能不全患者，术前发作心绞痛症状是心肌细胞缺血的表现，表明心肌细胞尚未完全坏死。CABG术可以使缺血的心肌恢复收缩功能。研究表明，至少25%心肌存活的患者才能在接受冠状动脉血运重建术后，减轻心衰症状，改善心室功能，延长存活时间。关键问题是CABG术前如何评价患者缺血或冬眠心肌的情况？目前，普遍公认的方法是术前进行同位素心肌显像及正电子发射断层扫描（PET）检查。然而，在一些情况下，现有的存活心肌评估方法难以区分单纯药物治疗与CABG对于心衰患者生存获益的不同。因此，对于这部分严重心功能障碍患者，CABG手术风险和长期获益，仍需要进一步研究。

三、冠状动脉旁路移植术的风险

研究显示，接受CABG术的严重左心功能障碍患者，围术期死亡率约2.6%～8.7%，取决于靶血管情况、存活心肌数量、右心室功能障碍程度、心衰症状、左心室舒张末压升高程度、合并症、年龄、外周血管疾病、慢性阻塞性肺疾病等等。连续45例无心绞痛、NYHA Ⅲ或Ⅳ级、LVEF低于35%、正电子发射断层扫描（PET）

证实有明显存活心肌的患者，术后 30 天死亡率为 4.4%。死亡相关因素包括左心室舒张末压高于 25mmHg，年龄 70 岁以上，重要的周围血管疾病等。相关研究显示，没有心绞痛或心衰的患者接受 CABG，围术期死亡率为 1.3%；轻度心衰，NYHA Ⅰ或Ⅱ级且没有心绞痛的患者，死亡率增加到 4.8%；没有心绞痛，NYHA Ⅲ或Ⅳ级且心衰者为 7.4%[2-4]。根据美国胸外科协会（STS）数据分析预测，一个没有严重合并症且 LVEF 正常的 70 岁冠心病患者，接受 CABG 手术的死亡风险是 0.9%，而与其同龄但 LVEF 为 20%患者的风险是 1.6%。这表明，当患者术前 LVEF 严重减低或心衰（NYHA Ⅳ级）时，围术期死亡率大幅提高。

SHOCK 研究显示[5]，心肌梗死后心源性休克患者接受急诊 CABG 手术后 30 天和 6 个月死亡率分别为 47%和 50%，优于单纯药物治疗的 56%和 63%。来自 Duke 的 25 年随访资料，比较 1052 例单纯药物治疗和 339 例接受 CABG 手术治疗的心衰患者，无论总体还是亚组分析，均显示 CABG 组优于单纯药物治疗组（图 22-2，图 22-3）。

四、冠状动脉旁路移植术的获益

CABG 手术改善低灌注但尚且存活心肌的血液供应，进而提高左心功能，改善临床症状，降低心脏性猝死发生率，提高远期生存率。因此，理论上 CABG 手术可以使心衰冠心病患者获益。临床病例随访显示，对于存在严重心功能不全的冠心病患者，如果术前心肌核素、PET、多巴胺负荷超声心动图等检查显示存在 25%～30%以上存活心肌，则 CABG 手术可以提高左心室射血分数（LVEF）约 8%～10%。但是，如果术前检查显示存活心肌严重缺乏，则 CABG 术后效果不明确。

2013 年 ACCF/AHA 心力衰竭指南[1]对于冠心病患者接受 CABG 手术的获益作如下描述：①EF≤

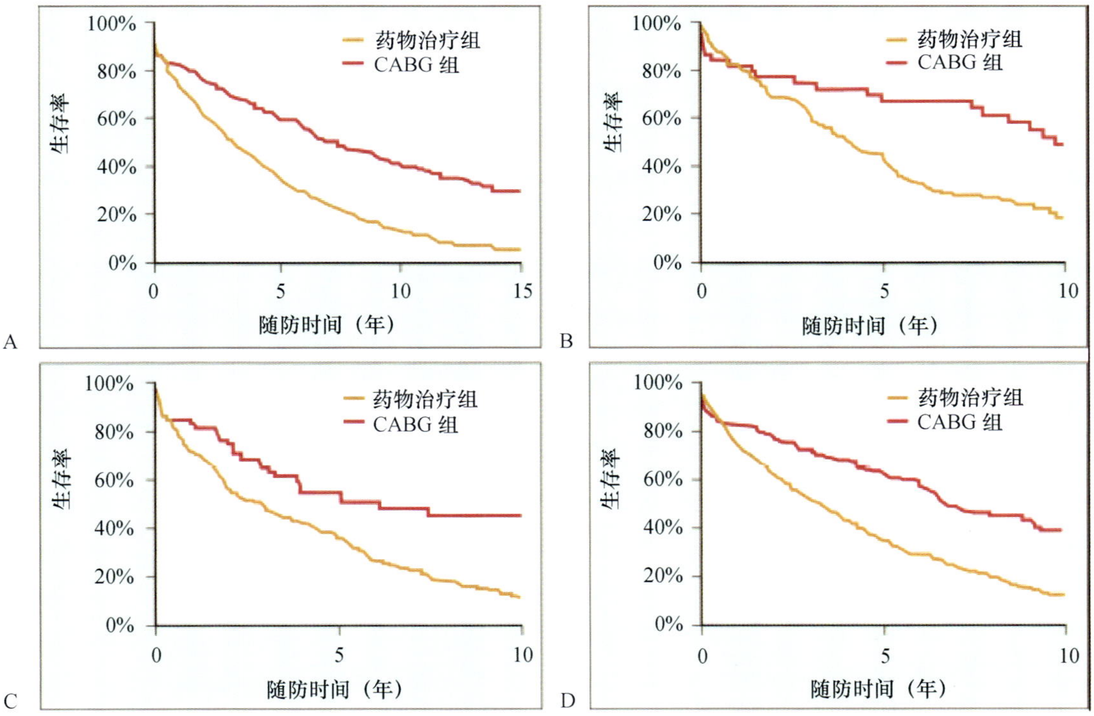

图 22-2 比较心衰冠心病患者接受 CABG 手术治疗和单纯药物治疗。**A.** 整体比较，**B.** 单支血管病变，**C.** 双支血管病变，**D.** 三支血管病变（Modified from O'Connor CM，Velazquez EJ，Gardner LH，et al. Comparison of coronary artery bypass grafting versus medical therapy on long-term outcome in patients with ischemiccardiomyopathy：A 25-year experience from the Duke Cardiovascular Disease Databank. Am J Cardiol 90：101，2002.）

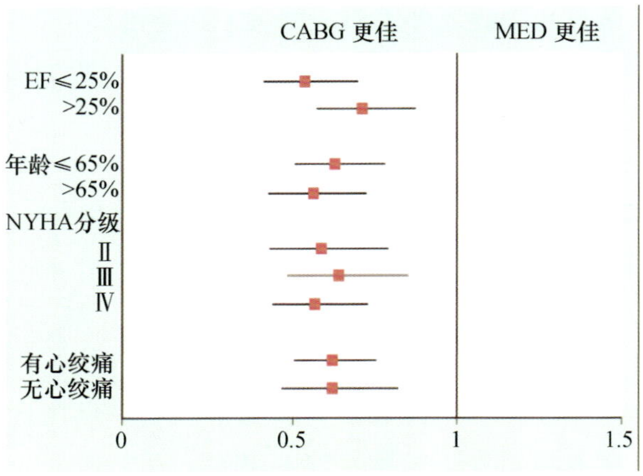

图 22-3 亚组分析比较心衰冠心病患者接受 CABG 手术治疗和单纯药物治疗，死亡率等一系列特性因素均显示 CABG 优于单纯药物治疗。CABG＝冠状动脉旁路移植；EF＝射血分数；MED＝药物治疗；NYHA＝纽约心脏协会（Modified from O'Connor CM，Velazquez EJ，Gardner LH，et al. Comparison of coronary artery bypass grafting versus medical therapy on long-term outcome in patients with ischemiccardiomyopathy：A 25-year experience from the Duke Cardiovascular Disease Databank. Am J Cardiol 90：101，2002.）

40％的心衰患者如果合并冠心病，在接受遵循指南药物治疗后仍有心绞痛发作，同时有合适的冠状动脉解剖结构，尤其是左主干（直径狭窄＞50％）或左主干等同病变者，推荐 CABG 或经皮冠状动脉介入治疗（PCI）行冠状动脉再血管化，Ⅰ类推荐（获益≥风险）。②直径狭窄＞70％的冠状动脉多支病变或 LAD 近端病变，靶血管区域有存活心肌的轻、中度左心室收缩功能障碍（35％≤LVEF≤50％）患者，实施 CABG 手术以提高生存率是合理的，Ⅱa 类推荐（获益≥风险）。③冠状动脉病变直径狭窄＞70％的重度左心室收缩功能障碍（LVEF＜35％）患者，实施 CABG 手术或给予药物治疗以降低病残率和心血管死亡率是合理的，Ⅱa 类推荐（获益≥风险）。④缺血性心脏病合并重度左心室收缩功能障碍（LVEF＜35％），冠状动脉解剖适合手术，不管有无存活心肌，为提高生存率，可以考虑 CABG 手术，Ⅱb 类推荐（获益≥风险）。

第二节　心功能不全相关的瓣膜外科和心室几何重建术

一、心功能不全相关的瓣膜外科手术

Boiling 等[6]报道，对左心室功能严重减退的二尖瓣关闭不全患者，实施二尖瓣成形术，可以有效维护患者的心功能，提高远期存活率。Hann 等[7]总结美国胸外科医师协会数据库中 727 例术前 LVEF 低于 30％的瓣膜病患者，二尖瓣成形或替换术的死亡率为 5.4％。Bishay 等[8]报道，术前 LVEF 低于 35％的心肌病患者实施二尖瓣成形或替换，术后 1、2 和 5 年的存活率分别为 89％、86％和 67％。左心室功能严重减退的心脏瓣膜疾病患者自然预后极差。二尖瓣成形或者替换手术应用于左心室扩大、左心功能低下伴有重度二尖瓣反流的各类心肌病患者，在一定程度上可以获得较好的临床结果。因此，对于左心室功能严重减退的心脏瓣膜疾病患者，在缺乏心脏移植供体的情况下，尽管存在风险，二尖瓣成形或替换手术仍然是可以考虑的治疗方式（图 22-4，图 22-5）。

对于诊断明确的主动脉瓣疾病合并心衰的患者，如果心衰继发于主动脉瓣狭窄，则主动脉瓣置换术可以施行。如果这部分心衰合并主动脉瓣狭窄患者由于担心围术期风险而不接受手术治疗则预后极差。而目前尚无明确临床研究证实，对于这部分心衰患者单纯应用药物治疗可以改善预

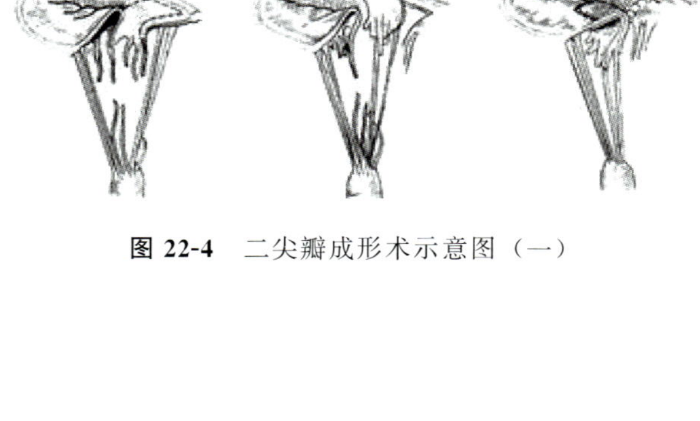

图 22-4　二尖瓣成形术示意图（一）

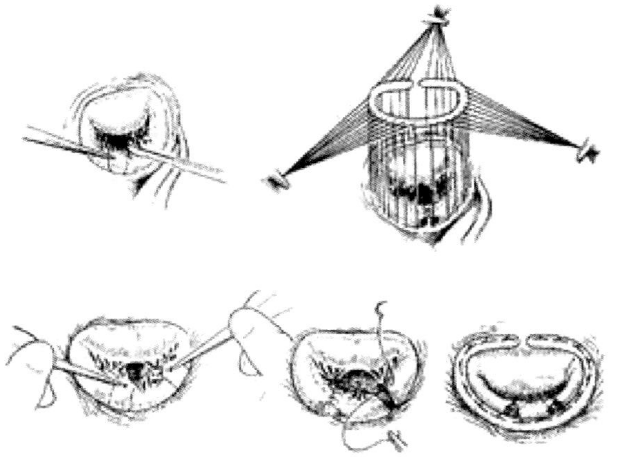

图 22-5　二尖瓣成形术示意图（二）

后。相反，对于这部分患者实施主动脉瓣置换术却明显改善预后，手术风险发生率在可接受范围内。Cleveland Clinic 病例分析显示：这类患者 1 年生存率，手术组为 82%，单纯药物治疗组为 41%；而 4 年生存率则分别为 78%和 15%[9]。近年由介入导管技术衍生的经皮主动脉瓣置换技术（TAVR），应用于外科手术高风险患者，取得了较满意的效果，具有不错的技术发展前景。目前，对于主动脉瓣重度反流的患者，临床普遍鼓励在严重心衰症状及左心室明显扩张出现前，积极实施主动脉瓣成形或置换手术。

2013 年 ACCF/AHA 心力衰竭指南[1]对于左心功能不全的瓣膜外科手术描述如下：①主动脉瓣置换术：重度主动脉瓣狭窄，预期外科手术死亡率不超过 10%者，外科主动脉瓣置换术是合理的，Ⅱa 类推荐（获益≥风险）。②二尖瓣置换或修复术：对于功能性二尖瓣关闭不全合并左心室功能严重减退的患者，在接受遵循指南药物治疗基础上，经过审慎的评估和适应证选择后可以考虑二尖瓣成形或替换手术，Ⅱb 类推荐（获益≥风险）。

二、心室几何重建术

冠状动脉旁路移植术和瓣膜修复/置换手术使相当一部分心衰患者获益，然而对于心室严重扩张变形的心衰病例，能否通过直接实施心室几何重建术治疗心衰，延长终末期缺血性心衰患者的存活期成为关键。心室几何重建术（包括：左心室室壁瘤切除术）是通过切除部分扩大的左心室心肌（包括局部梗死心肌），恢复左心室近椭圆形几何形态，减少远端心室壁应力，减少心室收缩末期容积，减轻二尖瓣反流量，消除残余心肌缺血。心室几何重建术往往需要同时实行冠状动脉旁路移植术，如果并存中度以上二尖瓣反流也需要分别矫正。手术切口选择在心肌瘢痕区，通过心内 Dacron 补片隔离并缝闭瘤样梗死区，注意保留足够的心室容积。该手术主要适用于前壁大面积心肌梗死病例，梗死范围延伸到心尖区，通过手术矫正前壁及心室间隔，恢复左心室几何形态。心室几何重建术的理想状态是，在保留足够的心室容积前提下，将心室收缩末期容积至少减少 30%。多中心参与的 RESTORE 研究收入 1198 例缺血性心衰患者，入选标准是左心室收缩容积指数≥60ml/m^2 和左心室无收缩节段≥35%，患者接受心室几何重建术，结果显示手术后 30 天死亡率为 5.3%，术后心功能明显改善，5 年存活率达 68.6%[10]。

2013 年 ACCF/AHA 心力衰竭指南[1]中推荐，对于射血分数降低的心力衰竭（HF With Reduced EF，HF-REF，EF≤40%）患者，经过谨慎的选择，为了包括难治性心衰和室性心律失常在内的特殊适应证的治疗，可以考虑左心室重建术和左心室室壁瘤切除术，Ⅱb 类推荐（获益≥风险）。

第三节　心脏移植

一、心脏移植概述

心脏移植术是 20 世纪人类最重要的医学成就之一，改变了终末期心脏病的预后，至今仍是终末期心衰的首选治疗手段。2006 年 Taylor 报道，1982—2004 年间全世界注册的心脏移植手术已达 73 000 例[11]。2010 年报道，全世界共有 225 个中心注册，已收集心脏和心肺移植手术125 000余例[12]。90%接受心脏移植患者术后心功能可以恢复到Ⅰ级，60%～70%能正常工作；术后1年、5年和10年生存率分别为97%、75%和60%。心脏移植术后长期生存世界纪录保持者为美国人Tony Huesman。他于1978年（20岁时）在加州斯坦福大学接受心脏移植，2009年死于黑色素瘤，术后生存31年。第四军医大学西京医院报告，为了充分利用供心，曾经连续两天每天成功完成3例心脏移植术。北京阜外医院2010年心脏移植年手术量达60例，已跻身国际大中心行列。最近，杨守国等报道，单中心心脏移植298例，5年生存率为73.4%，8年为65.2%，取得满意效果[13]。

总之，药物不能控制且不适合常规手术治疗的进展性终末期心衰患者是心脏移植的手术适应证。2013年ACCF/AHA心力衰竭指南[1]中，对于已经应用了遵指南药物治疗，而且应用器械及外科常规手术治疗效果不佳的部分D期心衰患者，推荐心脏移植，Ⅰ类推荐（获益≥风险）。

二、心脏移植技术探索

1964年，Hardy首先将黑猩猩心脏移植到人体，以失败告终。20世纪90年代，有研究人员提出将转基因异种猪心移植给人类。2000年Vial报道，1只狒狒接受异种转基因（hDAF）猪心原位移植，术后应用一般免疫抑制剂，受体未出现超急性和急性排斥反应，生存39天[17]。2011年，Cooper等报道将新的转基因猪心移植给灵长类动物，接受异位移植猪心的受体动物术后生存8个月，接受原位移植猪心的受体动物术后存活近2个月。虽然该项研究提示，异种心脏移植技术有发展潜力，但何时能过渡到临床尚难预言[18]。

同种心脏移植技术成熟，疗效肯定。心脏移植作为终末期心衰患者最有效的治疗手段，1年、5年和10年的生存率可分别达到85%、70%和60%，而且90%的受体能维持心功能在NYHA分级Ⅰ级水平[14]。但是，据统计1994—2004年间，美、英两国供心分别减少了32%（从4428例下降至2995例）和48%。目前的困惑是供心来源不足。20世纪90年代后期，每年登记等待心脏移植患者人数均超过了实际接受心脏移植人数，等待供心期间的病死率6个月和1年分别为21%和41%，显示供心缺乏是世界性难题[11-12]。

为了拓宽供心来源，Yacoub团队于1987年首先开创活体心脏移植，又称多米诺（Domino）心脏移植术。其供心来源于曾经接受心肺移植的患者，手术适应证和技术操作与脑死亡供心移植相似。2004年报告，Yaeoub团队实施的151例活体心脏移植病例，1年、5年和10年生存率分别为75%、70%和58%[15]。2010年Raff等报告单中心活体心脏移植经验，也显示满意效果[16]。然而，活体供心来源更有限，仍旧难以缓解供心不足的难题。

三、心脏移植及相关药物并发症

心脏移植术后并发症包括感染、败血症、供心衰竭、出血、冠状动脉粥样硬化、慢性肾衰竭、免疫排斥反应以及服用免疫抑制剂的副作用。因为心脏移植属于异体器官移植，受体对其具有免疫排斥可能，对于心脏移植患者来说，出现免疫排斥的风险始终存在，所以必须长期应用免疫抑制剂。但是免疫抑制剂具有一定的副作用，如增加感染的可能性，出现感觉异常、易发肿瘤等。还有部分患者术后可能发生肾功能不全。

心肌活检仍然是检测心脏移植术后急性排异反应的金标准。新一代的免疫移植药物显著降低心脏移植术后的急性排异反应。而如何阻止慢性排异反应导致的冠状动脉增殖性病变，以及探索无创性心肌排异监测方法，是目前这一领域研究的热点。

第四节　机械辅助循环

一、机械辅助循环应用范围

心脏移植是治疗终末期心衰最有效的手段之一，然而，供心不足是心脏移植手术广泛开展的最大障碍。机械辅助循环是目前解决供心不足的重要手段之一。美国国家卫生研究院以及心、肺和血液研究所分别于 1976 年和 1980 年资助研究和开发左心室辅助装置（LVAD），最初目标就是将其应用于终末期心衰的治疗。机械辅助循环装置经过近 40 年的发展。已经从最初单纯的体外循环机，发展到可植入式心室辅助装置及全人工心脏，辅助的效果也有明显提高（图 22-6）。

机械辅助循环在终末期心衰患者中应用指征主要体现在三个方面：心功能恢复前的辅助治疗、心脏移植前的过渡治疗、心衰患者最终的替代治疗。心脏辅助装置（VAD）可以有效减轻心室负荷，逆转心室重构，促进病损心脏的功能恢复。因此，一部分心衰患者在辅助一段时间后心功能可以恢复到撤离 VAD 支持的程度。但是，多个中心的资料显示这种概率不超过 5%，而且主要是那些非缺血性心脏病变或心肌炎患者[19]。

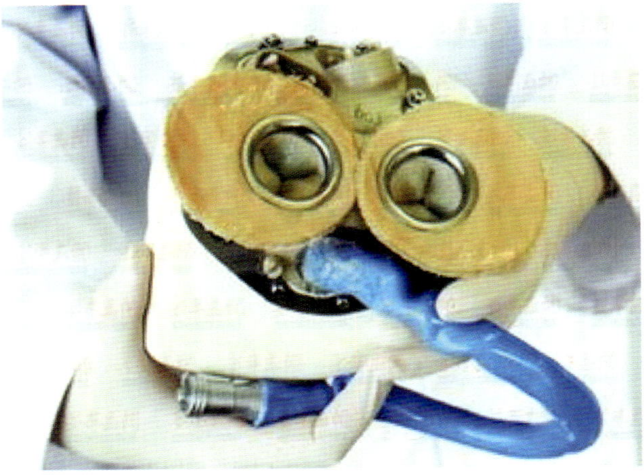

图 22-6　世界首例人工心脏

作为心脏移植前的过渡，重度心衰患者经过 VAD 辅助后，90% 可以成功出院等待移植，而 74% 的患者可以成功被辅助至接受心脏移植[20]。2001 年，REMATCH 试验（即置入搏动血流式 LVAD 作为终末替代治疗的随机双盲临床研究）结果的公布在机械辅助循环领域具有里程碑意义，其研究显示[21]：129 例无法接受心脏移植、心功能Ⅳ级、LVEF＜25%、耗氧量峰值＜12～14ml/(kg·min) 的严重心衰患者，分为应用 Heart Mate LVAD 治疗组和药物治疗组，1 年生存率分别为 52% 和 25%，2 年生存率分别为 23% 和 8%；药物治疗组死亡原因主要为心衰（96%），LVAD 治疗组的死亡原因则主要是感染（41%）和机械装置故障（17%）；LVAD 组的生活质量明显改善。2007 年，Lietz 等报道[22]，2001—2005 年间应用 HeartMate XVE LVAD 作为 280 例终末期心衰患者最终治疗手段（destination therapy，DT），手术病死率 27%，术后 1 年生存率 56%；研究显示，治疗效果和术前病情密切相关，手术适应证和置入时机选择适当，可改善终末期心衰 DT 的预后。

二、心脏辅助装置临床应用

心脏辅助装置（LVAD）按发展顺序大致可分为三代产品。1987 年美国食品和药物管理局（FDA）首次批准第一代外置式搏动血流隔膜式血泵 BVS-5000 LVAD 进行临床试验，1991 年准入市场。1996 年，美国 FDA 批准由 Thoratec 公司生产的 Thoratec 心脏辅助装置用于心脏移植前的过渡治疗和心衰过渡期辅助（图 22-7）。随后，德国柏林心脏公司生产的一种气动外置式 Excor LVAD 在欧洲上市，作为心脏移植前的过渡治疗（bridge to transplant therapy，BTT）手段，取得较好效果。第一代 LVAD 开发最早，皆由囊腔和瓣膜组成，多为气动式能源，有驱动、检测和控

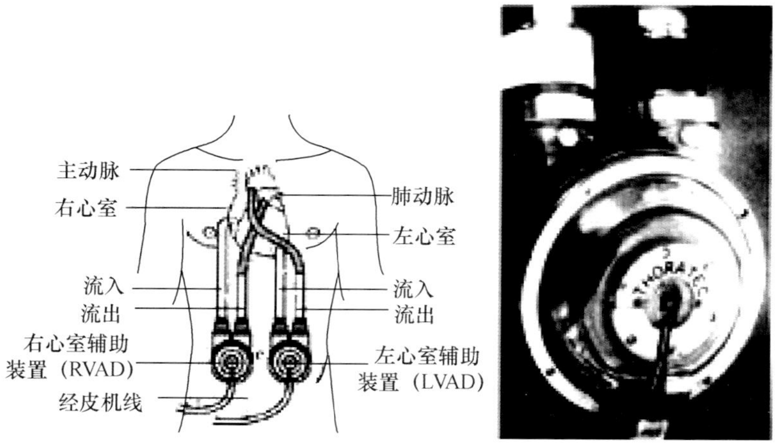

图 22-7 Thoratec 心脏辅助装置的结构及体外放置方式示意图

制系统，但结构复杂、体积大、流量小。其中，电动式能源的 Heart Mate XVE 和 Baxter 公司研制的 Novacor LVAD，二者泵体均可埋藏于腹壁肌群和腹膜之间，绝缘导线通过皮肤戳口引出与电源及控制系统连接。

2000 年后，由直流电驱动转子旋转，带动叶片，推动血流持续向前流动的第二代持续血流性 LVAD 问世，逐渐取代第一代搏动血流性 LVAD[23]。此种轴流泵无需血囊和人工瓣膜，结构较第一代 LVAD 简单，机械故障少；钛合金制作，泵体外观多呈圆筒状，1 号电池大小，入口与心腔插管连接，出口与人工血管相连。第二代 LVAD 体内连接方式与第一代 LVAD 基本相似，入口一般选心尖插管，出口与升主动脉或降主动脉吻合，泵体安装于体内，经皮与导线和体外的电源及控制系统相连接。通常有 3 种植入手术径路可供选择：胸骨正中切口，人工血管出口与升主动脉吻合；左侧开胸切口，人工血管与降主动脉吻合；左肋缘下切口，人工血管与腹主动脉吻合。手术无需体外循环支持，可减轻损伤和降低感染机会[24]。DeBakey 装置作为一种可植入体内的轴流式第二代 LVAD，于 1998 年开始应用于临床。Heart Mate Ⅱ 作为第二代 LVAD 于 2009 年公布，可以经胸骨正中切口植入，泵体置于膈下，其用于 200 例终末期心衰病例的最终治疗报告显示[25]：患者平均年龄 64 岁，平均射血分数（EF）17%，其中 134 例随机接受持续血流泵治疗，对照组 66 例应用搏动血流泵治疗；持续血流泵组 2 年生存率明显高于对照组（46%，62/134 例 *vs.* 11%，7/66 例），心泵故障更换率明显低于对照组（10.0% *vs.* 33.3%）。第二代持续血流轴流泵的另一个代表是 Jarvik2000LVAD，体积较小，钛合金泵体重量轻，心腔插管可直接插入左心室心尖部，用于终末期心衰心脏移植前的过渡治疗和最终治疗均可提供安全有效的循环支持。第二代持续血流轴流泵对终末期心衰患者能提供良好血流动力学支持，耐久性及感染率均明显优于第一代搏动血流性 LVAD。

由于第二代持续血流轴流泵为机械接触性轴承，旋转摩擦产热可以导致机械磨损和血栓形成，影响远期疗效，因此，第三代磁悬浮（或液力悬浮）旋转式离心泵经研究相继问世。第三代 LVAD 形态结构和移植技术与第二代 LVAD 基本相似，同样是持续血流性，利用磁场力（或血液浮力）使转子悬浮，与定子无机械接触，转子上多片螺旋桨叶高速旋转产生离心力推动血流前进，因而减少了泵的机械摩擦与耗损，减轻了红细胞破坏、出血程度和血栓形成。目前，已经有包括 Incor、VentrAssist、DuraHeat 和 HVAD 等多种类型第三代 LVAD

问世，并应用于临床[26-27]。其中，以 Heart Ware (HVAD) 为代表的第三代 LVAD 为液力悬浮式离心泵，体积小、功率高、耗能低、耐久性好，不需另作兜袋，入口的心尖插管直接连在泵体上，出口在侧面，是目前最小的可植入心包内的 LVAD，安装和撤除操作也不需体外循环支持[28]。根据 5 个心脏中心报告，HVAD 用于 50 例终末期心衰病例治疗显示：6 个月、1 年和 2 年生存率分别为 90%、84%和 79%，生存者心功能和生活质量均明显改善[29]。还有成功应用两个 HVAD 分别支持终末期双心室衰竭病例的报道，方法简便，取得良好效果[30]（图 22-8）。

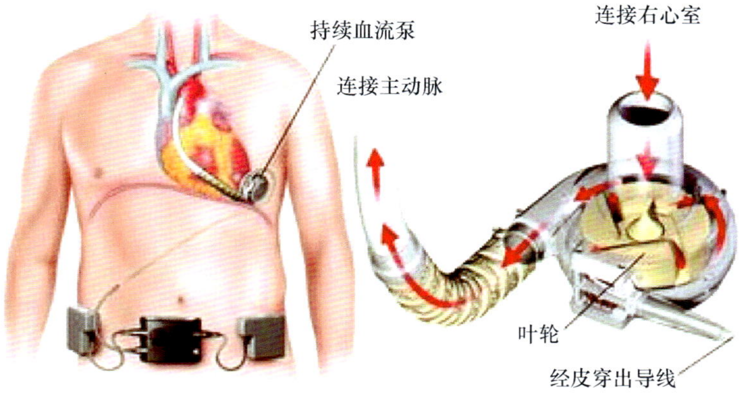

图 22-8　心脏辅助装置

三、机械辅助循环的发展

目前，持续血流轴流泵应用于心脏移植前的过渡治疗已超过 4000 例，70%患者可等到并接受心脏移植，50%以上患者成功出院。Stewart 等对机械辅助循环临床应用概况及其发展变化分析显示[31]：2008 年以前主要是第一代搏动血流性隔膜泵用于终末期心衰患者心脏移植前的过渡治疗，至 2010 年上半年持续血流轴流泵临床应用量明显增加，其中用于终末期心衰最终治疗占 30%以上，充分显示目前 LVAD 不仅可以作为终末期心衰患者心脏移植前的过渡治疗，也可促进其心功能恢复和最终撤离机械辅助装置，并作为终末期心衰最终的替代治疗手段。

持续血流轴流泵尤其是磁悬浮离心泵是当前研发重点，具有很大的发展潜力。目前，可供临床使用的进口心脏辅助装置价格昂贵，而国产循环辅助装置仍有待进一步完善，制约该项技术在国内的临床应用。随着微型化、高功效、少并发症、可植入式循环辅助装置的研发，循环辅助技术的进步将不断改善终末期心衰患者的预后。

第五节　未来展望

过去 20 年来大量有关心肌重构发生的信号通路和分子靶点的研究促进了心衰治疗药物的开发。目前，临床应用的药物包括血管紧张素抑制剂、钙离子激动剂、内皮素激动剂和 TNF 抑制剂等。但研究表明，现有信号通路和分子靶点相关药物并不能逆转心衰重构，遵照指南指导药物治疗并未显著降低心衰的远期死亡率。

外科治疗领域，对于左心功能低下的冠心病患者，CABG 手术能够减轻患者心绞痛症状，改善生活质量，延长生存期[32]；瓣膜成形或者替换手术应用于左心室扩大、左心功能低下的各类瓣膜病患者，在一定程度上可以获得较好的临床结果[33]；左心室局部梗死和扩张的终末期缺血性心衰患者可能受益于心室几何重建术[34]；心脏移植适用于药物不能控制且不适合常规手术治疗的进展性终末期心衰患者；心脏辅助装置的应用，不仅可以作为终末期心衰患者心脏移植前的过渡治疗，也可促进其心功能恢复和最终撤离机械辅助装置，并作为终末期心衰最终的替代治疗手段。

展望未来，随着微创介入技术的发展（如：经导管主动脉瓣置换术/TAVR），联合生物信息学、生物工程学、物理学、材料学等多学科，外科治疗或许在重症心衰救治领域有更大作为，使更多心衰患者从中受益。

（王怀斌）

参考文献

[1] Yancy CW, Jessup M, Bozkurt B, et al. 2013 ACCF/AHA Guideline for the Management of Heart Failure: A Report of the American College of Cardiology Foundation/American Heart Association Task Force on Practice Guidelines. J Am Coll Cardiol, 2013, doi: pii: S0735-1097 (13) 02114-1.10.1016/j. jacc. 2013.05.019.

[2] Hillis GS, Zehr KJ, Williams AW, et al. Outcome of patients with low ejection fraction undergoing coronary artery bypass grafting: Renal function and mortality after 3.8 years. Circulation, 2006, 114: I414.

[3] Shapira OM, Hunter CT, Anter E, et al. Coronary artery bypass grafting in patients with severe left ventricular dysfunction—early and mid-term outcomes. J Card Surg, 2006, 21: 225.

[4] Darwazah AK, Abu Sham'a RA, Hussein E, et al. Myocardial revascularization in patients with low ejection fraction<or = 35%: Effect of pump technique on early morbidity and mortality. J Card Surg, 2006, 21: 22.

[5] Hochman JS, Sleeper LA, Webb JG, et al. Early revascularization in acute myocardial infarction complicated by cardiogenic shock. SHOCK Investigators. Should We Emergently Revascularize Occluded Coronaries for Cardiogenic Shock. N Engl J Med, 1999, 341: 625.

[6] Boiling SF, Pagani FD, Deeb GM, et al. Intemediate—term outcome of mitral reconstruction in eardiomyopathy. J Thorac Cardiovasc Surg, 1998, 115 (1): 381-388.

[7] Hann CK, Cabral CI, Conetta DA, et al. Selection patients with mitral regurgitation and left ventricular dysfunction for isolated mitral valve surgery. Ann Thorac Surg, 2004, 78: 820-825.

[8] Bishay ES, McCarthy PM, Cosgrove DM, et al. Mitral valve surgery in patients with severe left ventricular dysfunction. Euro J Cardio—thorac Surg, 2000, 17: 213-221.

[9] Pereira JJ, Lauer MS, Bashir M, et al. Survival after aortic valve replacement for severe aorticstenosis with low transvalvular gradients and severe left ventricular dysfunction. J Am Coll Cardiol, 2002, 39: 1356 2002.

[10] Athanasuleas CL. Buckberg GD, Stanley AW, et al. Surgical ventricular restoration in the treatment of congestive heart failure due to post infarction ventricular dilation. J Am Coil Cardiol, 2004, 44: 1439-1445.

[11] Taylor Do, Edwards LB, Boucek MM, et al. Registry of the international society for heart and lung transplantation: twenty-third official adult heart transplant report-2006. J Heart Lung Transplant, 2006, 25: 869-879.

[12] Hertz MI, Aurora P, Christie JD, et al. Scientific registry of the international society for heart and lung transplantation: introduction to the 2010 annual reports. J Heart Lung Transplant, 2010, 29: 1083-1088.

[13] 杨守国，王春生，陈昊，等. 298例原位心脏移植受者远期疗效分析. 中华移植杂志（电子版），2011，5（2）：101-105.

[14] Dec GW. Management of heart failure: crossing boundary over to the surgical country. Surg Clin N Am, 2004, 84: 1-25.

[15] Khaghani A, Birks EJ, Auyanwu Ac, et al. Heart transplantation from live donors: "domino procedure". J Heart Lung Transplant, 2004, 23 (9 Suppl): S257-S259.

[16] Raffa GM, Pellegrini C, Vigano M. Domino heart transplantation: long-term outcome of recipients and their living donors: single center experience. Transplant Proc, 2010, 42: 3688-3693.

[17] Vial CM, Ostlie DJ, Bhatti FN, el al. Life supporting function for over 0ne month of a transgenic

porcine heart in a baboon. J Heart Lung Transplant, 2000, 9: 122-129.
[18] Cooper DK, Ayares D. The immense potential of xenotransplantation in surgery. Int J Surg, 2011, 9: 122-129.
[19] Dec GW. Management of heart failure: crossing boundary over to the surgical country. Surg Clin N Am, 2004, 84: 1-25.
[20] Goldstein DJ, Oz MC, Rose EA. et al. Implantable left ventricular assist device. N Earl J Med, 1998, 339: 1522-1533.
[21] Rose EA, Galijns AC, Moskowitz AJ, et al. Long—term use of a left ventricular assist device for end—stage heart failure. N Ensl J Med, 2001, 345: 1435-1443.
[22] Lietz K, Long JW, Kfoury AG, et al. Outcomes of left ventricular assist device implantation as destination therapy in the post-REMATCH era: implications for patient selection. Circulation, 2007, 116: 497-505.
[23] Lahpor JR. State of the art: implantable ventricular assist devices. Curr Opin Organ Transplant, 2009, 14: 554-559.
[24] Sorensen EN, Pierson RN 3rd, Feller ED, et al. University of Maryland surgical experience with the Jarvik 2000 axial flow ventricular assist device. Ann Thorac Surg, 2012, 93: 133-140.
[25] Slaughter MS, Rogers JG, MilanoCA, et al. Advanced heart failure treated with continuous-flow left ventricular assist device. N Engl J Med, 2009, 361: 2241-2251.
[26] Nakashima K, Kirsch ME, Vermes E, et al. Off-pump replacement of the INCOR implantable axial-flow pump. J Heart Lung Transplant, 2009, 28: 199-201.
[27] Cheung A, Lamarche Y, Kaan A, et al. Off-pump implantation of the Heart Ware HVAD left ventricular assist device through minimally invasive incisions. Ann Thorac Surg, 2011, 91: 1294-1296.
[28] Slaughter MS, GiridharanGA, Tamez D, et al. Transapical miniaturized ventricular assist device: design and initial testing. J Thorac Cardiovasc Surg, 2011, 142: 668-674.
[29] Strucber M, O'Driscoll G, Jansz P, et al. Multicenter evaluation of an intrapericardial left ventricular assist system. J Am Coll Cardiol, 2011, 57: 1375-1382.
[30] Krabatsch T, Stepanenko A, Schweiger M, et al. Alternative technique for implantation of biventricular support with Heart Ware implantable continuous flow pump. ASAIO J, 2011, 57: 333-335.
[31] Stewart GC, Stevenson LW. Keeping left ventricular assist device acceleration on track. Circulation, 2011, 123: 1559-1568.
[32] Allman KC, Shaw LJ, Hachamovitch R, et al. Myocardial viability testing and impact of revascularizationon prognosis in patients with coronary artery disease and left ventricular dysfunction: A meta-analysis. J Am Coll Cardiol, 2002, 39: 1151.
[33] Acker MA, Bolling S, Shemin R, et al. Mitral valve surgery in heart failure: Insights from the Acorn Clinical Trial. J Thorac Cardiovasc Surg, 2006, 132: 568.
[34] O'Neill JO, Starling RC, McCarthy PM, et al. The impact of left ventricular reconstruction on survival inpatients with ischemic cardiomyopathy. Eur J Cardiothorac Surg, 2006, 30: 753.

第二十三章　心力衰竭合并其他临床情况的治疗

心衰是一种复杂的临床综合征，不是单一疾病。临床上心衰患者也常常合并其他系统疾病。常与心衰合并的其他疾病详见表 23-1。心衰合并其他疾病的治疗需要全面考虑，评估其他疾病情况。本章就心衰合并的一些常见临床情况的治疗做一阐述。

表 23-1　心衰患者中非心脏疾病的发生情况及影响

非心脏疾病	发生率	影响
肾功能不全	16%	利尿剂和 ACEI 应用过程中肾功能恶化
贫血	15%～50%	症状重，预后差
COPD/支气管扩张	21%～26%	诊断困难，喘憋重
高血压	27%～55%	左心室肥厚，肥厚型心肌病，舒张功能不全
糖尿病	15%～31%	糖尿病心肌病？冠心病及心室肥厚更多见
骨关节炎	16%	NSAIDs 相关的液体潴留
脑血管病	5%～18%	预后差，合并心房颤动、高血压、糖尿病、冠心病更多见
甲状腺疾病	14%	高心排血量心衰，体重增加、下降，心房颤动
痴呆	9%～50%	预后差，依从性差
抑郁	8%～20%	预后差，心律失常，依从性差
骨质疏松	5%	骨折风险高
哮喘	5%	禁用 β 受体阻滞剂

第一节　心力衰竭合并肾功能不全

心脏病与肾脏病之间存在着紧密联系，并相互影响。心和肾都是富血管器官，两者共同调节及维持血压、血管张力、排钠利尿、细胞外液容积、外周组织灌注等，当一个器官功能受损时，另一器官也将会受到影响；心和肾又都具有内分泌功能，心与肾也能通过这些内分泌激素相互作用。

一、心肾综合征的概念、分类和争议

由于心脏病与肾脏病之间存在着紧密联系，2008 年 Ronco 及其同事[1]提出了心肾综合征的新概念，并根据此概念将心肾综合征分成以下 5 型。超过 55% 的心衰同时合并慢性肾脏病 3～5 期（eGFR 15～59ml/min），且死亡率随 GFR 的降低

而升高[2]。文献报道，慢性肾脏病患者心脏病的病死率高于无慢性肾脏病者20倍；而且在慢性肾脏病的较早阶段（如第2、3期），心血管病的风险即已增加。

表 23-2　心肾综合征分型

分型	分类	临床表现
1型	急性心肾综合征	心功能突然恶化（如急性心源性休克、失代偿性心衰等）引起的急性肾损害。此型患者最常见。
2型	慢性心肾综合征	慢性心功能异常（如慢性充血性心衰）引起的进行性慢性肾病。文献报道约25%的慢性充血性心衰患者可能发生此型心肾综合征
3型	急性肾心综合征	指肾功能突然恶化（如急性肾小管坏死、急进性肾小球肾炎等）引起的急性心功能损害（如心衰、节律紊乱、心肌缺血）
4型	慢性肾心综合征	慢性肾脏病（如慢性肾小球肾炎等）引起的心功能减退、心室肥厚、心室舒张功能不全和（或）心血管不良事件危险增加。此型患者也很常见
5型	继发性心肾综合征	系统性疾病（如糖尿病、系统性红斑狼疮、淀粉样变及败血症等）引起的心脏及肾脏功能损害

心肾综合征的病理生理机制目前尚不明确。但值得注意的是，心衰患者的肾功能下降与否及其程度与射血分数高低无关，事实上很多心肾综合征患者的射血分数正常[3]。心肾综合征的病理生理机制比较复杂，远非心排血量下降一个因素所能解释。越来越多的研究提示中心静脉淤血、神经内分泌激活、贫血、氧化应激和肾交感神经过度激活可能是导致心肾综合征的重要原因。有学者[4]总结了心肾综合征的危险因素（表23-3），但鉴于其病理生理机制尚不明确，这些危险因素与心肾综合征是否具有因果关系尚有待验证。

也有学者[5]认为，心肾综合征的定义和分类大多只是根据专家的临床判断，而针对心肾综合征的病理生理、治疗及预后的相关研究资料很少。人群中eGFR<60ml/(min·1.73m^2）约占4.5%，而急慢性心衰患者中约有50%出现肾功能异常。近年来发表了很多有关GFR下降对心衰预后影响的研究。大致上，无论是急性还是慢性心衰，肾功能异常的心衰患者的死亡率约为肾功能正常者的两倍左右。

表 23-3　心肾综合征的危险因素

原因	危险因素
临床原因	高龄 合并症（糖尿病、未控制的高血压、贫血） 药物 　非甾体消炎药 　利尿剂（噻嗪类、袢利尿剂） 　血管紧张素转化酶抑制剂（ACEI）/血管紧张素Ⅱ受体拮抗剂（ARB） 醛固酮受体拮抗剂
心脏原因	心衰病史、左心室射血分数降低 既往心肌梗死病史 心肌标志物水平升高
肾脏原因	基线肾功能不全（血尿素氮、肌酐或血清胱抑素C水平升高）

二、心力衰竭合并肾功能不全[6]

1. 诊断

肾功能不全是由多种原因引起的机体在排泄代谢产物和调节水/电解质、酸碱平衡等方面出现紊乱的临床症候群。

2. 病情评估

（1）明确肾功能不全病因：①肾脏疾病：如急、慢性肾小球肾炎，肾盂肾炎，化学毒物引起的急性肾小管变性、坏死等。②肾外疾病：如全身性血液循环障碍（休克、心衰、高血压等），全身代谢障碍（如糖尿病）以及尿路疾病（尿路结石、肿瘤压迫）等。

（2）明确肾功能不全类型：①慢性肾功能不全；②急性肾功能不全。

3. 治疗

合并重度肾功能不全的心衰患者均被排除在循证医学证据之外，因此对其治疗缺乏指南依据。临床治疗的难点在于同时兼顾心脏和肾脏。治疗心衰时需充分利尿，而体液减少低灌注易引起肾功能恶化，如何维持二者之间的平衡是治疗的关键。治疗原则包括基础疾病的治疗，诱发因素的治疗及心衰和肾衰竭的治疗（图23-1，图23-2）。

（1）液体潴留的治疗：①限制钠、水摄入，控制血容量，减轻心脏前负荷。②袢利尿剂的应用：肾灌注不良常影响对利尿剂的治疗反应，甚至可引起肾功能恶化，此时宜应用袢利尿剂，常需静脉用药。可以与增加肾血流量的药物（如多巴胺）联用。③血液净化治疗：利尿剂疗效不佳、药物治疗难以消除的顽固性水肿的心衰、肾衰竭患者，可采用血液滤过的方法清除体内过多的水分，改善临床症状，恢复对药物治疗的反应性，减轻心脏前负荷、肺淤血和外周组织水肿，改善血流动力学及心功能。

（2）β受体阻滞剂：慢性心衰长期应用β受体阻滞剂可改善临床症状及心功能，降低病死率和住院率。β受体阻滞剂不会加速肾功能恶化，因此心衰合并肾功能不全患者可继续应用，但需监测心率、心律以及心、肾功能变化。

（3）ACEI及ARB：ACEI是心衰治疗的基石，不能耐受者可以ARB替代。ACEI、ARB除控制高血压、延缓心肌重塑、改善心功能、降低死亡风险外，也能降低肾小球内高压，减少蛋白尿，抑制肾组织硬化，延缓肾功能恶化。但晚期肾功能不全患者能否应用ACEI，仅有少量报道。治疗时一般应由小剂量开始，逐渐增加剂量，严密监测血钾及血肌酐水平，常需与利尿剂联用，若肾功能无进行性恶化，则可继续谨慎使用，否则应停药。

（4）正性肌力药：洋地黄是治疗心衰的常用

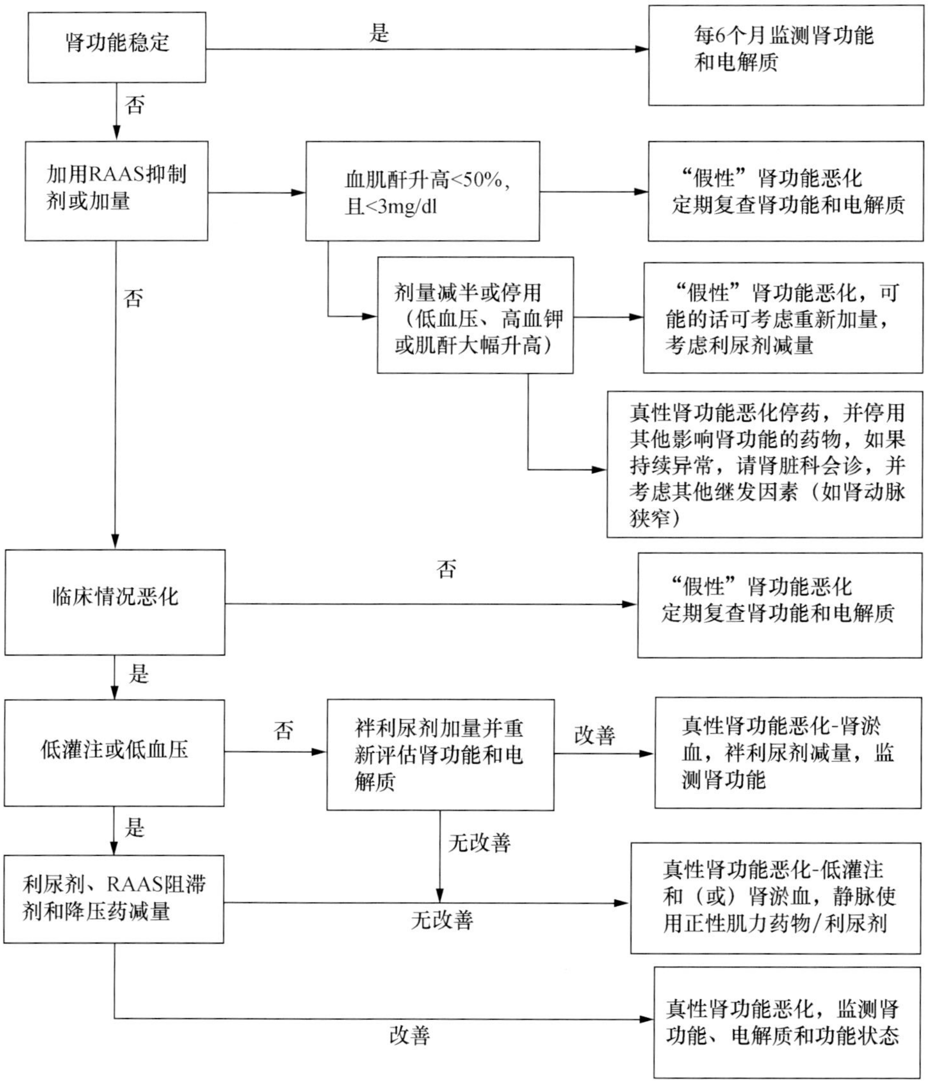

图 23-1 慢性心衰合并肾功能不全的治疗流程。（Damman K，Testani JM. The kidney in heart failure：an update. European Heart Journal：1437-1444.）

药物，但心衰并发肾功能不全时需慎用，因肾对其清除能力减低，易蓄积导致中毒。环腺苷酸依赖性正性肌力药（如多巴酚丁胺、米力农）用于顽固性心衰的短期治疗，不主张长期应用。左西孟旦在肾功能损害患者体内活性代谢产物消除的数据有限，因此轻、中度肾功能不全患者需慎用，重度肾功能不全患者禁用。

（5）血管扩张剂：主要用于急性失代偿性心衰。药物包括硝酸酯类药物、硝普钠、盐酸乌拉地尔等。应用过程中需注意低血压、头痛、异氰酸盐中毒等不良反应。奈西立肽具有扩张血管、减轻心脏前后负荷、排钠、利尿的作用，还能改善血流动力学及缓解症状、增加尿量，且与安慰剂比较，其对肾血流量、GFR的影响无显著差异。

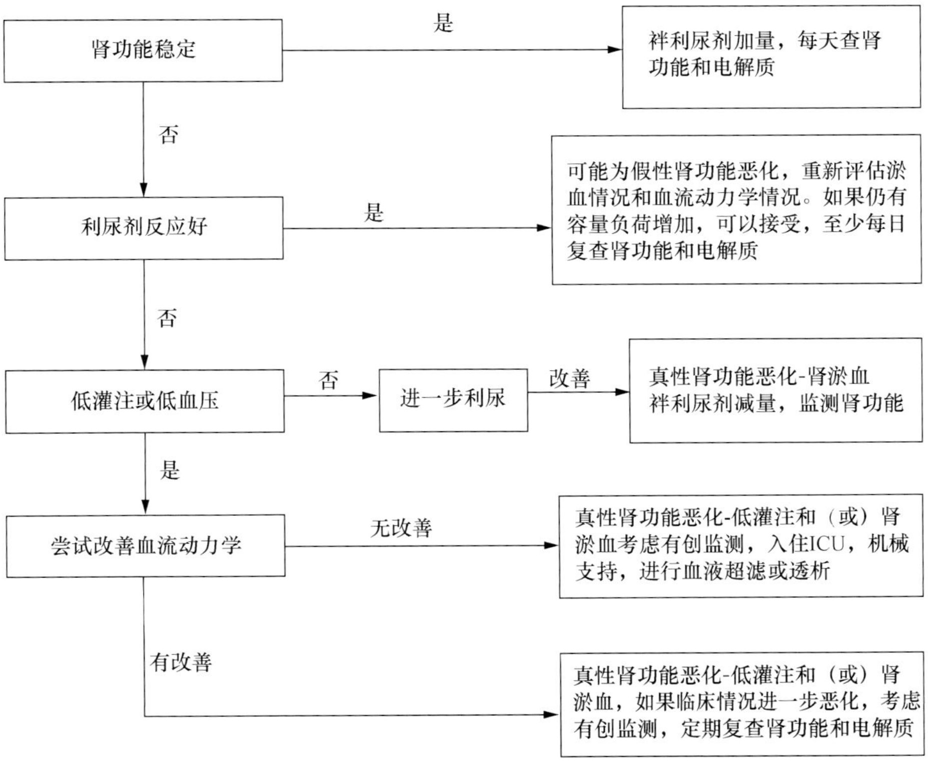

图 23-2 急性心衰合并肾功能不全的治疗流程。(Damman K, Testani JM. The kidney in heart failure: an update. European Heart Journal: 1437-1444.)

第二节 心力衰竭合并肝功能异常

心力衰竭继发的肝功能损害可以有多种表现。根据起病的特点，分为急性缺血性肝炎和慢性淤血性肝病。

一、急性缺血性肝炎

缺血性肝炎，又称缺氧性肝炎、休克肝，由Bynum等[7]于1979年首先提出，通常指严重的低血压和低氧血症导致的可逆性肝小叶中央坏死、肝功能损害，属于急性心源性肝功能损害，它可以引起机体一系列不适症状以及肝功能指标异常。

1. 病因及发病机制

各种病因引起的肝血流灌注异常、肝静脉淤血和血氧不足均可导致缺血性肝炎，充血性心衰是其发生的常见原因，特别是与休克后肝再灌注损伤有关。临床观察显示，急性缺血性肝炎患者多数有慢性心衰的基础病。当心排血量减少时肝动脉供血减少，越邻近肝小叶中央区血氧含量越低，肝细胞缺血缺氧无法满足正常代谢需求，导致肝细胞缺血坏死。但有临床研究发现，单纯肝血流灌注减少并不会引起缺血性肝炎，基础肝病使肝细胞对缺血缺氧更加敏感，从而出现较为严重的肝细胞损害。缺血性肝炎典型组织病理学特点是小叶中央静脉低氧区坏死，坏死程度与缺血时间相关。随着缺血时间延长，坏死区域逐渐向外周扩散。

2. 临床表现

临床表现并不特异。可见食欲减退、右上腹不适及疼痛、黄疸、肝大、淡漠、持续精神错乱、震颤和肝性昏迷。凝血因子及纤维蛋白原合成减少、清除障碍，出现获得性凝血功能障碍。发病后 1～3 天最为明显，可在 5～10 天恢复正常。

3. 实验室检查

典型的实验室检查特点是血清谷草转氨酶（AST）、谷丙转氨酶（ALT）和乳酸脱氢酶（LDH）急剧升高，可至正常值的 10～20 倍，多在血流动力学出现异常后 1～3 天出现，并在纠正血流动力学异常后 7～10 天降至正常。早期急剧升高的血清 LDH 以及 AST/LDH<1.5 是缺血性肝炎区别于其他肝损害的特征性表现。但应注意急性心肌梗死时 LDH 也可升高，因此，LDH 同工酶（LDH5）明显升高对缺血性肝炎更具诊断价值。缺血性肝炎其他异常升高的指标还包括 ALT、碱性磷酸酶和血清胆红素，其中转氨酶指标异常多数与组织灌流不足有关。另外，有别于一般病毒性肝炎，缺血性肝炎患者凝血因子及纤维蛋白原减少，凝血酶原活性大幅度下降，凝血时间延长。本病与病毒性肝炎有一定相似之处，但缺血性肝炎患者 ALT、AST 常于发病后 1～3 天内迅速升高，5～10 天内即恢复正常，而病毒性肝炎则变化较慢。缺血性肝炎 LDH 明显升高，而病毒性肝炎仅轻度升高或不升高。肝穿刺活组织病理检查可以鉴别。

4. 诊断

诊断本病应具备以下指标：①具有可引起缺血性肝炎的原发病，特别是合并左心衰竭、各种休克及动脉低氧血症时；②缺血后 3 天内出现 ALT、LDH、AST 的显著升高；③无肝炎病毒感染证据，并排除毒素和化学物质所致的肝损害；④缺血或缺氧纠正后，血清肝酶可迅速恢复；⑤组织病理学特征为肝小叶中央细胞坏死，不伴或少有炎细胞浸润。

5. 治疗和预后

本病治疗以维持适当的心排血量和降低右心室充盈压为宜，重点治疗原发病，尽快纠正肝缺血缺氧，同时注意保护其他重要脏器。过度利尿会使血容量进一步降低，加重肝缺血而造成肝细胞进一步坏死。多巴胺可增加肝血流量并具有强心作用，可考虑使用。大多数患者预后较好，可能与本病坏死后肝小叶网状支架完整存在并作为肝细胞增生模板有关。本病极少出现肝衰竭，病死率常由原发基础疾病决定。

二、慢性淤血性肝病

充血性心衰时，心室舒张末期容积增大和压力升高，致使静脉血液回流障碍，引起体循环静脉淤血，肝血流在肝静脉内淤滞，肝慢性或反复充血、缺氧致肝小叶中央坏死，引起淤血性肝功能损害。随着淤血时间延长，间质组织增生、再生结节和假小叶形成，最终引起心源性肝硬化。

1. 病因及致病机制

任何导致下腔静脉血回心受阻的疾病都可导致肝淤血，如重度双心室衰竭、重度三尖瓣反流、慢性充血性心衰、右心功能不全的心脏病及心脏瓣膜疾病、伴发右心功能不全的肺部疾病。心衰时中心静脉压升高，并通过肝静脉传递到肝小静脉，造成肝静脉、肝小静脉压升高，从而导致肝静脉及肝窦扩张淤血，肝细胞坏死和蛋白流出。其特征性致病过程为：肝静脉压力增高、肝血流减少以及肝动脉血氧饱和度降低。

2. 组织病理学改变

多数严重充血性心衰患者都可具有慢性肝淤

血的病理学改变。特征性改变为肝小叶中央静脉及其附近的肝血窦高度扩张淤血，肝小叶中央严重淤血呈暗红色；肝细胞因缺氧和受压而发生萎缩，严重肝淤血可出现肝细胞坏死。肝小叶周边部的肝血窦淤血较轻，肝细胞表现为不同程度的脂肪变性。坏死程度随着心衰的加重而加重，并向周边部蔓延；而当右心房压力降低，肝淤血减轻，则肝损伤开始修复。缺氧及坏死均可刺激胶原增生，发生纤维化，甚至发生中心静脉硬化、纤维化，逐渐由中心向周边扩展，相邻小叶的纤维素彼此联结，形成中心至中心的纤维隔，而汇管区相对受侵犯较少，即淤血性肝硬化。

3. 临床表现

慢性肝淤血临床表现为右上腹部不适、恶心、呕吐、厌食、消瘦、肝大和腹水增加，多数情况下与胆石症、消化道溃疡等原发性肝胆管疾病或胃肠道疾病难以区分。因此，对于有心血管疾病的患者出现上述症状，应考虑肝淤血的可能，尤其是部分心衰患者在不伴有明显腹水或下肢水肿的情况下也可能出现肝淤血和肝损害。心源性肝硬化本身并不引起严重的门脉高压和食管胃底静脉曲张破裂出血，但可致脾大和腹水，而肝掌、蜘蛛痣和“海蛇头”少见。

4. 实验室检查

肝功能指标异常多出现于心脏指数＜1.5L/(min·m^2)的患者，并且与肝淤血、肝大程度之间无绝对相关关系。多数患者有血清转氨酶(AST、ALT)、LDH、胆红素升高。不同于急性淤血性肝损害的血清转氨酶明显增高，慢性淤血性肝损害时血清转氨酶仅有轻微增高；无论是急性还是慢性肝淤血，都伴有白蛋白降低和球蛋白升高，凝血酶原时间延长，后者不能用维生素K纠正，随充血性心衰的好转而逐渐恢复正常。另外，随充血性心衰好转，其他肝功能指标，特别是血清转氨酶，会很快恢复至正常。血清碱性磷酸酶大多正常或仅有轻度增高，而其他大多数肝病都伴有血清碱性磷酸酶的升高，因而也可借此将淤血性肝病与其他肝病相鉴别。慢性肝淤血可以导致心源性肝硬化，而心源性肝硬化少有生化指标异常表现，生化指标难以将肝硬化与非肝硬化区别开，可能由于患者未进展到心源性肝硬化之前就已经死于心血管病变。

5. 诊断及鉴别诊断

本病诊断应具备以下指标：①有器质性心脏病史，充血性心衰半年以上；②颈静脉怒张，肝静脉压显著升高；③肝被动淤血，肝大，有触痛，肝功能检查指标异常；④随着充血性心衰的改善，肝功能迅速改善；⑤肝穿刺活组织检查有助于确诊。淤血性肝病与非淤血性肝病主要区别在于：淤血性肝病患者心功能降低和体循环淤血表现明显，而门静脉高压程度较轻，肝超声检查显示下腔静脉增宽、肝静脉及其分支扩大，而门静脉、脾静脉内径并不明显增加。心源性肝病的主要诊断依据是肝功能检查，但是肝功能检查无法区分肝功能损害属于原发性还是继发性。因此，对于有肝功能指标异常的心衰患者，首先必须排除原发性肝脏疾病或胆道疾病，包括病毒性肝炎、胆石症、原发性胆道肿瘤等。另外，部分系统性疾病或原发性胆道疾病可以同时影响心功能和肝功能，而非心衰继发的缺血性或淤血性肝损伤，在诊断时需要予以排除。

6. 治疗

治疗基础心脏病是慢性淤血性肝病最主要的治疗方法。主要是纠正或减轻心衰，可用利尿药、强心药和降低心脏前负荷的药物。临床上，心脏功能的改善，如人工瓣膜置换术，解除缩窄性心包炎的心包狭窄和纠正先天性心脏病的解剖异常，可逐渐甚至很快改善肝细胞功能。

随着社会老龄化，心衰患者人数的增加，心衰引起的急、慢性肝功能损害的发病率也呈上升趋势。但目前如何及时准确地诊断心源性肝功能损害，保护和改善心、肝功能仍是一个难题。因此重在加强预防，积极纠正心衰，减少多器官功能损伤，降低病死率。

第三节 心力衰竭合并贫血

贫血在慢性心衰的患者中较为常见。慢性心衰患者贫血的发病率在不同研究中的差异较大，发病率从15%到50%不等。不同研究中贫血的发病率不同主要取决于其所采用的贫血定义，此外还可能与研究人群的特征和研究方法有关。目前已经公认的贫血原因有很多，比如铁、叶酸、维生素 B_{12} 缺乏等，慢性充血性心衰引起贫血的原因尚不完全清楚，也可能是多种因素综合作用的结果。包括血容量增加引起的血液稀释，血细胞比容降低，从而引起稀释性贫血，并且可能是心衰患者预后不良的重要机制。此外，铁摄入不足、胃肠道吸收障碍或者由于预防性应用阿司匹林引起消化道失血等均可使心衰患者出现贫血。在慢性心衰药物治疗方面，应用血管紧张素转化酶抑制剂（ACEI）或者血管紧张素Ⅱ受体拮抗剂可能会减少心衰患者血中促红细胞生成素（erythropoietin，EPO）水平，继而导致贫血的发生。另外，患者贫血还可能与炎症性免疫激活有关。

1. 贫血对心衰患者临床预后的影响

贫血对慢性心衰患者的临床预后有重要影响。近年来许多研究发现，慢性心衰患者的血红蛋白水平与其临床症状、运动能力、临床预后相关，其一年生存率随着血红蛋白水平的升高而增加，低血红蛋白水平是慢性心衰死亡率的一个独立预测因子。

2. 心衰合并贫血的治疗对策

由于贫血和慢性心衰患者的临床预后密切相关，贫血使慢性心衰患者的运动耐力下降和心功能恶化，进而导致病死率增加，所以应当积极纠正贫血从而改善慢性心衰患者的预后。目前慢性心衰合并贫血患者的治疗主要包括三方面：输血、铁剂和重组人红细胞生成素（recombinant human erythropoietin，rh-EPO）的应用。慢性心衰性贫血患者是否应当接受输血治疗，目前存在较大争议。输血可能会引起免疫抑制及感染、人类白细胞抗原（human leukocyte antigen，HLA）敏感、铁负荷危险性增加等。考虑到输血的利弊，输血可以作为严重贫血患者的紧急治疗措施，但并不能作为慢性贫血合并心衰的长期治疗。输血同时，需要注意血容量的情况，必要时需要在输血后适当利尿。一般建议，症状不明显的心衰患者，血红蛋白低于7～8g/dl时，建议输血治疗。如果患者伴有严重心衰症状，血红蛋白尽量保持在10g/dl。

临床上，对慢性心衰患者并不常规进行铁缺乏症筛查，通常只在发现有贫血时才检查铁水平，因此缺少大规模的心衰合并铁缺乏症的流行病学资料，对于心衰合并贫血的血红蛋白浓度也没有统一的标准，一些尚未出现血红蛋白降低的铁缺乏症患者更是被临床医生忽视。2012年欧洲《急/慢性心力衰竭诊断和治疗指南》就心衰合并缺铁和（或）贫血的情况做了如下阐述：对于慢性心衰患者，推荐常规检测血常规判断是否存在贫血，其中男性患者血红蛋白<130g/L、女性患者血红蛋白<120g/L就可诊断贫血，并建议进一步检查评价病因（如血液稀释、铁丢失或失利用、肾衰竭、肿瘤等）。对于所有慢性心衰患者均建议进行铁蛋白/总铁蛋白结合力检测，以评价患者是否存在铁缺乏症[8]，但在实际应用中要注意检测的时机。因铁蛋白和转铁蛋白属于急性蛋白，在急性炎性反应时可明显升高而呈现假性正常，而严重心衰患者中往往存在一定程度的炎性反应。近期有些小规模的临床研究发现静脉铁剂蔗糖铁能够改善部分心衰患者的临床症状，减少住院天数、呋塞米用量及肾损害的发生，但是否能够达到长期获益，尚不明确。

另外，虽然重组人促红细胞生成素（rh-EPO）在慢性肾功能不全贫血患者中的应用较普遍，且疗效确切，但最近REF-HF研究结果显示，重组人促红细胞生成素由于增加高血压、血栓栓塞的风险，目前不建议在轻中度贫血合并心衰的患者中应用。

综上，贫血在慢性心衰患者中较常见，尽管

其发病机制尚不完全明确，但病因可能与血液稀释、铁摄入不足、胃肠道吸收障碍、ACEI 的应用、炎症性免疫激活等因素有关。贫血是慢性心衰患者临床预后不良的独立预测因子，所以纠正心衰患者的贫血可能是治疗心衰的另一新方向。静脉铁剂的应用有一定的发展前景，但还需要更大规模的临床试验进一步证实其长期安全性和临床效果。

第四节　心力衰竭合并其他疾病

一、合并肺部疾病

心衰合并肺部疾病尤其是 COPD 较常见。COPD 和哮喘还与较差的功能状态和不良预后相关，可加重急性心衰或使之难治。治疗此类患者的心衰应按心衰指南进行。某些治疗心衰的药物可引起或加重肺部症状，如 ACEI 可引起持续性干咳，β 受体阻滞剂可加重哮喘患者支气管痉挛症状。但慢性心衰伴 COPD 而无支气管哮喘患者，仍可从使用 β 受体阻滞剂中获益，建议使用高度选择性 β_1 受体阻滞剂，如比索洛尔、美托洛尔。目前尚无证据表明，COPD 与心衰、冠心病、心房颤动、高血压同时存在时，心血管疾病与 COPD 的治疗与常规治疗有所不同。

二、合并抑郁

合并抑郁的心衰患者常见，导致患者依从性差、孤立，使临床状态更差，预后不良。心理社会干预及药物治疗有一定帮助。选择性 5-羟色胺再摄取抑制剂较安全，也有一定疗效，而三环类抗抑郁药则可能引起低血压、心衰恶化和心律失常。

三、合并痛风

高尿酸血症和痛风在心衰患者中常见，利尿剂（尤其是噻嗪类利尿剂）可诱发或加重病情。高尿酸血症与 HF-REF 预后不良相关。别嘌呤醇和苯溴马隆均可用于预防痛风。秋水仙碱或非甾体消炎药可用于治疗痛风发作，但前者禁用于严重肾功能不全患者，后者对心衰不利。这些药物在心衰患者中的安全性尚不确定，长期使用需谨慎。

（李莹莹）

参考文献

[1] Ronco C，Haapio M，House AA，et al. Cardiorenal syndrome. J Am Coil Cardiol，2008，52：1527-1539.

[2] Hillege HL，Girbes AR，de Kam PJ，et al. Renal function，neurohormonal activation，and survival in patients with chronic heart failure. Circulation，2000，102（2）：203-210.

[3] Forman DE，Butler J，Wang Y，et al. Incidence，predictors at admission，and impact of worsening renal function among patients hospitalized with heart failure. J Am Coll Cardiol，2004，43（1）：61-67.

[4] Tang WH，Mullens W. Cardiorenal syndrome in decompensated Heart Failure. Heart，2010，96（4）：255-260.

[5] Damman K，Testani JM. The kidney in heart failure：an update. European Heart Journal：1437-1444.

[6] 杨杰孚，张健. 心力衰竭合理用药指南. 北京：人民卫生出版社，2016：96-98.

[7] Bynum TE，Boitnott JK，Maddrey WC. Ischemic hepatitis. Digdis Sci，1979，24：129-135.

[8] Van Craenenbroeck E M，PELLE A J，BECKERS P J，et al. Red cell distribution width as a marker of impaired exercise tolerance in patients with chronic heart failure. Eur J Heart Fail，2012，14（1）：54-60.

第二十四章　心力衰竭的中医药治疗

慢性心力衰竭，简称心衰，是指由任何初始心肌损伤所引起心脏结构或功能变化，导致心室泵血和（或）充盈功能低下的一种复杂的临床综合征。本病逐渐成为21世纪重要的心血管疾病。随着现代医学对心衰治疗理念和手段不断进步，心衰患者预后有了明显改善。中医药在心衰的治疗中有着稳定病情、改善心功能、提高生存质量等优势，被广泛地应用于心衰的临床治疗中。

2014年，中国中西医结合学会心血管疾病专业委员会、中华中医药学会心病分会、中国医师协会中西医结合医师分会心血管病学专家委员会向近百名中西医心血管病学专家征求意见，形成了《慢性心力衰竭中医诊疗专家共识》（简称2014专家共识）。

一、中医对于心衰病名的认识

传统中医典籍中并无“心力衰竭”的病名，根据其临床表现可隶属于中医的“喘证”“怔忡”“心痹”“水肿”等范畴。汉代张仲景在《金匮要略》中描述：“心水者，其人身重而少气，不得卧，烦而躁，其人阴肿”，首先提到“心水”的概念，并指出短气、下肢或周身水肿等症状为“心水”的主要病症。这与现代医学所认识的心衰症状极为相似。“心衰”一词，其最早出现在宋朝的《圣济总录》，其曰：“心衰则健忘，不足则胸腹胁下与腰背引痛，惊悸，恍惚，少颜色，舌本强”。历代医家对于心衰相关症状的论述多见于心悸、喘证、怔忡、水肿、痰饮等病。

近代随着西方医学的传入，带动了中医理论的进展与丰富，对于本病的认识更加深入。

二、心衰的病因病机

中医学认为，《金匮要略》中“心水”的病机为阳虚水泛，与现代对于心衰的认识一致且与现代慢性心衰病因病机的认识较为贴切。心衰是复杂的慢性疾病，逐渐累及多个脏器，不是单一病因病机可以完全概括的。在病因病机方面，不同医家有各自的观点。路志正[1]认为，心衰多因感受寒邪而病，日积月累，久病及肾，肾阳衰微，不能温煦心阳而致。邓铁涛[2]认为，心衰病机可以概括为本虚标实，以心之阳气（或兼心阴）亏虚为本，是心衰之内因。张琪[3]认为心水的病位主要在心，虽然与肺、脾、肝、肾均有关，但与肾的关系尤为密切。本病以心肾阳虚为本，血瘀水停为标，病机的特点是本虚标实。陈可冀[4]认为心衰中医病机可以用“虚”“瘀”“水”来总结。翁维良[5]认为，慢性心衰的病机可从“气（阳）”“血”“水”立论，气（阳）虚、血瘀、水停是本病的基本病理因素。吴以岭[6]认为，心气虚是慢性心衰发生的病机根本，瘀血阻络是中心环节。心衰的病因，大多数现代医家认为本病是以风、寒、湿、热等为外因，先天禀赋不足、饮食失宜、七情内伤、脏腑内伤为内因而导致的疾病。

由此可见，心衰的病机以心气不足为主，气为血之帅，血为气之母。气不足，血无力运行，无力生化，血不足，气无所依，不得滋养，故渐至心阳不足，累及五脏，痰湿、瘀血为气不足后逐渐产生的病理产物，同时也成为疾病进一步加重的病因[7-10]。

人体各个器官在结构上彼此衔接、沟通。通过经络系统“内属于脏腑，外络于肢节”的联络作用，以五脏为中心，构成了心、肝、脾、肺、肾五个生理系统。五脏分别对应五行，相生相克，从共识中也可看出，心衰不仅与心相关，也与肾[11]、肝[12]、肺[13]、脾相关。中医辨证不外表里、寒热、虚实、阴阳，目前专家多认为气虚为心衰的基础，或与阴虚[14-15]、阳虚、水饮[16]相关。因虚致实，既有本虚，也有相关的实证存在。

总结以上各医家的观点，在本次专家共识中指出心衰的基本中医证候特征为本虚标实、虚实夹杂。本虚以气虚为主，常兼有阴虚、阳虚；标实以血瘀为主，常兼痰、饮等，每因外感、劳累等加重。

病因病机是决定慢性心衰证候演变方向的关键。因此有必要在明确病因病机的基础上把握心衰中医证候的演变。慢性心衰是疾病逐渐加重的过程，患者并非在首次诊断心衰时就出现气血阴阳俱虚、痰湿瘀血阻络的表现，而是先出现心气虚的病理基础，之后根据患者的体质、生活习惯、饮食特点、生活环境、家族史、既往其他慢性病史、吸烟饮酒等情况，逐渐出现后续的不同证候变化。大多数患者都遵循了气虚、血瘀、阳虚三个阶段[17-19]。段艳锋[17]等认为在心气虚、气阴两虚、气虚痰瘀、心阳虚衰四个证候类型中，气阴两虚证者少见，其余三证多见。临床研究显示[20]，随着慢性心衰患者心功能分级的递增，辨证分型呈气阴两虚-气滞血瘀-阳虚水泛变化，进一步表明该病病情恶化可能与中医辨证分型的演变存在相关性。另一研究[21]发现随着心功能分级数的增加，气虚血瘀兼水停及兼痰水互结证患者数量趋于增多。提示水停证可能为患者心功能恶化的关键证候，并发现随着痰浊、水停兼证的发生及兼证叠加的出现，左心室及右心房、右心室扩大率呈递增趋势，左心室舒张功能不全率呈递减趋势。提示水停证、痰浊证可能为心肌重塑及心肌肥厚发展进程中的重要基础。针对B型脑钠肽（BNP）的临床研究表明[22]：心衰患者在心气虚证-气阴两虚证-心阳虚证-阳虚水泛证的演变过程中，BNP数值与中医辨证进展呈正相关，从一定程度上说明患者心衰病情的进展与中医证候的改变具有相关性。

可以说，本虚是心衰的基本要素，决定了心衰的发展趋势；标实是心衰的驱动因素，影响着心衰的病情变化，本虚和标实的消长决定了心衰发展演变。

三、心衰的中医辨证及治疗

在明确病因病机的基础上，辨证分型是中医临床治疗的基础。在专家共识中，将本病的中医证型概括为气虚血瘀、气阴两虚血瘀、阳气亏虚血瘀三种基本证型（表24-1），均可兼见痰饮证。具备主症两项，次症两项，结合舌脉，即可诊断为对应证型。具有兼证一项（表24-2），结合舌脉，即可诊断。

表24-1 心衰的基本中医证型及治疗

证型	主证	次证	舌脉	治法	代表方剂	加减
气虚血瘀证	气短或喘息、乏力、心悸	①倦怠懒言，活动易劳累；②自汗；③语声低微；④面色/口唇紫暗	舌质紫暗（或有瘀斑、瘀点或舌下脉络迂曲青紫），舌体不胖不瘦，苔白，脉沉、细或虚无力	益气活血，或兼以化痰利水	保元汤合血府逐瘀汤加减	气虚甚者，黄芪加量或加党参、白术等；血瘀甚者加丹参、三七、地龙等；兼痰浊者，加瓜蒌、薤白、半夏、陈皮、杏仁等；兼水饮者，加葶苈子、茯苓皮、泽泻、车前子（草）、大腹皮、五加皮等
气阴两虚血瘀证		①口渴/咽干；②自汗/盗汗；③手足心热；④面色/口唇紫暗	舌质暗红或紫暗（或有瘀斑、瘀点或舌下脉络迂曲青紫），舌体瘦，少苔，或无苔，或剥苔，或有裂纹，脉细数无力或结代	益气养阴活血，或兼以化痰利水	生脉散合血府逐瘀汤加减	偏阴虚者，可将人参换用太子参、西洋参，或加玉竹、黄精、山萸肉等

表 24-1　心衰的基本中医证型及治疗（续）

证型	主证	次证	舌脉	治法	代表方剂	加减
阳气亏虚血瘀证		①怕冷和/(或)喜温；②胃脘/腹/腰/肢体冷感；③冷汗；④面色/口唇紫暗	舌质紫暗（或有瘀斑、瘀点或舌下脉络迂曲青紫），舌体胖大，或有齿痕，脉细、沉、迟无力	益气温阳活血，或兼以化痰利水	真武汤合血府逐瘀汤加减	阳虚明显，可加桂枝、淫羊藿等；余加减用药同前

表 24-2　心衰兼证

兼证	表现	舌脉
痰饮证	咳嗽/咳痰、胸满/腹胀、面浮/肢肿、小便不利	舌苔润滑或腻，或有滑脉

1. 中医药干预的作用

英国《Heart》指出："早期临床研究显示中草药为心衰治疗带来新希望"，《美国今日医学要闻》指出："中药复合物有助于增强衰竭心脏"。西医长期的强心、利尿、扩血管治疗有明显的副作用，而中药治疗慢性心衰，具有多水平、多靶点，且副作用少的特点[23]。近年来，有多项基础研究及临床研究表明，某些单味中药、中成药及中药注射剂在治疗慢性心衰中可以改善心功能，提高生存质量。并通过对照研究显示，应用中药干预后，使心衰患者左心室射血分数、心排血量及每搏排血量提高，BNP、血清 N 末端利钠肽原（NT-proBNP）降低，神经内分泌因子及炎症因子的产生受到抑制，起到保护血管内皮，扩张冠状动脉血管，减轻心肌重构等作用。

2. 常用中药饮片

近年来国内对强心苷类中药（葶苈子、北五加皮）、非强心苷类中药（附子、人参、黄芪、党参）、利尿中药（泽泻、茯苓、猪苓、白术、车前子等）、活血化瘀中药（丹参、川芎、当归、红花、三七、益母草、蒲黄、大黄等）进行了较为深入的药理研究，证明益气温阳中药能提高心排血量，同时可改善心肌能量代谢与能源储备，提高心脏耐缺氧能力，缓解心肌再灌注损伤，保护心肌细胞结构完整性和电的稳定性，对抗心律失常；利尿药作用缓和，效果肯定，较少引起水与电解质紊乱；活血化瘀药可改善血液循环，增加冠状动脉血流量，对抗心肌缺血。

随着神经内分泌激素在慢性心衰疾病进展中的作用逐渐被重视。现代医学认为心室重构的发生与肾素-血管紧张素-醛固酮系统（RAAS）的激活、神经激素异常激活、室壁应力异常和炎性细胞因子介导的各种反应密切相关。中药实验室研究也由针对心衰血流动力学的改善，逐渐转向对于炎性因子、神经内分泌激素调节的研究。以中药黄芪为例，研究证明[24]黄芪煎剂能够抑制心衰患者血浆降钙素基因相关肽（CGRP）、心房钠尿肽（ANP）、C 型利钠肽（CNP）、神经肽 Y（NPY）等神经内分泌激素的分泌，减轻心脏负荷，增加心脏射血力。黄芪中所含的黄芪多糖和皂苷均具有缓解心肌再灌注损伤的作用[25]。黄芪皂苷[26]可以通过控制血压，改善心脏功能，保护心肌及血管的内皮细胞，改善血液流变学情况，抑制左心室重构，来改善心衰患者的病情。人参皂甙[27]可以抑制内皮细胞血栓素的产生并增加前列环素的生成，降低小血管阻力，减慢心率，降低外周血管阻力，增加心肌收缩力。丹参、川芎及其有效组分丹参素、川芎嗪可抑制 Ang-Ⅱ引起的心肌细胞肥大，并呈一定的量效关系[28]。

3. 中成药

2014 年专家共识中指出，在把握中医辨证分型用药原则的基础上，可酌情辨证加用中成药或中药静脉制剂（表 24-3）。

目前临床中常用的中成药有益气活血类的通心络胶囊、芪苈强心胶囊，行气活血类的复方丹参滴丸、血府逐瘀胶囊等，养阴活血类的灯盏生脉胶囊等。

表 24-3　不同证型治疗推荐中成药

证型	推荐中成药
气虚	芪参益气滴丸/麝香保心丸/脑心通胶囊/通心络胶囊
气阴两虚	补益强心片/生脉胶囊
阳气亏虚	芪苈强心胶囊/参附强心丸/心宝丸
血瘀	血府逐瘀胶囊

循证医学研究显示，芪苈强心胶囊治疗组患者 NT-proBNP 水平降低远远超过了对照组，明显改善了心衰患者的心脏功能，有效缓解患者心慌气短、不能平卧、尿少水肿等症状。同时研究还表明，芪苈强心胶囊在逆转心衰进程、治疗心肌重构、改善患者预后等方面均有良好作用[29]。

通心络胶囊可明显减轻梗死大鼠心肌的炎性细胞浸润，显著降低肿瘤坏死因子-α（TNF-α）的表达[30]。临床中能改善中医证候积分及患者的症状体征，改善心功能级别，提高患者的生活质量[31]。

临床研究证明 TNF-a、基质金属蛋白酶-9（MMP-9）及白介素-6（IL-6）浓度与急性 ST 段抬高型心肌梗死后远期主要心血管不良事件的发生有关，复方丹参滴丸可能通过抑制 MMP-9 及 IL-6 的水平而发挥抗炎、稳定斑块作用[32]。

补益强心片[33]对 RAAS 系统兴奋具有下调作用，使患者血浆 AngⅡ和醛固酮（ALD）水平低于对照组，从而有利于阻断心肌重构，延缓心衰的进行性恶化；本药还可以通过降低 ANP 和 NT-pro BNP 等细胞因子水平，减轻心衰症状及 RAAS 系统的调节，促进慢性心功能不全患者的心功能改善。生脉胶囊[34-35]可降低心肌炎性细胞因子 IL-6、TNF-α、MMP-3 的含量，增加抗炎细胞因子白介素-10（IL-10）和心肌基质金属蛋白酶抑制剂-1（TIMP-1）含量，降低转化生长因子-β1（TGF-β1）的含量，抑制心肌胶原的过度降解，能阻止心腔的扩大，抑制胶原的合成代谢，减轻慢性心衰心室重构的发生[36]。

综上所述，以上临床研究对中成药在治疗慢性心衰中发挥作用的机制进行了阐述，从现代医学角度证明中成药在心衰治疗中的有效性。

4. 静脉制剂

在 2014 专家共识中，推荐静脉制剂多用于失代偿的急性加重期心衰患者（表 24-4）。

表 24-4　治疗不同证型心衰的推荐静脉制剂

证型	推荐静脉制剂
气虚或阴虚	生脉注射液/参麦注射液
偏阳虚	参附注射液
血瘀	丹红注射液

袁杨等[37]对西药联合生脉注射液治疗慢性心衰的有效性和安全性进行了系统评价，结果显示加用生脉注射液能够改善心衰患者中医证候和心功能，提高生活质量，增加左心室射血分数及 6min 步行试验距离，降低 BNP 水平。丹红注射液中丹参酮能够抑制血小板聚集、降低血液高凝状态、提高纤溶酶原活性、促进纤维蛋白溶解、抗血栓形成、改善血流动力学、改善微循环、扩张冠状动脉、可加强心肌收缩力而不增加心肌耗氧量[38]。红花所含的红花苷、红花黄色素，具有扩张血管，抑制二磷酸腺苷（ADP）诱导的血小板聚集等作用，可提高纤维蛋白溶解酶的活性、抑制血栓形成、改善血液微循环[39]。研究表明，丹红注射液能够改善微循环、降低血管阻力、抗炎、抗氧化应激、抗凝、抗血栓形成，同时具有清除氧自由基，降低总胆固醇、低密度脂蛋白水平等多重心血管保护作用[40]。参附注射液对阳气虚衰的慢性心衰患者有确切疗效[41]。但应用中药静脉制剂也应注意辨证使用，增强临床疗效。

5. 小结

通过对西药分别加参附注射液、参脉注射液[42]、丹红注射液[43]、生脉注射液[44]、芪苈强心胶囊[45]、稳心颗粒[46]等单用或者联合用药[47-48]，与单纯西药常规治疗心衰的临床疗效及安全性比较临床研究进行系统评价。结果显示，西药常规加中药制剂治疗心衰较单纯西药常规治疗可进一步提高临床疗效。

四、在慢性心力衰竭治疗中“治未病”的探讨

目前中医药对心衰的研究工作，大多集中于

已经出现明显心衰症状的患者，心功能从Ⅱ级到Ⅳ级不等，患者已经进入中后期的阳虚水停状态，故治疗以温阳益气、活血利水以改善血流动力学障碍，即刺激心肌收缩，减轻心脏负荷为主要着眼点。而此时的患者已经出现了器质性的改变，再给予药物干预，事倍功半。

《素问·四气调神大论》篇提出“是故圣人不治已病治未病，不治已乱治未乱”。现代中医提倡“未病防病，既病防变”即来源于此。心衰不是一个独立的疾病，是各种病因导致心脏病发展到严重阶段的表现的总称。慢性心衰的发展过程即正气逐渐不足，而邪气逐渐增强，正邪交争，正气足则向愈，邪气盛则加重，最终导致阴阳离决而亡。因此，对于心衰来说，我们最应该做的是预防。

因此针对心衰发生发展的机制，将心衰的治疗可以提前到尚未出现明显的“充血性心衰”之前，减弱机体内部实际已经开始的神经内分泌激活反应，减轻与其互为因果的心室重塑等进展过程，从保护心肌、截断与延缓心衰进程、延缓充血性心衰的到来及提高远期生存率入手，充分发挥中医学“不治已病治未病”的优势和特点。

预防的思想，祖国医学称之为“治未病”。是治疗疾病的最高境界。“治未病”中的“治”，是管理、治理的意思。“治未病”，就是采取相应措施。维护健康，防止疾病的发生与发展。严格来说，“治未病”强调人们应该注重保养身体，培养正气，提高机体的抗邪能力，达到未生病前预防疾病的发生，生病之后防止进一步发展，以及疾病痊愈以后防止复发的目的。“治未病”理论中的“饮食有节”“起居有常”“不妄作劳”“形与神俱”等预防思想与当今倡导的四大健康基石——合理饮食、适量运动、生活规律、心理平衡十分相似。

慢性心衰是一个随着时间进展不断恶化的过程，而服用药物有助于延缓其进展。根据心衰不同进展阶段的各自特点，进行分级，在西药常规治疗的基础上，针对每个患者处于不同的级别进行“个体化”治疗，疗效显著。

邓志贞[49]将治未病与三级预防相结合，总结为以下几点。

未病先防，为A级预防，针对慢性心衰的高危人群，如有高血压、糖尿病、冠心病、有可能导致慢性心衰的药物治疗史、酗酒以及家族性心肌病等。针对该级患者提倡规律运动、戒烟、治疗高血压、高脂血症、戒酒和杜绝滥用药物。结合时令节气，预防保健，积极改善特殊体质，给予中药、针灸食养等措施。目的是在尚未发病前，采取适宜的措施，防止疾病的发生，相当于一级预防。

已病防变，为B级预防，针对有心脏结构和功能的异常，无症状的慢性心衰患者，本期疾病尚处于临床前期，做好早期发现、早期诊断、早期治疗的预防措施。除应用A级治疗外，同时所有患者应当接受血管紧张素转化酶抑制剂（ACEI）和β受体阻滞剂治疗。医生和患者应讨论有因可除的治疗方法的选择，如血运重建、瓣膜功能的矫正等。对于A、B级患者，除有心气虚表现以外，痰浊、瘀血等表现逐渐加重，可以加用中医药辅助治疗，选用补气、化痰、活血中药汤剂或中成药。

既病防变，为C级预防，针对有心脏结构和功能的异常，有症状的慢性心衰患者，本级的患者应及时有效地采取治疗措施，防止病情恶化，预防并发症和后遗症。治疗应用A级治疗，且所有患者应当接受ACEI和β受体阻滞剂治疗。可以应用利尿剂和洋地黄类药物，限制盐的摄入量，监测体重，适当限制液体入量。

D级，是C级患者未有效控制或因各种原因加重后，心脏结构变化显著，症状突出，常常需要特殊的治疗，为疾病的终末状态。C级、D级患者可能已多次住院，除疾病本身所致阳虚痰饮血瘀外，大量的利尿剂和扩血管药物的应用更加严重损伤了患者的正气，虽增加尿量，但患者亦出现精神不济、周身乏力、食欲不振、情绪焦躁表现，甚至难以利尿，对于这类患者，以益气养阴、活血通络、益气温阳、通络利水为法，扶助人体正气的同时遣方用药，往往可以取效。

金玫[50]对于心衰提出“预防为主”的思路。她将预防的概念细化，并分为未病先防，调养结合；欲病救萌，预防为主；已病早治，防其进展；既病防变，防其复发；病缓未愈，防其恶变五方面进行论述，概括了慢性心衰发生发展过程中中医药干预的五个阶段。

五、结论

中医药有独特的理论体系，在共性的基础上强调辨证论治的个体化诊疗，全身整体调节为方法，注重扶助患者自身正气，以抵抗外邪入侵，防止内邪自生，提倡早期干预，与现代医学的治疗相辅相成。伴随着中医药在世界范围内的推广，中医药理论的进步，中成药和中药注射剂研发逐步规范。中医药将在慢性心衰的治疗过程中，进一步发挥作用。

（王小岗）

参考文献

[1] 高尚社. 国医大师路志正教授辨治心力衰竭验案赏析. 中国中医药现代远程教育，2012，10（10）：4-6.

[2] 葛鸿庆，赵粱，郝李敏. 邓铁涛教授从脾论治慢性充血性心力衰竭之经验. 上海中医药杂志，2008，36（4）：9-10.

[3] 孙元莹，吴深涛，姜德友，等. 张琪治疗充血性心衰经验介绍. 辽宁中医药杂志，2006，33（11）：1394-1395.

[4] 李立志. 陈可冀治疗充血性心力衰竭经验. 中西医结合心脑血管病杂志，2006，4（2）：137.

[5] 程苗苗，翁维良治疗慢性心力衰竭经验. 中医杂志，2015，56（19）：1635-1637.

[6] 吴以岭. 络病学. 北京：中国中医药出版社，2006：184-186.

[7] 武艳慧. 中西医结合治疗慢性充血性心力衰竭. 光明中医，2011，26（3）：552.

[8] 张根生. 真武汤治疗慢性心衰 50 例. 中国中医药现代远程教育，2011，9（3）：164.

[9] 肖新凯. 舒张性心力衰竭中医治疗进展. 光明中医，2011，26（3）：616.

[10] 明军，李彬，王永霞. 充血性心力衰竭中医病因病机分析. 世界中西医结合杂志，2009，4（1）：1-2.

[11] 孙元莹，郭茂松，赵新广，等. 中西医结合治疗舒张功能不全心力衰竭 60 例对照观察. 山西中医，2007，23（5）：37-39.

[12] 李十红，李祥国. 左心室舒张功能障碍的中医病因病机及证治探讨. 中医杂志，2002，43（10）：725-727.

[13] 马艳东，杨艳玲. 浅谈肺在心力衰竭发生发展和治疗方面的重要作用. 河北中医，2001，23（1）：58.

[14] 赵惠，司亮. 李七一教授治疗慢性充血性心力衰竭的经验. 国医论坛，2005，20（6）：9.

[15] 吴华芹，胡元会. 浅谈养阴法在心力衰竭中的应用. 中国中医急症，2014，23（8）：87-88.

[16] 范立华，李庆海. 李庆海教授治疗慢性心衰经验. 光明中医，2009，24（5）：819-820.

[17] 段艳锋，吴晓新. 151 例慢性充血性心力衰竭患者中医证型演变规律探讨. 中国中医急症，2010，19（6）：963-964.

[18] 姚丽. 辨证治疗心力衰竭的临床体会. 临床医药实践，2010，19（6）：767-768.

[19] 王雁祥. 充血性心力衰竭的中医病理学特点. 陕西中医，2009，23（12）：1109-1110.

[20] 徐重白，贾坚，吴中华. 慢性心衰中医辨证分型及规范化治疗与预后的相关性. 江西中医药，2011，42（9）：8-11.

[21] 陈婵，张鹏，王娟，等. 冠心病心力衰竭中医证候与心功能分级及超声心动相关指标的研究. 北京中医药大学学报，2011，34（7）：61-64.

[22] 潘光明，邹旭，麦舒桃，等. 心力衰竭患者脑钠肽与中医辨证分型相关性的临床研究. 新中医，2006，38（4）：37-39.

[23] Wagner H. Multitarget therapy to the future of treatment for morethan just functional dyspepsia. Phytomedicine，2006，13：122-129.

[24] 王晶，高海旺，李月萍. 中药黄芪水煎剂对慢性心衰患者内分泌激素及心功能影响研究. 中国生化药物杂志，2015，35（5）：107-110.

[25] Zhu H，Chen L，Zhu L. Effect of Astragalus polysaccharides on ex-pression of ICAM-1 and VCAM-1 in human cardiac microvascularendothelial cells after hypoxia and reoxygenation. Liaoning Journal of Traditional Chinese Medicine，2008，35：293-295.

[26] LU S，CHEN K，YANG Q，et al，Progress in the Research of Radix Astragali in Treating Chronic Heart Failure：Effective Ingredients，Dose-Effect Relationship and Adverse reaction. Chin J InterMed，

2011，17（6）：473-477.

[27] 中华医学会心血管病学分会，中华心血管病杂志编辑委员会．不稳定性心绞痛诊断和治疗建议．中华心血管病杂志，2000，28（6）：409-412.

[28] 郭自强，王硕仁，朱陵群，等．益气活血中药对血管紧张素致培养乳鼠心肌细胞肥大的影响．中西医结合心脑血管病杂志，2004，2（9）：32-35.

[29] Li X，Zhang J，Huang J，et al. A Multicenter Randomized Double-Blind Parallel-Group Placebo-Controlled Study of the Effects of QiliQiangxin Capsules in Patients with Chronic Heart Failure. J Am Coll Cardiol，2013，doi：pii：S0735-1097（13）02178-5.

[30] 孔强，杨新春，刘秀兰，等．通心络对大鼠心肌梗死后心肌炎症反应及肿瘤坏死因子-α表达的影响．中国中西医结合杂志，2006，26（6）：545-548.

[31] 廖荣德．通心络胶囊治疗慢性舒张性心力衰竭临床研究．光明中医，2013，28（7）：63-64.

[32] 李文雯，韦艺丹，魏林林，等．复方丹参滴丸防治急性心肌梗死作用机制的研究进展．药学与临床研究，2014，22（1）：67-71

[33] 陈绪忠，陈卓，陈敬发．补益强心片治疗慢性心力衰竭临床研究．中医学报，2014，29（198）：117-119.

[34] 邓元江，梁伟雄，刘卫英．生脉胶囊对慢性心力衰竭大鼠心肌 MMP-3 与 TIMP-1 的影响．中华中医药杂志，2008，23（11）：1005-1008.

[35] 邓元江，梁伟雄，陈云波，等．生脉胶囊对慢性心力衰竭大鼠多种细胞因子的影响．北京中医药大学学报，2008，31（6）：22-25.

[36] 邓元江，梁伟雄，刘卫英，等．生脉胶囊对慢性心力衰竭大鼠心肌 MMP-3 与 TIMP-1 的影响．中华中医药杂志，2008，23（11）：1005-1007.

[37] 袁杨，毛静远，唐娥，等．西药联合生脉注射液治疗慢性心力衰竭随机对照试验的系统评价．中国循证心血管医学杂志，2014，6（5）：519-523.

[38] 杨志霞，林谦，马利．丹参对心血管疾病药理作用的文献研究．世界中西医结合杂志，2012，7（2）：93-96.

[39] 施峰，刘焱文．红花的化学成分及药理研究进展．时珍国医国药，2006，17（9）：1666-1667.

[40] 陈汉阳．丹红注射液治疗慢性心力衰竭的临床观察．光明中医，2010，25（11）：2009-2010.

[41] 裴强，赵习德，桑文凤．参附注射液与生脉注射液治疗慢性心力衰竭的对比研究．中成药，2013，35（3）：47-51.

[42] 靳宝兰，杨俊华，朱简．参脉注射液治疗缺血性心肌病心力衰竭的观察．天津医药，2005，33（7）：50-52.

[43] 范倩，鲁卫星，杨承芝．丹红注射液治疗气虚血瘀型老年慢性心力衰竭的疗效观察．世界中西医结合杂志，2012，7（6）：503-505.

[44] 周仲羽，刘冀东．大剂量生脉注射液配合西药治疗充血性心衰 128 例疗效观察．辽宁中医杂志，2006，33（1）：87.

[45] 李志光．芪苈强心胶囊治疗慢性心力衰竭 90 例临床观察．中医临床研究，2015，7（13）：72-73.

[46] 程广书．稳心颗粒治疗冠心病心力衰竭 48 例．陕西中医，2012，33（2）：16-17.

[47] 耿黎明，李可法．生脉注射液联合丹红注射液治疗慢性心力衰竭的临床研究．中医临床研究，2015，7（14）：17-19.

[48] 李威，任建素，倪晖君．丹红注射液联合参麦注射液辅助治疗气阴两虚型慢性心力衰竭 45 例临床观察．中医杂志，2015，56（22）：57-60.

[49] 邓志贞对中医防治心力衰竭与“治未病”医学思想的几点思考［会议论文］2013.

[50] 金玫，邓扬扬．“上工治未病”对心衰防治的指导意义．北京中医药，2008，27（6）：9-10.

第二十五章　心力衰竭合并心律失常的治疗

心律失常是心衰患者最常见的合并症，自身心功能恶化、心脏病进展或诱发因素如近期手术、胸部感染或慢性肺病/支气管哮喘加重、酗酒、电解质紊乱（低血钾、低血镁、高血钾）、心肌缺血、高血压、甲状腺功能亢进或减退症等情况下常可诱发心律失常。各种类型心律失常均可出现。室上性心律失常中以心房颤动最多见并与预后密切相关；室性心律失常可包括频发室性期前收缩（早搏）、非持续性及持续性室速，甚至尖端扭转型室速或室颤，是导致心衰患者心脏性猝死（sudden cardiac death，SCD）的最主要原因；心动过缓或房室传导阻滞亦不少见，不仅加重临床症状，而且影响治疗药物的使用。

心衰合并心律失常会进一步恶化心脏功能，增加血栓栓塞、卒中等并发症风险，造成住院率或致残率显著增加。心律失常也是导致心衰患者SCD的最主要原因，影响预后。因此，心衰患者应定期评估心律情况，及时发现心律失常，针对不同类型的心律失常，采取不同的治疗措施。

心衰合并心律失常的处理，首先要治疗基础疾病，改善心功能，纠正神经内分泌过度激活如应用β受体阻滞剂、ACEI及醛固酮受体拮抗剂等，同时积极纠正伴随或诱发因素如感染、电解质紊乱（低血钾、低血镁、高血钾）、心肌缺血、高血压、甲状腺功能亢进或减退症、药物等。临床试验已经显示，在缺血性心律失常治疗中，使用Ⅰ类抗心律失常药物可显著抑制心律失常，但患者死亡率明显增高，同样也见于心衰合并心律失常的治疗中。因此不推荐使用决奈达隆及ⅠA、ⅠC及口服ⅠB类抗心律失常药物[1-3]。

第一节　心力衰竭合并室上性心律失常

心衰可合并各种室上性心律失常，包括房性早搏、房性心动过速、阵发性室上性心动过速、心房扑动、心房颤动等，尤以心房颤动最为常见[4]。

一、心力衰竭合并心房颤动

心房颤动（房颤）是心衰中最常见的心律失常，最新的一项流行病学显示，房颤发生率在急性心衰的住院患者中为44%，慢性心衰的住院患者中为37.6%[5]。而门诊的心衰患者房颤发生率亦不低，为25%～37%[6]，其中一部分无明显症状（隐匿性房颤）。总的患病人群多见于老年人、女性、心脏瓣膜疾病或慢性非心脏疾病者，而冠心病患者相对较少[6]。

心衰和房颤有共同的危险因素和复杂的内在关系，因为两种疾病过程常同时存在，相互促进，互为因果。心衰时心脏射血功能下降，左心室舒张末压增高，心房淤血，心房逐渐扩大，心房纤维化，心房传导性和兴奋性不均一，增大除极和复极离散，容易产生折返，促使房颤发生和维持；心衰时肾素-血管紧张素-醛固酮系统以及神经交感系统过度激活，导致心肌细胞兴奋性显著不均一性，同时心脏重构造成的心肌纤维化及结构改变，促使房颤发生。研究显示，纽约心功能分级（NYHA）Ⅰ级患者，房颤发生率<5%，而NYHA Ⅳ级中，房颤发生率接近50%[7-8]，因此，心

衰是房颤发生的独立危险因素[9]。另一方面，房颤造成心房功能的缺失，以及快速的心室节律，均造成心排血量下降，加重心衰的症状。另外，房颤增加心衰患者血栓栓塞风险，尤其是卒中。因此，房颤是造成心衰恶化以及预后不良的重要影响因素。

心衰合并房颤的处理，同样，首先要积极纠正伴随或诱发因素，如甲状腺功能亢进、电解质紊乱、高血压、二尖瓣疾病等。其次识别潜在的基础疾病，如近期外科手术、肺部感染、慢性肺部疾病或支气管哮喘加重、急性心肌缺血、酗酒等，以决定房颤的治疗策略，是节律控制抑或心室率控制；同时评估血栓及出血风险，选择预防血栓栓塞治疗的策略[1-4]。

（一）血栓栓塞预防

心衰合并房颤时血栓栓塞风险显著增加，心衰合并房颤患者的血栓栓塞预防应根据 CHA_2DS_2-VASc 评分结果评估卒中风险[2]。CHA_2DS_2-VASc 评分是根据患者是否有近期心衰（Caridiac failure，1 分）、高血压病（Hypertension，1 分）、年龄≥75 岁（Age，2 分）、糖尿病（Diabetes，1 分）、血栓栓塞病史（Strock，2 分）、血管疾病（Vascular disease，1 分）、年龄 65～74 岁（Age，1 分）、女性（Sex category，1 分）确定房颤患者的危险分层（见表 25-1）。因此 CHA_2DS_2-VASc 评分标准，心衰合并房颤的患者评分至少≥2 分，属于血栓栓塞风险的高危人群，需要接受抗凝治疗。

表 25-1 CHA_2DS_2-VASc 评分[2]

危险因素	积分/分
充血性心衰/左心室功能障碍（C）	1
高血压（H）	1
年龄≥75 岁（A）	2
糖尿病（D）	1
卒中/TIA/血栓栓塞病史（S）	2
血管疾病（V）	1
年龄 65～74 岁（A）	1
性别（女性）（Sc）	1
总积分	9

注：TIA，短暂性脑缺血发作

在抗凝治疗开始前应对抗凝出血风险进行评估，心衰患者往往合并多种疾病，并同时应用增加出血风险的药物，因此出血风险亦显著增加，推荐 HAS-BLED 评分用于评估出血风险（见表 25-2）[10]。评分≤2 分为出血低风险者，评分≥3 分时提示出血风险增高。

表 25-2 HAS-BLED 评分[10]

临床特点	计分/分
高血压（H）	1
肝肾功能异常（各 1 分）（A）	1 或 2
卒中（S）	1
出血（B）	1
INR 值易波动（L）	1
老年（年龄>65 岁）（E）	1
药物或嗜酒（各 1 分）（D）	1 或 2
总积分	9

注：高血压定义为收缩压>160mmHg；肝功能异常定义为慢性肝病（如肝纤维化）或胆红素>2 倍正常上限，谷丙转氨酶>3 倍正常上限；肾功能异常定义为慢性透析或肾移植或血清肌酐≥200μmol/L；出血指既往出血史和（或）出血倾向；INR 值易波动指 INR 不稳定，在治疗窗内的时间<60%；药物指合并应用抗血小板药物或非甾体消炎药

口服抗凝剂之前应仔细权衡栓塞与出血风险，注意筛查并纠正增加出血风险的可逆因素，并在开始抗凝治疗之后加强监测。预防房颤血栓栓塞事件的药物包括口服抗凝和抗血小板类。

抗血小板药物，主要指阿司匹林、氯吡格雷，无论是单药还是联合预防房颤患者卒中的有效性均不如华法林，而出血风险并无明显减少，且在高龄患者中，出血风险反而明显增加。它们的优点是服药方法简单，无需监测凝血功能。因此，对于心衰合并房颤的患者，抗血小板药物不推荐作为抗血栓治疗的首选，尤其是 CHA_2DS_2-VASc 评分≥2 分者，不建议使用。

口服抗凝药物主要分为两大类：维生素 K 拮抗剂华法林和新型口服抗凝药。华法林在房颤患者卒中一级与二级预防中的作用已得到多项临床研究肯定。新型口服抗凝药可特异性阻断凝血瀑布中某一个关键环节，在保证抗凝疗效的同时显著降低出血风险，包括直接凝血酶抑制剂达比加群（dabigatran），直接Ⅹa 因子抑制剂利伐沙班

(rivaroxaban)、阿哌沙班（apixaban）与艾多沙班（edoxaban）。

一般而言，如无禁忌证，CHA_2DS_2-VASc 评分≥2 分的房颤患者需华法林或新型口服抗凝药物治疗，CHA_2DS_2-VASc 评分 0 分者不需要抗凝和抗血小板治疗，而 CHA_2DS_2-VASc 评分为 1 分者建议口服抗凝药（华法林或新型口服抗凝药）或阿司匹林治疗，也可不进行治疗。

华法林抗凝效果肯定，费用低廉，临床使用经验丰富，但该药存在一些局限性：首先，不同个体的有效剂量变异幅度大；其次，不同厂商生产的华法林亦存在较大差异；再者，抗凝作用易受多种食物和药物的影响，抗凝治疗的效益和安全性取决于抗凝治疗的强度和稳定性。推荐的抗凝强度为 INR 2.0～3.0。华法林抗凝治疗的稳定性常用 INR 在治疗目标范围内的时间百分比（time with therapeutic range，TTR）表示，INR 在治疗目标范围内的时间越长，华法林抗凝治疗的稳定性越好。一般情况下，应尽量使 TTR＞60%。华法林起始剂量 2.0～3.0mg/d，2～4 天起效，5～7 天达治疗高峰，在开始治疗时应每周监测 INR 1～2 次，抗凝强度稳定后（连续 3 次 INR 均在治疗目标内）每月复查 1～2 次，华法林剂量根据 INR 检测值调整。心衰中往往高龄患者较多，对于老年房颤患者（年龄≥75 岁）的抗凝治疗，由于我国缺乏足够循证研究，参考欧美国家的建议，不建议华法林抗凝强度调整为＜2.0，亦不建议阿司匹林替代华法林。而有关研究显示亚裔人群服用华法林颅内出血的风险可能较白种人高，因此，日本房颤指南建议对于年龄≥70 岁的患者，INR 控制在 1.6～2.6。

新型口服抗凝药的临床应用为房颤患者血栓栓塞的预防提供了安全的新选择，应用过程中无需常规监测凝血功能，更是便于患者长期使用。对于高龄（≥75 岁）、肾功能不全的患者，应根据肾功能情况调整新型口服抗凝药剂量（见表 25-3）。长期服用者，应定期复查肝肾功能，及时调整抗凝治疗方案。新型口服抗凝药物的半衰期较短，预防房颤患者血栓栓塞事件的有效性与药物的依从性密切相关。另外，迄今为止关于新型口服抗凝药的临床应用研究证据主要来源于非瓣膜病房颤患者，而瓣膜病房颤患者中的应用情况有待探讨。瓣膜病房颤的定义是指与风湿性二尖瓣狭窄、机械性或生物性心脏瓣膜、二尖瓣修补相关的房颤。瓣膜病房颤患者目前选用华法林抗凝治疗。

表 25-3　新型口服抗凝药的剂量推荐[4]

	达比加群	利伐沙班	阿哌沙班	艾多沙班
CrCl≥50ml/min	150mg Bid	20mg Qd	5/2.5mg Bid	60/30mg Qd
CrCl 30～49ml/min	110mg Bid	15mg Qd	5/2.5mg Bid	30/15mg Qd
CrCl 15～29ml/min	不推荐	15mg Qd	不推荐	不推荐
CrCl＜15ml/min，透析或不透析	不推荐	不推荐	不推荐	不推荐

Bid，每日 2 次；Qd，每日 1 次

经皮左心耳封堵是减少房颤患者血栓栓塞事件的一项新的策略，主要有两种方法：植入装置封堵左心耳以及缝合结扎左心耳。主要用于无法接受长期口服抗凝治疗的卒中高危房颤患者，以达到预防卒中的效果。我国最新的指南明确指出经皮左心耳封堵的适应证：CHA_2DS_2-VASc 评分≥2 分的房颤患者，同时具有下列情况之一：①不适合长期口服抗凝者；②服用华法林，INR 达标的基础上仍发生卒中或栓塞事件者；③ HAS-BLED 评分≥3 分[11]。另外，外科封闭/切除左心耳也是一种选择，目前的建议是进行心脏手术的房颤患者可考虑切除左心耳[4]。

（二）心室率控制

心衰合并房颤患者，快速的心室节律造成心脏舒张期缩短，左心室舒张期充盈不足，心排血量下降，从而进一步加重心衰。较长时间过快的心室率可导致心动过速性心肌病，因此，有效控

制心室率，是缓解症状、改善预后的关键，充分的心室率控制可使左心室射血分数（LVEF）明显增高。心室率控制的优点为安全、有效，患者易于接受，临床易于实现。但应注意其副作用，如造成心动过缓或房室传导阻滞，延误房颤复律，增加血栓风险等。

心室率的控制目前有两种不同的策略，严格的心室率控制和宽松的心室率控制。严格的心室率控制策略建议静息时平均心室率≤80 次/分，活动时≤110 次/分，宽松的心室率策略则建议无论静息或活动时平均心室率≤110 次/分。然而房颤的最佳心室率控制目标目前仍存在争议，因而，目前建议除参考循证证据以外，需要个体化，根据患者的症状及合并症包括心脏瓣膜疾病、心功能状态，是否合并预激综合征等情况决定心室率控制目标。比如对于心功能相对稳定，无明显房颤症状者，可采用宽松的心室率控制策略[1,4]。

控制心室率的药物主要有：β受体阻滞剂、非二氢吡啶类钙通道阻滞剂（CCB）、洋地黄类和某些抗心律失常药物，如胺碘酮、索他洛尔。洋地黄类药物对休息状态的心室率控制有效，对活动状态的心室率控制无效，尽管洋地黄类药物治疗不改变心衰患者全因死亡率，但能改善症状并能预防心衰恶化，因此在症状性心衰，或射血分数降低（LVEF≤40%）的心衰（HF-REF）患者中可考虑使用。对 HF-REF 患者的心率控制，首选β受体阻滞剂，因其能更好地控制运动时的心室率，也可改善 HF-REF 的死亡率。β受体阻滞剂不能耐受者，推荐洋地黄类，以上两者均不耐受者，可以考虑胺碘酮。如β受体阻滞剂反应欠佳，加用地高辛。β受体阻滞剂和地高辛联合治疗后反应仍欠佳且不能耐受，在β受体阻滞剂或地高辛的基础上加用胺碘酮。对保留射血分数的心衰（HF-PEF）患者，具有降低心率作用的非二氢吡啶类 CCB（如维拉帕米和地尔硫䓬）亦可应用。但对射血分数降低的心衰（HF-REF）患者不推荐其应用，因为其负性肌力作用可进一步抑制左心室收缩功能。β受体阻滞剂、地高辛及胺碘酮（或任何其他心脏抑制药）不应考虑三者联用，因为存在严重心动过缓、三度房室传导阻滞、心搏骤停的风险。对于血流动力学不稳定、左心室收缩功能降低的房颤，首选洋地黄类药物；如控制心室率不满意，可静脉缓慢注射胺碘酮。急性心衰伴房颤一般不选用β受体阻滞剂减慢心室率。使用药物仍不能有效控制心室率的患者，可以采取房室结消融联合起搏器植入的方法，尤其是具有 CRT 植入指征者，可以优先考虑。心衰伴房颤患者心室率控制治疗建议及流程图参见表 25-4 和图 25-1[1,4]。

表 25-4　急、慢性心衰合并房颤患者控制心室率的建议[1]

慢性 HF-REF、无急性失代偿、症状性心衰患者合并持续性/永久性心房颤动
单药治疗：
• 首选β受体阻滞剂（Ⅰ类，A 级）
• 不能耐受者，推荐地高辛（Ⅰ类，B 级）
• 以上两者均不耐受者，可以考虑胺碘酮（Ⅱb 类，C 级）
联合 2 种药物治疗：
• 如β受体阻滞剂反应欠佳，加用地高辛（Ⅰ类，B 级）
• β受体阻滞剂和地高辛联合治疗后反应仍欠佳且不能耐受，在β受体阻滞剂或地高辛的基础上加用胺碘酮（Ⅱb 类，C 级）
• β受体阻滞剂、地高辛和胺碘酮中的任何两种联合治疗后反应欠佳或不能耐受其中任何一种药物，可以行房室结消融和起搏器或 CRT 治疗（Ⅱb 类，C 级）
急性心衰患者
• 如无抗凝禁忌证，一旦发现房颤应充分抗凝（如静脉用肝素）（Ⅰ类，A 级）
• 为迅速控制心室率应考虑静脉应用强心苷类药物（Ⅰ类，C 级）
• 无论急性或慢性心衰，不推荐使用决奈达隆和Ⅰ类抗心律失常药，特别是 EF≤40%的患者（Ⅲ类，A 级）

1. β受体阻滞剂

通过降低交感神经活性，β受体阻滞剂可有效降低房颤患者心室率。临床常用的β受体阻滞剂种类丰富，在心衰患者中有获益证据的是美托洛尔、比索洛尔、卡维地洛，这 3 种药物不仅控制心室率，还能改善心衰患者预后。绝大多数临床研究均采用美托洛尔缓释片（琥珀酸美托洛尔），比普通制剂（酒石酸美托洛尔）证据更充足，根据我国的研究和经验以及国内核心期刊的报道，心衰患者能从普通制剂治疗中获益，且耐受性良好。因此，结合我国的国情，仍建议可以用酒石酸美托洛尔平片治疗心衰。具体用法用量见表 25-5。该类药物

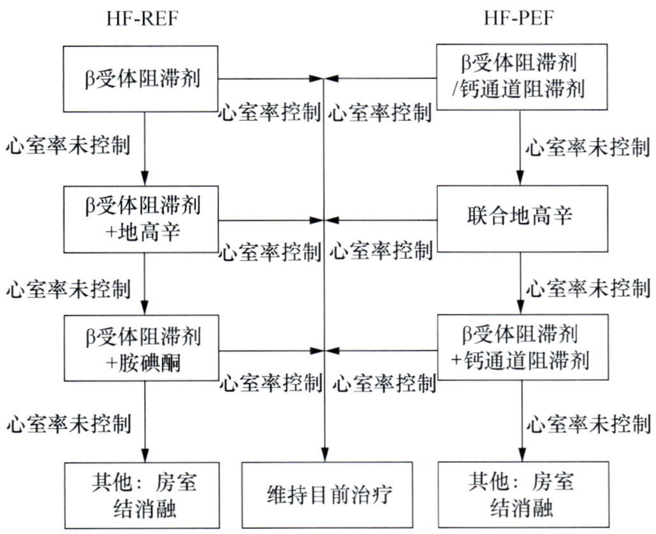

图 25-1　心衰合并房颤控制心室率的流程图[1]。HF-REF，射血分数降低性心衰；HF-PEF，射血分数保留性心衰

需缓慢逐渐加大剂量，以避免显著心动过缓。另外急性心衰时，不建议选用。

2. 洋地黄类药物

洋地黄类药物非房颤室率控制一线药物，目前国内主要应用的洋地黄类药物有两种：口服剂型——地高辛和静脉剂型——西地兰。因其有正性肌力作用，洋地黄类药物常作为症状性心衰伴房颤患者的治疗药物选择，其不良反应包括房室传导阻滞、室性心律失常，少数情况下可加重窦房结功能不全。老年人、肾功能不全患者在联合胺碘酮、普罗帕酮、非二氢吡啶类 CCB 等情况下可抑制药物排泄，需调整剂量，并定期监测血药浓度。迄今尚无洋地黄类用于房颤患者心室率控制的前瞻性随机对照研究，现有的研究争议较大，总体不改善预后，部分研究发现有增加死亡率风险。因此洋地黄类药物应谨慎使用，避免长期使用，且不能用于伴预激综合征患者。具体用法用量见表 25-5。

表 25-5　房颤心室率控制常见药物剂量[4]

	静脉给药	常规口服剂量
酒石酸倍他乐克	2.5～5.0mg，2min，可重复给药 3 次	25～100mg，Bid
琥珀酸倍他乐克		50～400mg，Qd
卡维地洛		3.125～25mg，Bid
维拉帕米	0.075～0.15mg/kg，2min，30min 后无效，可追加 10mg，继 0.005mg/kg 维持	180～480mg，Qd
地尔硫䓬	0.25mg/kg，2min，继 5～15mg/h 维持	120～360mg，Qd
地高辛		0.125～0.25mg，Qd
西地兰	0.2～0.4mg，2～4h 可重复 1 次	
胺碘酮	300mg，1h，继 10～50mg 维持 24h	100～200mg，Qd

Bid，每日 2 次；Qd，每日 1 次

3. 非二氢吡啶类钙通道阻滞剂

维拉帕米与地尔硫䓬均直接作用于房室结，阻滞 L 型钙离子通道，用于急慢性房颤的心室率控制，均降低静息及活动后快心室率反应，增加患者运动耐量。非二氢吡啶类钙通道阻滞剂具有负性肌力作用，不用于左心室收缩功能不全及失代偿性心衰，但适用于左心室收缩功能保留的心衰患者。具体用法用量见表 25-5。

4. 其他心室率控制药物

胺碘酮具有抗交感活性及钙通道阻滞剂效应，可抑制房室结传导，因此静脉应用胺碘酮可用于危重房颤患者的心室率控制，但其效果劣于非二氢吡啶类钙通道阻滞剂，且需要更长的起效时间。房颤伴预激综合征患者，胺碘酮有潜在加快心室率反应的作用，因此不宜使用。另外，胺碘酮具有诸多器官毒性及药物相互作用，不推荐在心室率控制中长期使用。具体用法用量见表 25-5。

决奈达隆是不含碘基的胺碘酮，可降低房颤患者心室率，但因增加心衰、脑卒中、心血管死亡率，因而不用于房颤伴心衰患者的心室率控制。

5. 房室结消融联合植入永久起搏器

对于药物难以有效控制心室率，且症状明显

或心衰加重的房颤患者，选择房室结消融，联合永久起搏器植入是合适的，尤其是具有CRT植入指征者，更应该优先考虑。长期的右心室起搏改变心室激动顺序，可能会加重心衰，因此有研究建议对左心室功能下降不严重的患者也可考虑植入双心室起搏器。

（三）节律控制

节律控制是指尝试恢复并且维持窦性心律（简称窦律），即在适当抗凝和心室率控制的基础上进行包括心脏复律、抗心律失常药物治疗和射频消融的治疗。目前没有证据表明，在减少慢性心衰患者的死亡率和发病率方面，节律控制优于心室率控制。因此，节律控制策略主要用于有可逆的继发原因（如甲状腺功能亢进症）或明显诱因的房颤患者，以及在得到最佳心室率控制和心衰治疗后仍不能耐受房颤的患者。如果房颤持续时间超过48h，在节律控制前应当抗凝，或行经食管超声（TEE）检查除外心房内血栓之后才能复律。急性心衰患者，如出现血流动力学异常，应紧急恢复窦性心律，电复律为首选，如无需紧急恢复窦性心律，且房颤首次发作、持续时间<48h或经食管超声检查没有左心房血栓证据，应当电复律或药物复律，药物复律失败，房颤症状明显者，可选择导管消融治疗。具体策略参见表25-6[1,4]。

表25-6 急、慢性心衰合并房颤节律控制的建议[1]
慢性HF-REF、无急性失代偿、症状性心衰患者合并心房颤动：
经优化药物治疗并充分控制心室率后，仍持续有心衰症状和（或）体征的患者，可以电复律或胺碘酮药物复律（Ⅱb类，C级）
胺碘酮可用于电复律之前（和成功之后）以维持窦性心律（Ⅱb类，C级）
急性心衰患者：
如出现血流动力学异常，需要紧急恢复窦性心律，首选电复律（Ⅰ类，C级）
如不需紧急恢复窦性心律，且房颤首次发作、持续时间<48h或TEE没有左心房血栓证据，应当电复律或药物复律（Ⅰ类，C级）。
无论急性或慢性心衰，不推荐使用决奈达隆和Ⅰ类抗心律失常药（Ⅲ类，A级）

1. 电复律

体外电复律成功率高，但操作较复杂，需进行镇静或麻醉，适用于房颤发作伴血流动力学恶化，包括伴进行性心肌缺血加重、症状性低血压、心衰加重等，或其他方式转律失败，包括药物和消融，房颤症状仍明显者。另外，房颤伴快速性心室率且血流动力学不稳定时，应立即行体外电复律。通常选择前侧电极放置，若为起搏器植入患者，则采取前后电极放置，应采用与QRS波群同步电复律的方式，建议选择双相波以较高能量150～200J起始，可提高成功率，减少电击次数。疑有房室传导阻滞或窦房结功能低下者，电复律前应有预防性心室起搏的准备。如复律不成功，可通过增加电量、改变电极板位置、对前胸电极板施加一定压力提高能量传递，或使用药物（如伊布利特、胺碘酮）降低除颤阈值等方法提高维持窦律的可能性。

2. 药物复律

对收缩性心衰患者，胺碘酮是唯一可使用的抗心律失常药（具体用法用量同表25-5）。心衰伴阵发或持续性房颤或曾有血栓栓塞史患者无论急性或慢性心衰，决奈达隆（Ⅲ类抗心律失常药）因为可增加心血管住院及过早死亡的风险，此外，Ⅰ类抗心律失常药物因可增加过早死亡的风险，均不推荐应用。

3. 导管射频消融

近年来导管射频消融房颤在治疗房颤合并心衰患者中取得明显疗效，房颤合并心衰导管射频消融的成功率与无心衰房颤者相近，维持窦律组术后左心室功能、运动耐量及生活质量明显改善，而围术期并发症的发生率与无心衰者相比无明显差异。选择导管消融须考虑的因素——影响患者适应证选择和导管消融结果的因素包括年龄、左心房大小、房颤类型、房颤的持续时间、有无二尖瓣反流以及程度、有无基础心血管疾病以及严重程度、术者经验等。因此目前对于存在心衰和（或）LVEF减少的症状性房颤患者，当主要症状和（或）心衰与房颤相关时，导管消融可作为合理选择[4,12]。

4. 复律后窦律维持

心衰合并房颤患者恢复窦律后房颤复发风险

仍然很大。房颤复发的危险因素包括：高龄、心衰、高血压、糖尿病、左心房扩大及左心室功能障碍等。控制并干预这些危险因素，有助于预防房颤复发。但仍需要长期服用抗心律失常药物来预防房颤复发。抗心律失常药物维持窦律主要是改善症状，不能改善远期预后，不主张长期使用，心衰合并房颤患者维持窦律的药物选择有限，仅推荐胺碘酮，100～400mg 每日 1 次，应权衡利弊后再使用。

二、心力衰竭合并房性期前收缩

去除诱发因素外一般不需治疗。症状十分明显者可考虑使用β受体阻滞剂。随着原发因素的控制往往能够好转，而不主张长期用抗心律失常药物治疗。

三、心力衰竭合并房性心动过速（房速）

治疗基础疾病，去除诱因。发作时治疗的目的在于终止心动过速或控制心室率。可选用洋地黄类、β受体阻滞剂、胺碘酮，对血流动力学不稳定者，可采用直流电复律。刺激迷走神经的方法通常无效。对反复发作的房速，长期药物治疗的目的是减少发作或使发作时心室率不致过快，以减轻症状，首选β受体阻滞剂，效果不佳，洋地黄类可与β受体阻滞剂合用，β受体阻滞剂和地高辛联合治疗后反应仍欠佳且不能耐受，在β受体阻滞剂或地高辛的基础上加用胺碘酮，药物控制不佳者，可选择导管射频消融。

四、心力衰竭合并阵发性室上性心动过速（室上速）

阵发性室上速绝大多数为旁路参与的房室折返性心动过速或慢快型房室交界区折返性心动过速，维拉帕米及普罗帕酮缓慢静脉推注都有负性肌力作用，不推荐用于心衰患者。洋地黄类药物静注，因起效慢，目前已少用。静脉胺碘酮可考虑使用，但终止阵发性室上速有效率不高。ATP 及三磷酸腺苷可以考虑，注意除外支气管哮喘以及心动过缓史。导管射频消融可以根治性治疗，反复发作或症状明显者优先考虑。

五、心力衰竭合并心房扑动

处理方法参见“一、心力衰竭合并心房颤动”。

第二节　心力衰竭合并室性心律失常

心衰患者，尤其是左心室收缩功能减低的患者，常合并不同类型室性心律失常，包括频发室性期前收缩、非持续性或持续性室速、尖端扭转型室速及室颤，是导致心功能恶化，心脏性猝死的最主要因素[13-14]。治疗心衰过程中，防治室性心律失常是重要的举措。

室性心律失常发生的机制比较复杂，包括折返、局部自律性增高、触发激动，甚至多重机制混合出现。心衰所导致的病理生理改变，使其机制更为复杂。研究证实慢性心衰患者行动态心电图监测显示，超过 80%的患者存在频发和复杂的室性期前收缩，并且有接近 50%存在非持续性的室速。室性心律失常的发病率与潜在的器质性心脏病的类型无关，但发作频率和严重程度与心衰的恶化密切相关。

心衰合并室性心律失常的处理，首先要治疗基础疾病，改善心脏功能，纠正神经内分泌过度激活如应用β受体阻滞剂、ACEI 及醛固酮受体拮抗剂等，同时积极纠正伴随或诱发因素，如感染、电解质紊乱（低钾血症、低镁血症、高钾血症等）、心肌缺血、高血压、甲状腺功能异常、药物等。最后根据室性心律失常的类型及严重程度，适当使用抗心律失常药物及其他治疗措施。基本治疗策略参见表 25-7。

表 25-7 心衰患者室性心律失常治疗的推荐[1]

慢性心衰患者室性心律失常治疗
有症状性或持续性室速或室颤，如患者具有较好的功能状态，治疗目标是改善生存率，推荐植入 ICD（Ⅰ类，A 级）
已植入 ICD，经优化治疗和程控后仍然有症状或反复放电，推荐给予胺碘酮治疗（Ⅰ类，C 级）
已植入 ICD，仍然出现引起反复放电的室性心律失常，经优化治疗、程控和胺碘酮治疗不能预防者，推荐导管消融术（Ⅰ类，C 级）
不适合植入 ICD、已经优化药物治疗的患者，可以考虑胺碘酮治疗，以预防持续的症状性室性心律失常复发（Ⅱb 类，C 级）
如室性心律失常为非持续性，不推荐常规使用胺碘酮。其他抗心律失常药物（尤其是Ⅰc 类药物和决奈达隆）不应该用于 HF-REF 患者（Ⅲ类，A 级）
急性心衰患者室性心律失常治疗
血流动力学不稳定的持续性室速或室颤，应首选电复律或电除颤，复律或除颤后可加静脉用胺碘酮预防复发（Ⅰ类，C 级）

目前室性心律失常治疗措施主要包括抗心律失常药物、ICD 和导管消融等。ICD 治疗是降低心脏性猝死的最有效措施，适用于所有心衰合并恶性室性心律失常的患者[1-3,15]。导管消融不作为首选，但植入 ICD 并接受充分药物治疗后，仍频发室性心律失常，或特殊类型的频发室性心律失常（如流出道室速、束支折返型室速、瘢痕折返型室速等）可考虑进行导管射频消融[1-3,14]。

作为室性心律失常治疗的另一大基石，抗心律失常药物走过了近百年历程，从 1914 年奎尼丁的发明，到 20 世纪 50—80 年代，利多卡因、普鲁卡因胺、双异丙吡胺、胺碘酮、美西律、氟卡胺、莫雷西嗪、普罗帕酮、索他洛尔等多种抗心律失常药物纷纷登场，迎来了抗心律失常药物应用的黄金时期。但 CAST 研究却发现氟卡尼、恩卡尼等Ⅰ类抗心律失常药物在发挥抗心律失常作用的同时，反而增加死亡率，尤其是在心衰和缺血性心脏病患者中。随后的研究进一步表明所有抗心律失常药均有不同程度的致心律失常作用。与此同时，长期使用抗心律失常药物的副作用问题逐渐显现，严重的器官不良反应和较高的停药率始终制约着抗心律失常药物的应用。因此，抗心律失常药物治疗的观念亦发生了转变，不再盲目追求眼前效果，而是将目光投向药物的远期预后、心律失常的基质和上游治疗领域。

β 受体阻滞剂可降低心衰患者的猝死率，并使总死亡率降低，有利于减少持续性或非持续性室性心律失常发作。因此各指南均推荐 β 受体阻滞剂用于心衰（Ⅰ类，A 级），单独或与其他药物联合可用于持续或非持续性室性心律失常（Ⅱa 类，C 级）[1-3]。经临床试验证实 3 种 β 受体阻滞剂（比索洛尔、卡维地洛和琥珀酸美托洛尔）能够改善预后，如无禁忌应常规使用。具体用法是：均从低剂量开始，琥珀酸美托洛尔 12.5～25mg 每日 1 次，比索洛尔 1.25mg 每日 1 次，卡维地洛 3.125mg 每日 2 次。如患者能耐受前一剂量，每隔 2～4 周将剂量加倍；如前一较低剂量出现不良反应，可延迟加量直至不良反应消失，最大剂量为琥珀酸美托洛尔 200mg 每日 1 次，比索洛尔 10mg 每日 1 次，卡维地洛 25～50mg 每日 2 次。除了 β 受体阻滞剂，尚未证明其他抗心律失常药物包括胺碘酮，抑制室早、非持续性室速可改善生存率。不建议常规或预防性使用除 β 受体阻滞剂以外的抗心律失常药物（包括胺碘酮）治疗[1-4]。多数抗心律失常药物具有负性肌力及促心律失常作用，增加心衰患者死亡率，应避免使用，如Ⅰa 类（奎尼丁、普鲁卡因胺）、Ⅰc 类（氟卡因、英卡尼、普罗帕酮）及某些Ⅲ类药物如索他洛尔。对有症状或持续性室性心律失常（室速或室颤）、功能状态尚好的患者，植入 ICD 后，经 ACEI（或 ARB）、β 受体阻滞剂、醛固酮受体拮抗剂优化药物治疗后，仍有症状性室性心律失常或反复休克的患者，推荐用胺碘酮治疗[1-3,16]。

急性心衰合并持续性室性心律失常（包括室速、室颤）是严重的症候群之一，常常伴随血流动力学不稳定，治疗以缓解心衰症状，改善血流动力学为主要目的。抗心律失常药物均有不同程度的负性肌力作用，急性心衰期间应避免使用，尤其是普罗帕酮、维拉帕米、索他洛尔以及 β 受体阻滞剂等。应首选电复律，若电复律后室速易复发，可加用胺碘酮 150mg 静脉注射（≥10min），之后继以胺碘酮微量泵入 1mg/min×6h，0.5mg/min×18h。电复律成功后，亦可使用胺碘酮预防室颤及室速复发，若心功能能耐受，可联合β受体阻滞剂，尤其适用于伴“交感风暴”的患者。利多卡因可以应用，但不作为首选，且静脉剂量不宜过大，75～150mg 在 3～5min 内静脉注射，继以微量泵入 2～4mg/min，维持时间不宜过长，24～30h[1]。

特殊类型的室性心律失常，如获得性长 QT 间期伴尖端扭转型室速（torsade de pointes，TdP），在心衰患者中亦不少见，尤其是在使用延长 QT 间期药物或电解质紊乱的情况下，极易发生[13-14]。TdP 是一种特殊类型的多形性室速，特指 QT 间期延长导致 QRS 波群的波幅和波形围绕等电线位扭转为特点的多形性室速，极易转化为室颤，导致晕厥、心搏骤停甚至猝死等恶性心脏事件。在急性发作期，应立即给予电复律，停用可能诱发 Tdp 的药物，纠正电解质平衡，同时首选静脉注射硫酸镁终止并预防 Tdp 发作，静脉注射硫酸镁对于由早期和晚期后除极触发的心律失常很有效，镁与钙在细胞内外竞争结合部位，心肌细胞内钙离子浓度下降，可抑制 EADs；另外膜电位负值增大，致心肌复极均匀化，消除折返激动。具体用法：10%～20%硫酸镁 1.0～2.0g 加入 5%葡萄糖或生理盐水，稀释至 10～20ml，10～20min 缓慢注射，如果 TdP 发作仍持续，可再重复静脉注射硫酸镁 2.0g，方法同前。以后可以将 2.0g 硫酸镁加入 100～250ml 液体中维持静脉滴注，直至 TdP 消失。使用硫酸镁时一般不需监测血镁水平。禁用于肾功能不全、高镁血症、昏迷和呼吸循环中枢抑制的患者；主要副作用为血压下降，严重者导致呼吸抑制、麻痹，镁盐过量可使用 10%葡萄糖酸钙或氯化钙 10ml，稀释后静脉注射。对于心动过缓和明显长间歇依赖的获得性长 QT 综合征患者，短时间内可使用异丙肾上腺素，或采取临时或长期起搏治疗加快心率，预防 TdP 发作。异丙肾上腺素适用于临床表现为心动过缓，反复发生间歇性依赖性 TdP，而暂时不能植入起搏器，不宜用于先天性长 QT 综合征、缺血性心脏病和高血压患者。具体用法：异丙肾上腺素 1mg 溶入 5%葡萄糖注射液或 0.9%氯化钠注射液 100ml，以 1～10μg/min 微量泵入。禁用于药物过敏、冠心病、心肌梗死、嗜铬细胞瘤患者，高血压、明显缺氧的哮喘患者慎用。

第三节 心力衰竭合并心动过缓或房室传导阻滞

心衰合并心动过缓或房室传导阻滞在临床上并不少见，心衰患者存在的基础性心脏病，如冠心病、心肌病等，随着病程进展，会引起心脏传导系统不可逆性损害，造成窦房结功能障碍或房室传导阻滞，与此同时，β受体阻滞剂、洋地黄类药物等广泛用于心衰治疗，亦会进一步降低窦房结自律性和（或）加重房室传导障碍，最终导致心率减慢，心脏排血量下降，加重心衰。

目前尚无有效的药物治疗方案。多数提高心率的药物不同程度兴奋交感神经，如阿托品及异丙肾上腺素，仅限于抢救和临时应用。如急性可逆性缓慢心律失常，应针对病因积极治疗。如必须使用β受体阻滞剂或洋地黄药物，需要在起搏器保护下使用。针对慢性心衰，在应用利尿剂、血管活性药物、ACEI/ARB/醛固酮受体拮抗剂纠正心衰治疗的同时，植入起搏器前应谨慎或避免使用β受体阻滞剂等负性变时药物。心衰患者起搏治疗的适应证与其他患者相同。不同的是，在常规植入起搏器之前，应考虑是否存在植入 ICD、或 CRT/CRT-D 的适应证[1-3]。

第四节　典型病例

一、病例摘要

患者，男性，74岁。因“持续胸痛1天，加重3h”入院。

患者1天前出现持续性胸痛，向左肩胛及左腋下放射，未予诊治，3h前疼痛加重，伴喘息明显，就诊于我院查心电图示：窦性心律，V_1～V_6 ST段弓背向上抬高0.2～0.7mV伴T波倒置，V_1～V_5病理性Q波形成（见图25-1）。心肌酶示：CK-MB 56.1ng/ml，cTNI 14.8ng/ml。超声心动图示：心脏室间隔、前壁运动极差，EF＜30％。既往有高血压及2型糖尿病病史。查体：BP101/67mmHg。双肺呼吸音清，未闻及干、湿啰音。心界不大，心率68次/分，律齐，心尖部可闻及3/6级收缩期杂音，无心包摩擦音，腹软，无压痛及反跳痛，双下肢无水肿，双足背动脉搏动弱。诊为“冠心病，急性ST段抬高型心肌梗死（广泛前壁）”，给予冠心病二级预防，并行急诊PCI治疗，示LAD中段100％闭塞伴血栓形成，LCX远段25％～50％狭窄，第三钝缘支（OM3）开口75％狭窄，RCA中段25％狭窄，右冠优势型，于LAD中段置入支架1枚，恢复TIMI3级血流。

术后患者喘息缓解不明显，伴间断胸痛，程度较前减轻，心电图示房颤，伴快速性心室率，心率114次/分。给予胺碘酮静脉注射300mg，并0.5mg/min续贯维持，患者恢复窦性心律，心室率72次/分，喘息及胸痛明显减轻。术后第3天，无明显诱因，患者突发意识丧失，伴全身抽搐，心电示波为尖端扭转型室速（torsade de pointes，TdP）、室颤，立即给予电除颤及胸外按压，恢复窦律，但仍频发室性早搏，复查心电图示心率55～65次/分，QTc极度延长，达652ms。立即停用胺碘酮，急查血示电解质正常，给予硫酸镁及利多卡因静脉注射并微量维持，异丙肾上腺素微量泵入提升心率至70～80次/分，期间仍间断发作Tdp及室速，植入临时起搏器以80次/分持续起搏心室，此后未再发作Tdp及室速，患者病情逐渐平稳，2天后成功拔除临时起搏器。

住院期间，患者夜间反复发作阵发性呼吸困难，不能平卧，床上翻身及进食后亦有加重，BNP 12 268～31 993pg/ml，复查超声心动图示：节段性室壁运动异常，左心房左心室扩大，二尖瓣关闭不全（轻），主动脉瓣钙化伴关闭不全（轻），左心室收缩功能减低，EF 23％。在间断利尿，控制入量基础上逐渐优化抗心衰药物，琥珀酸美托洛尔47.5mg每日1次，福辛普利10mg每日1次，螺内酯20mg每日1次。喘息情况逐渐缓解，轻微活动不受限，好转出院。3个月后复查超声心动图示EF仍低，为30％。心电图示窦性心律，心率66次/分，QRS间期90ms。局麻下顺利植入ICD，植入后1年时，发作1次室速事件，抗心动过速起搏（antitachycardia pacing，ATP）治疗成功。

二、病例分析及讨论

（一）心肌梗死（心梗）后心衰患者发作快速性房颤的治疗

房颤是心肌梗死后致心衰患者最常见的心律失常，无论是快速的心室率还是心房节律的丧失，均会加重心衰及心肌缺血，因此应积极纠正心律失常。但治疗策略上是选择恢复节律，还是控制心室率，需要根据不同的情况进行权衡。本例患者急性前间壁心肌梗死，射血分数严重减低，心衰症状明显，β受体阻滞剂、非二氢吡啶类CCB等控制心室率的药物存在相对禁忌，暂时不能使用，洋地黄类药物在心梗急性期亦不推荐使用，而胺碘酮，指南推荐可用于危重房颤患者的心室率控制，如伴急性心衰或血流动力学不稳定者。

同时，患者首次发作房颤，持续时间不长，转律成功率较大，因患者神志清楚，血流动力学尚稳定，因此首选药物复律，不适合电复律。药物选择方面，多项指南已经明确推荐胺碘酮用于急性冠脉综合征患者的房颤转复或减慢房颤的快心室率，并且严重心衰（NYHA Ⅲ～Ⅳ级）或近期不稳定心衰伴房颤患者，复律及维持窦性心律，仅推荐胺碘酮。本病例使用胺碘酮后，房颤终止，恢复窦律，缺血及心衰的情况也得到缓解。

（二）心梗后心衰患者继发性长 QT 综合征的防治

获得性长 QT 间期伴尖端扭转型室速，在心衰患者中并不少见，尤其是在使用延长 QT 间期药物或电解质紊乱的情况下。TdP 是一种特殊类型的多形性室速，特指 QT 间期延长导致 QRS 波群的波幅和波形围绕等电位线扭转为特点的多形性室速，极易转化为室颤，导致晕厥、心搏骤停甚至猝死等恶性心脏事件。因此，继发性长 QT 综合征重在预防，一旦发生，关键是去除诱因，避免一切可能引起 QT 延长的因素，本病例有多个危险因素，如高龄、急性心肌梗死、延长 QT 间期药物应用（胺碘酮）、窦性心动过缓。发作 TdP 后及时停用胺碘酮，并给予相应的处理，如硫酸镁、利多卡因、异丙肾上腺素及植入临时起搏器，这些均避免心律失常进一步恶化，缓解病情。值得吸取的经验是，对于心梗后心衰患者，应密切监测 QT 间期的变化，做到早发现早处理。

（三）心梗后心衰患者心脏性猝死的预防

心衰患者，心脏性猝死是主要的死亡原因之一，严重影响了此类患者的预后。心脏性猝死最主要的病因是室性心律失常，包括室速、室颤。心肌梗死造成心肌坏死，逐渐形成的瘢痕区及缺血区极易形成局部的折返激动，成为致室性心律失常的“温床”，因此，心梗后心衰患者的心脏性猝死预防尤为重要。目前，ICD 已经成为心衰患者心脏性猝死预防的基石，由早期的体内放电复律，发展到目前的无痛性治疗，即抗心动过速治疗（ATP）。不仅保证了治疗的有效性，而且提高了患者的耐受。本例患者心肌梗死后致心衰，射血分数严重减低，仅 23%，在给予血运重建及优化药物治疗 3 个月后，射血分数仍低于 35%，按照 2013ACCF/HRS/AHA 关于 CRT/ICD 合理使用专家共识的推荐，成功植入 ICD，并在植入后的随访期间，发生一次室性心动过速事件，ICD 及时识别并给予 ATP 治疗，成功终止室速，整个过程患者无明显不适。

因此，从本例的治疗过程中，对于心衰合并心律失常的治疗有几个体会：①治疗应遵循指南及共识要求，规范进行。②应重视预防，避免心律失常的发生。③抗心律失常药物有致心律失常作用，使用时注意监测副作用。④药物及非药物治疗措施充分使用，重在改善长期预后。

（刘俊鹏）

参考文献

[1] 中华医学会心血管病学分会，中华心血管病杂志编辑委员会. 中国心力衰竭诊断和治疗指南 2014. 中华心血管病杂志，2014，42：98-122.

[2] McMurray JJ，Adamopoulos S，Anker SD，et al. ESC guidelines for the diagnosis and treatment of acute and chronic heart failure 2012：The Task Force for the Diagnosis and Treatment of Acute and Chronic Heart Failure 2012 of the European Society of Cardiology. Developed in collaboration with the Heart Failure Association（HFA）of theESC. Eur J Heart Fail，2012，14：803-869.

[3] Yancy CW，Jessup M，Bozkurt B，et al. 2013 ACCF/AHA Guideline for the Management of Heart Failure：A Report of the American College of Cardiology Foundation/American Heart Association Task Force on Practice Guidelines. J Am Coll Cardiol，2013，62：e147-e239.

[4] 黄从新，张澍，黄德嘉，等. 心房颤动：目前的认识和治疗建议 2015. 中国心脏起搏与心电生理杂志，2015，29：377-434.

[5] Maggioni AP，Dahlstrom U，Filippatos G，*et al*. EURObservational Research Programme：regional differences and 1-year follow-up results of the Heart Failure Pilot Survey（ESC-HF Pilot）. *Eur J Heart*

Fail, 2013, 15: 808-817.

[6] Rewiuk K, Wizner B, Fedyk-Lukasik M, *et al*. Epidemiology and management of coexisting heart failure and atrial fibrillation in an outpatient setting. *Pol Arch Med Wewn*, 2011, 121: 392-399.

[7] The SOLVD Investigators. Effect of enalapril on mortality and the development of heart failure in asymptomatic patients with reduced left ventricular ejection fractions. *N Engl J Med*, 1992, 327: 685-691.

[8] The CONSENSUS Trial Study Group. Effects of enalapril on mortality in severe congestive heart failure. Results of the Cooperative North Scandinavian Enalapril Survival Study (CONSENSUS). *N Engl J Med*, 1987, 316: 1429-1435.

[9] Schnabel RB, Sullivan LM, Levy D, *et al*. Development of a risk score for atrial fibrillation (Framingham Heart Study): a community-based cohort study. *Lancet*, 2009, 373: 739-745.

[10] Pisters R, Lane DA, Nieuwlaat R, *et al*. A novel user-friendly score (HAS-BLED) to assess 1-year risk of major bleeding in patients with atrial fibrillation: the Euro Heart Survey. *Chest*, 2010, 138: 1093-1100.

[11] 中华医学会心电生理和起搏分会，中华医学会心血管病学分会，中国医师协会心律学专业委员会. 左心耳干预预防心房颤动患者血栓栓塞事件：目前的认识和建议. 中国心脏起搏与心电生理杂志，2014，28：471-486.

[12] January CT, Wann LS, Alpert JS, et al. 2014 AHA/ACC/HRS guideline for the management of patients with atrial fibrillation: a report of the American College of Cardiology/American Heart Association Task Force on Practice Guidelines and the Heart Rhythm Society. J Am Coll Cardiol, 2014, 64 (21): e1-e76.

[13] Douglas p. Zipes, A. John Camm, Martin Borggrefe, et al. ACC/AHA/ESC 2006 guidelines for management of patients with ventricular arrhythmias and the prevention of sudden cardiac death. Europace, 2006, 8: 746-837.

[14] Pedersen CT, Kay GN, Kalman J, et al. EHRA/HRS/APHRS Expert Consensus on Ventricular Arrhythmias. Heart Rhythm, 2014, 11 (10): e166-196.

[15] Russo AM, Stainback RF, Bailey SR, et al. ACCF/HRS/AHA/ASE/HFSA/SCAI/SCCT/SCMR 2013 appropriate use criteria for implantable cardioverter-defibrillators and cardiac resynchronization therapy: a report of the American College of Cardiology Foundation appropriate use criteria task force, Heart Rhythm Society, American Heart Association, American Society of Echocardiography, Heart Failure Society of America, Society for Cardiovascular Angiography and Interventions, Society of Cardiovascular Computed Tomography, and Society for Cardiovascular Magnetic Resonance. J Am Coll Cardiol, 2013, 61 (12): 1318-1368.

[16] 中华医学会心血管病学分会，中国生物医学工程学会心律分会. 胺碘酮抗心律失常治疗应用指南(2008). 中国心脏起搏与电生理杂志，2008，22(5)：377-385.

第二十六章　特殊人群中心力衰竭的治疗

第一节　老年人心力衰竭的防治

老年人的心衰和一般人的心衰一样都是由于各种心脏结构或功能性疾病导致心室充盈和（或）射血功能受损，心排血量不能满足机体组织代谢需要，以肺循环和（或）体循环淤血，器官、组织灌注不足为临床表现的一组综合征。随着人口老龄化的进程加快，以及高血压、冠心病等发病率逐渐增加，使心衰的发病率不断升高，故心衰已成为老年人死亡的主要原因之一。

老年人心衰的病因复杂，常有多系统、多器官疾病并存，使老年人心衰的临床表现不典型，缺乏特异性，并发症多，所以必须通过各种检查方法（如超声心动图、BNP 测定等）来明确诊断，并加以鉴别。由于老年人机体内环境稳定性差，各器官的储备功能均显著下降，所以老年人对药物的耐受能力较差，药物宜从小剂量开始，密切观察不良反应[1]。

一、治疗目标

心衰的治疗目标是缓解临床症状，提高生活质量，阻止或延缓心室重塑的进展，改善长期预后，降低心衰的病死率和住院率。

老年人心衰的治疗与一般心衰的治疗类似，但由于老年人心衰时有其特点，故在治疗中应密切观察，谨慎处理。

老年人慢性心衰的治疗具体如下：

二、一般治疗

1. 病因的防治

（1）去除或减缓基本病因：如①抗缺血：药物治疗或冠状动脉血管重建，室壁瘤手术矫正。②心脏瓣膜疾病：介入、修补或瓣膜置换。③其他：控制高血压，纠正贫血，针对甲状腺功能亢进等进行治疗。

（2）消除诱因：积极控制感染，治疗心律失常，纠正电解质紊乱和酸碱平衡，并注意是否合并肺梗死等。

2. 改善生活方式

（1）控制食盐、水的摄入：减少钠盐摄入有利于减轻循环淤血、水肿等症状，心衰急性发作伴有左心室前负荷过重的患者，应限制钠盐摄入＜2g/d，但要注意过分严格限盐可导致低钠血症，如果使用强效利尿剂，钠盐摄入不必控制过严；液体摄入量限制在＜2L/d 为宜，严重心衰患者应限制在 1.5L/d 以下，静脉输液量及输液速度切勿过量，尤其是高龄老年人。

（2）饮食和营养：宜清淡、易消化、低脂饮食，肥胖患者应减轻体重。严重心衰伴明显消瘦者，应给予营养支持，在老年患者中更应引起注意。

（3）休息和适度运动：休息包括限制体力和心理活动。按心衰程度限制体力活动，心功能 NYHAⅡ级应严格限制体力活动；心功能 NYHA

Ⅲ～Ⅵ级的心衰患者应卧床休息为主，被动活动；但避免长时间完全卧床休息，以免引起血栓栓塞疾病、关节和肌肉萎缩、僵硬以及排尿困难等并发症。在心衰改善后，应鼓励患者尽早活动，并根据患者体力逐渐增加活动量，以不引起症状为度。

（4）消除患者的紧张、恐惧：但老年人应用镇静药物时应慎重。

三、慢性 LVEF 降低的心力衰竭（HF-REF）的治疗

（一）药物治疗

1. 利尿剂

老年人心衰大多数都有不同程度的水钠潴溜，故应用利尿剂是治疗心衰的重要一环。老年人各种生理功能减低，易发生药物不良反应，故应严格掌握适应证。

（1）老年患者应用利尿剂的方法及注意事项：①剂量适当：从小剂量开始，缓慢利尿，老年心衰患者利尿量以 1500ml/d 为宜。尽量选择口服利尿剂，如肌酐清除率（CCr）＞30ml/min，选用氢氯噻嗪 12.5～25.0mg，每日 1～2 次；如 CCr＜30ml/min，只能应用袢利尿剂呋塞米（速尿）20mg，每日 1～2 次。低钾血症为此类药物的主要不良反应。②保钾利尿剂：与上述两类利尿剂合用，可加强利尿效果，并可以预防低钾血症，其中具有醛固酮受体拮抗作用的螺内酯可使心功能 NYHAⅢ～Ⅵ级心衰和梗死后心衰患者显著获益。螺内酯一般用量为 20mg/d。该药物最常见的不良反应为高钾血症，长期应用螺内酯可引起男性乳房发育等。③新型利尿剂：托伐普坦是血管加压素 V2 受体拮抗剂，具有仅排水不排钠的作用，对于伴有顽固性水肿或低钠血症的患者疗效更显著。起始剂量 7.5～15mg/d，常用剂量 7.5～30mg/d。④监测血离子及肾功能：用药前及用药期间监测血钾、钠、氯及肾功能等，有助于避免电解质紊乱及肾功能恶化等。⑤联合用药：利尿剂的使用可激活内源性神经内分泌系统，除非有禁忌证或不能耐受者，一般均应与 ACEI 类药物或 ARB 类药物、β 受体阻滞剂联用。⑥顽固性心衰的治疗：出现利尿剂抵抗或顽固心衰时，可静脉给予利尿剂，如呋塞米 20～80mg 静脉注射，或两种以上利尿剂联合应用，如袢利尿剂或者噻嗪类利尿剂与保钾利尿剂联用，间断辅以静脉注射袢利尿剂，并可同时应用小剂量的多巴胺或多巴酚丁胺［2～5μg/(kg·min)］。应注意的是，老年人用强利尿剂时发生尿失禁及尿潴留并不少见。

（2）禁忌证：①对药物过敏者禁用。②在血容量明显不足、明显低血压、低钾血症时应暂缓应用，待纠正后再用。③NYHAⅠ级的患者一般不需要利尿剂治疗。④右心室梗死伴右心衰竭症状时不用利尿剂，而应补充血容量。⑤心包炎伴积液或心包缩窄时，尽管有右心衰竭，但不宜应用利尿剂。⑥噻嗪类利尿剂除可以引起低钾血症外，还能抑制尿酸的排泄，引起高尿酸血症，还可以干扰糖及胆固醇的代谢，故老年患者应慎用。袢利尿剂除可以引起低钾血症外，亦可以引起高尿酸血症、消化道反应和变态反应，大剂量用药可致听力障碍。老年人患有痛风及糖尿病的较多，要及时监测血尿酸和血糖，密切观察。⑦老年人排钾功能减退，应用保钾利尿剂时要监测血钾[2]。

2. 血管紧张素转化酶抑制剂（ACEI）

ACEI 是被大量循证医学证实能降低心衰患者病死率的第一类药物，与一般心衰治疗一样，ACEI 类药物同样是老年心衰患者治疗的基石[4]。

（1）适应证、治疗方法及注意事项：①全部老年心衰患者，包括心功能 NYHAⅠ级无症状心衰（LVEF＜45％）的患者均需应用 ACEI，除非有禁忌证或不能耐受者，而且需要终身应用。②老年患者应从最小剂量开始，逐步递增到最大耐受量或目标剂量（见表 26-1），应以耐受量为依据，一般每隔 1～2 周剂量倍增 1 次。剂量调整的快慢取决于每位患者的临床状况，有低血压病史、糖尿病、氮质血症以及应用保钾利尿剂的患者，递增速度宜慢。③ACEI 起始治疗 1～2 周内应监测血压、血钾及肾功能，以后定期复查。如果肌酐增高＜30％，不需要特殊处理，应加强监测，

如果肌酐增高>30%，则为异常反应，ACEI类药物减量或停用。④应用ACEI类药物时不应同时加用钾盐；联用醛固酮受体拮抗剂时，ACEI类药物应减量，并同时应用袢利尿剂。如血钾>5.5mmol/L时，应停用ACEI类药物。

（2）ACEI类药物的不良反应：包括低血压、肾功能恶化、钾潴留；与缓激肽积聚有关的不良反应，如咳嗽和血管性水肿。

（3）ACEI禁忌证：曾有严重神经血管性水肿、无尿性肾衰竭、妊娠妇女是绝对禁忌证。以下情况慎用：①双侧肾动脉狭窄。②血肌酐水平显著增高［>265.2μmol/L（3mg/dl）］。③高钾血症（血钾>5.5mmol/L）。④低血压（收缩压低于90mmHg），需经其他处理，待血流动力学稳定后再决定是否应用ACEI。⑤左心室流出道梗阻：如主动脉瓣狭窄、梗阻性肥厚型心肌病等[3]。

表 26-1 治疗慢性心力衰竭常用的 ACEI 及其剂量

药物	起始剂量	推荐剂量
卡托普利	6.25mg，3次/d	25～50mg，3次/d
依那普利	2.5mg，2次/d	10mg，2次/d
雷米普利	2.5mg，1次/d	5～10mg，1次/d
贝那普利	2.5mg，1次/d	10～20mg，1次/d
培哚普利	2mg，1次/d	4～8mg，1次/d
赖诺普利	2.5mg，1次/d	5～20mg，1次/d
福辛普利	5mg，1次/d	20～30mg，1次/d

3. 血管紧张素Ⅱ受体拮抗剂（ARB） ARB可阻断AngⅡ与AngⅡ的1型受体（AT1R）结合，从而阻断或改善因AT1R过度兴奋导致的不良作用；ARB还可能通过加强AngⅡ与AngⅡ的2型受体结合发挥有益效应，临床试验证明ARB治疗心衰有效。

（1）目前的建议是：ACEI仍为治疗心衰的首选药物，ARB作为不能耐受ACEI不良反应（如咳嗽、血管神经性水肿）时的替代选择。

（2）应用方法及注意事项：①药物的用法用量（见表26-2）。②小剂量起始，在患者耐受的基础上逐渐加量到推荐剂量或可耐受的最大剂量。③ARB应用中同ACEI一样，在开始应用及调整剂量的1～2周内，监测肾功能及血钾等，老年人更应如此。

（3）不良反应：与ACEI相比，ARB干咳发生少，极少数患者也会发生血管神经性水肿。ARB也能引起低血压、高血钾及肾功恶化。

（4）禁忌证：对ARB过敏者及妊娠妇女禁用。低血压、肾功能不全、高血钾时慎用。

表 26-2 治疗慢性心力衰竭常用的 ARB 及其剂量

药物	起始剂量	推荐剂量
氯沙坦钾	25mg，1次/d	50～100mg，1次/d
缬沙坦	20～40mg，1次/d	80～160mg，2次/d
坎地沙坦酯	4mg，1次/d	32mg，1次/d
替米沙坦	40mg，1次/d	80mg，1次/d
厄贝沙坦	75mg，1次/d	300mg，1次/d
奥美沙坦酯	10mg，1次/d	20～40mg，1次/d

4. β受体阻滞剂

包括80岁患者在内的大量随机研究均显示β受体阻滞剂能够改善老年和年轻患者的临床症状、左心室功能、心室重塑。在标准的治疗基础上提高生存率、降低病死率，而且能够有效降低猝死率的药物。

（1）常用药物：目前有证据用于心衰治疗的β受体阻滞剂有选择性β_1受体阻滞剂如美托洛尔、比索洛尔；兼有β_1、β_2和α_1受体阻滞剂作用的制剂如卡维地洛等。

（2）适应证、应用方法及注意事项：①所有慢性收缩性心衰，心功能NYHAⅡ、Ⅲ级的患者（LVEF<45%），病情稳定者，以及阶段B、无症状心衰或心功能NYHAⅠ级的患者（LVEF<40%），均必须应用β受体阻滞剂，且需终身应用，除非有禁忌证或不耐受。心功能NYHAⅣ级的心衰患者，在充分使用ACEI、利尿剂和（或）洋地黄类等药物控制心衰，待病情稳定（4天内未用静脉用药，已无液体潴留且体重恒定）后，在密切监测下，由专科医师指导下应用。②必须从小剂量开始，美托洛尔12.5mg/d，比索洛尔1.25mg/d，卡维地洛3.125mg（每日2次），每2～4周剂量加倍，严密监护下达患者最大耐受量。清晨静息心率55～60次/分即表示β受体阻

滞剂达到目标剂量或最大耐受剂量，但心率不宜低于 55 次/分。③停药时应逐渐减量，不宜突然停药，否则可使病情反跳，甚至引发死亡。④在应用药物的初期，左心室功能可能会有短暂的恶化，应严密观察心率、血压、体征及心功能，如症状加重，则暂缓加量，加大利尿剂或 ACEI 的用量，如无改善可减少药物剂量观察。⑤治疗心衰症状、改善和逆转左心室重塑需要 2～3 个月乃至更长的时间才能显示出来，要获得良好的疗效须长期应用。

（3）不良反应：低血压、体液潴留和心衰恶化。心动过缓和房室传导阻滞发生在用药早期，应密切观察。

（4）禁忌证：①支气管痉挛性疾病。②心动过缓（心率＜60 次/分）。③二度及以上房室传导阻滞（除非已安装心脏起搏器）。④有明显体液潴留，需要大量利尿者暂时不用。⑤不能用于“抢救”急性心衰患者，包括难治性心衰需要静脉给药者。

（5）老年人用药：老年人窦房结功能下降，对β受体阻滞剂的负性传导作用敏感，用药时易发生心率减慢，应加强用药监测。长期用药时注意其对糖脂代谢的影响[5]。

5. 醛固酮受体拮抗剂

长期应用 ACEI 或 ARB 时，起初醛固酮降低，随后出现“逃逸现象”，因此加用醛固酮受体拮抗剂可抑制醛固酮的有害作用，对心衰患者有益。

（1）适应证、应用方法：①LVEF≤35％，心功能 NYHA Ⅲ～Ⅳ级的患者，已使用 ACEI 或 ARB 和β受体阻滞剂治疗，仍持续有症状的患者（Ⅰ类，A 级）；AMI 后 LVEF≤40％有心衰症状或既往有糖尿病史者（Ⅰ类，B 级）。②从小剂量开始：尤其螺内酯不推荐大剂量，螺内酯初始剂量 10～20mg/d，目标剂量 20mg/d；依普利酮初始剂量 12.5mg/d，目标剂量 25～50mg/d。

（2）注意事项：①血钾＞5.0mmol/L、肾功能受损［血肌酐＞221μmol/L（3mg/dl），或 eGFR＜30ml/(min·1.73m²)］不宜应用。②使用后定期监测血钾和肾功能，血钾＞5.5mmol/L 时应减量或停用。③避免使用非甾体消炎药和环氧化酶-2 抑制剂，尤其在老年人。④螺内酯可引起男性乳房增生症，为可逆性，停药后可消失。依普利酮不良反应少见。

（3）老年人用药：一般和其他药物合用，单独应用或与 ACEI 类合用时，应密切监测血钾的变化。

6. 地高辛

临床试验（PROVED 和 RADIANCE）结果显示，地高辛可改善心衰症状，提高活动耐量，降低住院率，但对心衰患者总病死率的影响为中性。心衰伴快速心室率房颤的患者，洋地黄可减慢心室率[5-6]。

（1）适应证：①适用于慢性 HF-REF 已用利尿剂、ACEI（或 ARB）、β受体阻滞剂和醛固酮受体拮抗剂，LVEF≤45％，仍持续有症状的患者，尤其适用于伴快速心室率的房颤患者（Ⅱa 类，B 级）。②已应用地高辛者不宜轻易停用。③不推荐用于心功能 NYHA Ⅰ级的患者，也不适用于单纯舒张功能障碍的患者。

（2）用药方法：地高辛维持量 0.125～0.25mg/d，70 岁以上老年人或肾功能受损者剂量减半，宜给予 0.125mg/d 或 0.125mg 隔日 1 次。

（3）注意事项：老年心衰患者易发生洋地黄中毒，其原因是老年人肝肾功能差，合并肺功能不全（低氧血症）、心肌缺血等情况多见，这些情况使心肌对洋地黄药物敏感性增加，另外老年患者并发疾病多，同时服用多种药物，药物间相互作用可使地高辛浓度升高，故易发生洋地黄中毒，即使发生中毒，临床表现也不典型，多以胃肠道反应和中枢神经症状为主。所以对老年患者应严格监测地高辛中毒等不良反应，同时监测其血药浓度。

（4）禁忌证和慎用：①预激综合征伴房颤、单纯舒张性心衰、肺源性心脏病致右心衰竭（因低氧血症，易发生洋地黄中毒）这些情况禁用或慎用。②伴窦房传导阻滞、二度或三度房室传导阻滞的患者，应禁用洋地黄类药物，除非已安装永久心脏起搏器。③急性心肌梗死（AMI）的患者，特别是有进行性心肌缺血者，应慎用或不用地高辛。④许多药物（如维拉帕米、胺碘酮、克拉霉素、红霉素等）与地高辛合用时可使地高辛血药浓度增高，增加地高辛中毒的发生率，必须谨慎，此时地高辛宜减量。

7. 伊伐布雷定

该药物是心脏窦房结起搏电流（If）的一种选择性、特异性抑制剂，降低窦房结发放冲动的频率，从而减慢心率，通过减慢心率来改善远期预后，缓解心衰症状，降低再次住院率。

（1）适应证：适用于窦性心律，心率≥75次/分，伴有心功能NYHAⅡ～Ⅲ级的心衰患者，与标准治疗包括β受体阻滞剂联合用药，或者用于禁忌或不耐受β受体阻滞剂治疗时。

（2）应用方法：起始剂量2.5mg每日两次，根据心率调整用量，最大剂量7.5mg每日两次，患者静息心室率宜控制在60次/分左右，不宜低于55次/分。

（3）注意事项：①不良反应：心动过缓、光幻视、心悸、视物模糊、胃肠道反应均少见。②禁止与强效CYP3A4抑制剂（唑类抗真菌药、大环内酯类抗生素等）联合应用。③禁止与减慢心率的中效CYP3A4抑制剂（维拉帕米、地尔硫䓬）联合应用。④重度肝功能不全者禁用。⑤肌酐清除率<15ml/min的患者慎用。⑤该药物对QT间期无影响，不推荐与延长QT间期的药物合用。⑥75岁或以上的老年患者应密切观察心率等，从小剂量开始（2.5mg每日两次），必要时调整剂量。

8. 其他药物

（1）血管扩张药：大量临床试验表明，血管扩张药可有效地降低心脏前和（或）后负荷，改善心功能，但长期应用由于激活神经内分泌而使心衰患者死亡率增加。

1）常用药物及用药方法：①硝普钠：扩张小动脉和小静脉，只有静脉制剂，一般起始剂量15μg/min静脉滴注，每隔5～10min增加5～10μg/min，直到获得满意效果，最大剂量300μg/min。②硝酸酯类药物：包括硝酸甘油、硝酸异山梨酯及单硝酸异山梨酯，扩张外周静脉、肺小动脉及冠状动脉，有口服剂型及静脉制剂。静脉用药时，要从小剂量开始，逐渐增量，停药时逐渐减量，以免发生“反跳”。

2）适应证与禁忌证：①血管扩张药适用于心功能NYHAⅢ、Ⅳ级的心衰患者，尤其对瓣膜反流性心脏病（二尖瓣、主动脉瓣关闭不全）、室间隔缺损，可减少反流或分流，增加前向心排血量。急性心肌梗死或心肌缺血引起的心衰患者常选用硝酸酯类扩血管药。②动脉扩张药不宜用于阻塞性瓣膜疾病及左心室流出道梗阻的患者。

3）注意事项：①静脉制剂可用于急性心衰及慢性心衰加重的患者，应短期应用，一般最长5～7天。②静脉制剂易导致血压降低，尤其是直立性低血压，对于老年患者要密切观察血压，根据血压调整用量，缓慢加量，以免发生低血压。③硝酸酯类药物可引起低血压及反射性心动过速等不良反应，长期应用可产生耐药性。间断用药，每日保留数小时空隙，可减少耐药性的产生。

（2）环腺苷酸（cAMP）依赖性正性肌力药物：包括β受体激动药（如多巴酚丁胺）、磷酸二酯酶抑制剂（如米力农等）两类。这两类药物通过不同机制升高细胞内cAMP水平，使钙离子内流增加，血管平滑肌的肌质网对钙离子摄取增加，发挥其增加心肌收缩力和血管扩张作用。

1）常用药剂量：这两类药物均为静脉制剂。①多巴酚丁胺一般剂量为2～5μg/(kg·min)。②米力农：50μg/kg负荷量，继以0.375～0.750μg/(kg·min)。

2）注意事项：①这类药物短期静脉用药能够改善心功能，减轻心衰症状，长期应用却可以增加病死率，故心衰患者不主张长期应用，不提倡用此类药物治疗慢性心衰，仅适用于难治性心衰患者、慢性心衰急性加重患者的短期应用。②用药从小剂量起始，注意监测心率和血压，防止心率血压增高增加心肌耗氧量。③应用时间宜短，剂量宜小。

（二）非药物治疗——心脏再同步化治疗（CRT）

心衰患者心电图有QRS波群时限延长，>120ms，提示可能存在心室收缩不同步，对于存在左右心室显著不同步的心衰患者，CRT治疗可恢复正常的左右心室及心室内的同步激动，减轻二尖瓣反流，增加心排血量，改善心功能。

（1）适应证：经标准和优化的药物治疗至少3～6个月，仍持续有症状的心衰患者，符合下列条件者可考虑CRT治疗：①窦性心律，LVEF≤35%，左心室舒张末期内径（LVEDD）≥55mm，心功能NYHAⅢ级或Ⅳ级；②心脏不同步（QRS波群时限延长，＞120ms）。

（2）注意事项：严格掌握适应证，选择适当治疗人群，特别是有效药物治疗后仍有症状的患者。

（三）正在研究或疗效尚不能肯定的心衰治疗

①能量代谢药物；②利钠肽制剂（新活素）；③细胞因子拮抗剂；④干细胞移植技术；⑤中药治疗。

四、慢性LVEF保留心力衰竭（HF-PEF）的治疗

对于老年人HF-PEF的治疗，一些临床研究均未能证实对HF-PEF有效的药物可改善预后和降低病死率。应针对HF-PEF的症状、并存疾病及危险因素采取综合治疗[7]。

（1）积极控制血压，逆转左心室肥厚，目标血压宜低于单纯高血压患者的标准，即收缩压＜130/80mmHg。5大类降压药均可应用，优先应用β受体阻滞剂、ACEI或ARB。

（2）血运重建治疗：冠心病患者如有症状或可证实的心肌缺血，应考虑冠状动脉血运重建。

（3）应用利尿剂：可缓解肺淤血和外周水肿，有效改善症状，但不宜过度，以避免前负荷过度降低而致低血压。

（4）控制房颤时的心室率和心律：对于快速性心律失常的患者，β受体阻滞剂和非二氢吡啶类钙通道阻滞剂可减慢心率或房性心律失常的心室率，从而改善HF-PEF的症状。

（5）其他：如同时有收缩性心衰，则以治疗后者为主。

第二节　妊娠合并心力衰竭的防治

妊娠期女性发生了巨大的生理变化，可以出现新发生的心血管疾病，或原有的心血管疾病恶化。心衰是妊娠合并心血管疾病的孕产妇死亡最常见也最重要的原因，严重威胁着母婴生命的安全，因此对妊娠合并心血管疾病的孕产妇加强管理和监护，及时发现和控制心衰，改善心功能，选择适当终止妊娠时机和方法是保障母婴生命安全的重要措施。

一、妊娠期间的生理变化

妊娠期间，由于激素发生变化导致平滑肌舒张造成血管床容量增加，继而血容量增加。这种变化在妊娠第五周开始出现[8]。

1. 血容量和心排血量增加30%～50%。

2. 静息状态下心动过速预示心脏射血量下降，当左心室充盈减慢和冠状动脉血流减少时是很危险的。

3. 妊娠中期舒张压降至最低，然后逐渐升高，收缩压改变不明显。

4. 凝血因子增加而纤溶活性降低，血栓栓塞的风险增加。

5. 产后阶段仍有危险，因为分娩后一个月血流动力学才能恢复到妊娠前的正常水平。

二、妊娠合并心力衰竭的病因[9]

1. 可能会增加母亲危险的基础疾病：

（1）任何原因的肺动脉高压；

（2）左心室流出道狭窄或左心室流出道梗阻，二尖瓣狭窄、主动脉瓣狭窄和某些肥厚型心肌病；

（3）易破裂的主动脉，如马方综合征或主动脉缩窄；

（4）人工瓣膜需要抗凝治疗；

(5) 妊娠期间心功能为 NYHA Ⅲ～Ⅳ级的患者；

(6) 严重的发绀型先天性心脏病。

2. 母亲风险较低的情况：

(1) 妊娠前心功能为 NYHA Ⅰ～Ⅱ级的患者，除外上述危险因素；

(2) 左向右分流的先天性心脏病；

(3) 心脏瓣膜反流；

(4) 中度左心室流出道梗阻；

(4) 右心室流出道梗阻（不严重的）。

3. 导致胎儿危险增加的母亲因素：

(1) 妊娠期间母亲的心功能达到 NYHA Ⅲ～Ⅳ级的情况；

(2) 血流动力学不稳定；

(3) 华法林用量＞5mg/d；

(4) 先兆子痫和子痫；

(5) 严重的发绀型先天性心脏病。

4. 妊娠或分娩期间可能会加重的心脏疾病：

(1) 高血压和先兆子痫；

(2) 围生期心肌病；

(3) 心肌梗死（通常由剖宫产引起）；

(4) 主动脉夹层；

(5) 肺栓塞；

(6) 所有类型的快速性心律失常。

三、妊娠合并心力衰竭的诊断

妊娠期间心衰最易发生在妊娠 32～34 周、分娩期及产褥早期（尤其产后 3 天）。

1. 早期心衰的表现

①轻微活动后有胸闷、气短及心悸；②睡眠中憋气、胸闷而憋醒，甚至坐起或需到窗口呼吸新鲜空气；③休息时心率超过 110 次/分，呼吸频率超过 20 次/分；④肺底部出现少许持续性湿啰音，咳嗽后不消失；⑤心脏听诊可闻及 3/6 级收缩期杂音或任何程度舒张期杂音。孕产妇出现上述征象提示心衰早期表现，需进一步做超声心动图、心电图等检查以明确早期心衰的诊断。

2. 诊断

当孕产妇出现明显的气短、发绀、咳嗽、痰中带血、端坐呼吸、颈静脉怒张、双肺持续湿啰音、肝大等，结合超声心动图、心电图、X 线等检查，可以明确心衰的诊断。心电图、超声心动图对妊娠期心衰的诊断十分重要。当心电图有缺血表现时，说明心肌有较轻程度的损害，处于心衰早期。超声心动图则能够发现心脏的结构异常、心脏扩大、心脏收缩及舒张功能异常等。近十余年研究表明，脑钠肽在心衰诊断方面有明确的诊断价值，其升高程度与心功能的恶化程度呈正相关，因此对孕产妇进行脑钠肽水平测定，有助于心衰的诊断。

3. 心衰的诊断标准（Framingham HF 标准）

(1) 主要标准：①夜间阵发性呼吸困难或端坐呼吸；②颈静脉怒张；③肺部闻及湿啰音；④心脏扩大；⑤舒张早期奔马律；⑥非洋地黄所致的交替脉；⑦急性肺水肿；⑧静脉压升高大于 15cmH_2O；⑨循环时间＞25s；⑩肝颈静脉回流征阳性；⑪X 线胸片提示肺纹理增粗，或可见 Kerley B 线。

(2) 次要标准：①劳力性呼吸困难；②夜间咳嗽；③踝部水肿；④肝大；⑤胸腔积液；⑥肺活量减至最大值的 1/3；⑦心动过速（心率＞120 次/分）；⑧治疗后 5 天内体重下降＞4.5kg。

判断方法：两项主要标准，或一项主要标准、两项次要标准可诊断心衰。

4. 心功能分级标准

Ⅰ级：一般体力活动不受限制；

Ⅱ级：一般体力活动稍受限制，日常工作疲劳不适；

Ⅲ级：一般体力活动显著受限制，轻微活动即感不适或不能胜任，休息后好转；

Ⅳ级：不能胜任任何体力活动，休息时仍有心悸、气短等。

5. 心功能客观检查分级

A 级：无心血管疾病的客观依据；

B 级：客观检查属于轻度的心血管疾病；

C 级：客观检查属于中度的心血管疾病；

D 级：客观检查属于重度的心血管疾病。

四、妊娠合并心力衰竭的防治

对妊娠期心衰的处理，以预防为主，要做到

早期预防、早期观察、早期发现、及时治疗，控制病情进一步发展，改善孕产妇的预后，减少母婴风险。

应在心内科医师、产科医师、麻醉科医师共同沟通合作下，严密监测孕产妇的心功能状态，及时做出评估，适时采取合理方法进行处理[10]。

1. 对于有心脏疾病的患者能否耐受妊娠的评估

（1）可以妊娠的条件：①心功能 NYHA Ⅰ～Ⅱ级；②无心衰病史；③无其他并发症。这类孕产妇需加强随访、严密观察。

（2）不宜妊娠或终止妊娠的指征：①心功能 NYHA Ⅲ～Ⅳ级；②有心衰病史，有肺动脉高压；③右向左分流的发绀型先天性心脏病；④严重心律失常；⑤严重的二尖瓣狭窄或主动脉瓣狭窄，尤其是联合瓣膜疾病；⑥风湿热活动期；⑦心脏病并发感染性心内膜炎；⑧围生期心肌病遗留心脏扩大，或曾有脑栓塞而恢复不全者；⑨心脏手术后心功能未能得到改善，或置换金属瓣膜者；⑩急性心肌炎活动期。对有心脏疾病的育龄妇女，要充分评估妊娠对孕产妇及胎儿的风险，有上述情况之一者，应避免妊娠；如已妊娠者应终止妊娠。对于器质性心脏病治疗后需要重新评估。

2. 妊娠期心衰的预防

定期产检：自妊娠 12 周后每 2 周随访一次，20 周起每周随访一次，产科、内科共同管理，严密观察心脏功能，及早发现早期心衰并及时处理。②严格避免心衰的诱因：控制呼吸道、产褥感染，控制水分摄入，限制输血、输液量及滴速，避免疼痛刺激及精神刺激。③积极治疗原发病：是预防妊娠期心衰的最有效办法。其中最常见的病因是妊娠高血压综合征，给予降压、解除血管痉挛、降低心脏负荷以改善心脏供氧供血，防止或延缓心衰的发生。另外治疗贫血等。

3. 妊娠合并心力衰竭的治疗

对原有心血管疾病或者新发生的心血管疾病（最常见妊娠高血压综合征、围生期心肌病等）的孕产妇，如心功能达到 NYHA Ⅲ～Ⅳ级，应立即住院接受治疗，经过心衰治疗后血流动力学不能得到改善，应考虑终止妊娠[11]。

（1）一般治疗：①充分休息，限制体力活动，避免过劳和情绪激动。②饮食：限制钠盐摄入，每日 4～5g，预防水肿；给予高蛋白低脂肪富含维生素的饮食，少量多餐。避免体重过度增长，整个孕期体重增长不超过 12kg。③间断吸氧。④防止感染、贫血、便秘等。⑤如需补液，应限制补液量及速度。⑥如需输血宜进行成分输血。⑦如有失眠，应用适量镇静剂，如地西泮 2.5mg 每日 1～2 次口服。

（2）药物治疗：妊娠期心衰的药物治疗应兼顾积极改善心功能和母婴安全，所有治疗用药都需要注意对胎儿的不良作用，如 ACEI 类药物和 ARB 类药物绝对禁用。终止妊娠后 ACEI 类药物或 ARB 类药物可应用（哺乳者除外）。一般而言，β 受体阻滞剂、利尿剂、洋地黄制剂相对安全。血管扩张剂可扩张血管降低血压，减轻心脏前后负荷。洋地黄制剂可加强心肌收缩力，减轻心脏前负荷。①房颤患者：若血流动力学稳定，可选择洋地黄制剂、β 受体阻滞剂控制心室率，若血流动力学不稳定，则需要紧急电复律。②妊娠期处于高凝状态：对房颤栓塞高危人群，可选用华法林或肝素抗凝治疗，监测凝血时间。用华法林可导致胎儿疾患，且与剂量相关，故分娩前转换为肝素（低分子肝素的安全性和有效性尚没有得到充分证实），避免出血。③水肿明显者：可用呋塞米 20～40mg 静脉注射或肌内注射，监测血离子。④有以下情况可预防性应用小剂量洋地黄制剂（主要是地高辛 0.125mg/d）：心脏有显著扩大，有房颤，心功能 NYHA Ⅲ级以上，轻度心衰，心率经常在 100 次/分以上。监测心率和血钾，注意洋地黄的中毒表现。⑤妊娠合并高血压的治疗：由于缺乏新的临床试验依据，多年来治疗无明显变化。控制血压的药物推荐拉贝洛尔、甲基多巴、肼屈嗪等。对于重度妊娠高血压综合征（子痫前期、子痫），需选用硫酸镁静脉滴注。如果药物未能缓解孕产妇的严重心衰症状，需行紧急剖宫术以减轻心脏负荷，保证孕产妇的生命为主。

（3）药物对母婴的影响：①洋地黄类药物：

对胎儿影响较小，属于相对安全药。但孕产妇对洋地黄耐受性较差，宜选用排泄快的制剂，小剂量维持使用。②非洋地黄类强心药：多巴酚丁胺、米力农等，对胎儿安全性了解不多，应慎用。③利尿剂：可引起胎盘灌注减少，但孕前持续使用者影响小。氢氯噻嗪、呋塞米可通过胎盘转运，可能使胎儿血小板减少、黄疸、低血钠和心动过缓，属于可能不安全药，慎用，孕产妇多不能作为长期用药。④扩血管药：ACEI类药物有致畸作用，属不安全药，禁用。肼屈嗪属于安全药。钙通道阻滞剂对胎儿的影响了解不多。后两类药物有降压作用，应用时注意血压。硝酸酯类药物可使孕产妇血压突然下降，并使胎儿心动过缓，属于可能不安全药，可选长效制剂小剂量使用。硝普钠的代谢产物可使胎儿氰化物中毒死亡。

（4）急性左心衰竭治疗：①取坐位，吸氧。②镇静：小剂量吗啡3～5mg稀释后缓慢静脉注射或5～10mg皮下注射，注意呼吸抑制和低血压。心衰发生于妊娠晚期及分娩期者禁用哌替啶（杜冷丁）镇静，而发生于产后48h内且无严重发绀者可肌内注射杜冷丁30～40mg。③洋地黄制剂：适用于快速房颤或已知有心脏增大伴左心室收缩功能不全的患者。毛花苷C 0.2～0.4mg加5%葡萄糖注射液20ml缓慢静脉注射，2～4h后可酌情再给0.2～0.4mg。④呋塞米20～40mg静脉注射，4h可重复一次，注意血离子。⑤氨茶碱0.25g加5%葡萄糖注射液20～40ml缓慢静脉注射。⑥必要时硝酸甘油5～10mg加5%葡萄糖注射液200ml静脉滴注（可酌情加用肼屈嗪5mg），起始剂量20～40μg/min，每5min增加5μg，根据血压调整用量。

硝普钠代谢产物含氰化物，如选用，连续使用不应超过24h，以免引起胎儿中毒。

4. 妊娠合并心衰的产科处理

妊娠合并心衰多发生在32～34周，心功能NYHAⅢ～Ⅳ级时，为保证孕产妇安全，应在积极治疗心衰的同时，及时终止妊娠。

原则上急性或慢性心衰控制后，根据病情轻重决定分娩方式，选择对血流动力学影响小的分娩方式，以免因分娩时宫缩疼痛、疲劳、血流动力学变化而导致心衰加重，增加抢救难度，甚至丧失抢救机会。据报道，剖宫产的血流动力学负荷小于阴道分娩。

分娩方式的选择：当进入临产期时，伴有心脏病的孕产妇应根据有无心衰而选择分娩方式。一般情况好，无心衰者可在严密监护下试行阴道分娩；而临产前合并心衰者则需立即终止妊娠，以剖宫产为宜，以减轻心脏负荷[12]。

分娩时避免使用血管扩张剂，术前术后需注意输液量在1000～1500ml，在分娩过程中，由于腹直肌及子宫收缩，使有效循环血量增加，心脏负担加重，易发生或再发心衰，需注意观察，给予及时处理。分娩后72h需警惕因回心血量突然增加而导致心衰，产后可腹部沙袋加压24h。

第三节　非心脏手术围术期心力衰竭的防治

心衰是围术期心脏事件的危险因素，多项研究表明非心脏手术时心衰与预后不良密切相关，故拟行非心脏手术的患者术前应通过仔细的病史询问和体格检查来发现是否存在心衰，并尽量确定心衰的病因，以便早期诊断、及时治疗心衰，降低手术风险。因此对非心脏手术围术期心血管病进行详细评估非常重要。本节主要对非心脏手术围术期心衰的防治进行讨论。

一、围术期心脏评估的危险分层

1. 围术期心脏危险评估

为了减少围术期并发症风险，手术前询问患者疾病史，并进行心脏评估必不可少。对拟行非心脏手术的患者，术前评估应该根据患者本身状态及手术类型综合分析，根据一定的步骤对患者进行术前评估。对非心脏手术的高危心脏病患者进行成功的围术期评估和治疗，需要外科医师、麻醉科医师及心内科医师的细心协作和沟通[13]。

ACC/AHA2007 年关于《非心脏外科手术围术期心血管评估治疗指南》将增加围术期心血管风险的临床预测因素分为了 3 类[14-15]。

（1）高危：①不稳定的冠状动脉综合征，包括 a. 急性（发作<7 天）和近期（发生于外科手术前>7 天，但<1 个月）的心肌梗死；b. CCS 分级Ⅲ～Ⅳ级的不稳定或严重心绞痛。②失代偿心力衰竭，包括 a. 心功能 NYHAⅣ级的心力衰竭；b. 恶化或新发的心力衰竭。③显著的心律失常，包括 a. 二度Ⅱ型房室传导阻滞；b. 三度房室传导阻滞；c. 症状性室性心律失常；d. 无法控制的心室率[静息心率>100 次/分的室上性心律失常（包括房颤等）]；e. 症状性心动过缓；f. 新发现的室速。④严重的心脏瓣膜疾病，包括 a. 严重的主动脉瓣狭窄（平均跨瓣压>40mmHg，主动脉瓣面积<1.0cm^2 或有症状）；b. 症状性二尖瓣狭窄（进行性劳力性呼吸困难，劳力性先兆晕厥或心衰）。

存在上述症状之中的 1 种或更多的患者需要围术期的强化处理，甚至可能推迟或取消非紧急手术。

（2）中危：CCS 分级Ⅰ～Ⅱ级的轻度心绞痛；既往心肌梗死病史（发生于外科手术前>1 个月）或病理性 Q 波；代偿性或首发的心衰；糖尿病（尤其胰岛素依赖）；肾功能不全（术前血肌酐≥2.0mg/dl）。

（3）低危：高龄；异常心电图（包括左心室肥大、左束支传导阻滞、ST-T 改变）；异位节律（如房颤）；活动耐量低下（如不能轻微负重爬一层楼梯）；卒中病史；无法控制的高血压。现有证据显示各项低危因素是患有心血管疾病的标志，但各因素单独存在并不会增加围术期的危险。

在 ACC/AHA2014 年指南更新中将既往的危险分层模式（手术风险低危、中危、高危）简化归类为低风险（主要心脏不良事件<1%）和高风险（主要心脏不良事件风险≥1%）。

2. 非心脏手术围术期的心脏风险分层

根据 ESC/ESA2014 年版《非心脏手术心血管评估和管理指南》针对不同非心脏手术本身可造成的围术期心脏风险对拟行的手术进行了风险分层（见表 26-1），对术后 30 天内不良心脏事件（心脏性猝死或心肌梗死）的外科手术风险进行评估（%）。

表 26-1　依据手术或介入类型评估手术风险分层

风险分层	手术或介入类型
低风险：<1%	表浅手术，乳腺、牙科、内分泌（甲状腺）、眼科、置换型手术，无症状颈动脉手术（CEA 或 CAS），小型妇科手术，小型整形手术（半月板切除术），小型泌尿外科手术（经尿道前列腺切除术）
中度风险：1%～5%	腹膜内手术（脾切除术、食管裂孔疝修补术、胆囊切除术），颈动脉手术（CEA 或 CAS），外周动脉成形术，介入血管瘤修复术，头颈部手术，大型神经或整形外科手术（髋部和脊柱手术），大型泌尿外科手术，大型妇科手术，肾移植，非大型胸腔内手术
高风险 >5%	主动脉及主要血管手术，开放式下肢血运重建术或截肢术或血栓栓塞清除术，十二指肠-胰腺手术，肝切除术，胆道手术，食管切除术，肠穿孔修复术，肾上腺切除术，胆囊切除术，肺切除术，肺或肝移植

CAS：颈动脉支架置入；CEA：颈动脉内膜切除术

手术风险取决于术前风险分层和围术期管理，对有明确心脏风险的患者应当给予生活方式干预和药物治疗的建议，以改善远期预后。如已知冠心病或心肌缺血患者，可考虑术前应用小剂量 β 受体阻滞剂治疗；心衰和收缩功能不良的患者，应在术前应用 ACEI 或 ARB；血管外科手术后患者，应给予他汀类治疗。支架置入术后应长期给予阿司匹林治疗［裸金属支架（BMS）术后 4 周，药物洗脱支架（DES）术后 3～12 个月］。其中心衰在拟行非心脏手术的患者围术期危险评估中有很重要的地位，所以发现并治疗心衰对改善非心脏手术的不良事件发生率和降低死亡率非常重要。

二、围术期心力衰竭高危人群及诱发心力衰竭失代偿的原因

（1）不稳定的冠状动脉综合征：新发现的心

肌缺血或原有心肌缺血加重；

（2）低氧血症：COPD、哮喘、肺栓塞等；

（3）左心室功能进行性下降；

（4）贫血或失血；

（5）高血压；

（6）严重心律失常：如新发房颤等；

（7）盐摄入量增加，输液过量或速度过快；

（8）原有心衰药物剂量不够，如利尿剂剂量不足，或没有按时服药；

（9）新近应用β受体阻滞剂治疗，特别是初始剂量过大时。

三、围术期心力衰竭的判断

具有以下任一表现的患者应判断为围术期心衰：①具有充血性心衰、肺水肿或夜间阵发性呼吸困难的病史；②体格检查示双肺湿啰音或S3奔马律；③胸部X线检查提示肺部血管重新分布。其中急性心衰由于肺静脉压的升高，肺部听诊可闻及湿啰音，胸部X线可提示肺淤血；而在慢性心衰，这些征象可能不典型。颈静脉怒张或肝颈静脉回流征阳性是体循环淤血的可靠征象，结合超声心动图评估左心室功能和（或）检测B型脑钠肽进行确诊。

四、围术期心力衰竭对麻醉的影响

心功能对于麻醉和手术的影响：①心功能NYHAⅠ～Ⅱ级（LVEF 40%～55%）的患者对麻醉及手术耐受性较好；②心功能NYHAⅢ级（LVEF 25%～40%）的患者对麻醉和手术有一定危险性；③心功能NYHAⅣ级（LVEF＜25%）的患者对麻醉和手术的危险性大。所有麻醉技术及药物对心脏均有影响。

五、围术期慢性心力衰竭的治疗

对新诊断、严重的收缩性心衰患者，建议推迟非紧急手术，以利于有充分的时间实施新的药物治疗或其他治疗方案，促进左心室功能改善[16]。

1. 围术期慢性心衰的处理建议

ESC/ESA2014年版非心脏手术指南对围术期心衰的处理做出了如下建议：

（1）已确诊或怀疑心衰、计划接受中危或高危非心脏手术的患者，建议经胸超声心动图评价左心室功能和（或）检测B型脑钠肽，除非最近接受过这些评价（Ⅰ类，A级）。

（2）已确诊为心衰、计划接受中危至高危非心脏手术的患者，应当按照心衰防治指南进行优化治疗，包括β受体阻滞剂、ACEI类或ARB类、盐皮质激素拮抗剂和利尿剂（Ⅰ类，A级）。

（3）新诊断为心衰的患者，建议中危至高危非心脏手术推迟至心衰开始治疗后至少3个月，以保证治疗药物剂量达标并尽可能改善左心室功能（Ⅰ类，C级）。

（4）建议心衰患者在围术期继续使用β受体阻滞剂，根据患者血压情况，手术当日早晨可停用ACEI/ARB。如果服用ACEI/ARB，需密切监测患者的血流动力学状况，必要时补充适量液体（Ⅰ类，C级）。

（5）除非有足够时间，不推荐心衰患者在非心脏手术前将β受体阻滞剂增加到高剂量（Ⅲ类，B级）。

（6）一旦确诊为术后心衰，治疗方案与非手术背景的心衰类似。

2. 围术期心衰药物治疗现状

围术期心衰可分为慢性心衰（CHF）和低心排血量综合征（LCOS）两类，前者是拟接受手术患者的充血性心衰，后者是体外循环（CPB）引起的心功能不全。这两种综合征虽有区别，但均需要正性肌力药物治疗，尽管药物疗法、心肌保护和外科技术在不断改进，围术期心衰尤其是CHF的急性加重和LCOS仍在继续发生[16-17]。

围术期心衰治疗药物主要采用正性肌力药物，按作用机制可分为不依赖cAMP和依赖cAMP两类。

（1）不依赖cAMP的药物，主要有：①地高辛：地高辛抑制Na^{+}-K^{+}-ATP酶，使细胞内Na^{+}

增加，间接使细胞内 Ca^{2+} 增加，细胞内的 Ca^{2+} 与肌钙蛋白-C 结合，增加心肌的收缩力。地高辛可增加 CHF 患者的左心室收缩力和射血分数，但对 LCOS 紧急治疗无效。②钙剂：应用钙剂会增加外周血管阻力 SVR。对 CABG 术后的患者，钙剂能抑制肾上腺素和多巴酚丁胺的反应，但不抑制氨力农的反应；钙剂还抑制 β 受体激动剂。体外循环（CPB）术后一次性推注钙剂对心排血量（CO）无持久作用。③甲状腺激素：甲状腺功能减退会引起严重的心血管抑制。静注碘塞罗宁（T3）能迅速恢复心率、心搏量指数（SVI）、心脏指数（CI）和正常 SVR。CPB 术后患者一般循环中 T3 浓度低，心脏外科手术常规应用 T3 能增加收缩功能，但不产生正性肌力以外效应。T3 增加心肌收缩力作用与异丙肾上腺素一样强，即使 β 受体阻滞过度或 cAMP 没有增加。④钙增敏剂：左西孟旦（Levosimendan）能稳定 Ca^{2+} 与肌钙蛋白-C 结合，其作用高度依赖于细胞内 Ca^{2+} 的浓度。它能增加心肌收缩力而不损害舒张弛缓。左西孟旦也开放心肌细胞和血管平滑肌细胞内 K^+-ATP 通道，能减少心肌梗死范围，尤其对心律失常患者的正性肌力支持有效。

（2）依赖 cAMP 的药物

1）β 受体激动剂：儿茶酚胺类与 β 受体结合能激活膜与鸟嘌呤核苷酸结合蛋白，从而激活腺苷酸环化酶产生 cAMP。cAMP 增加促使 Ca^{2+} 内流，也增加钙调节蛋白的钙敏感性。包括①肾上腺素（EP）和去甲肾上腺素（NEP）：EP 能与 β_1、β_2 受体结合并呈剂量依赖性。NEP 与 α_1、α_2 和 β_1 受体结合更容易。EP 与 NEP 相比，对平均动脉压的增加相似，但 EP 增加 CO 更明显，故 EP 常作为 CPB 后一线正性肌力药。EP 注入左心房可使心脏和外周血管中的浓度更高，同时又能降低肺动脉高压。NEP 也是相对选择性 β 受体激动剂，尤其是与酚妥拉明合用可对抗 NEP 的 α_1 和 α_2 强效激动活性，可以作为强效的血管收缩剂对抗 CPB 后发生的“血管麻醉综合征”。②多巴酚丁胺：能与 β_1、β_2 受体结合，产生剂量依赖性的心率和 CO 增加及充盈压下降。在 CABG 术后，多巴酚丁胺比肾上腺素增加心率更明显。多巴酚丁胺已广泛用于危重患者增加组织氧供，希望能改善转归。③异丙肾上腺素：是强效 β 受体激动剂，没有 α 受体激动活性，故当今用于治疗心动过缓（尤其是心脏移植术后）、肺动脉高压和右心衰竭及小儿心脏术后的心衰等。

2）多巴胺受体激动剂：多巴胺兴奋 DA_1 和 DA_2、β 受体和 α 受体，并呈剂量相关性。DA_1 兴奋产生肾、肠系膜、脑动脉血管扩张作用，而 DA_2 兴奋可产生恶心、呕吐。激活 DA_2 的剂量范围是 0.2～0.4μg/(kg·min)，稍大剂量 0.5～3μg/(kg·min) 加强 DA_1 兴奋，更大剂量 5～10μg/(kg·min) 则兴奋 β 受体和 α 受体，并广泛用于心脏手术后的正性肌力支持。小剂量多巴胺增加肾血流和调节肾皮质髓质的血流分布，且强于对 CO 的增加。多巴胺也常用于肾应激期如主动脉手术、败血症、复苏、CPB 和 NEP 输注时。

3）磷酸二酯酶（PDE）抑制剂：PED 抑制剂减慢 cAMP 和 5-AMP 代谢，增加 cAMP 浓度，也增加收缩蛋白对 Ca^{2+} 的敏感度，增加 Ca^{2+} 内流并对抗腺苷。①氨力农：在脱离 CPB 时用氨力农比多巴酚丁胺更有效，且并发症少。对左心室功能低下的患者，氨力农与肾上腺素一样有效，两药合用比单用一种效果更好。在 CABG 术后，氨力农增加 SV、CI，降低体、肺循环血管阻力的作用呈剂量相关性，但它增加肺内分流、降低 PaO_2。②米力农：米力农的正性肌力和扩张血管作用与氨力农相似，但强 15～20 倍，现给予负荷剂量 50μg/kg，再持续输注 0.5μg/(kg·min) 可使有效浓度保持＞100ng/ml。有些病例单次用米力农 50μg/kg 有助于脱离 CPB。

临床医师常将两种以上的药物一起使用，目的是最大限度发挥其正面效应而限制其不利影响。临床发现在钙剂和 β 受体激动剂之间、多巴酚丁胺与肾上腺素之间有拮抗作用，而 PDE 抑制剂与 β 受体兴奋剂合用比单用更有效。

3. 围术期心脏疾病药物的相关问题

①ACEI 或 ARB 类降压药持续用到手术当日晨。②利尿剂术前最少停用 2 天，因为电解质紊乱会强化肌松药物的作用，而且利尿剂会降低血管对儿茶酚胺的反应，还能强化硬膜外麻醉对节

前交感神经阻滞的作用，容易产生术中血压下降。③洋地黄药物：一般情况下，术前 2 天停用，如果心功能较差可给予短效的毛花苷 C 或静脉滴注多巴胺、血管扩张剂等。洋地黄类药物中毒者除非急症，否则应推迟手术。手术第一天应尽量不用洋地黄类药物，除非低心排血量或心率＞150 次/分而无法控制。但因为全麻药物都有抑制心肌作用，所以围术期适量应用洋地黄类药物可防止术中发生房颤和心衰。有下列情况应预防性应用洋地黄类药物：有心功能障碍证据者（心脏增大、S3 奔马律、颈静脉怒张、胸部 X 线提示肺间质水肿或心电图提示左心室肥大等）；频发性房早；阵发性室上性心动过速；快速心房扑动或心房颤动；冠心病合并心衰而无病态窦房结综合征及房室传导阻滞；以往有心衰病史等。④β 受体阻滞剂：可减少围术期心肌缺血、降低心肌梗死与死亡的危险，应于择期手术前数天或数周应用，剂量递增以使静息心率维持在 50～60 次/分，并于手术前夜停用。

4. 主动脉内球囊反搏（IABP）

冠脉疾病和 LCOS 的患者均可从 IABP 中获益。IABP 可提高舒张期冠状动脉血流量而不增加心肌耗氧量。一些研究显示该技术对于难治性低血压、低心排血量状态、已接受药物治疗但缺血性胸痛复发有产生大面积心肌坏死潜在危险等情况下可降低危险，但这些研究都不是随机研究。该技术的应用尤其是在有外周动脉疾病的患者应用，会导致一些并发症，故在高危手术中使用该技术获益的现有证据还不够充分。

六、围术期急性心力衰竭的治疗

急性心衰是有心脏病患者非心脏手术围术期的常见并发症，也是引起围术期患者死亡的原因之一。可采取防治措施如下：

（1）术前评估风险：根据患者发生急性心衰的风险，做出危险分层，对于高危患者应推迟或取消手术。

（2）控制和治疗基础疾病。

（3）应用 β 受体阻滞剂、ACEI 或 ARB、他汀类药物及阿司匹林等，可能降低围术期心衰、心肌缺血和心肌梗死的发生率。

（4）发生急性心衰时的治疗与非手术背景的急性心衰治疗类似。

（刘闰男）

参考文献

[1] 林洁，老年心力衰竭//齐国先. 心力衰竭诊治 3D 原则. 北京：人民军医出版社，2009：39-53.

[2] 中华医学会心血管病学分会，中华心血管病杂志编辑委员会. 中国慢性心力衰竭诊断和治疗指南 2014. 中华心血管病杂志，2014，42（2）：98-122.

[3] Hunt SA，Abraham WT，Chin MH，et al. 2009 Focused Update Incorporated into the ACC/AHA 2005 Guidelines for the Diagnosis and Management of Heart Failure in Adult. Circulation，2009，119（14）：e391-479.

[4] McMurray JJ，Adamopoulos S，Anker SD，et al. ESC Guidelines for the diagnosis and treatment of acute and chronic heart failure 2012：The Task Force for the diagnosis and treatment. Of acute and chronic heart failure 2012 of the European Society of Cardiology. Eur Heart J，2012，33（14）：1787-1847.

[5] Uretsky BF，Young JB，Shahidi EF，et，al. Randomized study assessing the effect of digoxin withdrawal in patients with mild to moderate chronic congestive heart failure：results of the PROVED trail. PROVED Investigative Group. J Am Coll Cardiol，1993，22：955-962.

[6] Packer M，Gheorghiade M，Young JB，et，al. Withdrawal of digoxin from patients with chronic heart failure treated with angiotensin-converting-enzyme inhibitors. REDIANCE study. N Engl J Med，1993，329：1-7.

[7] 成蓓，杨彬. 老年心力衰竭//刘海林. 老年心血管病学. 北京：人民军医出版社，2011：99-109.

[8] 王健康，蔡敏. 围产期心力衰竭的研究进展. 实用临床医药杂志，2013，17（1）：112-114.

[9] Funayama A，Shishido T，Netsu S，et al. Serum pregnancy-associated plasma pretein a in patients with heart failure. J Card Fail，2011，17（10）：819-826.

[10] Endorsed by the European Society of Gynecology（ESG），the Association for European Paediatric Cardiology（A EPC），and the German Society for Gen-

der Medicine (DGesGM), et al. ESC Guidelines on the management of cardiovascular diseases during pregnancy: The Task Force on the Management of Cardiovascular Diseases during Pregnancy of the European Society of Cardiology (ESC). Eur Heart J, 2011, 32 (24): 3147-3197.

[11] 李剑, 罗心平. 心血管疾病与妊娠. 国际心血管杂志, 2011, 38 (6): 347-349.

[12] 黄玲, 张志东, 马宏丽. 妊娠合并心力衰竭的早期诊断与处理 (附 30 例分析). 临床医学, 2007, 27 (4): 18-20.

[13] Kristensen SD, Knuuti J, Saraste A, et al. 2014 ESC/ESA Guidelines on non-cardiac surgey: cardiovascular assessment and management: The Joint Task Force on non-cardiac surgey: cardiovascular assessment and management of the European Society of Cardiology (ESC) and European Society of Anaesthesiology (ESA). Eur J Anaesthesiol, 2014, 31 (10): 517-573.

[14] Flesher LA, Feischmann KE, Brown KA, et al. 2007 ACC/AHA guidelines on perioperatives cardiovascular evaluation and care for noncaidiac surgey: a report of the American College of Cardiology/American Heart Association Task Force on practice guidelines. JACC, 2007, 50 (17): e159-241.

[15] Fleisher LA, Fleischmann KE, Auerbach AD, et al. 2014 ACC/AHA Guidelines on perioperative cardiovascular evaluation and management of patients under-going non-cardiac surgey: a report of the American College of Cardiology/American Heart Association Task Force on practice guidelines. JACC, 2014, 64 (22): e77-137.

[16] 于波, 王雅洁. 心力衰竭合并外科疾病的治疗//齐国先, 心力衰竭诊治 3D 原则. 北京: 人民军医出版社, 2009: 222.

[17] 中华医学会心血管病学分会, 中华心血管病杂志编辑委员会. 中国慢性心力衰竭诊断和治疗指南 2014. 中华心血管病杂志, 2014, 42 (2): 98-122.

第二十七章　心力衰竭的干细胞治疗和基因治疗

第一节　引　言

心力衰竭（简称心衰）是由于任何心脏结构或功能异常导致心室充盈或射血能力受损的一组复杂临床综合征[1-2]，是65岁及以上患者住院治疗的最常见病因。心衰已经成为一种全球性的公共卫生问题，全球约有心衰患者3800万，其中中国约450万[3]。随着我国人口老龄化的出现，该数值将呈增长趋势。尽管经过目前指南导向的标准化治疗（如生活方式干预、最佳药物治疗、器械治疗，甚至心脏移植），心衰患者尤其是终末期心衰，预后仍较差，五年死亡率在50%以上[4]。慢性心衰一旦急性恶化为失代偿心衰，其30天死亡率高达11%[5]，慢性心衰病情进展至终末期心衰，1年死亡率高达75%[6]。

近期的两项大型研究ASTRONAUT[7]及ALTITUDE[8]比较了新型肾素抑制剂阿利吉仑在心衰及2型糖尿病患者应用中的有效性及安全性，研究发现，阿利吉仑并不能降低心衰患者死亡率及心衰再次入院率，也不能提供额外的心、肾保护作用，提示基于目前神经内分泌治疗的心衰治疗方式的局限性。

此外，对于射血分数保留的心衰患者，其治疗方式也面临临床上“两难抉择”。即一方面，射血分数保留的心衰患者发病率高，约占所有心衰患者的50%以上，其死亡率与射血分数降低的心衰相当。另一方面，目前抗心衰的常用药物如β受体阻滞剂或肾素-血管紧张素-醛固酮受体拮抗剂并不能很好地改善射血分数保留心衰患者的预后[9]。进一步提示我们目前对于心衰病理生理机制认识上的不足，以及当前心衰防治策略在如何进一步降低心衰死亡、改善预后方面捉襟见肘。另外，即使终末期患者达到心脏移植指征，但由于供体来源有限及术后需长期服用免疫抑制剂等因素，限制了其在普通终末期心衰患者中的常规应用。

因此，迫切需要探寻基于目前心衰标准化治疗之外的新型抗心衰防治方式，以降低心衰患者死亡率，改善患者生活质量。心衰的干细胞治疗及基因治疗正是在这样的背景下产生和发展起来的。

尽管目前各大主流抗心衰指南（包括2015年《美国心力衰竭协会晚期心力衰竭管理声明》[6]、2014年《中国心力衰竭诊断和治疗指南》[10]、2013年《美国心脏病学院/美国心脏学会心力衰竭管理指南》、2012年《欧洲心脏病协会急性与慢性心力衰竭诊断和治疗指南》等）并未对心衰的干细胞治疗及基因治疗给予明确的证据评价和诊疗推荐，但随着大量基础研究以及1～2期临床试验数据的积累，以及更多循证医学证据进一步证明其有效性及安全性，心衰的干细胞治疗及基因治疗在抗心衰治疗领域将会展现出极大的潜力与临床应用前景。

第二节　心力衰竭的干细胞治疗

一、心力衰竭患者心肌构成成分

心衰是各种心源性病因及非心源性病因累及心脏的最终表现形式。无论心衰病因如何，心衰患者心肌组成成分主要包括 5 种（图 27-1）：①功能永久丧失的心肌细胞；②功能受损的心肌细胞；③心肌成纤维细胞；④心肌间质成分；⑤功能正常的心肌细胞。

二、心力衰竭干细胞治疗的基本原理

尽管大量干细胞治疗的基础及临床研究已经取得了不错的研究结果，但干细胞治疗心衰的具体机制尚不明确。目前认为，干细胞治疗心衰主要通过如下几方面作用机制发挥作用（如图 27-2 所示）。

1. 定向分化作用

不同来源的干细胞拥有不同的定向分化潜能。

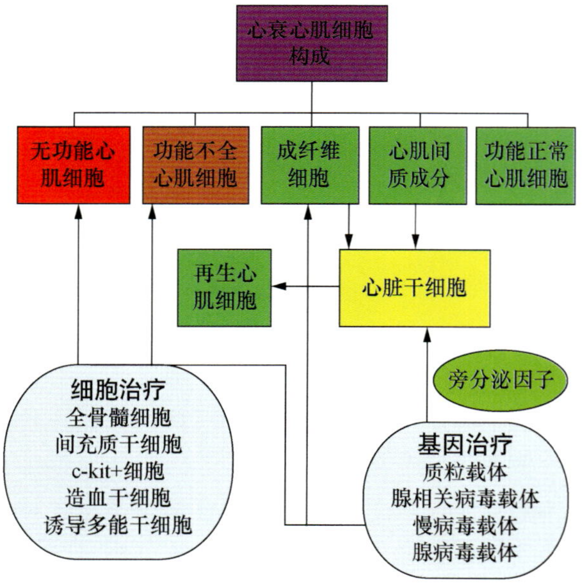

图 27-1　心衰心肌细胞构成以及细胞治疗及基因治疗作用靶点网络示意图

如胚胎干细胞（embryonic stem cell，ESC）具有多项分化潜能，在动物实验中，经证实可分化为多种心肌组织及心肌间质组织。而成体干细胞（adult stem cell），拥有有限的分化潜能，可分化为某种特定谱系的心肌细胞[11]。心脏定植干细胞（cardiac stem cell，CSC）或心脏定植祖细胞（cardiac progenitor cell，CPC）能够在体内及体外分化为成体心肌组织[12]。骨髓及外周血来源的内皮祖细胞可以定向分化为内皮细胞，进一步形成新生血管，改善心肌血供。关于诱发干细胞向心肌细胞或血管内皮细胞定向分化的确切机制尚不清楚，也是目前各大基础及临床前研究工作的探索热点。例如，有研究发现，一种特异的染色质蛋白——高迁移率族蛋白（highmobilitygroup-box1，HMGB1）能促进心脏 CPC 定向分化与迁移[12]；再如，组蛋白脱乙酰酶能够促进内皮祖细胞向成熟的内皮细胞分化[13]。

2. 分化转移作用

一种谱系来源的干细胞在一定条件下转化为另一种谱系的成体细胞。如外周血祖细胞分化为内皮细胞，骨髓间充质干细胞分化为心肌细胞就是分化转移作用。

3. 融合作用

指干细胞与体细胞相互融合形成杂交细胞，新形成的融合细胞具有干细胞和成体细胞的某些特征。如骨髓干细胞可以和心肌细胞融合形成杂交细胞，即使使用电子显微镜观察，新形成的细胞与未融合的原始心肌细胞也几乎不能辨别，提示融合作用可能是骨髓干细胞分化为心肌细胞的可能机制[14]。

4. 旁分泌作用

干细胞可以通过旁分泌作用产生相关细胞因子、激素、生长因子，激活内源性保护机制，抑制心肌细胞凋亡，改善重塑，从而改善心肌功能。如内皮祖细胞可以分泌一种可溶性因子，可以介导心脏祖细胞定向迁移；另外，也有大量学者研

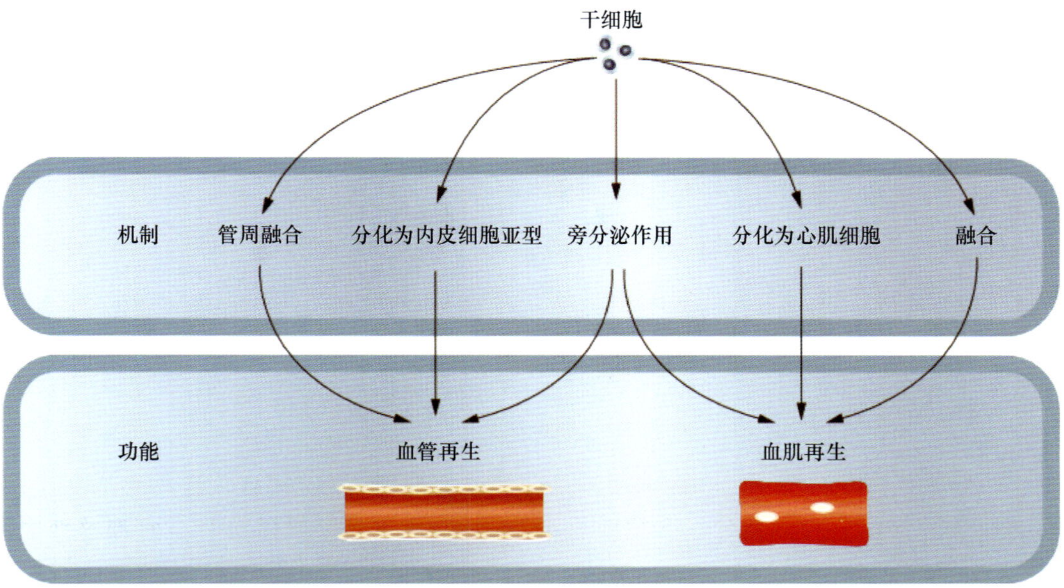

图 27-2　干细胞治疗心衰的可能机制，通过定向分化作用、融合、旁分泌作用达到心肌再生和血管再生的目的

究发现，孵育干细胞后的条件培养基具有与干细胞本身相似的心脏保护作用，进一步说明干细胞可能产生某些化学物质，起到额外的间接保护机制[15]。

综上，干细胞治疗通过上述机制，分化出功能正常的心肌细胞，替代功能永久丧失的心肌细胞，或通过旁分泌作用，改善心肌细胞微环境，促进新生心脏血管生成，最终改善心衰患者心功能。

三、用于心衰细胞治疗的常用干细胞类型简述

目前多种成体干细胞或祖细胞均可作为心衰干细胞治疗的来源细胞。不同类型的干细胞有其相应的细胞生物学特点。图 27-3 描述了目前临床试验中常用的治疗细胞类型。

1. 自体全骨髓细胞（autologous whole bone-marrow，AWBM）

大量临床试验已经证实了 AWBM 治疗心梗后心衰患者可改善心脏结构和功能，通过冠状动脉内注射 AWBM，可使 LVEF 增高 2%～3%，降低心衰住院率[16-17]。AWBM 的缺点是包含各种类型的细胞，向心肌细胞的定向分化效率低下。

2. 骨骼肌成肌细胞（skeletal myoblast）

骨骼肌成肌细胞又称卫星细胞，位于骨骼肌中。在一定条件下，骨骼肌成肌细胞可以分化为胚胎干细胞（embryonic stem cell，ESC），进而分化为心肌细胞。早期的临床试验证实了其安全性及有效性，但最近一项Ⅱ期临床试验结果表明，骨骼肌成肌细胞治疗并未改善心衰患者临床预后。注入心肌后细胞存活度以及定向分化条件复杂是限制其临床应用、影响临床疗效的主要原因[18]。

3. 间充质干细胞（mesenchymal stem cell，MSC）

MSC 是早期心衰干细胞治疗临床试验中最为常用的治疗细胞之一。MSC 分布广泛，可来源于骨髓、脂肪组织、脐带血、胎盘、子宫内膜等[15]。用于心衰治疗的干细胞主要来源于骨髓，其次来源于脂肪组织。MSC 可在体外培养扩增，同时 MSC 具有免疫豁免特性，不会诱发机体自身免疫反应。同种异体 MSC 以及自体 MSC 用于治疗缺血性及非缺血性心衰患者，临床疗效相似，且细胞的免疫学表达谱也类似。MSC 治疗可降低心梗患者的心肌梗死范围达 33%，同时改善缺血性心肌病患者心肌重构指数、生活质量[19-20]。

4. 造血干细胞（hematopoietic stem cell，HSC）

HSC 治疗也可能改善缺血性心肌病患者心功能，在一些早期的临床试验中，通过注射骨髓来源的单个核细胞（包括 HSC 及 MSC），证实了其有效性。Norol 等通过一种缺血性心功能不全恒河

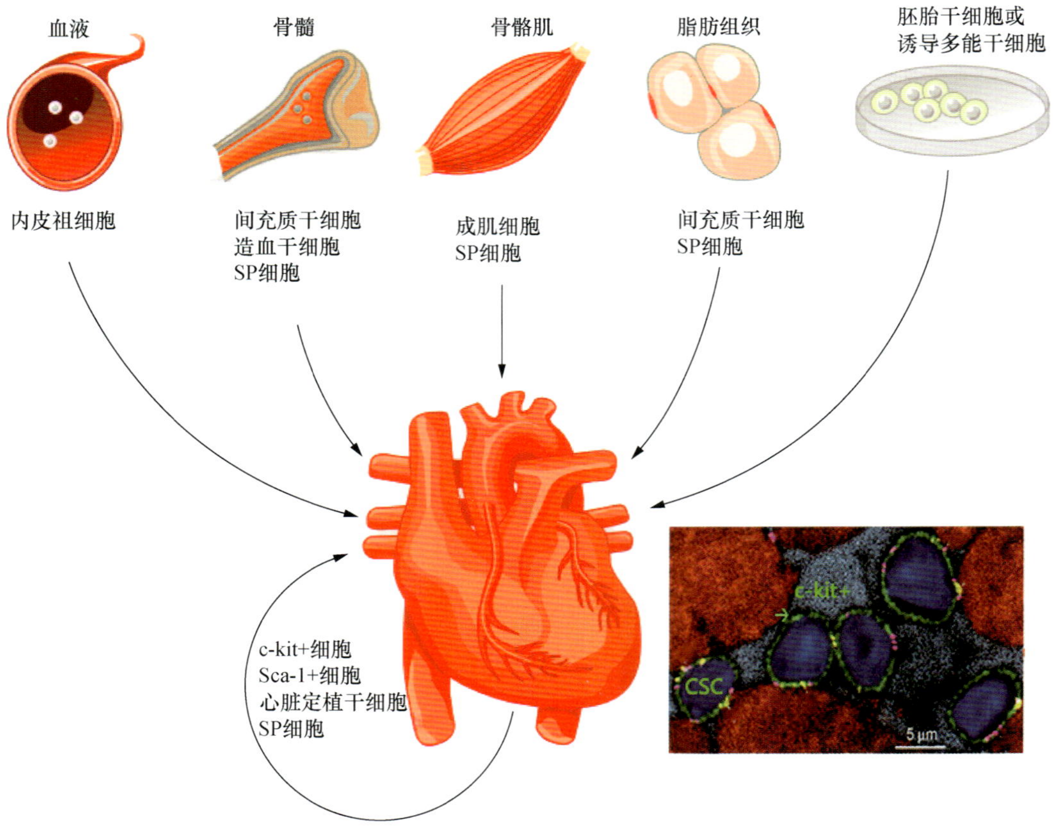

图 27-3　常用抗心衰治疗干细胞类型及来源示意图。SP 细胞指侧群细胞，指在流式细胞术分离 HSC 过程中，对 hoechst33342 染料相对浅染的细胞群，类似一种特殊的 HSC，具有成体干细胞的某些特性，目前仅应用于基础研究

猴动物模型的研究表明，HSC 并不能直接分化为心肌细胞甚至血管内皮细胞。表明 HSC 可能通过旁分泌机制分泌了一些生长因子，促进新生血管生成，改善心功能。

5. 内皮祖细胞（endothelial precursor cell，EPC）

Asahara 等[21]首次发现在人体外周血中存在 EPC，并且证实，在特定条件下，EPC 可定向分化为内皮细胞，促进微血管再生，改善缺血性心肌病患者心肌缺血。EPC 是一种 CD34＋细胞，通过基质衍生因子 4（stromal derivative factor4，SDF4）及细胞因子受体 4（cytokine receptor4，CXCR4），EPC 可向受损心肌定向归巢，促进新生或侧支血管形成[22]。

6. 间充质祖细胞（mesenchymal precursor cell，MPC）

MPC 向心肌组织的定向分化效率更高，作为新一代的治疗用干细胞，目前有大量临床试验正在进行中，已验证其有效性和安全性。MPC 可以通过基于表位抗原的细胞富集策略从 MSC 中分离纯化。这些表位包括 Stro-1、Stro-3、CD271[23]等。近期完成的 C-CURE 研究表明，通过心肌注射 MPC 改善 LVEF，降低左心室收缩末容积，改善 6min 步行距离，提高临床综合评分指数[24]。

7. 心脏干细胞（cardiac stem cell，CSC）

心肌组织中也存在干细胞，即 CSC。这是近几年干细胞研究领域中令人振奋的重大发现。CSC 具有一些特殊的表位包括 c-kit 受体、Isl-1 转录因子、Sca-1 受体[25]等，其中 c-kit 阳性 CSC 研究最为广泛，并且已经进入临床试验阶段。SCIPIO 试验证实，晚期缺血性心肌病患者通过冠脉内注射 c-kit 阳性细胞可以明显改善左心功能，降低梗死面积，并且这种获益可以持续 1 年以上[26-27]。CSC 具有促心肌生成及促新生血管生成的双重特性，并且可以通过左心耳组织或心内膜活检组织分离纯化 c-kit 阳性细胞，通过体外扩增获得治疗数量的CSC。CSC是目前心衰干细胞治疗领域潜力较大的治疗细胞类型。目前的技术难点在于，如何体外扩增CSC数量，而保持c-kit阳性抗原表位的正常表达。有研究表明，CSC体外扩增过程中，存在c-kit表位的脱失。

8. 诱导多能干细胞（inducedpluripotentstem-cell，iPS）

Yamanaka及其同事的研究发现，通过过表达四种转录因子（Oct4、Sox2、Klf4以及C-myc）能够使人皮肤成纤维母细胞转化为ESC，由此揭开了iPS研究的序幕[28]。体外研究发现，iPS可以定向分化为心肌细胞，但由于iPS的产生需要病毒载体的参与，并且分化条件、分化效率等诸多问题尚未解决，故限制了其在临床上的应用。目前iPS用于心衰的治疗方面仅仅处于基础研究阶段。相信，一旦解决了上述问题，iPS将拥有极大的临床治疗前景。另外，ESC由于其定向分化效率低，同时涉及伦理学问题，目前仅处于动物实验阶段。

根据干细胞向心肌细胞特异性分化的效率不同将上述心肌干细胞分为第一代治疗细胞和第二代治疗细胞，其中AWBM、骨骼肌成肌细胞、MSC、HSC、EPC属于第一代治疗细胞，而MPC、CSC属于第二代治疗细胞，iPS目前尚未用于临床试验。具体选择何种干细胞进行心衰细胞治疗应综合考虑治疗细胞在体外及体内的迁移能力、增殖能力以及定向分化能力[29]。

四、心衰细胞治疗的传输方式

干细胞通过传输系统进入心肌或预期的治疗靶位。理想的传输系统应具有如下基本特征，如表27-1所示。具体而言，选择何种传输方式，应该综合考虑治疗细胞的理想浓度、达到理想浓度的心肌暴露时间、治疗细胞的空间分布情况、传输系统自身的安全性能等等。

常见的细胞传输方式包括[30]：

1. 经静脉注射

经外周静脉或中心静脉输注干细胞，细胞体循环暴露量大，肝首过清除效应强，导致最终到达心脏的干细胞数量稀少，几乎达不到理想的细胞治疗浓度。故而限制了其临床应用。

表27-1　理想心肌干细胞治疗细胞传输系统基本特点汇总

理想的细胞治疗传输系统的基本特征	特征简析
安全性	达到预期效果同时并发症较少
可操作性	操作简单，能被大多数操作者广泛使用
最少的创伤性	创伤性小，能被多数患者尤其是晚期心衰患者耐受
保证最低细胞浓度	通过传输达到起治疗作用的最低阈浓度，细胞泄露或清除较少
理想的靶位局部分布特性	满足临床需求，达到局部传输或器官整体输送的目的
细胞表达或生物效应的均衡性	通过传输不影响治疗细胞生物学特性，局部靶点细胞分布均衡
较少的系统暴露或毒性	系统反应（如免疫反应）少，非心脏器官细胞分布少
性价比高	影响价格的因素主要包括操作技术及相关设备
重复性好	传输结果的可重复性高

2. 经导管冠状动脉注射

经冠状动脉注射在临床上应用广泛。其优点是面向心肌特异性传输。其缺点在于通过冠状动脉注射，心肌本身摄取干细胞的数量有限或者干细胞迁移入受损心肌靶位受阻，影响最终细胞治疗浓度。一方面，逆向泄露是经导管冠状动脉注射影响细胞浓度的重要原因。所谓逆向泄露是指治疗细胞逆向通过冠状动脉窦进入体循环，同时增加体循环系统暴露风险的现象。将注射导管深入冠状动脉中远段可减少逆向泄露，但有可能造成人为冠状动脉夹层。

3. 经心肌注射

该方式最大的优势在于能够将治疗细胞传输到心脏特定的部位（如心肌梗死区或梗死周围区域），同时可以在心肌局部获得较高的治疗浓度。心肌注射既可以通过外科方式直接注射也可通过特制的导管经皮经心内膜注射。外科手术方式一般是在进行冠状动脉旁路移植术或左心室辅助装置植入术中同时进行。而经皮心内膜方式注射，是先通过导引导管于心内膜定位，然后使用特制的穿刺针穿刺心肌靶点，注入相应治疗细胞。主要缺点是损伤心肌，可能导致心脏压塞。

4. 经冠状静脉（窦）逆行注射

经冠状静脉（窦）逆行注射，允许治疗细胞进入右心系统，减少了系统暴露量。经该方式注射的干细胞主要分布在心外膜区域心肌，而在心内膜及心肌中层分布较少。经冠状静脉（窦）逆行注射的另一个优点是，即使冠状动脉严重狭窄甚至闭塞，也不影响治疗细胞进入冠状动脉闭塞区域。

5. 经心包腔注射

经心包腔注射在临床上应用相对较少。理论而言，经细胞腔注射可以延长治疗细胞接触时间，最大限度减少体循环暴露风险。但正常情况下，心包腔空间相对局限，注入少量治疗细胞可能造成严重血流动力学障碍甚至心脏压塞。心衰细胞治疗传输方式如图 27-4 所示。

五、心力衰竭细胞治疗的临床适应证

目前大量的基础和临床研究证据主要集中在缺血性心功能不全（包括心梗后急性心功能不全和慢性缺血性心功能不全）患者，也有研究证实了干细胞治疗在心衰患者中有改善冬眠心肌的作用（目前尚未进行临床转化）。另外，经皮干细胞注射治疗与扩张型心肌病心肌再生研究（POSEIDON-DCM study，NCT01392625）是一项Ⅰ期或Ⅱ期临床试验，由美国国家心脏、肺和血液研究所（NHLBI）主导，旨在评估自体及异体 MSC 用于治疗扩张型心功能不全患者的有效性及安全性，目前处于招募入组阶段，预计 2016 年 8 月完成试验。该研究的结果值得期待，将为扩张型心肌病的细胞治疗提供循证证据。

六、心力衰竭干细胞治疗的临床试验汇总

目前在心衰干细胞治疗方面，有一系列临床试验正在进行（表 27-2），随着这些临床试验的完结，将为进行后续更高级别临床试验甚至改写心衰临床指南提供证据支持。

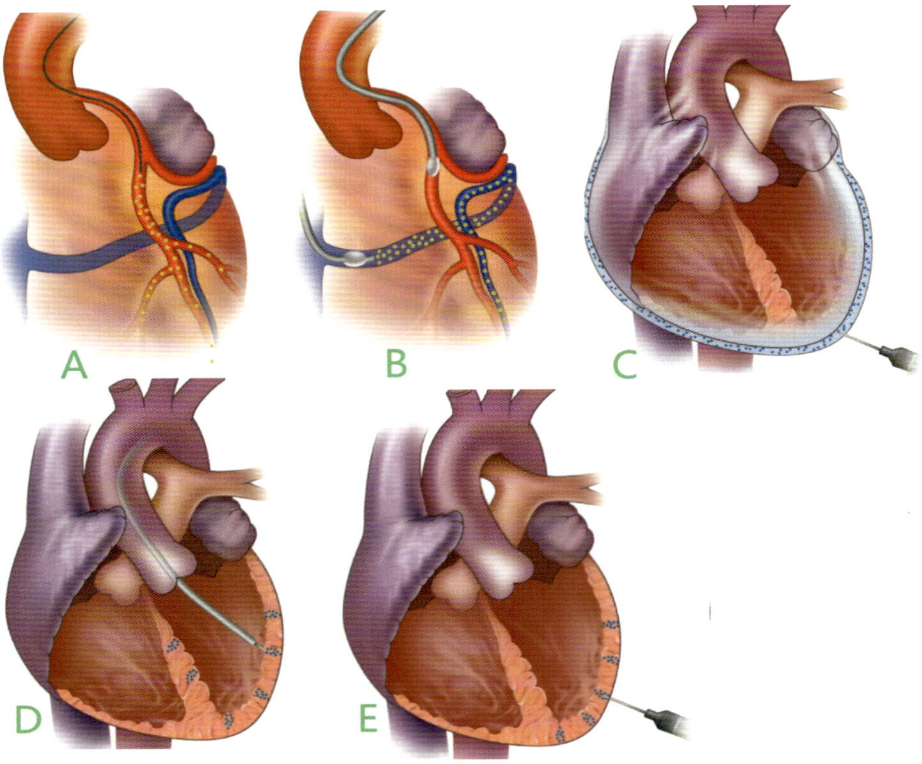

图 27-4　心衰干细胞治疗细胞传输方式示意图。A. 经导管冠状动脉注射；**B.** 经冠状静脉注射；**C.** 经心包腔注射；**D.** 经皮经导管心内膜心肌注射；**E.** 经外科心外膜注射

表 27-2　心衰干细胞治疗相关临床试验汇总

试验名称	试验阶段	细胞类型	纳入标准	状态	备注
C-cure[24] NCT00810238	Ⅱ期	骨髓来源 MSC	缺血性心肌病，NYHA Ⅱ～Ⅲ级	完成	干细胞治疗相对于常规治疗改善 LVEF、6min 步行距离及生活质量
Mesoblast NCT01781390	Ⅱ期	MPC	缺血性心肌病	进行	比较 MPC 冠状动脉注射的有效性及安全性
TAC-HFT[31] NCT0068066	Ⅰ期或Ⅱ期	MSC 及 AWBM	缺血性心肌病	完成	随访一年，MSC 及 AWBM 治疗改善 LVEF 及 6min 步行距离，未见严重不良反应
POSEIDON-DCM NCT01392625	Ⅰ期或Ⅱ期	自体及同种异体 MSC	扩张型心肌病	招募	评估自体及异体 MSC 治疗的有效性和安全性

MSC：间充质干细胞；MPC：间充质祖细胞；AWBM：自体全骨髓细胞；LVEF：左心室射血分数；NYHA：纽约心脏协会

七、心力衰竭干细胞治疗的安全性、风险及未来发展方向

总体而言，心衰干细胞治疗安全性良好。主要风险包括：①潜在致心律失常作用；②肿瘤生成风险；③异位组织生成；④细胞传送系统并发症；上述风险，随着新一代治疗用干细胞结构和功能机制的阐明以及更好传送系统的开放，将使细胞治疗的安全性进一步提高，同时风险度明显降低[32]。

干细胞治疗临床实践中还应考虑其他方面的诸多问题，如干细胞适应证、治疗时间、干细胞向心肌靶点的迁移效率等等，这些问题将随着更多基础及临床试验研究结果的揭示逐步阐明。

心衰干细胞治疗未来的发展方向包括如下三方面：①干细胞定向诱导分化条件探索；②基因工程或组织工程方法改善干细胞结构及功能；③更为有效的干细胞扩增策略及传送系统开发。

第三节　心力衰竭的基因治疗

基因治疗最初用于遗传性单基因疾病，随着对疾病病理生理机制的深入认识，逐步扩大到其他获得性多基因疾病（如缺血性心脏病、外周血管疾病、心衰等）[33]。心衰基因治疗的目标在于通过转导目的基因表达或下调特定蛋白，修复受损心肌细胞，改善心功能。典型的基因治疗体系由三大体系组成，即载体系统、分子靶点库、传送系统。

一、基因治疗的载体系统

载体与目的基因结合，传输并调节目的基因的靶向表达。载体系统分为两大类：非病毒系统及重组病毒系统。每种载体均有其优点、缺点及不同的组织倾向性。无论何种载体，要求尽可能做到两性：即高效性和低毒性。高效性即目的基因经过载体系统输送后能够高效性表达；低毒性即载体系统本身毒副作用应尽可能小。心衰基因治疗常用载体系统特点如表 27-3 所示：

表 27-3　心衰基因治疗常用载体系统特点

属性	质粒	腺相关病毒	慢病毒	腺病毒
直径	—	20nm	90nm	100nm
基因组	DNA	单链 DNA	RNA	DNA
表达峰值时间	2～4 天	2～4 周	4～6 天	2～4 天
持续表达时间	2～4 周	长期	长期	1～4 周
免疫反应	轻微	轻微	中度	明显

DNA：脱氧核糖核苷酸；RNA：核糖核苷酸

1. 非病毒载体系统

非病毒载体系统包括裸质粒 DNA、脂质体 DNA、多聚体搭载 DNA、寡聚核苷酸等。其中质粒在心衰研究中相对常用。质粒是一种环状双链 DNA，含有目的基因以及目的基因表达的启动子和增强子序列。质粒系统的优点在于操作简单、价廉，机体免疫反应轻微。但其缺点也显而易见，即目的基因的转染效率低，容易被机体代谢降解，故转基因表达时间短，心衰患者长期获益受限。通过对质粒系统进行进一步优化，如导入基质结合区原件（MAR）可减少目的基因沉默，改善质粒转基因表达时间[34]。另外，通过脂质体、多聚体等方式，也可以达到稳定质粒系统的目的[35]。寡聚核苷酸并不是通过替代某种基因起作用，而是通过导入一种转录因子，产生某种调节蛋白而发挥治疗作用。但这种调节效率在心脏极为低下，故在心衰治疗方面应用较少。

2. 重组病毒载体系统

相对于非病毒载体，病毒载体的转染效率高，故在基础及临床研究中应用广泛。常见的重组病毒载体系统包括：逆转录病毒、慢病毒、腺病毒、腺相关病毒。

（1）慢病毒载体：最初从 HIV 病毒获取，是一种 RNA 逆转录病毒，基因组大小约 8kb，与传统的逆转录病毒载体不同，慢病毒载体可在终端分化细胞（如心肌细胞）稳定地进行基因转导和表达。NIwano 等对心梗后心衰大鼠冠状动脉注射慢病毒介导的 SERCA2a 转基因，21 天后心脏转导效率达 40%，其余器官（如肝、脾等）几乎不能检测[36]。说明慢病毒介导的基因治疗具有良好的心脏靶向性。

（2）腺病毒载体：腺病毒是一种双链 DNA 病毒，基因组大小约 30kb。腺病毒载体对体内多种器官组织均具有转染能力。重组腺病毒载体用于心脏疾病基因治疗始于 20 世纪 90 年代。目前，腺病毒载体介导的基因治疗的有效性和安全性已经在动物模型和临床试验中得到研究。腺病毒的转染效率高，但靶基因持续表达时间短。给予心肌原位注射腺病毒介导的转基因，1 周左右靶基因表达水平最高，30 天左右回到基线水平，并且转染心肌细胞周围白细胞浸润显著。提示腺病毒载体在心肌组织表达的不稳定性，且可诱发明显的机体免疫反应。欧洲药物评估管理局审批通过的用于治疗人类脂蛋白酯酶缺乏的第一个基因治疗药物就是 AAV 所介导的。

（3）腺相关病毒（AAV）：重组腺相关病毒是所有病毒载体和非病毒载体中应用最为广泛的基因载体，也是心衰基因治疗领域最有价值的转导载体之一。AAV 能在永久细胞及持续分裂细胞中稳定表达，转染效率高，稳定性好，目前临床试验中，99%的载体均为 AAV[37]。

AAV 是一种单链 DNA 病毒，隶属于微小病毒科依赖病毒属，基因组大小仅为 4.7kb。AAV 载体介导的转基因能够在心肌细胞长期稳定表达，并且固有免疫反应轻。总共有 13 种血清型，其组织趋向性因衣壳蛋白结构差异而不同。最具心脏趋向性的 AAV 血清型为 AAV1、6、8、9 型，但是即便如此，上述 4 型介导的转基因在其他器官如肝、骨骼肌、肺等中也有少量表达。通过构建特殊的衣壳结构可进一步改善 AAV 的心脏趋向性。图 27-5 显示 AAV 介导的基因转导过程示意图，以及各载体系统的相对大小。

总之，不同的载体具有不同的表达动力学和组织趋向性。心衰基因治疗而言，除了上述载体自身特性外，还应考虑影响转基因表达的其他一些因素。如 α-肌球蛋白重链、肌球蛋白轻链激酶-2 及肌钙蛋白 T 启动子能够成功限制转基因表达；低氧诱导因子 1α（HIF1α）启动子能够限制相关转基因表达促血管生成因子[38]。上述限制机制共同构成转基因表达调节系统。一旦临床需要，可以通过转基因表达调节系统短暂限制转基因表达，调节转基因表达的时效性。另外，一些特定的配体诱导的启动子序列也能够短暂限制转基因表达水平，在基础研究中应用较多的是四环素及雷帕霉素转基因表达调节系统[39]。表达调节系统机制的引入将更好地调控转基因表达的时空特异性，从而使得心衰基因治疗获得更好的安全性及有效性。

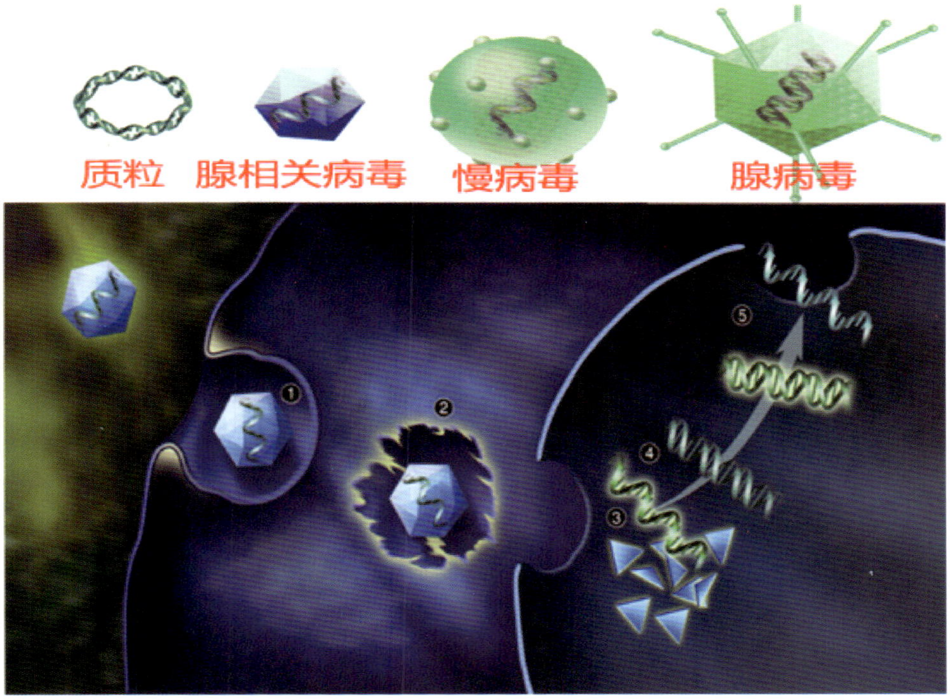

图 27-5　显示腺相关病毒载体进入心肌细胞引导靶基因表达示意图。分为五步即①与细胞受体结合、胞吞；②进入胞质；③进入细胞核及核酸导入；④核壳拆解；⑤双链 DNA 形成。上排模式图反映了质粒、腺相关病毒、慢病毒、腺病毒的相对大小

二、基因治疗的分子靶点

随着在细胞及分子水平上对心衰病理生理机制的深入认识，基因治疗的新靶点不断涌现。心衰发生发展中，存在β肾上腺素能系统的异常激活，同时兴奋收缩偶联中涉及的多个通道、转运体、蛋白质也会发生功能障碍，导致钙离子处理异常。通过基因治疗，将其作为治疗靶点，利用基因编辑重新恢复上述系统的正常功能，是当前抗心衰基因治疗研究的热点。基于这种机制，目前已经开发出多个心衰基因治疗靶向药物。图 27-6 展示了心衰基因治疗的常用分子靶点。

1. β肾上腺素能受体信号通路（β-adrenergic receptor signaling system）

（1）β_2 肾上腺素能受体（β_2-adrenergicreceptor，β_2-AR）：心衰过程中，伴随着心肌重构、交感神经脱敏，这与β肾上腺素能受体信号通路中，β肾上腺素能受体（β-adrenergic receptor，β-AR）下调有关。动物实验表明，给予转基因小鼠过表达人类 β_1-AR，能够诱发严重心肌病；相反，若过表达 β_2-AR，则能够增加腺苷酸环化酶活性，改善左心室功能[40]；给予哺乳类动物心衰模型冠状动脉或直接心肌注射 β_2-AR 转基因，也证实了能够改善心功能[41]。

（2）G 蛋白偶联受体激酶（Gproteincoupled-receptorkinase，GRK）：进一步研究表明，交感神经脱敏，β-AR 系统异常，与 GRK 表达上调，导致受体磷酸化，配体受体功能脱偶联。GRK2 在心脏中表达含量最高。在动物模型中证实，选择性敲出 GRK2 基因能够改善心肌梗死后心衰小鼠心功能；使用一种特殊的 GRK2 抑制肽——βARKct 能够抑制 GRK 介导的 β-AR 脱敏；冠状动脉内注射 βARKct 转基因能够改善心梗后兔动物模型心功能。更多的基础和临床试验正在开展，以进一步验证 βARKct 转基因治疗的有效性和安全性[42]。

（3）腺苷酸环化酶（adenylylcyclase，AC）：AC 也与上述 G 蛋白偶联受体信号通路有关，腺

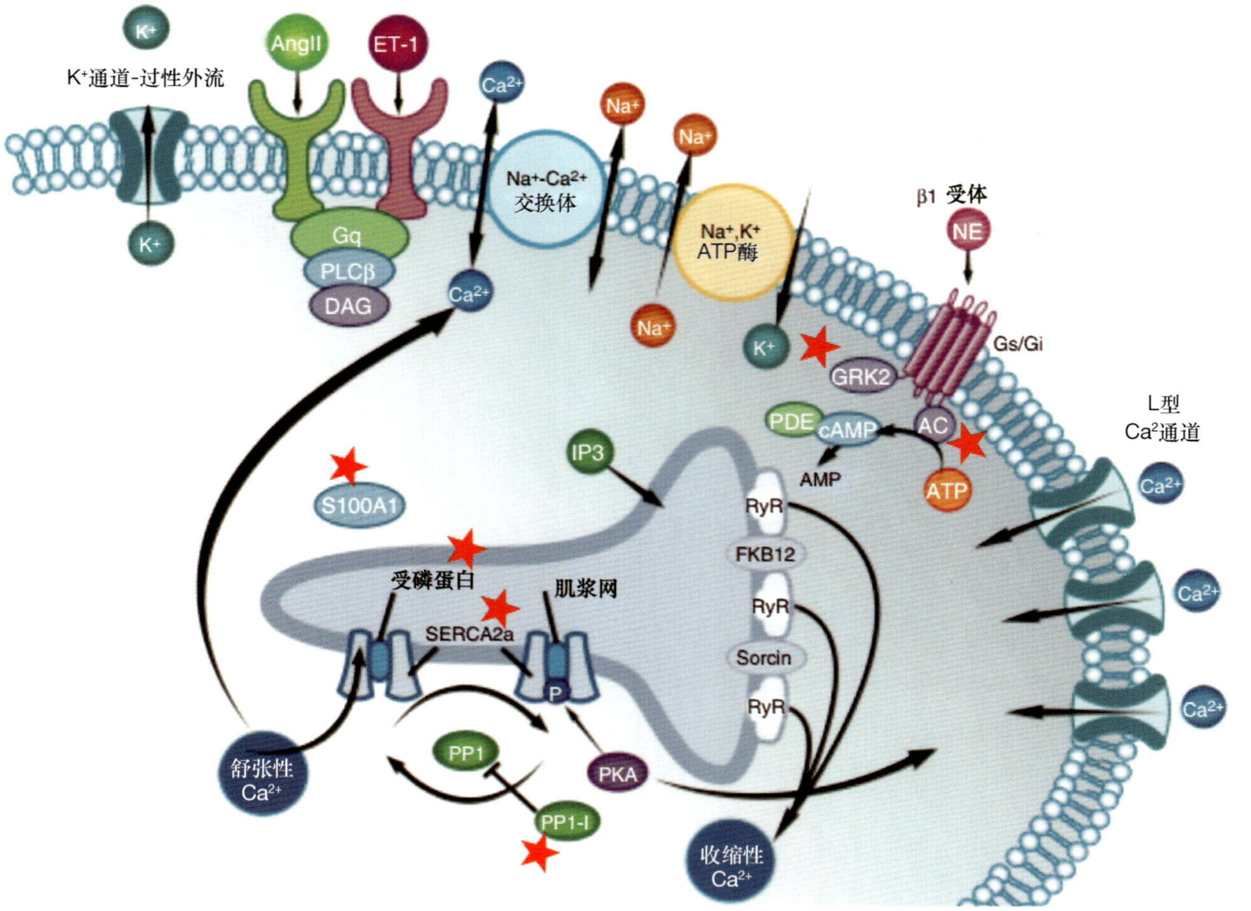

图 27-6　心衰基因治疗常用分子靶点示意图。 AC：腺苷酸环化酶；AngⅡ：血管紧张素Ⅱ；ATP：三磷酸腺苷；cAMP：环磷酸腺苷；DAG：二酰甘油；ET-1：内皮素-1；FKB：FK506 结合蛋白；GRK2：G 蛋白偶联受体结合蛋白 2；IP3：磷酸肌醇；NE：去甲肾上腺素；PDE：磷酸二酯酶；PKA：蛋白激酶 A；PLC：磷脂酶 C；PP1：蛋白磷酸酶；PPI-1：蛋白磷酸酶 1 抑制物；RyR：ryanodine 受体；SERCA2a：肌浆内质网钙 ATP 酶 2a；S100A1：S100 钙结合蛋白 A1。图片改编自 Hajjar[43]

苷酸环化酶Ⅵ型（ACⅥ）能够改善转基因小鼠心功能，改善交感神经脱敏。给予心衰猪动物模型冠状动脉内注射腺病毒介导的 ACⅥ转基因能够改善左心室功能和重塑，并且证明了这种获益与环磷酸腺苷（cAMP）生成增加有关[44]。

2. 钙循环机制受损

Gwathmey 等[45]于 20 多年前首次报道在心衰过程中伴随钙循环机制受损（包括钙开放机制和钙关闭机制），由此揭开心衰患者钙循环研究的序幕。进一步研究发现，一种肌浆网钙通道 SERCA2a，能够在舒张期将钙离子泵回到肌浆网，而发生心衰时，SERCA2a 活性降低，这种活性降低与具体的心衰病因无关，提示 SERCA2a 功能异常是各种心衰的共同发病机制。

（1）SERCA2a：大量心衰动物实验证实，通过搭载 SERCA2a 的转基因，可明显改善心功能。同时，一项射血分数保留的心衰研究表明，于冠状动脉内注射 AAV 介导的 SERCA-2a 能改善 HF-PEF 猪心室重塑及左心功能。此外，SERCA-2a 转基因治疗除改善收缩功能外，尚具有其他方面的多重作用，如改善心肌能量代谢[46]、减少室性心律失常[47]、改善冠状动脉血流循环[48]。

（2）受磷蛋白（phospholamban，PLN）：PLN 是一种钙通道调节蛋白，心衰患者中心肌细胞 PLN 表达上调，影响 Ca^{2+} 关闭机制；降低人心肌细胞 PLN 表达水平，可以改善心肌细胞收缩及舒张功能；通过RNA干扰（RNAi）抑制相关PLN基因表达可改善心功能。动物实验也证实，将AAV介导的PLNRNAi转基因注入冠状动脉，抑制PLN表达，可上调SERCA-2a，改善心功能[49]。此外，PLN磷酸化调节相关蛋白，如蛋白磷酸酶抑制物1（protein phosphatase inhibitor-1，PPI1）以及PPI1抑制剂-1（inhibitor-1，I-1）能够调节PLN磷酸化水平，PPI1导致PLN去磷酸化，I-1激活PLN磷酸化。心衰患者中存在PPI表达活性增高，过表达PPI-1或敲除I-1的小鼠，其心功能明显受限；而I-1过表达转基因小鼠其研究命名了PLN磷酸化水平与SERCA2a活性呈正相关，I-1过表达还能改善缺血再灌注损伤、降低内质网应激，改善心功能[50]。

（3）S100蛋白：S100蛋白是一种钙调节相关蛋白，A1型（S100A1）能够增加SERCA2a及Ryanodine受体（ryanodine receptor，RYR）活性。AAV6介导的S100A1转基因能够改善心衰大鼠左心室功能，逆转重构；AAV9介导的S100A1进一步在缺血性心肌病动物模型中证实了其保护作用。S100A1相关的临床试验即将进行[51-52]。

（4）小泛素样调节肽（smallubiquitin-like-modifier，SUMO）：SUMO是位于细胞质中的一种多肽，通过转录后修饰作用调节其他蛋白质的功能。Kho等的研究发现，通过AAV9介导的SUMO1转基因治疗能够改善猪心衰动物模型SERCA2a活性，同时降低死亡率，改善血流动力学参数[53]。因此，SUMO1也可作为心衰基因治疗的潜在靶点。

3. 其他基因治疗靶点

干细胞因子（SCF）是c-kit阳性细胞的配体，可诱发干细胞向心脏损伤区域定向移动，具有募集祖细胞及促进祖细胞增殖能力，据此可构建SCF过表达载体基因[54]。基质细胞衍生因子-1通过其相应的受体与趋化因子受体4结合，形成复合物（SDF-1-CXCR4）也具有与SCF相似功能，也可据此构建靶基因，用于心衰的治疗。一项Ⅰ期临床试验（NCT01082094）的研究表明，质粒介导的SDF-1基因治疗可改善缺血性心肌病患者1年预后及心功能[55]。值得注意的是，SDF-1对于心肌细胞收缩功能的影响，不同研究尚存在一定的争议[56]，因此，真正实现SDF-1的临床转化尚需更多的循证医学证据支持。

三、心力衰竭基因治疗转基因载体的传输方式

与心衰的干细胞治疗传输方式类似，心衰的基因治疗中其转基因载体的传输方式也分为4种。即经冠状动脉注射、经冠状静脉逆行注射、经心肌注射（包括经导管内膜注射和经外科心外膜注射）、心包腔注射。各种注射方式特性及注意事项参见心衰干细胞治疗部分。

四、心力衰竭基因治疗相关临床试验汇总

目前有大量有关心衰基因治疗的临床试验正在开展，部分已经完结（表27-4）。随着这些临床试验的结果的逐步呈现，心衰基因治疗的有效性和安全性也将进一步接受验证。

CUPID研究（NCT00454818）[57]即经皮心脏疾病基因治疗钙上调研究，使用重组AAV1搭载SERCA2a转基因经冠状动脉内注射治疗晚期心衰患者，旨在判断不同剂量的AAV1-SERCA2a（低剂量组$6*10^{11}$DRP，中剂量组$3*10^{12}$DRP，高剂量组$1*10^{13}$DRP，DRP特指抗DNA酶颗粒数）与安慰剂相比，其有效性及安全性如何；入组39人，AAV1-SERCA2a低、中、高剂量组分别为8、8、9人，安慰剂组14人；入组标准包括NYHA心功能Ⅲ～Ⅳ级，LVEF≤35%，接受最佳药物治疗至少30天，体内中和抗体滴度＜1∶2。终点指标包括患者主要不良心血管事件（main adverse cardiac events，MACE）发生率及心功能评价指标。研究发现，随访1年，AAV1-SERCA2a高剂量基因治疗组NYHA心功能分级明显降低，明尼苏达心衰量表评分显著降低，6min步行距离延长，累积不良心血管事件也显著减少，未见明显不良反应（图27-7）。CUPID

表 27-4 心衰基因治疗相关临床试验一览

试验	试验阶段	载体-基因	纳入标准	状态	备注
CUPID NCT00454818	Ⅱ	AAV1-SERCA2a	晚期心衰	结束	入组 39 人，随访 1 年，高剂量基因治疗组累积 MACE 发生率最低
CUPID-2b NCT01643330	Ⅱ	AAV1-SERCA2a	晚期心衰	进行	入组 250 人，随访 1 年，观察 MACE 事件发生情况，预计 2016 年 1 月完成
SERCA-LVAD NCT00534703	Ⅱ	AAV1-SERCA2a	植入 LVAD 的慢性心衰	进行	入组 24 人，随访半年，观察 MACE 发生率，预计 2016 年 5 月完成
AGENT-HF NCT01966887	Ⅱ	AAV1-SERCA2a	晚期心衰	进行	入组 44 人，随访半年，比较 LVESV 变化情况，预计 2016 年 1 月完成
AC6-CHF NCT00787059	Ⅰ～Ⅱ	Ad5-AC Ⅵ	充血性心衰	进行	入组 56 人，使用运动平板、多巴酚丁胺负荷超声心动图等评估 1 个月及 3 个月血流动力学参数，预计 2016 年初完成
JVS-100NCT01082094	Ⅰ	质粒-SDF-1	缺血性心衰	结束	入组 17 人，比较不同剂量 JVS-100 的有效性和安全性。随访 1 年，NYHA 心功能、6min 步行距离、生活质量改善，与剂量成正相关

注：AAV：腺相关病毒；Ad：腺病毒；SERCA2a：肌浆内质网钙离子 ATP 酶 2a；SDF-1：基质衍生因子-1；MACE：主要不良心血管事件；LVESV：左心室收缩末期容积

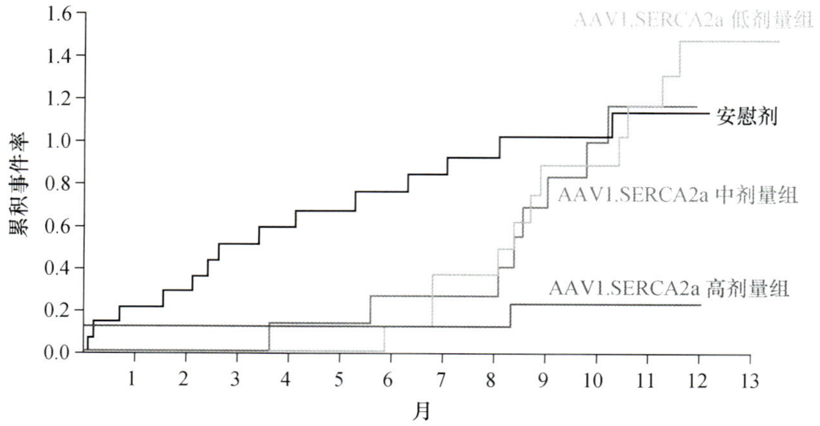

图 27-7 CUPID 1 年随访结果显示 AAV1-SERCA2a 高剂量组累积事件发生率明显降低[57]

研究肯定了 AAV1-SERCA2a 用于治疗晚期心衰的有效性。

Zsebo 等[58]对 CUPID 研究中的患者进行了长达 3 年的后续随访，比较各组 MACE（包括心梗、心衰恶化、心衰再次入院、左心室辅助装置植入、心脏移植和死亡的复合终点）的远期发生率，研究发现，安慰剂组 MACE 发生率最高，中剂量组及低剂量组发生率也高但发生时间有延迟，而高剂量组 MACE 发生率最低。相对于安慰剂组，高剂量组 MACE 发生率减少 82%（$P=0.048$，图 27-8）。上述研究表明 AAV1-SERCA2a 转基因治疗可使晚期心衰患者长期获益。

基于 CUPID 的研究结果，随即进行了样本量更大的 CUPID-2b 研究[59]（研究基本特征见表 27-4），纳入晚期心衰患者 250 人，随机分为 AAV1-SERCA2a 基因治疗组（$1*10^{13}$ DRP）和安慰剂组，随访 1 年，比较 MACE 发生率。主要终点为再发心衰发生率，次要终点包括全因死亡、机械循环支持、心脏移植发生率。初步结果令人惊讶，与安慰剂相比，主要终点事件方面，基因治疗组未见明显获益（风险比＝0.93，95%可信区间 0.53～1.65；$P=0.81$），次要终点事件方面，

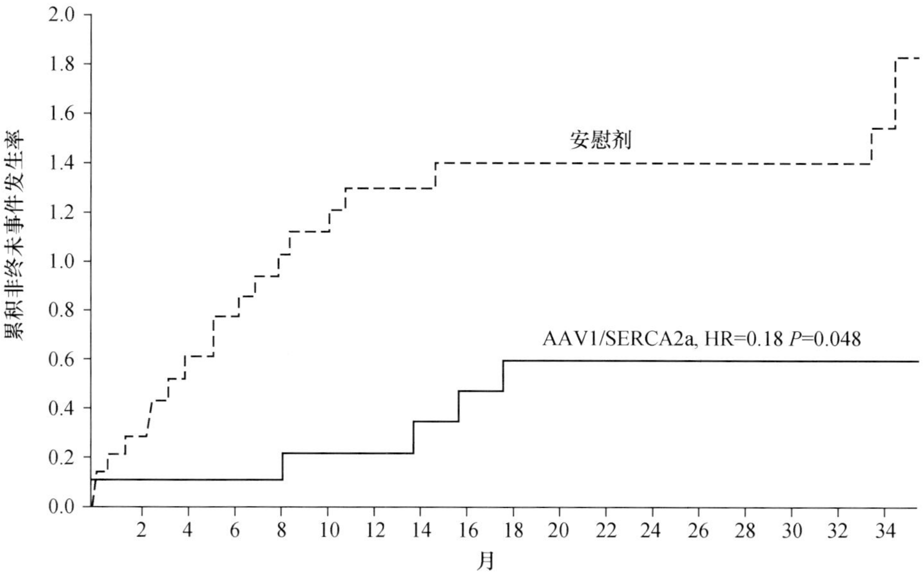

图 27-8 CUPID 研究 3 年随访结果，提示 AAV1-SERCA2a 高剂量与安慰剂组相比，累积事件发生率显著降低[58]

AAV1-SERCA2a 组也未见明显获益[60]。

CUPID-2b 研究得出阴性的结果，一方面由于入组人群中包括 NYHA 心功能Ⅱ级的患者，该类患者 SERCA2a 功能障碍程度也许尚不严重，间接降低了 AAV1-SERCA2a 的治疗获益程度；另一方面，AAV1 可能在患者体内诱发中和抗体滴度增加，降低基因转染效率。最后，按照整体生理学的观点，人体是一个统一结合的有机统一体，基因治疗后有可能诱发机体自身的正负反馈调节机制，基因治疗超敏或脱敏，影响基因治疗效果。同时也提醒我们，对于心衰病理生理机制的认识尚不完善，当前的基因治疗靶点也许并不是最佳的。尽管多数心衰基因治疗的基础及临床试验均得出阳性结果，但 CUPID-2b 研究结果提醒我们不能盲目乐观，心衰基因治疗领域仍有很多悬而未决的问题亟待解决。

五、未来心衰基因治疗的发展方向

首先，AAV 相关中和抗体在患者体内极为常见，从而降低了病毒载体相关基因治疗效率。开发更好的载体系统，提高转染效率，是以后基因治疗的发展方向，此外，具有促心肌再生作用的载体系统目前正在研发；其次，随着对心衰病理生理机制的深入认识，新的基因治疗靶点将不断涌现（如各种心衰相关受体、信号分子、结构蛋白、酶类等）；再次，转导基因的高水平表达一方面能尽可能达到目标浓度，使患者获益；另一方面，如果表达过度则可能诱发毒副作用，对机体反而有害[61]。因此开发安全有效的转基因调节系统调节目的基因时空特异性表达，在未来基因治疗领域是必需的。最后，随着整体生理学理论的提出与普及，晚期心衰患者作为一个功能有机体，必然存在复杂的功能调节机制，对心衰患者的整体机体功能进行调控和评估，探索并深刻理解这些整体调节机制，必然有助于更好地认识基因治疗的利弊，从而设计出更佳的基因治疗方案。

目前细胞治疗和基因治疗仅作为心衰患者以指南为导向的最佳药物治疗、器械治疗及心脏移植治疗外的辅助治疗方式，但作为有可能从根本上改善病变心脏结构和功能的治疗手段，伴随大量基础研究及临床试验数据的支持，必将在未来抗心衰治疗领域展现出强大的潜力。为临床心血管病医师抗心衰治疗带来更多选择的武器，也为晚期心衰患者带来更多希望。

（杨杰孚　陈清勇）

参考文献

[1] McMurray JJ, Adamopoulos S, Anker SD, et al. Esc

guidelines for the diagnosis and treatment of acute and chronic heart failure 2012: The task force for the diagnosis and treatment of acute and chronic heart failure 2012 of the european society of cardiology. Developed in collaboration with the heart failure association (hfa) of the esc. Eur Heart J, 2012, 33 (14): 1787-1847.

[2] Yancy CW, Jessup M, Bozkurt B, et al. 2013 accf/aha guideline for the management of heart failure: A report of the american college of cardiology foundation/american heart association task force on practice guidelines. Circulation, 2013, 128 (16): e240-327.

[3] 陈伟伟，高润霖，刘力生，等.《中国心血管病报告2014》概要. 中国循环杂志，2015 (07): 617-622.

[4] Braunwald E. The war against heart failure: The lancet lecture. The Lancet, 2015, 385 (9970): 812-824.

[5] Fonarow GC, Abraham WT, Albert NM, et al. Factors identified as precipitating hospital admissions for heart failure and clinical outcomes: Findings from optimize-hf. Archives of Internal Medicine, 2008, 168 (8): 847-854.

[6] Fang JC, Ewald GA, Allen LA, et al. Advanced (stage d) heart failure: A statement from the heart failure society of america guidelines committee. J Card Fail, 2015, 21 (6): 519-534.

[7] Gheorghiade M, Bohm M, Greene SJ, et al. Effect of aliskiren on postdischarge mortality and heart failure readmissions among patients hospitalized for heart failure: The astronaut randomized trial. JAMA, 2013, 309 (11): 1125-1135.

[8] Parving HH, Brenner BM, McMurray JJ, et al. Baseline characteristics in the aliskiren trial in type 2 diabetes using cardio-renal endpoints (altitude). J Renin Angiotensin Aldosterone Syst, 2012, 13 (3): 387-393.

[9] Ferrari R, Bohm M, Cleland JG, et al. Heart failure with preserved ejection fraction: Uncertainties and dilemmas. European Journal of Heart Failure, 2015, 17 (7): 665-671.

[10] 中华医学会心血管病学分会，中华心血管病杂志编辑委员会. 中国心力衰竭诊断和治疗指南 2014. 中华心血管病杂志，2014 (2): 98-122.

[11] Chien KR. Stem cells. Lost in translation. Nature, 2004, 428 (6983): 607-608.

[12] Urbanek K, Rota M, Cascapera S, et al. Cardiac stem cells possess growth factor-receptor systems that after activation regenerate the infarcted myocardium, improving ventricular function and long-term survival. Circulation Research, 2005, 97 (7): 663-673.

[13] Rossig L, Urbich C, Bruhl T, et al. Histone deacetylase activity is essential for the expression of hoxa9 and for endothelial commitment of progenitor cells. Journal of Experimental Medicine, 2005, 201 (11): 1825-1835.

[14] Alvarez-Dolado M, Pardal R, Garcia-Verdugo JM, et al. Fusion of bone-marrow-derived cells with purkinje neurons, cardiomyocytes and hepatocytes. Nature, 2003, 425 (6961): 968-973.

[15] Gnecchi M, Danieli P, Cervio E. Mesenchymal stem cell therapy for heart disease. Vascular Pharmacology, 2012, 57 (1): 48-55.

[16] Schachinger V, Erbs S, Elsasser A, et al. Improved clinical outcome after intracoronary administration of bone-marrow-derived progenitor cells in acute myocardial infarction: Final 1-year results of the repair-ami trial. European Heart Journal, 2006, 27 (23): 2775-2783.

[17] Jeevanantham V, Butler M, Saad A, et al. Adult bone marrow cell therapy improves survival and induces long-term improvement in cardiac parameters: A systematic review and meta-analysis. Circulation, 2012, 126 (5): 551-568.

[18] Murry CE, Wiseman RW, Schwartz SM, et al. Skeletal myoblast transplantation for repair of myocardial necrosis. Journal of Clinical Investigation, 1996, 98 (11): 2512-2523.

[19] Wang X, Zhang J, Zhang F, et al. The clinical status of stem cell therapy for ischemic cardiomyopathy. Stem Gell Lnt, 2015, 2015: 135023.

[20] Schuleri KH, Feigenbaum GS, Centola M, et al. Autologous mesenchymal stem cells produce reverse remodelling in chronic ischaemic cardiomyopathy. European Heart Journal, 2009, 30 (22): 2722-2732.

[21] Asahara T, Murohara T, Sullivan A, et al. Isolation of putative progenitor endothelial cells for angiogenesis. Science, 1997, 275 (5302): 964-967.

[22] Losordo DW, Kibbe MR, Mendelsohn F, et al. A randomized, controlled pilot study of autologous

cd34+ cell therapy for critical limb ischemia. Circ Cardiovasc Interv，2012，5 (6)：821-830.

[23] See F，Seki T，Psaltis PJ，et al. Therapeutic effects of human stro-3-selected mesenchymal precursor cells and their soluble factors in experimental myocardial ischemia. Journal of Cellular and Molecular Medicine，2011，15 (10)：2117-2129.

[24] Bartunek J，Behfar A，Dolatabadi D，et al. Cardiopoietic stem cell therapy in heart failure：The c-cure (cardiopoietic stem cell therapy in heart failure) multicenter randomized trial with lineage-specified biologics. J Am Coll Cardiol，2013，61 (23)：2329-2338.

[25] Oh H，Bradfute SB，Gallardo TD，et al. Cardiac progenitor cells from adult myocardium：Homing，differentiation，and fusion after infarction. Proc Natl Acad Sci U S A，2003，100 (21)：12313-12318.

[26] D'Amario D，Fiorini C，Campbell PM，et al. Functionally-competent cardiac stem cells can be isolated from endomyocardial biopsies of patients with advanced cardiomyopathies. Circulation Research，2011，108 (7)：857-861.

[27] Chugh AR，Beache GM，Loughran JH，et al. Administration of cardiac stem cells in patients with ischemic cardiomyopathy：The scipio trial：Surgical aspects and interim analysis of myocardial function and viability by magnetic resonance. Circulation，2012，126 (11 Suppl 1)：S54-64.

[28] Takahashi K，Tanabe K，Ohnuki M，et al. Induction of pluripotent stem cells from adult human fibroblasts by defined factors. Cell，2007，131 (5)：861-872.

[29] Reza Mohammadhasani M，Hasanzad M，Mohammadhasani A，et al. Some notes on stem cell therapy in cardiovascular diseases. ARYA Atheroscler，2010，6 (2)：78-81.

[30] Mariani JA，Kaye DM. Delivery of gene and cellular therapies for heart disease. J Cardiovasc Transl Res，2010，3 (4)：417-426.

[31] Heldman AW，DiFede DL，Fishman JE，et al. Transendocardial mesenchymal stem cells and mononuclear bone marrow cells for ischemic cardiomyopathy：The tac-hft randomized trial. JAMA，2014，311 (1)：62-73.

[32] Henning RJ. Stem cells for cardiac repair：Problems and possibilities. Future Cardiol，2013，9 (6)：875-884.

[33] Naim C，Yerevanian A，Hajjar RJ. Gene therapy for heart failure：Where do we stand? Curr Cardiol Rep，2013，15 (2)：333.

[34] Argyros O，Wong SP，Fedonidis C，et al. Development of s/mar minicircles for enhanced and persistent transgene expression in the mouse liver. J Mol Med (Berl)，2011，89 (5)：515-529.

[35] Wasala NB，Shin JH，Duan D. The evolution of heart gene delivery vectors. Journal of Gene Medicine，2011，13 (10)：557-565.

[36] Niwano K，Arai M，Koitabashi N，et al. Lentiviral vector-mediated serca2 gene transfer protects against heart failure and left ventricular remodeling after myocardial infarction in rats. Molecular Therapy，2008，16 (6)：1026-1032.

[37] Pacak CA，Byrne BJ. Aav vectors for cardiac gene transfer：Experimental tools and clinical opportunities. Molecular Therapy，2011，19 (9)：1582-1590.

[38] Prasad KM，Xu Y，Yang Z，et al. Robust cardiomyocyte-specific gene expression following systemic injection of aav：In vivo gene delivery follows a poisson distribution. Gene Therapy，2011，18 (1)：43-52.

[39] Vanrell L，Di Scala M，Blanco L，et al. Development of a liver-specific tet-on inducible system for aav vectors and its application in the treatment of liver cancer. Molecular Therapy，2011，19 (7)：1245-1253.

[40] Shah AS，White DC，Emani S，et al. In vivo ventricular gene delivery of a beta-adrenergic receptor kinase inhibitor to the failing heart reverses cardiac dysfunction. Circulation，2001，103 (9)：1311-1316.

[41] Shah AS，Lilly RE，Kypson AP，et al. Intracoronary adenovirus-mediated delivery and overexpression of the beta (2) -adrenergic receptor in the heart：Prospects for molecular ventricular assistance. Circulation，2000，101 (4)：408-414.

[42] Katz MG，Fargnoli AS，Swain JD，et al. Aav6-betaarkct gene delivery mediated by molecular cardiac surgery with recirculating delivery (mcard) in sheep results in robust gene expression and increased adren-

ergic reserve. J Thorac Cardiovasc Surg, 2012, 143 (3): 720-726. e723.

[43] Hajjar RJ. Potential of gene therapy as a treatment for heart failure. Journal of Clinical Investigation, 2013, 123 (1): 53-61.

[44] Lai NC, Roth DM, Gao MH, et al. Intracoronary delivery of adenovirus encoding adenylyl cyclase vi increases left ventricular function and camp-generating capacity. Circulation, 2000, 102 (19): 2396-2401.

[45] Gwathmey JK, Copelas L, MacKinnon R, et al. Abnormal intracellular calcium handling in myocardium from patients with end-stage heart failure. Circulation Research, 1987, 61 (1): 70-76.

[46] Sakata S, Lebeche D, Sakata N, et al. Restoration of mechanical and energetic function in failing aortic-banded rat hearts by gene transfer of calcium cycling proteins. J Mol Cell Cardiol, 2007, 42 (4): 852-861.

[47] Lyon AR, Bannister ML, Collins T, et al. Serca2a gene transfer decreases sarcoplasmic reticulum calcium leak and reduces ventricular arrhythmias in a model of chronic heart failure. Circ Arrhythm Electrophysiol, 2011, 4 (3): 362-372.

[48] Hadri L, Bobe R, Kawase Y, et al. Serca2a gene transfer enhances enos expression and activity in endothelial cells. Molecular Therapy, 2010, 18 (7): 1284-1292.

[49] Suckau L, Fechner H, Chemaly E, et al. Long-term cardiac-targeted rna interference for the treatment of heart failure restores cardiac function and reduces pathological hypertrophy. Circulation, 2009, 119 (9): 1241-1252.

[50] Nicolaou P, Rodriguez P, Ren X, et al. Inducible expression of active protein phosphatase-1 inhibitor-1 enhances basal cardiac function and protects against ischemia/reperfusion injury. Circulation Research, 2009, 104 (8): 1012-1020.

[51] Most P, Remppis A, Pleger ST, et al. S100a1: A novel inotropic regulator of cardiac performance. Transition from molecular physiology to pathophysiological relevance. Am J Physiol Regul Integr Comp Physiol, 2007, 293 (2): R568-577.

[52] Rohde D, Brinks H, Ritterhoff J, et al. S100a1 gene therapy for heart failure: A novel strategy on the verge of clinical trials. J Mol Cell Cardiol, 2011, 50 (5): 777-784.

[53] Kho C, Lee A, Jeong D, et al. Sumo1-dependent modulation of serca2a in heart failure. Nature, 2011, 477 (7366): 601-605.

[54] Yaniz-Galende E, Chen J, Chemaly E, et al. Stem cell factor gene transfer promotes cardiac repair after myocardial infarction via in situ recruitment and expansion of c-kit+ cells. Circulation Research, 2012, 111 (11): 1434-1445.

[55] Penn MS, Mendelsohn FO, Schaer GL, et al. An open-label dose escalation study to evaluate the safety of administration of nonviral stromal cell-derived factor-1 plasmid to treat symptomatic ischemic heart failure. Circulation Research, 2013, 112 (5): 816-825.

[56] Pyo RT, Sui J, Dhume A, et al. Cxcr4 modulates contractility in adult cardiac myocytes. J Mol Cell Cardiol, 2006, 41 (5): 834-844.

[57] Jessup M, Greenberg B, Mancini D, et al. Calcium upregulation by percutaneous administration of gene therapy in cardiac disease (cupid): A phase 2 trial of intracoronary gene therapy of sarcoplasmic reticulum ca2+-atpase in patients with advanced heart failure. Circulation, 2011, 124 (3): 304-313.

[58] Zsebo K, Yaroshinsky A, Rudy JJ, et al. Long-term effects of aav1/serca2a gene transfer in patients with severe heart failure: Analysis of recurrent cardiovascular events and mortality. Circulation Research, 2014, 114 (1): 101-108.

[59] Greenberg B, Yaroshinsky A, Zsebo KM, et al. Design of a phase 2b trial of intracoronary administration of aav1/serca2a in patients with advanced heart failure: The cupid 2 trial (calcium up-regulation by percutaneous administration of gene therapy in cardiac disease phase 2b). JACC Heart Fail, 2014, 2 (1): 84-92.

[60] Greenberg B, Butler J, Felker GM, et al. Cupid 2: A phase 2b trial investigating the efficacy and safety of the intracoronary administration of aav1/serca2a in patients with advanced heart failure. Journal of Cardiac Failure, 2015, 21 (11): 939-940.

[61] Greenberg B. Gene therapy for heart failure. J Cardiol, 2015, 66 (3): 195-200.

第二十八章　心力衰竭患者的运动训练和康复

第一节　心肺运动试验的临床实施

心肺运动试验（cardiopulmonary exercise testing，CPET）是目前临床上全面整体地检查从静息到运动状态心肺代谢等多系统功能，对整体功能状态进行评估的唯一临床检测方法。首先在静息状态下测定人体的肺功能，继之在连续动态监测记录进出气流、O_2、CO_2、全导联心电图、袖带无创血压、脉搏氧饱和度，甚至动脉和（或）静脉置管直接测定血压及抽取血液样本以分析血液中的气体和各种化学成分，从静息状态（≥3min），无功率负荷热身运动（≥3min），根据性别年龄和功能状态等选择 10～50W/min 的功率递增速率进行症状限制性最大负荷运动至运动受限，并继续记录≥5min 的恢复情况。心肺运动试验应该就是该个体的呼吸、血液循环和代谢系统在神经体液联合调控下，在消化吸收、泌尿、皮肤等全身各系统共同辅助下，各个系统共同完成的一个氧气代谢为核心的整体生理学的主要信息，只要耐心细致地正确判读就可以为呼吸系统、血液循环系统和代谢系统等为主的人体整体功能状态进行科学的评估，从而达到区分健康、亚健康和疾病的目的。仅临床医学而言，可以为上述主要系统疾病的诊断、病情状态和功能状态、治疗效果的客观评估和疾病预后的预测提供科学的客观依据。

心肺运动试验的历史已有半个世纪之久，对人体整体整合调控的全面综合理解是正确解读运动心肺检查的前提。我们必须始终坚持“以人为本”，用联系的、整体的、全面的观点来理解以心肺代谢等为主体的人体功能联合一体化自主调控的复杂过程，任何将呼吸、血液循环、神经体液、代谢等系统功能机械片面地割裂开来的观点和看法都会对心肺运动检查结果的判读带来干扰，甚至误导，因此，本节在描述心肺运动试验在心血管病学的临床应用之前，具体介绍心肺运动试验临床实施以及基本概念，包括实验室条件和设备、主要检测指标及其临床意义等。并针对应用过程中所遇到的实际疑难问题进行解答，由于篇幅所限，本节没有详述静态肺功能、运动心电图、运动血压检测等内容。

一、心肺运动试验实验室条件要求和设备

（一）心肺运动试验实验室要求

1. 对环境的要求

运动实验室应有较大的房间面积，不仅要容纳运动试验相关的各类检查设备，急救设备设施及药品，还要为患者和工作人员留有足够大的活动和治疗空间，应保证通畅的急救通道以及应急出口。实验室应该具有良好的采光和通风，环境整洁，有温度和湿度控制系统。实验室温度一般控制在 20～22℃，相对湿度 50%左右。实验室合适的温度、湿度、气压对自动心肺运动测试仪等医疗设备的正常运转、患者舒适和实验结果的评定具有重要的作用。实验室的环境应相对安静，

以减少对患者的干扰。

房间布置要温馨舒适，可在患者运动时所面对的墙面上悬挂风景画等图片，使患者在较轻松的状态下完成检查。检查台应备有毛巾、计时器等物品，并对患者的隐私进行有效保护（譬如配置拉帘）。

应在运动试验实验室内（或等待处）悬挂运动试验方法学介绍、试验的目的，适应证和禁忌证、注意事项等，使患者理解并积极配合完成实验。在室内的墙面上悬挂大小适中、字迹清晰的“自我感觉用力评分法”，即“Borg 记分表”，以便准确评估患者的主观用力程度。

2. 人员配置

运动试验应包含以下成员：临床执业医师、医师助理或技术员、护士，可酌情配备运动训练师。所有人员均需经过专业训练和心肺复苏培训，能应对检查过程中突发的紧急情况，并能按照应急流程操作，对患者进行基础及高级的生命支持施救。

（二）心肺运动试验设备选择

1. 运动测力设备

从临床应用角度看电磁负荷功率自行车用于心肺运动试验明显优于运动平板，应当考虑首选。功率自行车有直接精确的功率输出；安全性高，如出现受试者不能耐受的情况，可以自行终止运动，也可避免倒地引起严重外伤；少年、老人、身体虚弱及心衰Ⅳ级患者也适合开展。功率自行车踏车运动试验心电图、血压和血氧测量较少干扰，特别是对于以氧气需求-供应动态失衡为特征的缺血心血管疾病早期诊断和诊断精确度更为有利；身体动度小还比较有利于测定气体交换和呼吸功能。缺点是下肢力量不够或者活动受限者较难完成测试。活动平板运动负荷试验测得的最大心肌摄氧量高于踏车试验（约 10%）。缺点是运动平板没有实际功率，只能从理论上根据体重、速度和斜率推算出功率估计值，受试者主观的干扰作用多（如抓不抓扶手），且运动中心电图、血压和血氧测量干扰较大，影响判断，特别是容易误导心肌缺血判断。

（1）自行车：踏车试验作为平板运动试验的补充一般适用于如下：有关节炎的患者，有外周血栓性疾病的患者，或神经系统疾病使下肢运动受限等情况。在欧洲常用作标准试验。踏车试验设备比较便宜，也能够通过记录运动的分级来量化评定运动试验的结果。

（2）活动平板（跑台）：活动平板应该由电驱动并能根据患者体重调整运动方案，最大承重可达 157.5kg。同时应该有一个较宽的速度调节范围，从 1mph 到 8mph（1mph＝1.61km/h）。高度可调节从 0°到 20°的坡度。平板至少 127cm 长，40.64cm 宽，为安全起见，前部应该有扶手，两侧有保护装置。紧急停止按钮应该醒目并能够在患者要求停止时迅速起到作用。活动平板的代谢当量可以通过速率和坡度按照公式计算求得。

（3）上臂测力计：上臂运动试验测定对如下患者可选用：被诊断为下肢血栓性静脉炎的患者，或有下肢活动障碍的患者，或者有神经异常导致下肢运动障碍的患者等。对于经常以上半身运动为主的患者进行上臂运动试验测定也是比较好的方式。上臂运动试验测定可以通过主动和被动的机械测功方式进行分级评定，但对冠心病的诊断价值尚有争议。

2. 气体分析及肺功能仪

现代计算机代谢测定系统使准确评估肺通气换气成为可能，使用此设备能够准确评估心肺功能，因此设备最佳选择是同时具备全套标准静态肺功能测定选项。尽管最大运动量或亚极量时的耗氧量能够测定，而其他的一些变量如肺活量和 CO_2 产生比、正常潮气量末时 CO_2 压力以及摄氧率等在诊断和分析时也是非常有价值的。肺通气和肺换气经常被用于临床心肺功能研究，尤其在进行运动试验时进行肺功能评定，其价值更大。

受试者通常使用咬口器和鼻夹来保证所有吸入和呼出气体都经流量计进入气体分析器。临床上也有使用面罩代替咬口器的，但是作者不建议这样做，主要有两个原因：①咬口器的死腔容积远小于面罩。一般而言，咬口器的死腔约为 50ml，而面罩约为 200ml，考虑到鼻腔本身也有约 50ml，当我们用鼻夹封闭鼻腔之后咬口器的死腔就几乎可以忽略不计，这样就更能真实反映实际的肺通气状态。②咬口器的气流方式更加合理。由于人体面部轮廓的原因，面罩中口鼻的呼出气流形成湍流，不利于流量计对气流的计算，而咬口器的气道短直，直接与流量计相对，呼出气形成层流更有利于气流的测定。

3. 心电图记录仪

要做到对运动试验进行中和恢复阶段的心脏节律、心率的监测，以及对缺血心电图改变的正确识别，选用符合要求标准的心电图仪器是必需的。选购大型的心电监测计算机应该能够准确反映 ST 段的改变，并且能够及时比较前后的心电数据。12 导或 3 导的运动心电监测分析系统是十分必要的，而 12 导心电记录仪能够提供更多的信息（推荐）。12 导心电记录仪能更好地区分部分特殊的心律失常：如区分室性心律失常还是室上性心律失常。有时 ST 段的改变仅孤立地出现于一个导联，如下壁导联，这时 12 导心电记录仪要优于 3 导心电记录仪。尤其需要注意的是在进行运动试验前行静息 12 导心电图是必需的。运动伪差的甄别对计算机的要求更高，患者皮肤的准备、电极的良好接触、电极导线的恰当固定是获得良好稳定图像的关键。

4. 血压监测仪

在运动检查过程中检查人员手测血压是一种简单易行的监测血压的方法。目前有许多自动血压检测仪，但这些仪器价格昂贵，且在高运动强度的运动中测量数值有可能不准确，尤其是对舒张压的测量。因此如果准备在试验中常规应用自动血压监测仪，应在使用前进行校对，并对检查中出现的异常血压变化，检查人员应进行手动测量血压复查。血压计及其袖带应保持整洁，每次应用后均应使用消毒剂擦洗，并备有不同型号的袖带以便于检查。

5. 脉搏氧饱和度仪

无创伤推算动脉血氧饱和度的仪器。

6. 动静脉血管通路的开放，压力测定装置，血液气体分析及血液生化物质分析测定仪器

可以根据需要而配置[1-5]。

（三）心肺运动试验设备系统定标

1. 功率自行车负荷输出功率定标

从目前各个心肺运动试验设备系统生产厂家定标的要求来看，都明确要求对功率自行车的输出功率分别定标。由于功率自行车输出功率具有相当高的稳定性，一般在设备安装调试完成后没有明确重复定标的时间要求，但是只要功率自行车进行搬动等则需要重复定标。临床上反复大量的运动测试则需要进行年度定标。注意：机械输出功率的标定还需要正常人氧耗量程度来进行功能匹配确定（详见下文“心肺运动试验系统综合定标-正常人测定定标”）。

2. 气流、氧气和二氧化碳气体浓度的单项分别反复定标

目前各个心肺运动试验设备系统生产厂家的气流、氧气和二氧化碳测定采样频率多在 50～200Hz 范围，气流、O_2 和 CO_2 分析装置的稳定性都不是很高且精准测定寿命有限，都明确要求至少每天对气流、氧气和二氧化碳气体浓度的单项分别定标。气流定标一般使用 3L 容量的注射筒按照缓慢、较慢、中、较快和快共五（或者三）个不同的速度分别抽/推而得到相同的等于 3L 的读数来定标。氧气和二氧化碳气体浓度的单项定标分别采用两点式标定：①参考气（含 0.00%CO_2 和 21.00%O_2 的氮气平衡混合气）和②定标气（含 5.00%CO_2 和 10.00～15.00%O_2 的氮气平衡混合气）。国内各实验室多数没有购买参考气标准品而以房间内空气做参考，一般海平面一个大气压下良好通风房间 CO_2 为 0～0.04%，O_2 为 20.93%，因此对实验室房间大小和通风情况要求都相对要高一些，房间较小、人员/患者拥挤则务必购买参考气。关于气流、氧气和二氧化碳分别定标的频率，生产厂家多建议 1～2 次/天。我们实验室一直采用 1 次/试验来保证测定精确度。

3. 心肺运动试验系统气体交换综合定标——代谢模拟器定标

自从 Beaver 1973 年首次介绍计算机基础之上的每次呼吸（B-by-B）肺通气肺换气计算系统

问世以来，对于气流、氧气和二氧化碳测定的要求则不仅局限于精确度的准确，同时还对氧气和二氧化碳对应于气流的时间延迟提出了更高的要求；上述单项分别定标就不能保证气体交换测定的精确度，因此 Huszczuk、Whipp 和 Wasserman 自 20 世纪 80 年代末期开始设计一种代谢模拟器来对心肺运动系统的每分通气量、氧耗量和二氧化碳排出量进行全面整合测定精确度的评估，自此 20 余年来作者所在 Harbor-UCLA 心肺运动实验室一直坚持每天必须通过代谢模拟器定标之后才进行心肺运动试验，期间共计发现 40 余次单项分别定标通过之后的系统错误，经过维修处理修复了系统，从而避免了垃圾/错误数据的收集。每天必须通过代谢模拟器定标。基本工作原理就是用 20.93%或者 21.00% CO_2 氮气平衡的标准气体按照高、中、低的流速向可以调控通气频率和潮气量的机械通气泵中供气，心肺运动气体交换测定系统连接到机械通气泵的进出口，测到的每分通气量应该=频率×潮气量，氧耗量和二氧化碳排出量都为供气量×21.00%，二氧化碳排出量和氧耗量的比值为 1.00。

4. 心肺运动试验系统综合定标-正常人测定定标

从实验室工作的正常人较为固定地选择为心肺运动试验者。一般分别选择两种不同的运动方案进行测试：①普通的功率递增最大极限运动和②无氧阈之下的一或者两阶梯恒定功率运动（0W/min－6min＋50W/min－6min，或者 0W/min－6min＋30W/min－6min＋60W/min－6min）。恒定功率运动阶梯后 3min 平均氧耗量的差值除以功率的差值应该约等于 10ml/min/W，和极限最大氧耗量与既往试验的结果非常相近表明心肺运动气体交换系统工作正常。一般重复正常人标定的间隔应该在 1～2 周，不能超过一个月[6-8]。

（四）建立心肺运动试验严格的质量控制体系，为临床服务和医学科研提供客观定量的科学依据

1. 首先对国家心血管病中心各个心肺运动试验进行严格的四级定标规定，并对定标结果通过网络对社会公众公开发布，并逐步实现对全国所有心肺运动试验系统提供全面和严格的质量控制服务和并将质量控制信息公开地发布以供国家医疗管理系统、医生和其他人参考。

2. 标准统一的规范化心肺运动试验操作及实验数据的分析与判读，使我国心肺运动试验能够领先于世界，为临床医疗和医学科研提供值得信赖的客观定量功能性测定依据。

二、心肺运动试验检测指标及其意义

临床常用检测指标及其生理学意义见表 28-1。

表 28-1 心肺运动试验常见检测指标

测定指标	生理学功能和意义
WR	运动负荷功率，单位（watt）
HR	心率，即每分心跳次数，单位（次/分）
SBP，DBP，MAP	动脉收缩压，动脉舒张压，平均动脉压，单位（mmHg）
HRR	心率储备（heart rate reserve，HRR），HRR=最大 HR 预计值－HR_{Max}
SV 和 CO	每搏量和每分心排血量，CO=SV×HR
QRS 和・S-T	心电图 QRS 波群，S-T 段变化，S-T 段升高或者压低主要提示心肌氧气供需不平衡（即心肌缺血/缺氧）
$\dot{V}E$	每分通气量，$\dot{V}E=V_T\times B_f$，单位（L/min）
VT 和 Bf	潮气量，指运动过程中每次呼出/吸入的气量，单位（L）；呼吸频率（breath frequency），限制性通气功能障碍的患者的肺容积受限，因此 $\dot{V}E$ 的上升主要由 B_f 完成，可以高达 40 次/分以上
T_{ex}/T_{tot}	呼气时间/呼吸总时间的比值，阻塞性通气功能障碍的患者该比值明显增加

表 28-1　心肺运动试验常见检测指标（续）

测定指标	生理学功能和意义
BR	呼吸储备（breath reserve，BR），BR＝MVV－ $\dot{V}E_{Max}$
MVV，IC 和 VC	最大自主通气量（maximal voluntary ventilation，MVV），单位 L/min，是评价静息条件下最大肺通气能力的主要指标，建议使用实测值，仅在患者无法配合的情况下，可以使用 MVV＝ FEV_1×40 进行估测；深吸气量（inspiratory capacity，IC），单位 L，平静呼气后所能达到的最大吸气量，限制性通气功能障碍患者在运动峰值时，V_T 可无限接近 IC；肺活量（volume capacity，VC），单位 L，最大呼气后用力呼气所能达到的最大气量
$\dot{V}O_2$	每分摄氧量，$\dot{V}O_2$＝CO×$C_{(A-V)}O_2$（动-静脉氧含量差），可以无创反映 CO 变化，单位（L/min 或者 ml/min）
$\dot{V}CO_2$	每分二氧化碳排出量，单位（L/min 或者 ml/min）
RER	呼吸交换率（即 $\dot{V}CO_2/\dot{V}O_2$ 比值）
Peak $\dot{V}O_2$	峰值摄氧量，受试者最大运动时的 $\dot{V}O_2$ 值，最大摄氧量（$\dot{V}O_{2Max}$）的代替，单位［L/min，ml/(min·kg)，%pred］
AT	无氧阈（anaerobic threshold），出现乳酸酸中毒前所能达到的最大 $\dot{V}O_2$，标准测定方法为 V-slop 法，是重要的反映运动耐力的亚极量指标，单位［L/min，ml/(min·kg)，%pred］
$\Delta\dot{V}O_2/\Delta WR$	摄氧量/功率斜率，反映人体摄氧能力和作功的匹配关系，正常人平均为 10（ml/min/W）
$\dot{V}O_2$/HR	氧脉搏，$\dot{V}O_2$/HR＝SV×$C_{(A-V)}O_2$（动-静脉氧含量差），可以无创反映 SV 变化，单位（ml/beat）
OUE	摄氧效率（oxygen uptake efficiency，即 $\dot{V}O_2/\dot{V}E$），在 AT 之前附近达到最大值并出现明显平台，对循环系统相对于呼吸系统的摄氧/运氧功能障碍的诊断和评估有重要作用，单位（ml/L）
OUEP	摄氧效率峰值平台（oxygen uptake efficiency plateau，OUEP），是评估循环功能的重要指标，常用单位（ml/L 或者%pred）
$\dot{V}E/\dot{V}CO_2$	通气二氧化碳排出效率（又称二氧化碳通气当量），在 AT 之后达到最低点并保持不变直至通气代偿点，是评估肺换气功能的重要指标
Lowest $\dot{V}E/\dot{V}CO_2$	通气效率最小值，是评估换气功能的重要指标，常用单位为比值，或者%pred
$\dot{V}E/\dot{V}O_2$	通气氧气摄取效率（又称氧气通气当量），在 AT 达到最低值并出现明显平台，对呼吸系统相对于循环系统的摄氧/运氧功能障碍的诊断和评估有重要作用
SpO_2	脉搏氧饱和度，正常情况下代表动脉血氧饱和度，单位（%）
$P_{ET}O_2$	潮气末氧分压，单位（mmHg）
$P_{ET}CO_2$	潮气末二氧化碳分压，单位（mmHg）
MRT	平均反应时间（mean response time，MRT），指恒定功率运动实验中，自运动开始 $\dot{V}O_2$ 呈单指数增长关系，对整个反应曲线进行单指数拟合，指数的时间常数（63%时的 $\dot{V}O_2$）即定义为平均反应时间，单位（s）

（一）峰值摄氧量（peak $\dot{V}O_2$）

正常人的 peak $\dot{V}O_2$ 随年龄、性别、躯体大小、体重、日常活动水平和运动类型的不同而不同。peak $\dot{V}O_2$ 随年龄的增长而下降，在 Astrand 等的一项纵向研究中，66 例 20～33 岁健康的男性、女性进行心肺运动试验，均测得 peak $\dot{V}O_2$，21 年后再次测试发现，35 例女性的 peak $\dot{V}O_2$ 的平均下降速度为 22%，而 31 例男性的速度为 20%。Bruce 等采用逐步回归分析来确定性别、年龄、运动水平、体重、身高是否会影响成人平板运动的 peak $\dot{V}O_2$ 预计值。结果发现，性别和年龄是两个最重要的影响因素。当体重和运动水平被校正后，女性的 peak $\dot{V}O_2$ 约为男性的 77%。Astrand 等报道称，18 例女学生和 17 例同等身材男生相较，前者的 peak $\dot{V}O_2$ 较后者低 17%。日常活动水平与 peak $\dot{V}O_2$ 密切相关，酷爱运动的人的 peak $\dot{V}O_2$ 下降速度明显降低。即使是短时间的运动锻炼都能使 peak $\dot{V}O_2$ 增加 15%～25%. 运动类型是 peak $\dot{V}O_2$ 的一项重要决定因素。臂式测功计由于参与的肌群较少且达到的最大功率较低，所以其 peak $\dot{V}O_2$ 约为腿部踏车运动的 70%，而腿部踏车运动的 peak $\dot{V}O_2$ 约为平板运动可达到的最大值的 89%～95%。

典型的正常人在优化递增功率运动试验方案中的 $\dot{V}O_2$ 反应过程如图 28-1 所示。

（二）无氧阈（AT）

这是心肺运动试验中最重要的亚极量运动指标之一。随着负荷功率不断增加，由于氧供不足导致有氧代谢再生 ATP 的方式不能满足机体对能量的需求，无氧代谢将代偿有氧代谢的不足，从而使乳酸及乳酸/丙酮酸比值（L/P）升高，此时的 VO_2 被定义为无氧阈。测定方法包括：①在 VCO_2-VO_2 关系曲线中，VCO_2 突然增加时的 VO_2，这是最常用的标准方法，被称为 V-slope 法。②在 VE/VO_2 增加而 VE/VCO_2 不变时刻的 VO_2；③在 $PETO_2$ 增加而 $PETCO_2$ 不变时刻的 VO_2。另外，AT 占 peak $\dot{V}O_2$ 的比例约为 53%～65%，女性的 AT/peak $\dot{V}O_2$ 较男性高，都随着年龄的升高而升高。

（三）氧脉搏（$\dot{V}O_2$/HR）

氧脉搏等于动静脉血氧含量差（$C_{(A-V)}O_2$）和

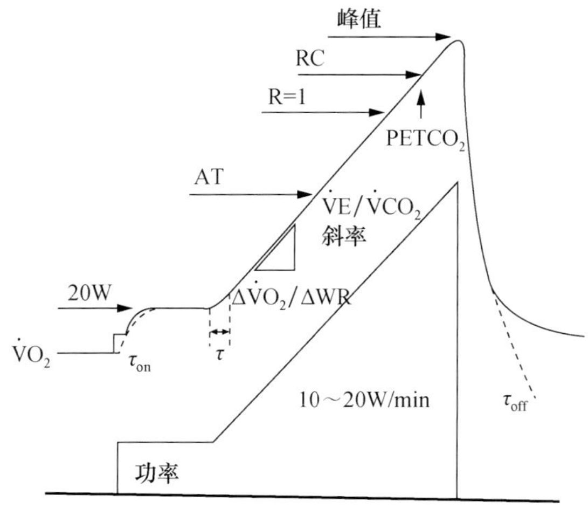

图 28-1 典型正常人在优化递增功率运动试验方案中的 $\dot{V}O_2$ 反应过程

每搏量（SV）的乘积。动静脉血氧含量差依赖于可利用的血红蛋白量、肺部血流氧合和外周组织的氧摄取能力。在任一设定功率下的峰值氧脉搏预计值，都取决于个体的躯体大小、性别、年龄、健康程度和血红蛋白浓度。踏车运动中的峰值氧脉搏预计值的正常波动范围很大：7 岁小孩均值约为每次 5ml/min，150cm 的 70 岁女性为每次 8ml/min，190cm 的 30 岁男性为每次 17ml/min。服用β受体阻滞剂的患者，由于心率增加受限，他们的 Peak $\dot{V}O2$/kg 的实测值可能明显高于预计值。

（四）摄氧量与功率的关系（$\Delta\dot{V}O_2/\Delta WR$）

负荷递增试验开始之后，功率递增的最初阶段 VO_2 并不能线性增加，这一延迟在计算 $\Delta\dot{V}O_2/\Delta WR$ 时必须排除在外，其正常一般为 0.75min。计算公式为 $\Delta\dot{V}O_2/\Delta WR$ =（峰值 VO_2 − 热身期 VO_2）/[（T−0.75）×S]，其中 T 代表递增运动时间，S 代表功率递增（W/min）的斜率。$\Delta\dot{V}O_2/\Delta WR$ 随功率增加的斜率、受试者心血管的功能状态和试验的持续时间不同而存在较小的差异。一项研究中，10 例正常青年男性均接受心肺运动测试，分别行 15min 左右运动方案和 5min 左右方案（递增功率为 60W/min）（递增功率为 15W/min），前者得出的 $\Delta\dot{V}O_2/\Delta WR$ 较后者更高［（11.2±0.15）ml/（min×W）*vs.*（8.8±0.15）ml/（min×W）］。由于在较长时间的运动测试（功率递增更慢）中，运动能量所耗氧大部分来自大气，小部分来自于体内的氧储备，因此 $\Delta\dot{V}O_2/\Delta WR$ 的值稍高。后继研究发现，中等强度运动负荷时，不同性别健康青年的 $\Delta\dot{V}O_2/\Delta WR$ 平均为 10.3ml/（min×W），波动范围很小，因此该值可以作为判断心肺功能紊乱的敏感指标。造成 $\Delta\dot{V}O_2/\Delta WR$ 下降的原因有很多，如肌肉摄氧能力降低、肌肉血流量受限和心排血量降低等。

（五）通气有效性（$\dot{V}E/\dot{V}CO_2$）

传统呼吸生理学认为，通气功能与 CO_2 排出的关系较之与 O_2 摄取的关系更加密切，所以用单位 CO_2 排出所需要的通气量作为评价呼吸功能的指标，但是，通过前面整体生理学的介绍我们应该已经明白，无论是在呼吸还是循环中，O_2 都扮演着最为重要的作用，CO_2 和 H^+ 尽管也很重要，但它们绝不是最重要的。我们之所以推荐 $\dot{V}E/\dot{V}CO_2$ 作为通气有效性的指标是因为 $\dot{V}E/\dot{V}CO_2$ 在无氧阈之后有一个很长的平台期，这个平台值即是最低值（Lowest $\dot{V}E/\dot{V}CO_2$），稳定性和重复性很好，而且与 AT 时刻的 $\dot{V}E/\dot{V}CO_2$ 有很高的一致性［Lowest $\dot{V}E/\dot{V}CO_2$ *vs.* $\dot{V}E/\dot{V}CO_2$@AT（见下文），$r=0.99$，SD=0.45，$P<0.0001$］。另外，低于呼吸代偿点（VCP）之前的 VE（BTPS）与 VCO_2（ATPS）之间的斜率（VE-VCO_2 斜率）也是反映通气效率的一个传统指标，但是与 Lowest $\dot{V}E/\dot{V}CO_2$ 相比，它的变异性较大，而稳定性较差。因此，我们推荐 Lowest $\dot{V}E/\dot{V}CO_2$ 作为评价通气效率的主要指标。

（六）摄氧有效性（$\dot{V}O_2/\dot{V}E$）

机体摄取氧气完成生命活动和新陈代谢是呼吸循环的核心功能。我们通过 $\dot{V}O_2$ 与单位 $\dot{V}E$ 的比值来评价摄氧效率。传统方法中，通过对 $\dot{V}E$ 进行对数转化，可以使 $\dot{V}O_2$ 与 $\dot{V}E$ 间关系变为线性，其线性的斜率称之为摄氧效率斜率（OUES），对循环功能障碍有诊断和评估价值。$\dot{V}O_2$ 与 $\dot{V}E$ 之间的关系是非线性的，$\dot{V}O_2/\dot{V}E$ 在无氧阈附近可以达到最大值，且形成稳定的峰值平台，称之为摄氧效率平台（oxygen uptake efficiency plateau，OUEP），它与 AT 时刻的 $\dot{V}O_2/\dot{V}E$（OUE@AT）有高度相关性。我们发现，OUEP 的可重复性最好、变异性最小、方便计算，因此，我们推荐 OUEP 作为摄氧效率的主要指标，对诊断和评估循环功能状态具有十分重要的临床意义。

（七）呼吸交换率（respiratory exchange ratio，RER）

$\dot{V}CO_2$ 与 $\dot{V}O_2$ 的比值称为 RER，在正常安静状态下，它与呼吸商（respiratory quotient，RQ）近似相等，是由能量代谢物质的种类决定的。RQ 用于描述组织细胞水平上的气体代谢，RQ=1 说明主要的代谢底物是糖类，如果是与脂肪（RQ=0.7）和蛋白质（RQ=0.8）的混合物，则 RQ<1。但是临床上测定 RQ 很困难，可以用心肺运动试验测得的 RER 近似反映 RQ。但是，除了代谢底物外，乳酸酸中毒或过度通气也可以造成 RQ>1，这是由于 CO_2 和 O_2 在血液中的溶解度曲线不同造成的。有心脏科医生建议 RER>1.2 作为终止运动的指征或达到最大运动耐力的标志，这其实是错误的。如果是呼吸功能受限的患者，在 RER 较低甚至低于 1 时就可能达到了自身的最大运动极限，相反，如果是训练有素的运动员，其 RER 可能达到 1.4 甚至更高，以 1.2 为终止运动指征的阈值显然是不对的。

（八）潮气末二氧化碳/氧分压（$P_{ET}CO_2$/$P_{ET}O_2$）

静息时 $P_{ET}CO_2$ 和 P_aCO_2 差距并不大，但是随着运动强度和通气量增大，$P_{ET}CO_2$ 和 P_aCO_2 的差值越来越大。一项针对 10 例正常青年男性的研究发现，$P_{(a-ET)}CO_2$ 值在静息时约为 +2.5mmHg，在峰值运动时降至 −4mmHg。事实上，在超过 115W 负荷功率时，$P_{ET}CO_2$ 总是大于 P_aCO_2 的，其差值大于 2mmHg。虽然正常人的 P_aCO_2 不能通过 $P_{ET}CO_2$ 准确预测，但是测定 $P_{ET}CO_2$ 对判断 P_aCO_2 趋势还是有一定帮助的。需要引起注意的是，对于阻塞性通气功能障碍的患者，由于 CO_2 排除受限，导致 $P_{(a-ET)}CO_2$ 值在峰值运动时有可能是正的，气道阻塞越严重，$P_{ET}CO_2$ 的增大趋势越不明显。$P_{ET}O_2$ 的变化趋势与 $P_{ET}CO_2$ 大致相反。

（九）平均反应时间（MRT）

$\dot{V}O_2$ 在运动中的动力学反应有 3 个时相。Ⅰ相的特征为运动开始时 $\dot{V}O_2$ 即刻增加，持续 15s 左右，这是由于运动开始时每搏量和心率的增加导致的肺血流突然增大。Ⅱ相的 $\dot{V}O_2$ 从运动开始大约 15s 后持续到 3min 左右，它反映了细胞呼吸增长的时期。如果运动强度低于 AT，则健康青年受试者大约在 3min 时出现稳态。Ⅲ相反应是

$\dot{V}O_2$稳态的开始，若运动强度在 AT 以上，$\dot{V}O_2$的增高速率与乳酸的增高速率强度相关。结合Ⅰ相和Ⅱ相的$\dot{V}O_2$动力学特征，假定从运动开始$\dot{V}O_2$呈单指数增长关系，对整个反应曲线进行单指数拟合，指数的时间常数（63%时的$\dot{V}O_2$）即定义为平均反应时间（mean response time，MRT）。从整体整合生理学——心肺一体化自主调控来解释，我认为正确的解释应该是Ⅰ相反应就是仅仅有快反应的外周化学感受器开始起效，人体心肺等系统对运动反应；Ⅱ相反应就是在仅有快反应的外周化学感受器基础之上，慢反应的中枢化学感受器也开始起效参与，由快、慢两种感受器共同参与整合调控下人体心肺等系统对运动反应；Ⅲ相反应则是运动强度超过 AT 以上代谢性酸性产物逐渐增加而出现的复合反应。

（十）通气功能及其运动中的反应

运动过程中呼吸反应的模式不是一成不变的。运动过程中$\dot{V}_E$的增加由潮气量 VT 和呼吸频率 B_f 两部分组成。一般而言，正常人在低运动强度时是以 V_T 升高为主，无氧阈附近当 V_T 接近最大时，$\dot{V}_E$进一步增加主要依靠 B_f 升高，因此，B_f 与 V_T 呈曲线关系。我们发现有部分正常人在低运动强度时就以 B_f 升高为主，继而随运动强度增加 V_T 逐渐升高，这种呼吸模式较为少见。运动过程中正常人的最大 V_T 一般不会超过 70%IC，B_f 低于 50 次/分，但是限制性通气功能障碍患者的 V_T 可能接近 100%IC，B_f 超过 50 次/分，提示 IC 可能限制了 V_T 的增加。另外，阻塞性通气功能障碍患者的吸气时间/呼气时间明显降低，单次呼吸时间不能随运动强度增加而缩短，因而 B_f 增加受限，最大通气量（Max $\dot{V}_E$）降低。两种通气功能障碍类型患者的呼吸储备都明显下降。我们将呼吸储备定义为在运动过程中达到的最大通气量 MaxVE 与最大自主通气量之间的差值（MVV－Max $\dot{V}_E$）或在 MVV 中所占比例（MVV－Max $\dot{V}_E$）/MVV，代表的是理论上肺通气功能的最大代偿能力，正常人的（MVV－Max $\dot{V}_E$）/MVV 在 20%～50%之间，（MVV－Max $\dot{V}_E$）平均值为（38.1±22）L/min，当低于 11L/min 时提示存在通气功能受限。在严重阻塞性通气功能障碍患者中，（MVV－Max $\dot{V}_E$）甚至可能小于零。我们建议 MVV 应该使用实测值，而不是由 FEV1 估测。

（十一）心电图、血压、心率及其运动中的反应

运动过程中观察气体交换有助于更好地解释心电图。运动时心肌氧需求较静息时更大，更容易发现潜在的心肌缺血，由于心肌氧供需失衡，引起乳酸堆积，心肌细胞离子通道通透性改变，氧供不足部位的膜电位复极速率下降，ST-T 波发生改变，此时若 △$\dot{V}O_2$/△WR 下降、△$\dot{V}O_2$/HR 曲线斜率变缓和 HR 反常增高等，有助于确诊不典型的异常心电图表现。另外，运动刺激心率不断加快，舒张期缩短，冠脉灌注不足较静息时更明显，因此心肺运动试验具有早期诊断意义。而且运动中异位搏动（如室性期前收缩）异常频繁出现也提示心肌氧供需失衡，但是，我们也发现有些人静息时偶发的异位搏动不具有病理意义，它会随着运动负荷增加而减少或消失，同时$\dot{V}O_2$、$\dot{V}CO_2$等曲线无异常表现。此外，心肌氧供需失衡可以在心肺运动试验中直观测定，$\dot{V}O_2$曲线的异常变化较心电图更加敏感，两者结合可明显提高诊断心肌缺血/心肌氧供需不平衡的准确性和敏感性。需要指出的是，我们并不建议把达到预计最大心率作为终止运动的指征，因为预计最大心率的变异性很大，而且容易受到心理、药物等多方面因素的影响，所以在患者能够耐受的前提下，即使超过最大预计心率我们也应该鼓励患者尽力达到其运动峰值。同样，我们也不建议将动脉收缩压＞200mmHg 和舒张压＞120mmHg 作为终止运动的指征。在立位踏车时，交感神经兴奋，心排血量增加，非运动肌肉血管收缩导致血流阻力升高，血压升高，血流重新分布，大量血液积聚在下肢，此时，包括心、脑在内的主要脏器均处于相对“供血不足”状态，因此担心运动引起的暂时性血压升高对靶器官的损害是不科学的。相反，如果随运动负荷升高而血压不升反

降则应该引起高度重视，密切观察，避免不良反应的发生。

（十二）脉搏氧饱和度

正常情况下代表动脉血氧饱和度，是一种广泛应用的无创动脉血氧饱和度。但是由于受到脉搏波强弱、外周循环状态等影响，运动中外周血管正常产生收缩，从而影响脉搏氧饱和度代表动脉血氧饱和度的精确度和可信度。读数仅供参考，根据临床需要可以考虑直接抽取动脉血测定动脉血气[10-15]。

三、心肺运动试验的临床应用范围、适应证和禁忌证

（一）禁忌证

首先需要明确的一点是，生命在于运动，只要是具备基本生命活动的人，适度的非极限运动心肺运动试验没有绝对的禁忌证。症状限制性极限心肺运动试验，出于安全的目的一定要考虑禁忌证。（1）绝对禁忌证：急性心肌梗死（2天内）；未控制的伴有临床症状或血流动力学障碍的心律失常；高危不稳定型心绞痛；急性肺栓塞或肺梗死；急性心肌炎或心包炎；急性主动脉夹层分离；临床加重性的心衰；不合作者。

（2）相对禁忌证：冠状动脉左主干狭窄；中度狭窄的瓣膜性心脏病；血清电解质紊乱；严重高血压；快速性心律失常或缓慢性心律失常；肥厚型心肌病或其他流出道梗阻性心脏病；精神或体力障碍而不能进行运动试验。

（二）提前终止运动的指征

出于安全的目的，在患者还没有达到症状限制出现下列危险征象中的一项或者多项时可以考虑提前终止运动：①头晕、眼花或者眩晕等中枢神经系统症状；②运动中血压不升反而下降超过基础收缩血压＞10mmHg；③心电图出现病理性Q波或者严重心律失常如多源频发的室性心律失常；④严重过高血压反应（血压升高虽系正常代偿反应，但收缩压＞300mmHg可以考虑停止）。

（三）适应证

心肺运动试验作为人体整体生理学客观定量功能测定的唯一方法，适用于所有正常人和各种疾病患者。心肺运动试验的临床适用范围非常广泛，针对呼吸疾病、心血管疾病、代谢及神经系统等疾病，心肺运动试验数据信息可以为诊断与鉴别诊断、疾病严重程度评估、危险分层与疾病管理、药物器械手术等治疗效果评估、运动康复和预后预测提供客观定量的依据。下面我们以肺动脉高压为例，对心肺运动的临床应用进行比较深入的探讨。

四、常见问题及解决和优化方案

为了全面正确推广心肺运动试验，我们还必须选择临床适用、简便易行的优化实施方案，制定严格的质量控制体系和心肺运动数据分析基本要求和原则。优化实施方案如下[15-20]：

（一）心肺运动试验优化方案

目前临床上应用最多的检查方案是在负荷功率自行车上进行症状限制性的功率递增运动试验。该运动方案包括静息状态（≥3min），无功率负荷热身运动（≥3min），根据性别年龄和功能状态等选择10～50W/min的功率递增速率，令受试者进行负荷运动直至出现运动受限，并继续记录≥5min的恢复情况（参见图28-1）。我们选择合适负荷功率递增幅度的目的是将总运动时间控制在10min以内。如果功率增幅过低，则可能会导致受试者不明原因终止运动，而且由于疲劳过度以至不能重复试验。如果功率增幅过大，则运动时间过短，必要时可以稍事休息后重复试验。由于患者在运动过程中说话会对数据造成很大干扰，因此试验前与受试者的沟通十分必要。如技术人员可以与其约定拇指向下表示无法继续坚持，并示意不适（疼痛）部位。通常，在安全的前提下，

技术人员和医生应鼓励受试者尽可能坚持运动直至极限，强调达到最大运动水平的重要性。运动结束移开咬口器之后，医生应立即以非诱导的方式询问患者终止运动的原因，用于评价患者运动受限症状的意义。值得注意的是，恢复期早期应嘱患者继续做无负荷缓慢踏车至少20s，以免剧烈运动突然终止时出现血压骤降和头部不适。该检查方案已经能够满足大多数临床检查的需要，它是我们所推荐的适合绝大多数医院和科研机构开展运动心肺检查要求的检查方案。另外还有几种方案可用于特殊目的的检查，以下简单说明以供选择。

恒定功率运动试验方案主要用于确定最大摄氧量（$\dot{V}O_{2Max}$）、MRT 和 AT，其诱发支气管痉挛的成功率更高，也可用于评估颈动脉体在运动性过度通气中的作用。它的主要缺点是所需时间较长，需要花费医生、技师和患者很多的精力，使人筋疲力尽。平板试验已广泛应用于临床监测心肌缺血，与运动中气体交换相结合能更好地检查心肺功能。

（二）运动平板方案

我们虽然并不主张选择运动平板方式，但是如果运动试验室只有运动平板，那么仅推荐新 Harbor-UCLA 方案，其他运动方案都有相当明显的缺陷，仅供参考和备选。

1. 新 Harbor-UCLA 方案

3min 静息，3min 热身（0%，最低速度），根据 VO_2 线性递增斜率计算出功率斜率和速度的非线性每分钟递增速率，从而在临床试验中得到较好的 VO_2 反应曲线，我们认为这是目前最佳的平板运动方案。

2. Bruce 方案

前 9min 以 1.7mph 速度步行，初始梯度为 0，每 3min 增加 5%，直至 10%，之后每 3min 梯度递增 2%，速度递增 0.8mph，直至达到梯度 18% 和速度 5mph，然后将速度每分钟递增 0.5mph 直至运动结束。虽然该方案是目前心血管病学使用最多的，但是，我们认为每 3min 递增功率的方案是最不值得提倡的。

3. Ellestad 方案

包括 7 个阶段，速度递增，依次为 1.7mph、3mph、4mph、5mph、6mph、7mph 和 8mph，前 4 个阶段的梯度为 10%，持续时间分别为 3min、2min、2min 和 3min，最后 3 个阶段的梯度为 15%，持续时间均为 2min。

4. Naughton 方案

包括 10 个运动时段，相邻运动时间段均有 3min 用于休息，前 3 个时段梯度为 0，速度依次为 1mph、1.5mph 和 2mph，然后第 4、5 时段速度保持 2mph 不变，梯度依次为 3.5% 和 7%，最后 5 个时段速度均为 3mph，梯度递增依次为 5%、7.5%、10%、12.5% 和 15%。

5. Astrand 方案

速度保持在 5mph，3min 0 级运动后，梯度每 2min 增加 2.5%。

6. Ballke 方案

第 1 分钟梯度为 0 级，第 2 分钟为 2%，然后每分钟增加 1%，速度始终保持在 3.3mph。

7. 旧 Harbor-UCLA 方案

先以舒适速度步行 3min 后，选择适当恒定速率（每分钟增加 1%、2% 或 3%）递增梯度，以保证受试者在大约 10min 内达到其 peak $\dot{V}O_2$。

五、心肺运动检查及气体交换为主的数据分析的基本要求和原则（心电图、血压、血气、肺功能等另述）

心肺运动试验在仰卧位记录静态心电图后，全面测定肺容量、肺通气和肺换气等静态肺功能；继之连续动态监测记录进出气流、O_2、CO_2、全导联心电图、袖带无创血压、脉搏氧饱和度，甚至根据需要动脉和（或）静脉置管直接测定血压及抽取血液样本（以分析血液中的气体和各种化学成分），从静息-热身-极限运动-恢复各功能状态的连续动态数据和其二次、三次计算数据，共同组成了能够反映患者整体生理学功能状态的基本信息。

（一）每次呼吸（breath-by-breath）为基础的原始数据首先需要每秒（s-by-s）数据切割

目前各专业心肺运动系统生产厂家存储的基本原始数据都是每次呼吸（breath-by-breath）为基础的，而以 50～200Hz 频率的初始监测数据都没有存储记录下来。由于每次呼吸的时间跨度和呼吸幅度都不一致，且多数生产厂家（仅少数软件除外）基本上没有在分析计算软件中计算时间平均值时首先进行每秒数据切割。因此，应当牢记首先将每次呼吸原始数据进行每秒数据切割然后再进行任何需要的单位时间平均值计算。

（二）不同目的、不同状态的数据需要进行不同时间周期的平均计算

从优化临床应用的角度出发，各主要指标的静息状态值平均其最后 120s；热身状态值平均其最后 30s；最大极限运动状态值平均其最后 30s。各指标在无氧阈（AT）状态时的值则基本上以 10s 值为准；$PETCO_2$@AT 和 VE/VCO_2@AT 则平均 AT 及其之后的 60s 值，即 AT 点及之后 50s 值的平均；但 $PETO_2$@AT 和 VE/VO_2@AT 则平均 AT 及之前的 60s 值，即 AT 点及之前 50s 值的平均。VE/VCO_2 最低值则选 90s 移动平均值的最小数值；氧气吸收通气有效性峰值（OUEP），即 VO_2/VE 最大值，则选 90s 移动平均值的最大数值。VE 对 VCO_2 的斜率则选择从运动开始至通气代偿点（VCP）数据，通过（Y＝a＋bX）线性回归分析得出（b），但应当特别注意截距（a）的大小及其对 b 可能的影响。

（三）正常人预计值计算公式的选择和%预计值

心肺代谢各主要功能与个体的年龄、性别、身高、体重和运动方式等有着密切的关系，因此为我们进行正常值计算提供了根据。我们体会 Harbor-UCLA 以办公室工作人员和海港码头工人（非重体力劳动者）为人群得出的计算预计公式比较适合于临床疾病诊断和功能整体评估。由于整个心肺运动开展很少，国人正常值还没有比较合适的参考文献，希望大家共同努力尽早建立起国人预计值。

（四）心肺运动数据的基本图示

用心肺运动试验的 10s 平均数据选择最重要的指标按新 9 图（详见图 28-2）展示，以便于对各指标运动中的反应方式进行直观的判读。此外，将 VO_2 对 VCO_2 相等标尺放大到整页图，以便于用 45°线和三角板进行 AT 值的直观测定。

（五）心肺运动数据的基本表格展示

依据心肺运动试验收集信息的 10s 平均值选择主要的指标列表以供数据的查阅。另外还可以将各主要指标在不同状态（如上述静息、热身、AT、极限等）的平均值归纳为测定指标功能状态简表。

（六）心肺运动数据分析的最基本临床应用报告要点

首先要对静态肺功能、静态＋运动心电图和血压进行判读。然后对心肺运动是否达到最大静息状态和患者努力程度进行描述，患者不能继续运动的主、次要原因和如果医生因安全因素停止运动要注明，如果能够判明患者运动受限主要是何系统（心肺代谢等系统）可以提出建议，最后给予最大氧耗量和 AT 的测定值和%预计值来作为客观定量的功能评估。根据整体生理学/整体病理生理学/整体医学新理论体系对心肺运动试验数据进行的耗时、详尽和复杂的多系统功能整体评估判读请参阅其他专著。

Sun's New 9-Panel Report

CardioPulmonary Exercise Testing (CPET)

Chinese National Center of Cardiovascular Diseases

Fuwai-Harbor-UCLA International CPET Laboratory

version 2011/1/18 (Xingguo Sun, MD at LABiomed at Harbor-UCLA MC)

Fuwai Hospital

Name LIU LU-2010-11-22

Reviewed By Xing-Guo Sun, MD.

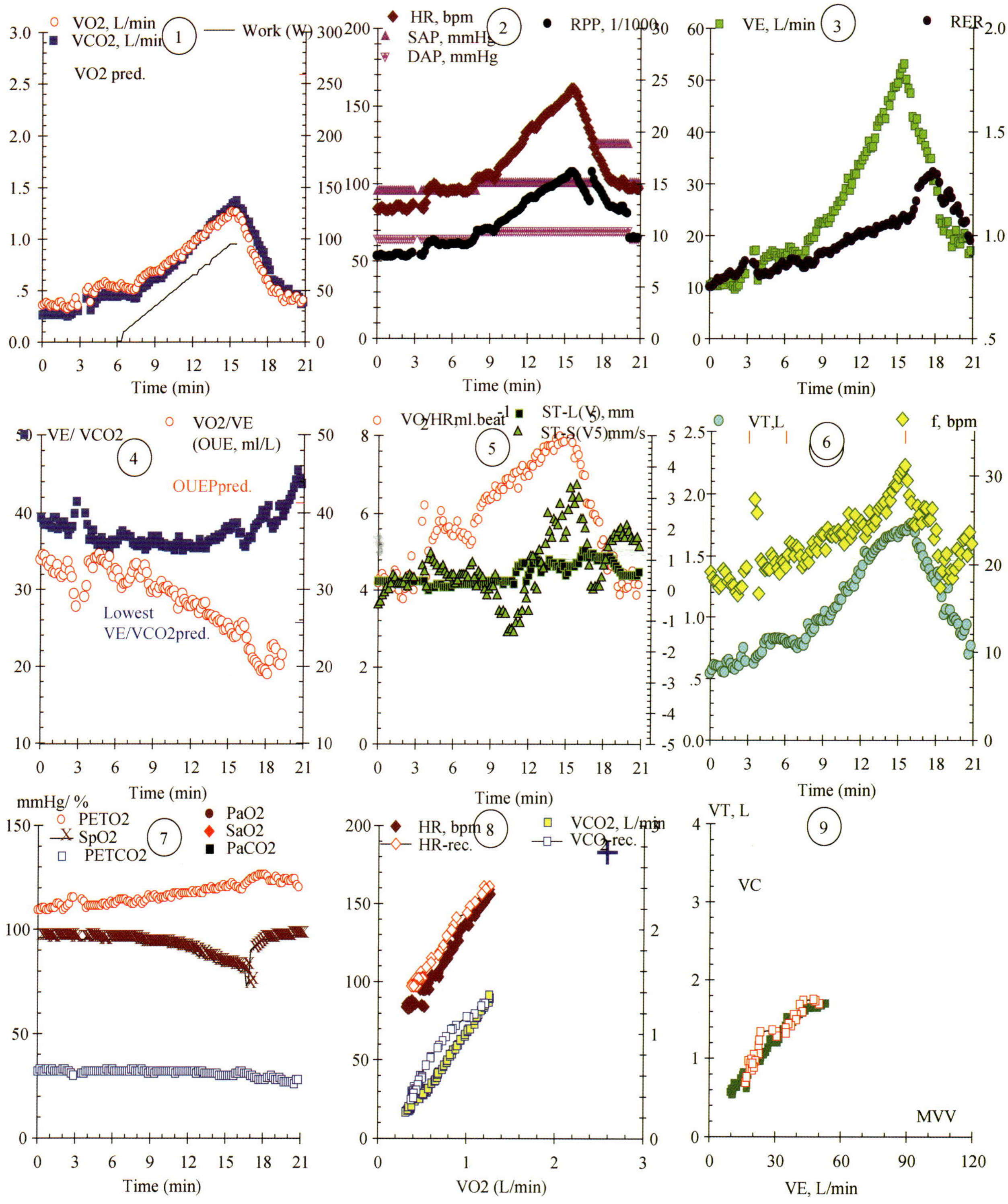

附图 28-2 心肺运动试验报告实例

第二节　心肺运动试验在心力衰竭及心血管患者管理领域的临床应用

在前一节，概述介绍了心肺运动试验临床实施及其基本知识的基础之上，本节再具体介绍心肺运动在心血管病学领域的临床应用。

心肺运动试验（cardiopulmonary exercise testing，CPET）是从静息状态到运动负荷下对传统心血管系统监测全导联心电图和血压变化（曾被误称为心脏运动试验），同时监测肺通气指标、摄氧量和二氧化碳排出量等代谢指标（曾被误称为肺运动试验），后者主要以外呼吸反映细胞呼吸功能变化。曾获美国心脏协会“心肺运动之父”美誉的 Wasserman 教授早在 20 世纪 60 年代就已明确指出：单独给心脏或肺增加负荷是不可能的，所有的运动均需心肺的协调，以及周围循环与肺循环的协调作用来完成生存和工作所需气体交换作用[21]。CPET 强调运动时心肺功能的相互作用和气体交换作用，强调外呼吸和细胞呼吸耦联[2]。CPET 是综合心与肺及其调控，即肌群代谢在人体内的相互联系，特别强调心肺代谢功能客观定量的一体化联合测定，是目前唯一能够一次试验全面评估人体整体多系统功能的临床检测技术。作为一种无创伤、客观、定量、连续、可重复多次的临床检测方法，CPET 主要应用范围包括运动耐受和不耐受的评价，心血管疾病（如心衰、冠心病、心脏康复、移植和运动处方等）和呼吸系统疾病（如慢性阻塞性肺疾病、间质性肺疾病、肺血管疾病、囊肿性纤维化、运动诱发的支气管痉挛和呼吸疾病康复等）患者的评估，和一些特殊的临床应用，如术前风险评估、运动康复和运动处方。

国内 CPET 虽已开展多年，但由于种种原因多数医院仅简单服务临床，质量控制有限，深入研究探讨较少。本节结合近年国外和国内开展心肺运动试验的工作经验对相关临床心衰及心血管病患者管理领域应用现状和进展从十二个方面进行简介。篇幅所限，主要讨论气体交换，未涉及肺功能、运动心电图、血压检测等内容。

一、对心力衰竭的分级和疾病严重程度评估

慢性心衰的严重程度的评价传统上针对患者出现呼吸困难和乏力的活动范围。1964 年纽约心脏协会（NYHA）提出心功能的分级标准，由于它主要基于患者的主观症状描述与医师主观理解的结合，因此有人认为 NYHA 分类不能作为评价心衰严重度的金标准。另一方面，静息状态下的有创血流动力学指标如左心室射血分数、心排血量和充盈压等，与运动耐量之间并无良好的相关性。为更客观评价心脏泵储备及运动耐量，心衰患者的最大有氧代谢能力（称为最大耗氧量或耗氧量峰值）和无氧阈（达到无氧阈时的耗氧量）被广泛用于估测心衰严重程度。Weber 等首先根据最大耗氧量对心功能定量分级，弥补 NYHA 心功能分级的不足：A 级＞20ml/(kg·min)；B 级，20～16ml/(kg·min)；C 级，15～10ml/(kg·min)；D 级＜10ml/(kg·min)。运动时最大心指数与此标准的关系为 A 级＞8L/(min·m^2)；B 级，6～8L/(min·m^2)；C 级，4～6L/(min·m^2)；D 级＜4L/(min·m^2)。Janicki 等根据无氧阈值提出的分级标准：A 级＞14ml/(kg·min)；B 级，11～14ml/(kg·min)；C 级，8～11ml/(kg·min)；D 级＜8ml/(kg·min)。正常人身高、性别、年龄和体重等均直接影响心肺运动氧代谢的测定指标，以此推算出个体达到的预计值，心肺运动试验完成后的实测值占预计值百分数称作百分预计值（%pred）。我们用耗氧量峰值的%pred 将心衰患者划分为轻度（79% pred～65% pred）、中度（64%pred～50% pred）、重度（49% pred～35% pred）和极重度（＜35%pred），明显地避免血流动力学测定失代偿状态下的反向变化

趋势[1-2,7,21-28]。

二、心力衰竭患者预后预测

CPET中有多个指标可供参考。Mancini等提出以最大耗氧量<14ml/(kg·min)作为心衰患者高危因素评价之后，Opasich等认为最大耗氧量10ml/(kg·min)的患者相比>18ml/(kg·min)的患者心血管事件明显增多（59% *vs.* 15%），故把最大耗氧量<10ml/(kg·min)作为评价高危的指标。而Stelken等随访181例行CPET后的慢性心衰患者，认为最大耗氧量<50%预计值是比最大耗氧量<14ml/(kg·min)预测心血管事件更好的指标。Hideki等以VE/VCO_2斜率值34将所有患者分为高（VE/VCO_2>34）和低（VE/VCO_2<34）两组对轻、中度心衰患者进行研究，高VE/VCO_2斜率值是独立于摄氧量峰值的预后预测因子；心衰时单一指标评价有限，联合VE/VCO_2斜率值和摄氧量峰值可提高预后的预测价值。Akira等将研究对象根据摄氧量动力学时间常数80s为截取点分为两组研究，时间常数≥80s组患者生存时间统计学分析显著短于<80s组患者。另有文献指出有多个预测心衰预后指标如每瓦耗氧量递增<7ml/(min·watt)；运动后恢复至50%最大耗氧量的时间（T1/2最大耗氧量）>200s等均可作为患者高危的预测因子。Corra等则把心衰患者危险性分为四类：最大耗氧量≥18ml/(kg·min)为低危；10～18ml/(kg·min)同时VE/VCO_2<35为中危；10～18ml/(kg·min)且VE/VCO_2≥35为高危；≤10ml/(kg·min)均为高危，其中若气体交换比值（RER）>1.15的为极高危。凡处于高危或极高危的患者都应积极治疗或接受心脏移植。

我们近年研究证实，CPET的多种测定指标远远超过传统心血管功能测定指标（心排血量、每搏量、压力和阻力测定等），例如，潮式呼吸模式与二氧化碳通气有效性降低相结合（VE/VCO_2最低值>155%pred）和潮式呼吸模式与氧气通气有效性降低相结合（VO_2/VE峰值<63%pred）对心衰严重程度、治疗选择、早期存活及再入院率有非常显著的预测作用，应用前景良好。作者回国后在国家心血管病中心开展CPET用于评估心衰患者的运动能力已初步显示其超出其他心血管传统检测方法的临床价值[29-32]。

三、预测心力衰竭心脏移植患者移植时机

通过CPET筛选短时期内可能发生心血管事件的患者进行移植。Mancini等提出以最大耗氧量<14ml/(kg·min)随访114例准备行心脏移植的患者，发现其中最大耗氧量>14ml/(kg·min)的患者1年以及2年生存率为94%和84%，基本等同于心脏移植术后的生存率水平，建议最大耗氧量>14ml/(kg·min)的患者可暂缓移植；而最大耗氧量≤14ml/(kg·min)的患者须尽快移植。而Stevenson等则认为最大耗氧量≤14ml/(kg·min)的患者在等待心脏供体时期，若经相应治疗其最大耗氧量能增加2ml/(kg·min)以上；且最大耗氧量>12ml/(kg·min)，同时合并其他指标好转，也可延缓行心脏移植的时机。故对拟行心脏移植的患者行CPET的再评价亦显得很重要；目前，美国心脏病学学会和美国心脏协会（ACC/AHA）用CPET指标考虑心脏移植时机为最大耗氧量≤14ml/(kg·min)；而最大耗氧量<10ml/(kg·min)是心脏移植的绝对适应证[29,33-34]。

四、左心衰竭和右心衰竭的鉴别诊断

鉴别诊断左心衰竭和右心衰竭是临床实践中常见的疑点和难点，而正是由于发生气体交换的肺位于右心和左心之间，左心衰竭和右心衰竭患者在CPET中气体交换的表现差异明显。由于左心位于肺和动脉系统外周化学感受器之间并为血液从肺到动脉的流动提供动力；与右心不同，左心是呼吸调控环路中不可或缺的关键环节，所以左心衰竭患者极易表现出呼吸调控的不稳定性，即运动、睡眠甚至静息时出现潮式呼吸（即陈-施呼吸）。潮式呼吸是左心衰竭患者在运动过程中最常见的异常气体交换模式；联合其他心肺运

动指标可为左心衰竭患者预后提供可靠的参考依据。

由于人体胚胎时血液主要经卵圆孔从右心房进入左心房而实现循环；出生后自主呼吸的出现导致肺循环阻力下降，改变了左右心房之间的压力差，从而闭合卵圆孔，直至完全永久关闭。成年正常人群有5%～12%存在心脏内右向左分流，近千例正常死亡尸检发现卵圆孔可通过解剖探针的比率超过40%，生理状态下无右向左分流主要由于左右心房之间的压力差，只要病理生理学变化（如肺动脉高压、肺栓塞等致右心衰竭）增加右心房压力，使之超过左心房，大约可使半数患者出现心脏内右向左分流。我们发现心脏内右向左分流现象是右心衰竭患者常见的CPET气体交换异常，右向左分流的特征性变化在新9图上（见图28-2）的表现为呼吸交换率、$\dot{V}E/\dot{V}CO_2$、$\dot{V}E/\dot{V}O_2$和$P_{ET}O_2$的突然升高，$P_{ET}CO_2$和脉搏氧饱和度突然降低。这种方法确定右向左分流的敏感性和特异性均在95%以上。我们后继研究又证实出现右向左分流现象联合$\dot{V}E/\dot{V}CO_2$最低值升高强烈提示肺动脉高压右心衰竭患者预后不良[35-42]。

五、肺动脉高压右心衰竭的“早”早期诊断及对冠心病评估心肌氧气需/供平衡

临床上心肌缺血患者的首发症状多为活动后心慌气促、易疲劳等非特异性表现，患者来就诊时往往已较严重，如何早期诊断、及时阻断渐进性病程是临床一大难题。静态心电图和运动心电图是早期筛查心肌缺血的重要手段。但是，患者早期在静息状态下多无明显不适症状，且静息和运动心电图也常为阴性。如不及时干预，患者的活动耐力下降和劳力性气促进行性加重。CPET在运动中心电图和血压等基础上的气体交换可早期发现这类患者的运动能力减退和气体交换异常和异常反应模式，因为运动状态下心肌负荷增加，缺血导致的心肌不同步收缩引起心搏量增加障碍，随着功率增加而摄氧量不能相应增加，典型的心肺运动表现包括运动功率继续递增时摄氧量不增或下降、每瓦功率摄氧量和氧脉搏出现平台。这些表现可早于心电图ST段等异常的出现而应用于心肌缺氧（血）的“早”早期诊断，之所以称为“早”，还因为这些表现尚没有写入诊断指南。CPET可无创检测冠心病患者的功能状态，无氧阈值、最大氧耗量与最大氧脉搏值越低，累及的冠状动脉越多，左心室功能越差。无氧阈与最大氧耗量和临床症状有很强的相关性。随着运动功率增加，达到无氧阈前，心脏射血分数增加；达到无氧阈后，心脏射血分数明显降低。

临床上肺动脉高压右心衰竭患者的首发症状多为疲劳、活动后气促等非特异性表现，患者来就诊后平均需要1～2年才能得到诊断，此时往往病情严重，多数患者已经出现右心衰竭。如何早期诊断这类患者、及时阻断渐进性病程是肺动脉高压疾病的一大临床难题。目前，静态功能性检查是早期筛查肺动脉高压的重要手段。但是，患者早期在静息状态下多无明显不适症状，且静息状态功能检查也常为阴性反应。如果不予以及时干预，患者的活动耐力下降和劳力性气促呈进行性加重。心肺运动试验可以“早”早期发现这类患者的运动能力减退和气体交换异常，及其随着时间动态变化的趋势。我们还发现CPET可发现仅在运动中出现肺动脉高压的患者气体交换异常，这部分患者中有人在若干年后逐渐发展为静息肺动脉高压，CPET异常早于肺动脉压力、心脏超声等常规筛查手段，可能为这类患者的“早”早期诊断提供临床依据[43-51]。

六、在心力衰竭患者运动康复中的应用

运动锻炼无论是对正常人还是心血管病（特别是心衰）和呼吸疾病患者都有益。运动康复训练方案，即运动处方是心衰患者运动康复锻炼最重要的组成部分，是心血管病药物、手术、器械仪器和心理精神等治疗的有效补充。CPET是评价运动训练与康复效果关系的唯一客观定量检查手段，可揭示患者或正常人由运动刺激所引起的

生理变化，能有效测定运动强度，指导心脏病患者运动处方制定，可避免运动过量而造成的不良反应。无氧阈值以上的运动训练可增加肌肉和线粒体数量，增加对儿茶酚胺类物质的敏感性，降低心脏负荷，降低乳酸生成，改善通气需求，但无氧阈值以下的运动常不能达到理想康复目标。Itoh 等在心脏瓣膜疾病和冠状动脉术后患者选用无氧阈值水平的负荷，而非美国运动医学学院建议的 40%～85%静息-最大心率，主要是由于患者多数使用β受体阻滞剂。Dubach 等对心肌梗死 36 天的患者进行大约无氧阈值水平的自行车负荷和走路运动，2 周后最大耗氧量分别提高 39%和 26%，而对照组没有明显变化。Belardinelli 等发现运动康复对扩张型心肌病患者可通过改善左心室舒张缺陷而提高无氧阈值和最大耗氧量。Sakuragi 等研究大面积心肌梗死后心脏康复增进运动能力的强度和机制，发现康复后运动能力改善是由于逆转生理去适应作用和改善充血性心衰。Lan 等让冠心病介入治疗术后患者在无氧阈值水平运动训练 6 周到 3 个月，无再狭窄的患者，6 周时开始最大氧耗量、氧脉搏和运动功率显著改善。Karila 等发现先天性心脏病患者根据预测的最大耗氧量制定的个体化运动方案优于根据患者能力制定的运动负荷方案；特别是当没有出现氧耗量平台时，患者筋疲力尽的症状及最大心率是评价最大运动量的最好标准。

经心肺运动试验客观定量评估显示，我们对 10 例药物治疗下病情稳定的肺动脉高压右心衰竭患者进行功率在 AT 与最大之间中位数的功率自行车运动康复，经 6 周运动康复训练后患者运动耐量增加，设定运动强度下的通气需求降低，生活质量提高。另外，对于心衰患者而言，AT 点的运动负荷也是安全有效的，既不会产生明显的乳酸酸中毒，心脏负荷不至于过重，而且在该强度下患者可以尽量坚持锻炼更长时间。运动训练已经被 AHA/ACC 作为心衰患者管理中安全、有用且有效的Ⅰ类推荐，这不仅仅是由于运动训练用于慢性心衰临床研究 meta 分析（ExTraMATCH，Exercise Training Meta-Analysis of Trials in patients with Chronic Heart Failure）结果的强力支持，而且多医学中心随机对照运动训练对心衰患者预后的临床研究（HF-ACTION，Heart Failure：A Controlled Trial Investigating Outcomes of Exercise Training）结果也同样强力支持所致。

在国内我们使用 CPET 对各种原因所致的心衰患者进行整体功能的客观定量评估，依此指导个体化高强度功率自行车运动为核心的整体康复方案，安全有效地治疗患者，显著延长恒定功率运动时间、显著延长 6min 步行距离、显著降低明尼苏达心衰生活质量评分；同时也使用 CPET 对个体化高强度运动整体方案康复治疗心衰患者进行了客观定量评估，证实运动康复治疗心衰的有效性[52-62]。

七、心力衰竭再同步起搏/心内除颤器患者选择、疗效评估及起搏器起搏频率的设定

根据年龄预计最大运动心率只是估计运动试验生理应激水平的校准标准。Kindermann 等对心衰安装起搏器的患者采用 CPET 确定运动时最大理想心率。采用 CPET 和固定心率上限，发现患者有氧运动能力增加的适应心率为 110 次/分，心率为 110～130 次/分时无明显益处。理想心率上限应个体化，尤其对于年轻和活动的严重心脏病患者应避免过度心率增加，因为过度的心率增加可能是有害的。我们用 CPET 对心衰双心室起搏器再同步治疗和心内除颤器临床试验中治疗效果评估发现显著降低最大耗氧量、无氧阈值和最大氧脉搏与明显升高 VE/VCO_2 最低值组的患者可以获得更大程度明显改善；此外，我们据此可对某些患者是否适合双心室起搏器再同步化治疗做出评估，并预测治疗是否获益，应用 CPET 结果指导心衰双心室起搏器再同步化治疗的患者选择[63-67]。

八、用于心血管病药物疗效、介入和手术治疗的评估

CPET 可应用于各种治疗的临床疗效评价，

由于无创的特点，可反复测量，其结果客观、可靠，可动态、长期观察药物临床疗效。Klainman等在冠心病患者施行介入治疗前、后分别进行CPET，结果最大氧耗量、无氧阈值和氧脉搏均显著改善，但最大心率没有明显变化，表明冠心病介入治疗是一种有效方法。Adachi等在CPET检测发现介入治疗术后4个月经冠状动脉造影证实无再狭窄的患者，氧耗量时间常数比术前显著缩短，最大氧耗量比术前显著增加；而再狭窄的病例，这些参数没有改善。

经皮球囊二尖瓣成形术是治疗二尖瓣狭窄的既经济又安全的方法，治疗效果可用CPET评价。Ohshima等发现严重二尖瓣狭窄运动时心排血量减少、肺动脉压力迅速升高；在经皮球囊二尖瓣成形术后，CPET检测发现患者运动时心排血量增加，肺动脉楔压降低。Douard等证实该类患者手术后氧耗量和运动耐量提高。

CPET可评价先天性心脏病手术的效果。Harrison等对三尖瓣闭锁或单心室患者在施行方坦（Fontan）手术后用CPET随访，最大运动负荷、无氧阈值、最大耗氧量、射血分数均下降。Kazuhiko等发现急性心肌梗死慢性期患者使用西拉普利减轻运动治疗时的左心负荷。Yasuyo等观察β受体阻滞剂对CPET的影响，所有患者显示有益的结果，心衰症状减轻，氧耗量、无氧阈、运动时间无明显变化，射血分数显著增高。CPET是评估β受体阻滞剂治疗有用、敏感的方法。

近年作者在国内外使用CPET对瓣膜置换治疗心脏瓣膜疾病、胸腔闭式引流治疗胸腔积液和个体化高强度运动康复治疗心衰进行了治疗有效性自身对照统计分析和每个患者治疗效果的个体化分析评估；证实这些方案可以获得明显治疗效果[68-73]。

九、对活动时呼吸困难、心慌、气短、疲劳等症状的疾病系统判断

活动时呼吸困难、心慌、气短、疲劳是心功能不全和肺功能不全的共同症状，相关疾病包括心肌缺血、心衰、慢性阻塞性肺疾病、间质性肺炎等，少部分为肺栓塞、肌病甚至心理因素等，在运动状态下大部分都可表现出一定特点，通过CPET中所获指标进行相应的分析可为诊断提供线索或明确诊断。通过CPET鉴别分析，我们把此类患者的病因划分为肺通气换气功能障碍、循环功能障碍和组织摄氧或利用氧障碍。Marcelo等采用CPET研究充血性心衰和慢性阻塞性肺气肿的鉴别和分层，心衰患者的呼吸交换比例峰值、呼吸频率峰值、心排血量峰值和氧通气量峰值明显高于慢性阻塞性肺气肿患者。Bhagat等报道1例诊断不明的呼吸困难女性患者，肺功能、心电图、CT均正常，经CPET分析相应数值后明确诊断为慢性肺栓塞。ATS/ACCP发表的CPET应用陈述提出通过对CPET检测指标分析诊断不同疾病，认为最大氧耗量反映疾病的轻重程度，心率储备可以反映心脏储备情况，通气储备反映呼吸储备情况，分析数据能基本明确疾病的方向。作者近年在上海市肺科医院将CPET应用于呼吸系统疾病的临床诊疗，已有不少经验[74-81]。

十、麻醉手术心血管意外与死亡危险性评估及术后患者管理

在CPET的应用中，围术期的风险评估已逐渐成为人们广泛关注的课题。运动心肺功能检查，对于手术患者风险分层具有十分重要的作用，尤其是针对静息状态下被评估为心肺功能正常的患者。对于怀疑有心肺疾病（尤其是心脏病）的患者，术前都应接受运动心肺功能检查，选择良好运动心肺功能的患者可明显降低手术风险和术后并发症发病率。Older等经过对大型腹部手术的老年患者的CPET回顾性分析，证明无氧阈值对确定术后心血管系统并发症发病率至关重要，无氧阈值＜11ml/(kg·min)的患者（占总体30%）的术后心血管并发症死亡率为18%；而无氧阈值＞11ml/(kg·min)的患者的术后心血管并发症的死亡率仅0.8%；尤其对于心电图有明显心肌缺血征象合并无氧阈值＜11ml/(kg·min)者，其死亡率高达42%。我们初步应用小样本食管癌开胸手术患者研究围术期心血管事件危险性，已看

出 CPET 的某些指标显著优于美国麻醉学家协会功能分级等现有方法和指标，而成为较佳的危险评估指标[83-85]。

十一、心排血量、每搏量、每搏氧耗量等循环指标的直接计算

根据 Fick 定律：氧耗量＝心排血量×动静脉氧气浓度差。心排血量＝氧耗量×动静脉氧气浓度差；每搏量＝氧耗量×动静脉氧气浓度差÷心率；每搏氧耗量＝氧耗量÷心率，CPET 可用于直接测定心排血量、每搏量、每搏氧耗量等循环指标。Fick 法作为对心排血量等心功能检测的金标准，与其他方法比较有很好相关性，结果客观、可靠。可连续重复检测，与温度稀释法或其他测定技术相比有不可替代的优势。

十二、评估和鉴定劳动能力丧失，寻找和发现猝死高危因素，确认功能状态，实施健康管理

临床上多数功能检查都针对患者的静息状态，特别是当患者的症状或主观运动能力与静息功能检测结果有差异时，只有依赖 CPET 评估其运动能力。目前，在排除患者主观不配合、不努力等因素外，CPET 是公认的劳动能力丧失的客观定量评估的最有价值的功能检查，被称为金标准。

对于某些猝死高危疾患，在严密监测的运动中，可发现高危现象规律，继而提出预防措施，减少患者工作和居家生活时猝死可能。

医学对心血管健康的认识已不限于基因、血生化指标、影像学检查等无异常，最大运动状态的功能储备对亚临床状态的功能性评估和及时干预逐渐受到重视。常规静息状态功能检查难以发现其异常，而 CPET 是客观评估机体整体功能状态的重要工具。CPET 不仅可评估亚临床人群的心肺功能，还能发现潜在的病理生理改变，是亚健康和健康评估的重要工具。

十三、结语

CPET 作为一种客观、定量、无创、可同时检测心肺代谢等功能的整体功能状态，鉴别心衰与其他脏器功能衰竭，客观定量评估心衰严重程度，心衰预后，进行心衰患者管理和心脏移植的管理，进行心衰患者双心室起搏器再同步治疗评估与患者选择，用于起搏器起搏频率设定，指导心衰患者运动康复，评价药物、介入、器械和手术的临床疗效及对心功能的可靠连续监测，进行麻醉手术期心血管相关意外和并发症预测，劳动能力丧失评估，探索猝死高危因素及进行心血管功能健康管理等。总之，CPET 正被越来越广泛用于临床心血管病的诊断、评价、治疗、预防和预后评估[81-89]。

第三节　心力衰竭患者的运动康复

心衰（heart failure，HF）是指心脏排血量不能满足机体代谢需要，出现组织灌注不足及肺循环和（或）体循环静脉淤血的表现，是各种病因引起的心脏病严重威胁人们生命和影响生活质量的终末阶段，具有较高的发病率且逐年递增。2016 年 5 月公布的《中国心血管病报告 2015》显示在人群慢性心衰患病率为 0.9%；男性为 0.7%，女性为 1.0%；并且患病率北方高于南方（1.4% *vs.* 0.5%），城市高于农村（1.1% *vs.* 0.8%）；近二三十年来，引起心衰的主要原因已从风湿性心脏瓣膜疾病转为冠心病。心脏康复的概念最初由 19 世纪美国心脏协会成立的“工作能力评价机构”提出，随后德国、澳大利亚等国相继建立了心脏康复中心，心衰患者心脏康复得到不断推广。2013 年 ACC/AHA 指南指出运动锻炼可安全有效地改善慢性心衰患者功能状态（Ⅰ级推荐，A 级证据），心脏康复显著改善慢性心衰患者的运动能力、运动时间和生活质

量，显著降低死亡率（Ⅱa级推荐，B级证据）。目前国际运动康复蓬勃发展。美国国家心血管数据库注册研究资料显示：美国冠心病心衰患者参与运动康复的比例约为60%。心脏康复已发展成以社区医院为中心，运动处方、药物治疗、健康指导、心理辅导、禁烟限酒等多元结合的康复模式。通过运动处方、去除心脏病危险因素、健康宣教等方式使患者康复效果得到巩固。心脏康复作为重要的二级预防内容，已愈来愈受到临床医师重视，其常以心肺运动试验（cardiopulmonary exercise testing，CPET）作为评价手段客观定量功能化评估指导以制订精准运动康复处方。

运动康复缺失引起的心血管疾病的复发率风险居高不下、医疗开支加重及死亡率增高等都加重了个人、家庭与社会的负担。因此，我国运动康复的开展迫在眉睫、势在必行。但国内CPET和心脏康复的开展和研究处于起步阶段，特别是对心脏运动康复的安全性、有效性和重要性认识不足，研究不多，仍存在许多问题：①心脏康复参与比例很低，重视程度严重不足。②心脏康复开展较少，三级医院因其患者较多，周转较快，无法有效开展心脏康复。③患者心理因素影响，认为心脏病患者不宜进行运动康复，需要“静养”，导致患者运动耐力进一步降低，危险因素不但未有效控制反而增加。④临床医师对CPET的认识仍比较保守，对CPET指导心脏康复运动处方制定和运动康复治疗的作用认知不足。⑤针对国内心衰患者心脏康复的研究较少，尤其是对CPET，在整体整合理论指导下进行个体化精准高强度心脏运动康复医学认识不足，多数医生会担忧高运动强度会增加患者死亡风险。基本上以低强度有氧运动结合预计心率法来制订运动处方，笔者认为此方法存在很大误区，运动强度过低使患者不能更好得到心功能的改善，更大程度提高运动耐力，其原因是没有对患者全身结合整体整合理论进行精准CPET的有效评估，低强度运动康复虽然使患者受益，但实际没有达到改善脏器功能的最大程度。⑥目前药物和器械治疗虽然能控制心衰患者的临床症状和病情进一步发展。包括国内外研究干细胞治疗心衰虽然很有前景，但还离我们临床实际应用较远，实际上药物、起搏器、ICD以及心脏移植治疗虽然显著降低死亡率和再入院率，但在提高生活质量和回归社会、工作等能力方面作用不显著，且再次入院和并发症发生率均高于国外。多项研究证明运动康复可以改善心功能状态，我国更应该推动和普及运动为核心的整体康复治疗。虽然近几年全国各个地区不断地发展康复医学，作为慢病功能治疗的心血管疾病重要补充部分，其发展趋势已经从星星之火发展到了燎原的状态；但是康复运动指导水平不一致，多数康复指南和专家共识仅以国外的康复运动指南为参照，尚没有制定出符合我国国情的优化康复模式。究其原因主要是我们目前社会急功近利的大环境，现代西方医学体系明显偏离了对人体整体观理论的认识，对慢病的防治康养一体化管理不规范；如何进行有效评估，如何进行正确规范运动康复，怎样才能提高心衰患者的功能状态和生活质量，都需要我们努力去探讨。特别是促进CPET在人体整体功能状态客观定量评估中的广泛应用，使心血管病等慢病安全有效的个体化运动康复和治疗效果评估得以精准实现[83,90-97]。

一、运动康复的循证医学证据及相关机制（表28-2）

研究证据表明，运动康复可显著降低包括总死亡率、心脏相关死亡率、再住院率、再次血管重建发生率、相关功能障碍和情绪异常在内的临床预后，提高日常生活质量（Ⅰ级推荐，证据水平A）。已有多个国家和国际临床指南推荐心衰患者参与运动康复。患者可以从药物治疗、运动训练、心理干预、营养指导及心血管危险因素调控等强化措施中获益，且参与运动康复的安全性也为大量研究所证明。

表 28-2 运动康复的循证医学证据及相关机制[98]

项目	内容	证据水平
运动耐量	增加峰值摄氧量	A
	提高 AT 值	A
症状	提高缺血阈值，减少心绞痛发作	A
	减轻心衰症状	A
呼吸	同一运动强度下，换气量减少	A
心脏	同一运动强度下，心率降低	A
	同一运动强度下，心脏作功（两项乘积）减少	A
	抑制左心室重构	A
	改善左心室收缩功能	A
	改善左心室扩张功能	B
	改善心肌代谢	B
冠状动脉	抑制冠状动脉狭窄病变进展	A
	改善心肌灌注	B
	改善冠状动脉血管内皮依赖和非依赖性舒张功能	B
外周氧利用	增加最大动静脉氧浓度差	B
外周循环	降低安静和运动时外周血管阻力	B
	改善外周血管内皮功能	B
炎性反应	减少 CRP 和炎性细胞因子	B
骨骼肌	增加线粒体	B
	增加骨骼肌氧化酶活性	B
	增加骨骼肌毛细血管密度	B
	Ⅱ型肌纤维向Ⅰ型肌纤维类型转变	B
冠状动脉危险因素	降低收缩压	A
	增加 HDL-C，降低三酰甘油（甘油三酯）水平	A
	降低吸烟率	A
自主神经系统	降低交感神经张力	A
	增加副交感神经活性	B
	改善压力感受器敏感性	B
血液	抗血小板凝集水平	B
	抗血液凝固	B
预后	降低冠状动脉事件发生率	A
	降低因心衰恶化住院治疗率	A（CAD）
	预后改善（全因死亡率、心血管相关死亡率降低）	A（CAD）

注：A，证据充分；B，研究的质量很高，但报道的数量不够多；AT，无氧阈值；CRP，C 反应蛋白；HDL-C，高密度脂蛋白胆固醇；CAD，冠心病

二、运动康复教育

运动康复教育是运动康复的重要组成部分，很多专家甚至认为“运动康复教育”是运动康复中最重要的第一步。冠心病心衰患者的康复教育一般在住院期康复时进行；对门诊患者应该随时进行教育，并鼓励参与康复训练，提高心肺及体能储备，增强运动耐受能力。通过向患者不断宣教运动康复的理念、内容及获益，才能使患者真正理解运动康复，最大程度提高心衰患者运动康复的参与度[99-108]。

三、运动康复的实施要求

（一）设备与场地要求（见表 28-3）

（二）运动康复的人员配备和相关政策支持

最基本的团队成员包括心内科医师、康复科医师、运动治疗师和护士。医师应经过心内科和康复专业训练，能熟练实施和解释心肺运动试验，随时应对运动过程中的紧急情况，并可以对患者进行抢救和心肺复苏。小组成员应熟练掌握运动康复适应证与禁忌证，能恰当地进行危险分层、正确解读运动试验的相关数据并制定实施个体化运动处方。大的康复室还可兼有临床药师、营养师和心理医师，以开展更完善的运动康复。所有团队人员均需熟练解读识别心电图异常、具备心肺复苏操作能力，并周期性开展心肺复苏等相关操作的培训考核。

运动康复室成员应与心脏介入医生保持良好的沟通和协作关系，隶属于心内科的康复室更容易安全地开展工作，康复科开展运动康复应在医院层面上有政策支持，保证有心内科医师的参与和起主导作用，并配备具有时效的抢救设备。

四、运动康复检测与评估

（一）一般检测与评估

首先应获得一份详细病史记录，包括心血管病史、相关合并症及治疗史，仔细审阅后决定患

表 28-3　设备与场地要求

	基本设备要求	高级设备要求
训练设备及其他	瑜伽垫 便携式呼吸肌训练器 有氧训练设备：如家庭健身用功率自行车、跑步机 平衡训练设备：如巴氏球、平衡板 抗阻设备：如弹力带、弹力管、哑铃、小沙袋等	瑜伽垫 呼吸肌训练器 有氧训练设备：医疗用精准功率自行车、跑步机、划船机、四肢联动机、椭圆机 平衡训练设备：如平衡训练仪、巴氏球、平衡板 抗阻设备：如液阻训练车、弹力带、弹力管、哑铃、小沙袋等
监护设备	活动场地：足够大，通风好，近护士站/病房/心电图室/急诊科 听诊器 血压计 心电图机 便携式快速血糖仪	活动场地：足够大，通风好，有专属护士和医师工作站，近病房/心电图室/急诊科 听诊器 血压计 心电图机 血压监测设备 心电监测设备 血氧监测设备 便携式快速血糖仪
抢救设备	抢救车（内备抢救药物） 氧气 环境条件：评估室及运动训练室房间 60～100m² 左右，采光和通风良好，温度控制在 20～22℃，相对湿度 50%。室内的墙面上悬挂 Borg 积分表	抢救车（内备抢救药物） 氧气 除颤仪 拓展设备：如气体交换测定系统、无创动态心排血量监测系统，等速肌力测训系统，平衡功能测训系统 环境条件：独立的评估室，面积 40～60m² 左右，运动训练室 2000m² 以上（可按功能分为有氧训练室、抗阻训练室、体操室、休息室等），采光和通风良好，温度控制在 20～22℃，相对湿度 50%。室内的墙面上悬挂 Borg 积分表

者是否可以参加心脏康复计划。需特别关注有可能影响患者运动表现的疾病，包括特殊心血管疾病、呼吸系统疾病、骨骼肌肉及神经系统等。一份详尽心脏康复患者的病史应该包括：①患者的基本信息；②确定的疾病诊断，心血管病合并症，其他系统疾病；③现病史及典型症状，包括心绞痛、气短、心悸以及与运动相关的症状，心功能 NYHA 分级，心绞痛 CCS 分级；④目前服用的药物及剂量；⑤呼吸系统病史、骨骼肌肉病史，以及神经系统疾病史；⑥营养状态；⑦心血管危险因素评估；⑧运动史及工作史；⑨依存性；⑩社交及心理问题；⑪其他特别需要关注的问题[109-113]。

（二）功能评估

①静态心脏功能评估（心电图、超声心动图）；②静态的肺功能评估；③一般性检查，测量身高、体重、腰围和臀围、血压、心率以及血生化检查；④生活质量评估；⑤精神心理评估；⑥药物及饮食评估；⑦个体化的其他相关评估，包括吸烟、酗酒、睡眠情况；⑧CPET 评估（内容详见其他章节）。

（三）一般检测和评估的意义

筛查心血管危险因素，合并症和并发症；对患者进行初步的心功能 NYHA 和心绞痛 CCS 分级；检查运动系统、神经系统等影响运动的因素；身体其他重要脏器的功能；了解患者日常生活水平和运动习惯。为下一步制定运动处方打好良好基础。美国心脏协会（AHA）在运动试验指南中推荐，CHF 患者实施运动康复前常规行 CPET。目前 CPET 被认为是客观定量评估心肺功能的金标准，也是心脏康复风险和运动耐力评估的重要手段，还是制定精准个体化高强度运动处方和评估治疗效果的重要依据。CPET 是对静态心脏功能和肺功能等传统检查的完善。患者在进行 CPET 前 3h 不能进食或吸烟。医生尤其要了解患者服药（特别是 β 受体阻滞剂）和吸烟情况、习惯活动水平、有无心绞痛或其他运动诱发症状，并介绍相关程序及正确执行方法。开始前还要测量血压、身高和体重及静态肺功能。在 CPET 过程中，鼓励患者做最大努力，但可随时停下，医生要告知运动相关不适和风险，有胸部窘迫感或腿痛等不适时指出不适部位，感到胸部窘迫时可自行停止运动。医务人员发现患者有严重异常情况时也应立即停止运动。由于心衰患者交感活性和病死率高，进行有氧运动有一定风险，掌握有效运动强度是关键。世界卫生组织将心脏康复锻炼定义为尽可能确保心脏病患者拥有良好的身体、精神、社会生活状况所必需的行动总和。如今，心衰的康复治疗概念有了根本性的转变，从改善临床症状的同时注重提高运动耐力和生活质量，降低病死率和病残率。运动康复对心衰的肯定效果，包括提高运动耐力、改善内皮功能、降低交感神经张力、提高骨骼肌力度和耐力、改善骨骼肌抗氧化酶活性、降低血浆和组织细胞因子水平；可能的效果有提高心排血量、改善左心室重构、改善左心室射血分数（LVEF）及降低静息心率、增加骨骼肌毛细血管密度、增加Ⅰ型肌纤维，还可能降低病死率和再住院率，改善生活质量。但心衰运动康复仍存在一定风险，须掌握正确方法；必须在整合整体观的指导下进行 CPET 客观定量功能评估，再精准制订个体化高强度康复运动处方为核心的整体康复方案，是心衰患者改善机体功能状态同时也是运动康复的关键[114-122]。

所有患者在实施运动康复前都应进行一般功能评估、运动风险评估、运动耐量评估、心理评估（见表 28-4），并对每位患者进行危险分层（见表 28-5，表 28-6）。

表 28-4　心衰患者运动康复的评估项目和内容/方法

项目	内容/方法
详尽的病史	心血管病史、相关合并症及治疗史
一般功能评估	• 筛查心血管危险因素 • 常规 ECG、心功能 NYHA 分级和心绞痛 CCS 分级等 • 检查运动系统、神经系统等影响运动的因素 • 身体其他重要脏器的功能 • 患者日常活动水平和运动习惯
有氧运动能力评估	• 心肺运动试验（CPET） • 心电运动试验 • 6min 步行试验 • 递增负荷步行试验
骨骼肌力量评估	• 最大力量的评估，即 1RM 或 10RM 值的测定 • 等速肌力测试
柔韧性、协调性、平衡能力评估	• 柔韧性评估 坐椅前伸试验、抓背试验、改良的转体试验等 • 协调性评估 指鼻试验、指-指试验、握拳试验、拍地试验、跟-膝-胫试验和轮替试验等 • 平衡能力评估： Berg 量表、单腿直立试验、功能性前伸试验、2.4m 起身行走试验等
心理评估	• 参见《在心血管科就诊患者的心理处方中国专家共识》

表 28-5　心力衰竭患者运动康复危险分层

危险分层	运动或恢复期症状及心电图改变	心律失常	再血管化后并发症	心理障碍	左心室射血分数	功能储备（运动试验不测氧）(METs)	心肌钙蛋白浓度	PCI
低危	运动或恢复期无心绞痛症状或心电图缺血改变	无休息或运动引起的复杂心律失常	AMI 溶栓血管再通或 CABG 后血管再通且无合并症	无心理障碍（抑郁、焦虑等）	>50%	≥7.0	正常	择期 PCI，单支病变
中危	中度运动（5.0～6.9METs）或恢复期出现心绞痛症状或心肌缺血改变	休息或运动时未出现复杂室性心律失常	AMI、PCI 或 CABG 后无合并心源性休克或心衰	无严重心理障碍（抑郁、焦虑等）	40%～49%	5.0～7.0	正常	急诊 PCI、部分重建 PCI、多支病变
高危	低水平运动（<5.0METs）或恢复期出现心绞痛症状或心肌缺血改变	休息或运动时出现的复杂室性心律失常	AMI、PCI 或 CABG 后合并心源性休克或心衰	严重心理障碍	<40%	≤5.0	升高	

注 1：低危指每一项都存在时为低危，高危指存在任何一项为高危；AMI：急性心肌梗死；PCI：经皮冠状动脉介入治疗；CABG：冠状动脉旁路移植术；METs：基础代谢当量（仅在没有 CPET 时用于不测定氧气时半定量推算的运动评估）；

注 2：METs 是指正常人 3.5ml/(min·kg)（范围是 2～5）平均值，在 CPET 没有广泛应用时代，心血管医生仅使用运动平板测定心率、血压、氧饱和度等心血管指标，以正常人在平板运动时产生的氧代谢粗略推算得出的一个半定量、推算值。已在心血管病学领域误导很久，比如 Fick 心排血量直接测定技术，分别动、静脉抽血分析血气，但是都不测氧代谢率而以 3.5 值为计算，与个体实测值可产生高达 30%～50% 误差。近年来 CPET 广泛应用运动期间同时加测氧代谢为核心的气体交换指标 [如峰值摄氧量以 L/min、ml/(min·kg) 和 %pred 为单位]，得以实现对心血管生理核心/本质功能（循环运氧能力）的客观定量评估

表 28-6 CPET 客观定量功能评估

CPET 指标	单位	功能状态与危险性评估				
功能状态		正常	轻度	中度	重度	极重度
峰值摄氧量	%pred	>80	65～79	50～64	35～49	<35
	ml/(min·kg)		>20	16～20	11～15	<10
峰值心指数	L/(min·m^2)		>8	6～8	4～6	<4
AT	ml/(min·kg)		≥15	12～14	9～11	≤8
危险性评估		低危			高危	
峰值摄氧量	ml/(min·kg)	>14			<14	
	%pred	≥50			<50	
OUEP	%pred	≥65			<65	
VE/VCO_2 最低值	%pred	<155			≥155	
VE/VCO_2 斜率	比值	<34			≥35	
OB	有/无	无			有	

注：CPET，症状限制性心肺运动试验；AT，无氧阈值；%pred，实测值占预计值的百分比；OUEP，摄氧通气峰台，即 VO_2/VE90s 最大值，是摄氧通气效率指标；VE/VCO_2 最低值，VE/VCO_2 的 90s 最低值，是二氧化碳排出通气效率指标；VE/VCO_2 斜率，VE/VCO_2 线性回归方程的斜率，是二氧化碳排出通气效率指标；OB，波浪式异常呼吸模式（陈施呼吸）

五、运动康复患者个体化运动处方的制订

运动疗法是运动康复的核心内容，其中在基本原则基础上依个体化原则制定运动处方是关键（详见表 28-7）。

（一）心衰患者的早期康复（Ⅰ期）

此类患者由于心衰入院治疗症状显著改善，心功能与体力无急速下降并逐渐稳定，危险程度相对较低，住院时间短。如有条件，应安排参与早期康复，以提高心肺及运动能力储备，利于促进运动耐受增加，同时也为康复打下基础（具体程序参见出院早期Ⅱ期康复）。对于当日或次日出院的患者，康复教育与指导主要安排在出院后门诊进行。对于因各种因素，恢复较慢、住院稍长的患者，应及时安排进行院内康复（见表 28-8）。

（二）出院早期（Ⅱ期）和远期（Ⅲ期）常规运动康复程序

心力衰竭Ⅱ期与Ⅲ期常规运动康复程序一般包括三步：

第一步：准备活动，即热身运动，多采用低水平的有氧运动，持续 5～10min，目的是放松和伸展肌肉、提高关节活动度和心血管的适应性，预防运动诱发的心脏不良事件及预防运动性损伤。

第二步：运动训练，有氧训练是基础，抗阻训练、柔韧性训练等是补充。

（1）有氧训练：依据患者心肺运动能力评估的结果，制定和执行相应的有氧运动处方。常用的确定运动强度的方法包括：①个体化高强度功率自行车运动法（也即无氧阈值-AT 法），以高于本人 CPET 气体交换测定或血乳酸阈值测定的 AT 时自行车功率强度制订运动处方。如若选择功率低于 AT，虽然安全性得以提高，但康复治疗效果却显著降低。心率、血压、氧饱和度监测仅为保证安全。②心率储备法，最常用于正常人靶心率＝（最大心率－静息心率）×靶强度%＋静息心率。但是，心血管病患者的实践最大心率与预计最大心率之间差距极大；而且受心血管药物影响显著。③目标心率法，在静息心率基础上增加 20～30 次/分；相对比较粗略。④自我感知劳累程度分级法：多采用 Borg 评分（表 28-9），建议在 10～16 分范围内运动。

表 28-7　运动处方的制定

成分	内容/基本原则
运动形式	有氧耐力训练 散步、慢跑、骑自行车、游泳等 抗阻训练 弹力带、哑铃及器械训练等
运动强度	低风险患者 有氧训练：CPET 指导个体化高强度自行车运动（Δ50%功率；或者超过无氧阈值 20%～50%功率；60%～80%峰值功率） 55%～70%最大运动当量（METs）或者心率 RPE 分级 12～13 抗阻训练：40%～80%1RM，RPE 分级 11～16 中/高风险患者 有氧训练：CPET 指导个体化高强度自行车运动（Δ50%功率；超过无氧阈值 20%～50%功率；60%～80%峰值功率；或者先从低于无氧阈值起步后渐增） 运动平板指导<50%最大运动当量（METs）或者心率 RPE 分级 10～11 抗阻训练：20%～30%1RM，RPE 分级 10～11
运动时间	热身：5～10min CPET 指导个体化高强度自行车运动（Δ50%功率；超过无氧阈值 20%～50%功率；60%～80%峰值功率；或者低于无氧阈值） 达靶心率的有氧运动： 低风险患者 5～10 分/次起始，视情况延长至 30～60 分/次 中/高风险患者 15～30 分/次起始，视情况延长至 30～60 分/次 抗阻训练： 10～15 个/组，1～3 组/肌群/次 放松：至少 5min
运动频率	有氧训练：至少 3 次/周 抗阻训练：1 次/周起始，视情况调整
注意事项	呼吸的调整 安全性的要求 运动的动作要求 器械的正确使用方法

注：METs，基础代谢率；RPE，自觉疲劳程度等级。Δ50%功率，是实际最大功率与实际 AT 功率的中位数，即=[(测得最大功率－功率递增速率×0.75)+(测得 AT 功率－功率递增速率×0.75)]÷2，也就是=[(测得最大功率+测得 AT 功率)－功率递增速率×0.75)]÷2

表 28-8　心力衰竭住院Ⅰ期（1～3 周）没有 CPET 评估的运动康复程序

时间	第 1 周	第 2 周	第 3 周
能量消耗	低（2～3METs）	中等（3～5METs）	中等偏强（6～7METs）
日常生活	心衰尚没有达到稳定，可下床进行如厕、擦脸、进食等简单生活活动	心衰稳定后可完全生活自理，自己进食，进行洗漱、擦身等活动	心衰稳定后可完全生活自理，可从事病房中的各种活动
康复运动	床边坐位，床旁轻微活动	下床站立及慢步行走；可床旁站立，走动 5～10min，2～3 次/天	床旁站立，大厅走动 5～10min，3～4 次/天，上 1～2 层楼梯或固定踏车训练，坐位淋浴
宣传教育	介绍运动康复，解除顾虑	介绍心脏病易患因素（高血压、吸烟等）及不良生活方式的矫正	出院前教育，包括随访事项，脉率等简易运动指标的自测，用药注意事项等
其他注意事项	紧急情况的处置	运动时间以 10～30min 为宜。运动强度在 RPE11（稍轻）～13（稍累）级，靶心率以休息心率+(20～30 次）为宜	增加运动强度和运动时间。完成 CPET 测试，制定个体化高强度运动处方，每天运动 20～30min。 准备出院

表 28-9 Borg 评分

Borg 评分	自我理解的用力程度
6～8	非常非常轻
9～10	很轻
11～12	轻
13～14	稍用力
15～16	用力
17～18	很用力
19～20	非常非常用力

（2）抗阻训练：按运动处方的要求（见表 28-7），每次训练 8～10 组肌群，躯体上部和下部肌群可交替训练，应注意训练前必须有 5～10min 的有氧运动热身或者单纯的抗阻训练热身运动，切记运动过程中用力时呼气，放松时吸气，不要憋气，避免 Valsalva 动作。

（3）柔韧性训练：以肩部、腰部和腿部为主，以缓慢、可控制的方式进行，逐渐加大活动范围。方法：每部位拉伸时间 6～15s，逐渐增至 30～90s，期间正常呼吸，强度为有牵拉感觉同时不感觉疼痛，每个动作重复 3～5 次，总时间 10min 左右，3～5 次/周。可适当融入部分协调及平衡训练动作。

第三步：放松运动，时间 5～10min。

训练总时间 30～60min，频率 3～5 次/周，至少 3 次/周，其中 AT 强度是推荐运动强度。

六、不同药物对运动康复的影响

用药管理是运动康复的基础和前提，不同药物对患者的运动耐量可能产生不同的作用，在运动康复过程中需要加以注意（见表 28-10）。

β 受体阻滞剂的使用早期明显降低患者的运动耐量，主要不良反应包括乏力、运动不耐受、精力不济等，这些不良反应可能影响患者对运动康复的参与。长期使用 β 受体阻滞剂对于改善运动耐量仍存争议。钙通道阻滞剂可分为二氢吡啶类与非二氢吡啶类，都有抗心绞痛的作用，但长期使用对提高运动耐量也不明确。硝酸酯类药物短期可以发挥抗心绞痛作用，提高运动耐量。但头痛与低血压是此类药物的常见不良反应。长期使用可增加其耐药性，需 24h 偏心给药，导致存在“空白期”。在心衰患者中硝酸酯的使用与患者活动减少相关，同时并不改善患者运动能力。硝酸酯类药物和钙通道阻滞剂都具有外周血管扩张作用，在运动康复时需注意低血压（包括直立性低血压）的发生。他汀类药物具有较好的降脂和稳定斑块的作用，但会导致运动耐量的下降，在长期使用时也应该关注肝毒性、乏力、骨骼肌副作用等。

近年来，心脏的代谢治疗逐渐被重视并强化。改善心肌细胞代谢的药物有曲美他嗪和雷诺嗪。曲

表 28-10 不同药物对运动耐量的影响

药物	对运动耐量的影响	注意事项
β 受体阻滞剂	• 早期明显降低患者的运动耐量 • 长期使用对于改善运动耐量仍存争议	• 可能影响运动康复的不良反应包括乏力、运动不耐受、精力不济等
钙通道阻滞剂	• 二氢吡啶类与非二氢吡啶类，都有抗心绞痛的作用 • 长期使用对提高运动耐量不明确	• 在运动康复时需注意低血压（包括直立性低血压）的发生
硝酸酯	• 短期可以发挥抗心绞痛作用，提高运动耐量 • 在心衰患者中硝酸酯的使用与患者活动减少相关，同时并不改善患者运动能力	• 在运动康复时需注意低血压（包括直立性低血压）的发生
他汀类	• 因肌肉不良反应，可能导致运动耐量的下降	• 在长期使用时也应该关注肝毒性、乏力、骨骼肌副作用等
曲美他嗪	• 同时优化心肌和骨骼肌的代谢 • 与其他抗心绞痛药物联合，可进一步增强患者的运动耐量 • 与运动康复联合使用具有协同作用，进一步改善运动耐量	• 无

美他嗪通过抑制“耗氧”的脂肪酸代谢途径，促进葡萄糖有氧代谢途径，让身体细胞在“相对缺氧”的情况下，产生更多的 ATP 用于机体作功，具有改善心肌细胞代谢和抗缺血的作用。其预防心绞痛的作用与普萘洛尔相似。曲美他嗪对细胞代谢的影响不单是作用于心肌细胞，还可作用于骨骼肌，增加骨骼肌对葡萄糖的摄取和利用。研究显示曲美他嗪与其他抗心绞痛药物联合，可进一步增强患者的运动耐量 1.1～1.5METs，改善患者生活质量，与运动康复联合使用具有协同作用，进一步提高患者运动耐量[123-128]。

七、运动康复预防

心衰一级预防是指未发生心衰时给予适当的治疗防止心衰的发生，如心肌梗死后和高血压病心衰的预防。二级预防是指已经发生心衰者，给予适当的治疗提高患者的远期生存率。预防慢性心衰应从以下几个方面注意：①有心脏病的患者及早治疗心脏病。高血压、冠心病、心肌炎、扩张型心肌病、心脏瓣膜疾病等等，是发生心衰的高危人群，应及早治疗。②预防呼吸道感染。③适当运动。心血管病患者在病情稳定时，进行适度运动有助于改善症状，以有氧运动为主，有氧运动种类包括走路、踏车、游泳、骑自行车、爬楼梯、太极拳等，锻炼后以感到舒适为度。④清淡饮食，切忌过饱。⑤补充水分切忌过量。⑥避免过度疲劳。⑦避免情绪激动[129-133]。

八、运动康复展望

CPET 可客观、定量、精确评估心衰患者心肺整体功能，精准制订个体化高强度运动处方，同时个体化运动康复治疗可显著改善心衰患者运动心肺整体功能状态，降低血浆 BNP，使心脏 LVEF 及 6MWD 增加，生活质量明显改善，是心衰二级预防的重要组成部分，值得大力推广。随着国民对健康、生活质量追求不断提升，运动康复的理念必然会被越来越多的患者、医生等所接受，开展会越来越普及。展望运动康复的未来发展，首先，依赖于国家卫生政策的支持，包括：投入加大、政策引导、基本医保支付比例提升及三级医院转诊制度的完善等；其次，规范化建设，包括：人员培训认证规范化、建立分级准入制度、建立运动康复临床路径等；最后，新技术创新和理论体系更新，例如，物联网、可穿戴智能设备的普及、更加精准安全有效的康复策略的运用等，将是运动康复发展的内在推动力。

（孙兴国　李银俊）

参考文献

[1] 孙兴国. 整体整合生理学医学新理论体系：人体功能一体化自主调控. 中国循环杂志，2013，28（2）：88-92.

[2] 孙兴国. 生命整体调控新理论体系与心肺运动试验. 医学与哲学，2013，34（3）：22-27.

[3] 孙兴国，王桂芝，吕婧，等. 摄氧和二氧化碳排出通气效率是反映循环功能的指标. 中华心血管病杂志，2014，42（12）：1022-1028.

[4] 孙兴国，胡大一. 心肺运动试验的实验室和设备要求及其临床实施难点的质量控制. 中华心血管病杂志，2014，42（10）：817-821.

[5] Sun Xing-Guo，Hansen JE，Beshai JF，et al. Oscillatory Breathing and Exercise Gas Exchange Abnormalities Prognosticate Early Mortality and Morbidity in Heart Failure. J Am Coll Cardiol，2010，55：1814-1823.

[6] Xing-Guo Sun，Hansen JE，and Stringer WW. Oxygen uptake efficiency plateau（OUEP）best predicts early death in heart failure. Chest，2012，141（5）：1284-1294.

[7] Wasserman K，Stringer WW，Sun Xing-Guoet al. Circulatory coupling of external to muscle respiration during exercise. In Wasserman K ed. Cardiopulmonary exercise testing and cardiovascular health. Futura Publishing Company，Armonk，NY，2002：1-25.

[8] Wasserman K，Hansen J，Sue D，et al. Principles of Exercise Testing and Interpretation. 5th Edition，Philadelphia：Lippincott Williams & Wilkins，2011.

[9] Wasserman K，Sun Xing-Guo，and Hansen JE. Effect of biventricular pacing on the exercise pathophysiology of heart failure. Chest，2007，132（1）：250-261.

[10] Sun Xing-Guo，Hansen JE，Oudiz RJ，et al. Exer-

cise pathophysiology in patients with primary pulmonary hypertension. Circulation, 2001, 104: 429-435.

[11] Sun Xing-Guo, Hansen JE, Oudiz R, et al. Pulmonary function in primary pulmonary hypertension patients. J Am Coll Cardiol, 2003, 41: 1028-1035.

[12] Xing-Guo Sun, Hansen JE, Stringer WW. Oxygen uptake efficiency plateau (OUEP): Physiology and reference value. Eur J Appl Physiol, 2012, 112: 919-928.

[13] Hansen JE, Sun Xing-Guo*, Stringer WW. A useful, innovative, and visual method to quantify heart failure. J Am Heart Assoc, 1: doi: 10.1161/JAHA. 112.001883, 2012.

[14] Ting H, Sun Xing-Guo, Chuang ML, et al. Anoninvasive assessment of pulmonary perfusion abnormality in patients with primary pulmonary hypertension. Chest, 2001, 119 (3): 824-32.

[15] Sun Xing-Guo, Hansen JE, Oudiz RJ, et al. Gas exchange detection of exercise- induced right-to-left shunt in patients with primary pulmonary hypertension. Circulation, 2002, 105: 54-60.

[16] Wasserman K, Sun Xing-Guo, Hansen JE. Effect of biventricular pacing on the exercise pathophysiology of heart failure. Chest, 2007, 132 (1): 250-261.

[17] Hansen JE, Sun Xing-Guo, Yasunobu Y, et al. Reproducibility of Cardiopulmonary Exercise Gas Exchange Parameters in Patients with Pulmonary Arterial Hypertension. Chest, 2004, 126: 816-824,

[18] Wasserman K, Beaver W, Sun Xing-Guo, et al. Regulation of arterial H+ during exercise. Respir Physiol Neurobiol, 2011, 178 (2): 191-195.

[19] Sun Xing-Guo, Hansen JE, Ting H, et al. Comparison of exercise cardiac output by the Fick principle using O_2 and CO_2. Chest, 2000, 118: 631-640.

[20] Sun Xing-Guo, Hansen JE, Stringer WW, et al. Carbon dioxide pressure-concentration relationship in arterial and mixed venous blood during exercise. J Appl Physiol, 2001, 90: 1798-1810.

[21] Wasserman K, Hansen J, Sue D, et al. Principles of Exercise Testing and Interpretation. 5th Edition. Philadelphia: Lippincott Williams & Wilkins, 2011.

[22] 谭晓越，孙兴国. 从心肺运动应用价值看医学整合的需求. 医学与哲学（人文社会医学版），2013，34 (3): 28-32.

[23] ATS/ACCP Joint Statement on Cardiopulmonary Exercise Testing. ATS/ACCP Statement on Cardiopulmonary Exercise Testing. Am J Respir Crit Care Med, 2003, 167, 211 - 277.

[24] Weber KT, Kinasewitz GT, Janicki JS, et al. Oxygen utilization and ventilation during exercise in patients with chronic cardiac failure. Circulation, 1982, 65 (6): 1213-1223.

[25] Janicki JS, Weber KT, McElroy PA. Use of the cardiopulmonary exercise test to evaluate the patient with chronic heart failure. Eur Heart J, 1988, 9 (Suppl H): 55-58.

[26] Sun X G, Hansen J E, Oudiz R J, Wasserman K. Exercise pathophysiology in patients with primary pulmonary hypertension. Circulation, 2001, 104: 429-435.

[27] Mancini DM, Eisen H, Kussmaul W, et al. Value of peak oxygen consumption for optimal timing of cardiactransplantation in ambulatory patients with heart failure. Circulation, 1991, 83: 778-786.

[28] Opasich C, Pinna GD, Bobbio M, et al. Peak oxygen consumption in chronic heart failure: toward efficient use in the individual patient. J Am Coil Cardiol, 1998, 31: 766-775.

[29] Stelken AM, Younis LT, Jennison SH, et al. Prognostic valueof cardiopulmonary exercise testing using percent achieved of predicted peak oxygen uptake for patients with ischemic and dilated cardiomyopathy. J Am Coil Cardiol, 1996, 27: 345-352.

[30] Ribeiro JP, Stein R, Chiappa GR. Beyond peak oxygen uptake: new prognostic marker from gas exchange exercise tests in chronic heart failure. J Cardiopulm Rehabil, 2006, 26 (2): 63-71.

[31] Hideki T, Hitoshi A, Masahiko K, et al. Prognostic impact of ventlatory efficiency in heart disease patients with preserved exercise tolerance. Circ J, 2006, 70: 332-1336.

[32] Akira K, Yoshiaru K, Haruki I, et al. Prognostic significance of cardiopulmonary exercise testing for 10-year survival in patients with mild to moderate heart failure. Jpn Circ J, 2000, 64: 915-920.

[33] Corra U, Mezzani A, Bosimini E, et al. Cardiopulmonary exercise testing and prognosis in chronic heart

failure：aprognosticating algorithm for the individual patient. Chest，2004，126（3）：942-950.

[34] Sun XG，Hansen JE，Beshai JF，et al. Oscillatory Breathing and Exercise Gas Exchange Abnormalities Prognosticate Early Mortality and Morbidity in Heart Failure. J Am Coll Cardiol，2010，55：1814-1823.

[35] Sun XG，Hansen JE，Garatachea N，et al. Ventilatory efficiency during exercise in healthy subjects. Am J Respir Crit Care Med，2002，166：1343-1348.

[36] Sun XG，Hansen JE，and Stringer WW. Oxygen uptake efficiency plateau（OUEP）best predicts early death in heart failure. Chest，2012，141（5）：1284-1294.

[37] Sun XG，Hansen JE and Stringer WW. Oxygen uptake efficiency plateau（OUEP）：Physiology and reference value. Eur J Appl Physiol，2012，112：919-928.

[38] 赵青，柳志红，孙兴国，等. 心肺运动试验评估慢性左心衰竭患者的运动能力. 中国循环杂志，2011，26（5）：370-373.

[39] 孙兴国. 心肺运动试验在临床心血管病学中的应用价值和前景. 中华心血管病杂志，2014，42（4）：347-351.

[40] 卢志南，黄洁，孙兴国，等. 终末期慢性心力衰竭患者运动中摄氧通气效率指标的临床应用. 中华心血管病杂志，2015，43（1）：44-50.

[41] 卢志南，孙兴国，胡盛寿，等. 应用峰值摄氧量、N末端B型利钠肽原和超声心动图评估慢性心力衰竭患者心功能的比较. 中华心血管病杂志，2015，43（3）：206-211.

[42] You-xiu YAO，Xing-guo SUN，Zhe ZHENG，et al. Better parameters of ventilation-CO2 output relationship predict death in CHF patients. Chin J Appl Physiol，2015，31（6）：508-516.

[43] Stevenson LW，Steimle AE，Fonarow G，et al. Improvement in exercise capacity of candidates awaiting heart transplantation. J Am Coil Cardiol，1995，25：163-170.

[44] Wasserman K，Sun XG，and Hansen JE. Effect of biventricular pacing on the exercise pathophysiology of heart failure. Chest，2007，132（1）：250-261.

[45] Sun XG，Hansen JE，Oudiz RJ，et al. Gas exchange detection of exercise-induced right-to-left shunt in patients with primary pulmonary hypertension. Circulation，2002，105：54-60.

[46] Oudiz R J，Midde R，Sun XG，et al. Usefulness of right-to-left shunting and poor exercise gas exchange for predicting prognosis in patients with Pulmonary Arterial Hypertension. Am J Cardiology，2010，105：1186-1191.

[47] Belardinelli R，Lacalaprice F，Carle F，et al. Exercise induced myocardial ischemia detected by cardiopulmonary exercise testing. Eur Heart J，2003，24：1304-1313.

[48] Chaudhry S，Arena RA，Hansen JE，et al. The utility of cardiopulmonary exercise testing to detect and track early-stage ischemic heart disease. Mayo Clin Proc，2010，85（10）：928-932.

[49] Winter UJ，Gitt AK，Blaum M. Cardiopulmonary capacity in patients with coronary heart disease. Z Kardiol，1994，83：73-82.

[50] Dumitrescu D，Oudiz RJ，Karpouzas G，et al. Developing pulmonary vasculopathy in systemic sclerosis，detected with non-invasive cardiopulmonary exercise testing. PLoS One，2010，5（12）：e14293.

[51] Yasunobu Y，Oudiz R，Sun XG，et al. End-tidal PCO2 abnormality and exercise limitation in patients with primary pulmonary hypertension. Chest，2005，127（5）：1637-1646.

[52] Itoh H，Kato K. Short-term exercise training after cardiac surgery. In：Wasserman K，ed. Exercise gas exchange in heart diseases. Armonk，NY：Futura Publishing，1996.

[53] Belardinelli R，Lacalaprice F，Carle F，et al. Exercise training improves left ventricular diastolic filling in patients with dilated cardiomyopathy. Circulation，1995，91：2775-2784.

[54] Dubach P，Myers J，Dziekan G，et al. Effect of exercise training on myocardial remodeling in patients with reduced left ventricular function after myocardial infarction. Circulation，1997，95：2060-2067.

[55] Sakuragi S，Takagi S，Suzuki S，et al. Patients with large myocardial infarction gain a greater improvement in exercise capacity after exercise training than those with small to medium infarction. Clin Cardiol，2003，26（6）：280-286.

[56] Lan C，Chen SY，Chiu SF，et al. Poor functional recovery may indicate restenosis in patients after coro-

nary angioplasty. Arch Phys Med Rehabil，2003，84（7）：1023-1027.

[57] Karila C，deBlic J，Waernessyckle S，et al. Cardiopulmonary exercise testing in children：an individualized protocol for workload increase. Chest，2001，120（1）：81-87.

[58] Sun XG. CardioPulmonary Exercise Testing is the most important method of diagnosis，evaluation，treatment（rehabilitation）and prognosis for Pulmonary Vascular Diseases. Respirology，2011，16（Suppl. 2）：301.

[59] Yancy CW，Jessup M，Bozkurt B，et al. 2013 ACCF/AHA guideline for the management of heart failure：a report of the American College of Cardiology Foundation/American Heart Association Task Force on Practice Guidelines. J Am Coll Cardiol，2013，62（16）：e147-239.

[60] Ades PA，Keteyian SJ，Balady GJ，et al. Cardiac Rehabilitation Exercise and Self-Care for Chronic Heart Failure. J Am Coll Cardiol HF，2013，1（6）：540-547.

[61] Kindermann M，Schwaab B，Finkler N，et al. Defining the primum upper heart rate limit during exercise，A study in pacemaker patients with heart failure. Eur Heart J，2002，23：1301-1308.

[62] Klainman E，Fink G，Lebzelter J，et al. Assessment of functional results after percutaneous transluminal coronary angioplasty by cardiopulmonary exercise test. Cardiology，1998，89（4）：257-262.

[63] Adachi H，Koike A，Niwa A，et al. Percutaneous transluminal coronary angioplasty improves oxygen uptake kinetics during the onset of exercise in patients with coronary artery disease. Chest，2000，118（2）：329-335.

[64] Ohshima M，Yamazoe M，Tamura Y，et al. Immediate effects of percutaneous transvenous mitral commissurotomy on pulmonary hemodynamics at rest and during exercise in mitral stenosis. Am J Cardiol，1992，70（6）：641-644.

[65] Douard H，Gilles YM，Choussat A，et al. Lack of correlation between haemodynamic and cardiopulmonary exercise capacity improvement after catheter-bolloon mitral valvuloplasty. Eur Heart J，1995，16（10）：1375-1379.

[66] Harrison DA，Liu P，Walters JE，et al. Cardiopulmonary function in adult patients late after Fontan repair. J Am Coll Cardiol，1995，26（4）：1016-1021.

[67] Kazuhiko T，Noriyuki S，Naohiko O，et al. Effects of cilazapril on exercise tolerance in the chronic phase of acute myocardial infarction. Jpn Circ J，1996，60：831-840.

[68] 刘艳玲，孙兴国，高华，等. 心肺运动指导个体化心衰患者康复的初步总结报告. 中国应用生理学杂志，2015，04：374-377.

[69] 郑宏超，丁跃有，孙兴国，等. 经皮冠状动脉腔内血管成形术改变稳定性冠心病患者整体功能的临床研究. 中国应用生理学杂志，2015，04：378-382.

[70] 吴浩，孙兴国，顾文超，等. 功率自行车下肢亚极量运动对慢性阻塞性肺疾病康复影响的临床报告. 中国应用生理学杂志，2015，04：382-384.

[71] 姚优修，孙兴国，李军，等. 心衰患者动脉血气波浪式变化及其幅度降低的初步实验证据. 中国应用生理学杂志，2015，04：322-325，340.

[72] 谭晓越，孙兴国，胡盛寿，等. 重度左心衰患者弥散功能降低的临床研究报告. 中国应用生理学杂志，2015，04：357-360.

[73] 孙兴国. 心肺运动试验的规范化操作要求和难点-数据分析图示与判读原则. 中国应用生理学杂志，2015，04：361-365.

[74] Yasuyo T，Kenji U，Ikuo C，et al. A new method using pulmonary gas—exchange kinetics to evaluate efficacy of β-blocking agents in patients with dilated cardiomyopathy. Chest，2003，124：954-961.

[75] Marcelo de Castro C，Aquiles C，José RJ，et al. New auxiliary indicators for the differential diagnosis off unctional cardiorespiratorylimitation in patients with chronic obstructive pulmonary disease and congestive heart failure. Arq Bras Cardiol，2003，80：526-530.

[76] BhagatR，Schreiber G. Abnormalities on cardiopulmonary exercise test in a dyspneic patient. A case report of unsuspected pulmonary embolism. Respiration，2002，69（6）：543-546.

[77] 周锋，刘锦铭，孙兴国. 体重指数对慢性阻塞性肺疾病患者心肺运动耐力的影响. 中华结核和呼吸杂志，2012，35：453-454.

[78] Hightower CE，Riedel BJ，Feig BW，et al. A pilot study evaluating predictors of postoperative outcomes after major abdominal surgery：Physiological capacity

compared with the ASA physical status classification system. Br J Anaesth, 2010, 104 (4): 465-471.

[79] Sun X G, Hansen J E, Ting H, et al. Comparison of exercise cardiac output by the Fick principle using O2 and CO2. Chest, 2000, 118: 631-640.

[80] Sun X G, Hansen J E, Stringer W W, et al. Carbon dioxide pressure-concentration relationship in arterial and mixed venous blood during exercise. J Appl Physiol, 2001, 90: 1798-1810.

[81] 谭晓越，杨文兰，郭建，等. 摄氧效率降低在诊断特发性肺动脉高压气体交换异常时的作用. 中华结核和呼吸杂志，2015，38 (4)：278.

[82] 张雪梅，孙兴国，Piergiuseppe Agostoni，等. 心源性运动呼吸异常：心衰患者运动期间波浪式呼吸的临床观察. 中国应用生理学杂志，2015，04：365-368.

[83] 孙兴国. 更为强化心肺代谢等整体功能的心肺运动试验新 9 图图解. 中国应用生理学杂志，2015，04：369-373+ⅩⅤ-ⅩⅥ.

[84] 宁亮，孙兴国. 心肺运动在医学领域的应用价值和前景. 中国全科医学，2013，16 (11)：3898-3902.

[85] 孙兴国，庞军. 非 ST 段抬高急性冠脉综合征危险分层. 心电与循环，2013，32 (5)：355-361.

[86] 孙兴国，郭志勇，刘方，等，心肺运动试验评估心脏瓣膜置换术治疗心脏瓣膜疾病患者整体功能变化的临床研究. 中国全科医学，2016，19 (17)：2038-2045.

[87] 孙兴国，Curtis Hightower，刘方，等. 心肺运动试验评价食管癌患者化疗后整体功能变化的临床研究. 中国全科医学，2016，19 (17)：2046-2052.

[88] 郭志勇，孙兴国，刘方，等，心肺运动试验评估胸腔闭式引流术治疗胸腔积液患者整体功能变化的临床研究. 中国全科医学，2016，19 (17)：2053-2060.

[89] 张振英，孙兴国，席家宁，等，心肺运动试验在慢性心力衰竭患者高强度个体化运动康复处方制定和运动康复效果评估中的作用研究. 中国全科医学，2016，19 (17)：2061-2067.

[90] Aragam K G, Dai D, Neely M L, et al. Gaps in Referral to Cardiac Rehabilitation of Patients Undergoing Percutaneous Coronary Intervention in the United States. Journal of the American College of Cardiology, 2015, 65 (19): 2079-2088.

[91] Boden W E, O'Rourke R A, Teo K K, et al. Optimal Medical Therapy with or without PCI for Stable Coronary Disease. New England Journal of Medicine, 2007, 356 (15): 1503-1516.

[92] Wasserman K, Hansen J E, Sue D Y, et al. Principles of exercise testing and interpretation: including pathophysiology and clinical applications. 5 th ed. Philadelphia: Lippincott Williams & Wilkins, 2011.

[93] 孙兴国. 心肺运动试验的规范化操作要求和难点-数据分析图示与判读原则. 中国应用生理学杂志，2015，04：361-365+Ⅻ-ⅩⅣ.

[83] 孙兴国. 更为强化心肺代谢等整体功能的心肺运动试验新 9 图图解. 中国应用生理学杂志，2015，04：369-373.

[94] 郑宏超，丁跃有，孙兴国，等. 经皮冠状动脉腔内血管成形术改变稳定性冠心病患者整体功能的临床研究. 中国应用生理学杂志，2015，04：378-382.

[95] 刘艳玲，孙兴国，高华，等. 心肺运动指导个体化心衰患者康复的初步总结报告. 中国应用生理学杂志，2015，04：374-377.

[96] 张振英，孙兴国，席家宁，等. 心肺运动试验在慢性心力衰竭患者高强度个体化运动康复处方制定和运动开放效果评估中的应用研究. 中国全科医学杂志，2016，19 (17)：2012-2018.

[97] 吴浩，孙兴国，顾文超，等. 功率自行车下肢亚极量运动对慢性阻塞性肺疾病康复影响的临床报告. 中国应用生理学杂志，2015，04：382-384.

[98] 代雅琪，孙兴国，慈政，等. 心肺运动试验终止指征心率指标-85%最大年龄预计心率探讨. 中国全科医学杂志，2016，19 (20).

[99] Heran B S, Chen J M, Ebrahim S, et al. Exercise-based cardiac rehabilitation for coronary heart disease. Cochrane Database Syst Rev, 2011 (7): D1800.

[100] Taylor R S, Brown A, Ebrahim S, et al. Exercise-based rehabilitation for patients with coronary heart disease: systematic review and meta-analysis of randomized controlled trials. Am J Med, 2004, 116 (10): 682-692.

[101] Rejeski W J, Foy C G, Brawley L R, et al. Older adults in cardiac rehabilitation: a new strategy for enhancing physical function. Med Sci Sports Exerc, 2002, 34 (11): 1705-1713.

[102] Oldridge N, Streiner D, Hoffmann R, et al. Profile of mood states and cardiac rehabilitation after acute myocardial infarction. Med Sci Sports Exerc, 1995, 27 (6): 900-905.

[103] Suaya J A, Stason W B, Ades P A, et al. Cardiac

rehabilitation and survival in older coronary patients. J Am Coll Cardiol, 2009, 54 (1): 25-33.

[104] Belardinelli R, Paolini I, Cianci G, et al. Exercise training intervention after coronary angioplasty: the ETICA trial. J Am Coll Cardiol, 2001, 37 (7): 1891-1900.

[105] Munk P S, Staal E M, Butt N, et al. High-intensity interval training may reduce in-stent restenosis following percutaneous coronary intervention with stent implantation A randomized controlled trial evaluating the relationship to endothelial function and inflammation. Am Heart J, 2009, 158 (5): 734-741.

[106] JCS. Guidelines for rehabilitation in patients with cardiovascular disease (JCS 2012). Circ J, 2014, 78 (8): 2022-2093.

[107] Leon A S, Franklin B A, Costa F, et al. Cardiac rehabilitation and secondary prevention of coronary heart disease: an American Heart Association scientific statement from the Council on Clinical Cardiology (Subcommittee on Exercise, Cardiac Rehabilitation, and Prevention) and the Council on Nutrition, Physical Activity, and Metabolism (Subcommittee on Physical Activity), in collaboration with the American association of Cardiovascular and Pulmonary Rehabilitation. Circulation, 2005, 111 (3): 369-376.

[108] Thomas R J, King M, Lui K, et al. AACVPR/ACC/AHA 2007 performance measures on cardiac rehabilitation for referral to and delivery of cardiac rehabilitation/secondary prevention services endorsed by the American College of Chest Physicians, American College of Sports Medicine, American Physical Therapy Association, Canadian Association of Cardiac Rehabilitation, European Association for Cardiovascular Prevention and Rehabilitation, Inter-American Heart Foundation, National Association of Clinical Nurse Specialists, Preventive Cardiovascular Nurses Association, and the Society of Thoracic Surgeons. J Am Coll Cardiol, 2007, 50 (14): 1400-1433.

[109] Anderson J L, Adams C D, Antman E M, et al. ACC/AHA 2007 guidelines for the management of patients with unstable angina/non-ST-Elevation myocardial infarction: a report of the American College of Cardiology/American Heart Association Task Force on Practice Guidelines (Writing Committee to Revise the 2002 Guidelines for the Management of Patients With Unstable Angina/Non-ST-Elevation Myocardial Infarction) developed in collaboration with the American College of Emergency Physicians, the Society for Cardiovascular Angiography and Interventions, and the Society of Thoracic Surgeons endorsed by the American Association of Cardiovascular and Pulmonary Rehabilitation and the Society for Academic Emergency Medicine. J Am Coll Cardiol, 2007, 50 (7): e1-e157.

[110] Levine G N, Bates E R, Blankenship J C, et al. 2011 ACCF/AHA/SCAI Guideline for Percutaneous Coronary Intervention. A report of the American College of Cardiology Foundation/American Heart Association Task Force on Practice Guidelines and the Society for Cardiovascular Angiography and Interventions. J Am Coll Cardiol, 2011, 58 (24): e44-e122.

[111] Eagle K A, Guyton R A, Davidoff R, et al. ACC/AHA 2004 guideline update for coronary artery bypass graft surgery: summary article. A report of the American College of Cardiology/American Heart Association Task Force on Practice Guidelines (Committee to Update the 1999 Guidelines for Coronary Artery Bypass Graft Surgery). J Am Coll Cardiol, 2004, 44 (5): e213-e310.

[112] European Guidelines on cardiovascular disease prevention in clinical practice (version 2012): the Fifth Joint Task Force of the European Society of Cardiology and Other Societies on Cardiovascular Disease Prevention in Clinical Practice (constituted by representatives of nine societies and by invited experts). Eur J Prev Cardiol, 2012, 19 (4): 585-667.

[113] Stone J A, Arthur H M. Canadian guidelines for cardiac rehabilitation and cardiovascular disease prevention, second edition, 2004: executive summary. Can J Cardiol, 2005, 21 Suppl D: 3D-19D.

[114] Lavie C J, Thomas R J, Squires R W, et al. Exercise training and cardiac rehabilitation in primary and secondary prevention of coronary heart disease. Mayo Clin Proc, 2009, 84 (4): 373-383.

[115] Marchionni N, Fattirolli F, Fumagalli S, et al. Improved exercise tolerance and quality of life with cardiac rehabilitation of older patients after myocardial infarction: results of a randomized, controlled trial. Circulation, 2003, 107 (17): 2201-2206.

[116] Shah N D, Dunlay S M, Ting H H, et al. Long-term medication adherence after myocardial infarction: experience of a community. Am J Med, 2009, 122 (10): 961-967.

[117] Lavie C J, Milani R V. Adverse psychological and coronary risk profiles in young patients with coronary artery disease and benefits of formal cardiac rehabilitation. Arch Intern Med, 2006, 166 (17): 1878-1883.

[118] Martin B J, Hauer T, Arena R, et al. Cardiac rehabilitation attendance and outcomes in coronary artery disease patients. Circulation, 2012, 126 (6): 677-687.

[119] Squires R W, Montero-Gomez A, Allison T G, et al. Long-term disease management of patients with coronary disease by cardiac rehabilitation program staff. J Cardiopulm Rehabil Prev, 2008, 28 (3): 180-186, 187-188.

[120] Goto Y, Sumida H, Ueshima K, et al. Safety and implementation of exercise testing and training after coronary stenting in patients with acute myocardial infarction. Circ J, 2002, 66 (10): 930-936.

[121] Roffi M, Wenaweser P, Windecker S, et al. Early exercise after coronary stenting is safe. J Am Coll Cardiol, 2003, 42 (9): 1569-1573.

[122] Soga Y, Yokoi H, Ando K, et al. Safety of early exercise training after elective coronary stenting in patients with stable coronary artery disease. Eur J Cardiovasc Prev Rehabil, 2010, 17 (2): 230-234.

[123] Pavy B, Iliou M C, Meurin P, et al. Safety of exercise training for cardiac patients: results of the French registry of complications during cardiac rehabilitation. Arch Intern Med, 2006, 166 (21): 2329-2334.

[124] 中国康复医学会心血管病专业委员会. 中国经皮冠状动脉介入治疗后康复程序（试用稿）. 心血管康复医学杂志, 2006, 15 (z1): 125-130.

[125] Detry J M, Sellier P, Pennaforte S, et al. Trimetazidine: a new concept in the treatment of angina. Comparison with propranolol in patients with stable angina. Trimetazidine European Multicenter Study Group. Br J Clin Pharmacol, 1994, 37 (3): 279-288.

[126] Monti L D, Setola E, Fragasso G, et al. Metabolic and endothelial effects of trimetazidine on forearm skeletal muscle in patients with type 2 diabetes and ischemic cardiomyopathy. Am J Physiol Endocrinol Metab, 2006, 290 (1): E54-E59.

[127] Szwed H, Pachocki R, Domzal-Bochenska M, et al. [Efficacy and tolerance of trimetazidine, a metabolic antianginal, in combination with a hemodynamic antianginal in stable exertion angina. TRIMPOL I, a multicenter study]. Presse Med, 2000, 29 (10): 533-538.

[128] Dogan A, Ozaydin M, Gedikli O, et al. Effect of trimetazidine on exercise performance in patients with coronary artery ectasia. Jpn Heart J, 2003, 44 (4): 463-470.

[129] Fragasso G, Perseghin G, De Cobelli F, et al. Effects of metabolic modulation by trimetazidine on left ventricular function and phosphocreatine/adenosine triphosphate ratio in patients with heart failure. Eur Heart J, 2006, 27 (8): 942-948.

[130] Szwed H. Clinical benefits of trimetazidine in patients with recurrent angina. Coron Artery Dis, 2004, 15 Suppl 1: S17-S21.

[131] Manchanda S C, Krishnaswami S. Combination treatment with trimetazidine and diltiazem in stable angina pectoris. Heart, 1997, 78 (4): 353-357.

[132] Marazzi G, Gebara O, Vitale C, et al. Effect of trimetazidine on quality of life in elderly patients with ischemic dilated cardiomyopathy. Adv Ther, 2009, 26 (4): 455-461.

[133] Belardinelli R, Lacalaprice F, Faccenda E, et al. Trimetazidine potentiates the effects of exercise training in patients with ischemic cardiomyopathy referred for cardiac rehabilitation. Eur J Cardiovasc Prev Rehabil, 2008, 15 (5): 533-540.

第二十九章　心力衰竭患者的心理治疗

第一节　心力衰竭患者的心理障碍及其评估方法

目前，随着生命科学的发展，现代医学模式已经从单纯的“生物医学模式”转变为“生物-心理-社会医学模式”的综合治疗模式，其重点强调了心理因素在临床医疗中的重要地位，合理的心理治疗能有效提高临床治疗效果。广大医务工作者已经意识到，患者不仅是一个简单的生物学个体，而是一个与社会密切关联的、有高级思维和情感的个体。因此，医学不仅要注意躯体疾病，还要充分认识心理精神及社会因素的作用，治疗患者的心理疾病，使患者的身心得到全面康复。

慢性心衰是一种复杂的临床症候群，为心血管疾病的终末阶段，其病死率较高，预后差，病程长，需反复住院及长期治疗，患者生活质量下降，社会活动减少，故不少患者存在焦虑（anxiety）、抑郁（depression）等心理障碍[1]。在 CHF 的诊治过程中，临床医生往往特别关注躯体症状，而忽视了患者心理障碍在疾病发生、发展及转归中的相互作用。因此，关注 CHF 患者伴随的心理障碍问题已成为医务人员日趋关注的问题。

一、CHF 患者常伴发心理障碍

1. CHF 患者心理障碍的发病率

心衰和其他疾病不同，由于疾病本身的特点及其导致生活质量降低，加之社会、经济等原因，使 CHF 患者出现心理障碍的发生率远高于其他疾病。国外研究报道，焦虑、抑郁在心衰患者中的发生率分别为 50%～70% 和 13%～77%[2]，21.6%的心衰患者存在严重抑郁，发生率是一般人群的 3 倍。

除了焦虑、抑郁外，心衰患者还可伴随恐惧以及创伤后应激障碍（post-traumatic stress disorder，PTSD）等不同形式的情感障碍。研究还发现，在 CHF 患者中，心衰程度越重，NYHA 分级越高，焦虑、抑郁的得分及发生率就越高，NYHA Ⅳ级者抑郁的发生率是 NYHA Ⅰ级者的 4 倍[3]。

2. CHF 伴发心理障碍的临床表现

心理障碍引起的躯体症状主要涉及大脑和自主神经系统支配的情绪和血压、心率和节律、呼吸、出汗、括约肌等功能的控制。

CHF 患者最常见的心理障碍为焦虑、抑郁，是一种常见的负性情绪反应，是个体对所面临的潜在威胁而产生的一种复杂、消极的心理应激反应，这些负面的情绪也直接影响患者对治疗方案的理解和治疗的依从性，使治疗疾病的态度不够积极、主动，不能有效地适应内、外环境的变化，服药依从性差，出现不恰当的减、停药现象，不能坚持合理的行为、生活方式，活动量不足或过度活动等。凡此种种原因均可诱发和（或）加重心衰，严重影响病情的稳定性。焦虑是紧张恐惧、顾虑重重，甚至过分担心发生疾病及其不良后果的情绪。抑郁是一种消极悲观的情绪，表现为情绪低落、悲观失望、兴趣减退、难以解释的疲乏感、健忘、消极和悲观，甚至产生自杀意念。焦虑和抑郁之间存在明显相关性和一致性，常常可伴随存在，一旦共存，则为情绪的严重异常表现。以上都可引起心血管疾病的不良预后。

值得注意的是，CHF 患者表现的焦虑和抑郁症状常常被一部分医务人员误认为是心衰后的一种正常反应。许多症状如疲乏无力、心烦意乱、对外界事物失去兴趣、睡眠障碍、体重减轻或增加、注意力不能集中和记忆力减退等，在焦虑、抑郁症患者和 CHF 患者中都可以出现，但常常被误认为是心衰独有的临床症状而延误诊治。因此，在临床工作中，我们需要加强识别 CHF 患者伴发的心理障碍。

3. CHF 患者伴随心理障碍的发生机制及危险因素

目前，CHF 患者出现心理障碍的机制仍不十分明确，一部分可能与潜在的生物学机制有关。心衰患者下丘脑-垂体-肾上腺轴的过度激活、肾素-血管紧张素-醛固酮系统过度激活以及交感神经功能亢进，引起血中糖皮质激素、儿茶酚胺及 5-羟色胺浓度升高。而抑郁症患者血中糖皮质激素、IL-6、血管黏附因子的水平也有相似的升高。除此以外，研究亦证明，免疫系统也参与其中，包括巨噬细胞的激活、低水平的炎症状态和血栓前状态。此外，心理障碍的出现还与以下因素有关：①生活自理能力；②经济能力，社会、家庭支持系统；③患者的年龄、文化水平、生活阅历及其对心衰疾病的认识；④个人性格；⑤心血管药物：心衰患者常规药物治疗中包含β受体阻滞剂，而长期、大剂量使用β受体阻滞剂可增加焦虑、抑郁症的发生率[1]。由于疾病本身所带来的运动能力和自我服务能力的下降，加上患者缺乏精神和社会支持，导致出现心理疾患。

研究也发现，CHF 伴发焦虑、抑郁症的危险因素包括：女性、精神病病史或家族史、曾有自杀倾向、缺乏社会支持（尤其是独居、失业）、生活应激事件、吸毒、丧失生活能力或主要生活角色。此外，焦虑、抑郁的发生还与心功能分级有关，心功能分级越差，发生焦虑症和抑郁症的可能性越大。

4. CHF 与心理障碍之间的相互关系

CHF 作为应激源，是焦虑和抑郁发病的重要始动因素。慢性心衰患者由于疾病自身特点，病程长、病情重且反复发作，需常年服药，经济负担较重，加之生活自理能力受限、社会活动减少等原因，促使患者产生焦虑、抑郁情绪。而病情迁延不愈、治疗费用昂贵，需要他人长期照顾等这些问题，使 CHF 患者的抑郁、焦虑心理障碍进一步加重，进而影响心脏功能。

CHF 患者一旦出现焦虑、抑郁等心理障碍，可引起机体出现如下变化，并导致心衰的加重及恶化：①自主神经功能的不稳定：自主神经功能异常，可引起冠状动脉血流异常、冠状动脉痉挛，从而加重心肌缺血，导致心肌收缩力下降，加重心衰。②下丘脑-垂体-肾上腺轴的过度激活和交感神经系统功能亢进：引起血中皮质醇、儿茶酚胺浓度升高，引起血压升高、心率增快，使心脏后负荷增加，也使心肌耗氧量增加，心肌缺血加重，血小板功能异常，内皮系统损害和炎症反应激活等，进一步加重心衰。③异常心理可引起精神、行为举止的异常，激起个体痛苦的体验，并凭借一定的生物学机制影响个体生理平衡，还直接影响患者治疗的依从性和治疗效果。④情绪异常也会影响患者及其照顾者对疾病的正常认知及行为决策能力[3]，使心衰疾病的治疗策略受到影响[4]，从而延误患者治疗，延长了住院时间，增加了住院次数，增加心脏事件的发生率及死亡率，对 CHF 的发生、发展和转归都有明显的影响。而恶化的心衰又反过来加重患者的心理障碍，从而使患者陷入循环往复、不断恶化的尴尬局面。

CHF 患者的心脏疾病与心理疾病相互影响，互为因果，共同导致疾病的加重和恶化，形成恶性循环。这些患者中，有一半以上病情的恶化和再住院率的增加与出现心理障碍及不能进行自我护理有关[5]。HF-ACTION 实验证实抑郁对心衰患者的严重程度和生活质量的影响要明显高于心衰引起抑郁的程度。而 CHF 合并抑郁的患者死亡率也明显增高，且抑郁的严重程度与心衰的死亡率呈明显正相关性，在老年人中更为多见，主要与老年患者自身身体素质较差，且情绪波动大有关。

因此，医护人员在诊治慢性心衰进展的患者时，需要识别这种焦虑、抑郁的异常心理，给予及时有效的心理干预和行为指导，把这种心理治疗作为心衰常规治疗的一部分，在精神科和（或）心理科医生的指导下，进行药物和（或）非药物干预，能使患者控制不良情绪、配合治疗，尽可能恢复心脏功能，从而降低心衰的再发率及病死率。

二、CHF 伴发心理障碍的评估方法

对心衰患者进行焦虑和抑郁的评估，就如同评估其心血管病危险因素一样重要。Sears 教授在 2015 年美国心力衰竭护士协会年会上提出：我们希望所有的心衰患者在治疗心衰的过程中都拥有良好的心理健康，心理健康问题是改善心血管病预后的核心内容。因此，只有准确评估、治疗焦虑、抑郁等，才能提高患者治疗的依从性，从而改善心衰患者的预后。我们可以借助心理咨询的平台，运用各种心理评分量表，对患者目前的心理状态做出初步评估，为临床进一步治疗提供可靠的依据。Sears 教授还提出，我们应当做出积极的改变，采用新的治疗模式，使我们的患者做好三件事：①处理好自己的医疗问题；②管理好自己在生活中的角色；③处理好个人的情感问题。这也是心理干预治疗的目的。

由于焦虑和抑郁症很容易被忽视，或被误认为心衰症状，因此临床上需要采用一些心理评分量表去发现和识别它们。心理评分量表分为症状评定量表和诊断量表。

症状评定量表只能用于评估某些症状（如抑郁、焦虑）是否存在及其严重程度，不具有诊断功能，不能作为诊断依据，多用于病情观察、疗效评定及精神药理学研究。如症状自评量表（SCL-90）、Beck 抑郁量表（BDI）、Beck 焦虑量表（BAI）、Zung 抑郁自评量表（SDS）、Zung 焦虑自评量表（SAS）、汉密尔顿抑郁量表（Hamilton Depression Scale，HAMD）、汉密尔顿焦虑量表（Hamilton Anxiety Scale，HAMA）。我们可以根据量表评估抑郁、焦虑程度及治疗效果。其中，BDI、BAI、SDS、SAS 属于自评量表；SAS 和 SDS 各由 20 个问题组成，每个问题代表一种症状，按照发生频率分为 1～4 级评分，最后将 20 个问题得分相加得到 SAS、SDS 总分（见表 29-1 和表 29-2）。

表 29-1 焦虑自评量表（SAS）

请仔细阅读每一条，把意思弄明白，然后根据最近一周的实际感觉，在适当的数字上划“√”表示，不要漏评一个项目，也不要在一个项目重复评定

序号	项目	没有或很少时间	少部分时间	相当多时间	绝大部分或全部时间
1	我觉得比平常容易紧张和着急	1	2	3	4
2	我无缘无故地感到害怕	1	2	3	4
3	我容易心里烦乱或感到惊恐	1	2	3	4
4	我觉得我可能将要发疯	1	2	3	4
5	我觉得一切都很好，也不会发生什么不幸	1	2	3	4
6	我手脚发抖	1	2	3	4
7	我因为头疼、头颈痛和悲痛而苦恼	1	2	3	4
8	我感到容易衰弱和疲乏	1	2	3	4
9	我觉得心平气和，并且容易安静坐着	1	2	3	4
10	我觉得心跳得很快	1	2	3	4
11	我因为一阵阵头晕而苦恼	1	2	3	4
12	我有晕倒发作或觉得要晕倒似的	1	2	3	4
13	我呼气、吸气都感到很容易	1	2	3	4
14	我手脚麻木和刺痛	1	2	3	4
15	我因为胃痛和消化不良而苦恼	1	2	3	4
16	我常常要小便	1	2	3	4
17	我的手脚常常是干燥温暖的	1	2	3	4
18	我脚红发热	1	2	3	4
19	我容易入睡，并且一夜睡得很好	1	2	3	4
20	我做噩梦	1	2	3	4

表 29-2　抑郁自评量表（SDS）

请仔细阅读每一条，把意思弄明白，然后根据最近一周的实际感觉，在适当的数字上划“√”表示，不要漏评一个项目，也不要对一个项目重复评定

序号	项目	没有或很少时间	少部分时间	相当多时间	绝大部分或全部时间
1	我觉得闷闷不乐，情绪低沉	1	2	3	4
2	我觉得一天中早晨最好	1	2	3	4
3	一阵阵哭出来或觉得想哭	1	2	3	4
4	我晚上睡眠不好	1	2	3	4
5	我吃得跟平常一样多	1	2	3	4
6	我与异性密切接触时和以往一样感到愉快	1	2	3	4
7	我发觉我的体重在下降	1	2	3	4
8	我有便秘的苦恼	1	2	3	4
9	心跳比平常快	1	2	3	4
10	我无缘无故地感到疲乏	1	2	3	4
11	我的头脑和平常一样清楚	1	2	3	4
12	我觉得经常做的事情并没有困难	1	2	3	4
13	我觉得不安而平静不下来	1	2	3	4
14	我对未来抱有希望	1	2	3	4
15	我比平常容易生气激动	1	2	3	4
16	我觉得做出决定是容易的	1	2	3	4
17	我觉得自己是个有用的人，有人需要我	1	2	3	4
18	我的生活过得很有意思	1	2	3	4
19	我认为如果我死了，别人会生活得更好	1	2	3	4
20	平常感兴趣的事我仍然感兴趣	1	2	3	4

HAMD、HAMA 属于他评量表，也是目前应用最广泛的量表，其另一个优点是文盲和症状严重的患者也可用此量表评估，也是目前心血管疾病领域广泛应用的量表（见表 29-3 和表 29-4）。

表 29-3　汉密尔顿焦虑量表（HAMA）

1. 焦虑心境：担心、担忧、感到有最坏的事将要发生，容易激惹。

2. 紧张：紧张感、易疲劳、不能放松、情绪反应大，易哭、颤抖、感到不安

3. 害怕：害怕黑暗、陌生人、一人独处、动物、乘车或旅行及人多的场合。

4. 失眠：难以入睡、易醒、睡得不深、多梦、夜惊，醒后感疲倦。

5. 认知功能：或称记忆、注意障碍，注意力不能集中，记忆力差。

6. 抑郁心境：丧失兴趣、对以往爱好缺乏快感、抑郁、早醒、昼重夜轻。

7. 躯体性焦虑　肌肉系统：肌肉酸痛、活动不灵活、肌肉抽动、肢体抽动、牙齿打颤、声音发抖。

8. 躯体性焦虑　感觉系统：视物模糊、发冷发热、软弱无力感、浑身刺痛。

9. 心血管系统：心动过速，心悸、胸痛、血管跳动感、晕倒感。

10. 呼吸系统症状：胸闷、窒息感、叹息、呼吸困难。

11. 胃肠道症状：吞咽困难、嗳气、消化不良（进食后腹痛、腹胀、恶心、胃部饱感）、肠动感、肠鸣、腹泻、体重减轻、便秘。

12. 生殖泌尿系统症状：尿意频数、尿急、停经、性冷淡、早泄、阳痿。

13. 自主神经系统症状：口干、潮红、苍白、易出汗、起鸡皮疙瘩、紧张性头痛、毛发竖起。

14. 会谈时行为表现：（1）一般表现：紧张、不能松弛、忐忑不安、咬手指、紧紧握拳、摸弄手帕、面肌抽动、不停顿足、手发抖、皱眉、表情僵硬、肌张力高，叹气样呼吸、面色苍白。（2）生理表现：吞咽、打嗝、安静时心率快、呼吸快（20 次/分以上）、腱反射亢进、震颤、瞳孔放大、眼睑跳动、易出汗、眼球突出。

0—无症状
1—轻
2—中度
3—重
4—极重

表 29-4　汉密尔顿抑郁量表（HAMD）

项目	评分标准	无
1	抑郁情结	0. 未出现 1. 只在问到时才诉述 2. 在访谈中自发地描述 3. 不用言语也可以从表情、姿势、声音或欲哭中流露出这种情绪 4. 患者的自发言语和非语言表达（表情、动作）几乎完全表现为这种情绪
2	有罪感	0. 未出现 1. 责备自己，感到自己已连累他人 2. 认为自己犯了罪，或反复思考以往的过失和错误 3. 认为目前的疾病是对自己错误的惩罚，或有罪恶妄想 4. 罪恶妄想伴有指责或威胁性幻想
3	自杀	0. 未出现 1. 觉得活着没有意义 2. 觉得自己已经死去，或常想与死亡有关的事 3. 消极观念（自杀念头） 4. 有严重自杀行为
4	入睡困难	0. 入睡无困难 1. 主诉入睡困难，上床半小时后仍不能入睡（要注意平时患者的入睡时间） 2. 主诉每晚均有入睡困难
5	睡眠不深	0. 未出现 1. 睡眠浅多噩梦 2. 半夜（晚 12 点钟以前）曾醒来（不包括上厕所）
6	早醒	0. 未出现 1. 有早醒，比平时早醒 1h，但能重新入睡 2. 早醒后无法重新入睡
7	工作和兴趣	0. 未出现 1. 提问时才诉说 2. 自发地直接或间接表达对活动、工作或学习失去兴趣，如感到无精打采，犹豫不决，不能坚持或需强迫自己去工作或劳动 3. 病室劳动或娱乐不满 3h 4. 因目前的疾病而停止工作，住院患者不参加任何活动或者没有他人帮助便不能完成病室日常事务
8	迟缓	0. 思维和语言正常 1. 精神检查中发现轻度迟缓 2. 精神检查中发现明显迟缓 3. 精神检查进行困难 4. 完全不能回答问题（木僵）
9	激越	0. 未出现异常 1. 检查时有些心神不定 2. 明显心神不定或小动作多 3. 不能静坐，检查中曾起立 4. 咬手指、头发，咬嘴唇
10	精神焦虑	0. 无异常 1. 问及时诉说 2. 自发地表达 3. 表情和言谈流露出明显忧虑 4. 明显惊恐

表 29-4　汉密尔顿抑郁量表（HAMD）（续）

项目	评分标准	无
11	躯体性焦虑	指焦虑的生理症状，包括口干、腹胀、腹泻、打嗝、腹部绞痛、心悸、头痛、过度换气和叹息，以及尿频和出汗等。 0. 未出现 1. 轻度 2. 中度，有肯定的上述症状 3. 重度，上述症状严重，影响生活或需要处理 4. 严重影响生活和活动
12	胃肠道症状	0. 未出现 1. 食欲减退，但不需他人鼓励便自行进食 2. 进食需他人催促或请求和需要应用泻药或助消化药
13	全身症状	0. 未出现 1. 四肢、背部或颈部沉重感，背痛、头痛、肌肉疼痛，全身乏力或疲倦 2. 症状明显
14	性症状	指性欲减退、月经紊乱等。 0. 无异常 1. 轻度 2. 重度 不能肯定，或该项对被评者不适合（不计入总分）
15	疑症	0. 未出现 1. 对身体过分关注 2. 反复考虑健康问题 3. 有疑病妄想，并常因疑病而去就诊 4. 伴幻觉的疑病妄想
16	体重减轻	按 A 或 B 评定 A. 按病史评定： 0. 不减轻 1. 患者述可能有体重减轻 2. 肯定体重减轻 B. 一周内体重减轻 0. 一周内体重减轻 0.5kg 以内 1. 一周内体重减轻超过 0.5kg 2. 一周内体重减轻超过 1kg
17	自知力	0. 知道自己有病，表现为忧郁 1. 知道自己有病，但归咎伙食太差、环境问题、工作过忙、病毒感染或需要休息 2. 完全否认有病

诊断量表是根据诊断标准编制的，可用于精神科疾病的诊断。目前常用的有：国际疾病分类第十版（简称 ICD-10）、《精神障碍诊断和统计手册》（DSM-Ⅳ）、《健康问题和疾病定量测试法》（RTHD）。

综合心理咨询就是一种治疗心理障碍行之有效的方法，它是一种心理疗法，通过对患者进行不良情绪的疏导，指导其进行自我调节，能够明显提高患者防治疾病的积极性和服药的依从性，减少住院的次数和住院的时间，对于病情的控制具有十分重要的意义，尤其是慢性心衰等此类病程长、对治疗依从性要求高的疾病。综合心理咨询采用的方法与患者的生活环境、文化水平、经济条件、家庭状况等因素有关，所采用的方式、方法要因人而异、因地制宜，以达到患者积极、主动配合治疗为最终目的。

第二节　心力衰竭患者的心理治疗

近些年来，国内外不少专家已经把心理治疗作为“心脏康复”必不可少的内容之一。心脏康复是研究心血管病的危险因素，开展教育，改变不合理生活方式，保持心理健康，进行心血管疾病预防，使危险人群免于患病，这就是心血管疾病一级预防的策略。对于已患有心血管疾病的患者，进行正确心功能测定，纠正危险因素，延缓甚至逆转病变，降低再次发病及死亡风险，增强体力，提高生活质量，促进回归社会，也就是心血管疾病二级预防的目标。

因此，心脏康复模式更多地注重于疾病的预防和综合治疗。其主要注重的内容：①生活方式的改变；②双心健康，注重心功能康复和心理健康的恢复；③循证用药；④生活质量的评估；⑤职业康复。其中心理健康的恢复主要依赖于心理治疗。

心理治疗（psychotherapy）是基于心理治疗理论及相关实证研究（主要是咨询心理学、临床心理学和精神病学）而建立的治疗系统，主要是由受过心理治疗专业训练并通过考核的人员（主要是心理师以及接受过心理治疗训练的精神科医师）来实施，它通过建立一种独特的人际关系来协助患者（或称当事人、案主、个案）处理心理问题、减轻主观痛苦经验、医治精神疾病及促进心理健康、个人成长。其主要强调人的心理活动对身体健康是有调节作用的。心理治疗的出发点是帮助患者正确接纳自己与自己的疾病，正确认识疾病本身，改善患者对疾病的不良认知，使患者端正积极的求医行为。其目的在于减轻患者的心理压力，增进患者的环境、社会适应性，从而减少抑郁情绪所致的心血管损害，通常需要心理、精神专业人员与心脏科医生协助完成。

对于CHF合并心理障碍的患者，其心理治疗主要分为非药物干预和药物治疗两方面，前者为轻度焦虑、抑郁患者的首选疗法。对于中重度焦虑、抑郁的患者，需在心理治疗的非药物治疗基础上进行药物治疗。而一过性焦虑或抑郁状态，一般无需处理。如果高度怀疑药物因素导致的心理疾患时，应当及时停药或换药。

一、非药物治疗

非药物治疗是通过心理干预、认知行为治疗等方式帮助缓解患者的焦虑和抑郁症状，具体措施如下：

1. 建立良好的医患关系

大多数CHF患者表现比较敏感、恐惧、多疑、悲观、内心脆弱。医务人员应当尊重患者的人格，通过观察，主动与患者进行交流，应用语言及非语言交流技巧，利用劝导、启发、鼓励、支持、解释及暗示等方法，与患者建立信任关系，鼓励患者说出内心真实感受。沟通形式上可采用正式交谈或非正式交谈相结合的方式。医务人员还要学会换位思考，即站在患者的角度，体谅患者的心态，关心其痛苦，使患者感到被尊重和理解。

对患者增加同情和关心，可以增进医患关系，提高患者满意程度，使患者能够向医生敞开心扉述说今后遇到的困难。在与患者及家属沟通的谈话过程中，临床医生需要借助一些工具帮助其用最恰当的语言向患者表达其同情心，常用的方法就是N-U-R-S-E记忆法（见表29-5）[6]。

2. 认知行为疗法

认知疗法强调思维方式的自我控制，帮助患者纠正不正确的思维方式，用讲解的方式使患者认识自己的病情并能正确评估，调动其主动性，唤起患者对生活的信心和乐趣。由于不少患者及其家属缺乏相关医学知识，不愿意接受诊断和治疗；更有患者认为焦虑、抑郁是心衰的预期反应，不需要治疗。因此，我们需要对患者及其家属进行健康教育，利用图片、宣传册或教育视频等形式讲解疾病相关知识，使其了解疾病的发病原因、治疗、预防及预后，并使其认识到焦虑及抑郁是

表 29-5　N-U-R-S-E 工具帮助医生在语言上更好地表达同情心

技巧	语言举例
说出情绪（Name）	如不行左心室辅助装置治疗，您似乎很担心后面会发生的情况，您还能告诉我其他所担心的事吗？
理解情绪（Understand）	我理解您对心脏移植手术存在恐惧的原因，您能告诉我还有其他令您感到恐惧的事情吗？
尊敬情绪（Respect）	您能做到这样的程度已经非常勇敢了，能告诉我是什么让您这样坚持吗？
支持患者（Support）	无论您选择什么样的治疗，我想知道我是否能继续担任您的主治医生。无论今后发生什么，我都会尽我所能照顾您。
探索情绪（Explore）	您曾经提过您非常关注呼吸困难加重意味着什么，您能说说其他关注的方面吗？

一种可以治疗的疾病，通过治疗可以去除或缓解所有焦虑、抑郁症状，减轻其痛苦，提高生活质量。临床实践证明，大多数心衰伴焦虑、抑郁症的患者接受抗焦虑或抑郁治疗，其临床症状可以在治疗后数周内好转。

医护人员还需要告知患者保持情绪平稳对血压、心率的重要意义，指导患者进行深呼吸及放松训练，保持情绪稳定，以调整生理和心理的紧张状态，使生理、心理指标趋向正常。

此外，还应告知患者日常生活中的注意事项，使其懂得正确的生活行为、用药、饮食及锻炼的注意事项。例如饮食应以低盐、粗纤维、少食多餐为主；保持大便通畅，必要时用开塞露或缓泻剂；用药一定经医生同意才可停用或改剂量；锻炼应根据病情决定活动量，以保持舒适体位、不加重心脏负担、没有疲劳感为宜等。

3. 支持疗法

老年患者常有焦虑、抑郁、孤独及无助感，尤其在医院这个特殊的环境中。医护人员应多巡视，多与患者沟通，根据患者存在的心理问题有针对性地做好康复指导，并嘱咐其家属定时来医院探望，关注患者的情绪变化。

此外，家庭和社会支持对心衰伴心理障碍的患者康复至关重要。缺乏家庭和社会支持，不仅是患者在住院和心衰入院 1 年内致死和非致死性心血管事件的独立预测因素，也对焦虑、抑郁症状产生负面影响[1]。研究表明，家庭和社会支持指数每增加 1%，心衰伴焦虑、抑郁症患者恢复速度增加 16%[7]。因此，应当关注患者的家庭、经济及社会需求。①亲情关系：鼓励患者子女、亲人给予经济、生活及情感上的支持，最大限度地为其提供物质、精神方面支持，让患者有被爱和被重视的感觉，使其处于最佳心理状态，有利于心理疾患的恢复。当心衰病情进展可能面临猝死或死亡时，死亡前期的探视和照料亦很重要，需要给患者精神安慰，尽亲情、友谊之道，引导其完成宗教意愿，去世前几日的精神或心理安慰对患者和家属均不可缺如。②家庭照护者：心衰家庭负担很重，包括交通、支付服务和其他服务，多数家庭采用家庭成员自己看护。但由于精神和经济上的负担，家庭成员会为了工作和生活而疏于对患者的照顾。此时，医护人员应当换位思考，与患者家属进行沟通、交流，给予关怀，提供适当的帮助，指导其如何保持自身健康和保存体力，改善终末期患者家庭的心理、社会不适应状态。③经济负担：终末期心衰的治疗会动用患者及家庭的资产，造成经济压力。在美国，20%的终末期疾病患者会动用家庭收入 10%以上的资金，补充医疗保险的不足；40%的终末期患者由于疾病造成中重度经济负担。在我国，CHF 患者发病率、死亡率逐年升高，也已成为巨大的公共卫生负担，我们非常期待未来政府、社会慈善、救助体系的建立。此外，个人志愿者以及单位同事、朋友的经济支持也将发挥重要的作用。④社会心理：因心衰病程长、症状反复发作、活动受限等多种原因，患者容易出现治疗依从性差和社会孤立感。因此，应对其进行语言调节、心理干预，帮助其转移不良情绪，给予一定的理解和社会支持。因此，心理治疗应当根据实施的对象，分为针对患者、其家庭成员及其所处的社会环境所展开。

CHF 患者除了存在焦虑、抑郁症状外，还可存在其他心理情绪问题。①性格固执、偏执：患者经常回忆自己过去的自豪和业绩，现在生病、住院、地位环境、社交范围改变后，有一种失落感，总怀疑别人轻视他，遇事固执不停劝说。在生活护理中，应当处处关心他们、照顾他们，以温和的态度经常与患者进行交流，了解其思想动态，帮助患者解决实际问题。②恐惧：患者角色和所处环境的突然转变，尤其面对陌生的环境、进入抢救室、病房的急救设备、心电监护仪的使用，以及看到病友的病情变化及发作时强迫体位和濒死感、工作人员忙碌的身影都可增加患者的恐惧感。针对这些，医护人员应当注意观察患者的情绪变化，主动介绍医院环境、管床医生和护士、同病室的病友，以热情、细致、耐心的态度和精湛的技艺取得患者的信任，建立良好的医患关系，使其尽快适应住院生活。③依赖心理：由于疾病的反复发作及病情危重，患者自觉无助，完全处于被动状态，缺乏主见，很依赖家属、医务人员和医院治疗的环境，并要求更多的关心和同情。当患者出现上述依赖心理时，医护人员应向患者说明逐步增加活动量的必要性，鼓励其做一些力所能及的事，增强自信心，重拾患者在疾病恢复过程中的主动性。

此外，医务人员还需要不断提升患者的自信心，使他们能够进行和坚持行为的改变，如吃更健康的饮食或进行更频繁的锻炼，使其从中获益，并进一步树立自信心，产生更多积极的变化，进而得到更好的预期效果。

4. 心理护理干预

心理护理干预是目前国内大多数医院可以做到的心理治疗方法。在我国，合并心理疾病的CHF患者由于躯体疾病的严重性，只能在综合医院实施诊治，而国内综合医院对心理精神疾病的重视程度不够，也缺乏专业的心理精神专业人员。因此，这部分心理护理工作只能交由受过心理护理培训的护士来完成，每周可进行3次，每次1h左右。因此，护士在其中起到了非常重要的作用，除了常规护理外，还需要人文关怀甚至心理干预，通过增强情感支持、社会支持以提高患者治疗的依从性。目前，部分医院采用分级心理护理模式[8]，可提高临床护士实施心理护理的针对性，从而提高护理效果。所谓分级护理模式是参照临床分级护理的概念及模式，根据患者心理反应及相关临床症状的特点，给予不同级别的心理护理，一般分为三级心理护理，级别越低，说明患者心理问题越明显。

心理护理干预内容包括：①建立良好的护患关系；②做好共性心理护理：为患者提供一个舒适的就医环境，保持病房整洁、湿度和温度适宜；护理人员应恪守职业道德，具备扎实的职业技能，并尽可能为患者提供便捷；③根据心衰患者对待疾病的态度，患者的情绪体验及行为变化等，提供个性化的心理护理及人文关怀；④减少心理因素的负面影响：护理人员应注意调节好自己的情绪，以平和的心态对待患者，并注意同病室、同病区患者的言传身教，促进良性交流。

大量临床实践证明，心理护理干预和行为疗法能较好地解决患者住院过程中出现的各种负性情绪及心理问题，比单纯药物治疗效果更好。研究也表明，经过心理护理干预的CHF患者心功能有所改善，6min步行距离明显延长。

5. 不同时期的治疗调整

心衰患者在不同时期的心理是动态变化的，随着治疗的深入和病情的变化，患者的心理状态也会发生相应的变化。因此，我们在工作中需及时了解患者的心理变化，及时调整干预措施。

(1) 心衰急性期：住院期间患者与医护人员接触比较密切，易于及时发现抑郁，但容易将急性期自然并发的一过性抑郁状态误诊为抑郁症，有的在发病初期进行筛查后，往往遗漏急性事件发生过后抑郁的筛查。即便是能准确及时地诊断抑郁，由于在心血管病的急性期受到急诊介入手术或外科旁路移植术等的影响，很难实施即刻的精神心理治疗。

(2) 心衰恢复期：心脏科医生可根据患者的恢复情况，与精神科医生共同协商会诊联合治疗方案。但是，因住院时间有限，很难完成心理治疗全疗程，一部分治疗需要安排在出院后进行，而患者出院后容易失访。

(3) 门诊随访期：心脏科医生和精神科医生由于各自工作的特点，很难坐在一起对同一名患者进行整体评估，因此在长期随访中完成全面的精神心理评估亦存在困难，这部分患者同样存在失访问题。因此，我们需要建立快捷有效的评估方法，即使用统一的评分量表，由心脏科医生而非精神专科医生完成常规精神心理评估。此外，还需要建立完善的支持系统，保证筛查出的阳性患者能够得到进一步专业的精神心理治疗和随访观察，以便及时调整治疗。

二、药物治疗

对于中重度焦虑、抑郁症或两者并存的患者，非药物的心理干预方法效果差，应尽快考虑药物治疗。药物治疗的益处如下：①改善患者的焦虑、抑郁症状，提高患者治疗的依从性，从而提高抗心衰药物的疗效；②改善自主神经稳定性，减少心肌缺血和心律失常的发生，从而减少不良心脏事件；③通过改善患者的心理状态达到调节内分泌和免疫功能的作用[1]。

第一代抗抑郁药——三环类抗抑郁药，但可引起直立性低血压，同时作用于钠离子通道，具有Ⅰ类抗心律失常药物作用或奎尼丁样作用，使心率变异性减低和QT间期离散度增加，从而增加恶性心律失常及猝死的发生。曾有报道多虑平和去甲替林可使CHF的心功能恶化，故不适合在心衰伴抑郁障碍的患者中使用。

第二代抗焦虑和抑郁药——选择性5-羟色胺（5-HT）再摄取抑制剂（SSRI），是目前CHF伴焦虑、抑郁共病治疗的最好选择。其作用机制是增强杏仁核的5-HT能信息输入，经过一段时间的延时后，抑制杏仁核的过度激活，减少了与恐惧相关的信息输出，缓解焦虑和抑郁。目前学者们认为其虽然起效慢、疗程长，但积极治疗仍能获得良好的效果，且对心脏毒性较小，仅轻微减慢心率，对血压、QTc间期及心率变异性均无明显影响。但有一点需注意的是，因其有一定的抗凝作用，SSRI（除西酞普兰外）均不能与华法林合用。

苯二氮䓬类（benzodiazepine，BZD）是目前应用最广泛的抗焦虑药物，它通过与颅内特异的γ-氨基丁酸（GABA）受体亚单位结合而发挥抗焦虑作用，其起效迅速，疗效确切且安全，不良反应小，常规使用不超过2～4周。已有部分研究观察到，CHF患者伴发焦虑状态应用BZD（如劳拉西泮）后，焦虑状态得到改善，运动耐量提高，但由于观察例数较少，今后仍需大规模、随机、双盲临床研究加以证实。

此外，我们还需注意，有些心脏科用药可能导致抑郁症状。例如，降压药（如复方降压片、肼屈嗪、胍乙啶、普萘洛尔、甲基多巴等）、抗心律失常药物（双异丙吡胺、普罗帕酮、利多卡因、普萘洛尔等）。一旦高度怀疑药物因素导致的心理障碍，应当及时停药或换药。

三、运动疗法

适宜的体力活动有助于缓解心理障碍患者的心理压力，是心衰合并焦虑、抑郁症患者治疗的重要组成部分。实践证明，运动不仅可改善心衰患者的活动耐量、生理功能，而且还能改善患者的心理状态。限制活动只能使躯体功能进一步降低。有研究报道，合理的运动疗法可以使这类患者心脏性死亡率降低31%。因此，只有在心衰急性失代偿期时才需限制患者活动，否则应鼓励患者进行适量运动。国际上推行6min步行试验作为CHF患者日常活动的运动负荷量，既简单无创又可靠安全。因此，在心衰伴焦虑、抑郁症的患者中，也可以尝试推行6min步行试验，根据6min步行距离制定运动计划，遵循循序渐进、适度运动的原则[1]。

四、转精神专科治疗

对于一分部CHF伴严重心理障碍，经药物和心理干预治疗效果欠佳者，如有下列情况之一者，建议转精神专科治疗，主要包括：①有自杀企图者；②症状迁延超过3周者且日益加重者；③躯体疾病已稳定、好转而抑郁症状仍然不好转者；④有抑郁症状，同时家族史中有自杀者或精神病者；⑤以往曾经有过发作，且程度较重者；⑥存在严重的妄想或长时间的抑郁；⑦抑郁障碍对标准的抗抑郁剂治疗效果差；⑧虽然抑郁障碍较轻，但患者的社会功能严重受损。

五、预后

慢性心衰患者伴发焦虑、抑郁症的发生率很高，其再住院率、心血管事件发生率及死亡率均明显增加。焦虑和抑郁作为死亡率的重要预测因子，并独立于NT-proBNP水平、性别、年龄等因素。此外，这类患者常伴有免疫功能障碍，容易继发感染并使心衰恶化。

大量临床实践证实，通过实施护理干预和健康教育，提高了患者的康复速度，减少了CHF的诱发因素，促进症状改善，提高治疗效果，并减少了心衰的复发、病情加重，从而降低其住院天数，改善其生活质量和延长了寿命，具有良好的临床意义和社会效益。SEARCH研究也表明，通过8周的耐心充分的心理干预，可以使心衰伴抑郁症患者的1年预后得到改善。

但近期也有报道显示，抗焦虑、抑郁药物联合心理干预治疗虽能改善CHF的心理障碍，但并不能改善患者的预后。OPERA HF研究也指出，尽管服用抗抑郁药物是安全的且能改善抑郁症状，但迄今仍没有发现抗抑郁药物能够改善心衰患者的预后，可能与抗抑郁药所致的心血管副作用有关。因此，仍需要开展大规模的RCT研究证实抗焦虑、抑郁药物在CHF合并心理障碍患者中应用的疗效及安全性。

目前，国内不少专家也纷纷响应倡导新型的“生物-心理-社会”医学新型模式。北京大学人民医院丁荣晶教授倡导的“双心医学”理念，主要研究心血管疾病与心理疾病的关系，强调治疗心血管病同时重视精神心理疾患，倡导心身和谐，达到真正意义上的健康。胡大一教授也呼吁：顺应新的医学模式转变，推行“双心医学”服务新模式，对患者进行个体化的心脏及心理治疗，并开具5个处方：药物处方、心理处方、运动处方、营养处方和戒烟处方，以提高患者生活质量，实现心脏与心理的和谐，共同推动中国康复事业的不断发展。

（董敏）

参考文献

[1] 那开宪，张桂云，余平. 应当关注心力衰竭患者伴心理障碍问题. 中国临床医生，2011，39：1-5.

[2] Adeponle AB，Thombs BD. Depression in hospitalized and stable heart failure patients in an urban Nigerian teaching hospital：a cautionary comment. General hospital psychiatry，2010，32：e1-2.

[3] Allen LA，Stevenson LW，Grady KL，et al. Decision Making in Advanced Heart Failure：A Scientific Statement From the American Heart Association. Circulation，2012：1-27.

[4] Tully PJ，Wittert G，Selkow T，et al. The real world mental health needs of heart failure patients are not reflected by the depression randomized controlled trial evidence. PLoS One，2014，9：e85928.

[5] Li CC，Shun SC. Understanding self-care coping styles in patients with chronic heart failure：A systematic review. Eur J Cardiovasc Nurs，2016，15：12-19.

[6] Back AL，Arnold RM，Baile WF，et al. Approaching difficult communication tasks in oncology. CA Cancer J Clin，2005，55：164-177.

[7] Rutledge T，Rein VA，Linke SE，et al. Depression jn heart failure a meta-analytic review of prevalence，intervention effects，and association with clinical outcomes. J Am Cardial，2006，48：1527-1537.

[8] 吕海燕，马调玲，何秀丽. 心力衰竭患者采用分级心理护理模式的探讨. 国际护理学杂志，2014，33：181-183.

第三十章　心力衰竭患者的护理

我国目前逐步规范心衰防治、管理体制，同时护理工作也要随之发展与规范化。在新型的护理模式下，护理要对患者实行身体、心理、社会一体化整体护理。护理在患者心衰的预防治疗、日常观察、回归家庭等环节中起到了非常重要的作用。

心衰综合管理包括①心衰患者的精神心理康复和躯体康复原则；②患者从医院到家庭的管理，患者关于心衰的知识教育和家庭关爱；③对患者出院后的随访及其计划；④对不同级别医生的知识要求和诊治模式要求等[1]。

心衰的定义为由于任何心脏结构或功能的异常导致的心室充盈或射血受损所致的一组复杂临床综合征，其主要临床表现为呼吸困难和乏力（活动耐量受限），以及体液潴留（肺淤血和外周血肿）。其临床上可分为急性心衰和慢性心衰[1]。

一、急性心力衰竭是心内科常见的急危重症之一

1. 急性心衰的定义

急性心衰定义为心衰的症状急性发作或加重，并伴有血浆利钠肽水平的升高。是指慢性心衰在诱发因素的作用下血流动力学短期内恶化为临床失代偿阶段。国内外指南指出，AHF（acute heart failure）是大于65岁患者住院的主要原因，AHF预后很差，尽早接受治疗会有更多的潜在获益。

临床常见心内科急危重症有4种不同表现：晕厥、休克、急性左心衰、心搏骤停。最常见的是急性左心衰所引起的急性肺水肿。严重者可导致心源性休克或心搏骤停。其特点是发病突然、进展迅速，抢救必须争分夺秒，否则可危及生命。护士快速、敏捷的反应能力和熟练的操作技能是患者能否成功抢救的关键。

2. 急性心衰的常见病因

心衰的常见病因包括心肌病变及血流动学改变。

心肌病变导致的病因包括：①慢性心衰急性加重；②急性心肌坏死和（或）损伤；③急性冠状动脉综合征如急性心肌梗死或不稳定性心绞痛、急性心肌梗死伴机械性并发症、右心室梗死；④急性重症心肌炎；⑤围生期心肌病；⑥药物所致的心肌损伤与坏死，如抗肿瘤药物和毒物等。

急性血流动力学障碍导致的急性心衰病因包括：①急性瓣膜大量反流和（或）原有瓣膜反流加重，如感染性心内膜炎所致的二尖瓣和（或）主动脉瓣穿孔、二尖瓣腱索和（或）乳头肌断裂、瓣膜撕裂（如外伤性主动脉瓣撕裂）以及人工瓣膜的急性损害等；②高血压危象；③重度主动脉瓣或二尖瓣狭窄；④主动脉夹层；⑤心脏压塞；⑥急性舒张性左心衰竭，多见于老年控制不良的高血压患者[2]。

在急性心衰的救治过程中实验室检查尤为重要，目前检查血浆利钠肽（BNP或NT-proBNP）水平可把急性心衰从非心源性的急性呼吸困难中鉴别开来，明确鉴别后，应该进行其他实验室检查：心肌肌钙蛋白、血尿素氮、血肌酐、电解质、血糖和血常规、肝功能检查、促甲状腺激素（TSH）[1]。

二、急性心衰的护理措施

1. 评估患者喘憋状况

如患者喘憋明显不能平卧给予患者提供舒适

体位以减少静脉回流和心肌耗氧。

体位：协助患者取坐位或半坐卧位，双下肢下垂，以减少静脉回流，减轻心脏前负担。根据需要提供倚靠物如枕头等，以节省患者体力同时加设床档防止患者坠床等意外事件发生。

2. 给氧评估

评估患者的缺氧状况，口唇、甲床发绀情况，必要时行血气分析，确定氧分压及二氧化碳分压给氧。监测患者生命体征及血氧饱和度，如护理危重患者，实时监测生命体征，进行血氧饱和度床旁监测，根据临床情况决定是否氧疗，若 SPO_2 ＜90％，或 PaO_2＜60mmHg 常规氧疗，纠正低氧血症可给予高流量鼻导管吸氧 6～8L/min，湿化瓶内加入 20％～30％乙醇，降低肺泡内泡沫表面张力，改善通气功能。吸氧时间不宜过长，以免引起酒精中毒。对病情特别严重的呼吸困难患者给予无创通气，应给予面罩用无创呼吸机辅助呼吸，使肺泡内压在吸气时增加，利于气体交换，同时对抗组织液向肺泡内渗透。必要时行气管内插管有创呼吸机辅助呼吸，通过氧疗将血气饱和度维持在 95％～98％。

3. 建立静脉通路保持静脉给药通畅，在使用各种抢救药物后，提供有效的观察护理记录。

（1）吗啡：是治疗急性肺水肿极为有效的药物，5～10mg 皮下注射或静注可使患者镇静，减轻患者躁动所带来的额外心脏负担，同时可减弱中枢交感冲动，扩张外周静脉和小动脉而减轻心脏负担，但肺水肿伴颅内出血、神志障碍、慢性肺部疾病时禁用，年老体弱者应减量或改为肌内注射。用药时应注意观察患者有无呼吸抑制、心动过缓症状，随时备好吗啡拮抗药纳洛酮。询问患者喘憋、心绞痛的症状是否减轻。

（2）快速利尿药：如呋塞米 20～40mg 静注，可减少血容量，扩张静脉，缓解肺水肿。应用利尿剂后 30min 观察并记录患者尿量，利尿药长期使用应监测电解质变化，每日准确记录入量、尿量。

（3）血管扩张药：是急性心衰患者第二位常用药。用药后观察患者血压变化。如用硝普钠、硝酸甘油、酚妥拉明等药物静点，需现用现配，控制用量可用微量输液泵泵入，根据血压的变化随时调整药物剂量。用药过程中应观察患者的血压波动情况，根据患者情况初起用药时 15～30min 观察，平稳后 30min 到 1h 监测血压并做好护理，及时准确提供有效依据以协助医生进行治疗。

（4）洋地黄制剂：适用于有症状心衰伴房颤的患者，亦可用于有症状的窦性心律的心衰患者，EF＜40％患者应用时应监测患者心率及用药副作用。用于快速房颤或已知有心脏增大伴左心室收缩功能不全者，可用去乙酰毛花苷静脉注射，使用时要注意稀释，速度缓慢，并注意观察心电图的变化，认真交接班，防止洋地黄中毒现象的发生，如患者出现黄绿视、恶心呕吐、心律失常、头疼、头晕等症状应通知医生及时停药对症处理。护士给予患者发放洋地黄药物时应该先测量患者心率，如低于 60 次/分或突然节律不整齐时应先暂停用药，及时监测记录。

（5）硝酸酯类药物：急性心衰时此类药在减少每搏量和不增加心肌氧耗情况下能减轻肺淤血，特别适用于急性冠状动脉综合征伴心衰的患者。临床研究已证实，硝酸酯类静脉制剂与呋塞米合用治疗急性心衰有效；还证实应用血流动力学可耐受的最大剂量并联合小剂量呋塞米的疗效优于单纯大剂量的利尿剂。在护理工作中要注意观察患者的血压变化及患者有无因血管扩张导致的头痛等症状。

4. 病情动态监测

对患者进行心率、心律、呼吸、血压等监护，详细记录，判断呼吸困难程度，观察患者皮肤颜色及温度，肺部啰音的变化。如有缺氧所致的意识障碍、表情淡漠，及时给予对症处理，同时观察患者的咳嗽情况，必要时清理呼吸道，排除痰液。观察痰液的性质和量，化验监测。监测血气分析结果，对安置漂浮导管者应监测血流动力学指标的变化，以判断药物疗效和病情进展。

5. 体液平衡的管理

肺淤血、体循环淤血及水肿明显者应严格限制饮水量和静脉输液速度，对无明显低血容量因素（大出血、严重脱水、大汗淋漓等）者的每天摄入液体量一般宜控制在1500～2000ml以内，根据情况可保持每天摄入量，必要时可控制负平衡，减少水钠潴留和缓解症状。3～5d后，如淤血、水肿明显消退，应减少水负平衡，逐渐过渡到出入量平衡。在水负平衡下应注意防止低血容量、低血钾和低血钠等电解质变化，监测体重的变化，以控制患者的出入量平衡。

6. 心理护理

心衰患者由于疾病反复发作，逐渐进展加重，身心都处于疲惫状态，心理负担的加重常常会使患者病情加重甚至引起呼吸困难、肺水肿，会使患者感到紧张和恐惧，因此心理、康复护理在疾病的预防和治疗中都起着至关重要的地位。护士应配合医生与患者家属一起使患者建立战胜疾病的信心，减轻紧张焦虑的情绪，使患者对医护人员建立信任感和安全感，如每日晨向患者亲自介绍主管的护士，询问患者有无不适情况，护理人员要用亲切的语言让患者体会到安全感，加强巡视危重患者（要15～30min巡视一次），给予患者关心和照顾。听取患者主诉，减少患者对疾病的恐惧感，可为患者进行抑郁自评量表（SDS）、焦虑自评量表（SAS）、睡眠（PSQI）评估，根据患者情绪严重程度采取有针对性的帮助护理。必要时请精神科医生共同处理。

7. 健康指导

（1）护士掌握急性心衰的诱因，告知患者避免到人多的地方，避免感冒以加重心脏负担，季节交替时注意添减衣物，避免情绪激动，排便时勿用力，保持大便通畅。

（2）在静脉输液前了解病情，便于在输液时控制输液量及速度。

（3）合理安排饮食，给予低脂、低盐、低热量清淡易消化的食物，少食多餐。

（4）日常监测记录，如出现足裸部水肿、突然憋气加重、夜尿增多、饱胀感等则提示心衰加重，应及时到医院就诊。

三、护理管理在急性心力衰竭中的作用

急性心衰的诊断和护理不仅是解决针对慢性心衰急性发作时的应急处理，而需要关注长期的心衰患者管理。

1. 护理管理内容

（1）把患者分流到合适的环境利于更好的休息与护理，对于心衰患者宜提供舒适安静的环境，病室光线不宜过亮，重症心衰患者应入住单人房间以利于休息。病情严重时进入抢救间、重症监护室，尽量保持有利于休息的环境。

（2）使用心电监护仪监测患者生气体征（心率、心律、血压、血氧、体温）的变化以便更好地为治疗提供依据。

（3）与患者共同制订活动方案及出院计划，并且推荐多学科的疾病管理方案，如呼吸科医师、神经科医师参与等。

（4）对于焦虑的患者应该及时解决问题，及时与精神科联系进行量表评估，及早提供明确的信息给患者和家属，与家属共同做好患者的心理护理治疗。

（5）相关的临床变化应该及时解决并且和医生沟通。对患者或家属应该保持及时有效的沟通。

2. 团队护理

（1）提供一个心衰专业性的护理团队，当人们发生或疑似发生急性心衰时，提供心脏安静病房和医护专业技术人员服务，达到治疗的目的。

（2）患者行机械辅助治疗，专业性监护

IABP（主动脉内球囊反搏）是一种重要的心室机械辅助装置，通过反搏这一过程改善心肌氧供/氧耗之间的平衡，操作方便，最佳适应证为冠状动脉供血的各种并发症，护士要监护它发挥最佳的反搏功效达到增加冠状动脉血流灌注和降低心脏作功、降低心肌耗氧、增加心排血量的目的。

IABP的监护：监护中需要连接好患者的心电信号和血压波形，特别是保持适宜的心率和心律，心率过快、心律不齐都会影响球囊反搏的效果。

观察IABP使用后的效果：连续心排血量和血流动力学数据的变化，心电图显示的心肌缺血改善情况，肌体乏氧造成的酸中毒改善情况，全身重要脏器灌注改善情况（如尿量是否增加）。

球囊位置的观察，常规行床旁胸片检查确定IABP的位置，正确位置为导管尖端在降主动脉起

始处约1cm处（左锁骨下动脉远端至膈肌水平以上，不能低于肾动脉水平）。

长期应用IABP的患者，会引起血小板减少，护理中及时监测血象，结合临床有无穿刺点渗血、消化道出血、全身散在出血点等出血倾向，及时补充血小板，调整抗凝治疗。

护士应注意监测置管后双下肢动脉搏动、颜色、温度，尿量和胃肠蠕动及是否胀气，预防并发症。

（2）确保所有发生或疑似发生急性心衰的患者有一个专业性的团队能在患者早期并且长期持续进行救助。急性心衰患者紧急救治团队分工合作如下：

护理人员发现心衰患者突然意识丧失，四肢湿冷，面色甲床发绀明显，迅速判断病情呼叫，记录时间并呼叫医生及其他护理人员⟶医生、护理人员携带急救仪器（除颤器、简易呼吸器、急救车、负压吸引等抢救仪器）进一步抢救处理⟶护理人员迅速建立静脉通路，连接急救仪器，必要时予胸外按压、电除颤。同时护理人员告知相关科室协助抢救配合（如血气室、呼吸机管理中心、麻醉科医师等）⟶医护配合行机械气管插管抢救。固定记录气囊深度测量气囊压力，清理呼吸道⟶患者初步抢救成功后，由主管医生、护士携带监护设施将患者转运至重症监护室继续治疗和护理。同时其他护士使用病房信息系统进行转科处理，如转科评估患者生活质量量表，整理护理记录，进行文件转运。

（3）制定计划管理急性心衰患者

1）在最开始时护理管理包括长期监测和提供多学科的团队护理。

2）在急性期出院后对患者进行家庭随访宣教。

3）通过信息通讯交流患者的治疗和预后，健康教育，进行患者管理。

（4）回访

应该由之后的心衰团队成员对2周内出院的患者进行评估。

四、慢性心力衰竭的护理

慢性心衰的治疗自20世纪90年代以来已有重大的转变：宗旨为改善短期血流动力学状态转变为长期的修复性策略，以改变衰竭心脏的生物学性质；从采用强心、利尿、扩血管药物转变为神经内分泌抑制剂，并积极应用非药物的器械治疗。

慢性心衰定义：心衰是临床的一个综合征，患者由于心脏结构或功能异常导致典型的临床症状（如呼吸困难、踝部水肿、乏力）和体征（如颈静脉压增高、肺部啰音和心尖搏动移位）。

慢性心衰临床可分为：前心衰（A）、前临床心衰（B）、临床心衰（C）和难治性终末期心衰（D）4个阶段。功能分Ⅰ、Ⅱ、Ⅲ、Ⅳ四级。

1. 慢性心衰的药物治疗护理

大多数心衰联用3类药物：利尿剂、ACEI（或ARB）和β受体阻滞剂，这些药物可改善心衰患者的预后。慢性心衰的药物治疗护理应根据患者个体用药进行院内患者教育，督促，出院指导及患者回访，以提高患者用药的依从性，达到良好的效果。

2. 慢性心衰的饮食护理

（1）限制水钠摄入：对于心衰患者应当限制钠盐的摄入，但口服和静脉应用利尿药者，对钠盐限制不必过于严格。告知患者及家属低盐饮食的重要性，监督患者每日进餐的情况，心功能Ⅰ～Ⅱ级患者，摄入食盐应<5g/d；心功能Ⅲ级患者<2.5～3g/d；心功能Ⅳ级患者<1g/d。若患者食欲下降，应适当调整口味，可少量给予醋、葱、蒜、柠檬等，限制含钠量高的食品如腌制品、海产品、发酵面食、罐头、味精、啤酒、碳酸饮料等。对于已经发生低钠血症的患者，则适当进食咸菜等含盐食品以补钠。水分摄入过多使心脏负荷增加，故对于心衰患者应当加强对水分的限制，嘱患者少饮水及少进含水量较多的食品和水果，一般患者每日摄入水量限制在1.5L，重症心衰患者每日摄水量在500ml左右。若存在大汗、呕吐、腹泻、失血等造成低血容量的情况，应适当增加饮水及补液量，并根据病情调整水分的摄入[3]。

（2）补充营养：给予低盐、低脂、低热量、高蛋白、高维生素、高纤维清淡易消化食物，改善患者营养状况。少食多餐、不易过饱，避免加重心脏负担，诱发心衰。对于夜间有阵发性呼吸困难的患者，可将晚饭提前。对于血浆蛋白低，发病与营养缺乏有关的患者，每日蛋白摄入量不低于1～1.5g/kg。适当限制热量摄入，以减少心脏负担。

（3）使用利尿药的护理：长期使用利尿药会引起各种电解质紊乱如低钾、低氯、低钠等；酸碱失衡如低钠低氯性碱中毒；内分泌代谢紊乱如尿酸增高、血糖增高、脂质代谢紊乱等；胃肠道反应如恶心呕吐、腹痛、腹泻等；诱发加重肝肾功能不全和其他不适如耳聋、眩晕、皮疹等。对于使用利尿药的患者护理上要注意：

1）安排给药时间：以早晨或上午为宜，防止频繁排尿而影响患者夜间休息，向患者解释用药后排尿次数和尿量会增多，帮助患者做好相应的准备。

2）静脉用呋塞米时要先稀释后再缓慢注入，如用生理盐水5～10ml稀释。

3）称重：准确记录24h出入量，观察体重和水肿变化。每日测体重，判断利尿药效果，每日尿量＜500ml，说明利尿无效。每日尿量＞2000ml，说明利尿效果好，同时体重也应减轻。尽可能保证每日测量时条件一致，如穿同样厚度的衣服等，如测量体重可在晨起早饭前、排空大小便后。有腹水者测量腹围。

4）护理人员密切观察有无电解质紊乱和酸碱失衡的症状：低钾时可出现恶心、呕吐、腹胀、肌无力及心律失常；低钠时可出现肌无力、下肢痉挛、口干；低钠低氯性碱中毒可出现神志淡漠、呼吸浅慢等。出现低钾时鼓励患者多摄入含钾丰富的食物如橘子、香蕉、苹果、鱼、肉和青菜，必要时口服钾盐。用保钾利尿药的患者应少食含钾丰富的食物。

（4）输液的护理：控制输液的量和速度，应用输液泵控制滴速，避免输液过快，诱发急性肺水肿。

（5）皮肤护理：保持患者皮肤清洁干燥，根据病情每1～2h翻身一次，如因治疗需要不允许过多翻身时，为患者使用海绵垫、圈或充气按摩床垫。骨突处粘贴泡沫敷料防止压疮。如出现压疮，在专科护士的指导下使用水胶体、水凝胶、藻酸盐、软硅酮等敷料，创造最佳的伤口愈合环境。

（6）安全的护理：评估患者的生活自理能力及跌倒评估分值，做好患者的跌倒及坠床宣教与预防。将危险因素提示牌挂于床头警示。

3. 慢性心衰的危险因素干预护理

目前心衰的治疗目标不仅是改善症状、提高生活质量，更重要的是针对心肌重构的机制，防止和延缓心肌重构的发展，从而降低心衰的病死率和住院率。因此控制心衰的危险因素延缓心肌重构是治疗的主要目标。

（1）血压的治疗与护理：血压，尤其是收缩压的升高程度是发生心衰的主要危险因素，已有证据表明，收缩压和舒张压的长期治疗能降低心衰风险。高血压的降压目标在患者能够耐受的情况下，逐步降压一般到140/90mmHg以下，65岁以上老年人可将收缩压控制在150mmHg以下。伴有肾病、糖尿病、脑卒中的患者降压目标要根据治疗个体化。舒张压低于60mmHg的冠心病患者，应在密切观察监测血压的前提下实现收缩压达标。护士是测量血压的操作者，要时刻观察患者的血压变化，测量时要注意“固定体位、固定血压计、固定部位”。

（2）血糖的治疗与护理：肥胖和胰岛素抵抗是心衰的重要危险因素，临床糖尿病的存在大大增加了无器质性心脏病患者心衰的可能性，并且对已经确诊的心衰患者预后影响不良。护士要观察患者进食情况及用量，监测血糖的水平，观察患者有无头晕、出汗等低血糖的症状与心绞痛症状，做好鉴别。

（3）血脂的管理：嘱患者定时服药，定期复查血脂，肝、肾功能等指标，尤其关注低密度脂蛋白的监测，饮食上应戒烟，适量运动合理膳食。

4. 慢性心衰的活动康复指导[3]

（1）评估心功能状态：评估患者的活动情况，确定活动受限的原因。6min步行试验可作为评估运动耐力和劳动性症状的客观指标或评价药物治疗效果。6min步行试验要求患者在6min之内平地行走，尽可能快地行走，测定其所步行的距离，一般 6min 步行距离<150m，表明重度心功能不全，150～425m 为中度心功能不全，426～550m 为轻度心功能不全。

（2）制定活动目标与计划：根据患者心功能分级决定活动量，告诉患者体力和精神休息可减轻心脏负荷，利于心功能的恢复。心功能Ⅰ级（即代偿期）患者，可不限制日常活动，但应避免过重的体力劳动；对心功能Ⅱ级患者，可不限制日常活动，但应增加休息；心功能Ⅲ级的患者可遵循卧床休息-床边活动-室内活动-室外活动-上下楼梯的活动方案，逐渐增加活动量；心功能Ⅳ级患者，应绝对卧床休息，可进行简单技能活动，如床上洗脸、刷牙、床上活动肢体等。鼓励患者不要延长卧床时间。当病情好转后，应尽早进行适量的活动，因为长期卧床易导致肺栓塞、便秘、虚弱、直立性低血压及形成静脉血栓。

（3）活动过程中监测：若活动中有呼吸困难、胸痛、心悸、疲劳等不适时应停止活动，并以此作为限制最大活动量的指征。

（4）慢性心衰的运动护理：运动康复可改善慢性心衰患者病死率和住院率，改善生活质量，而对心室结构和功能无明显影响。有氧运动是慢性心衰患者运动康复的主要形式，有氧运动包括走路、踏车、游泳、骑自行车、爬楼梯、太极拳等。运动时间为 30～60min，包括热身运动、真正运动时间及整理运动时间，运动频率为每周 3～5 次，运动强度可参照心率 peakVO_2、AT、Brog 自感劳累分级评分等确定[4]。护士在患者运动中应注意患者运动时有无胸痛、胸闷、气喘心慌等不适，如果存在请患者立即停止运动，必要时与医生联系，并做好宣教，提高患者依从性。

五、心力衰竭的机械治疗

心脏再同步化治疗（CRT）是中国《心力衰竭诊断和治疗指南》中提出的心衰标准化口服药物治疗后可改善心衰预后、改善患者生存质量、提高生存率的有效方法。

心衰是一种复杂的临床综合征，是各类心脏病的严重阶段或终末阶段，其发生率高、预后差，5 年生存率与恶性肿瘤相似。对于心功能Ⅲ～Ⅳ级的患者药物治疗有限且对长期生存率的改善不理想。约 1/3 心衰患者心电图 QRS 波时限延长>150ms，这种心室传导异常的心电图表现提示可能存在心室收缩不同步。对于存在严重左、右心室收缩不同步的患者，心脏再同步化治疗可以恢复正常的左、右心室和心室内的同步激动，减轻二尖瓣反流，增加心排血量，改善心功能。

1. 护理方面

分为术前和术后护理及宣教，术前予患者手术区域备皮（双侧腋下和腹股沟），协助患者练习床上排尿排便，术后卧位时间长，排便习惯改变导致患者术后排尿困难，术前晚间充分休息，右侧上肢建立静脉通路，术前禁食禁水 8～10h，术前 1h 遵医嘱输入抗生素，预防感染。

2. 术后护理

保持病室干净整洁、温湿度适宜，严密观察患者生命体征及伤口有无出血渗血，密切观察心电图的动态变化。伤口压沙袋 6h，平卧 12h，观察伤口处皮肤有无肿胀，皮肤温度颜色的改变，术后 24h 卧床休息，术后 12h 可在床上向心脏同侧翻身，禁止对侧翻身，CRT 起搏器植入侧上肢避免剧烈活动，如高举、外展及提拉重物，指导患者可活动术侧肘关节及腕关节及双下肢以防深静脉血栓形成，观察患者有无腰背部疼痛、尿潴留等不适症状发生。卧床期间饮食应清淡易消化，高蛋白、高维生素饮食，以促进伤口愈合，防止便秘。避免进食高脂肪易产气饮食防止因卧床期间肠蠕动慢引起胃胀、腹部不适。嘱患者避免排便用力使膈肌下移腹压增加导致电极移位，嘱患者少量多次饮水以利于造影剂排出。术后遵医嘱给予抗生素预防感染的发生，严格无菌操作，如伤口处皮肤出现红肿、发热等症状及时通知医生。

3. 术后健康宣教与回访

出院前在起搏器检查室进行起搏器检测，出院后 1 个月、半年、1 年均要复查起搏器功能状态。患者术后 3 个月内应避免术侧上肢做大幅度及高举过头的动作，避免剧烈活动及手提重物，保持伤口干燥，术后伤口愈合后方可沐浴，沐浴时不要揉搓起搏器部位皮肤，术后经过短期恢复可做轻体力日常活动如写字、散步、做家务。日常早晚自测脉率，如出现心悸、头晕、乏力、脉率明显变化、伤口红肿等症状应及时就医。

CRT 术后患者的家庭回访宣教：要加强患者教育与参与。

1）所有接受 CRT 的患者都应该接受定期、细致的随访。随访的目的主要包括：①评价 CRT 疗效；②监测和优化 CRT 的功能；③监测和防止并发症的发生；④及时合理地调整药物治疗方案；⑤跟踪指导患者并对患者的家属及照顾者进行相关的健康宣教[5-6]。

2）告知患者远程监控的重要性：远程控制可以早期发现如室速、房颤等，以缩短处置这些不良事件的反应时间和增加门诊随访次数。

3）根据患者的年龄和认知，护理人员进行不同层次的健康教育是宣教工作的关键。提高远程控制设备重要性的认知并且重点宣教安装设备的技术问题是至关重要的。患者和照看者的教育应该包括多种层次方面：

A. 基本了解疾病过程中的因素及植入 CRT 装置的必要性。概述远程控制的优点。

B. 理解重复的临床访问远程控制更为便利，远程控制可提供持续监测。

C. 如果患者关心设备功能或是发生新的症状，通过远程控制系统可以立即下载信息。

4）根据患者的理解能力和了解的信息，给患者提供一些教育材料。以书面的信息总结技术获益，在技术方面应该提供涉及患者需要的方面。护理人员应熟悉健康教育材料和患者的检查材料。患者的教育需要多次进行。

5）向患者推荐纸质和网络的信息资源。指导患者可以依靠网络信息和纸质信息资源收集信息，建立医患沟通微信群等。

6）患者也可以受益于远程控制账户的消息，从群中相互沟通。患者可以有机会从微信群中了解经验。

总之，心衰是一种慢性进行性加重的疾病，护理人员在患者住院期间及出院后回归家庭的护理中都起着至关重要的作用。我们要让患者知晓坚持服药、遵从医嘱并定期随访复查可使患者受益。让患者了解心衰加重的临床表现，知晓应避免过度劳累和活动，避免感冒和呼吸道各种感染，避免饮食不当、食盐过多等，多方面结合以提高心衰患者的生活质量。

（孙宁　严蕊）

参考文献

[1] Ponikowski P, Voors AA, Anker SD, et al. 2016 ESC Guidelines for the diagnosis and treatment of acute and chronic heart failure: The Task Force for the diagnosis and treatment of acute and chronic heart failure of the European Society of Cardiology (ESC) Developed with the special contribution of the Heart Failure Association (HFA) of the ESC. Eur Heart J, 2016, 37 (27): 2129-2200.

[2] 中华医学会心血管病学分会，中华心血管病杂志编辑委员会. 2014 中国心力衰竭治诊断和治疗指南. 中华心血管病杂志，2014，42（2）：98-122.

[3] 中国康复医学会心血管病专业委员会，中国老年学学会心脑血管病专业委员会. 中国慢性稳定性心力衰竭运动康复中国专家共识. 中华心血管病杂志，2014，42（09）：714-722.

[4] Mebazaa A, Yilmaz MB, Levy P, et al. Recommendations on pre—hospital & early hospital management of acute heart failure: a consensus paper from the Heart Failure Association of the European Society of Cardiology, the European Society of Emergency Medicine and the Society of Academic Emergency Medicine. Eur J Heart Fail, 2015, 17 (6): 544-558

[5] Fermann GJ, Collins SP. Observation units in the management of acute heart failure syndromes. Curr Heart Fail Rep, 2010, 7 (3): 125-133.

[6] Daubert JC, Saxon L, Adamson PB, et al. 2012 EHRA/HRS expert consensus statement on cardiac resynchronization therapy in heart failure: implant and follow-up recommendations and management. Europace, 2012, 14 (9): 1236-1286.

第三十一章　心力衰竭患者的院外管理

心力衰竭（简称心衰）是由于任何心脏结构或功能异常导致心室充盈或射血能力受损的一组复杂临床综合征，其主要临床表现为呼吸困难和乏力（活动耐量受限），以及液体潴留（肺淤血和外周水肿）[1]。心衰为各种心脏疾病的严重和终末阶段，是当今最重要的心血管疾病之一。我国心衰的患病率逐渐上升，保守估计中国约有 400 万慢性心衰患者[2]。虽然近年来心衰药物及非药物治疗均取得了很大进展，但心衰患者的病情控制仍不理想，再入院率及病死率均较高。如何提高心衰患者的生活质量，降低再入院率和病死率已成为心血管领域迫切需要解决的问题。

在欧美等发达国家，心衰患者的院外管理已开展数十年，发展了多学科的心衰管理方案。研究显示[3]，多学科的综合管理方案能显著减少心衰患者的住院次数，提高生活质量，甚至降低病死率。我国在该领域尚处于起步阶段，缺乏系统有效的院外管理方案。心衰患者的院外管理内容包括：随访管理、患者教育、运动康复、姑息治疗等（其中运动康复和姑息治疗在第二十八章具体阐述）。院外管理的最终目的是提高患者的自我护理能力，改善其生活质量，节约医疗费用，减少住院次数，降低病死率。

一、多学科管理方案

心衰的多学科管理方案是指将心脏专科医师、心理医师、康复治疗师、营养师、基层医生（城市社区和农村基层医疗机构）、护士、社会工作者、患者及其家庭成员的共同努力结合在一起，对患者进行整体（包括身心、运动、营养、社会和精神方面）治疗，以显著提高防治效果，改善预后。虽然多学科管理方案的内容和结构在不同国家和医疗保健情况下可能不同，但推荐的组成见表 31-1[4]。

表 31-1　心衰患者多学科管理方案的特征和要素

特征	应当运用多学科方法（心脏专科医师、初级保健医师、护士、药剂师等） 应当针对有症状的高危患者 应当包括有能力和接受过专业教育的工作人员
要素	优化的药物及非药物治疗 充分的患者教育，特别强调患者的依从性和自我护理 患者参与症状的监测及利尿剂的灵活使用 出院后随访［定期门诊随访和（或）家庭访视，包括电话随访及远程监控］ 增加获得医疗保健的途径 促进心衰加重时的及时治疗 对不能解释的体重增加、营养状态、功能状态、生活质量和实验室检查的评估 获取先进治疗方案的途径 对患者及其家庭成员和（或）看护人员提供心理支持

二、随访管理

随访管理便于对患者及其家庭成员和（或）看护人员进行继续教育，以加强患者与心衰团队之间的沟通。便于根据患者临床情况的变化及时调整药物治疗，以降低患者的再住院率，提高患者的生活质量。

1. 入选心衰患者及建立医疗健康档案

随访管理首先要入选心衰患者，可以是住院、急诊以及社区医院接受服务的患者，也可来自全科医师或心脏专科医师的推荐。对于有可疑心衰症状和体征者，建议其前往上级医院接受进一步检查和确诊，制定诊疗方案后再于社区医院接受疾病的管理和监测。对于已知有冠心病、高血压、心肌病等基础心血管疾病病史，同时出现了心衰症状和体征者，需要评价患者病情的严重程度和其目前的治疗方案是否合理，以决定是否转诊至上级医院进一步诊治或在社区医院继续接受管理和监测。心衰患者入选后应对其进行较为全面的询问病史和体格检查，建立翔实的医疗健康档案。

2. 一般性随访

每1～2个月1次，内容包括：①了解患者的基本状况：包括日常生活和运动能力，容量负荷及体重变化，饮酒、膳食和钠摄入状况，以及药物应用的剂量、依从性和不良反应；②体检：评估生命体征、心率和心律，有无肺部啰音、肝脾大、外周水肿等。

3. 重点随访

每3～6个月1次，除一般性随访中的内容外，应做血常规、血生化（包括血糖、肝功能、肾功能、电解质）、BNP/NT-proBNP、心电图等检查，必要时做胸部X线、动态心电图、超声心动图等检查。对于临床状况发生变化、经历了临床事件、接受可能显著影响心功能的其他治疗者，宜重复检查LVEF，评估心脏重构的严重程度。

4. 利钠肽的动态监测

尽管多个国内外诊疗指南已将BNP/NT-proBNP列为诊断心衰的生化指标之一，但是利钠肽的动态监测在降低心衰患者住院率和病死率中的意义尚不明确[1,5]。急性心衰患者治疗后利钠肽较基线值降幅≥30%，提示治疗可能有效。病情已稳定的患者，如利钠肽仍然明显增高，应继续随访和加强治疗。应指出的是，不应单纯依靠利钠肽，临床评估还是主要的，根据病情做出综合性评价最为重要。

三、患者教育

对患者及其家庭成员和（或）进行心衰相关教育，能帮助其出院后顺利过渡到家庭护理。有研究显示，教育能提高患者的自我监测能力和药物依从性，减少再住院次数和住院天数。患者教育的目的是提高患者的自我护理能力，改善其生活质量。其主要内容应涵盖：心衰的基础知识，症状的监控，药物治疗及依从性，饮食指导，生活方式干预等[2]。

1. 心衰的定义和病因

应让患者了解心脏像一个强有力的泵，其基本功能是泵血，而心肌衰竭是指由各种原因引起心脏结构及功能的改变，最后导致心脏泵血和（或）充盈功能受损的一组复杂的临床综合征，其主要临床表现为呼吸困难和活动耐量受限，以及液体潴留（肺淤血和外周水肿）。心衰的常见病因有冠心病、高血压、心肌病、心脏瓣膜疾病等。

2. 症状和体征的监控

指导患者进行心衰症状和体征的自我监控有助于及时发现病情变化，促进心衰加重时的及时治疗。呼吸困难和活动耐量受限是心衰最常见的症状，其他症状还包括咳嗽、咳痰、咯血、心悸、疲乏、腹胀、食欲不振、头晕、记忆力减退、睡眠障碍、少尿等。应教会患者如何描述心衰症状的发作频率、严重程度、持续时间、发作特点，以便全面准确地评估病情。应建议患者每日记录脉搏、血压、体重并观察全身水肿情况。如出现心衰加重的症状和体征：如疲乏加重、呼吸困难加重、活动耐量下降、静息心率增加≥15～20次/分、水肿（尤其下肢）再现或加重、体重增加（3天内突然增加2kg以上）时，应增加利尿剂的剂量并及时就诊[3]。

3. 药物治疗及依从性

心衰的治疗策略包括：短期应用改善血流动力学药物治疗，改善心衰症状；长期应用延缓心室重构药物治疗，改善衰竭心脏的生物学功能，提高生活质量，减少住院次数和降低病死率。因此规范的药物治疗至关重要。首先应帮助患者了解每种药物的名称（通用名和商品名）、剂量、作用和适应证，识别每种处方药物常见的不良反应。同时应强调用药依从性的重要性，大部分治疗心衰的药物需要长期口服，未经专科医师许可，避免擅自停药、减量，避免擅自加用其他药物，如非甾体消炎药、激素、抗心律失常药物等。还应指导患者掌握自我调整基本治疗药物的方法：①当出现心衰加重征兆，应适当增加利尿剂剂量，但应注意肾功能水平及电解质平衡；②根据心率和血压调整β受体阻滞剂、ACEI和（或）ARB、利尿剂等的剂量。

4. 饮食指导及体重管理

维持出入量平衡是心衰治疗的关键问题之一，容量负荷过重会加重心衰症状，相反，容量不足也会导致头晕、低血压等一系列症状。应鼓励心衰患者准备有刻度的水杯、尿壶，并每日记录饮水量、尿量。对于有轻、中度心衰症状的患者无须严格限制液体摄入量，对于有重度心衰症状的患者可考虑限制每日总液体摄入量在1.5～2L/d以减轻症状和充血。有研究显示[6-7]，相比固定的液体摄入量限制，基于体重的液体摄入量限制（30ml/kg，如体重＞85kg则35ml/kg）更少引起口渴。对于有重度心衰的患者还应适当限制钠的摄入，但尚无统一的推荐剂量。相比限液体摄入和限钠，对于体重的监测更为重要，如3天内体重突然增加2kg以上则需要警惕心衰加重。

许多严重慢性心衰患者合并营养不良，甚至呈现出心源性恶病质，严重影响心衰患者的生存率。肥胖也是心衰的一个危险因素，并使心衰的诊断变得复杂，因为肥胖可引起呼吸困难、活动耐量下降、下肢水肿等[8]。因此对于心衰患者不但需要监测和预防营养不良，还应指导其均衡营养的饮食，避免高糖、高脂、高胆固醇食物的摄入，从而维持理想体重。

5. 酒精、烟草与毒品

由于酒精可能升高血压、增加心律失常的潜在风险、存在潜在的负性肌力作用以及增加容量负荷，应限制心衰患者的饮酒量，即男性每日2单位，女性每日1单位（1单位为10ml纯酒精）。对于酒精性心肌病患者建议戒酒。建议心衰患者戒烟及戒毒品，避免被动吸烟。心衰患者还应避免使用可致心脏毒性的药物，如蒽环类药物、烷化剂等[4]。

6. 运动

安静卧床可以在短期内减轻心衰患者心脏作功，是心衰加重时治疗的基本原则。但长期过度的卧床休息会导致骨骼肌萎缩、活动耐量下降、深静脉血栓形成等，故心衰症状改善后应鼓励患者适当运动。应向心衰患者讲解运动的益处，帮助其树立长期运动的自信心。应指导其循序渐进地运动，逐渐增加运动强度，详细记录运动计划和实际情况，包括运动时间、强度等，逐渐培养定期进行运动训练的习惯。鼓励其保持愉快的心情，穿着舒适服装，通过参加不同的运动以增加兴趣。禁忌剧烈运动及饱餐后运动，如运动中出现胸痛、呼吸困难等症状，应立即停止运动，经休息或服药后症状仍无明显缓解者应立即就诊。

7. 旅行及休闲

应根据身体条件准备旅行和休闲活动[9]。旅行的时候，建议携带记录既往病史和当前治疗方案的书面报告，可能的话携带一份近期的心电图。最好多带些药物并放在不同的行李箱中，以保证旅行期间用药的连续性。监测并调整液体摄入量，特别是飞行时和高温环境下。注意防晒，警惕某些药物在阳光暴晒下的不良反应（例如胺碘酮）。

8. 性行为

许多心衰患者对性行为存在顾虑，担心性行为会导致心衰症状加重。应帮助患者消除顾虑，因为性行为的代谢需求仅相当于轻度的体育运动，对于心功能稳定的患者可以放心地进行正常的性生活[10]。

9. 免疫

因为呼吸道感染是心衰加重的危险因素，故心衰患者应按时接种流感疫苗和肺炎疫苗，同时避免接触已患呼吸道感染的患者[3]。保持室内空气流通，注意保暖。

10. 睡眠呼吸障碍

中、重度心衰患者中50%以上合并睡眠呼吸障碍[11]。睡眠呼吸暂停可引起间歇性低氧血症、高碳酸血症和交感神经兴奋，它可能会增加心衰的发病率和病死率。应让心衰患者认识到有预防作用的行为，如减轻体重（肥胖者）、戒烟和戒酒等。对于阻塞性睡眠呼吸暂停的患者可考虑持续气道正压通气（continuous positive airway pressure，CPAP）治疗。

11. 社会心理

因为病程较长、症状反复发作、活动耐力下降等多种原因，心衰患者易产生焦虑、抑郁等情绪，导致其依从性差、症状加重、预后不良。因此需要高度警惕焦虑、抑郁的诊断，特别是在老年患者中。应帮助心衰患者保持良好心情，避免情绪激动，学会自我调整，必要时给予心理干预和药物治疗，社会支持也是非常重要的。

四、运动康复

国际上慢性心衰运动康复始于 20 世纪 70 年代末，一定量的循证医学证据证明了其安全性和有效性，运动康复可降低慢性心衰患者的病死率，减少反复住院次数，改善患者活动耐量及生活质量，合理控制医疗成本[12]。慢性心衰运动康复已经得到国际专业协会的推荐，2005 年欧洲心脏病协会心脏康复和运动生理工作组和美国心脏协会（AHA）下属运动心脏康复和预防分会建议，运动康复是慢性心衰患者有效的二级预防措施，运动锻炼应作为心脏康复的一部分应用于稳定性心衰患者。2013 年美国心脏病学会基金会（ACCF）/AHA《心力衰竭管理指南》把运动康复列为慢性稳定性心衰患者ⅠA 类推荐[5]。目前我国慢性心衰患者运动康复尚处于发展阶段，未得到大多数地区及医院的重视。许多慢性心衰患者得不到规范的运动康复指导，因而反复发病、住院，增加了医疗负担，甚至出现不恰当运动引发猝死等不良事件。2014 年相关领域专家共同讨论并撰写了《慢性稳定性心力衰竭患者运动康复中国专家共识》，以促进我国慢性心衰患者运动康复的发展。关于运动康复的具体内容详见第二十八章。

五、姑息治疗

尽管慢性心衰的治疗自 20 世纪 90 年代以来已发生了重大转变——即从旨在改善短期血流动力学状态转变为长期的修复性策略；从采用强心、利尿、扩血管药物转变为神经内分泌拮抗剂，并积极应用非药物的器械治疗。但因其高发病率和病死率及其对于患者生活质量的严重影响，慢性心衰仍是当今社会的重要健康问题之一。有临床症状的慢性心衰患者 5 年生存率与恶性肿瘤相仿，然而仅有少数心衰患者接受了专业的姑息治疗[2]。相比欧美发达国家，我国还应提高对于慢性心衰患者姑息治疗重要性的认识。

姑息治疗旨在改善患者及其家庭成员在面对任何危及生命的疾病时的生活质量，其内容通常包括：减轻疼痛及其他不适症状；尊重生命，将死亡视为生命的必经之路；既不加速也不拖延死亡；让患者积极地面对生活直至生命终点[13]。

心衰有一条不可预测的疾病轨迹，采取姑息治疗的特殊时间点常常难以识别。通常认为需要采取姑息治疗的心衰患者包括：①频繁住院或经优化治疗后仍有严重失代偿发作者；②不能进行心脏移植和机械循环辅助支持者；③由于有 NYHA Ⅳ级心衰症状导致长期生活质量下降者；④有心源性恶病质或低白蛋白血症者；⑤日常生活大部分活动无法独立完成者；⑥临床判断接近生命终点者[1,13]。

在心衰疾病轨迹的这个特殊时间点上，应着重于改善生活质量、控制心衰症状、早期发现及治疗疾病恶化，并追求对患者的综合治疗，以期其身体、心理、社会及精神层面均能达到良好状态。心衰患者的姑息治疗内容通常包括：①经常评估患者生理、心理以及精神方面的需要；②着重于缓解心衰和其他并存疾病的症状；③进一步的治疗计划包括适时停止 ICD 功能，考虑死亡和复苏处理取向等。旨在让患者充分得到临终关怀，有尊严地、无痛苦和安详地走向生命的终点[1,13]。

（李彭）

参考文献

[1] 中华医学会心血管病学分会，中华心血管病杂志编辑委员会. 中国心力衰竭诊断和治疗指南 2014. 中华心血管病杂志，2014，42（2）：98-122.

[2] 张开滋，田野. 临床心力衰竭学. 湖南：湖南科学技术出版社，2014：1529-1535.

[3] Ponikowski P，Voors AA，Anker SD，et al. 2016 ESC Guidelines for the diagnosis and treatment of acute and chronic heart failure：The Task Force for the diagnosis and treatment of acute and chronic heart failure of the European Society of Cardiology（ESC）Developed with the special contribution of the Heart Failure Associa-

tion (HFA) of the ESC. Eur Heart J, 2016, 18 (8): 891-975

[4] Lainscak M, Blue L, Clark AL, et al. Self-care management of heart failure: practical recommendations from the Patient Care Committee of the Heart Failure Association of the European Society of Cardiology. Eur J Heart Fail, 2011, 13 (2): 115-126.

[5] Clyde W. Yancy, Mariell Jessup, Biykem Bozkurt, et al. 2013 ACCF/AHA guideline for the management of heart failure: a report of the American College of Cardiology Foundation/American Heart Association Task Force on Practice Guidelines. J Am Coll Cardiol, 2013, 62 (16): e147-239.

[6] Holst M, Strömberg A, Lindholm M, et al. Liberal versus restricted fluid prescription in stabilised patients with chronic heart failure: result of a randomised cross-over study of the effects on health-related quality of life, physical capacity, thirst and morbidity. Scand Cardiovasc J, 2008, 42 (5): 316-322.

[7] Holst M, Strömberg A, Lindholm M, et al. Description of self-reported fluid intake and its effects on body weight, symptoms, quality of life and physical capacity in patients with stable chronic heart failure. J Clin Nurs, 2008, 17 (17): 2318-2326.

[8] Murphy NF1, MacIntyre K, Stewart S, et al. Long-term cardiovascular consequences of obesity: 20-year follow-up of more than 15 000 middle-aged men and women (the Renfrew-Paisley study). Eur Heart J, 2006, 27 (1): 96-106.

[9] Fenner P. Fitness to travel-assessment in the elderly and medically impaired. Aust Fam Physician, 2007, 36 (5): 312-315.

[10] Steinke EE1, Wright DW, Chung ML, et al. Sexual self-concept, anxiety, and self-efficacy predict sexual activity in heart failure and healthy elders. Heart Lung, 2008, 37 (5): 323-333.

[11] Vazir A1, Hastings PC, Dayer M, et al. A high prevalence of sleep disordered breathing in men with mild symptomatic chronic heart failure due to left ventricular systolic dysfunction. Eur J Heart Fail, 2007, 9 (3): 243-250.

[12] 中国康复医学会心血管病专业委员会，中国老年学学会心脑血管病专业委员会. 慢性稳定性心力衰竭运动康复中国专家共识. 中华心血管病杂志，2014，42 (9): 714-720.

[13] Jaarsma T1, Beattie JM, Ryder M, et al. Palliative care in heart failure: a position statement from the palliative care workshop of the Heart Failure Association of the European Society of Cardiology. Eur J Heart Fail, 2009, 11 (5): 433-443.

第三十二章　晚期心力衰竭患者的临床决策和姑息治疗

晚期心力衰竭（advanced heart failure）是临床常见的一种心衰类型。Adams 等[1]综合现有文献资料提出，晚期心衰是指经过正规治疗后，临床仍存在严重的心衰症状与体征，左心室收缩功能明显异常，运动能力明显降低者。晚期心衰不是终末期（end stage）心衰，晚期心衰患者接受最佳治疗后心功能可改善。Adams 等[1]还同时提出了晚期心衰的诊断标准，具备下述两个主要标准和一个以上附加标准即可做出晚期心衰的诊断。主要标准包括：①休息时 LVEF＜30％；②NYHA 心功能分级Ⅲ～Ⅳ级或症状限制性运动试验时峰氧耗量＜14ml/(kg·min)。附加标准是：①应用地高辛、利尿剂和 ACEI 治疗至少 3 个月；②血浆去甲肾上腺素浓度＞900pg/ml；③无创性检查证明有肺动脉高压；④未用 ACEI 治疗的患者，血钠＜130mmol/L。一般说来，晚期心衰是指 NYHA 分级的Ⅳ级心功能，LVEF＜25％，也有的定义为 LVEF＜30％，患者休息时也有心慌气短，疲劳，半卧位或端坐呼吸，夜间阵发性呼吸困难，夜尿增多。体征包括低血压，心动过速或交替脉，可能有出汗、肢端发凉或发绀，两肺可闻及干鸣音及湿啰音，呼吸急促，可有胸腔积液。严重收缩功能不全者心尖部可闻及奔马律和二尖瓣反流杂音，颈静脉压升高，肝颈静脉回流征阳性，外周水肿明显。晚期心衰有的称为严重心衰或顽固性心衰，进一步发展可成为终末期心衰，约占全部心衰患者的 5％，但死亡率很高，年病死率可达 50％。晚期心衰患者往往在严重收缩功能不全基础上同时有舒张功能不全。这些患者即使采用了最佳的治疗方法，仍无法改善症状或症状迅速恶化，经常有心脏恶病质的表现，需要反复住院或长期住院强化治疗，甚至需要临终关怀，是心脏移植的候补者。

我国流行病学调查表明，成年人心衰的患病率为 0.9％，成年心衰患者超过 400 多万[2]。心衰患者忍受严重身心折磨，生活质量明显下降，给家庭及社会带来沉重的精神及经济负担。起初姑息治疗的手段应用于恶性肿瘤患者，可改善患者生命质量，节约医疗成本，现已将姑息治疗理念运用到非恶性肿瘤（包括心衰）的器官功能衰竭及生命晚期患者。国外心衰姑息治疗逐渐成为研究热点，国内心衰姑息治疗也得到重视，已写入我国心衰治疗指南[3]。

心衰疾病轨迹大致经历三个阶段：①需要常规慢性疾病管理的相对稳定初期，②需要一次或多次住院的心功能进行性降低阶段，③存活时间有限的不可逆转的进行性恶化的终末期。心衰患者具体疾病轨迹可不一致，但心衰整体特点是不可逆的心功能进行性下降，间或发生心衰急性恶化，最终死亡不能完全预测或死于进行性加重的心衰[4]。心衰患者常合并心血管并发症如缺血性心脏病、外周血管疾病、脑血管疾病、高血压、心律失常和瓣膜性疾病，也常并发非心血管疾病，如 COPD、睡眠功能障碍、糖尿病、肾衰竭、贫血、抑郁症及认知障碍等。心衰并发疾病常影响患者症状、生命质量及预后。通过药物、器械及心脏外科干预，心衰患者常能存活多年，加上年龄结构变化，需要姑息治疗患者明显增加。

晚期心衰不是一种简单的综合征，不可能所有患者均采取相同的治疗方法。在确定治疗方案前，必须对心衰患者进行评估，需考虑引起心衰的病因、诱因、合并疾病、患者的临床症状以及心功能异常的程度与类型。

一、晚期心力衰竭的评估

与其他心衰患者一样，晚期心衰患者的评估除了症状和体征外，还包括：①超声心动图和多普勒超声：可以提供左右心室的内径、室壁厚度、心房大小、瓣膜结构和完整性、估计肺动脉压、有无附壁血栓、有无节段性室壁运动障碍、LVEF值。这是最简便、直观，可重复，可获取多量信息的无创性检查，是非常重要的诊断工具。②X线胸片：可直观地了解心脏大小、肺淤血程度、有无肺部感染、有无胸腔积液，对于这组患者是非常重要又简便的诊断工具。③呼吸道气体交换和运动峰值时最大氧耗量的测定：此项检查对判断病情严重度、心功能分级有重要作用，但对不能运动的患者意义不大。④试验治疗：当口服抗心衰药物不能控制症状而必须使用静脉点滴药物时表明病情加重，反之，当口服药物能替代静滴药物时，表明病情缓解。⑤寻找加重心衰的原因或诱因，纠正可逆因素：晚期心衰约25%～50%合并房颤，纠正房颤可改善LVEF和临床状况，用洋地黄、β受体阻滞剂、胺碘酮减慢心室率也有利于改善心功能。但使用胺碘酮可使部分患者发生甲状腺功能亢进症（甲亢）或甲状腺功能减退症（甲减）；水肿、肺栓塞可加重心衰；病毒感染常常加重心衰；在发达国家晚期心衰患者中冠心病约占50%～70%；血管重建和室壁瘤切除可明显改善心功能；老年人加重心衰最常见的诱因是感染，其次是容量负荷过多、心律失常和用药不当，应及时纠正原因和消除诱因。风湿性心脏病（风心病）患者行二尖瓣置换常可改善临床症状，但由于左心室扩张引起的二尖瓣反流，外科手术的效果至今仍未肯定。

晚期心衰患者的血流动力学评估至关重要，面对一位患者时，应首先评估有无充盈压升高，二是有无低灌注。左心室充盈压升高临床表现为轻微活动或平卧时呼吸困难、咳嗽、端坐呼吸、颈静脉压升高、第三心音、肺动脉第二音增强等。右心室充盈压升高临床表现为下肢水肿、腹水、腹胀、食欲减退等，但老年人下肢水肿往往系静脉回流障碍，而非心功能不全，应注意鉴别。低灌注临床表现为脉压小、四肢发凉、低血压（或ACEI相关性低血压）、低钠血症、肾功能减退等。对于有充盈压升高而无低灌注的患者，治疗可选静脉用袢利尿剂、静脉用血管扩张剂如硝酸甘油，新近问世的重组人脑钠肽，它既有血管扩张作用又有较强的利尿作用。至于正性肌力药米力农（milrinone），有学者认为对于基础收缩压在120mmHg的患者并无益处，我们临床应用也表明对慢性心衰急性加重者米力农仅有2～3天的疗效。原已应用β受体阻滞剂的患者，近期症状加重，应增加利尿药剂量，如仍不能改善症状，应暂停β受体阻滞剂或减量。

对于有低心排血量和高外周血管阻力的患者，大多数需要静脉用药，但应用血管扩张剂和正性肌力-血管扩张剂如多巴酚丁胺、小剂量多巴胺、米力农有较大争议。这类药因可引起心动过速和快速性心律失常、症状性低血压、增加心肌缺血危险，应根据患者病情短期选用。静滴硝普钠对这类患者最合适，可快速地降低左心室充盈压，增加心排血量，同时提高机体对静脉利尿剂的反应。逐渐滴定硝普钠的剂量是关键，患者一般能耐受收缩压在90mmHg，随着症状改善使用2～3天即可改为硝酸甘油静滴或口服血管扩张剂。硝酸甘油静滴剂量要比硝普钠大，如不能维持血压，可硝酸甘油+多巴胺2～5μg/(kg·min)联合静滴。口服药一般用血管扩张剂、ACEI，有时与肼屈嗪联合应用。

二、晚期心力衰竭的药物治疗

1. 利尿剂

晚期心衰时，利尿剂可减轻心脏前负荷，改善血流动力学和症状，但剂量必须个体化。心衰患者多已长期应用不同剂量的利尿剂，但晚期心衰患者利尿剂仍是第一线治疗药物。晚期心衰患者，长期应用利尿剂可产生利尿剂拮抗，其原因有食物和药物的顺应性差、胃肠严重淤血对药物吸收缓慢且差、心衰加重心排血量低、肾灌注受损、肾功能减退，使得噻嗪类利尿剂和保钾利尿剂效果常欠佳，因此，临床上目前多采用利尿作用最强的袢利尿剂口服或静注。在症状改善、发生直立性低血压和血清尿素氮、肌酐浓度进行性增加时应停用利尿剂。利尿剂与ACEI合用时，剂量不宜过大，以免引起低血压而影响ACEI应用。大多数晚期心衰者需应用两种类型利尿剂。晚期心衰患者利尿反应不良时可采取以下方法：①用呋塞米或托拉塞米持续静滴＋较大剂量静注联合应用，剂量根据患者病情而定，大多数患者需要＞250mg/d。②联合应用袢利尿剂＋噻嗪类＋保钾利尿剂。③对于低蛋白或低血压患者，可在静滴白蛋白或小剂量多巴胺［0.5～3μg/(kg·min)］增加肾灌注后用利尿剂，提高利尿效果。

2. ACEI与ARB

ACEI可改善晚期心衰患者的血流动力学状态，延缓心衰的进展，还可减轻心衰患者的心室重构，减少冠状动脉（冠脉）血管事件。众所公认ACEI是治疗左心室收缩功能不全的一线药物。晚期心衰患者应该尽量逐步达到最大耐受剂量。有专家指出，短效制剂对这些患者更合适，因为作用时间短，便于调整和滴定剂量。晚期心衰患者常使用大剂量利尿剂致容量损耗，同时伴低血压，因此，使用ACEI时往往需要减少利尿剂用量，并注意容量情况。对于有低血容量、低钠血症、糖尿病、肾动脉狭窄患者要高度注意肾功能受损。此外，在使用ACEI时，可使晚期心衰患者血压进一步降低，但大多数患者能耐受收缩压在90mmHg而无症状。ACEI的副作用包括咳嗽、低血压和肾功能恶化。晚期心衰患者本身就可能存在低血压、肾功能损害，对ACEI更敏感，故应用ACEI应慎重。如患者有直立性低血压或基础收缩压＜100mmHg，ACEI初始剂量必须小，且应在用药后1～2h加强血压监测。在低钠血症的患者，ACEI易致低血压发生。对于不能耐受ACEI的咳嗽患者可改用血管紧张素Ⅱ受体拮抗剂(ARB)，新近一些研究联合应用ACEI和ARB显示比单独应用效果要好。但最近有不同意见，VaL-HeFT和VSLIANT研究显示两者合用没有显著减少死亡率且不良反应增加，因此两者合用有待临床进一步观察。

3. β受体阻滞剂

大量临床试验业已证明，β受体阻滞剂如美托洛尔、比索洛尔、卡维地洛治疗NYHA心功能Ⅱ或Ⅲ级的患者，能改善症状，提高心功能级别和减少死亡率及住院率。但对心功能Ⅳ级的患者美托洛尔、比索洛尔则可能使心衰恶化，尤其在初始治疗的8周内可能有少数患者死亡或增加住院率，使得很多医师拒绝或延期使用该类药物。大量临床试验证明ACEI和β受体阻滞剂通过延缓疾病进展和减少死亡，可改善患者的长期预后。ACEI可用于任何时期的心衰，新近研究表明，β受体阻滞剂对于LVEF＜25％且有严重症状的患者能很好耐受并从中获益，但必须慎重选择无充血证据和最近未用静脉滴注药物的稳定期患者，且从小剂量开始，非常缓慢地增加剂量。因为β受体阻滞剂最初阻滞心肌β-肾上腺能，导致负性变时和负性肌力作用，常常增加左心室充盈压和减少心排血量，使血流动力学不稳定患者产生肺水肿或心源性休克。此时卡维地洛可能有益。卡维地洛阻滞α_1、β_1、β_2受体，可能通过非肾上腺素能机制干预了交感神经活性的副作用，这种作用可能对晚期心衰特别重要。卡维地洛用于晚期心衰通常从3.125mg每日2次，开始，每2周增加1次剂量至6.25mg每日2次，然后12.5mg每日2次，靶剂量为25mg每日2次，但剂量必须个体化，国人往往达不到如此大的靶剂量。有关卡维地洛治疗晚期心衰的随机、双盲、安慰剂对照试验较少。Packer等报告一组2289例晚期心衰患者，其中1156例用卡维地洛治疗，1133例作为对照组用安慰剂，排除正在使用静脉正性肌力药物、血管扩张剂、收缩压低于85mmHg、心率低于68次/分及肾功能不全者。治疗10.4个月，结果卡维地洛组比对照组减少死亡危险35％，联合减少死亡和住院危险24％，且因不良反应而停药者也比对照组少。

4. 血管扩张剂

血管收缩或改变血管负荷是重症心衰的一种典型的病理生理学特征，心脏必须以高代价作功将血液供应到人体重要器官和帮助肾清除水分。静脉或口服血管扩张剂扩张动脉和（或）静脉平滑肌以减少血管阻力而减轻心脏后负荷同时增加静脉容量，降低心室充盈压和增加心输出量，但一般不降低血压。晚期心衰患者静脉用硝普钠或硝酸甘油必须小心滴定剂量，以确保不产生低血压。目前除了急性期外，一般已被 ACEI 或 ARB 所替代。口服二硝酸异山梨酯的靶剂量 160mg/d＋肼屈嗪 300mg/d（临床很少用的剂量），可明显降低致残率和病死率。也可以与 ACEI 或 ARB 联合。由于心衰时皮肤血流异常，硝酸甘油贴剂无效。

5. 洋地黄

晚期心衰患者急性加重时通常用毛花苷 C（西地兰）0.2mg，1/d 或 2/d 静注，可增加 CI、降低心率、减少左心室充盈压和右心房压，也可以降低血浆肾素、醛固酮和去甲肾上腺素的水平。有心脏传导系统疾病或肾衰竭者应减少剂量。待病情稳定后改为口服地高辛 0.25～0.375mg/d。剂量越大越容易中毒，尤其在老年人和肾功能不全者。应在地高辛水平接近稳定状态时，即在口服地高辛后 6h 查地高辛浓度。应该注意的是：①在口服地高辛之前应查基础浓度，因为体内有内源性类洋地黄因子，与地高辛有交叉反应，口服之后的浓度减去基础浓度才是真正的地高辛浓度；②我们常常犯的错误是第 1 天早晨口服地高辛，第 2 天早晨查地高辛浓度，真正的浓度并非在此时，应该在口服后 6h；③目前临床常用的剂量为 0.125mg/d，可能剂量不够，因此效果不好。新近研究表明，地高辛稳定状态的血清浓度为 0.8～1.2ng/ml。洋地黄类可改善临床症状，减少住院率，并不能减少死亡率。有趣的是 LVEF 越低，症状越重，洋地黄效果越好。

6. 醛固酮受体拮抗剂

醛固酮在心衰中有重要的病理生理学作用，它促进钠潴留和钾镁排泄，激活交感活性，抑制副交感，促进心肌和血管纤维化、压力感受器功能不全，导致血管损伤和动脉顺应性降低。目前认为 ACEI 仅短期抑制醛固酮形成，因此，ACEI 联合螺内酯＋袢利尿剂＋地高辛对晚期心衰患者有很好的效果和耐受性，且不导致高血钾。Pitt 等在一组 1663 例随机、对照试验中，822 例患者服用螺内酯 25mg/d，8 周后如心衰加重又无高钾血症，剂量增加到 50mg/d，随访 24 个月，结果显示，与对照组相比，螺内酯组减少 30%的死亡危险，认为是由于降低了心衰进展和心脏性猝死的危险；降低 35%因心衰恶化而住院；此外，明显改善患者的症状和心功能级别。他们认为，如此剂量的螺内酯并无利尿作用，也无临床血流动力学作用，推测可能系螺内酯通过减少钠潴留和心肌纤维化而预防心衰进展，通过减少钾丢失和心肌上调去甲肾上腺素而预防心脏性猝死。强调只有醛固酮受体拮抗剂才能完全抑制这种激素的作用，且 25mg/d 剂量从药理学上完全能阻滞醛固酮受体。

7. 静脉用正性肌力药

静脉用正性肌力药在短期治疗失代偿性收缩功能不全中起重要作用，常用的有 β 受体激动剂、磷酸二酯酶抑制剂，其主要作用是增加心肌细胞的 cAMP 和钙而提高心肌收缩力，伴随血管扩张。但它们因为：①cAMP 和钙介导不同的生物学和生理学作用，增加心率和致心律失常作用可引起心肌缺血和猝死；②严重心衰时对 β-肾上腺素能不敏感，降低通过该途径的作用，致使其用途受限。Milrinone 是磷酸二酯酶抑制剂，目前国内已较少应用，因为静滴用于心衰病情加重仅有 2～3 天的疗效。多巴酚丁胺是 β 受体激动剂，通过增加心肌收缩力而增加心排血量，也降低体循环的血管阻力，2～10μg/(kg·min) 主要的不良反应是心率增快、心律失常和心绞痛。多巴胺剂量在 0.5～3μg/(kg·min) 时通过肾的多巴胺能受体中度增加心排血量，有利于改变肾血流动力学，提高利尿剂的效应，增加利尿。在＞4～5μg/(kg·min) 时，外周血管阻力增加，心排血量不再增加。故通常用 0.5～3μg/(kg·min) 的多巴胺联合静脉利尿剂或正性肌力药治疗晚期心衰患者。钙敏感剂通过增加收缩装置对钙的敏感性行使正性肌力作用，理论上，这种制剂增加心肌收缩力而不增加细胞内 cAMP 或钙的浓度，因而避免 cAMP 依赖。至今尚无成功的临床制剂产生。Levosimendan 是一种新型的与肌钙蛋白 C 结合的钙敏感剂，它通过结合到肌钙蛋白 C 而增加心肌肌丝对钙的敏感性，同时又不损伤心肌的舒张；它可通过钾依赖的 ATP 通道激活和降低对钙的敏感性而引起血管扩张；高浓度时 Levosimendan 可能抑制心肌和血管平滑肌中的磷酸二酯酶Ⅲ。剂量：初始为 0.6μg/kg 静注，继之以 0.1μg/(kg·min) 持续静滴，以 1h 为间隔重复给 0.6μg/kg 剂量静注，滴注率增加 0.1μg/(kg·min)，直到 4h 最大剂量达 0.4μg/(kg·min) 并持续到 6h 或出现剂量限制事件，如①心率＞130 次/分或比基础心率＞15 次/分且持续 10min 以上；②症状性低血压或收缩压＜75mmHg；③PCWP 下降≤10mmHg；或④任何需要改变剂量的事件。此时需停止该药滴注，直到这些情况消失，然后下一次再从降低剂量开始。Slawsky 等观察了 98 例使用 Levosimendan 和 48 例对照组的随机、双盲、对照试验，SV 和 CI 分别增加 28％和 39％，而心率增加仅 8％。6h 时 Levosimendan 组呼吸困难改善 29％而对照组为 15％，恶化率分别为 9％和 17％；疲劳改善率分别为 42％比 22％，恶化率为 11％比 22％。约 5％的患者在浓度滴定至 0.3μg/(kg·min) 时出现心动过速。

三、晚期心力衰竭的非药物治疗

1. 心脏再同步化治疗

收缩性心衰是由于长期的压力和容量过度负荷或由于心肌梗死致心肌细胞丧失或肌节收缩蛋白异常或心脏毒素作用，最终导致左心室重塑。这是一个动态过程，左心室进行性扩张，心室功能降低，双心室腔形态改变，二尖瓣环扩张致二尖瓣反流。继之出现神经体液的改变。“逆转”重塑是现代心衰治疗中一个较新的概念，它并不是简单地停止左心室进行性扩张和收缩功能的恶化，而是部分逆转。心脏再同步化治疗（CRT）是现代新增加的治疗心衰的方法，有严格的适应证，主要针对 NYHA 心功能Ⅲ、Ⅳ级的收缩性心衰并伴有 QRS 间期＞130ms 的患者。所有心衰患者中约 25％～30％由于房室和心室内-心室间传导延迟，引起房室机械收缩不同步和心室内-心室间机械收缩不同步。使心功能进行性恶化。心脏再同步化治疗是在最佳药物治疗方案情况下，利用辅助装置改善这些传导延迟，使房室和室内与心室间收缩同步，有利于左心室充盈与双心室射血的方法。其装置是标准右心房起搏＋右心室起搏＋冠状窦后壁起搏（左心室起搏）。至今，已有不少小样本、非随机、开放临床试验和大样本、随机、双盲 CRT 试验证明，在最佳药物治疗方案基础上再同步化治疗可改善患者活动能力（6min 步行距离），提高心功能等级，提高生活质量，也可明显地减少左心室舒张末期和收缩末期直径及容量，有 65％～75％患者作用持续 1 年。Abraham 报道 CRT 逆转左心室重塑和改善症状至少持续 18 个月。有作者报道可持续 29 个月。MIRACLE 和 MIRACLEICD（即同时安装 CRT＋ICD）两个试验结果相似，在 6 个月时，生活质量、左心室质量、心功能、运动耐力改善，致命性心律失常减少。但左心室质量减少比左心室容量减少慢，同时观察到二尖瓣环缩小，二尖瓣反流减轻。CRT 后左心室重塑逆转的程度因心衰的病因不同而不同，非缺血性心衰在左心室容量减少、二尖瓣反流减轻、LVEF 增加比缺血性心衰改善 2～3 倍。但两者在 6 个月时 NYHA 心功能分级、生活质量、6min 步行距离方面改善相似。尽管如此，植入双心室起搏后，仍有 2/3 或 3/4 患者达不到理想疗效，其原因不清楚。其一，可能与左右心室起搏电极位置放置不当有关；其二，尽管心电图上有 QRS 间期＞130ms，也可能不存在左心室不同步；其三，左心室心功能不全已临近终末期和不可逆，此时进行 CRT 为时已晚。

2. 左心室持续血流辅助泵装置

晚期心衰是心脏移植的候补者，但由于心脏移植供体的缺乏，导致临床医师将兴趣转移到使用持续血泵来治疗严重心衰。Siegenthaler 联合德国、英国、美国多家医院报告 17 例使用 Jarvik2000 心内轴向血流泵经胸植入心尖部，治疗晚期心衰患者包括特发性心肌病 12 例、缺血性心肌病 4 例、淀粉样变心肌病 1 例。结果无事件生存达 4 年，实际 1、2、3 年生存率为 56％、

47%、24%。没有泵故障发生，生活质量明显改善。装置的局部感染、抗凝剂量不足等等一些问题经及时处理均得到解决。但该心脏辅助装置尚处于研究阶段，且价格昂贵，非一般人能接受。

四、心力衰竭的姑息治疗

晚期心衰患者往往存在疼痛、疲乏、厌食、呼吸困难及焦虑等症状，均需要常规治疗联合姑息治疗，这在发达国家已成为共识，拥有较完备法律、制度保障体制，将姑息治疗深度整合到常规治疗中。大多发展中国家最需要姑息治疗服务，但才刚刚起步。但国内没有“自然死亡”相关专门法律，姑息医学发展亟待法律、制度创新。姑息治疗是指对无法治愈的患者提供周全积极的治疗和护理，以控制疼痛及其他难以忍受的症状，特别关注心理、社会和精神问题，其目的是使患者和家属赢得最好的生活质量，肯定生命价值，既不促进也不推迟死亡，并为患者及家属提供支持系统予以帮助，以使患者尽可能主动生活，能应付患者生存期间的各种恶性情形，承受疾病与死别痛苦。选择实施姑息治疗场所包括医院、社区及家庭，需根据患者病情及患者意愿而确定[5]。病情恶化常需要住院治疗，同时可实施姑息治疗，医院拥有精良仪器设备及多学科专家团队服务，常能正确诊断疾病、适时评估病情、恰当综合治疗，但住院接受姑息治疗费用高，为患者及家属带来不便；家中不能直接享受医院姑息治疗专业团队服务，而且增加家属或家庭护理人员工作量，但可减少院内感染机会及过多化验检查，节约医疗成本，满足大多患者选择在家中度过生命最后时光及有尊严安详逝去的愿望；社区为基础的姑息治疗，可将专业姑息治疗与家庭姑息治疗联系起来，提供日间照护及物理治疗等，减轻家属负担，减少住院率，但为全科医生提出更高的要求。相对于安乐死，姑息治疗不缩短患者生命；相对于常规根治性治疗，不仅仅针对疾病本身治疗，更强调患者的心理社会特性及生命质量，相应治疗涉及多学科的团队合作；相对于临终关怀，姑息治疗主张尽可能运用于疾病早期，整合到延长生命治疗中。但心血管专业人员常对姑息治疗的相关专业术语、处理原则及具体实践并不熟悉。按国际卫生组织对姑息治疗定义，心衰晚期姑息治疗成为心衰治疗中应有的治疗之一，甚至心衰早期在改善心脏功能及改善预后延长寿命的治疗措施选择同时，亦应选择姑息治疗手段。

（一）心衰姑息治疗的适应证

心衰预后判断的数据库或评分系统很多，但这些评分系统通常非常复杂，对大多数心衰高龄患者评估预后并不需要。国外学者主张，心衰一旦诊断，就应该尽早实施姑息治疗。但国内普遍对姑息治疗的认识不深入，结合国情，我国最新心衰指南的心衰姑息适应证主要针对晚期心衰患者：最佳药物治疗仍反复发生严重急性心衰，需要反复或持续静脉治疗患者，难以处理的纽约心脏病协会（NYHA）Ⅳb 分级患者和心脏恶病质征象，长期生活质量降低，生活不能自理，临床判断已接近生命终点的患者。

（二）心衰姑息治疗流程及目标

心衰姑息治疗流程：根据实施心衰姑息治疗征象选择患者，经最佳治疗后确定晚期心衰诊断，加强患者教育，制定晚期治疗方案，组建多学科姑息治疗小组以保证最佳药物治疗、自我管理、促进支持治疗实施，再评估躯体、心理、社会、精神需求及确定并发疾病治疗，确定终末期心衰诊断，告知患者及家属预后不良的恶性消息，确定治疗的新目标。按心衰疾病经历三阶段，制订治疗目标：第一阶段，治疗目前包括积极监测，有效治疗延长生命，症状控制，患者及护理人员教育，支持性自我管理。第二阶段，支持性或姑息治疗阶段需要住院治疗，需要多学科协调性治疗，包括心衰专家、姑息治疗及其他领域专家参与，转为维持最佳症状控制及提高生命质量。第三阶段为终末期治疗阶段，虽经最佳治疗，心衰症状控制需继续进行，明确是否心肺复苏，积极与所有护理人员的沟通，按照患者要求提供安抚性措施。

（三）心衰姑息治疗的措施

1. 良好医患沟通，共同制定决策

心衰患者常对自己疾病轨迹本质及预后的认识非常粗浅，极少与护理人员讨论生命晚期的相关事宜。充分的医患沟通可以使医务人员深入了解心衰对患者及家属的影响，对评估患者的症状及其严重程度、提高患者的生活质量极有帮助。心衰诊断明确，医生应该与患者及家属探讨其预后，使他们对心衰的慢性自然进展过程及心脏性猝死充分知晓。共同讨论如何护理患者，共同制定一个以多种治疗方案为基础的治疗决策，包括特殊用药的选择，器械植入治疗等。在姑息治疗的决策制定中，建议患者在具有行为能力情形下与患者家属共同签订委托协议及生前预嘱，赋予代理人行使权限，以便决定病情加重或临终状态的医疗选择。

2. 心衰健康教育

应根据患者的具体情况，采用通俗易懂的语言进行健康教育，健康教育内容：①心衰知识的健康教育，确保患者明确疾病诊断、疾病发展及转归，特别是预期寿命、猝死；②病情变化及应急措施：一旦症状急剧恶化时应采取何种初步应急措施以及如何寻求帮助；③掌握自我调整基本治疗药物的方法，利尿剂使用，心率血压调整的药物；④改变生活方式，饮食、运动、戒烟限酒及规律服药等。

3. 评估及维护社会心理和精神健康

心衰患者长期存在猝死、反复住院等风险，常表现出焦虑、抑郁、认知障碍以及其他心理障碍。心衰患者合并抑郁症状常见，会增加患者病死率，抗抑郁的药例如选择性5-羟色胺再摄取抑制剂和三环类抗抑郁药可以减轻患者症状。通过焦虑量表的评估，对合并焦虑患者可选择苯二氮䓬类药物治疗，控制心衰症状和舒缓情绪困扰。心衰慢性进行性加重对患者自我意识及其他精神方面具有显著影响，精神安抚对于老年患者改善抑郁症状及增强患者自我意识，提高生命质量有很大作用。患病疼痛及难以忍受症状、对死亡恐惧、对家庭造成的精神及经济负担，可导致患者的人际关系紧张，姑息治疗的团队应通过转诊或社区服务为患者及家属提供支持，协助患者财政规划及使用保险事宜，还可以提供康复治疗或临终关怀服务。

4. 症状管理

控制心衰的症状和改善生活质量是心衰姑息治疗的核心。疼痛、呼吸困难、持续咳嗽、疲乏、活动受限、焦虑、睡眠困难、恶心及便秘是心衰晚期的主要症状，呼吸困难是最常见症状。心衰时神经内分泌系统激活、疲劳、呼吸困难和运动耐量下降；拮抗神经内分泌药物进行治疗，如血管紧张素转化酶抑制剂或血管紧张素受体拮抗剂、β受体阻滞剂和醛固酮受体拮抗剂，可改善运动耐量及心功能分级，改善疲劳、呼吸困难、端坐呼吸和水肿症状，延长生存时间。循证医学表明控制症状同时亦可延长生命治疗。心衰呼吸困难以容量负荷过重及肺水肿多见，使用利尿剂预防和减少容量负荷能减轻呼吸困难，从而使运动耐量改善，同时，减少钠和水的摄入可减轻疲劳和水肿；静脉注射硝酸甘油可以减轻容量负荷，从而减轻呼吸困难。心衰患者自主神经功能紊乱，可表现为白天疲劳及夜间兴奋，入睡困难，睡眠程度浅，同时多数患者存在睡眠呼吸暂停。持续气道正压通气及夜间给氧，能逆转神经内分泌激素的激活，显著改善周期性呼吸困难，改善情绪障碍，减少疲劳感及改善症状控制。运动处方包括呼吸肌及大腿肌的训练，提高患者耐力、生活质量和减轻呼吸困难。心衰患者慢性疼痛常见，与退行性关节炎、呼吸困难、心绞痛等相关，只有阿片类药物被证实有效，而且阿片类药物是安全的，可用于控制晚期心衰疼痛、呼吸困难及咳嗽症状，改善症状剂量远低于呼吸抑制剂量。

（四）展望

终末期心衰患者接受姑息治疗相对于未接受姑息治疗者可提高生存率。姑息治疗减少住院天数及重症监护室的入住时间，可以减少药物、医学影像及整体费用，节约医疗成本；此外，姑息治疗关注症状改善，减轻护理人员负担，更注重预防并发症，对患者及家属给予情感及精神支持，提高患者及家属对照护及症状管理的满意度，更易接受社区支持服务及家中治疗，达到善终目的。但医护人员、患者及家属、家庭护理人员对姑息治疗理解均不深入，严重阻碍心衰姑息治疗的实施，而我国心衰患者人数众多，开展这方面治疗面临诸多挑战：①心血管专业医护人员急需加强对心衰疾病轨迹、心衰姑息治疗知识掌握及探索适合我国国情心衰姑息治疗策略；②心衰姑息治疗不仅仅限于综合医院，还涉及社区或家庭姑息，全科医学及姑息治疗相关支持学科亟待提高，以更好地促进该治疗措施开展；③尚需建立更多更优质姑息治疗或临终关怀的不同层次机构；④完善养老或医保制度，为开展心衰姑息治疗提供经济、政策支持；⑤加强心衰姑息治疗的科研及教育，培养更多致力于心衰姑息治疗的不同层次优质人才；⑥加强深化姑息治疗知识民众意识，让更多患者及家属选择姑息治疗方案。

（郑秋甫　王艳）

参考文献

[1] Adams KF. Clinical definition and epidemiology of advanced heart failure. Am Heart J, 1998, 135: 204.

[2] 顾东风，黄广勇，何江，等. 中国心力衰竭流行病学调查及其患病率. 中华心血管病杂志，2003；31（1）：3-6.

[3] 中华医学会心血管病学分会，中华心血管病杂志编辑委员会. 中国心力衰竭诊断和治疗指南 2014. 中华心血管病杂志，2014；42（2）：98-122.

[4] Murray SA，Kendall M，Boyd K，et al. Illness trajectories and palliative care. BMJ，2005，330（7498）：1007-1011.

[5] Moens K，Higginson IJ，Harding R，et al. Are there differences in the prevalence of palliative care-related problems in people living with advanced cancer and eight non-cancer conditions? A Systematic review. J Pain Symptom Manage，2014，48（4）：660-677.

第四篇

心力衰竭与并存疾病

第三十三章　缺血性心脏病与心力衰竭

第一节　缺血性心脏病与心力衰竭的流行病学

缺血性心脏病已成为心衰的最主要原因。1995—1998年Framingham心脏研究显示心力衰竭的病因变化，瓣膜性心脏病和左心室肥厚减少，心肌梗死增加。心肌梗死作为心衰病因，每10年在男性增加26%，女性增加48%。与之相反，高血压为心衰病因，每10年男性减少13%，女性减少25%；瓣膜性心脏病为心衰病因每10年男性减少24%，女性减少17%[1]。左心室功能不全研究（SOLVD）入选6273名慢性心衰患者，约17%的患者基础病因为缺血性心脏病，而高血压为原发病因者只占7%[2]。自1986年以来的26个多中心、超过43 000例患者慢性心衰研究显示，62%的心衰患者罹患缺血性心脏病。因为临床实践及大多数研究中将近期心肌梗死、心绞痛及有明显心肌缺血客观证据排除在外，这一百分比实际上低估了该组人群中缺血性心脏病的患病率。在我国，缺血性心脏病也已成为心衰的主要病因。据2005年对我国17个地区的慢性心衰病因调查，缺血性心脏病居首位，占57.1%，高血压病，占30.4%[3]。2012年1月至2014年12月全国88家医院8516例中国心力衰竭注册登记研究，高血压占54.6%，缺血性心脏病占49.4%[4]。

大量研究表明，缺血性心脏病所致心衰长期预后差[5]。心脏性猝死、心肌梗死、进行性心室衰竭、肾衰竭和卒中等多种机制，使动脉粥样硬化成为心衰患者的主要死亡原因。最近数据显示缺血性心衰与非缺血性心衰心脏猝死机制不同，缺血性心脏病合并心衰患者心脏猝死的主要原因是急性冠脉事件。Orn等报道180例缺血性心脏病合并心衰的尸检分析，57%为急性心肌梗死导致死亡[6]。

第二节　缺血性心脏病性心力衰竭的病理生理机制

一、缺血性心脏病与急性心力衰竭

缺血性心脏病发展为急性心衰既可以表现为急性冠脉综合征（acute coronary syndrome，ACS），也可以表现为非急性冠脉综合征。虽然两者都有心肌损伤，但对急性冠脉综合征患者而言，心肌损伤是心衰的根本原因；而对非急性冠脉综合征，则心肌损伤是心衰恶化的结果。两者都可有肌钙蛋白升高，后者肌钙蛋白升高其程度虽然不足以诊断急性冠脉综合征，仍与不良预后相关[7]。

（一）急性心衰合并缺血性心脏病

左心室舒张压升高，致心内膜下心肌缺血；

收缩压降低而左心室舒张压升高，减少冠状动脉灌注；急性心衰使心肌损伤加重，神经内分泌过度激活，增加心肌收缩力、减少冠状动脉灌注，加重心肌缺血；心外膜下冠状动脉狭窄可降低冠状动脉灌注压与冠状动脉血管张力间的自动调节能力，导致心肌损伤；急性心衰合并缺血性心脏病患者常存在心肌冬眠和心肌顿抑状态。上述这些，导致急性心衰合并缺血性心脏病较不合并缺血性心脏病患者预后更差。急性心衰发生前接受过血运重建术，可改善预后[8]。

(二) 急性冠脉综合征致急性心力衰竭

大约10%～20%急性冠脉综合征患者发生急性心衰[9-10]。在Eur Heart Failure Survey Ⅱ研究中，42%原发心衰由急性冠脉综合征所致[11]。血流动力学改变主要为左心室收缩功能和舒张功能障碍，其严重程度和持续时间取决于梗死部位、程度和范围[3]。

1. 左心室收缩功能

急性ST段抬高型心肌梗死（STEMI）后，梗死区域顺序出现4种异常收缩形式：①不同步性：即相邻节段收缩时间分离；②收缩运动减弱：收缩期短缩程度下降；③无收缩运动：收缩期无短缩；④收缩运动异常，收缩期矛盾扩张和收缩期膨出。正常心肌则代偿性收缩运动增强，由于正常心肌的收缩增强导致梗死区域的收缩运动异常，为无效作功。足量心肌缺血损伤将导致左心室泵功能减退，心排血量、每搏量、血压和dp/dt峰值下降，收缩末期容积增加。收缩期矛盾性扩张进一步降低左心室每搏量。心室异常收缩节段超过15%时，可使射血分数降低、左心室舒张末容积和压力升高；超过25%时，可出现临床心衰表现；超过40%时可导致心源性休克[12]。

2. 左心室舒张功能

心室舒张期僵硬是最早出现的异常改变，水肿和最后的纤维化增加梗死区心肌僵硬度。坏死心肌和缺血心肌均发生舒张性能改变，包括左心室压力曲线最大上升速度（peak-dp/dt）减低，左心室压力下降的时间常数增加和初始的左心室舒张末期压力上升。数周后，随着左心室舒张末期容积增加，舒张压开始恢复正常。舒张功能改变的程度与梗死面积大小相关[12]。

3. 左心室重塑

心室重塑作为心肌梗死的后续改变，包括左心室体积增大、形状改变及梗死节段室壁变薄和非梗死节段室壁增厚，这些改变将影响心室功能和临床预后[13]。

急性右心室梗死较少见，主要病理生理改变是急性右心衰竭的血流动力学变化，右心房压增加，超过左心房压，心排血量减少，血压下降[13]。

二、慢性心力衰竭合并缺血性心脏病

缺血性心脏病患者心衰具有异质性，左心室重塑、心肌缺血、心肌顿抑/心肌冬眠、血管内皮功能不全、室壁瘤、二尖瓣反流等多种因素单独或联合影响左心室收缩功能和（或）舒张功能。

1. 左心室重塑

心肌梗死导致有功能活性的心肌细胞丧失，代之心肌纤维化，随之左心室重塑，使心腔扩大和神经内分泌激活，残留的存活心肌进行性恶化[14]。多发心肌梗死所致缺血性心肌病预后不良[15]。

2. 心肌缺血、心肌顿抑/心肌冬眠

心肌缺血影响心肌同步代谢导致心肌收缩和舒张功能障碍。心肌缺血的严重程度和持续时间决定心肌活力与心功能。严重、持续心肌缺血导致局部心肌坏死和功能完全丧失；严重、短暂心肌缺血（一般＜20min）后心肌功能延迟恢复，称为心肌顿抑；慢性、持续心肌缺血，导致心功能持续减退，称为心肌冬眠；顿抑心肌和冬眠心肌属于存活心肌，其共同特点为心肌收缩功能障碍，但心肌细胞膜完整、心肌代谢存在，并具有一定收缩储备。血运重建后顿抑心肌、冬眠心肌可恢复收缩功能[16]。

大多数心肌梗死患者存在梗死相关动脉以外的冠状动脉严重动脉粥样硬化，与不可逆受损心肌叠加作用于左心室，导致心肌缺血、心肌顿抑、心肌冬眠，加重左心室功能不全；促进再发心肌梗死，使左心室功能进一步恶化、增加猝死风险[17]。

3. 血管内皮功能不全

血管内皮功能不全，为冠状动脉粥样硬化性

心脏病的特征，在左心室功能不全发生发展中也起独立、重要作用[18]。

4. 左心室室壁瘤、二尖瓣反流

左心室室壁瘤与乳头肌功能不全所致二尖瓣反流等缺血性心脏病并发症，加重、恶化心衰[15]。

第三节　心肌活力评价

缺血性心脏病患者发生左心室功能不全、左心室射血分数降低，其原因可为心肌坏死或瘢痕组织形成、缺血后心肌顿抑/心肌冬眠等。顿抑心肌和冬眠心肌均为存活心肌。存在冬眠心肌的患者，血运重建后其心功能和总体预后的改善优于主要由心肌瘢痕造成左心室功能不全的患者。对于那些存在大面积存活心肌的患者，血运重建可获得比药物治疗更高的生存率（图 33-1）[19]。因而，存活心肌检测和评价对于缺血性心衰的治疗方案的选择、预后的判断有十分重要的意义。

目前常用的评价心肌活力的方法主要有超声心动图、核素显像及心脏磁共振等。核素显像包括单光子发射计算机化断层显像（SPECT）和正电子发射计算机化断层显像（PET-CT）。

一、超声心动图

超声心动图用于测量室壁厚度，≥6mm 提示可能有存活心肌，更薄的室壁和回声致密纤维化节段提示瘢痕，但仅根据室壁厚度很难区分存活心肌和非存活心肌。多巴酚丁胺超声心动图是一种有用的评估心肌活力的方法。该负荷试验的原理在于从室壁运动严重减退的心肌区域中识别其收缩力储备。小剂量［5～20μg/(kg·min)］多巴酚丁胺使收缩活动增强、室壁增厚改善，大剂量［30～40μg/(kg·min)］时恶化，这种双相反应最具特征性。负荷中 2 个或 2 个以上室壁节段至少有 1 级的室壁运动改善，提示缺血区有心肌存活[20-21]。多巴酚丁胺超声心动图检测存活心肌的敏感性不及^{201}铊摄取 SPECT 显像和 PET-CT，但多巴酚丁胺超声心动图中室壁运动改善比 SPECT 及 PET-CT 能更好预测血运重建后无运动室壁的收缩性恢复程度[21]。多巴酚丁胺超声心动图相对安全，威胁生命的事件发生率为 0.18%，主要是急性心肌梗死、室速或室颤[22]。

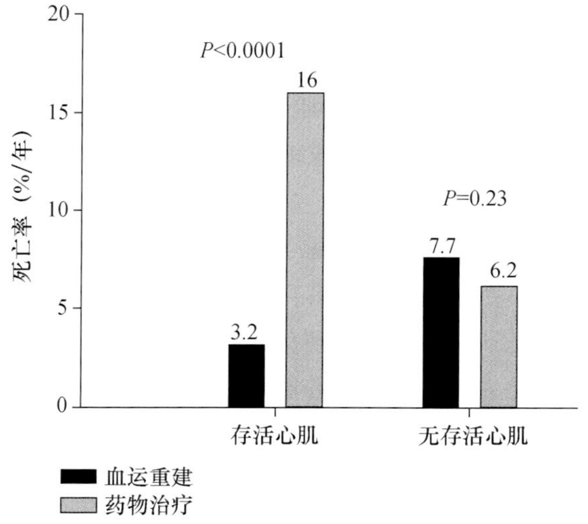

图 33-1　存活心肌与血运重建疗效的相关性

二、单光子发射计算机化断层显像（SPECT）

放射性核素示踪剂和显像技术广泛应用于评估心肌活力。示踪剂经静脉注射后能被心肌细胞摄取而使心肌显像，其摄取直接和心肌活力范围相关，即示踪剂的摄取是一个连续变量，其摄取的程度直接反映了心肌活力的大小[23-25]。

^{201}铊再分布显像：^{201}铊再分布显像中^{201}铊摄取表明心肌细胞存活，但再分布显像中无^{201}铊摄取并不代表无存活心肌细胞。研究发现负荷再分布显像显示为固定缺损的区域，大约 50%在^{201}铊再注射时^{201}铊摄取增强，该现象可预示局部左心室功能改善。因此，^{201}铊再注射时^{201}铊摄取增强提示存活心肌；^{201}铊再注射依然为严重缺损则预示该区域功能改善的可能性很小，提示无存活心肌[26]。

^{201}铊延迟再分布显像：在^{201}铊负荷显像注射后24～48h进行延迟后再分布显像，允许更多时间再分布。因而对血运重建后功能改善有良好的阳性预测值；但阴性预测值不理想，因为对于某些患者即使延长时间，再分布也不出现，且延迟显像因有效计数减少致影像质量差[27]。对于这些患者，延迟再分布显像后再注射^{201}铊可能显示出可逆性缺损，即有心肌存活。

^{201}铊静息再分布显像：静息时^{201}铊注射后15～20min影像反映静息时心肌局部血流灌注，再分布后3～4h影像反映心肌活力。静息时可逆性缺损表明存在冬眠心肌，虽然特异性较好，但敏感性较差[28]。

^{99}Tc显像（^{99}Tc-Sestamibi、^{99}Tc-Tetrofosmin）：^{99}Tc显像预测血运重建后局部心肌功能恢复的价值与^{201}铊相似。注射^{99}Tc-Sestamibi前应用硝酸酯类药物以改善静息心肌灌注，可略提高存活心肌的检出率[29]。

三、正电子发射计算机化断层显像（PET-CT）

PET-CT血流灌注-代谢不匹配：PET-CT可同步评估心肌灌注和代谢，因而被认为是核心脏病学无创检测心肌活力的金标准。PET-CT不匹配程度（灌注降低、代谢相对增高）与血运重建术后左心室功能/心衰症状改善、临床病程及生存率相关[28-29]。伴重度的PET-CT血流灌注-代谢匹配（灌注和代谢一致性降低）的心衰患者，提示病变区主要为心肌梗死，血运重建不获益。

四、心脏磁共振（CMR）

CMR提供多层面存活心肌的结构性和生理性评价。单用舒张末期室壁厚度≥5.5mm预测血运重建术后室壁节段性功能恢复价值有限，因为室壁厚度中可能包括了损伤程度已不可逆的心内膜下心肌及薄层的心外膜下存活心肌，即使成功血运重建术后这些薄层的存活心肌也不足以使心肌收缩功能改善。另外，急性缺血期时局部水肿及细胞浸润也会增加节段性室壁厚度。在一项评估增强MRI用于预测血运重建术后左心室功能改善价值的研究中，Kim及其同事发现血运重建术前透壁心肌瘢痕范围越大，术后局部收缩性能改善的可能性越低[30]。小剂量多巴酚丁胺［5～1μg/(kg·min)］诱导的收缩期室壁增厚≥2mm能较好预测血运重建术后室壁节段收缩性改善，敏感性70%，特异性90%[31]。与多巴酚丁胺CMR比较，钆对比剂延迟强化（LGE）成像易于操作和解释，以50%透壁性为界值预测节段收缩性恢复，具有较高敏感性。而小剂量多巴酚丁胺CMR成像能高特异性地提供中层心肌及心外膜下心肌收缩力储备生理性评估，尤其是透壁范围≤50%的心内膜下心肌梗死患者。

几种评估心肌活力的非侵入性技术比较见表33-1。

表33-1　几种评估心肌活力的非侵入性技术比较

技术	优势	不足
多巴酚丁胺超声心动图	特异性高于核技术 小剂量用于评估心肌活力，较大剂量用于检测心肌缺血 空间分辨率好 可预测临床预后 应用广泛，费用较低	敏感性低于核技术 心肌存活但血流储备缺血的区域在多巴酚丁胺诱导时不显示室壁增厚、运动增强 依赖目测评估 30%患者超声检查窗口较差
SPECT成像	预测血运重建术后功能改善的敏感性高 使用量化的客观标准 大量研究显示可用于预测临床预后	预测血运重建术后功能改善的特异性低于多巴酚丁胺超声心动图 敏感性低于PET-CT 空间分辨率低于PET-CT 衰减伪影部位可被误判为活力丧失 不能区分心内膜下还是心外膜下心肌活力 定量评估性能低于PET-CT

表 33-1 几种评估心肌活力的非侵入性技术比较（续）

技术	优势	不足
PET-CT 成像	敏感性高于其他各项技术 特异性较好 可同步评估灌注与代谢 无衰减伪影 可测定绝对血流 可预测预后	特异性低于多巴酚丁胺超声心动图或多巴酚丁胺 CMR 不能区分心内膜下或心外膜下心肌活力 技术复杂 费用高昂 临床应用不够广泛
延迟增强 CMR 和多巴酚丁胺 CMR	空间分辨率优于核技术和超声技术 检测心内膜下心肌梗死比核技术和超声技术更精确 测量室壁厚度较超声技术更精确 可同步评估灌注、功能和活力 延迟增强技术可精确测量透壁性瘢痕范围 标记示踪技术可评估收缩力储备 所有患者成像窗口均良好	不能获得实时的影像信息 需要更好更快的自动化技术 费用高于超声心动图 使用尚不够广泛 缺乏大规模的临床研究 植入起搏器和 ICD 的患者为禁忌证

第四节　临床表现、辅助检查与诊断

一、急性左心室心肌梗死致急性左心衰竭

（一）临床表现

1. 外周灌注不足

原因不明的疲乏、头晕、运动耐力明显减低为早期征兆，也可少尿及肾功能损害。

2. 咳嗽、咳痰

肺泡和支气管黏膜淤血所致。常于夜间、平卧时发生，坐位或立位时减轻，白色浆液性泡沫痰为特征。

3. 呼吸困难

（1）劳力性呼吸困难：是左心衰竭最早出现的症状，引起呼吸困难的运动阈值随心衰程度加重而降低。

（2）夜间阵发性呼吸困难：患者入睡后突然因憋气而惊醒，被迫取坐位，重者可有哮鸣音，称为“心源性哮喘”。多于端坐休息后缓解。

（3）端坐呼吸：肺淤血达一定程度时，患者不能平卧，被迫高枕卧位、半卧位甚至端坐位。

4. 急性肺水肿

突发严重呼吸困难，端坐呼吸，喘息不止，呼吸频率常达 30～40 次/分，面色灰白，口唇发绀，大汗淋漓，频繁咳嗽，咳粉红色泡沫样痰，烦躁不安，极重者可因脑缺氧而致神志模糊。初始可一过性血压升高，如病情进展，血压可持续下降直至休克。

5. 心源性休克

是由心排血量减少导致的末梢器官低灌注的危急状态。临床表现有①低血压：SBP＜90mmHg 持续 30min，或平均动脉压（MBP）＜65mmHg 持续 30min，或需要血管加压药才能使 SBP≥90mmHg；②组织低灌注状态：a. 意识障碍；b. 皮肤湿冷、苍白、发绀；c. 少尿，尿量＜30ml/h；d. 血清乳酸增高，≥2mg/dl。③心排血量减少和肺淤血：CI≤1.8L/(min·m^2)（无循环支持时）或 CI≤2.2L/(min·m^2)（有循环支持时），左心室充盈压或 PCWP≥18mmHg[32-33]。心脏体征：心脏浊音界可正常也可轻度至中度增大。心率多增快，第一心音减弱，P_2 亢进，可有房性或室性奔马律。10%～20%患者起病后第 2～3 天出现心包摩擦音。心尖区出现粗糙的收缩期杂音或伴收缩中、晚期喀喇音，提示二尖瓣

乳头肌功能失调或断裂。室间隔穿孔时在胸骨左缘3～4肋间新出现粗糙的收缩期杂音伴震颤。血压：除很早期血压可增高外，几乎所有患者都有血压降低。起病前有高血压者，血压可降至正常且有可能不再恢复到发病前水平。肺部体征：可不同程度双肺对称性湿啰音，可有干啰音和哮鸣音。

根据有无心衰表现及其相应血流动力学改变严重程度，急性左心室心肌梗死引起心衰按 Killip 分级法可分为：

Ⅰ级　尚无明显心衰；

Ⅱ级　有左心衰竭，肺部啰音<50%肺野；

Ⅲ级　有急性肺水肿，全肺大、小、干、湿啰音；

Ⅳ级　有心源性休克等不同程度或阶段的血流动力学变化。

急性左心室心肌梗死时，重度左心室衰竭或急性肺水肿与心源性休克都由左心室排血功能障碍所致，二者可以不同程度合并存在，常统称为心脏泵功能衰竭，或泵衰竭。在血流动力学上，急性肺水肿以左心室舒张末压、左心房压及肺毛细血管楔压增高为主；而心源性休克则以心排血量和动脉压降低更突出。心源性休克是较急性肺水肿程度更重的泵衰竭，但如果兼有急性肺水肿与心源性休克则情况最严重[13,34]。

除上述左心衰竭表现外，尚有①疼痛：最先出现的症状，类似心绞痛样胸痛，但程度更重，持续时间较长，硝酸甘油片多不能缓解。少数患者无疼痛，以休克或心衰为首发症状。部分患者疼痛位于上腹部，被误认为急腹症。部分患者疼痛放射至下颌、肩部、背部上方，被误认为骨关节痛。②全身症状：发热、心动过速、白细胞增多、红细胞沉降率增快等。在疼痛发生24～48h后出现，程度与梗死范围相关。③胃肠道症状：频繁恶心、呕吐、上腹胀痛、肠胀气，重者发生呃逆。④心律失常：发生率75%～95%，多在起病1～2天内出现，可有各种类型心律失常，但以室性心律失常最常见，室颤是急性心梗早期，特别是入院前的主要死因。房室传导阻滞和束支传导阻滞也较多见，下壁心肌梗死易出现房室传导阻滞，前壁心肌梗死出现房室传导阻滞表明梗死范围广泛，病情严重。

（二）辅助检查

1. 血清心肌损伤标志物

心肌损伤标志物增高水平与心肌坏死范围及预后明显相关。①肌钙蛋白Ⅰ（cTnI）或T（cTnT），起病3～4h后升高，cTnI于11～24h达高峰，7～10天降至正常；cTnT于24～48h达高峰，10～14天降至正常。肌钙蛋白增高是诊断急性心肌梗死的敏感指标。②肌酸激酶同工酶CK-MB，起病后4h升高，16～24h达高峰，3～4天降至正常，敏感性低于肌钙蛋白。其增高的程度能较准确地反映心肌坏死范围，峰值出现时间是否提前有助于判断有无血栓自溶或溶栓治疗是否成功。

2. 利钠肽

是心衰诊断、患者管理、临床事件风险评估的重要指标。临床上常用BNP及NT-proBNP，敏感性高，但特异性较差。未经治疗患者若血浆BNP<100ng/L或NT-proBNP<300ng/L为排除急性心衰界值。诊断急性心衰时，NT-proBNP应根据年龄和肾功能不全分层：<50岁血浆NT-proBNP>450ng/L，50～75岁>900ng/L，>75岁时>1800ng/L，肾功能不全（GFR<60ml/min）时>1200ng/L[32,35-36]。

3. 心电图

心电图有动态改变，对急性心肌梗死的诊断、定位、定范围及评估病情演变、预后都有帮助。ST段抬高型心肌梗死（STEMI）心电图特点：

（1）特征性改变

1）ST段抬高，呈弓背向上型，在面向心肌坏死区及周围心肌损伤区的导联上出现；

2）宽而深的Q波（病理性Q波），在面向透壁心肌坏死区的导联上出现；

3）T波倒置，在面向损伤区周围心肌缺血区的导联上出现；

4）镜像改变，在背向心肌坏死区的导联出现相反改变，即R波增高、ST段下移、T波直立并增高。

（2）动态性改变

1）T 波高大，逐渐双向、逐渐倒置最后固定；

2）ST 段抬高逐渐回复至等电位线；

3）Q 波出现、R 波减低，逐渐 Q 波深宽，最后固定。

（3）定位和定范围

据相邻 2 个或 2 个以上导联的特征性改变确定。

4. 胸部 X 线检查

心影可正常或扩大，可显示肺淤血或肺水肿，有时可出现胸腔积液。

5. 超声心动图

透壁心肌梗死时，心肌坏死区收缩期运动明显减弱或丧失，后期可出现收缩期矛盾性扩张（室壁瘤），可测定左心室功能、诊断乳头肌功能失调、室间隔穿孔、心包积液等并发症。

6. 血流动力学监测

急性左心衰竭患者 PCWP 增高，心脏指数（CI）降低。

二、急性右心室心肌梗死所致急性右心衰竭

右心室心肌梗死多与下壁心肌梗死同时发生，极少数情况下也可单独出现。

（一）临床表现

1. 症状

胸痛、恶心、呕吐、上腹胀痛等胃肠道症状，发热，白细胞增多，红细胞沉降率增快等全身症状。

2. 体征

低血压、颈静脉怒张和呼吸音清晰三联症为典型特征[37]。三尖瓣听诊区可闻及收缩期杂音及舒张期奔马律。奇脉，肝大常伴压痛，肝颈静脉反流征阳性。

（二）辅助检查

1. 心电图

V_1，V_{3R}～V_{6R} 中任何一个或几个导联 ST 段抬高≥0.1mV，是急性右心室梗死相对敏感和特异性的改变[38]。

2. 超声心动图

右心室壁运动异常，右心室扩张，右心室射血分数下降。

3. 血流动力学检测

中心静脉压、右心房压、右心室舒张末压增高，右心室收缩压和脉压降低，左心室充盈压正常或轻度增高，心排血量明显降低[39]。

三、急性心肌梗死所致急性心力衰竭的诊断与鉴别诊断

（一）急性心肌梗死诊断[40]

应用第 3 版心肌梗死全球定义诊断（表 33-2）。

（二）急性心肌梗死所致急性心力衰竭的诊断与鉴别诊断

急性心肌梗死诊断的基础上，根据急性左心衰竭和（或）急性右心衰竭的症状、体征及辅助检查，诊断急性心肌梗死所致急性心衰并不困难。但需与心绞痛、急性心包炎、急性肺栓塞、主动脉夹层、急腹症、支气管哮喘等鉴别。

四、缺血性心肌病与慢性心力衰竭

（一）临床表现、辅助检查、诊断

缺血性心肌病主要表现为心脏增大、心律失常和心衰。部分患者有心绞痛或心肌梗死的病史，部分患者可无心绞痛或心肌梗死病史。

1. 心脏增大

以左心室增大为主。可先肥厚，以后扩张，后期则两侧心脏均扩大。

2. 心律失常

出现各种心律失常，一旦出现将持续存在。以期前收缩（室性或房性）、心房颤动、病态窦房结综合征、房室传导阻滞和束支传导阻滞多见。部分患者心脏还未明显增大时已发生心律失常。

表 33-2　第 3 版心肌梗死全球定义

心肌梗死全球定义
急性心肌梗死诊断标准： 在急性心肌缺血的临床背景下，同时有心肌坏死证据，称为急性心肌梗死。在这种情况下，下列标准中的任何一条即可诊断心肌梗死： 1. 心脏生物标志物（首选 cTn）的升高和（或）降低，至少 1 次超过正常值上限的第 99 百分位，同时存在下列情况之一： （1）缺血症状 （2）新发或推测为新发明显 ST-T 改变或新发的左束支传导阻滞 （3）心电图病理性 Q 波形成 （4）影像学检查显示新的活力心肌丧失或新出现的局部室壁运动异常 （5）造影或尸检明确冠状动脉内血栓 2. 心源性死亡：症状提示为心肌缺血和推测新出现心电图缺血改变或新出现的左束支阻滞，但死亡发生于心脏生物标志物测定前或死亡时心脏生物标志物尚未升高。 3. PCI 相关心肌梗死：可人为定义为 cTn 基线水平正常（≤正常值上限的第 99 百分位）的患者，cTn>5 倍正常值上限的第 99 百分位；或者基线水平已升高稳定的患者，cTn 升高值>20%，或下降；且具备下列各条之一①症状提示为心肌缺血，②新发的心电图缺血改变，③造影显示存在操作并发症，④影像学检查显示新的存活心肌丧失或先出现的局部室壁运动异常。 4. 支架内血栓形成相关的心肌梗死：在心肌缺血的背景下，冠脉造影或者尸检显示支架内血栓，同时伴心脏生物标志物升高和（或）降低且至少 1 次超过正常值上限的第 99 百分位。 5. CABG 相关心梗：可人为定义为 cTn 基线水平正常（≤正常值上限的第 99 百分位）的患者，cTn 升高>10 倍正常值上限的第 99 百分位；且具备下列各条之一①新的病理性 Q 波或新的左束支传导阻滞，②造影显示新发的移植血管或新发的原位冠状动脉闭塞，③影像学检查显示新的活力心肌丧失或新的局部室壁运动异常。
既往心肌梗死诊断标准： 下列标准中任何一条即可诊断既往心肌梗死 1. 无非缺血性原因情况下，伴或不伴症状的病理性 Q 波。 2. 无非缺血性原因情况下，影像学检查显示局部活力心肌丧失（室壁变薄和收缩性减退）。 3. 既往心肌梗死的病理性发现。

3. 心衰

心衰多逐渐发生，大多数先左心衰竭，然后继以右心衰竭，后期全心衰竭，出现相应症状和体征。

4. 心绞痛

心绞痛在某段时间可以是主要临床表现，随着心衰越来越明显，心绞痛症状减轻或消失[15]。

（二）辅助检查

1. 心电图

房室肥大，部分患者有陈旧性心肌梗死，可有各种类型心律失常。

2. 胸部 X 线检查

可明确心脏扩大、肺淤血情况，部分患者有胸腔积液。

3. 超声心动图

观察与测量房室大小、室壁厚度、室壁运动、射血分数、瓣膜开放与关闭情况。

4. 心肌缺血、心肌活力检查

心绞痛发作时心电图、负荷心电图、动态心电图、负荷超声心动图、SPECT、PET-CT、CMR、冠状动脉造影、冠状动脉血流储备（FFR）测定等。对心肌缺血和（或）有存活心肌的患者，血运重建可缓解心衰症状、改善预后，因此评估心肌缺血和心肌活力尤其重要。

5. 利钠肽（推荐类别Ⅰ，证据等级 A）[32]

可用于因呼吸困难而疑为慢性心衰患者的诊断和鉴别诊断，BNP<35ng/L 或 NT-proBNP<125ng/L 时不支持慢性心衰诊断，其敏感性和特异性不及急性心衰时，也可用来评估慢性心衰的严重程度和预后。

（三）诊断与鉴别诊断

主要依据动脉粥样硬化和心肌缺血的症状，排除引起心脏增大、心律失常、心衰的其他器质性心脏病。如既往有心绞痛或心肌梗死病史，则有助于诊断。冠状动脉造影可确立诊断。鉴别诊断：需与心肌病（特别是扩张型心肌病）、心肌炎、高血压心脏病、内分泌疾病引起的心脏病等相鉴别。

第五节　治　疗

一、ACS 致急性左心衰竭

（一）体位

对静息状态下明显呼吸困难者，取半卧位或端坐位，双下肢下垂以减少回心血量，降低心脏前负荷。

（二）氧疗与机械通气

入院后应采取脉搏血氧计连续监测外周氧饱和度至少 24h，以后经常测定。低氧血症增加短期死亡风险，若外周氧饱和度＜90％，应尽早给予氧疗，使患者 SaO_2≥95％（伴 COPD 者 SaO_2＞90％）。可采用不同方式：①鼻导管吸氧：低氧流量（1～2L/min）开始，根据氧饱和度情况调整氧流量。②面罩吸氧：鼻导管吸氧改善不明显者应考虑面罩吸氧，尤适用于伴呼吸性碱中毒患者。③无创呼吸机辅助呼吸（推荐类别Ⅱa，证据等级 B）：持续气道正压通气（CPAP）和双水平间歇气道正压通气（BIPAP），可缓解急性肺水肿患者呼吸困难，提高氧饱和度。作为辅助治疗，改善肺水肿和严重呼吸窘迫或药物治疗无效患者的症状。禁忌证包括低血压、呕吐、气胸和神志障碍。④气管插管与人工机械通气：主要适应证为呼吸衰竭导致的低氧血症、高碳酸血症和酸中毒。机体衰竭、神志障碍、气道不能有效维持的患者，也可考虑[32,36]。因吸氧可能导致血管收缩和心排血量下降，无低氧血症的患者不应常规吸氧[32,36,41]。

（三）镇静剂

阿片类药物如吗啡可减少急性肺水肿患者的焦虑和呼吸窘迫，能有效镇痛。同时具有扩张静脉作用，减少交感兴奋。对剧烈胸痛和（或）急性肺水肿患者，可静脉注射吗啡 3～5mg，必要时间隔 5～10min 重复，总量不超过 15mg。但阿片类药物可引起恶心、呕吐，导致呼吸抑制，增加需要有创通气的可能性，伴明显和持续性低血压、休克、意识障碍、COPD 等患者禁用[32,36,42]。

（四）血运重建治疗

1. STEMI 合并急性左心衰竭

及早开通梗死相关动脉可挽救濒死心肌，缩小梗死范围，有利于急性心衰控制。在 IABP 支持下行 PCI 更安全。已出现急性肺水肿和明确Ⅰ型或Ⅱ型呼吸衰竭患者，应首先纠正肺水肿和呼吸衰竭[32]。合并严重急性左心衰竭的 STEMI 患者不管心肌梗死后的时间延误如何，均应尽早进行 PCI 治疗，首次医疗接触至直接 PCI≤90min（推荐类别Ⅰ，证据等级 A）。对有心衰症状，左心室射血分数＜40％或 STEMI 发作时有临床心衰证据、发作后左心室射血分数＞40％的患者，即使发病时间＞24h，也建议 PCI（推荐类别Ⅱa，证据等级 C）[42]。与溶栓治疗相比，PCI 具有梗死相关动脉开通率高，达 TIMI 3 级血流比例大，再发心肌缺血/再发心肌梗死、颅内出血和死亡的概率低等优点[43]。对于首次医疗接触至 PCI 延误时间短，在设备完善、冠状动脉介入手术量大的有经验医院，由熟练的介入团队进行直接 PCI 术，优于溶栓治疗[37,42]。然而溶栓治疗快速、简便，在不具备 PCI 条件的医院或因各种原因使首次医疗接触至 PCI 时间明显延迟时，静脉内溶栓术仍是较好的选择[42,44]。

（1）冠状动脉介入治疗（PCI）

及早开通梗死相关动脉可挽救濒死心肌，缩小梗死范围，有利于急性心力衰竭控制。减少时间延误是 STEMI 实施再灌注治疗的关键问题，应尽量缩短首次医疗接触（FMC）至PCI的时间，从而降低院内死亡风险。对于首诊可开展急诊PCI的医院，要求FMC至PCI时间＜90min（推荐类别Ⅰ，证据等级A）。对于首诊不能开展急诊PCI的医院，当预计FMC至PCI的时间延迟＜120min时，应尽可能将患者转运至有直接PCI条件的医院（推荐类别Ⅰ，证据等级B）。根据我国国情，可请有资质的医生到有PCI设备的医院行直接PCI，但要求FMC至PCI时间＜120min（推荐类别Ⅱb，证据等级B）。如预计FMC至PCI的时间延迟＞120min，对有适应证且无禁忌证的患者，应于30min内尽早启动溶栓治疗（推荐类别Ⅰ，证据等级A）。早期荟萃分析、近期FAST-MI注册研究、FAST-PCI研究、STREAM研究以及2项中国人群的研究均显示，溶栓后早期实施PCI的患者30d死亡率与直接PCI的患者无差异，溶栓后早期PCI的患者1年MACCE发生率有低于直接PCI的趋势。因此，对STEMI患者尽早溶栓并进行早期PCI治疗是可行的，尤其适用于无直接PCI治疗条件医院的患者。溶栓后早期实施冠状动脉造影的时间宜在3～24h（推荐类别Ⅱa，证据等级A）。合并严重急性左心衰竭的STEMI患者不管心肌梗死后的时间延误，均应尽早进行PCI治疗（推荐类别Ⅰ，证据等级A）。对有心力衰竭症状，左心室射血分数＜40％或STEMI发作时有临床心力衰竭证据、发作后左心室射血分数＞40％的患者，即使发病时间＞24h，也建议PCI（推荐类别Ⅱa，证据等级C）[42]。建议仅对梗死相关动脉（IRA）进行干预，除非IRA行PCI后仍有持续性缺血征象，不应对非IRA行急诊PCI。建议常规支架植入（推荐类别Ⅰ，证据等级A），首选药物洗脱支架（DES）（推荐类别Ⅱa，证据等级A）。冠状动脉内血栓负荷大时建议应用导管血栓抽吸（推荐类别Ⅱa，证据等级B），不建议对所有STEMI患者PCI时常规应用导管血栓抽吸。不主张常规使用血管远端保护装置（推荐类别Ⅲ，证据等级C）。STEMI合并急性左心衰竭患者，在IABP支持下行PCI更安全。已出现急性肺水肿和明确Ⅰ型或Ⅱ型呼吸衰竭患者，应首先纠正肺水肿和呼吸衰竭[32]。对于合并严重心力衰竭的STEMI患者，应由经验丰富的医师完成PCI。与溶栓治疗相比，PCI具有梗死相关动脉开通率高，达TIMI 3级血流比例大，再发心肌缺血或再发心肌梗死、颅内出血和死亡率低等优点[43]。对于首次医疗接触至PCI延误时间短，在设备完善、冠状动脉介入手术量大的有经验的医院，由熟练的介入团队进行直接PCI术优于溶栓治疗[37,42]。

（2）冠状动脉旁路移植术（CABG）

当STEMI患者出现严重心力衰竭，而冠状动脉解剖特点不适合行PCI或出现心肌梗死机械并发症需外科手术修复时可选择急诊CABG。

（3）溶栓治疗

溶栓治疗快速、简便，在不具备PCI条件的医院或因各种原因使FMC至PCI时间明显延迟时，静脉内溶栓术仍是较好的选择[42,44]。对发病3h内患者溶栓治疗的即刻疗效与直接PCI基本相似[42,45]。对发病12h以内，预期首次医疗接触至PCI时间延迟＞120min，无溶栓禁忌证，推荐溶栓治疗（Ⅰ类，A级）；发病12～24h，有心衰症状，若无直接PCI条件，建议溶栓治疗（Ⅱa类，C级）[42]。

溶栓禁忌证[37,42]：绝对禁忌证包括①既往脑出血史或不明原因的卒中；②已知脑血管结构异常；③颅内恶性肿瘤；④3个月内缺血性卒中（不包括4.5h急性缺血性卒中）；⑤3个月内严重头部闭合伤或面部创伤；⑥2个月内颅内或脊柱内外科手术；⑦可疑主动脉夹层；⑧活动性出血或出血素质（不包括月经来潮）；⑨严重未控制的高血压［收缩压＞180mmHg和（或）舒张压＞110mmHg］，且对紧急降压治疗无反应。相对禁忌证包括：①年龄≥75岁；②3个月前有缺血性卒中；③不符合绝对禁忌证的已知其他颅内病变；④4周内有内脏出血；⑤3周内接受过大手术；⑥创伤性（3周内）或持续时间＞10min心肺复苏；⑦2周内不能压迫止血的部位大血管穿刺；⑧活动性消化性溃疡；⑨正在使用口服抗凝药［国际标准化比值（INR）水平越高，出血风险越大］；⑩妊娠。

溶栓剂选择：优先采用特异性纤溶酶原激活

剂（阿替普酶、瑞替普酶、替耐普酶、尿激酶原），无特异性纤溶酶原激活剂时也可应用尿激酶等非特异性纤溶酶原激活剂[42]。

剂量和用法[42]：

阿替普酶：①全量 90min 加速给药法：首先静脉推注 15mg，随后 0.75mg/kg 在 30min 内持续静脉滴注（最大剂量不超过 50mg），继之 0.5mg/kg 于 60min 持续静脉滴注（最大剂量不超过 35mg），总剂量不超过 100mg。②半量给药法：50mg 溶于 50ml 专用溶剂，首先静脉推注 8mg，其余 42mg 于 90min 内滴完[46-47]。

替奈普酶：30～50mg（体质量≤60kg，剂量为 30mg；体质量＞60kg，每增加 10kg，剂量增加 5mg，最大剂量为 50mg）溶于 10ml 生理盐水中，静脉推注。

重组人尿激酶原：20mg 溶于 10ml 生理盐水中，3min 内静脉推注，继以 30mg 溶于 90ml 生理盐水，30min 内静脉滴注。总剂量 50mg。

尿激酶：150 万单位溶于 100ml 生理盐水，30min 内静脉滴注。

疗效评估[37,42]：溶栓开始后 60～180min 内密切监测临床症状、心电图 ST 段变化及心律失常。血管再通的间接判定指标包括：①溶栓开始 60～90min 内心电图抬高的 ST 段回落≥50%。②cTn 峰值提前至发病 12h 内或 CK-MB 峰值提前至发病 14h 内。③溶栓开始两小时内胸痛症状明显缓解。④溶栓开始 2～3h 内出现再灌注心律失常，如加速性室性自主心律，房室传导阻滞或束支阻滞突然改善或消失，下壁心肌梗死患者出现一过性窦性心动过缓、窦房传导阻滞，伴或不伴低血压。上述 4 项中，心电图变化和 cTn 或 CK-MB 峰值提前最重要。血管再通直接判定标准：冠状动脉造影显示心肌梗死溶栓（TIMI）2 级或 3 级血流表明血管再通，TIMI 3 级为完全性再通；TIMI 0～1 级表明梗死相关血管持续闭塞，溶栓失败。

溶栓后处理[37,42]：对于溶栓后患者，无论临床判断梗死相关动脉是否再通，均应早期（3～24h 内）进行旨在介入治疗的冠状动脉造影；无冠状动脉造影和（或）无 PCI 条件的医院，在溶栓治疗后应将患者转移至有 PCI 条件的医院（推荐类别Ⅰ，证据等级 A）。

出血并发症及处理[42]：溶栓治疗的主要风险是出血，尤其是颅内出血（0.9%～1.0%）。一旦发生颅内出血，应立即停止溶栓和抗血栓治疗；进行急诊 CT 或 MRI 检查；测定红细胞比容、血红蛋白、血小板计数、凝血酶原、活化部分凝血原酶（APTT）、纤维蛋白原和 D-二聚体，并检测血型及交叉配血。治疗措施包括降低颅内压；4h 内使用过普通肝素的患者，推荐用鱼精蛋白中和（1mg 鱼精蛋白中和 100 单位普通肝素）；出血时间异常可酌情输入 6～8U 血小板。

2. 非 ST 段抬高型急性冠脉综合征（NSTE-ACS）合并急性左心衰竭

建议早期行血运重建治疗（PCI 或 CABG）。急性心衰合并顽固性心绞痛或合并 ST 段移位的患者，应紧急（入院后 2h 内）行冠状动脉造影及血运重建治疗（推荐类别Ⅰ，证据等级 C）[48-49]。如果患者就诊于不具备 PCI 条件的医院，应立即转运至具备 PCI 条件的医院。根据临床状况、合并疾病、病变严重程度（包括供血部位与范围、造影所见病变特征、SYNTAX 评分）及心脏团队所制定的方案选择非预期的必要罪犯病变 PCI 或多支血管 PCI 或 CABG 策略（推荐类别Ⅰ，证据等级 C）[48-49]。

（五）利尿剂

轻度心衰（Killip Ⅱ级）时，利尿剂治疗常有迅速反应（推荐类别Ⅰ，证据等级 C）[42]。如呋塞米 20～40mg 缓慢静脉注射，必要时 1～4h 重复一次；或呋塞米 20～40mg 静脉注射后，继以 5～40mg/h 静脉滴注；或托拉塞米 10～20mg 静注[32]。严重心衰（Killip Ⅲ级）时，适量应用利尿剂（推荐类别Ⅰ，证据等级 C）[42]。合并肾功能不全或长期应用利尿剂者可能需要增加剂量。联合应用噻嗪类利尿剂如氢氯噻嗪 25～100mg/d 或醛固酮受体拮抗剂如螺内酯 100～200mg/d 可增强利尿效果，但应特别注意可能导致血容量不足、肾功能不全；联合应用噻嗪类利尿剂易发生低钾、低镁、低钠、低氯血症，联合应用醛固酮受体拮抗剂易发生高钾血症，应加强监测[34,50-52]。

(六) 血管扩张剂[32]

应用指征：收缩压水平是评估此类药物是否适宜的重要指标。收缩压>110mmHg的患者通常可安全使用；收缩压90～110mmHg，应谨慎使用；收缩压<90mmHg，因可能增加急性心衰的死亡率，禁忌使用。

药物种类与用法：主要有硝酸酯类、硝普钠及萘西立肽（重组人BNP）等。不推荐应用CCB。

硝酸酯类（推荐类别Ⅱa，证据等级B）：特别适用于急性冠脉综合征伴心衰患者。硝酸甘油静脉滴注起始剂量5～10μg/min，每5～10min递增5～10μg/min，最大剂量为200μg/min。

硝普钠（推荐类别Ⅱb，证据等级B）：适用于严重心衰，原有后负荷增加以及伴肺淤血或肺水肿患者。宜从小剂量0.3μg/(kg·min)开始，可逐渐增加剂量至5μg/(kg·min)，静脉滴注，通常疗程不要超过72h。

萘西立肽（重组人BNP）（推荐类别Ⅱa，证据等级B）：除扩张血管外，尚有一定的排钠和利尿作用，还可抑制RAAS和交感神经系统[52]。该药在急性心衰患者中应用安全，改善血流动力学和临床症状，但不改善预后[54-55]。先予负荷剂量1.5～2μg/kg缓慢静脉注射，继以0.01μg/(kg·min)静脉滴注。合并低血压患者不用负荷量。疗程一般3天。

托伐普坦（推荐类别Ⅱb，证据等级B）：EVEREST研究[56]显示，该药可快速降低体质量，显著改善充血相关症状，不影响肾功能，对长期病死率无不良影响；对心衰伴低钠血症患者能降低心血管病所致病死率。推荐用于充血性心衰、常规利尿剂效果不佳、有低钠血症或者有肾功能损害倾向的患者。剂量7.5～15.0mg/d开始，可逐渐加量至30mg/d[32]。

(七) ACEI和ARB

主要通过影响心肌重塑，减轻心室过度扩张而减少慢性心衰的发生，降低死亡率[57]。所有无禁忌证的STEMI和NSTE-ACS伴左心室功能不全患者均应给予ACEI长期治疗（推荐类别Ⅰ，证据等级A[42,48]），高危患者临床获益明显，前壁心肌梗死伴左心室功能不全的患者获益最大。但应从低剂量开始，逐渐加量。不能耐受ACEI者用ARB替代（推荐类别Ⅰ，证据等级B）[42]。ACEI禁忌证：收缩压<90mmHg、严重肾衰竭（血肌酐>265μmol/L）、双侧肾动脉狭窄、移植肾或孤立肾伴肾功能不全、妊娠及哺乳期妇女、对ACEI过敏等[42]。

(八) 正性肌力药物

1. 应用指征

适用于低心排血量综合征，如伴症状性低血压（收缩压≤85mmHg）或心排血量降低伴循环淤血患者，可缓解组织低灌注所致的症状[32]。

2. 药物种类和用法

(1) 洋地黄：对STEMI患者，洋地黄制剂可能引起室性心律失常，宜慎用，梗死发生后24h内宜尽量避免洋地黄制剂[13,34,42]。对于明显肺水肿患者，洋地黄正性肌力作用太弱，因而不作为主要的正性肌力药。对已使用利尿剂、血管扩张剂心衰仍不改善者或对合并房扑、房颤伴快速心室率STEMI和NSTE-ACS患者，β受体阻滞剂控制心室率不佳时，可考虑毛花苷C（推荐类别Ⅱb，证据等级C）[48,58]。可先用0.2～0.4mg，缓慢静注，2～4h后可再用0.2mg缓慢静注。

(2) β肾上腺素能激动剂：①多巴胺（推荐类别Ⅱb，证据等级C）[32,42,58]：5～15μg/(kg·min)时，有正性肌力和血管收缩作用。血压明显下降，或尽管用了利尿剂心脏指数仍明显下降[<2.2L/(min·m^2)]，肺毛细血管楔压适当（18～24mmHg）或过高水平（>24mmHg），可考虑应用。该药个体差异较大，一般从小剂量起始，逐渐增加剂量，短期应用。有导致低氧血症可能，应监测SaO_2，必要时给氧。②多巴酚丁胺（推荐类别Ⅱa，证据等级B）[42,58]：具有与多巴胺相似的正性肌力作用，较弱的正性变时和收缩血管作用，短期应用可增加心排血量，改善外周灌注，缓解症状。2μg/(kg·min)起始，可逐步增加至20μg/(kg·min)。多巴胺与多巴酚丁胺应小心应用，并持续检测 ECG、动脉血压、肺动脉压、肺毛细血管楔压；如果可能，经常测定心排血量。一旦出现明显窦性心动过速、室上性心动过速或室性心动过速，或 ST 段移位加重，应减少剂量[58]。

（3）磷酸二酯酶抑制剂（推荐类别Ⅱb，证据等级 C）[32,58]：具有正性肌力和扩张血管作用，对不伴低血压、预计增强心肌收缩力或降低后负荷获益、已经利尿剂治疗心衰仍持续不改善的部分患者有效。主要应用米力农，负荷量 25～75μg/kg，缓慢静脉注射（>10min），继以 0.375～0.75μg/(kg·min) 静脉滴注。若患者血压偏低，可减少或不用负荷量。常见不良反应有低血压和心律失常。

（4）钙增敏剂（推荐类别Ⅱa，证据等级 B）[32]：通过结合于心肌细胞上的 TnC 促进心肌收缩，还通过介导 ATP 敏感的钾通道而发挥血管舒张作用和轻度抑制磷酸二酯酶的效应。其正性肌力作用独立于β肾上腺素刺激。该药在缓解临床症状、改善预后等方面不劣于多巴酚丁胺，且使患者的 BNP 水平明显下降[59]。缺血性心脏病患者应用本药不增加病死率。左西孟旦，负荷量 12μg/kg 缓慢静注（>10min），继以 0.1μg/(kg·min) 静脉滴注，可酌情减半或加倍。对于收缩压<100mmHg 的患者不需负荷量。应用时需监测血压和心电图，避免血压过低和心律失常。

（九）非药物治疗

1. 主动脉内球囊反搏（IABP）

可有效改善心肌灌注，降低心肌耗氧量和增加心排血量。适用于心肌缺血伴顽固性肺水肿，或急性心肌梗死伴机械并发症（二尖瓣反流、室间隔穿孔）所致急性左心衰竭（推荐类别Ⅰ，证据等级 B）[32,37]。

2. 血液净化治疗

适应证：①高容量负荷如肺水肿或严重的外周组织水肿，且对利尿剂抵抗（推荐类别Ⅱa，推荐类别 B）。②低钠血症（血钠<110mmol/L）且有相应的临床症状，如神志障碍、肌张力减退、腱反射减弱或消失、呕吐以及肺水肿等（推荐类别Ⅱa，推荐类别 B）。③肾功能进行性减退，血肌酐>500μmol/L 或符合急诊血液透析指征的其他情况。超滤对急性心衰有益，但非常规手段[32,60-61]。

3. 心室辅助装置（推荐类别Ⅱa，证据等级 B）[32]

急性心衰经常规药物治疗无明显改善时，条件允许可用该技术。包括体外模式人工肺氧合器（ECMO）、心室辅助装置（如可植入式电动左心辅助泵、全人工心脏）。ECMO 可以部分或全部代替心肺功能，短期应用 ECMO 可明显改善预后。

二、急性右心室梗死所致急性右心衰竭

（一）维持右心室前负荷

右心衰竭伴低血压，而无左心衰竭时宜扩张血容量。先输液 1～2L，若低血压未得到纠正，则进行血流动力学检测。根据血流动力学参数调整输液量与速度，直至低血压得到纠正或 PCWP 达 15～18mmHg[13,37,42,39]。

（二）正性肌力药物

若 PCWP≥18mmHg，低血压仍未纠正者，可用正性肌力药如多巴酚丁胺、多巴胺、米力农、左西孟旦等，优选多巴酚丁胺[13,37,42,]。

（三）减轻右心室后负荷

动脉血管扩张剂降低左心室流出道阻抗，进而依次降低左心室舒张压、左心房压、肺动脉压，从而降低右心室流出道阻抗，增加右心室输出量[37,39]。

（四）立即再灌注治疗[37,39,42,]

再灌注治疗改善右心室功能，降低住院死亡率，包括 PCI 和溶栓治疗。

（五）避免应用硝酸酯与利尿剂[13,37,39,42]

（六）维持窦性心律、恢复房室同步性

如需起搏治疗，宜心房起搏或房室顺序起搏。

合并房颤患者，必要时电复律恢复窦性心律[37,39,42]。

三、ACS 合并心源性休克

（一）急诊血运重建[37,42,48]

急诊血运重建可改善 STEMI 合并心源性休克患者的远期预后，无论起病后时间延迟，均应急诊血运重建（直接 PCI 或急诊 CABG）（推荐类别Ⅰ，证据等级 B）。NSTE-ACS 合并心源性休克患者，入院后 2h 内进行冠状动脉造影及血运重建（推荐类别Ⅰ，证据等级 C）。PCI 时可行多支血管介入干预[62-63]。STEMI 或 NSTE-ACS 合并机械并发症引起心源性休克，CABG 和相应心脏手术可降低死亡率。不适宜血运重建治疗的 STEMI 患者可给予静脉溶栓治疗（推荐类别Ⅰ，证据等级 B）[37,42]。但静脉溶栓治疗的血管再开通率低，住院期病死率高。

（二）左心室辅助装置

血运重建治疗术前植入 IABP 有助于稳定血流动力学状态，但对远期死亡率的作用尚有争议（推荐类别Ⅱb，证据等级 B）[42,64]。STEMI 或 NSTE-ACS 合并机械并发症引起心源性休克，建议植入 IABP（推荐类别Ⅱa，证据等级 B 或 C）[37,48-49]。

ECMO 降低心室前负荷、增加后负荷，适用于进展性或顽固性心源性休克（低心排血量，需大剂量儿茶酚胺、肝/肾衰竭、持续乳酸酸中毒）。对部分血运重建术后经大剂量儿茶酚胺及 IABP 仍不能纠正的 STEMI 合并心源性休克患者，ECMO 能减少 30 天死亡率[65]。

STEMI 或 NSTE-ACS 合并机械并发症引起心源性休克，CABG 和相应心脏手术可降低死亡率。不适宜血运重建治疗的 STEMI 患者可给予静脉溶栓治疗（推荐类别Ⅰ，证据等级 B）。但静脉溶栓治疗的血管开通率低，住院期病死率高。

（三）积极处理机械并发症[32]

（1）心室游离壁破裂：急性破裂导致心脏压塞和电机械分离，数分钟内即可猝死。亚急性破裂并发心源性休克，确诊后经心包穿刺减压、补液和应用药物维持下，应立即手术。

（2）室间隔穿孔：经药物治疗及 IABP 后血流动力学稳定，尽量争取 4 周后外科手术治疗；若血流动力学不能稳定，应早期手术修补，同期进行 CABG 术。未合并心源性休克的患者，血管扩张剂（如硝酸酯类或硝普钠）可改善病情；合并心源性休克患者，IABP 或 ECMO 可提供有效的血流动力学支持。急诊手术适用于大的室间隔穿孔合并心源性休克的患者，但手术死亡率很高。经皮室间隔穿孔封堵术可用于部分经选择的患者，多在急性心肌梗死后 2～3 周进行。

（3）乳头肌功能不全或断裂：导致重度二尖瓣关闭不全。完全性乳头肌断裂者多在 24h 内死亡；而乳头肌功能不全者较多见，预后较好，可应用药物治疗和 IABP 稳定血流动力学。出现肺水肿者应立即行瓣膜修补术或瓣膜置换术，同期行 CABG 术。

（五）血管活性药物

（1）多巴胺：5～15μg/(kg·min)，静脉滴注[42]。

（2）多巴酚丁胺 2～20μg/(kg·min)，静脉滴注[32]。

（3）多巴胺联合多巴酚丁胺。

（4）去甲肾上腺素 0.02～0.19μg/(kg·min)，静脉滴注[66]。研究显示去甲肾上腺素优于多巴胺[66]，多巴酚丁胺联合多巴胺优于单用多巴胺[67]。推荐优先选择去甲肾上腺素、多巴酚丁胺，禁用 α 受体兴奋剂如苯福林[33,39]。

（5）血管扩张剂：血管扩张剂可提高心排血量，降低左心室充盈压，但同时也使业已降低的冠状动脉灌注压进一步下降，心肌灌注进一步减少，加重恶性循环。应在 IABP 或正性肌力药物应用的基础上，考虑应用[39]。

（六）正性肌力药

（1）洋地黄：毛花苷 C 0.2～0.4mg 缓慢静注，2～4h 后可用 0.2mg 缓慢静注，STEMI 发

生后 24h 内禁用[42]。

（2）多巴酚丁胺，静脉滴注。

（3）多巴胺，静脉滴注。

（4）米力农 0.375～0.75μg/(kg·min) 静脉滴注。尽管多巴胺和多巴酚丁胺可改善血流动力学，但二者都不能明显降低住院死亡率[39]。

（5）左西孟旦：0.1μg/(kg·min) 静脉滴注。用大剂量儿茶酚胺类药物休克仍不能改善的顽固性心源性休克患者，应用米力农或左西孟旦可能改善血流动力学，尤适用于应用β受体阻滞剂患者，但似乎只有左西孟旦改善预后[39,68-69]。

（七）循环辅助

（1）IABP：IABP-SHOCK Ⅱ研究显示[64,70]，对于接受早期血运重建（PCI 或 CABG）的急性心肌梗死合并心源性休克的患者，应用 IABP 不能减少 30 天和 12 个月的死亡率，不推荐常规应用 IABP。对于溶栓治疗或未进行早期血运重建或缺乏其他循环辅助装置（EMCO、Impella、Tandem Heart）可用时，或合并机械并发症，或药物治疗不能稳定血流动力学时，考虑应用（推荐类别Ⅱa，证据等级 C）[33,37,48]。

（2）ECMO：单中心回顾性分析显示[65]：ECMO 能改善急性心肌梗死合并顽固性心源性休克患者的预后，减少 30 天死亡。该装置操作相对简单，应优先考虑应用[33]。

（3）左心室辅助装置：Impella 和 Tandem Heart 等经皮左心室辅助装置能部分替代心脏泵血功能，有效减轻左心室负担，保证全身组织、器官的血液供应，作为短期辅助心脏功能或作为心脏移植的过渡，可考虑应用（推荐类别Ⅱb，证据等级 C）[32-33,37,42]。但其治疗的有效性、安全性以及是否可以普遍推广等相关研究证据仍较少。

三、缺血性心肌病合并心力衰竭

（一）药物治疗

1. 抗心肌缺血[32]

（1）β受体阻滞剂（推荐类别Ⅰ，证据等级 A）：既可减轻心肌缺血症状，又能改善慢性心衰患者的远期预后。

（2）硝酸酯类（推荐类别Ⅱa，证据等级 A）：减轻心肌缺血，可能减轻慢性心衰症状。

（3）钙通道阻滞剂：慢性 LVEF 降低的心衰（heart failure with reduced left ventricular ejection fraction，HF-REF）患者应避免使用大多数钙通道阻滞剂，尤其是短效的二氢吡啶类以及具有负性肌力作用的非二氢吡啶类（如维拉帕米和地尔硫䓬）。但心衰患者伴严重心绞痛，其他药物不能控制而须应用钙通道阻滞剂时，可选用氨氯地平或非洛地平（推荐类别Ⅱa，证据等级 A），二者长期使用安全性较好，虽不能提高生存率，但对预后并无不利影响[32,71-72]。缺血性心肌病严重心绞痛合并慢性 HF-REF 患者，可在β受体阻滞剂或 ACEI/ARB 基础上联合应用氨氯地平或非洛地平。

（4）伊伐布雷定（推荐类别Ⅱa，证据等级 A）：适用于窦性心律的患者。

（5）尼可地尔（推荐类别Ⅱb，证据等级 C）。

（6）改善心肌能量代谢药物：常用曲美他嗪、左卡尼丁。

2. 合并慢性 HF-REF 的抗心力衰竭药物[32,36]

（1）ACEI/ARB：ACEI 能降低慢性 HF-REF 患者病死率，是治疗心衰的首选药物。不能耐受 ACEI 的患者选用 ARB。

（2）β受体阻滞剂：能降低慢性 HF-REF 患者病死率及再住院率，尤其能显著降低慢性 HF-REF 患者猝死率。

（3）醛固酮受体拮抗剂：能改善慢性 HF-REF 患者预后，可能降低心脏性猝死率。

（4）利尿剂：对有液体潴留的心衰患者，利尿剂是唯一能充分控制和有效消除液体潴留的药物，是心衰标准治疗中必不可少的组成部分，但单用利尿剂治疗并不能维持长期的临床稳定。

（5）地高辛：能改善轻-中度慢性 HF-REF 患者的血流动力学及临床症状，但对总病死率的影响为中性，也可减慢心衰伴快速心室率房颤患者的心室率。

（6）伊伐布雷定：减慢窦性心率，发挥抗心肌缺血作用，减少慢性 HF-REF 患者的心血管死亡或心衰住院复合终点的相对风险，提高左心室功能，改善生活质量。ACEI 及 β 受体阻滞剂联合应用，可产生相加或协同的有益效应，使死亡风险进一步下降，二药联合称之为“黄金搭档”。ACEI 和 β 受体阻滞剂联合应用基础上加用醛固酮受体拮抗剂，使慢性 HF-REF 患者进一步获益，三药联用可称为“金三角”，是慢性 HF-REF 的基本治疗方案[30]。慢性 HF-REF 患者药物治疗推荐见表 33-3。

表 33-3 NYHA Ⅱ～Ⅳ级慢性 HF-REF 患者的药物治疗推荐[30]

药物	推荐	推荐类别	证据水平
ACEI	所有慢性 HF-REF 患者均必须使用，且需终身使用，除非有禁忌证或不能耐受	Ⅰ	A
β 受体阻滞剂	所有慢性 HF-REF 病情相对稳定，以及结构性心脏病且 LVEF≤40%者，均必须使用，且需终身使用，除非有禁忌证或不能耐受	Ⅰ	A
醛固酮受体拮抗剂	所有已用 ACEI（或 ARB）和 β 受体阻滞剂治疗，症状仍持续（NYHA Ⅱ～Ⅳ级）且 LVEF≤35%的患者，推荐使用	Ⅰ	A
ARB	AMI 后 LVEF≤40%，有心衰症状或既往有糖尿病，推荐使用	Ⅰ	B
	LVEF≤40%，不能耐受 ACEI 的患者，推荐使用	Ⅰ	A
	LVEF≤40%，尽管用了 ACEI 和 β 受体阻滞剂仍有症状的患者，如不能耐受醛固酮受体拮抗剂，可改用 ARB	Ⅱb	A
利尿剂	有液体潴留证据的心衰患者均应给予利尿剂，且应在出现水钠潴留的早期应用	Ⅰ	C
地高辛	适用于已应用 ACEI（或 ARB）、β 受体阻滞剂、醛固酮受体拮抗剂和利尿剂治疗，仍持续有症状，LVEF≤45%的患者。尤其适用于心衰合并心室率快的房颤者	Ⅱa	B
伊伐布雷定	适用于窦性心律、LVEF≤45%、不能耐受 β 受体阻滞剂的患者	Ⅱb	B
	窦性心律、LVEF≤35%，已使用 ACEI（或 ARB）和醛固酮受体拮抗剂（或 ARB）治疗的心衰患者，如果 β 受体阻滞剂已达到指南推荐剂量或最大耐受量，心率仍然≥70 次/分，且持续有症状（NYHA Ⅱ～Ⅳ级），应考虑使用	Ⅱa	B
	如不能耐受 β 受体阻滞剂，心率≥70 次/分，也可考虑使用	Ⅱb	C

3. 合并慢性 HF-PEF 的抗心衰药物治疗[32,36]

（1）利尿剂（推荐类别Ⅰ，证据等级 C）：可缓解肺淤血，改善心功能。

（2）控制慢性房颤的心室率（推荐类别Ⅰ，证据等级 C）：可应用 β 受体阻滞剂或非二氢吡啶类钙通道阻滞剂（地尔硫䓬或维拉帕米）。如有可能，转复并维持窦性心律（推荐类别Ⅱb，证据等级 C）。

（3）ACEI、ARB、β 受体阻滞剂：尚无证据表明 ACEI、ARB、β 受体阻滞剂可改善慢性 HF-PEF 患者的预后和降低病死率。

（4）地高辛：地高辛只增加心肌的收缩性，不增加心肌的松弛性，不推荐应用。

4. 他汀类药物[32,36]

能有效降低 TC 和 LDL-C，还有延缓斑块进展、稳定斑块和抗炎等作用，对慢性心衰患者的疗效为中性。所有缺血性心脏病患者，无论其血脂水平如何，均应给予他汀类药物，并根据目标 LDL-C 水平调整剂量。

5. 抗血小板治疗

对于所有缺血性心脏病引起的心衰患者，若无禁忌证均应长期服用阿司匹林治疗。不能耐受或存在禁忌证或因阿司匹林致利尿剂抵抗患者，可用氯吡格雷替代[73]。

（二）血运重建治疗

慢性冠状动脉疾病合并心功能不全也称为缺血性心肌病，常由于缺血性心肌功能不全、心肌冬眠、弥漫性纤维化、多发性心肌梗死几种因素单独或联合所致。某些慢性冠状动脉疾病患者，某一阶段可能以心绞痛表现突出。而在另外一些慢性冠状动脉疾病患者，可以从无心绞痛症状或既往心肌梗死病史，此类缺血性心肌病很容易与扩张型心肌病相混淆。当缺血性心肌病合并存在心绞痛时，往往预后更差[74]。

单纯药物治疗缺血性心肌病疗效不好，对于多次心肌梗死或合并室性心律失常，或合并大量冬眠心肌时，预后更差。但对于大量冬眠心肌所致的心衰，血运重建可以缓解心衰症状，改善预后[75]。无心绞痛症状、继发于大范围心肌梗死和（或）纤维化而缺血区存活心肌很少或缺血区无存活心肌的缺血性心肌病患者，其治疗与扩张型心肌病相似[15,32]。

CABG 和 PCI 均适用于伴有心衰的心绞痛患者，其中严重冠状动脉病变特别是三支病变或左主干狭窄的患者，可以通过 CABG 改善预后。STICH 试验[76]显示包括前降支狭窄在内的双支冠状动脉病变的缺血性心衰患者，与指南推荐的药物治疗相比 CABG 虽未减少全因死亡率，但心血管疾病病死率及心血管疾病住院率减少。对于具体病例选择 CABG 还是 PCI，需综合考虑冠状动脉病变程度、血运重建的完全程度、相关的瓣膜病及其并存疾病[32,36,49]：①慢性 HF-REF，LVEF≤35%，有显著心绞痛症状，伴左主干显著狭窄，或左主干等同病变（前降支及回旋支双支近段狭窄）、或前降支近段狭窄伴双支或三支病变的患者推荐行 CABG（推荐类别Ⅰ，证据等级 B）。②慢性 HF-REF，LVEF≤35%，无心绞痛症状或心绞痛症状轻微，如缺血区有存活心肌，可考虑行 CABG（推荐类别Ⅱa，证据等级 B）。③慢性 HF-REF，LVEF≤35%，有心绞痛症状或缺血区有存活心肌，不适宜外科手术，冠状动脉解剖适合 PCI，可考虑 PCI 治疗（推荐类别Ⅱb，证据等级 C）。④缺血区无存活心肌证据，不推荐 CABG 或 PCI 治疗（推荐类别Ⅲ，证据等级 B）。

（三）心脏再同步化治疗（CRT）

心力衰竭患者心电图 QRS≥120ms 提示可能存在心室收缩不同步，CRT 治疗可恢复同步性，减轻二尖瓣反流，增加心排血量，改善心功能。CARE-HF 和 COMPANION 研究表明[77-78]，NYHA Ⅲ～Ⅳa 级患者应用 CRT 可降低全因死亡率和因心衰恶化住院的风险，改善症状，提高生活质量和心室功能。MADIT-CRT、REVERSE 和 RAFT 研究表明[79-82]，CRT 可延缓轻到中度（主要为 NYHA Ⅱ级）心衰患者的心室重塑和病情进展。BLOCK-HF 研究表明[83]，LVEF 降低，NYHA Ⅰ～Ⅲ级的心衰患者，有永久起搏器治疗指征，暂无 CRT 指征时，仍应首选双心室起搏治疗。对于房颤伴心衰患者，尚无确切证据评估 CRT 的疗效。Echo CRT 研究表明[84]，LVEF 下降，NYHA Ⅲ～Ⅳ级合并左心室收缩不同步的心衰患者，若 QRS＜130ms，CRT 治疗不但不能减少病死率及心衰恶化住院率，反而增加病死率。

指南推荐[32,36,85]

1. 有心力衰竭症状，窦性心律，QRS≥150ms，LBBB，经标准和优化的药物治疗 3～6 个月仍 LVEF≤35%，推荐植入 CRT 以改善症状、降低病残率和死亡率（推荐类别Ⅰ，证据等级 A）。

2. 有心力衰竭症状，窦性心律，QRS130～149ms，LBBB，经标准和优化的药物治疗 3～6 个月仍 LVEF≤35%，推荐植入 CRT 以改善症状、降低病残率和死亡率（推荐类别Ⅰ，证据等级 B）。

3. HF-REF（左心室射血分数减低心衰），无论 NYHA 分级，无论窦性心律或心房颤动，具有心室起搏指征或高度 AVB，推荐 CRT 而不是右室起搏以减少病残率（推荐类别Ⅰ，证据等级 A）。

4. 有心力衰竭症状，窦性心律，QRS≥150ms，非 LBBB，经标准和优化的药物治疗 3～6 个月仍 LVEF≤35%，应当考虑植入 CRT 以改善症状、降低病残率和死亡率（推荐类别Ⅱa，证据等级 B）。

5. 经标准和优化的药物治疗 3～6 个月仍 LVEF≤35%、NYHA Ⅲ～Ⅳ，QRS≥130ms，应当考虑植入 CRT 以改善症状、降低病残率和死亡率；若是心房颤动患者，应采取保证足够双心室起搏的策略或计划恢复窦性心律（推荐类别Ⅱa，证据等级 B）。

6. 有心力衰竭症状，窦性心律，QRS130～149ms，非 LBBB，经标准和优化的药物治疗 3～6

个月仍 LVEF≤35%，可以考虑植入 CRT 以改善症状、降低病残率和死亡率（推荐类别Ⅱb，证据等级 B）。

7. HF-REF，已接受常规起搏或 ICD，经标准和优化的药物治疗情况下仍心衰恶化或右心室起搏比率高，可以考虑升级为 CRT。该指征不适用于心力衰竭稳定的患者（推荐类别Ⅱb，证据等级 B）。

8. QRS<130ms 患者，为 CRT 禁忌证（推荐类别Ⅲ，证据等级 A）。

（四）埋藏式心脏转复除颤器（ICD）

心衰患者半数左右死于心脏性猝死，尤其是心衰症状较轻的患者，绝大部分是室性心律失常所致[86]。ICD 能降低心脏性猝死，用于心衰患者心脏性猝死的一级预防；也能降低心搏骤停存活者和症状性持续性室性心律失常患者的病死率，用于心衰患者心脏性猝死的二级预防。SCD-HeFT 试验表明 ICD 可使中度心衰（NYHA Ⅱ～Ⅲ级）患者病死率降低 23%，而胺碘酮不能改善生存率[87]。MADIT-Ⅱ试验表明，ICD 能使 AMI 1 个月后、LVEF≤30% 的患者死亡危险下降 31%[86]。对于 AMI 后早期（≤40 天）的患者，ICD 治疗不获益[88-89]。因而，ICD 能降低轻、中度心衰患者猝死，用于心衰患者猝死的一级预防。对于 AMI 患者，仅适用于 AMI 后 40 天以上患者。AVID 试验及 CASH 试验显示，ICD 降低心搏骤停存活者和症状性持续性室性心律失常患者的死亡率，可用于心衰患者的二级预防[90-92]。

适应证[32,36]：①一级预防：缺血性心衰和急性心肌梗死后>40 天，优化药物治疗至少 3 个月以上 NYHA 仍Ⅱ～Ⅲ级，LVEF≤35%，且良好功能状态下预期生存超过 1 年的患者，推荐 ICD 植入以减少心脏性猝死和总死亡率（推荐类别Ⅰ，证据等级 A）。②二级预防：慢性心衰伴 LVEF 下降，曾有心脏停搏、心室颤动或室性心动过速伴血流动力学不稳定的患者，推荐植入 ICD 以减少猝死危险（推荐类别Ⅰ，证据等级 A）。

（五）外科治疗

1. 室壁瘤切除术

约半数中-大型室壁瘤患者有心衰症状，1/3 患者有明显心绞痛，15%患者有症状性室性心律失常，室性心律失常可以是顽固性或致命性的。急性心肌梗死伴室壁瘤患者梗死后早期可发生体循环栓塞，梗死 1 个月后体循环栓塞罕见[15]。真性室壁瘤不引起破裂，但室壁瘤切除可改善临床表现，多数情况下可改善心衰，有时减轻心绞痛、减少致命性室性心律失常、减少栓塞。常同时进行 CABG 与室壁瘤切除术，尤其是对于合并心绞痛与心衰的室壁瘤患者[93]。大型室壁瘤合并心衰症状，尤其同时存在心绞痛症状的患者，可以考虑该类外科手术治疗。

2. 左心室重建术（surgical ventricular restoration，SVR）

透壁性心肌梗死可进展为心室扩大、心室重塑，导致左心室壁张力增高及左心室功能不全。从而诱发一系列病理生理反应，包括心肌耗氧量增加、神经内分泌过度激活、后负荷失匹配、心内膜下心肌低灌注等。左心室重建术切除梗死节段室壁以恢复左心室腔的椭圆形态，减少非梗死区室壁张力，促进无运动或运动障碍室壁的增厚，减少收缩末期容积，减少二尖瓣功能不全，改善心肌缺血。在保证左心室腔合适大小的前提下使左心室收缩末期容积下降 30%以上较理想。左心室重建术常规和 CABG 联合进行。如果合并存在中度以上二尖瓣关闭不全，需分别矫正。该手术适合于累及左心室前壁、心尖和室间隔的大面积前壁-心尖心肌梗死伴左心室重塑的患者。RESTOR 研究[94-95]显示手术死亡率为 5.3%。5 年总生存率 68%±2.8%，无心衰再住院事件率 78%。左心室重建明显减少左心室收缩末期容积指数［从（80.0±5.1）ml/m^2 减至（56.0±34.3）ml/m^2］，明显增加 LVEF（从 29%±11.0%增至 39%±12.3%）。STICH 研究[96]比较单独 CABG 与 CABG+SVR 的疗效，平均随访 48 个月，一级临床终点事件（全因死亡/心源性住院率）无明显差别。然而，首先因 CABG+SVR 组术后左心室收缩末期容积减少仅 19%（低于术后至少应减少 30%的左心室重建术成功标准）；其次，13%患者左心功能不全之前无心肌梗死史；最后筛选研究对象偏倚，被认为能明确从 SVR 获益的患者未纳入该研究。因此，STICH 研究结论广受质疑。但 STICH 亚组分析显示，与单纯 CABG 比较，对于 CABG+SVR 术后左心室收缩末期容积指数（left ventricular end-systolic volume index，LVESVI）≤70ml/m^2 的患者，CABG+SVR 术能提高生存率[97]。Menicanti 及其同事研究表明，CABG+SVR 术后 LVESVI<60ml/m^2 较 LVESVI≥60ml/m^2 生存率更高[98]。对于前降支供血区域心肌梗死后瘢痕形成，尤其当预期术后可使 LVESVI<70ml/m^2 时，可考虑 CABG+SVR（推荐类别Ⅱb，证据等级 B）[49]，但不宜作为常规应用[32,36]。

3. 经皮植入心室分隔装置

该装置经皮植入左心室前壁心尖部，分隔瘢痕无运动和（或）运动明显低下的心室肌与运动功能良好的心室肌，以减少左心室容积、降低心室壁张力、重建左心室形态、改善左心室功能。前壁-心尖心肌梗死后左心室收缩功能不全的患者可考虑应用[16,99]。

4. 二尖瓣反流矫正术

多种因素导致缺血性心脏病二尖瓣反流，包括缺血性及纤维化致乳头肌功能不全、室壁运动异常、乳头肌附着处左心室形态改变和（或）二尖瓣环扩大[100]。收缩末期二尖瓣环扩大为非对称性，首先累及二尖瓣环后部导致连接后乳头肌的瓣叶组织脱垂及限制附着于前叶的瓣叶组织的运动。大多数慢性冠状动脉疾病合并二尖瓣反流患者既往存在心肌梗死。

严重二尖瓣反流矫正术联合 CABG 指征相对明确。因业已存在的左心室功能不全的缘故，二尖瓣修复术不总是持续有效。二尖瓣置换术在逆转左心室重塑方面与二尖瓣修复术疗效相同且能获得持久矫正[101]。对于缺血性心脏病多支血管病变合并明显二尖瓣反流患者，CABG+二尖瓣反流矫正术优于 PCI[102]。中度缺血性二尖瓣反流的患者，CABG 同时行二尖瓣外科手术尚需进行临床研究。

5. 心脏移植术

心脏移植可作为终末期心衰的一种治疗方法。对于合适的患者，可明显增加生存率、提高运动耐量、改善生活质量，并重返工作岗位。主要适用于严重心功能损害或依赖静脉正性肌力药物，而无其他可选择治疗方法的重度心衰患者（推荐类别Ⅰ，证据等级 B）[32,36]。

（郑昭芬　颜素岚　何晋）

参考文献

[1] Levy D, Vasan RS, Benjamin EJ, et al. Temporal trends in heart failure risk factors from 1950—1998. Circulation, 2000, 102 (Suppl 2), II-780.

[2] Bourassa MG, Gurne O, Bangdiwala SI, et al. Natural history and patterns of current practice in heart failure. The studies of left ventricular dysfunction (SOLVD) investigators. J Am Coll Cardiol, 1993, 22: 14A-19A.

[3] 王建安. 心力衰竭. //葛均波，徐永建，主编. 内科学. 8 版. 北京：人民卫生出版社，2013：162-176.

[4] 张健，张宇辉. 多中心、前瞻性中国心力衰竭注册登记研究-病因、临床特点和治疗情况初步分析. 中国循环杂志. 2015；30 (5)：413-416.

[5] Follath F, Cleland JG, Klein W, et al. Etiology and response to drug treatment in heart failure. J Am Coll Cardiol, 1998, 32: 1167-1172.

[6] Orn S, Cleland JGF, Romo M, et al. Recurrent infarction causes the most deaths following myocardial infarction with left ventricular dysfunction. Am J Med, 2005, 118: 752-758.

[7] Peacock WF, De Marco T, Fonarow GC, et al. Cardiac troponin and outcome in acute heart failure. N Engl J Med, 2008, 358: 2117-2126.

[8] Rossi JS, Flaherty JD, Fonarow GC, et al. Influence of coronary artery disease and coronary revascularization status on outcome in patients with acute heart failure syndromes. a repot from OPTIMIZE-HF. Eur J Heart Fail, 2008, 10: 1215-1223.

[9] Steg PG, Dabbous OH, Feldman LJ, et al. Determinants and prognostic impact of heart failure complicating acute coronary syndromes: observations from the

Global Registry of Acute Coronary Events (GRACE). Circulation, 2004, 109: 494-499.

[10] Di Chiara A, Fresco C, Savonitto S, et al. Epidemiology of non-ST elevation acute coronary syndromes in the Italian cardiology network: the BLITZ-2 study. Eur Heart J, 2006, 27: 393-405.

[11] Nieminen MS, Brutsaert K, Dickstein K, et al. EuroHeart failure survey Ⅱ: a survey on hospitalized acute heart failure patients: description of population. Eur Heart J, 2006, 27: 2725-2736.

[12] Benjamin M, Scirica and David A, et al. ST-Elevation Myocardial Infarction: Pathology, Pathophysiology, and Clinical Features. In: Douglas L. Mann, Douglas P. Zipes, Peter Libby. eds. Braunwald's heart disease: a textbook of cardiovascular medicine. 10th ed. New York: Elsevier. 2014. 1068-1094.

[13] 葛均波. 动脉粥样硬化和冠状动脉粥样硬化性心脏病. 见：葛均波，徐永建主编. 内科学. 8版. 北京：人民卫生出版社，2013：220-256.

[14] St. John Sutton MG, Sharpe N. Left ventricular remodeling after myocardial infarction: pathophysiology and therapy. Circulation, 2000, 101: 2981-2988.

[15] David A, Morrow and William E, et al. Stable Ischemic Heart Disease. In: Douglas L. Mann, Douglas P. Zipes, Peter Libby. eds. Braunwald's heart disease: a textbook of cardiovascular medicine. 10th ed. New York: Elsevier, 2014: 1182-1226.

[16] 马建群，孟庆华，吴同果，等. 冠心病与心力衰竭. 见：张开滋，田野，肖传实，等主编. 临床心力衰竭学. 湖南：湖南科技出版社，2014：894-902.

[17] Goldstein JA, Demetriou D, Grines CL, et al. Multiple complex coronary plaques in patients with acute myocardial infarction. N Engl J Med, 2000, 343: 915-922.

[18] Gheorghiade M, Bonow RO. Chronic heart failure in the United States: a manifestation of coronary artery disease. Circulation, 1998, 97: 282-289.

[19] Allman KC, Shaw LJ, Hachamovitch R, et al. Myocardial viability testing and the impact of revascularization on prognosis in patients with coronary artery disease and left ventricular dysfunction: a meta-analysis. J Am Coll Cardiol, 2002, 39: 1151-1158.

[20] Rizzello V, Schiukel AF, Bax JJ, et al. Individual prediction of functional recovery after coronary revascularization in patients with ischemic cardiomyopathy: the scar-to-biphasic model. Am J Cardial, 2003, 91 (12): 1406-1409

[21] Scott D, Solomon J, Justina Wu, et al. Echocardiography. In: Douglas L. Mann, Douglas P. Zipes, Peter Libby. eds. Braunwald's heart disease: a textbook of cardiovascular medicine. 10th ed. New York: Elsevier, 2014: 179-251.

[22] Varga A, Garcia MA, Picano E. Safety of Stress Echocardiography (from the International Stress Echo Complication Registry). Am J Cardiol, 2006, 98: 541-543

[23] Udelson JE, Bonow RO, Dilsizian V. The historical and conceptual evolution of radionuclide assessment of myocardial viability. J Nucl Cardiol, 2004, 11: 318.

[24] Bax JJ, Poldermans D, Elhandy A, et al. Assessment of myocardial viability by nuclear imaging techniques. Curr Cardiol Rep, 2005, 7: 124.

[25] Bonow RO. Myocardial viability and prognosis in patients with ischemic left ventricular dysfunction. J AM Coll Cardiol, 2002, 39: 1159.

[26] James E, Udelson Vaslcen Dilsizia, et al. Nuclear Cardiology. In: Douglas L. Mann, Douglas P. Zipes, Peter Libby. eds. Braunwald's heart disease: a textbook of cardiovascular medicine. 10th ed. New York: Elsevier, 2014: 271-315.

[27] Ficaro EP, Hansen CL. American Society of Nuclear Cardiology: Imaging guidelines for nuclear cardiology procedures. J Nucl Cardiol, 1996, 3 (3): G30-34.

[28] Dilsizian V, Narula J. Nuclear investigation in heart failure and myocardial viability. Atlas of Nuclear Cardiology. 4th ed. New York, Springer, 2013, 323-360.

[29] Dilsizian V. SPECT and PET myocardial perfusion imaging: Tracers and techniques. Atlas of Nuclear Cardiology. 4th ed. New York: Springer, 2013, 55-94.

[30] Kim RJ, Wu E, Rafael A, et al. The use of contrast-enhanced magnetic resonance imaging to identify reversible myocardial dysfunction. N Engl J Med, 2000, 343: 1445.

[31] Raymond Y, Kwong. Cardiovascular Magnetic Resonance Imaging. In: Douglas L. Mann, Douglas P. Zipes, Peter Libby. eds. Braunwald's heart disease: a textbook of cardiovascular medicine. 10th ed. New

York：Elsevier，2014：320-337.

[32] 黄峻，杨杰孚，张健，等. 中国心力衰竭诊断与治疗指南 2014. 中华心血管病杂志，2014，42（2）：98-122.

[33] Levy B，Bastien O，Karim B，et al. Expert's recommendation for the managent of adult patients with cardiogenic shock. Annals Intensive Care，2015，5（17）：1-10.

[34] 郑昭芬. 充血性心力衰竭（临床部分）. 见：贾宏均，王钟林，杨期东主编. 离子通道与心脑血管疾病-基础与临床. 北京：人民卫生出版社. 2001：391-428.

[35] Januzzi JL，van Kimmenade R，Lainchbery J，et al. NT-proBNP testing for diagnosis and short-term prognosis in acute destabilized heart failure：an international of NT-proBNP study. Tur Heart J，2006，27：330-337.

[36] Ponikowski P，Voors AA，Anker SD，et al. 2016 ESC Guidelines for the diagnosis and treatment of acute and chronic heart failure：The Task Force for the diagnosis and treatment of acute and chronic heart failure of the European Society of Cardiology（ESC）Developed with the special contribution of the Heart Failure Association（HFA）of the ESC. Eur Heart J，2016，37（27）：2129-2200

[37] O'Gara PT，Kushner FG，Ascheim DD，et al. 2013 ACCF/AHA guideline for the management of ST-elevation myocardial infarction：a report of the American College of Cardiology Foundation/American Heart Association Task Force on Practice Guidelines. Circulation，2013，127（4）：e362-425.

[38] Zimetbaum PJ，Josephson ME. Use of the electrocardiogram in acute myocardial infarction. N Engl J Med，2003，348（10）：933-940.

[39] Jessica L，Mega and David A，et al. ST-Elevation Myocardial Infarction：Management. In：Douglas L. Mann，Douglas P. Zipes，Peter Libby. eds Braunwald's heart disease：a textbook of cardiovascular medicine. 10th ed. New York：Elsevier. 2014. 1095-1146.

[40] Thygesen K，Alpert JS，Jaffe AS，et al. Third universal definition of myocardial infarction. J Am Coll Cardiol，2012：60 1581.

[41] Park JH，Balmain S，Berry C，et al. Potentially detrimental cardiovascular effects of oxygen in patients with chronic left ventricular systolic dysfunction. Heart，2010，96：533-538.

[42] 中华医学会心血管病学分会，中华心血管病杂志编辑委员会. 急性 ST 段抬高型心肌梗死诊断和治疗指南. 中华心血管病杂志，2015，43（5）：380-393.

[43] Keeley EC，Boura JA，Grines CL. Primary angioplasty versus intravenous thrombolytic therapy for acute myocardial infarction：a quantitative review of 23 randomised trials. Lancet，2013，361：13-20.

[44] Han YL，Liu JN，Jing QM，et al. The efficay and safety of pharmacoincasice thearpy with prourokinase for acute ST-segment elevation myocardial infarction patients with expected long percutaneous coronary intervention-related delay. Cardiovasc Ther，2013，31（5）：285-290.

[45] Steg PG，Bonnefoy E，Chabaud S，et al. Impact of time to treatment on mortality after prehospital fibrinolysis or primary angioplasty：data from the CAPTIM randomized clinical trial. Circulation，2003，108（23）：2851-2856.

[46] Ross AM，Gao R，Goyne KS，et al. A randomized trial confiming the efficay of reduced dose recombinant tissue plasmiogen activator in a Chinese myocardial infarction popluation trial. Am Heart J，2001，142（2）：244-247.

[47] 急性心肌梗死再灌注治疗研究协作组，重组葡激酶与重组组织型纤溶酶原激活剂治疗急性心肌梗死的随机多中心临床试验. 中华心血管病杂志，2007，35（8）：691-696.

[48] Marco Roffi，Carlo Patrono，Jean-Philippe Collet et al. ESC guidelines for the management of acute coronary syndromes in patients presenting without persistent ST-segment elevation. Eur Heart J，2015，73（12）：1207-1294.

[49] Stephan Windecker，Philippe Kolh，Fernando Alfonso，et al. ESC/EACTS Guidelines on myocardial revascularization. Eur Heart J，2014，72（12）：1253-379.

[50] Ellison DH，Diuretic therapy and resistance in congestive heart failure. Cardiology，2001，96：132-143.

[51] Jentzer JC，Dewald TA，Hernandez AF. Combination of loop diuretic with thiazide-type diuretics in heart failure. J Am Coll Cardiol，2010，56：1527-

1534.
[52] 崔炜. 心力衰竭患者利尿剂抵抗的处理策略. 中国心血管杂志，2015，20（1）：1-3.
[53] Yang CW，Krum H，Massie BM，et al. The Second Follow-up Serial Infusions of Nesiritide（FUSION Ⅱ）trial for advanced heart failure：study rationale and design. Am Heart J，2007，53：478-84.
[54] Abraham WT，Cheng ML，Smoluk G. Clinical and hemodynamic effects of nesiritide（B-type natriuretic peptide）in patients with decompensated heart failure receiving beta blockers. Congest Heart Fail，2005，11：59-64.
[55] O'Connor CM，Starling RC，Hernandez AF，et al. Effect of nesiritide in patients with acute decompensated heart failure. N Engl J Med. 2011，365：32-43.
[56] Koustam MA，Gheorghide M，Burnett JC，et al. Effects of oral tolvaptan in patients hospitalized for worsening heart failure：the EVEREST outcome trial. JAMA，2007，297：1319-1331.
[57] Pfeffer MA，McMurray JJ，Velazquez EJ，et al. Valsartan，captopril，or both in myocardial infarction complicated by heart failure，left ventricular dysfunction，or both. N Engl J Med，2003，349（20）：1893-1906.
[58] Douglas L. Mann，Douglas P. Zipes，Peter Libby，et al. Braunwald's heart disease：a textbook of cardiovascular medicine. 10th ed. New York：Elsevier，2014：1122.
[59] 张宇辉，张健，卿恩明，等. 国产左西孟旦与多巴酚丁胺治疗急性失代偿性心力衰竭患者临床研究. 中华心血管病杂志，2012，40：153-156.
[60] Costanzo MR，Gugkin ME，Saltzberg MT，et al. Ultrafiltration versus intravenous diuretics for patients hospitalized for acute decompensated heart failure. J Am Coll Cardiol，2007，49：675-683.
[61] Bart BA，Goldsmith SR，Lee KL，et al. Ultrafiltration in decompensated heart failure with cardiorenal syndrome. N Engl J Med，2012，367：2296-2304.
[62] Steg PG，James SK，Atar D，et al. ESC guidline for the managment of acute myocardial infarction in patients presenting with ST-segment elevation. Eur Heart J，2012，33（20）：2569-2619.
[63] Huscain F，Philipp RK，Ducas RA，et al. The ability to achieve complere recascularication is associated with improved in-hospital survival in cardiogenic shock due to myocardial infarction：Manitoba cardiogenic SHOCK registry investigators. Catheter Cardiovasc Interv，2011，78（4）：540-548.
[64] Thiele H，Zeymer U，Neumann FJ，et al. Intra-aortic balloon counterpulsation in actue myocardil infarction complicated by cardiogenic shock（IABP-SHOCK Ⅱ）：final 12 month results of a randomised，open-lable trial. Lancet，2013：382：1638-1645.
[65] Sheu JJ，Tsai TH，Lee FY，et al. Early extracorporeal membrane oxygenator-assisted primary percutaneous coronary intervention improved 30-day clinical outcomes in patients with ST-segment elevation myocardial infarction complicated with profound cardiogenic shock. Crit Care Med，2010，38（9）：1810-1817.
[66] De Backer D，Biston P，Devriendt J，et al. Comparison of dopamine and norephrine in the treatment of shock. N Engl J Med，2010，362（9）：779-789.
[67] Richard C，Ricome JL，Rimailho A，et al. Combined hemodynamic effects of dopamine and dobutamine in cardiogenic shock. Circulation，1983，67（3）：620-626.
[68] Klocke RK，Mager G，Kux A，et al. Effects of a twenty-four hour milrinon infusion in patients with sever heart failure and cardiogenic shock as a function of the hemodynamic initial condition. Am Heart J，1991，121：195-173.
[69] Fuhrmann JT，Schmeisser A，Schulze MR，et al. Levosimendan is superior to enoximone in refractory cardiogenic shock complicating acute myocardial infarction. Crit Care Med，2008，36（8）：2257-2266.
[70] Thiele H，Zeymer U，Neumann FJ，et al. Intraaortic balloon support for myocardial infarction with cardiogenic shock. N Engl J Med，2012，367（14）：1287-1296.
[71] Packer M，O Connor CM，Ghali JK，et al. Effect of amlodipine on morbidity and mortality in severe chronic heart failure. Prospective Randomized Amlodipine Survival Evaluation Study Group. N Engl J Med，1996，335（15）：1107-1114.
[72] Cohn JN，Ziesche S，Smith R，et al. Effect of the calcium antagonist felodipine as supplementary vasodi-

lator therapy in patients with chronic heart failure treated with enalapril: V-HeFT Ⅲ. Vasodilator-Heart Failure Trial (V-HeFT) Study Group. Circulation, 1997, 96 (3): 856-863.

[73] 朱顶季，陈维洲，许顶立. 心力衰竭患者利尿剂抵抗及其防治. 中华心血管病杂志，2015，43 (3): 200-202.

[74] Mentz RJ, Fiuzat M, Shaw LK, et al. Comparison of clinical characteristics and long-term outcomes of patients with ischemic cardiomyopathy with versus without angina pectoris (from the Duke Databank for Cardiovascular Disease). Am J Cardiol, 2012, 109 (9): 1272-1277.

[75] Bonow RO, Maurer G, Lee KL, et al. Myocardial viability and survival in ischemic left ventricular dysfunction. N Engl J Med, 2011, 364 (17): 1617-1625.

[76] Velazquez EJ, Lee KL, Deja MA, et al. Coronary-artery bypass surgery in patients with left ventricular dysfunction. N Engl J Med, 2011, 364 (17): 1607-1616.

[77] Bristow MR, Saxon LA, Boehmer J, et al. Cardiac-resynchronization therapy with or without an implantable defibrillator in advanced chronic heart failure. N Engl J Med, 2004, 350 (21): 2140-2150.

[78] Cleland JG, Daubert JC, Erdmann E, et al. The effect of cardiac resynchronization on morbidity and mortality in heart failure. N Engl J Med, 2005, 352 (15): 1539-1549.

[79] Moss AJ, Hall WJ, Cannom DS, et al. Cardiac-resynchronization therapy for the prevention of heart-failure events. N Engl J Med, 2009, 361 (14): 1329-1338.

[80] Daubert C, Gold MR, Abraham WT, et al. Prevention of disease progression by cardiac resynchronization therapy in patients with asymptomatic or mildly symptomatic left ventricular dysfunction: insights from the European cohort of the REVERSE (Resynchronization Reverses Remodeling in Systolic Left Ventricular Dysfunction) trial. J Am Coll Cardiol, 2009, 54 (20): 1837-1846.

[81] Tang AS, Wells GA, Talajic M, et al. Cardiac-resynchronization therapy for mild-to-moderate heart failure. N Engl J Med. 2010, 363 (25): 2385-2395.

[82] Lubitz SA, Leong Sit P, Fine N, et al. Effectiveness of cardiac resynchronization therapy in mild congestive heart failure: systematic review and meta-analysis of randomized trials. Eur J Heart Fail, 2010, 12 (4): 360-366.

[83] Curtis AB, Worley SJ, Adamson PB, et al. Biventricular pacing for atrioventricular block and systolic dysfunction. N Engl J Med, 2013, 368: 1585-1593.

[84] Ruschitzka F, Abraham WT, Singh JP, et al. Cardiac-resynchronization therapy in heart failure with narrow QRS comples. N Engl J Med, 2013, 369: 1395-1405.

[85] 邹彤，杨杰孚. 心脏再同步化治疗最新指南要点及进展. 岭南心血管病杂志，2015，21 (1): 11-15.

[86] Greenberg H, Case RB, Moss AJ, et al. Analysis of mortality events in the multicenter automatic defibrillator implantation trial (MADIT-Ⅱ). J Am Coll Cardiol, 2004, 43: 1459-465.

[87] Bardy GH, Lee KL, Mark DB, et al. Amiodarone or an implantable cardioverter-defibrillator for congestive heart failure. N Engl J Med, 2005, 32: 225-237.

[88] Hohnloser SH, Kuck KH, Dorian P, et al. Prophylactic use of an implantable cardioverter-defibrillator after acute myocardial infarction. N Engl J Med, 2004, 351: 2481-2488.

[89] Steibeck G, Andreson D, Seidl K, et al. Defibrillator implantation early after myocardial infarction. N Engl J Med, 2009, 361: 1427-1436.

[90] A comparison of antiarrhythmic drug therapy with implantable defibrillator in patients resuscitatied from near-fatal ventricular arrhythmias. The Antiarrhythmics versus Implantable Defibrillators (AVID) Investigators. N Engl J Med, 1997, 337 (22): 1576-83.

[91] Kuck KH, Cappato R, Siebels J, et al. Randomized comparison of antiarrhythmic drug therapy with implantable defibrillators in patients resuscitated from cardiac arrest: the Cardiac Arrest Study Hamburg (CASH). Circulation, 2000, 102: 748-754.

[92] Oseroff O, Reyk E, Bochoeyer A. Subanalyses of secondary prevention implantable cardioverter-defibrillator trials: antiarrhythmics versus implantable defibrillators (AVID), Canadion Implantable Defibrillator Study (CIDS), and Cardiac Arrest Study Ham-

berg (CASH). Curr Opin Cardiol, 2004, 19: 26-30.

[93] Menicanti L, Castelvecchio S. Left ventricular reconstruction cincomitant to coronary artery bypass grafting: when and how? Curr Opin Cardiol, 2011, 26: 523.

[94] Athanasuleas CL, Buckberg GD, Stanley AW, et al. Surgical ventricular restoration in the treatment of congentive heart failure due to post-infarction ventricular dilation. J Am Coll Cardiol, 2004, 44: 1439.

[95] Dor V, Sabatier M, Montiglio F, et al. Endoventricular path reconstruction of ischemic failing ventricle: A Single center with 20years experience. Advantages of magnetic resonance imaging assessment. Heart Fail Rev, 2004, 9: 269.

[96] Jones RH, Velazquez EJ, Michler RE, et al. STICH Hypothesis 2 Investigators: Coronary bypass surgery with or without surgical ventricular reconstruction. N Engl J Med, 2009, 360 (17): 1705-1717.

[97] Michler RE, Rouleau JL, Al-Khalidi HR, et al. Insights from the STICH trial: change in left ventricular size after coronary artery bypass grafting with and without surgical ventricular reconstruction. J Thorac Cardiovasc Surg, 2013, 146 (5): 1139-1145 e6.

[98] Oh JK, Velazquez EJ, Menicanti L, et al. Influence of baseline left ventricular function on the clinical outcome of surgical ventricular reconstruction in patients with ischaemic cardiomyopathy. Eur Heart J, 2013, 34 (1): 39-47.

[99] 黄雷，李彤，刘迎午. 经皮置入心室分隔装置在缺血性心力衰竭中的应用. 中华心血管病杂志，2013，41 (8): 726-728.

[100] Silbiger JJ. Mechanistic insights into ischemic mitral regurgitation: Echocardiographic and Surgical implications. J Am Soc Echocardiogr, 2011, 24: 707.

[101] Acker MA, Parides MK, Perrault LP, et al. Mitral-valve repair versus replacement for severe ischemic mitral regurgitation. N Engl Med, 2014, 370: 23.

[102] Kang DH, Sun BJ, Kim DH, et al. Percutaneous versus surgical revascularization in patients with ischemic mitral regurgitation. Circulation, 2011, 124: S156.

第三十四章　心肌病与心力衰竭

心肌病（cardiomyopathy）是指心脏机械和（或）电功能障碍相关的一组异质性心肌疾病，表现为心肌结构和（或）功能的异常，由不同的病因导致，多数为遗传性。心肌病可只限于心脏或为全身性疾病的部分，常导致心血管死亡或进展为心脏衰竭。

第一节　概　述

人类对心肌病的认识，经历了一个漫长曲折的过程，以下是对心肌病的定义和分类具有标志性意义的三大里程碑。

一、1995 年世界卫生组织及国际心脏病学会工作组（WHO/ISFC）心肌病定义和分类

心肌疾病的分类比较复杂，目前尚无非常完美统一的分类标准，各个分类标准均有其科学性，但无法涵盖整个心肌病的特点。1995 年 WHO/ISFC 主要依据病理生理特点来进行分类（表 34-1）。

表 34-1　1995 年 WHO/ISFC 的心肌病定义和分类

1. 心肌病的定义：伴有心脏功能障碍的心肌疾病
2. 心肌病的分类：以病理生理、病因学和发病学为基础，对心肌病分类
   (1) 扩张型心肌病：左心室或双心室扩张，有收缩功能障碍
   (2) 肥厚型心肌病：左心室或双心室肥厚，通常为非对称性室间隔肥厚
   (3) 限制型心肌病：单或双心室舒张功能低下及舒张容积减小，室壁不厚，收缩正常
   (4) 致心律失常性右心室心肌病：右心室进行性纤维脂肪变
   (5) 未分类心肌病：不适合归类于上述类型的心肌病（如弹性纤维增生症、非致密性心肌病、线粒体受累、心室扩张较轻而收缩功能减弱）
   (6) 特异性心肌病：病因明确或与系统疾病相关的心肌疾病

1995 年 WHO/ISFC 将心肌病分为原发性和继发性。原发性心肌病是指不明原因的心肌病，包括扩张型心肌病、肥厚型心肌病、致心律失常性右心室心肌病、限制型心肌病和未定型心肌病。已知病因或与系统疾病有关的心肌功能紊乱被归类为继发性心肌病或特异性心肌病。该分类对病因诊断而言存在缺陷，例如对继发性心肌病的概念过于宽泛，以至于将慢性缺血性、瓣膜性和高血压病均纳入其中。心脏功能障碍包括心脏机械性障碍和心电障碍两大部分，而该分类没有将原发性电紊乱性疾病（心肌离子通道疾病）归纳进来。

二、2006 年美国心脏学会（AHA）心肌病定义和专家建议[1]

2006 年由 10 余位世界知名心脏病学专家组成专家委员会，对心肌病 10 余年的研究进展进行总结分析，提出了新定义和分类的专家共识，2006 年美国心脏协会（AHA）对心肌病定义和分类专家建议进行了发布。AHA 对心肌病新的定义为“心肌病是一组临床表现多种多样的心肌疾病，由各种不同原因（常为遗传原因）引起，伴有心脏机械和（或）心电活动的障碍，常表现为异常的心室肥厚或扩张，但也可以正常。可导致心功能

不全或心脏性死亡，该病可局限于心脏本身，亦可为全身疾病的部分表现”。

该分类法仍然沿用了原发性和继发性的分类，原发性心肌病指仅限于心肌或主要累及心肌的疾病，继发性心肌病指心肌病变是全身性疾病的一部分（多器官受损）。原发性心肌病分为三种类型（遗传性、获得性和混合性），将 WHO/ISFC 的 5 种类型心肌病分别归入这三种类型内。将心脏结构正常的原发性电紊乱（离子通道病）和 Lenégre 病也归入心肌病（图 34-1，表 34-2）。

2006 年 AHA 比较侧重于病因学分类，但与医师的临床实践有一段距离。新的心肌病分类若能够将临床医学分类和生物学分类有机地融合，将更有利于临床医学的研究与实践。

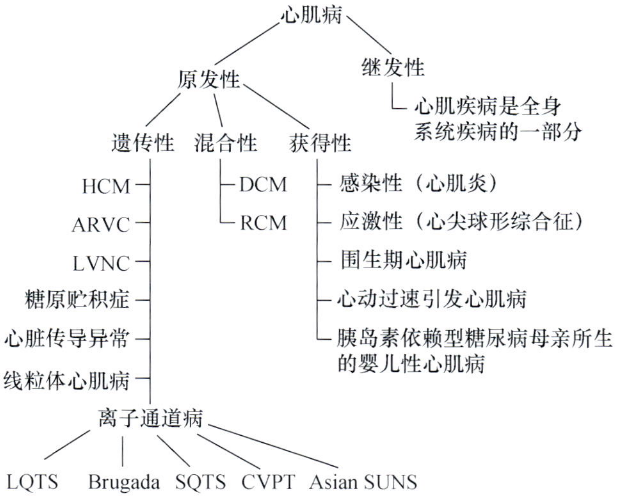

图 34-1　2006 年 AHA 心肌病分类。HCM：肥厚型心肌病；ARVC：致心律失常性右心室心肌病；LVNC：左心室心肌致密化不全；DCM：扩张型心肌病；RCM：限制型心肌病；LQTS：长 QT 综合征；Brugada：Brugada 综合征；SQTS：短 QT 综合征；CVPT：儿茶酚胺敏感性多形性室性心动过速；Asian SUNS：亚洲夜间猝死综合征

表 34-2　常见的继发性心肌病

浸润性心肌病▲	**心内膜心肌病**
淀粉样变性（原发性、家族性、常染色体显性★、老年性、继发形式）	心内膜心肌纤维化
Gaucher 病★	嗜酸性细胞增多症（Loffler 心内膜炎）
Hurler 病★	**炎症性疾病（肉芽肿性）**
Hunter 病★	结节病
沉积性疾病++	**内分泌疾病**
血红蛋白沉着病	糖尿病★
Fabry 病★	甲状腺功能亢进
糖原贮积症★（Ⅱ型，Pompe 病）	甲状腺功能减退
Niemann-Pick 病★	甲状旁腺功能亢进
中毒性疾病	嗜铬细胞瘤
药物、重金属、化学物质	肢端肥大症
心面综合征	**自身免疫性疾病/胶原病**
Noonan 综合征★	系统性红斑狼疮
着色斑病★	皮肌炎
神经肌肉性/神经性疾病	类风湿关节炎
Friedreich 遗传性共济失调★	硬皮病
Emery-Dreifuss 肌营养不良★	结节性多动脉炎
Duchenne-Becker 肌萎缩★	**电解质紊乱**
营养不良性肌强直★	**肿瘤治疗后遗症**

表 34-2 常见的继发性心肌病（续）

多发性神经纤维瘤★	蒽环类抗生素：阿霉素、柔红霉素
结节性硬化症★	环磷酰胺
营养缺乏性疾病	放射治疗
脚气病（维生素 B_1 缺乏）	
坏血病（维生素 C 缺乏）	
Pallagra 病、缺硒、肉毒碱缺乏	
加西卡病	

注：▲ 心肌细胞间异常物质沉积（细胞外）
★ 基因起源的（家族性）
++ 肌细胞内异常物质沉积（细胞内）

三、2008 年欧洲心脏病学会（ESC）心肌与心包疾病工作组发布了关于心肌病最新定义和分类声明[2]

在这份声明中，将心肌病定义为心肌结构和功能的异常，除外冠状动脉疾病、高血压、心脏瓣膜疾病、血管疾病和先天性心脏畸形等。在每一种心肌病的基础上分别增加了家族性/遗传性、非家族性/非遗传性两个亚组，而在家族性/遗传性亚组再分类成未证实的基因缺陷、疾病亚型两类。而在非家族性/非遗传性亚组再分类成特发性和疾病亚型两类（图 34-2）。

ESC 的分类具有三大特色：①新分类建立于疾病特殊形态及功能表型之上，而非建立于病理生理机制之上，因此更适于临床应用；②新分类将心肌病进一步划分为家族性和非家族性，注重心肌病的遗传决定因素；③不再对原发性和继发性心肌病进行区别。

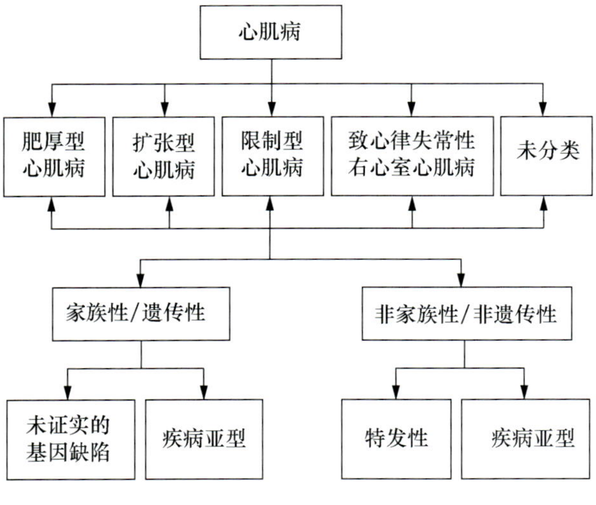

图 34-2 2008 年 ESC 心肌病定义和分类

四、心肌病的 MOGE（S）命名系统

随着心肌疾病认知的逐步完善，更加支持对心肌病采用遗传分类。2013 年世界心脏联盟建议心肌病的基因型-表型 MOGE（S）分类[3]。依据心肌病的五种特征进行分类：形态功能状态（M）、受累器官（O）、基因遗传（G）、病因（E），以及按照 AHA 心衰 A-D 期和纽约心脏协会心功能分级 Ⅰ～Ⅳ 级（S）。MOGE（S）分类同时包括了疾病的临床和遗传学特征，具有一定的优势。

形态功能状态（M）中，M_D 是 DCM，M_H 是 HCM，M_R 是致右心室心律失常性心肌病，M_R 是 RCM，M_{LVNC} 是左心室致密化不全。受累器官（O）包括只累及心脏（O_H）或者包括其他的器官或系统。累及其他的系统表明是系统性疾病，如骨骼肌（O_{H+M}），听觉系统（O_{H+A}），肾（O_{H+K}），神经系统（O_{H+N}）等。健康的突变携带者可描述为（O_0）。

基因遗传（G）包括常染色体显性遗传（G_{AD}），常染色体隐性遗传（G_{AR}），X 关联的隐性遗传（G_{XL}），X 关联的显性遗传（G_{XLD}）或母系遗传（G_M）。散发（G_S）的病例是指非家族性疾病或者疾病只发生在一个家族成员中，而其他家族成员的信息不能获取。

病因（E）的描述为：疾病基因检测为阴性的非携带者（E_{G-Neg}），确定的携带者（E_{G-OC}），确定的非携带者（E_{G-ONC}）。家族史提示为遗传性疾病但是基因检查没办法进行或者没有结果可以用 E_{G-NA} 表示，筛查所有的家族性致病基因后基因阴性的患者可用 E_{G-N} 表示，对于没有进行基因筛查的患者可用（E_{G-0}）。

心力衰竭阶段（S）可用 ACC/AHA 分期（A～D）和 NYHA 分级（Ⅰ～Ⅳ）来描述。例如，A 期和Ⅰ级可记录为（SA-Ⅰ），B 期心功能Ⅱ级的患者记录为（SB-Ⅱ）。

五、心肌病的流行病学

目前尚无大样本、全面的心肌病流行病学资料，但心肌病发病率逐年升高却是不争之实。在欠发达国家，心肌病尤为多见。在美国，每 10 万人中患心肌病人数为 8317 例。不同种族、年龄和性别均可发病，男性多于女性。临床最常见的是扩张型心肌病，其次为肥厚型心肌病，限制型心肌病很少见。

近 20 年来，我国有关心肌病的报道日渐增多，成为临床上常见的心脏疾病。心肌病总体发病率呈上升趋势，年死亡率呈降低趋势。随着心脏超声、心脏磁共振等影像技术的进步，分子生物学、分子遗传学的进展，带来了心肌病的发病机制、诊断、治疗及预后的进步。基因诊断和基因筛选近年已成为心肌病研究的新领域，心肌病也已成为原因可知、能够诊断和治疗的常见病。

第二节　扩张型心肌病

扩张型心肌病（dilated cardiomyopathy，DCM）是指无引起整体收缩功能障碍的异常负荷因素（高血压、瓣膜病）或冠状动脉疾病而发生的左心室扩张合并左心室收缩功能障碍性疾病，伴或不伴右心室扩张和功能障碍（图 34-3）。DCM 是导致心衰的常见病因，以心脏扩大、心衰、心律失常、血栓栓塞和猝死为基本特征。虽然各年龄组均有发病，但以中青年男性为多见，男∶女比例约为 2.5∶1，黑人比白人发病风险高 3～4 倍[4]。该病起病隐匿，进展迅速，病死率高，当出现心衰时，5 年存活率约 50%，死亡可发生于疾病的任何阶段，大部分患者需要接受心脏移植。对于新近出现心衰的患者如果严格遵循指南治疗，约 25% 的患者短期内可获改善。

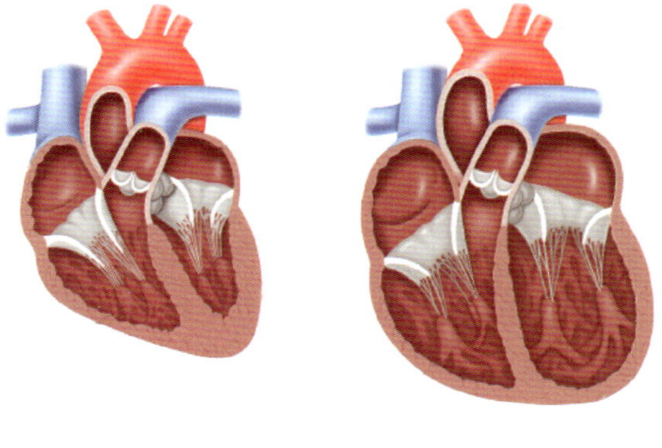

图 34-3　扩张型心肌病大体示意图

左图：正常心脏；右图：扩张型心肌病，可见全心扩大，室壁变薄，心脏呈球形扩张

一、病因及发病机制

DCM 的发病机制尚不十分清楚，病因是多因素、综合性的，目前已知的发病机制包括遗传因素和非遗传因素。

（一）遗传机制

随着分子遗传学的发展，发现越来越多的 DCM 患者有遗传学基础，呈现家族聚集趋势，这部分患者也称为“家族性扩张型心肌病”（familial dilated cardiomyopathy，FDCM）。近年来的研究报道 FDCM 发生率在 20％～35％之间，真正的比例可能会更高。

到目前为止，在 FDCM 的家系中采用候选基因筛查和连锁分析策略已经锁定了至少 30 个常染色体基因和 2 个 X 连锁基因突变与 DCM 有关。这些基因大多是编码细胞骨架和（或）收缩成分的蛋白，包括肌营养不良蛋白、心肌肌动蛋白、肌球蛋白、结蛋白、核纤层蛋白等。近年来的研究发现编码细胞核骨架和离子通道蛋白的基因突变也是导致 FDCM 的“元凶”。FDCM 相关的基因突变主要影响心肌细胞的能量产生、能量传输、机械收缩和信号转导。与 DCM 有关的多种突变基因，也与肥厚型心肌病的发病有关。

由于 DCM 明显的遗传特性，因此 DCM 患者的家庭成员特别是一级亲属，均应进行 DCM 的筛查，包括心电图和超声心动图检查。DCM 患者的家系筛查是一项庞杂的工作，绘制三代家谱非常费时费力，而且有些患者发病较晚，其长辈已故，故难以描绘完整的家系图。

当一个家系的致病基因已经明确时，其亲属应当进行分子遗传学检测。DCM 患者的一级亲属患 DCM 的风险性为 20％～35％，指南推荐疑似 FDCM 的家族中，应该提供基因检测以利于家族成员早期诊断心肌病。非携带者发生 FDCM 的风险很低。FDCM 致病基因不完全外显，其外显率将随着年龄增加而升高，因此无症状的基因突变携带者发生 FDCM 的风险将会逐年升高，需定期随访超声心动图。在同一个家系内，DCM 可能表现为从轻微症状和（或）轻微心律失常到猝死或严重心衰。

（二）免疫机制

DCM 的自身免疫异常可以直接损伤心肌，导致体内各种细胞因子和激素的改变，启动心室重塑，引起心脏形态和功能的变化。抗心肌自身抗体在 DCM 的发病中发挥重要作用，包括线粒体 ADP/ATP 转运蛋白抗体（ANT）、M_2 受体抗体、肌球蛋白抗体等。

ANT 是线粒体内膜上的一种蛋白质，主要调控心肌细胞的能量代谢。据报道 DCM 患者心肌线粒体抗 ANT 抗体的检出率约为 31％，抗 ANT 抗体抑制心肌 ADP/ATP 转运，导致心肌细胞能量供给与需求失衡，使心肌能量匮乏。有报道 M_2 受体抗体阳性检出率约 39％，M_2 受体抗体具有拟胆碱样作用，可降低由异丙肾上腺素引起的心肌环磷酸腺苷浓度的增加，减弱心肌收缩力，减慢心率。肌球蛋白是心肌的结构蛋白，异常情况下它可作为自身抗原，刺激机体产生自身免疫反应，介导心肌免疫损伤。

随着研究的不断深入，越来越多的心肌自身抗体被发现，如抗热休克蛋白抗体、抗心肌细胞膜抗体、抗肌凝蛋白抗体、抗心肌肌纤维膜抗体、抗线粒体 M_7 抗体等，使自身免疫反应在 DCM 发病机制中的地位更显突出。

（三）病毒性心肌炎与 DCM 的关系

DCM 发病与病毒直接侵犯心肌以及诱发的持续性机体免疫反应损伤有关，柯萨奇病毒、流感病毒、腺病毒、巨细胞病毒、人类免疫缺陷病毒、腺病毒等感染均可导致 DCM 的发生。参与心肌损伤的免疫细胞主要有 T 细胞、NK 细胞、单核巨噬细胞等。动物实验证实柯萨奇 B 组病毒不仅可以引起心肌炎，而且可引发与 DCM 类似的心室重构及病理生理学改变。临床对急性病毒性心肌炎患者进行长期随访，发现其转变为 DCM 的概率显著高于一般人群。临床诊断 DCM 的患者，心内膜心肌活检发现约 20％存在心肌炎。因此有学者提出，DCM 与病毒性心肌炎可能是同一疾病的不同发病阶段。

二、病理及病理生理

DCM 的心脏扩大为普遍性，即各房室腔均扩张，二尖瓣和三尖瓣瓣环增大，偶尔有瓣叶边缘增厚。因心肌及心内膜都有纤维化，故心脏外观显苍白，心腔内可见附壁血栓。光镜下，心肌纤维常明显增粗、变性、坏死、排列紊乱及心肌间质纤维化。

DCM患者心脏收缩功能障碍，心排血量减少，左心室舒张末压升高，心腔被动扩张，房室瓣环周径增大引起房室瓣关闭不全并产生相应的收缩期杂音。心室腔扩大，室壁内张力增加，心动过速导致心肌相对缺血及能量消耗增加。心肌病变累及起搏和传导系统时可引起各种心律失常。神经内分泌过度激活，包括交感神经系统（SNS）、肾素-血管紧张素系统（RAS）和加压素，加速心衰恶化。尽管利钠肽亦有激活，但不足以抵消SNS和RAS的负面作用。神经内分泌系统激活是导致心肌重构和心衰进行性加重的重要原因。

三、临床表现

本病为原发性心肌病中最常见的类型，约占60%。通常起病缓慢，可在任何年龄发病，但以30～50岁为多见。应详细询问有无近期感染史；营养状况如何；有无饮酒史；酒精摄入情况；有无使用过对心肌有毒性损伤的药物；有无放射治疗史；有无相关的全身性疾病，包括结缔组织病、代谢性疾病、恶性肿瘤；有无缺血性心脏病；家族中有无心肌病患者；对女性患者要仔细询问妊娠情况。

（一）Brandenburg将DCM的病程分为三个阶段

第一阶段：为无症状阶段，体检可以正常，X线检查心脏可以轻度增大，心电图有非特异性改变，超声心动图测量左心室内径为50～65mm，EF在40%～50%，有时可闻及第四心音，由于此阶段患者无明显自觉症状而常被漏诊。

第二阶段：主要以疲劳、乏力、气促、心悸为主要临床表现，听诊可闻及第三心音、第四心音，也可出现二尖瓣反流性杂音，超声心动图测量左心室舒张内径为65～75mm，EF一般在20%～40%。

第三阶段：病情晚期，有肝大、水肿、腹水等慢性心衰表现。病程长短不一，有的相对稳定，但可反复出现心衰达数年甚至十数年之久，也可心衰进行性加重，短期内死亡。患者可出现各种心律失常，部分患者有体循环或肺循环栓塞。

本病在早期常被漏诊，临床医师需要提高对本病的认识，在排除其他病因所致的心脏增大后，应想到本病的可能。待进展到病情中晚期，典型症状出现时，诊断虽不困难，但治疗效果及预后常令人失望。

（二）右心室扩张型心肌病

左心室病变为主的DCM最常见，而限于右心室或以右心室受损为主要表现者少见。有学者提出右心室扩张型心肌病可能属于DCM的一种特殊病理类型。表现为右心室腔扩大，右心室收缩功能减弱，室壁运动障碍，左心室形态和功能大致正常。此类患者需要与致心律失常性右心室心肌病鉴别，后者主要表现为频发室性早搏和反复发作室性心动过速，部分患者以晕厥和猝死为首发症状，常缺乏右心功能减退的征象。

四、辅助检查

（一）一般化验检查

为非特异性，常有红细胞沉降率（血沉）加速，肝淤血可引起转氨酶、球蛋白异常，可有血清心肌标志物水平升高。

（二）生物标志物测定

DCM导致的心衰涉及神经内分泌机制、炎症反应，内分泌信号系统和组织重构等多因素相互作用，生物标志物目前广泛地应用于DCM心衰患者的诊断、治疗、预后判定及管理。心衰时血清BNP及N-末端B型钠尿肽前体（NT-proBNP）升高，目前研究较多的生物标志物还有甲状旁腺素、ST2、高敏肌钙蛋白、炎症因子、脂联素和瘦素等，详见第五章。

（三）6min步行试验

此方法安全、简便、易行，不但能评定患者

的运动耐力，而且可预测患者预后。根据美国卡维地洛研究设定的标准，小于150m为重度心衰，150～450m为中度心衰，大于450m为轻度心衰。6min步行距离小于300m提示预后不良。

（四）心电图

心电图检查无明显特异性。左心室肥大多见，常见ST段压低，T波平坦或双相或倒置。少数患者可有病理性Q波，类似心肌梗死，其部位多在前间隔（V_1、V_2导联），可能为间隔纤维化的结果。左、右束支或左束支分支的传导阻滞都可出现（图34-4）。心律失常常见，疾病后期更为严重，以异位心律和传导阻滞为主。

（五）动态心电图

大多数患者出现不同程度的心律失常，如多源性室性早搏，频发成对室性早搏或短阵室性心动过速，有报道室性心律失常发生率可达83%～100%。有持续性室速合并心室晚电位阳性者，猝死的危险性高（图43-5）。

（六）X线检查

各房室腔显著增大，心胸比率大于0.6（图34-6），可见双肺淤血与心衰严重程度呈正相关，晚期常有心包积液、胸腔积液，透视下心脏搏动减弱。

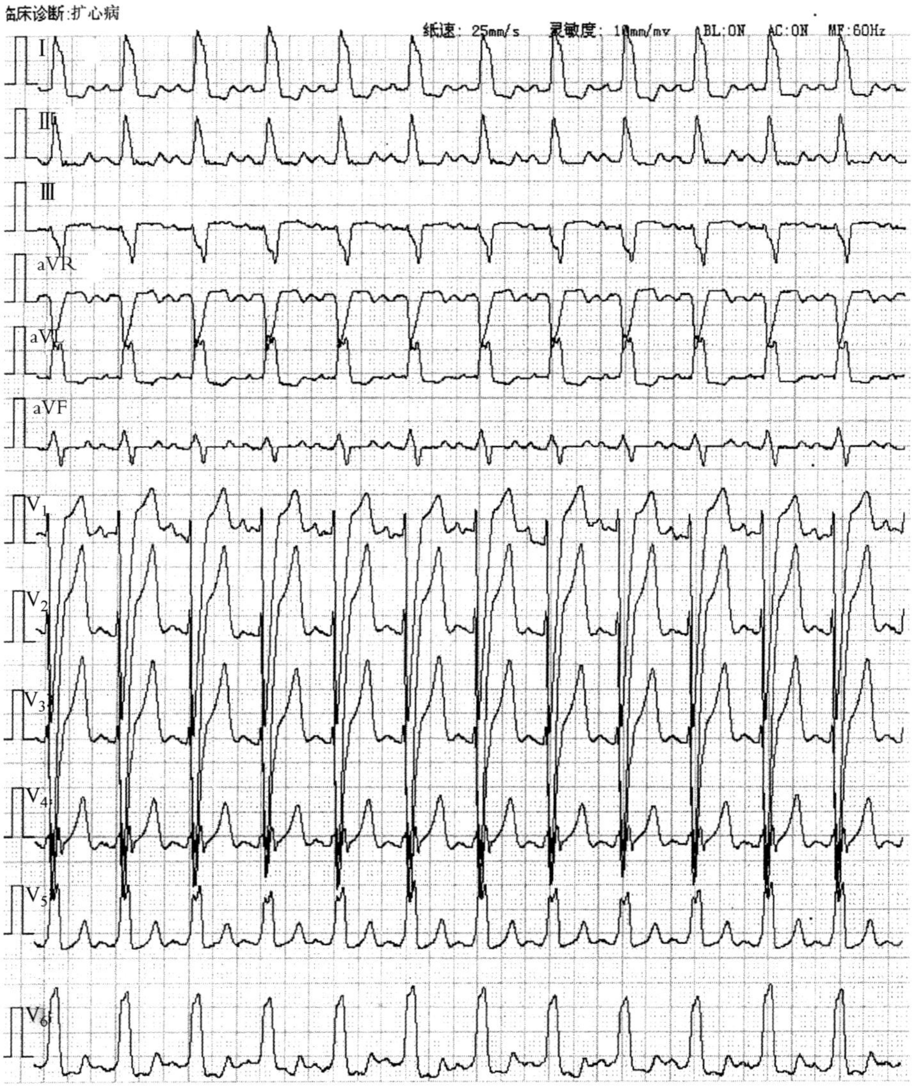

图34-4 扩张型心肌病心电图。心电图示窦性心动过速，完全性左束支传导阻滞

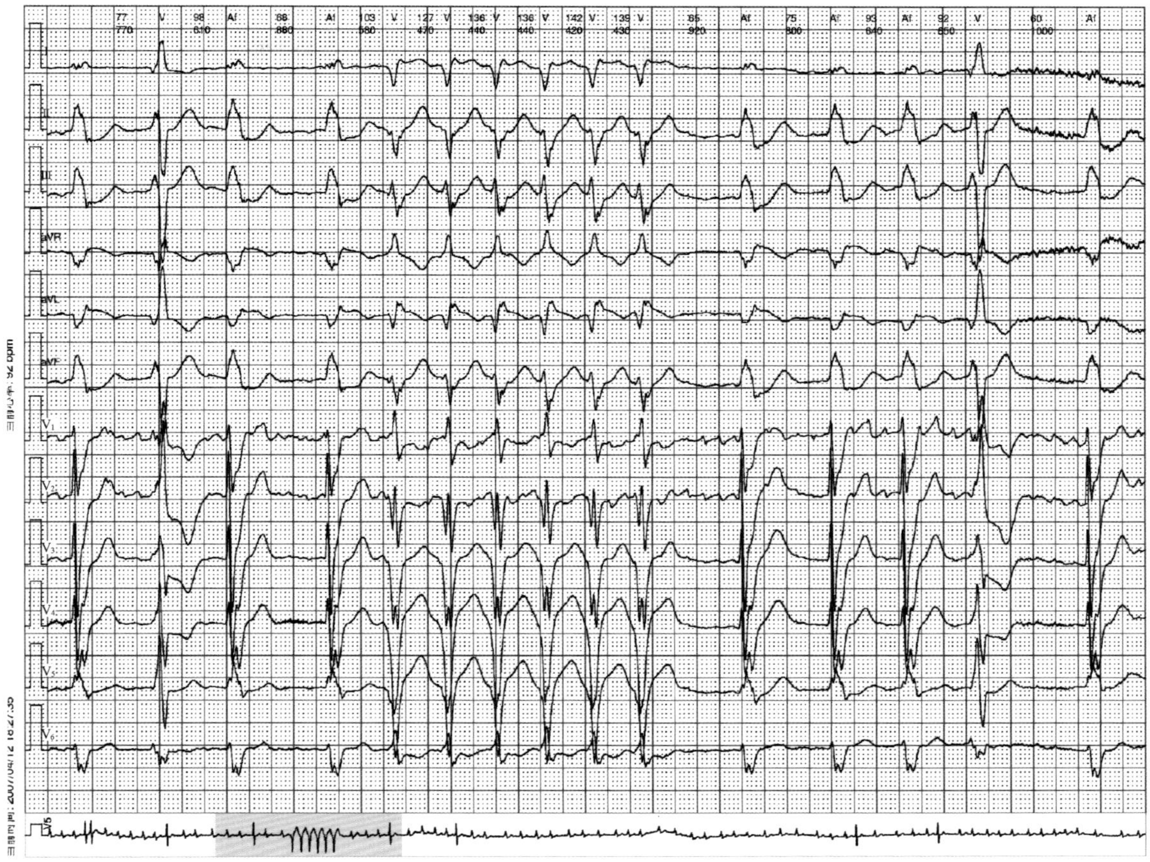

图 34-5　扩张型心肌病动态心电图。动态心电图示阵发性单形性室性心动过速

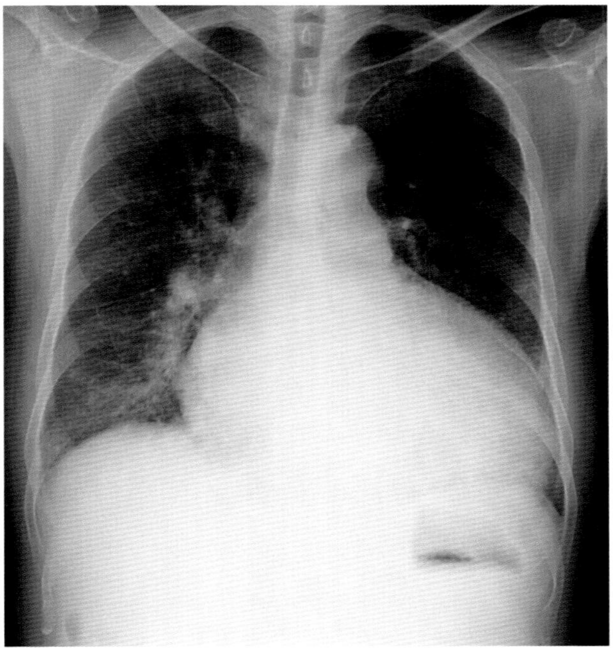

图．34-6　扩张型心肌病胸片（前后位）。胸片示心影呈普大型，心胸比率大于 0.6

（七）超声心动图

超声心动图是诊断 DCM 最简便、快捷的无创方法。通常经胸骨旁左心室长轴、短轴和心尖四腔心等切面检查，可显示心脏扩大（全心增大或以左心房、左心室增大为主）。左心室呈球形扩大，即左心室长径和短径均增大，但短径增加更明显，短径常超过长径的 1/2。左心室舒张末期和收缩末期容积增加。左心室收缩功能不全，左心室射血分数（LVEF）≤40%，室壁运动普遍减低。由于左、右心室增大，致使房室瓣环增大，引起相对性二、三尖瓣关闭不全（图 34-7）。超声可检出心腔内附壁血栓，当发生心房颤动时更容易出现，血栓脱落可导致肺栓塞和体循环栓塞。

（八）心脏磁共振（cardiovascular magnetic resonance，CMR）

CMR 通过多参数、多平面、多序列成像同时

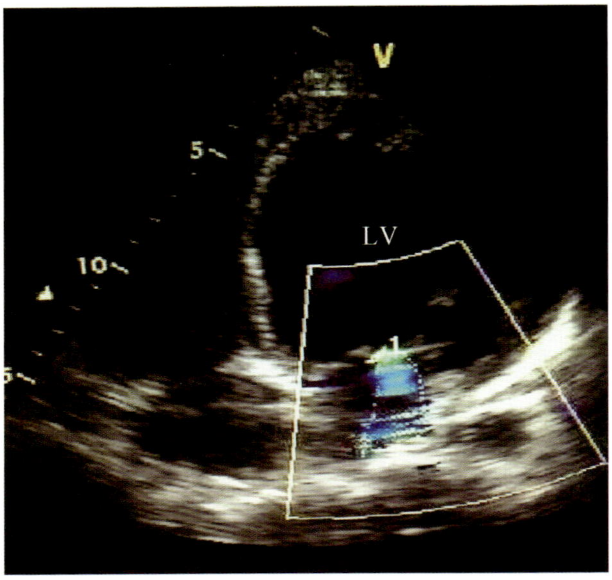

图 34-7 扩张型心肌病超声心动图。超声心动图可见左心室舒张末期内径增大。LV：左心室

对心脏的解剖结构、运动功能、血流灌注和组织特进行“一站式”评估，在心肌病病因诊断、危险分层及预后判断上具有独特价值，已成为心肌病最理想的无创性检查手段[5-6]。

左心室腔扩大、室壁变薄以及运动功能减低伴室间隔壁间强化是 DCM 常见的 CMR 征象。部分患者室间隔心肌壁内出现脂肪沉积；继发性二尖瓣环扩大导致相对性关闭不全。钆对比剂延迟强化（late gadolinium enhancement，LGE）旨在用于识别心肌纤维化。约一半的 DCM 患者会出现 LGE，其中以室间隔壁间细线状强化最常见，也可呈点片状或弥散状强化，多呈沿外膜下或中层内分布。LGE 可以指导心脏再同步化治疗电极在冠状静脉窦的准确定位，且其程度与 CRT 治疗效果显著相关。LGE 结果与 DCM 疾病进展中的主要心脏事件密切相关，是 DCM 不良预后的强的独立预测因子。

CMR 有助于与缺血性心肌病的鉴别。DCM 的室壁普遍变薄，运动减弱；而缺血性心肌病多表现为梗死心肌的室壁变薄及节段运动异常。DCM 的 LGE 以肌壁间强化最常见，多见于室间隔；而缺血性心肌病 LGE 典型表现为内膜下或透壁性强化，与受累冠状动脉分布一致。

（九）冠状动脉造影及心导管检查

冠状动脉造影多正常。心导管检查示左心室舒张末压、左心房压及肺毛细血管楔压均升高，每搏量减少，射血分数降低。左心室造影见左心室腔扩大，室壁运动普遍减弱。

（十）核素心室造影及核素心肌显像

DCM 核素心室造影可见心脏扩大，室壁运动均匀性减弱，整体射血分数及各节段局部射血分数均下降。

（十一）心内膜心肌活检

目前认为，由于 DCM 的心肌组织病理缺乏特异性，因此心肌活检对 DCM 的诊断价值有限，但心肌活检有助于与特异性（继发性）心肌病和心肌炎鉴别。最近，有学者应用图像分析技术对 DCM 心肌活检标本的病理特点进行形态识别与分析，认为心肌细胞肥大、细胞核形态异常、胞质疏松、心肌间质纤维化、心肌细胞排列紊乱及平滑肌细胞增生等指标对 DCM 的病理诊断具有重要价值（图 34-8）。但心肌活检属于有创性检查，至今尚未找到可用于明确 DCM 诊断或探究其病因的免疫组化、形态和生物学指标，因而临床应用受到限制。

（十二）基因检测

DCM 的遗传方式有常染色体显性遗传、隐性

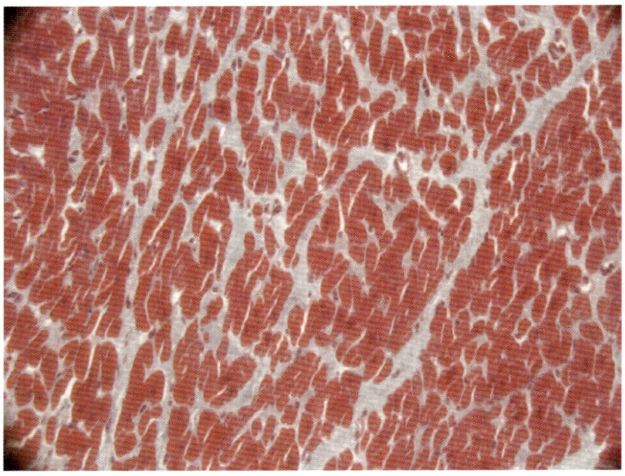

图 34-8 扩张型心肌病心肌组织马松染色（×400 倍）。心肌间质和血管周围可见蓝染的纤维化组织

遗传、X-连锁遗传和线粒体遗传。携带致病基因突变患者随年龄增长而外显率增加。心脏彩超和心电图无异常不能排外 DCM 晚发可能。对 DCM 先证者至少三代家族成员进行临床检测评估，对所有一级亲属进行超声心动图评价。当先证者明确致病基因突变后，不携带此突变的家族成员可以排除 DCM 发生可能，这对孩子尤为重要，可使他们恢复正常生活。LMNA 和 DES 突变携带者心脏性猝死危险性较高，对这类患者应当积极进行 ICD 植入预防猝死，而不能仅参考射血分数[7-8]。

五、诊断

DCM 采用排除性诊断。诊断标准：临床常用左心室舒张末期内径（LVEDd）＞5.0cm（女性）和＞5.5cm（男性）。②LVEF＜45％和（或）左心室缩短速率（FS）＜25％。③更为科学的是 LVEDd＞$2.7cm/m^2$，体表面积（m^2）＝0.0061×身高（cm）＋0.0128×体重（kg）－0.1529，更为保守的是评价 LVEDd 大于年龄和体表面积预测值的 117％，即预测值的 2 倍 SD±5％。临床上主要以超声心动图作为诊断依据，CMR 对一些需要鉴别诊断的患者具有确诊意义。

在进行 DCM 诊断时需要排除引起心肌损害的其他疾病，如高血压（＞160/100mmHg）、冠心病（冠状动脉主要分支管腔狭窄＞50％）、心脏瓣膜疾病、先天性心脏畸形、长期过量饮酒（女性＞40g/d，男性＞80g/d，饮酒 5 年以上）、持续性快速性心律失常、心包疾病、系统性疾病、肺源性心脏病和神经肌肉性疾病等。

2005 年 WHO/ISFCA 对 FDCM 的诊断标准：①家族中有两个或以上亲属有明确的 DCM 病史；或②DCM 的亲属在 35 岁之前发生猝死。FDCM 的家族成员可以分为受累、未受累和不确定三类。受累个体的诊断标准：左心室收缩功能不全［缩短分数＜25％和（或）射血分数＜45％］和左心室扩张。未受累是指心脏正常或已经明确其他原因的心肌病。不确定的诊断标准是以下一至两个次要标准：①未知原因的室上性心律失常，或发作频率较高的（超过 1000 个/24 小时）室性心律失常或阵发性室性心动过速，发病年龄在 50 岁之前；②左心室扩张（超过正常 112％）；③左心室功能下降（射血分数小于 50％或缩短分数小于 28％）；④不能解释的心脏传导系统疾病（二度或三度房室传导阻滞，完全性左束支传导阻滞或窦房结功能异常）；⑤50 岁之前发作不能解释的猝死或心脏停搏；⑥节段性室壁运动异常（超过一个节段），无缺血性心肌病和室内传导异常。

由于 DCM 属于排除性诊断，早期临床表现隐匿，以致早期诊断比较困难。当患者出现典型临床症状时，病程通常已经进展到中晚期，使治疗难度加大。随着越来越多的 DCM 致病基因和突变被发现，基因芯片技术快速发展，可以通过基因筛查的方法检测家系成员或可疑患者是否为基因突变携带者，以及早发现携带者并判断其可能的恶性程度，从而采取有效的治疗手段以及风险规避措施，这对于提高患者的生活质量以及延长寿命都具有重要的意义。

六、与扩张型心肌病表现相似的心肌病

（一）心肌致密化不全

心肌致密化不全（noncompaction of the ventricular myocardium，NVM）是胚胎发育过程中心内膜以及心肌发育停止导致的心肌疾病，以心室内异常粗大的肌小梁和交错的深陷隐窝为病理特征，引起心室收缩和舒张功能减退，是少见的先天性心脏发育不全性心脏病，曾称“海绵状心肌”“蜂窝状心肌”“持续胚胎心肌”“心肌血窦存留”或“心肌窦状隙持续状态”等。2006 年美国心脏协会（AHA）首次将其归类为原发性心肌病中的遗传性心肌病之一。近年来，随着超声心动图和心脏磁共振的广泛应用，本病的发现日趋增多。

根据有无合并心脏畸形，可将 NVM 分为两类，即不合并心脏畸形的孤立性 NVM 和合并有心脏畸形（如房或室间隔缺损以及其他复杂的发绀性先天性心脏病、心脏瓣膜畸形等）的 NVM。根据致密化不全发生的部位不同，NVM 还可分为左心室型、右心室型及双心室型，以左心室型最常见。

临床表现以渐进性心衰、心律失常和血栓栓

塞为主。少数患儿病例可伴有面部畸形，如前额突出、低位耳和高颚弓等。超声心动图诊断标准为收缩末期非致密与致密心肌的比率＞2∶1。心脏磁共振诊断标准为舒张末期非致密与致密心肌的比率＞（2～3）∶1。治疗原则与DCM类似。

（二）酒精性心肌病

虽然一系列流行病学研究证实，健康适度饮酒可以降低心血管疾病的发生率。但是如果长期过量嗜酒会导致心脏结构和功能的改变，导致左心室扩张、左心室壁正常或变薄、左心室质量增加、左心室射血分数下降，出现酒精性心肌病。诊断酒精性心肌病的关键因素是长期大量饮酒并排除冠状动脉疾病或其他心脏疾病（如心肌炎）等。

酒精对心肌的影响是多方面的：乙醇代谢后会产生乙醛和脂肪酸乙酯等有毒的代谢产物；长期摄入酒精可以直接通过增加自由基的产生和间接通过激活其他系统与激素而引起氧化应激；酒精还可以使心肌细胞对脂肪酸的利用障碍，引起细胞凋亡、坏死等。

酒精性心肌病诊断标准：①符合DCM的诊断标准；②长期过量饮酒（WHO标准：女性＞40g/d，男性＞80g/d，饮酒5年以上）；③既往无其他心脏病病史；④早期发现戒酒6个月后DCM临床状态得到缓解。饮酒是导致心功能损害的独立原因，建议戒酒6个月后再进行临床状态评价。

酒精性心肌病起病隐匿，临床表现和实验室检查无特异性，故其诊断相对较难。但是在病程早期戒酒可使心衰的临床表现消除，心脏大小可恢复正常。即使心脏明显扩大伴有严重心衰者，戒酒治疗仍可使预后得到改善。

（三）围生期心肌病

围生期心肌病（peripartum cardiomyopathy，PPCM）是一种少见但可能威胁生命的疾病，发生于围生期的以心脏扩大和心衰为主要表现而既往健康的女性。PPCM的病因和发病机制仍然不清，近年来研究发现了大量的可疑病因，然而均未得到确切的临床证实。研究报道PPCM与血容量增加加重孕妇心脏负荷、泌乳素及组织蛋白酶D、异常的免疫反应、炎症及相关的细胞因子、病毒性心肌炎、遗传因素、保胎药的长期使用、营养不良等因素有关。其他与PPCM相关的高危因素还包括：高龄产妇（年龄大于30岁）、家族史、双胎或多胎妊娠、高血压病、糖尿病、吸烟、滥用药物、子痫前兆以及剖宫产等。

PPCM的诊断标准：①符合DCM的诊断标准；②妊娠最后1个月或产后5个月内发病。因为围生期心肌病的早期症状会被正常怀孕症状掩盖，所以对于高危患者出现难以解释的疾病，如血栓栓塞或肝、肾功能损害等，需考虑到PPCM的可能，应当积极检查确诊，以免影响预后。

PPCM如及早诊断、规范治疗，心脏功能可完全恢复，因此早期诊断至关重要。PPCM患者的治疗需要心内科、产科、儿科及麻醉科等多学科合作，治疗目标是缓解心衰症状，积极挽救患者及胎儿生命，促进左心室恢复。PPCM的预后差别较大，病死率约7%～50%。部分患者临床症状及超声心动图检查好转较快并可恢复到孕前状态，但是这类患者再次妊娠发生心衰及心脏性猝死的风险仍然较高。少数患者病情进展较快，治疗效果差，快速发展成心衰及心脏性猝死。

关于PPCM患者恢复后能否再次妊娠仍存在争议。很多专家认为产后左心室功能恢复情况是PPCM预后及能否再次妊娠的预测指标。对产后6个月内仍有左心功能障碍的患者建议避免再次妊娠。对产后恢复正常的患者的建议是尽量避免再次妊娠，因为再次妊娠发生PPCM的风险及死亡率都大大增加。

（四）心动过速性心肌病

心动过速性心肌病（tachycardia-induced cardiomyopathy，TIC）是由快速性心律失常持续、反复发作所引起的心肌疾病。临床表现为左心室扩大和左心室射血分数降低，但具有病程可逆、预后良好的特点，若能得到有效治疗则可以恢复到健康人群水平。2008年欧洲心脏病协会（ESC）将TIC首次归类为扩张型、非家族性/非基因型心肌病。

TIC可发生于任何年龄段，青年人发病率最高。TIC发生的时间跨度较大，从发现快速性心律失常后几周到20年不等，这与心室率的快慢和患者对快速性心律失常的耐受性有关。TIC的发生高度依赖于快速性心律失常的心室率，心室率越快，发生心肌病就越早。快速性心律失常持续时间越长，发生TIC的可能性就越大。一般认为，如快速性心律失常每天发作持续时间超过全天的10%～15%则可能诱发TIC。

TIC的诊断标准：①符合DCM的诊断标准；②慢性心动过速发作时间超过每天总时间的12%～15%以上，其中以快速房颤最为常见；③心室率多在160次/分以上，少数可能只有110～120次/分，与个体差异有关。TIC的诊断是一种排除性、回顾性诊断。主要依据是发生心动过速、心脏扩大和心衰的先后顺序。如果心动过速发生前心功能正常，当心动过速终止后，心功能逐渐改善，则支持TIC的诊断。若病史不清，就诊时既有心衰又有心动过速者，如果心动过速控制后心衰好转则有助于TIC的诊断。

由于心动过速是TIC的始动因素，因此TIC的治疗原则是控制心动过速、纠正心衰。在临床实践中，可供TIC患者选择的抗心律失常药物其实比较有限。由于TIC患者就诊时大多已有心衰，因此一般仅有胺碘酮、β受体阻滞剂和洋地黄类等几类药物可供选择。伊伐布雷定通过抑制窦房结起搏电流，减慢心室率，对部分TIC患者有效。射频消融术能有效根治心动过速，是目前治疗TIC的有效方法。TIC患者的心衰治疗遵循心衰的诊治指南进行。

（五）应激性心肌病

应激性心肌病（stress cardiomyopathy，SC）也称为Tako-tsubo心肌病，于1990年由日本学者首次发现，又名“心尖球形综合征”“心碎综合征”等，是一种以短暂的左心室功能紊乱为特征的急性可逆性心肌病，主要发生于绝经期女性，发病前常有强烈的精神或躯体应激。2006年美国AHA心肌病新定义和分类中，将本病纳入获得性心肌病中。2008年ESC将其归为未定型心肌病。

本病发病机制未明，但趋于一致的看法是情感性及躯体性应激刺激导致血中儿茶酚胺水平升高，心肌能量代谢障碍，血管及内皮功能病变。大部分患者发病前数分钟或数小时有明显心理或躯体强烈刺激。

临床表现为胸痛或呼吸困难，严重者出现心源性休克、急性肺水肿或心脏破裂死亡。心电图表现为ST段抬高、T波倒置、QT间期改变。心肌酶仅轻中度升高，极易误诊为急性冠状动脉综合征。超声心动图表现为心底部运动亢进，心尖部运动减弱。心室造影表现为左心室心尖部收缩力减弱，而心底部代偿性收缩增强，使左心室在收缩末期呈圆底窄颈形态，形似“章鱼篓”或“哑铃”。

本病的诊断主要参照2008年修订的美国Mayo诊断标准[9]：①左心室中部或心尖部的运动减低、运动消失或运动障碍；反常的室壁运动范围不只由一支冠状动脉血管支配；常有应激诱因，但不是一直存在。②冠状动脉造影未发现有意义的冠状动脉血管狭窄或急性斑块破裂。③新发的心电图改变，即ST段抬高和（或）T波倒置，或肌钙蛋白轻度升高。④除外合并有嗜铬细胞瘤和心肌炎。

目前本病尚无标准化的治疗方案，主要是对症和支持治疗。β受体阻滞剂可改善心功能和预防心脏破裂，对严重室壁运动障碍的患者，可适当使用抗凝剂，预防血栓形成。本病一般预后良好，患者若能度过急性期，其左心室功能可逆转。若治疗不及时可能导致致死性并发症如心律失常、栓塞、心脏破裂、心源性休克等，及时的左心室造影或超声心动图检查是早期诊断应激性心肌病的关键。

七、治疗与预后

DCM的病因及发病机制尚不清楚，故缺乏针对性强的特效治疗，也无法建立一级预防。DCM的治疗方案与慢性心衰相同，详见第三篇各章。对本病必须强调早期诊断、早期治疗、长期抗心衰治疗，有利于改善预后。治疗目标是阻止基础病因介导的心肌损害，有效控制心衰和心律失常，预防猝死和栓塞，提高DCM患者的生活质量和生存率。

（一）病因和诱因治疗

排除任何引起DCM的可能病因和诱因并给予

积极的治疗，如控制感染、严格限酒或戒酒、改变不良的生活方式、治疗心动过速等。上呼吸道感染是DCM诱发心衰的常见原因，应及时应用抗生素，提高机体免疫力。由于DCM与自身异常免疫反应有关，有报道应用免疫吸附治疗DCM，但疗效尚需大规模临床研究证实。

（二）药物治疗

DCM导致的心衰在药物治疗方面完全遵照慢性心衰的规范化药物治疗方案[10]。包括长期联合应用神经内分泌抑制剂，如ACEI联合β受体阻滞剂（也称“黄金搭档”），上述ACEI和β受体阻滞剂“黄金搭档”基础上加用醛固酮受体拮抗剂，三药合用称之为“金三角”，成为DCM患者的基本治疗方案。

在DCM早期，仅仅是心脏结构的改变，超声心动图显示心脏轻度扩大、EF稍降低，但无明显心衰的临床表现。此阶段应积极地进行逆转心肌重构的药物治疗，主要是“黄金搭档”——β受体阻滞剂和ACEI。如果ACEI禁忌，可用ARB替代。

随着DCM病情进展，超声心动图显示心脏扩大、LVEF降低并有心衰的临床表现。有液体潴留的患者应限制盐的摄入和从小剂量开始使用利尿剂。如无禁忌证，应用“金三角”药物：ACEI、β受体阻滞剂和醛固酮受体拮抗剂。如果ACEI禁忌，可用ARB替代。

DCM晚期常出现顽固性终末期心衰的临床表现。此时在上述利尿剂、ACEI/ARB、地高辛等药物治疗基础上，可考虑短期应用非洋地黄类正性肌力药物。药物不能改善症状者建议考虑心脏移植等非药物治疗方案。

（三）非药物治疗

1. 猝死的预防

室性心律失常和猝死是DCM常见症状，预防猝死首先积极纠正心衰，纠正低钾、低镁，拮抗神经激素过度激活，避免洋地黄等药物的毒副作用。除此之外，病程3～9个月以上，LVEF＜35％且近期不可能恢复的患者，可植入ICD预防猝死[11]。ICD可用于DCM患者猝死的一级预防，也可降低心脏停搏存活者和有症状的持续性室性心律失常患者的病死率，即用作DCM患者猝死的二级预防。安装ICD的患者，尽管经过合适的治疗，仍有持续性的症状性室性心律失常或反复放电，推荐应用胺碘酮，如胺碘酮仍不能预防，推荐导管消融术（详见第十五章）。

2. CRT

DCM患者大多存在房室间、左右心室间或心室内电-机械收缩失同步，导致心排血量减少，心衰加重。心衰与心脏电-机械收缩失同步互为因果，形成恶性循环。CRT可恢复房室间、左右心室间和心室内电-机械收缩的同步性，改善患者的心功能，降低住院率和死亡率，是本世纪心衰治疗具有划时代意义的进展。同时CRT具有微创、恢复快、围术期并发症少、疗效持久的优点，一经植入疗效持久，不受患者依从性的影响，且提高心功能并不以增加氧耗量为代价，具有药物治疗无可比拟的优势。

CRT的适应证近年来有了一些变化，更加强调LBBB，对NYHA心功能分级有所放宽。AHA、ESC和我国2014的指南[12]稍有不同（详见第十五章）。2013年ESC更新的CRT适应证建议，对于窦性节律，LVEF≤35％的心衰患者，强调体表心电图QRS宽度和LBBB，提示这些患者更可能从植入CRT中获益。在足量最佳药物治疗基础上，NYHA Ⅱ、Ⅲ级及不必卧床的Ⅳ级，LBBB，QRS≥120～150ms为Ⅰ类。非LBBB，QRS≥120～150ms为Ⅱ类。对于永久性房颤患者，强调CRT的心室起搏达到100％。

（四）手术治疗

DCM晚期表现为顽固性心衰，药物治疗效果不佳，外科手术可改善心功能，改善患者的生活质量，延长生命。外科手术主要有：①心室减容成形术（Batista手术）：减容手术将扩大的左心室游离壁纵向部分切除，左心室腔减小更趋于椭圆形，使左心室壁局部应力减小、心肌僵硬度减低、从而改善左心室泵功能。但该手术的远期疗效还不确定。②左心室辅助装置（left ventricular assist device，LVAD）：LVAD能维持DCM患者泵功能，可作为等待心脏移植过渡时期的一种治疗方法，但安置 LVAD 可能出现多种并发症，如出血、血栓栓塞、感染、脑卒中、败血症等。随着器材及技术的发展，目前 LVAD 可以作为不适合心脏移植的终末期心衰患者的长期终末治疗方法。③心脏移植：心脏移植现已成为治疗终末期 DCM 的金标准。目前存在的供体缺乏、费用昂贵及术后排斥反应等一系列问题亟待解决。

（五）探索中的治疗方法

抗心肌抗体介导心肌细胞损害与 DCM 发病有关，临床上可以通过药物阻止抗体效应，免疫吸附抗体，给予免疫调节药物进行针对性治疗。干细胞移植在缺血性心肌病中的临床应用已经初现曙光，也为 DCM 的治疗点燃了希望，但细胞或分子水平的移植治疗是否对 DCM 有效尚存在很大争议[13]。选择何种移植方式、心肌损伤后合适的移植时间、移植数量、最佳移植途径及移植安全性是今后研究的方向。要想从根本上治愈基因缺陷所致的 DCM，基因治疗有望成为根治性的治疗手段。

典型病例

患者男性，35 岁，因“活动后心悸、呼吸困难 2 年”就诊。入院查体：血压 110/72mmHg，双肺呼吸音清晰，双下肺可闻及湿性啰音。心浊音界向左下扩大，心率 75 次/分，律齐，心尖区可闻及 2/6 级收缩期杂音。肝、脾肋缘下未触及。双下肢踝部凹陷性水肿。否认高血压、糖尿病、慢性肾病病史，否认家族中有类似疾病及猝死。

心电图：窦性心律，完全性左束支传导阻滞，QRS 波时限 186ms（图 34-9）。

胸片：双侧肺淤血，心脏呈“普大型”，心胸比率＞0.6（图 34-10）。

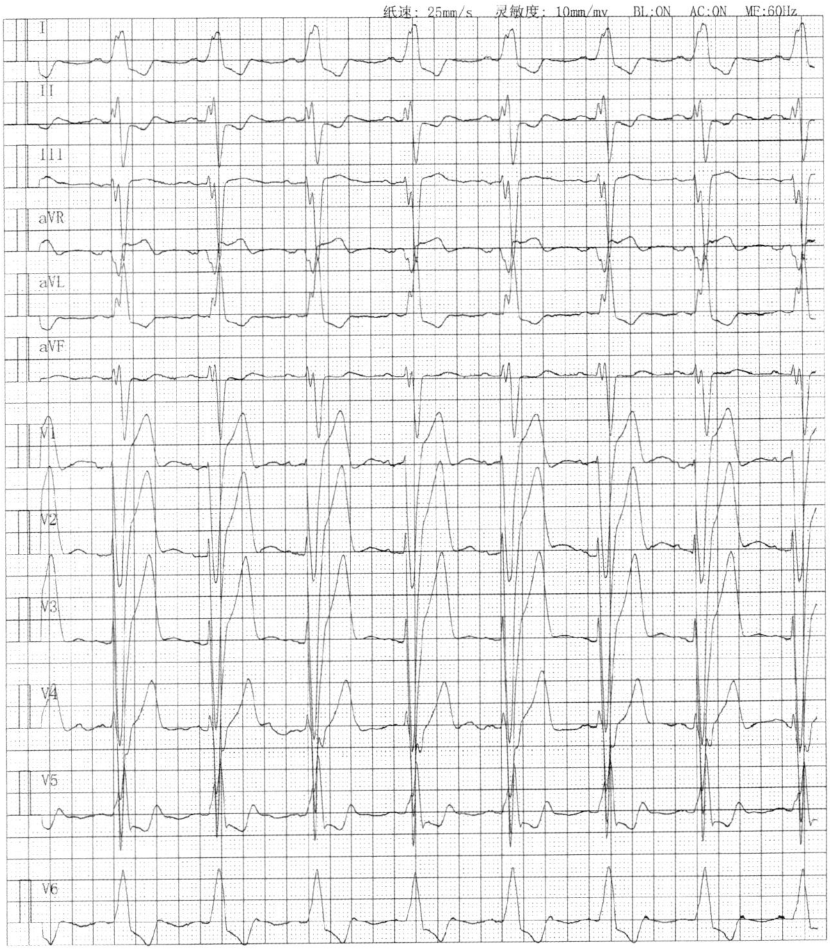

图 34-9　患者入院心电图：窦性心律，完全性左束支传导阻滞，QRS 波 186ms

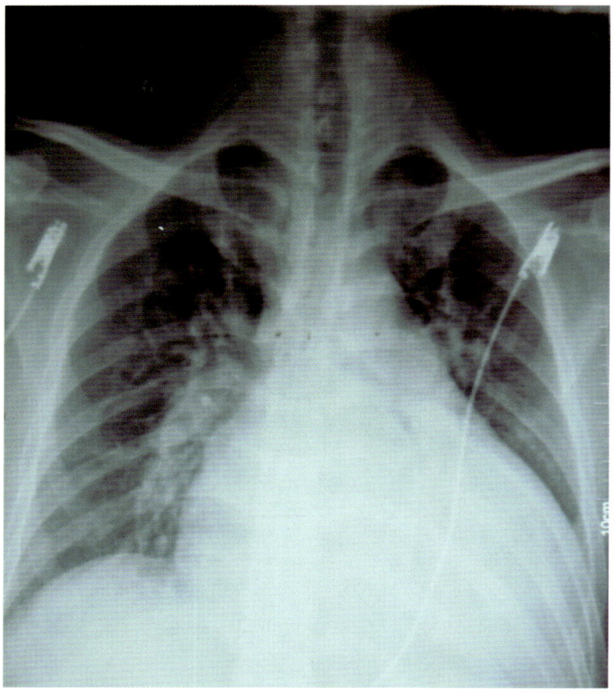

图 34-10 患者入院时胸片（前后位）：双侧肺淤血，心脏呈“普大型”，心胸比率＞0.6

心脏彩超：①全心增大（左心室 74mm，左心房 50mm，右心室 46mm，右心房 57mm）；②二尖瓣、三尖瓣重度反流；③左心室收缩功能明显降低：EF20%，FS 10%。

外院冠脉造影正常。

入院诊断：扩张型心肌病，心功能Ⅲ级。

入院化验检查：肝功能、血脂、血糖、肾功能、电解质、动脉血气正常；BNP：7516.90pg/ml；心肌损伤标志物正常。

该患者入院后 8h 突发意识丧失，心电监护提示尖端扭转型室速（图 34-11），立即予 200J 非同步电复律，心律转为窦性，心室率 80～90 次/分，并予纠正心衰、补钾、补镁治疗。此后患者 24h 内反复发作尖端扭转型室速。

经与患者和家属沟通后于入院后 24h 行 CRT-D 植入。术后给予贝那普利 15mg，1 次/日；美托洛尔缓释片 95mg，1 次/日；安体舒通片 20mg，1 次/日长期治疗。患者心功能逐渐恢复，心肌重构完全逆转，CRT 术后 2 年复查胸片显示心影大小恢复正常（图 34-12）。心脏彩超显示各腔室大小

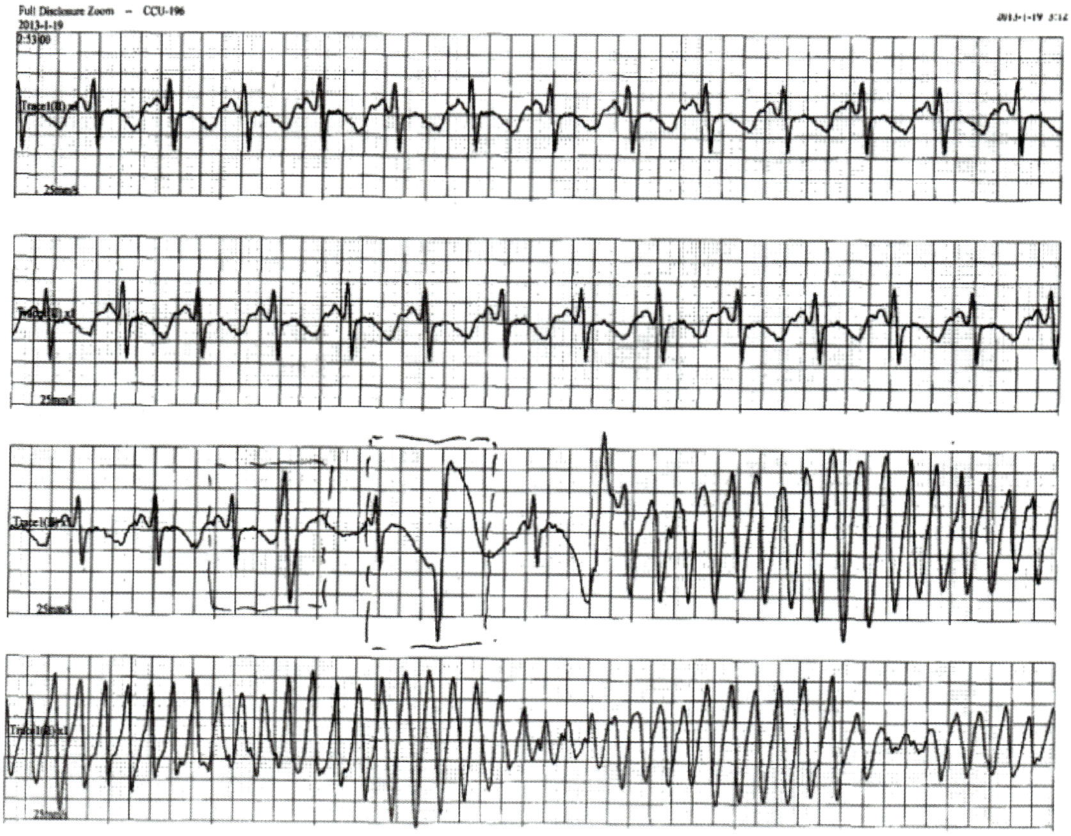

图 34-11 患者入院后发作晕厥，心电监护提示尖端扭转型室速

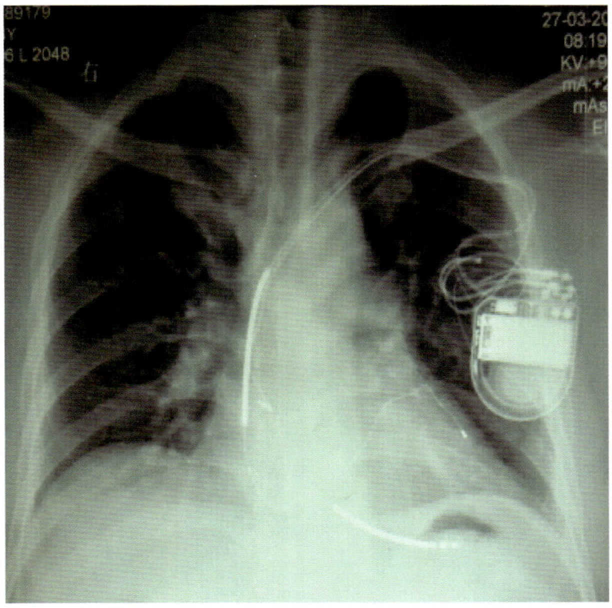

图 34-12　患者 CRT 术后 2 年复查胸片（前后位）：心影大小恢复正常

恢复正常，EF 恢复正常，患者随访 3 年的心脏彩超结果见表 34-3。

表 34-3　患者 CRT 术前和术后随访 3 年的心脏超声结果

	LV (mm)	LA (mm)	RV (mm)	RA (mm)	EF
CRT 术前	80	50	46	57	20%
CRT 术后 2 天	80	48	44	55	36%
CRT 术后 3 个月	59	32	36	32	56%
CRT 术后 1 年	48	33	35	36	63%
CRT 术后 3 年	47	33	34	35	61%

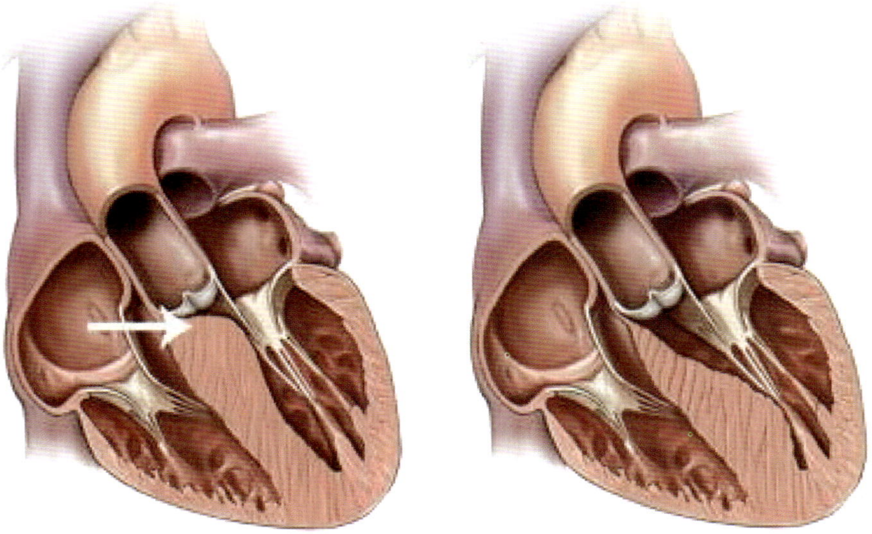

图 34-13　梗阻性和非梗阻性肥厚型心肌病病理示意图。左：室间隔肥厚部位主要位于主动脉瓣下，引起"SAM"显像和左心室流出道梗阻；右：室间隔非对称性肥厚，左心室流出道无狭窄。（引自：www.disease-picture.com）

第三节　肥厚型心肌病

肥厚型心肌病（hypertrophic cardiomyopathy，HCM）是指任意影像学检查（超声心动图、心脏磁共振成像或计算机化断层显像）检测显示，并非完全因心脏负荷异常引起的左心室心肌某节段或多个节段室壁厚度≥15mm。根据左心室流出道有无梗阻而分为梗阻性（obstructive）肥厚型心肌病和非梗阻性（non-obstructive）肥厚型心肌病，后者的亚型为心尖肥厚型心肌病（图 34-13）。

2003 年欧洲心脏病协会（ESC）发表了《ESC 肥厚型心肌病的临床专家共识文件》。时隔 11 年，2014 年 ESC 对肥厚型心肌病指南做了更新，发表了《2014 ESC 肥厚型心肌病诊断和管理指南》[14]（简称“指南”）。指出虽然 HCM 是一种常见的心血管疾病，但几乎没有相应的随机对照临床研究。所以，该指南中的大部分推荐都基于观察性队列研究和专家共识。此外，由于大部分患者都有遗传病因参与，该指南同时还纳入了对家庭成员进行诊断的内容，并对生殖和避孕做出了特别建议。

一、流行病学

HCM 是一种全球性疾病，确切的发病率不明确，且各国间差异很大。由于 HCM 是一种遗传性疾病，基因外显率随着年龄而增加，因此在老年人群 HCM 的发病率可能会更高。国外一些发达国家的流行病学调查显示，HCM 患病率一般在（17～170）/10 万人群。我国患病率约为 150/10 万人群。

二、病因及发病机制

1958 年病理学家 Donald 发现一例年轻的左心室不对称肥厚患者，首先报道了 HCM。目前认为 HCM 是多种复杂的遗传学和非遗传学因素相互作用的结果，而遗传学因素强于非遗传学因素。高达 60%的青少年与成人 HCM 患者的病因是心脏肌球蛋白基因突变引起的常染色体显性遗传。5%～10%的成人患者病因为其他遗传疾病，包括代谢和神经肌肉的遗传病、染色体异常和遗传综合征。还有一些患者的病因是类似遗传疾病的非遗传疾病，如老年淀粉样变性。

自从 1989 年首次报道编码肌球蛋白重链的 MYH7 基因突变可导致 HCM 以来，目前已经确定了至少有 23 个相关致病基因，其中 8 个基因中至少确定了 1400 个突变，使得在分子层面上对 HCM 病因有了更加深入的认识。由于遗传性 HCM 突变位点很多，因此大部分突变的发生率都很低，最常见的四种突变是 MYH7、MYBPC3、TNNT2 和 TNNI3，分别编码 β-MyHC、肌球蛋白结合蛋白-C、肌钙蛋白 T 和肌钙蛋白 I，占了家族性 HCM 病例的 60%以上。其中 MYH7 和 MYBPC3 突变患者心肌肥厚非常显著。

三、病理及病理生理

（一）病理改变

HCM 的病变绝大多数累及室间隔，室间隔增厚部分向左心室腔隆起，肥厚部分分布不匀称，部分在室间隔的上部增厚明显而呈隆突造成左心室流出道梗阻，以往曾称之为“原发性肥厚型主动脉瓣下狭窄”。另外，肥厚的部位也可在室间隔的中部或心尖部，多数是非对称性的，少数有向心性肥厚，肥厚的程度也有很大差别，临床上常以心脏超声提示左心室厚度≥15mm 作为 HCM 的诊断标志之一。

（二）病理生理

1. 存在跨流出道压力梯度

左心室腔与流出道之间出现收缩期压力差，是本病的特征。部分患者有明显的肥厚心肌突出于心腔中，在心脏收缩期造成流出道梗阻而形成压力阶差，左心室流入道和心尖部是高压力区，而流出道是低压力区。如果在休息时收缩期两者压力差≥30mmHg 则认为存在心室流出道梗阻，压差愈大，标志着梗阻愈严重。这对已肥厚的心肌来说是有害的，因为在伴有冠状血管储备损害的肥厚心肌，这是一个耗能过程。

2. 心肌舒张功能不全

肥厚心肌细胞钙调节异常；舒张期房室压差降低，快速充盈延迟；流出道梗阻致射血时间延长，使主动舒张延迟；心肌肥厚、心肌纤维化及心肌纤维排列紊乱使心肌顺应性降低。由于舒张功能减退，左心室充盈压增高，可引起劳力性呼吸困难等症状。

3. 心肌缺血

HCM 患者多有冠状动脉储备的损害，心内膜下心肌缺血的易感性升高，毛细血管的密度减少，当心动过速或运动时，心肌耗氧量增加，出现心绞痛，病理上可无冠状动脉粥样病变。

4. 心律失常和猝死

由于心肌肥厚范围广泛，心肌细胞排列紊乱，细胞结构破坏，心肌纤维化及心肌缺血，常引起心肌电生理异常，产生多种心律失常。以室性心律失常最为常见，总的发生率高达 50%，恶性室性心律失常可引起心脏猝死。40% 的猝死 HCM 患者发生在运动过程中或运动量突然增加时。

四、临床表现

本病的临床表现与左心室流出道有无梗阻及梗阻的程度有关。

（一）症状

1. 劳力性呼吸困难

患者于劳累后出现呼吸急促，这与左心室舒张功能不全有关，疾病后期可出现收缩功能不全。

2. 心绞痛

患者常出现活动后胸闷、胸部紧缩感，常因劳累诱发，持续时间长。

3. 晕厥

晕厥可以是患者唯一的主诉。晕厥与左心室流出道梗阻、交感神经兴奋性增高和恶性心律失常有关。

4. 猝死

猝死是 HCM 最严重的表现，且猝死有时是 HCM 的首发表现，常常发生在无任何临床症状、貌似健康的年轻个体。HCM 是年轻的竞技性运动员发生猝死的最常见病因。

5. 心衰

在疾病晚期，部分患者表现为心脏扩大，室壁变薄，左心室流出道压差降低，收缩力下降等，类似于扩张型心肌病，可出现左、右心力衰竭，此阶段称为扩张期肥厚型心肌病。

（二）体征

梗阻性 HCM 患者胸骨左缘 3、4、5 肋间出现粗糙的收缩中晚期喷射性杂音，这种杂音来自于流出道梗阻，可伴震颤。在仰卧、下蹲时，左心室的血容量增加，左心室流出道梗阻程度减轻因而杂音减弱。如采用 Valsalva 动作、站立或使用硝酸酯类药物时，回心血量减少，左心室流出道梗阻加重，而使杂音增强。

五、辅助检查

（一）静息和动态心电图

缺乏特异性，但由于心电图改变出现早，因而是青年人 HCM 的早期诊断方法。最常见的心电图异常为左心室肥厚及 ST-T 改变，深而倒置的 T 波，有时很类似“冠状 T 波”，若见于年轻的患者应警惕 HCM。房室传导阻滞和束支传导阻滞也较常见。2014ESC“指南”建议对疑似 HCM 的患者建议采用标准 12 导联心电图协助诊断。对首次临床评估的患者，建议监测 48h 动态心电图，用于心脏性猝死的风险评估（推荐类别Ⅰ，证据等级 B）。

（二）超声心动图

是目前诊断 HCM 最常用、最可靠、最经济的方法。超声心动图不仅能直观而准确地测量心室壁厚度，还能对心室壁运动及瓣膜功能做出评估。近年来随着超声诊断技术的发展，各种新技术包括多普勒心肌组织成像、负荷超声等不断得到推广和应用，超声心动图已成为诊断 HCM 的必要检查，同时也是评估预后的一种重要手段。

超声心动图可见室间隔肥厚及左心室流出道狭窄，室间隔活动度差，心室腔变小（图 34-14，34-15）。左心室流出道梗阻患者二尖瓣前叶在收缩期前向移动（SAM 现象）（systolic anterior movement，SAM），和肥厚的室间隔相接触，二尖瓣 SAM 几乎都会引起收缩中晚期二尖瓣反流（图 34-16）。

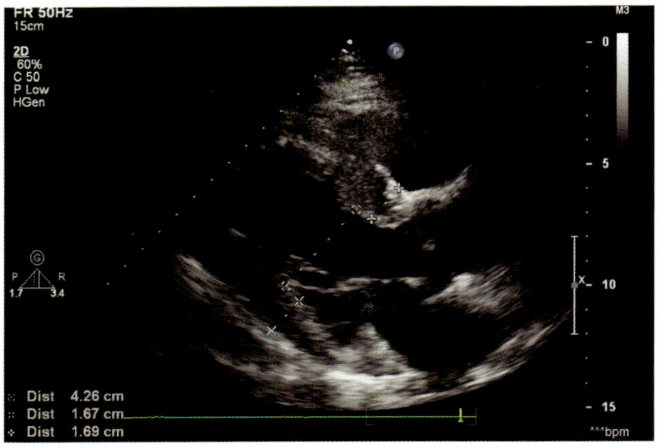

图 34-14 左心室长轴切面可见室间隔肥厚

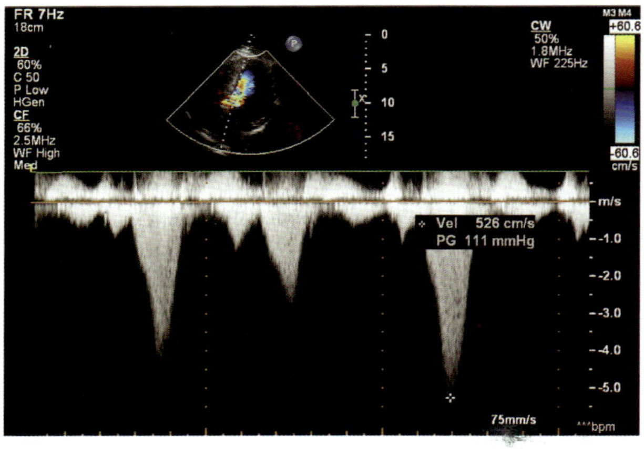

图 34-15 左心室流出道血流频谱显示左心室流出道梗阻

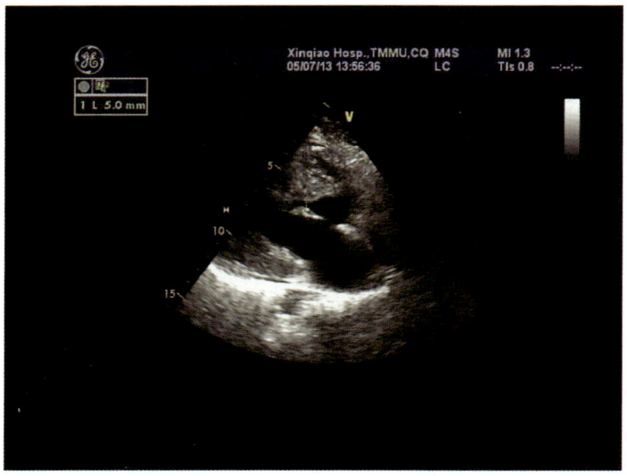

图 34-16 梗阻性肥厚型心肌病患者二尖瓣前叶在收缩期前向移动（SAM 现象），和肥厚的室间隔相接触

负荷超声心动图（stress echocardiography）是指在外加心脏负荷（运动、药物等）下的超声心动图检查。部分 HCM 患者静息时左心室流出道压力阶差并不显著，而负荷超声心动图有助于在这些患者中诱发左心室流出道狭窄，还能帮助发现那些静息时左心室射血分数正常的 HCM 患者潜在的收缩功能不全。

2014 年 ESC“指南”强调了超声心动图在 HCM 诊断中的价值。HCM 患者首次评估时，推荐在患者坐位、半仰卧位和站立时静息态和做 Valsalva 动作时进行经胸 2D 超声心动图和多普勒超声心动图检查。对于静息态或激发后左心室流出道压差瞬时峰值<50mmHg 的有症状患者，推荐在患者站立位、坐位和半仰卧位的运动过程中进行 2D 和多普勒超声心动图检查，以检测刺激后左心室流出道梗阻和运动诱导的二尖瓣反流（推荐类别Ⅰ，证据等级 B）。对于行室间隔化学消融术的患者，推荐进行围术期经食管超声检查，进一步明确间隔支动脉附近的解剖结构，从而指导消融，并评价术后并发症，检测残余左心室流出道阻塞。

（三）心脏磁共振检查（CMR）

CMR 是目前最敏感、可靠的无创诊断方法。我国 2015 年“心脏磁共振诊断心肌病”的专家共识[5,15]建议以下情况推荐 CMR 检查：①可疑 HCM，超声诊断不明确时；②可疑心尖部或侧壁肥厚以及非缺血性心尖室壁瘤的患者；③需进一步评估左心室结构（乳头肌病变等）以及心肌纤维化时；④与其他类型左心室肥厚表现心肌病（心肌淀粉样变等）的鉴别诊断；⑤室间隔化学消融及切除术术前指导与预后评估。

钆对比剂延迟强化（LGE）是目前临床评估心肌局灶纤维化最有效的方法，约 65% 的 HCM 患者会出现 LGE，多表现为肥厚心肌内局灶或斑片状强化，其中以室间隔与右心室游离壁交界处局灶状强化最典型。

2014ESC“指南”建议由心脏成像和心肌病检查经验丰富的团队进行 CMR 检查，对于无禁忌证且超声心动图声窗不足以诊断的疑似 HCM 患者，建议进行 LGE 磁共振检查（推荐类别Ⅰ，证据等级 B）。在无禁忌证的前提下，若患者满足 HCM 的诊断标准，可考虑进行 LGE 磁共振检查评估心脏解剖结构、心室功能与心肌纤维化的存在与否和累及程度（推荐类别Ⅱa，证据等级B）。对疑似心尖肥厚、动脉瘤、心脏淀粉样变性的患者可考虑接受LGE磁共振检查（推荐类别Ⅱa，证据等级B）。

（四）心肌核素显像和CT检查

HCM患者核素心室造影时，可见到室间隔增厚，增厚的室间隔突出心腔，二尖瓣前移，左心室腔变小，放射性浓度降低。HCM患者均有舒张期充盈障碍，顺应性降低，表现为高峰充盈时间明显延长，峰充盈明显降低。如患者超声心动图显示不清，且有CMR禁忌证时，可行CT检查。

（五）左心室造影及左心室流出道测压

心室造影显示左心室腔缩小变形，主动脉瓣下呈S形狭窄，心室壁增厚，室间隔不规则地增厚突入心腔。左心室造影还可显示不同的肥厚形态，如主动脉瓣下肥厚型、心尖肥厚型、中间部肥厚型等等，还可同时行左心室流出道测压，以准确判断左心室流出道是否存在明显压力阶差。

（六）心内膜心肌活检

心内膜心肌活检并非常规临床流程，2014ESC“指南”推荐若其他临床检查提示存在心肌浸润或炎症，且没有其他验证手段，可考虑进行心内膜心肌活检（推荐类别Ⅱb，证据等级C）。

（七）冠状动脉造影术

2014ESC“指南”推荐对于心脏停搏的成年幸存者、持续性室性心律失常患者和严重稳定心绞痛（加拿大心血管学会CCS分级≥3）患者，推荐进行侵入性冠状动脉血管造影检查（推荐类别Ⅰ，证据等级C）。对于典型活动性胸痛（CCS分级<3）患者，若根据年龄、性别和动脉粥样硬化风险因子评估，患者的冠脉粥样硬化风险为中度，或是有冠脉血运重建病史，应考虑进行侵入性或CT冠脉血管造影检查；对于年龄不低于40岁的所有患者，无论是否存在典型活动性胸痛，在室间隔消融术前都应考虑进行侵入性或CT冠脉血管造影检查（推荐类别Ⅱa，证据等级C）。

（八）心肺运动试验

2014ESC“指南”推荐对于准备心脏移植或机械辅助循环时检查发现收缩期和（或）舒张期左心室功能障碍的严重有症状患者，推荐进行心肺运动试验，并同步监测患者呼吸情况（推荐类别Ⅰ，证据等级B）。无论症状如何，都应考虑采用心肺运动试验并同步监测呼吸情况（或标准跑步机或踏车运动试验）来分析运动不耐受的严重程度和机制，以及心脏收缩压（推荐类别Ⅱa，证据等级B）。

（九）电生理检查

2014ESC“指南”推荐对于持续性或复发性室上性心动过速患者和心室预激患者，检测并必要时消融治疗（推荐类别Ⅰ，证据等级C）。对于有症状的单形性持续（>30s）室性心动过速的部分患者，可考虑进行侵入性电生理研究，检测并治疗可消融的心律失常（推荐类别Ⅱb，证据等级C）。

（十一）基因筛查及遗传咨询建议

HCM是常染色体显性遗传，遗传给下一代的可能性为50%，应对患者及早进行基因筛查，我国2011年“心肌病基因检测专家共识”推荐进行MYH7、MYBPC3、TNNT2和TNNI3、TMP1基因检测[16]。2014ESC“指南”推荐对满足HCM诊断标准的患者进行遗传检测，以帮助对其亲属进行逐层遗传筛查（推荐类别Ⅰ，证据等级B）。

携带明确致病突变患者的成年一级亲属，建议进行逐层遗传筛查（推荐类别Ⅰ，证据等级B）。对与先证者携带相同明确致病突变的一级亲属，建议进行临床评估，心电图（ECG）和超声心动图检查，并进行长期随访（推荐类别Ⅰ，证据等级C）。未携带与先证者一致的明确致病突变的一级亲属无需后续随访，但若之后出现相关症状或该家族出现新的临床相关数据，建议对其进行再次评估（推荐类别Ⅱa，证据等级B）。

对于父母携带明确致病突变的儿童，应考虑在10岁时或以后进行预测性遗传检测；对于遗传状态不明的10岁或10岁以上的儿童一级亲属，应考虑在10～20岁间每1～2年进行一次ECG和超声心动图临床检查，20岁以后每2～5年检查一次（推荐类别Ⅱa，证据等级C）。

六、诊断

任意成像手段（超声心动图、心脏磁共振成像或CT）检测显示，并非完全因心脏负荷异常引起的左心室心肌某节段或多个节段室壁厚度≥15mm时可诊断HCM。对于HCM患者的一级亲属，若心脏成像检测发现无其他已知原因的左心室室壁某节段或多个节段厚度≥13mm，即可确诊HCM。儿童诊断HCM需要保证左心室（LV）室壁厚度≥平均值+2 SD（即Z值>2，Z值定义为所测数值偏离平均值的SD数量）。在遗传性HCM家族中，未出现形态学异常的突变携带者可能会出现心电图异常，这种异常的特异性较差，但在有遗传性HCM的家族成员身上，可视为HCM疾病的早期或温和表现。

休息时无左心室流出道压差的患者，可通过运动、Valsalva动作、吸入硝酸异戊酯、输入多巴酚丁胺等方法激发左心室流出道压差出现。其中运动方法最符合人体生理变化，是目前国外一些大的心肌病中心推荐的方法。通过运动试验可判断心肌病患者运动受限的程度；诱发左心室流出道梗阻的情况；若患者运动时收缩压下降，则是猝死的主要危险因素。

绝大多数HCM患者主要发生在左心室，累及右心室者甚少，而单纯发生右心室肥厚者罕见。由于右心室解剖结构相对复杂，超声心动图成像的空间分辨率亦相对较低，且与右心室肥厚相关的症状和体征又较隐匿，故临床上常忽略对右心室肥厚心肌病的认识。

七、治疗

HCM目前仍无根治方法。所有患者应避免剧烈的体力活动或情绪激动，即使休息时无明显梗阻的患者，在情绪激动时或体力劳动时，也可能出现梗阻症状或原有的梗阻症状加重。一般可以正常工作和学习，禁止参加竞技性体育运动。心腔内有梗阻的患者和心脏瓣膜疾病一样是感染性心内膜炎发生的温床，需要预防感染性心内膜炎。

（一）无左心室流出道梗阻（LVOTO）患者的症状治疗

2014ESC“指南”推荐，对于无左心室流出道梗阻的患者，如果EF正常（≥50%），若在静息时和刺激时没有LVOTO，应考虑接受β受体阻滞剂、维拉帕米或地尔硫䓬治疗，以改善心衰症状，如果液体潴留，可考虑接受噻嗪类袢利尿剂治疗（推荐类别Ⅱa，证据等级C）。对于无LVOTO且LVEF<50%的心衰患者，药物治疗方案遵从心衰指南[10]。包括接受β受体阻滞剂和ACE抑制剂（若ACE抑制剂不耐受，可考虑ARB）治疗，如果心衰症状持续存在，应考虑接受盐皮质激素受体拮抗剂（MRA）治疗。

在器械和手术治疗方面，对于最大LVOTO<30mmHg、NYHA功能分级Ⅱ～Ⅳ级、LVEF<50%且伴有QRS持续时间>120ms的LBBB的药物难治性HCM患者，应考虑进行心脏再同步化治疗，以改善症状（推荐类别Ⅱb，证据等级C）。对于NYHA功能分级Ⅲ～Ⅳ级且LVEF<50%的合适患者，可考虑进行原位心脏移植（推荐类别Ⅱa，证据等级B）。

（二）静息时或刺激后左心室流出道梗阻（LVOTO）患者的药物治疗

LVOTO的患者应避免使用动静脉扩张剂，包括硝酸盐类药物和磷酸二酯酶抑制剂，同时应尽量避免使用地高辛。β受体阻滞剂是一线用药（剂量可滴定至最大耐受剂量），若患者无法耐受β受体阻滞剂或有禁忌证，推荐应用维拉替米或丙吡胺（推荐类别Ⅰ，证据等级B）。

（三）静息时或刺激后LVOTO患者的间隔缩小治疗——外科室间隔减容术

40多年来，欧美国家随访证明，梗阻性

HCM 可以通过手术切除肥厚的室间隔，加宽左心室流出道，减少左心室流出道压力差，改善症状及预后，2011 年美国心脏协会（AHA）指南推荐成为梗阻性 HCM 治疗的金标准。最近的相关长期分析表明，近 85%的患者术后无症状或仅为轻度症状（NYHA 分级Ⅰ或Ⅱ）平均随访 8 年（最多 25 年）。

2011 年 AHA 指南提出需同时满足如下条件才符合行室间隔减容术指征[17]：①临床：应用最佳药物治疗后，仍存在严重的呼吸困难或胸痛（通常达 NYHA 心功能Ⅲ级或Ⅳ级），或出现影响日常活动和生活质量的其他劳力性症状（如晕厥或晕厥前兆）；②血流动力学：室间隔肥厚伴收缩期前向运动（SAM 征），静息或运动激发左心室流出道动态压力阶差≥50mmHg；③解剖：根据有经验术者的判断，目标室间隔的厚度足以安全有效地完成减容术。

（四）静息时或刺激后 LVOTO 患者的间隔缩小治疗——经皮室间隔心肌化学消融（PTSMA）

经皮间隔心肌的酒精化学消融术（percutaneous transluminal septal myocardial ablation，PTSMA）最早由英国医生 Sigwart 于 1993 年提出，1995 年正式投入临床应用，目前得到越来越广泛的应用。据统计，从 2008 年以来，接受室间隔化学消融的 HCM 例数已经超过了同期室间隔部分切除术的手术例数。本手术系将微细球囊导管逆行经主动脉插入左冠状动脉，最后进入给肥厚室间隔心肌供血的相应间隔支冠状动脉，注射无水乙醇 1～4ml，造成该支血管所供血的室间隔心肌发生坏死变薄、运动减弱，从而使左心室流出道增大，收缩期压力阶差降低（图 34-17）。

2014ESC 指南建议由 HCM 治疗多学科专家团队中经验丰富的医生进行室间隔消融手术。NYHA 功能分级Ⅲ～Ⅳ级且静息或刺激后最大 LVOT 压差≥50mmHg 的患者，建议接受室间隔消融手术以改善症状（推荐类别Ⅰ，证据等级 B）。反复发作劳力性晕厥的患者，应考虑进行室间隔消融手术（推荐类别Ⅱa，证据等级 C）。对

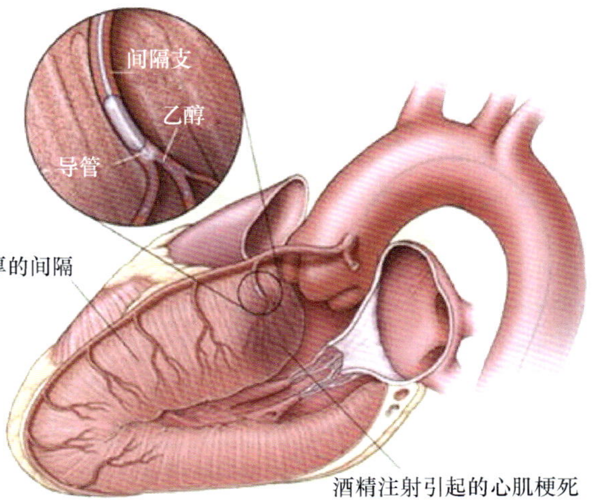

图 34-17　经皮室间隔心肌化学消融术示意图。图示为梗阻性肥厚型心肌病，选择第一间隔支为靶血管，球囊导管送入第一间隔支近端，通过球囊导管中心孔注入无水酒精

于同时出现室间隔消融适应证和其他需要手术干预（如二尖瓣修复/置换、乳头肌干预）的患者，建议进行室间隔切除而非室间隔消融手术（推荐类别Ⅰ，证据等级 C）。值得警惕的是，酒精间隔消融术后并发症较多且发生率较高，如一过性房室传导阻滞（50%）、持续房室传导阻滞（10%～20%）、持续性室速（住院时 5%）等。此外还可能出现非治疗性心肌梗死如前降支撕裂、酒精泄露、注入部位不当引起无再流、左前降支或左主干损伤等。同时，由间隔消融产生的瘢痕可能是发生室性心律失常的原因之一。

（五）有症状患者的 DDD 起搏治疗

对 HCM 患者行生理性双腔起搏（DDD），通过缩短房室延迟，使右心室心尖部最先激动，使室间隔预先激动在整个心室收缩射血之前，减少左心室流出道的梗阻。2014ESC 指南建议对于部分静息时或刺激时左心室流出道压力差≥50mmHg、窦性心律且药物治疗无效的患者，若合并有室间隔酒精消融或室间隔切除术禁忌证或术后发生传导阻滞风险较高，应考虑房室顺序起搏并优化 AV 间期，以降低左心室流出道压力差，并促进 β 受体阻滞剂和（或）维拉帕米药物治疗的疗效（推荐类别Ⅱb，证据等级 C）。

（六）心脏性猝死的预防

2011 年 AHA 指南[17]提出了 HCM 的心源性猝死（sudden cardiac death，SCD）危险分层：危险因素包括心搏骤停（心室颤动）、自发性持续性室性心动过速病史、猝死家族史、无明确病因的晕厥、动态心电图记录到非持续性室性心动过速、左心室壁的厚度＞30mm、LVOTO、运动时血压反应异常、基因突变、心房颤动、心肌缺血、LGE 现象、心尖室壁瘤等。

目前常用个体化的 5 年风险评估 SCD 的风险性（HCM Risk-SCD）：

5 年心脏性猝死可能性$=1-0.998^{\exp(\text{预后指数})}$

其中预后指数＝[0.159 398 58×最大室壁厚度（mm）]－[0.002 942 71×最大心室壁厚度^2（mm）^{2}]＋[0.025 908 2×左心房内径（mm）]＋[0.004 461 31×最大（静息/Valsalva 动作）左心室流出道压力阶差（mmHg）]＋[0.458 308 2×心脏性猝死家族史]＋[0.826 391 95×NSVT]＋[0.716 503 61×不能解释的晕厥]－[0.017 999 34×临床评估年龄（年）]。

对以上危险因素进行评估后，仍处于临界风险状态的 HCM 患者，可考虑对如下情况进行评价：①CMR 检查可见 LGE 现象（推荐类别Ⅱb，证据等级 C）；②双倍和复合基因位点突变（推荐类别Ⅱb，证据等级 C）；③显著的左心室流出道梗阻（推荐类别Ⅱb，证据等级 B）。

2014ESC 指南建议所有 HCM 患者应避免竞争性运动（推荐类别Ⅰ，证据等级 C）。对于因室性心动过速或室颤发生心脏骤停的幸存患者，或自发持续性 VT 引发晕厥或血流动力学异常且预期寿命＞1 年的患者，建议植入 ICD（推荐类别Ⅰ，证据等级 B）。如果患者未来 5 年内猝死风险≥6%，并且还存活 1 年以上，建议植入 ICD。

（七）HCM 合并心房颤动的管理

HCM 患者的心房颤动主要从抗凝、节律控制和心室率控制三个方面治疗。建议应用维生素 K 拮抗剂抗凝（华法林，INR 目标值 2～3），直接凝血酶抑制剂如达比加群也是抗凝的另一个选择，但是目前尚无 HCM 合并心房颤动患者证据（推荐类别Ⅰ，证据等级 C）。心室率控制可用大剂量的 β 受体阻滞剂和非二氢吡啶类钙通道阻滞剂（推荐类别Ⅰ，证据等级 C）。节律控制可采用胺碘酮治疗，若症状顽固或不能耐受抗心律失常药可采用心房颤动射频消融术。

（八）左心室收缩功能障碍/心脏移植

如 HCM 患者出现左心室射血分数≤50%，首先需要排除是否由其他伴发疾病（例如冠心病）所致，若无左心室流出道梗阻存在，应该按现行心力衰竭指南来处理（图 34-18）。对严重终末期心衰、LVEF≤50%、不能接受其他干预手段的 HCM 患者，应考虑心脏移植。

八、常规随访

对于临床稳定的患者，建议每 12～24 个月进行一次临床评估，包括 12 导联 ECG、48h 动态 ECG 监测和经胸超声心动图。建议对出现症状改变的患者随时进行临床评估，包括 12 导联 ECG 和经胸超声心动图。对于临床稳定的患者，每 5 年可考虑进行一次 CMR 检查，而对病情进展的患者，每 2～3 年检查一次。

理论上父母是 DCM 患者则将有 50% 概率会遗传给子女，但具体到一个家庭，概率难以预测。即使子女遗传到该病，病情可以差异很大。若超

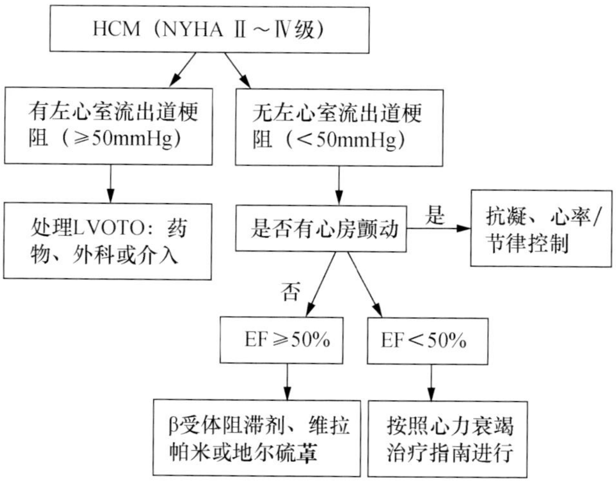

图 34-18 HCM 患者心力衰竭诊治流程图

声确诊 HCM，不论有无症状，医生应建议不能从事商业驾驶，即出租车司机、公共汽车司机、飞行员、轮船船员等职业。

总而言之，HCM 是一种异质性心脏病，从婴儿到高龄者所有年龄阶段患者可有不同的临床表现和病程进展，且临床表现多样化。很多患者没有临床症状，不影响生活质量，没有任何的功能丧失且不需要治疗，而有些患者年轻时发生猝死。

典型病例

患者男，52 岁，因"活动后胸闷、气促 1 年，晕厥 3 次"入院。查体：血压 130/70Hg，心浊音界不大，心率 74 次/分，律齐，胸骨左缘可闻及 4/6 级粗糙的收缩期杂音。否认高血压、冠心病、糖尿病病史，否认家族中类似疾病史。

院外动态心电图：频发室早，阵发性室性心动过速。

心电图：窦性心律，提示左心房、左心室扩大，ST-T 改变（图 34-19）。

超声心动图：室间隔中下部厚 24.3mm；基底部厚 19mm；室间隔动度 6mm；左心室后壁厚 18mm；左心室后壁动度 10mm。肥厚心肌呈斑点状致密回声，左心室流出道内径狭窄，最窄处内径约 5mm，该处记录到收缩期湍流，流速 467cm/s，压差 87mmHg，湍流束延及主动脉瓣上，瓣上收缩期流速 209cm/s，压差 17mmHg。M 型二尖瓣活动曲线可见收缩期前向运动（图 34-20 至图 34-22）。

临床诊断：梗阻性肥厚型心肌病，阵发性室性心动过速。

治疗：给予美托洛尔片口服，行经皮室间隔心肌化学消融术 PTSMA+ICD 植入（图 34-23，图 34-24）。

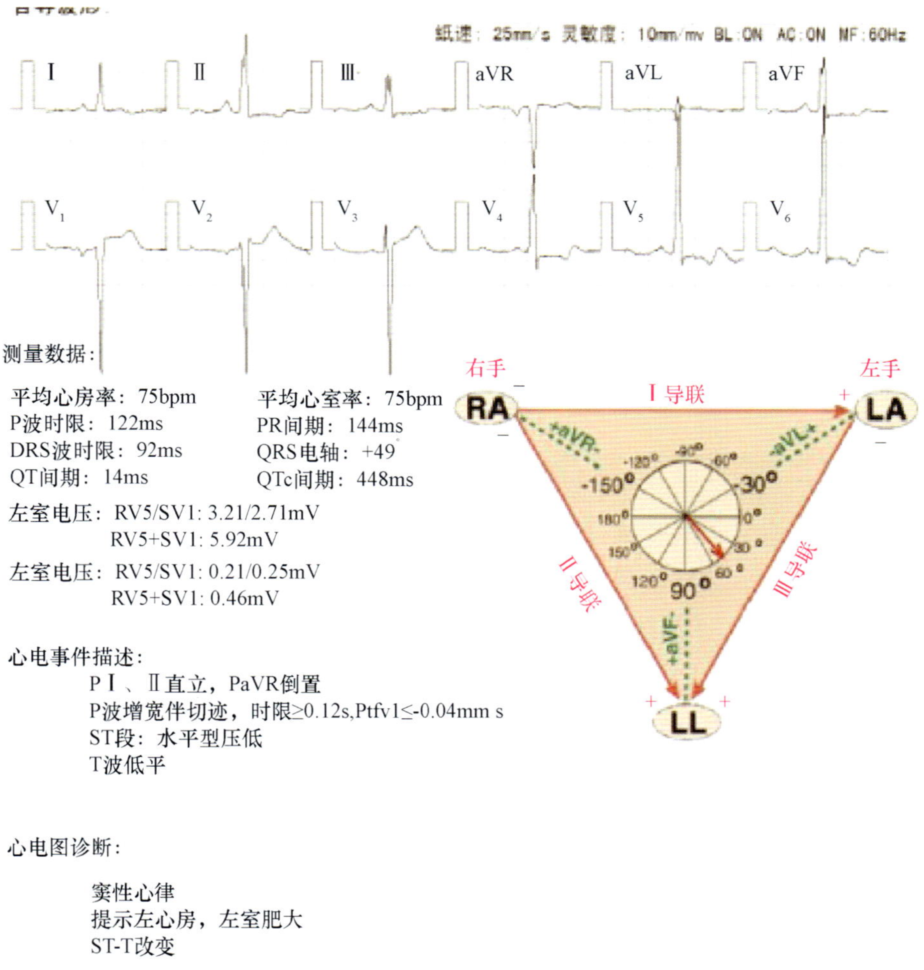

图 34-19　患者心电图提示 ST-T 改变

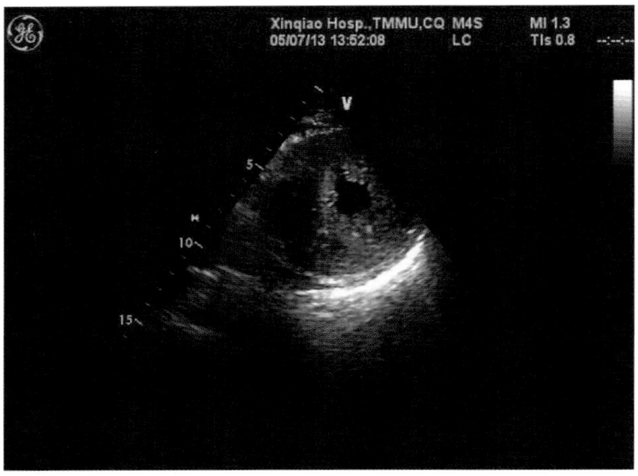

图 34-20 患者心脏超声左心室短轴切面显示左心室不对称肥厚，心室腔变小

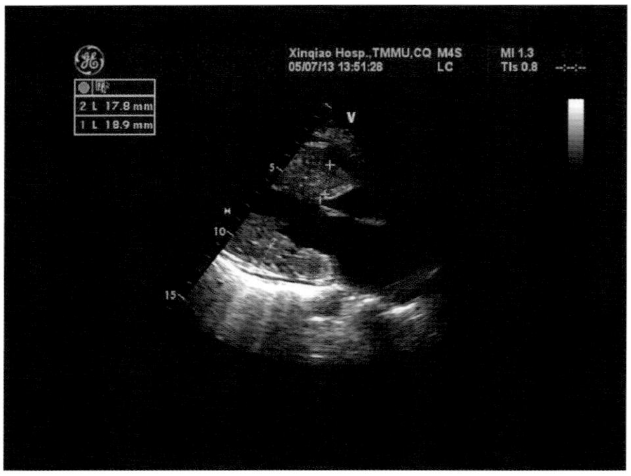

图 34-21 患者心脏超声提示室间隔和左心室后壁明显增厚，流出道狭窄，收缩期 SAM 现象

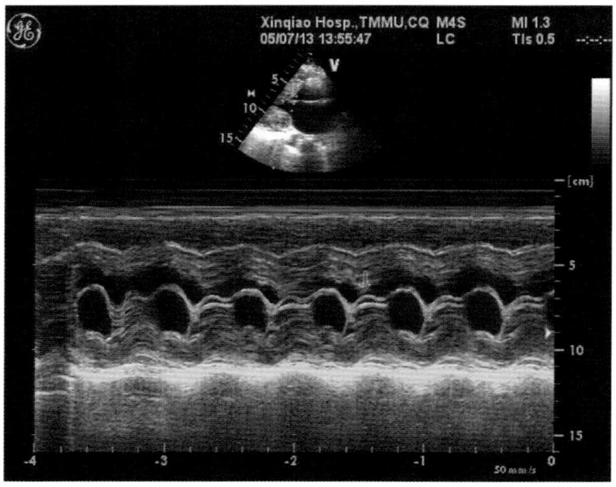

图 34-22 患者心脏超声提示收缩期二尖瓣前叶和肥厚的室间隔相接触（绿色箭头所指）。

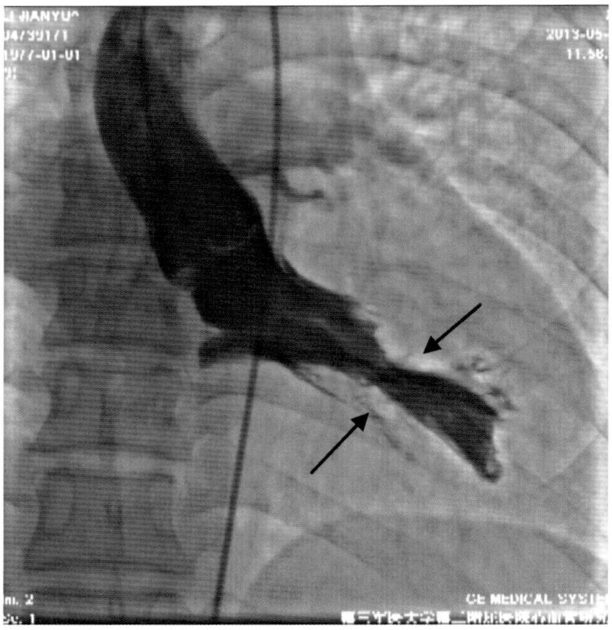

图 34-23 行左心室造影显示流出道狭窄（黑色箭头所指），左心室压 184/14mmHg，左心室流出道压 120/23mmHg，主动脉压 125/82mmHg

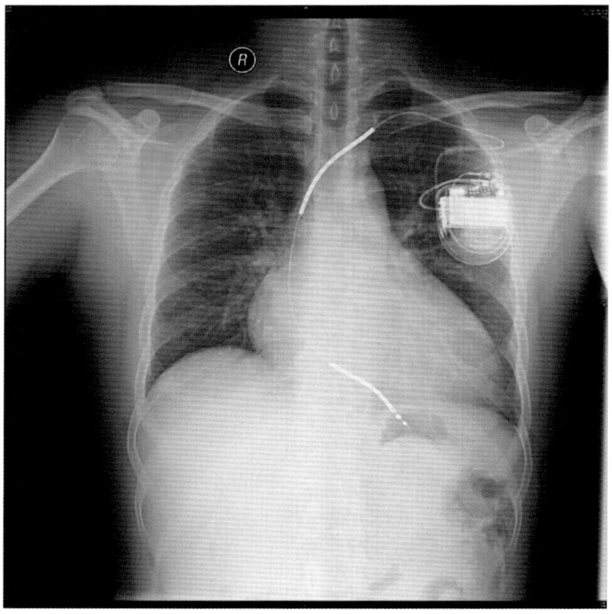

图 34-24 患者行化学消融及 ICD 植入后

随访 2 年，2 年后心脏超声：室间隔厚 18.2mm；左心室后壁厚 11mm；左心室后壁动度 11mm。左心室流出道收缩期流速 156cm/s，压差 9.73mmHg，左心室流出道收缩期流速已正常。程控 ICD 共成功行 ATP 治疗 3 次。

第四节　致心律失常性右心室心肌病

致心律失常性右心室心肌病（arrhythmogenic right ventricular cardiomyopathy，ARVC）又称为致心律失常性右心室发育不良，是一种右心室发育不良导致的遗传性心肌疾病。30%～50%的ARVC患者有家族聚集性，是常染色体显性遗传家族病，为编码细胞桥粒蛋白的基因突变。典型病理变化呈现透壁的脂肪或纤维脂肪组织替代了右心室心肌细胞。脂肪或纤维脂肪组织主要位于流出道、心尖或在前下壁即所谓的“发育不良三角”区，也可以呈瘤样扩张。以室性心律失常和心脏性猝死（SCD）为主要表现，是青年人猝死的常见病因之一。

二维超声心动图，是临床广泛使用的影像学方法，在图像质量不理想（如存在胸部畸形或肥胖时）或结构异常较为局限时，其敏感性和特异性会降低。我国2015年“心肌病磁共振应用专家共识”[5]建议对所有疑诊ARVC患者进行CMR检查，不仅可以准确检测右心室壁变薄、右心室腔扩张，还能检测右心室壁运动异常和心功能下降，对心肌脂肪浸润和纤维化可进行准确识别。

ARVC的诊断遵循2010年欧洲心脏病协会心肌病工作组（international task force criteria，TFC）提出的修订标准（表34-4）。凡具备2项主要指标，或1项主要指标加2项次要标准，或4项次要标准者，即可诊断ARVC。

表34-4　2010年ESC Task Force ARVC诊断标准

检查指标	判定标准
右心室结构和功能异常	
主要标准	右心室明显扩张、节段性运动不良、运动障碍或室壁瘤
次要标准	右心室轻度扩张，节段性运动不良或运动障碍
心肌病理	
主要标准	残余心肌<60%，≥1块右心室游离壁心肌组织纤维替代
次要标准	残余心肌60%～75%，≥1块右心室游离壁心肌组织纤维替代
复极异常	
主要标准	心电图V_1～V_3导联T波倒置或异常
次要标准	心电图V_1～V_2导联T波倒置，14岁以上存在完全性右束支传导阻滞
除极和传导异常	
主要标准	心电图V_1～V_3导联QRS波增宽>110ms，或见Epsilon波（图34-25）
次要标准	可见晚电位或QRS波终末激动时间≥55ms
心律失常	
主要标准	非持续性或持续性室速，左束支传导阻滞图形
次要标准	非持续性或持续性室速呈右心室流出道起源
家族史	
主要标准	一级亲属患有本病
次要标准	家族成员35岁前猝死，怀疑本病；或二级亲属患有本病

由于ARVC的患病率较低，且缺乏对照试验研究，ARVC治疗建议大多来自于非随机、观察性研究

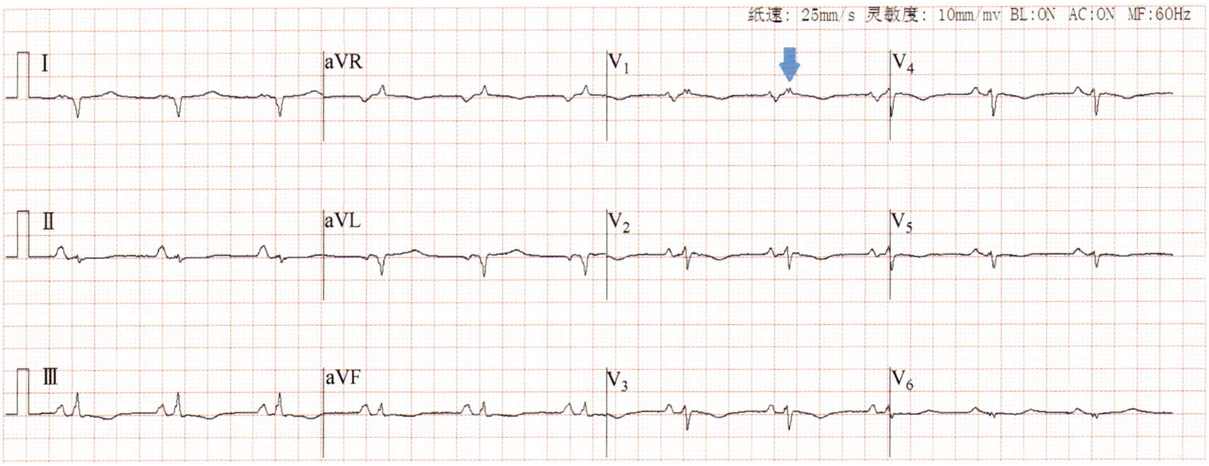

图 34-25 致心律失常性右心室心肌病表现 Epsilon 波（呈 m 型，箭头所指处）

和专家组的建议。2015 年国际专家组发布了“致心律失常性右心室心肌病/发育不良治疗共识”[18]。共识建议，对于可疑 ARVC 患者应考虑电生理检查进行诊断和（或）评估（推荐类别Ⅱ，证据等级 A）。无症状 ARVC 患者可考虑应用程序性心室刺激进行心律失常危险分层（推荐类别Ⅱ，证据等级 B）。明确诊断的 ARVC 患者不能参加竞技性及耐力运动（推荐类别Ⅰ）。对于 ICD 频发恰当放电的患者，抗心律失常药应作为 ICD 的辅助治疗（推荐类别Ⅰ）。反复室性心动过速、恰当 ICD 治疗或由于窦性心动过速、室上性心动过速或伴快心室率的心房颤动/心房扑动行不恰当 ICD 干预的 ARVC 患者应用 β 受体阻滞剂治疗（推荐类别Ⅰ）。所有 ARVC 患者，无论有无心律失常，都可以考虑用 β 受体阻滞剂治疗（推荐类别Ⅱ，证据等级 A）。经过最大剂量药物（包括胺碘酮）治疗后仍有持续性室速或频发恰当 ICD 干预的 ARVC 患者，建议行导管消融术（推荐类别Ⅰ）；药物难治性、血流动力学稳定、单形性 VT 且未植入 ICD 的患者，导管消融术可能作为首选治疗方法（推荐类别Ⅱ，证据等级 B）；不建议 ARVC 患者将导管消融术作为替代 ICD 预防 SCD（推荐类别Ⅲ）。超过一次血流动力学不稳定、持续性室速或室颤的 ARVC 患者应植入 ICD（推荐类别Ⅰ）；无论有无心律失常，有右心室、左心室或双心室严重收缩功能障碍的 ARVC 患者应植入 ICD（推荐类别Ⅰ）。

我国 2011 年“心肌病基因检测专家共识”[15]推荐先证者确定基因突变后，应对家族成员进行特定的基因检测；对确诊的患者进行选择性或综合性基因检测。ARVC 患者需终身进行临床随访，定期进行心脏评估包括 12 导联心电图、超声心动图、24h 动态心电图和运动试验（发现负荷诱发的室性心律失常）。

典型病例

患者女，43 岁，因“反复发作心悸 2 年，晕厥 1 次”入院。发作时感明显心悸，突发突止，自觉心率快，每次持续 20～30min 左右，伴头晕、乏力、出冷汗，晕厥 1 次。多次发作时到当地医院就诊，血压测不到。发作时心电图提示：宽 QRS 波心动过速，心率 200 次/分以上，静推心律平可终止心动过速。超声心动图提示：右心房（45.8mm）增大、右心室（49mm×53mm）增大；右心室壁厚 6.3mm，右心室壁收缩力减弱。

临床诊断：致心律失常性右心室心肌病。

心电图提示：窦性心律，右心房肥大，QRS 波形态在 V_1～V_5 导联呈 R 或 r 型，r 波下降支有明显切迹，结合临床考虑为 Epsilon 波；T 波在 V_1～V_4 导联倒置（图 34-26，图 34-27）。

患者入院后植入 ICD，给予胺碘酮口服辅助治疗。随访 2 年，程控显示 ICD 恰当地成功进行 ATP 治疗 3 次，治疗性放电 1 次，继续给予胺碘酮、贝那普利长期治疗。

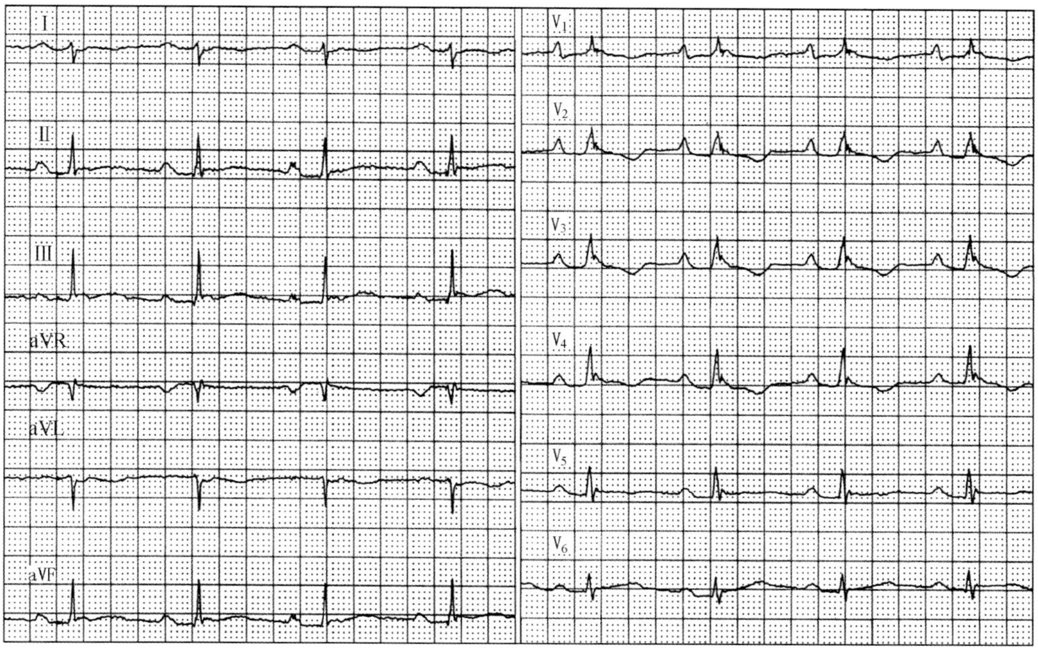

图 34-26　致心律失常性右心室心肌病表现 Epsilon 波（r 波下降支切迹）

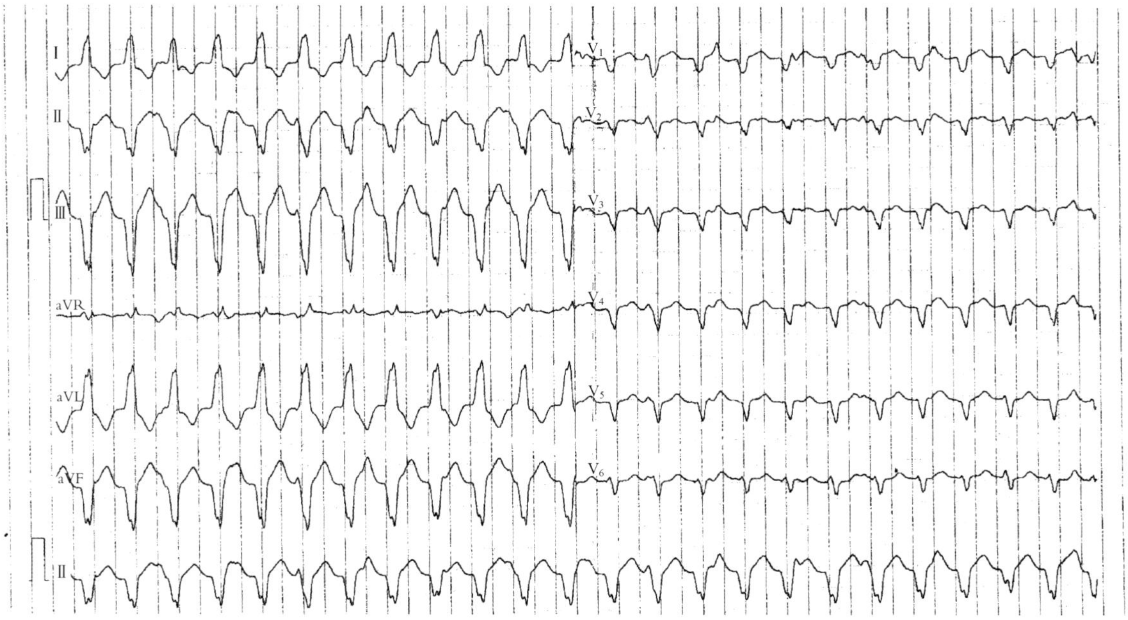

图 34-27　患者发作时呈现阵发性室性心动过速

第五节　限制型心肌病

限制型心肌病（restrictive cardiomyopathy，RCM）比较罕见，是以双侧心室或某一心室充盈、舒张受限，而室壁厚度和收缩功能正常或轻度受损为主要特征的一类非缺血性心肌病，与缩窄性心包炎有相似的病理生理和临床表现，但治疗方案及预后迥异。

RCM 分为原发性和继发性，原发性 RCM 主要指在热带地区发生的心内膜心肌纤维化（endomyocardial fibrosis，EMF）和温带地区多见的嗜酸性粒细胞增多性心肌病（Löffler's cardiomyopathy）。继发性 RCM 最常见为淀粉样变，常常是多系统疾病的一部分。

RCM 可家族性发病，常染色体显性/隐性遗传，X-连锁遗传均可发生。家族性 RCM 有遗传异质性，几个编码肌节蛋白/肌丝蛋白的关键基因 MYH7、TNNT2、TNNI3 及 ACTC 与 RCM 发生有关。此外，结蛋白突变、转甲状腺素蛋白等突变也与 RCM 有关。

RCM 起病比较缓慢，多见于热带及温带地区，临床表现主要为舒张功能不全性心衰，患者可出现乏力、体力活动受限、晕厥、各种心律失常和血栓栓塞事件。心脏超声心动图的典型表现为心室内径正常而心房扩大，心室收缩功能正常或接近正常，舒张功能明显受限，可见心肌高回声颗粒、心内膜增厚和血栓。心脏磁共振检查可见心室腔大小正常或缩小，室壁厚度正常或轻度增厚。心房明显扩大，房室大小不成比例，心包无增厚。心脏收缩功能正常或接近正常，而充盈受限，舒张功能显著受损，房室瓣继发性关闭不全为常见征象。患者可见不同形态的强化（弥漫性强化、粉尘状强化、“花瓣样”强化等），以心内膜下或心肌壁内常见[5]。

RCM 早期由于缺乏特异性的临床表现，因此诊断困难，本病目前还没有统一的诊断标准，需要与缺血性心肌病、心脏瓣膜疾病、缩窄性心包炎等引起的舒张功能障碍鉴别。目前尚缺乏非常有效的针对 RCM 的治疗手段，主要是针对心衰进行治疗，病程后期常需进行心脏移植。RCM 患者预后较差。在儿童患者中，疾病常进行性加重，诊断后 2 年的生存率仅有 50%。目前尚没有研究证实 RCM 基因检测结果能够直接应用于治疗，但可以对心律失常的风险进行评估。TNNT2、DES 或 LMNA 突变相关 RCM，其心律失常风险增加。DES 或 LMNA 突变相关 RCM 的 SCD 发生率较高，尤其合并房室传导阻滞时，应当考虑 ICD 预防猝死。2011 年我国“心肌病基因检测专家共识”[16]建议基于病史、家族史以及心电图/超声心动图表型，对临床疑诊为 RCM 的患者，可以考虑进行基因检测（推荐类别Ⅰ）。

（王江　刘小燕　成小凤　胡建波　谭亚军）

参考文献

[1] Maron BJ, Towbin JA, Thiene G, et al. Contemporary definitions and classification of the cardiomyopathies: an American Heart Association Scientific Statement from the Council on Clinical Cardiology, Heart Failure and Transplantation Committee; Quality of Care and Outcomes Research and Functional Genomics and Translational Biology Interdisciplinary Working Groups; and Council on Epidemiology and Prevention. Circulation, 2006, 113: 1807-1816.

[2] Elliott P, Andersson B, Arbustini E, et al. Classification of the cardiomyopathies: a position statement from the European Society Of Cardiology Working Group on Myocardial and Pericardial Diseases. Eur Heart J, 2008, 29:, 270-276.

[3] Arbustini E, Narula N, Dec GW, et al. The MOGE (S) classification for a phenotype-genotype nomenclature of cardiomyopathy: endorsed by the World Heart Federation. J Am Coll Cardiol, 2013, 62: 2046-2072.

[4] Yancy CW, Jessup M, Bozkurt B, et al. 2013 ACCF/AHA guideline for the management of heart failure: a report of the American College of Cardiology Foundation/American Heart Association Task Force on Practice Guidelines. Am Coll Cardiol, 2013, 62: e147-239.

[5] 中华医学会心血管病学分会. 心肌病磁共振成像临床应用中国专家共识. 中华心血管病杂志，2015，43: 673-681.

[6] Gulati A, Ismail TF, Jabbour A, et al. Clinical utility and prognostic value of left atrial volume assessment by cardiovascular magnetic resonance in non-ischaemic dilated cardiomyopathy. Eur J Heart Fail, 2013, 15: 660-670.

[7] Ackerman MJ, Priori SG, Willems S, et al. HRS/

EHRA expert consensus statement on the state of genetic testing for the channelopathies and cardiomyopathies: this document was developed as a partnership between the Heart Rhythm Society (HRS) and the European Heart Rhythm Association (EHRA). Europace, 2011, 13: 1077-1109.

[8] 洪葵，胡金柱. 国际首部《遗传性心脏病指南》中心肌病基因检测解读. 江西医药，2012，47：380-383.

[9] Prasad A, Lerman A, Rihal CS. Apical ballooning syndrome (Tako-Tsubo or stress cardiomyopathy): a mimic of acute myocardial infarction. Am Heart J, 2008, 155: 408-417.

[10] 中华医学会心血管病学分会. 中国心力衰竭诊断和治疗指南 2014. 中华心血管病杂志，2014，42：98-122.

[11] Kusumoto FM, Calkins H, Boehmer J, et al. HRS/ACC/AHA expert consensus statement on the use of implantable cardioverter-defibrillator therapy in patients who are not included or not well represented in clinical trials. Circulation, 2014, 130: 94-125.

[12] 邹彤，杨杰孚. 心脏再同步化治疗最新指南要点及进展. 岭南心血管病杂志，2015，21：11-16.

[13] Vrtovec B, Poglajen G, Lezaic L, et al. Effects of intracoronary CD34 + stem cell transplantation in nonischemic dilated cardiomyopathy patients: 5-year follow-up. Circ Res, 2013, 112: 165-173.

[14] Authors/Task Force members, Elliott PM, Anastasakis A, et al. 2014 ESC Guidelines on diagnosis and management of hypertrophic cardiomyopathy: the Task Force for the Diagnosis and Management of Hypertrophic Cardiomyopathy of the European Society of Cardiology (ESC). Eur Heart J, 2014, 35: 2733-2779.

[15] Maron MS, Maron BJ. Clinical Impact of Contemporary Cardiovascular Magnetic Resonance Imaging in Hypertrophic Cardiomyopathy. Circulation, 2015, 132: 292-298.

[16] 中华医学会心血管病学分会，中华心血管病杂志编辑委员会. 遗传性心脏离子通道病与心肌病基因检测中国专家共识. 中华心血管病杂志，2011，39：1073-1082.

[17] Gersh BJ, Maron BJ, Bonow RO, et al. American College of Cardiology Foundation/American Heart Association Task Force on Practice Guidelines. 2011 ACCF/AHA Guideline for the Diagnosis and Treatment of Hypertrophic Cardiomyopathy: a report of the American College of Cardiology Foundation/American Heart Association Task Force on Practice Guidelines. Developed in collaboration with the American Association for Thoracic Surgery, American Society of Echocardiography, American Society of Nuclear Cardiology, Heart Failure Society of America, Heart Rhythm Society, Society for Cardiovascular Angiography and Interventions, and Society of Thoracic Surgeons. J Am Coll Cardiol, 2011, 58: e212-260.

[18] Corrado D, Wichter T, Link MS, et al. Treatment of Arrhythmogenic Right Ventricular Cardiomyopathy/Dysplasia: An International Task Force Consensus Statement. Circulation, 2015, 132: 441-453.

第三十五章　高血压与心力衰竭

第一节　概　述

一、流行病学

心力衰竭（简称心衰）不仅是所有心血管疾病的终末阶段，而且是并发其他疾病和导致死亡的一个重要原因。通过对我国部分地区人群的回顾性流行病学调查发现，冠心病和高血压分别是心衰的首要及第二病因，心衰是高血压的常见并发症，高血压增加心衰患病风险 2～3 倍，而心衰患者 2/3 以上现存高血压或既往有高血压的病史。因此，临床上无论高血压是心衰的病因，或者只是心衰的并存疾病，对高血压引发和（或）并发心衰的研究及综合干预处理是预防心衰和治疗伴急性和（或）慢性心衰患者的主要策略。大型临床研究结果表明，加强对血压的管理可降低高血压患者并发心衰的患病率，并且也可减少伴心衰患者的心血管事件，降低病死率和改善预后。

二、分类

高血压与心衰：
- 高血压与慢性 HF-REF
- 高血压与慢性 HF-PEF
- 高血压与慢性 LVEF 恢复的心衰
- 高血压与急性左心衰

（一）高血压与慢性 LVEF 降低的心衰（HF-REF）

这种类型的高血压相关心衰临床上最常见，主要见于两种情况，①高血压性心脏病：长期高血压病史，未接受或接受不规范治疗导致左心室负性重塑，左心室扩大，LVEF 降低出现心衰，该型患者早中期血压仍可升高，晚期心功能严重受损，左心室收缩功能减低导致血压不高，甚至降低。②高血压合并其他疾病相关性心衰：该型患者心衰原因系由非高血压疾病所致，如急性心肌梗死后泵衰竭，糖尿病或酒精性心肌损害所致继发性扩张型心肌病引起的心衰。

（二）高血压与慢性 LVEF 保留的心衰（HF-PEF）

高血压是慢性 LVEF 保留的心衰最常见的基础病因，尤其在老年人和妇女患者中。此类患者积极控制血压极为重要。本型可单独出现，也可与 LVEF 降低的心衰共同出现。HF-PEF 约占心衰总数的 50%（40%～71%），其预后与 HF-PEF 相仿或稍好。

（三）高血压与慢性 LVEF 恢复的心衰（HF-RecoveredEF）

该型心衰的特点是患者曾经 LVEF＜50%，但经过治疗 LVEF≥50% 且合并有高血压状态，由 LYNN R. PUNNOOSE[1] 首次于 2011 年提出，其通过分析 358 例患者发现该型心衰具有不同的临床特征。并于 2014 年由 Anupam Basuray[2] 通过再次分析 1821 例患者的基线资料发现 HF-Recovered 组高血压发生率与 HF-REF 组相似，比 HF-PEF 组低。并发现 HF-Recovered 组与 HF-REF 组患者相比，临床基线资料、生化资料、预后均较好，但应注意的是，这组患者仍然存在发生不良事件的危险。

（四）高血压与急性心衰

急性心衰相关的高血压主要见于血压控制不良的高血压患者所致的高血压危象及非心源性疾病（如甲状腺功能亢进症）在发生急性左心衰时所伴发的高血压状态。该型血压高，心衰进展快速，但如果处理及时、有效，则心功能恢复快，主要见于 HF-PEF。

第二节　发病机制

一、高血压是引发慢性心衰的最主要危险因子

根据心衰发生时限，心衰可分为急性心衰与慢性心衰，对于引发慢性心衰，常见危险因子有高血压、肥胖、糖尿病、吸烟、血脂代谢障碍以及家族遗传倾向等，长期的高血压是引发慢性心衰的最主要危险因子。一份研究指出，收缩压在 113～177mmHg 范围的老年男性与在 112～179mmHg 范围的老年女性，随血压增高，发生心衰风险持续增加。而高血压危象常通过短时间内急剧增加左心室压力负荷和容量负荷引起急性心衰和急性肺水肿，快速降低血压可显著缓解心衰症状。本节主要讨论长期高血压导致慢性心衰的相关发病机制。

二、宏观上高血压主要通过左心室心肌肥大引发心衰

（一）左心室代偿性心肌肥大维持心排血量

长期增高的动脉血压导致心脏后负荷的加重，由此引起收缩期左心室室壁张力持续升高以及心脏泵血耗能显著上升，为维持心排血量和保证射血分数（EF）稳定，应下调心肌耗氧量和室壁张力，发生代偿性发生心肌肥大，心室壁增厚，心脏质量增加，心室腔容量正常，即向心性肥大（concentric hypertrophy）。随血压持续增加，肥大的心肌细胞血供不足，心肌纤维发生细胞坏死与凋亡，心肌收缩成分减少，心脏泵血能力明显减弱，心脏前负荷持续上升，左心室舒张末期容积增加，心室腔明显扩大，即离心性肥大（eccentric hypertrophy），心脏发生肌源性扩张，心功能由于心排血量以及射血分数下降，最终走向失代偿。

（二）心肌肥大引发心肌舒张功能障碍

1. 心肌肥大致心脏舒张期顺应性下降

机体持续高血压刺激心肌间质细胞增生以及纤维化，引发代偿性心肌肥大（心室重构），左心室僵硬度明显增加，最终导致舒张期顺应性下降；舒张期顺应性下降使心室舒张期充盈受限及心室舒张末期压力-容积曲线左移，从而导致舒张功能下降。

2. 肥大心肌血供不足

左心室心肌肥大时，营养心肌的毛细血管床不能与增粗的心肌细胞同步增生，毛细血管床相对不足，密度减低，超过营养的弥散距离，肥大心肌供血不足。此外，营养心肌的冠状动脉血管走行于顺应性下降的肥大心肌内，舒张期时心室舒张受限，冠状动脉充盈不足，心肌灌注缺乏。长期高血压常伴冠状动脉粥样硬化恶化肥大心肌供血不足，心肌发生坏死，加剧心室舒张功能不全。

3. 肥大心肌主动舒张能力下降

心室舒张是一个依赖 ATP 的主动耗能过程，肥大心肌供血不足，ATP 生成不足，心肌肌浆网与细胞膜上钙泵活性降低，Ca^{2+} 复位延迟致细胞内钙超载，肌球-肌动蛋白复合体解离障碍，心肌主动松弛能力下降。另外后期心室收缩能力下降，舒张期舒张势能储备减少，舒张能力下降。

（三）心肌肥大引发心室收缩功能障碍

心肌肥大晚期失代偿，进一步发生心室重构，供血不足致心肌细胞发生坏死与凋亡，发展为离心性肥大，心室腔扩大，心肌收缩成分降低，能量代谢障碍，心排血量下降，EF 下降。EF 下降激活交感-肾上腺髓质系统，使交感神经系统亢进。同时 EF 降低可激活肾素-血管紧张素-醛固酮系统（RAAS），二者兴奋性增高，以及后续细胞因子等释放，进一步促进心室重构，使心室发生代谢、结构以及功能方面改变，收缩功能持续恶化，走向心衰终末期。近来研究表明，高血压患者在早期 EF 正常情况下，反映收缩功能障碍指标，比如左心室中层缩短分数（mFS）、组织多普勒收缩值速度（sm）已明显降低，提示早期也存在收缩功能障碍。

（三）高血压与心脏局部舒缩活动不协同

一方面，长期高血压或伴其他代谢疾病，常导致血管内皮功能损伤，引发冠状动脉粥样硬化，进而引起心肌缺血、心肌梗死。另一方面，前文所述，高血压通过心肌肥大引起心肌供血不足，导致心肌梗死。心室不同部位心肌肥大、坏死、凋亡与新生共存，心肌细胞与非心肌细胞增殖、萎缩共存。这种不均质性改变常导致心脏局部舒缩活动不协同，引起心律失常，加剧心衰进程，严重时可导致心脏性猝死（sudden cardiac death，SCD）（见图 35-1）。

三、细胞水平上心室病理性重构是关键步骤

（一）心肌细胞重构

1. 心肌病理性肥大、坏死、凋亡与自噬

心肌在长期机械刺激下，导致病理性肥大，

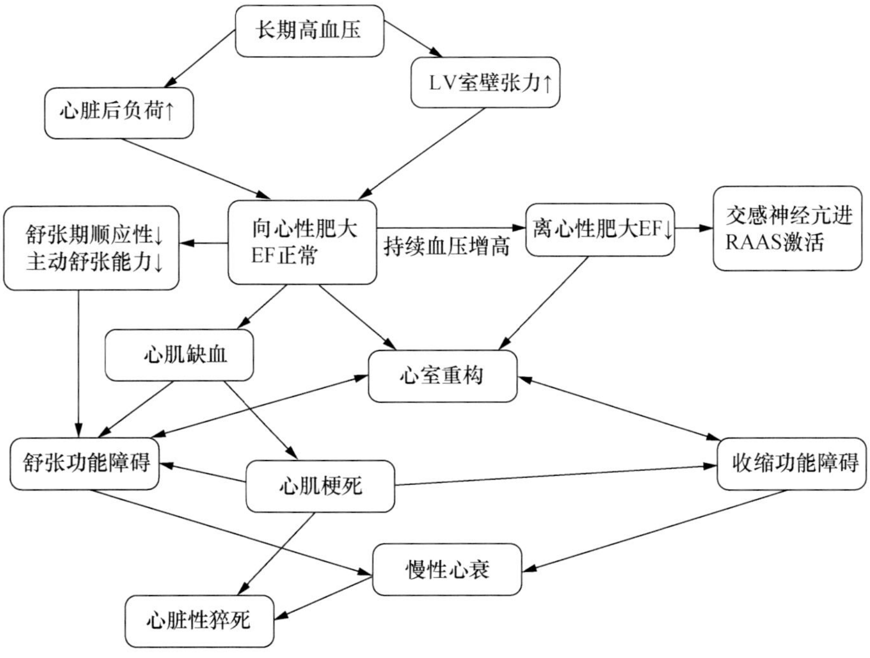

图 35-1 高血压导致心脏性猝死病理生理过程

早期向心性肥大时心肌肌节并联性增生，心肌细胞增粗、变长，细胞核增大深蓝，随疾病进展，心肌细胞肌节呈串联性增生，心肌纤维过度拉长，发生离心性肥大，收缩蛋白显著减少，收缩功能下降，其中胚胎基因α-骨架肌动蛋白和β-肌球蛋白重链表达是心肌肥大的基础，见图 35-2。

心肌细胞坏死常发生于心肌 ATP 供给不足时，此时细胞膜破坏，胞内具有募集炎症细胞释放 TNF-α、IL 等炎症因子进而引发炎症反应的内容物释放入胞外，促进心室重构。在疾病进展过程中，心肌细胞凋亡程序不断激活引起心肌数量持续减少，同时营养心肌微血管内皮的凋亡，加速局部缺血，恶化心室重构。

心肌细胞自噬也是一方面，高血压病发生早期，心肌短暂氧供不足激发心肌细胞自噬活性，抑制心肌肥大和保护心功能；但在疾病后期，自噬基因的过度表达促进心肌肥厚，恶化心室重构。研究表明，心肌自噬与自噬相关基因 Atg5、Atg7，及自噬基因 Beclinl 介导的 AMPK/mTOR 通路、Beclinl 依赖性通路有关[3-4]。

2. T 管重构与兴奋-收缩耦联障碍

在心肌肥大早期，收缩功能尚存时，发生心肌细胞 T 管结构改变，出现局部心肌 T 管解体损失和广泛性 T 管结构重组。T 管解体/损失直接导致心肌兴奋-收缩脱耦联，钙火花产生不同步，肌浆网 Ca^{2+} 内流减慢，引起局部钙释放失控，使收缩功能恶化，研究表明，T 管减少的严重性与左心室功能和 JP-2 蛋白丧失表达强烈相关[5]。

3. 线粒体重构与能量代谢障碍

在动物高血压模型中，心肌细胞线粒体质量和分布密度减低，肿胀，线粒体嵴重构，分解增多。线粒体重构使细胞呼吸氧化磷酸化水平下降，其中以心肌中脂肪酸氧化代谢障碍为主，导致 ATP 生成不足。伴随线粒体分解增多，释放细胞色素 C 入胞质，激活 caspase-8、caspase-9，引起心肌凋亡增多。另外线粒体重构时 ROS 的过度生成，使线粒体 DNA（mtDNA）突变频繁，正常 mtDNA 拷贝数减少，进一步恶化 ATP 生成，加速病程[6]。研究发现，一种辅酶 Q 衍生物 MitoQ 能阻碍线粒体过氧化，改善心功能，有望成为治疗新方向[7-8]。

心肌肥大时，心肌细胞表型发生转变，大鼠肥大心肌中 β-MHC 表达增加，而正常心肌以 α-MHC 表达为主，使活性较高的 V1 型 ATP 酶（由 α-MHC 肽链构成）向低活性 V3 型转变，人类中存在 cTnT-3 转变为 cTnT-4，导致 ATP 酶活性下降，引起收缩功能障碍。

4. 心肌干细胞：心肌细胞再生

既往医学表明心肌细胞无法自我更新。近几年研究表明，人类 20 岁时大约每年有 1%（75 岁时为 0.4%）心肌细胞自我更新，人一生中约 45%心肌被更新[9]。高血压导致心肌肥大时，储

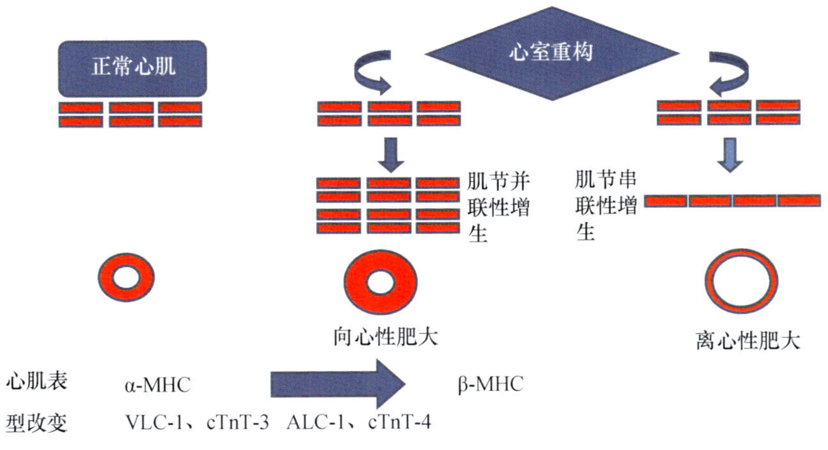

图 35-2　心肌重构示意图

存于微环境中处于未分化状态的心肌干细胞（CSCs）被激活，CSCs包括c-kit＋lin-干细胞、Sca-1＋lin-干细胞，Isl-1祖细胞、骨髓来源干细胞、心外膜祖细胞、间叶干细胞等[10-12]。CSCs合成释放一系列体液因子参与细胞分化、心室重构和新血管形成。有文献表明CSCs在SDF-1/CXCR轴介导下分化为心肌细胞，参与心肌损伤修复。高血压时心肌再生骨髓来源的干细胞具有重要作用，与GATA4表达有关[13-16]。另外心外膜祖细胞率先从心外膜层迁移到心肌层分化为新心肌细胞，是心肌再生的最早被动员细胞。最新研究指出骨髓干细胞自体移植可能是治疗高血压致心衰的有效疗法[17-18]。

2. 非心肌细胞重构

心脏长期压力和容量负荷刺激下，散布于心肌间质中成纤维细胞不断增生、分化为肌成纤维细胞，肌成纤维细胞大量合成并分泌Ⅰ型、Ⅲ型胶原与纤维连接蛋白TGFβ1等，早期以Ⅲ型胶原分泌为主，晚期以Ⅰ型胶原为主，其Ⅰ型胶原纤维较粗大，延展性差，Ⅰ/Ⅲ胶原比率上升，导致细胞外基质（ECM）合成与降解失衡，排列紊乱，晚期心肌细胞坏死/凋亡增多，最终纤维细胞代替有功能的心肌细胞导致心脏纤维化。炎症细胞也参与纤维化进程，坏死心肌释放的内容物招募单核细胞、巨噬细胞以及淋巴细胞等渗入病灶部位，释放TGF-β1、ICAM-1、MCP-1等细胞因子，促进纤维化。在小鼠高血压模型中，心肌肥大早期心肌细胞神经分布密度减少，神经纤维轴突长度变短[19]。冠状动脉系统小动脉血管平滑肌增殖肥大，血管内皮损伤，血管间质纤维增生，管腔变窄，微血管数减少，这种心脏局部环境心肌细胞与非心肌细胞的细胞种类、数目、形态、排列方式、生存状态（增生、坏死、凋亡、再生）的不均质性改变，以及相关神经-体液-细胞因子的相互作用，促进高血压-心肌肥大/心室重构-心衰/心律失常/心脏性猝死的转变。

四、分子水平上高血压心脏病受多因素影响

1. 交感神经系统（SNS）相关传导通路

心肌在长期机械及各种神经体液因子刺激下（尤其在EF下降时），激活交感神经-肾上腺髓质系统。一方面作用于心肌膜上α-肾上腺受体，活化Gq蛋白激活磷脂酶C（PLC），分解PIP2为IP3和DAG，激活IP3-Ca2＋和DAG-PKC信号通路；另一方面作用于心肌膜上β-肾上腺受体，活化Gs蛋白，通过活化腺苷酸环化酶（AC），使ATP水解为cAMP，激活cAMP-PKA信号通路。PKA磷酸化LTCC、RyR等，使胞内Ca^{2+}浓度上升，与钙调蛋白（CaM）形成Ca^{2+}/CaM复合体，活化钙调蛋白激酶Ⅱ（CaMKⅡ）与钙调神经磷酸酶（CaN）调控途径，分别通过诱导MEF-2与NFATC4、NFAT3等转录因子去磷酸化进入细胞核[20-21]，在miRNA-21、miRNA23、miRNA-133、miRNA-455等多种microRNA调节下，促进心肌肥大基因（如ANF、β-MHC、α-骨架肌动蛋白、SKA等）表达[22]。另外SNS也可诱导细胞因子TNF-α、IL-6等表达，促进心肌肥大和纤维化。

2. 肾素-血管紧张素-醛固酮系统（RAAS）相关传导通路

血管紧张素Ⅱ（AngⅡ）是RAAS激活中的关键环节。AngⅡ作用于AT1受体（属G蛋白偶联受体），激活Gq蛋白，通过PLC-PIP2-IP3-Ca^{2+}途径升高胞内Ca^{2+}，通过DAG-PKC途径激活MAPKs通路（包括ERK1/2、JNK、p38），而胞内Ca^{2+}升高信号，激活CaMKⅡ-HADC-MEF2途径与CaN/NFATs途径，导致心肌肥大和纤维化。胞外机械刺激信号也可直接或间接刺激AT1-R，通过Jak2/STAT3途径引起心肌细胞肥大。此外过负荷的AngⅡ可通过NF-κB途径下的TNF-α合成增多，引起心肌肥大[20-21]。

AngⅡ水平上升与心肌纤维化密切相关。AngⅡ可促进心肌成纤维细胞（CFs）和内皮细胞合成TGF-β1增多，其通过Smade或MARK

途径使结缔组织生长因子（CTGF）表达上调。二者的大量合成诱导基质金属蛋白酶（MMPs）与基质金属蛋白酶组织抑制因子（TIMPs）失衡，MMPs/TIMPs比值降低导致Ⅰ型/Ⅲ型胶原比值上升，促进心肌纤维化[23]。另外AngⅡ通过成纤维细胞生长因子（FGFs）中FGF-2与FGF-16表达失衡，比率下降，上调TGF-β1表达导致纤维化[24]。

研究表明，将AngⅡ降解的血管紧张素转化酶2（ACE2）也参与心室重构发生中。心肌可溶性血管紧张素转化酶2（sACE2）的缺乏将激活心肌NADPH氧化酶系统，导致有害的心室重构，加速收缩功能障碍。当心肌死亡时，心肌细胞中sACE2“流出”进入血浆，心肌细胞sACE2含量明显下降，血浆中升高，心肌组织AngⅡ代谢障碍，作用于AT1-R，促进心室重构。在正常心肌中，sACE2活性与NT-proBNP无关，而在CRT前后，sACE2活性与NT-proBNP水平相关。临床检测发现在HF-pEF高血压中，sACE2明显升高，sACE2有望成为新的心肌标志物[25]。

3. 氧化应激与活性氧簇（ROS）

在高血压发展过程中，血管紧张素Ⅱ、ET-1、醛固酮等神经体液因子与ROS相互作用。促进心肌纤维化。AngⅡ作用于AT-1受体，通过MAPK通路上调内源性NAD（P）H氧化酶活性，ROS合成释放增多，通过ROS敏感的AP-1、NF-κB等转录因子促进ECM合成及细胞增殖。ROS也可反向促进AngⅡ、醛固酮等效应。另外AngⅡ也可降低CuZn-SOD、Mn-SOD活性，心肌抗氧化能力下降促进心肌纤维化。有文献指出，NAD可通过沉默信号调节子（Sirt1）抑制TGF-β1表达，发挥抗氧化、抗纤维化作用[26]。

4. 热休克蛋白（HSP）

转录因子NF-κB是常见的热休克蛋白之一，NF-κB参与SNS及RAAS中对心肌肥大的应答。其抑制剂PS-519，可阻止由异丙肾上腺素诱导小鼠心肌肥大的进程。近来有文献表明，HSP70参与高血压致心衰病程中。心肌细胞受到胞外机械或神经介质信号刺激时，胞内HSP70可能通过脂筏、胞吐或凋亡方式释放出胞外，作为损伤相关模式分子（DAMPs）与心肌膜上TLR2结合，通过下游MyD88和P13-AKT信号通路，上调炎症反应，ROS大量合成，NF-κB活性增强并升高TNF-α表达。另外用抗体阻断胞外HSP70，心肌自噬溶酶体增多，细胞内自噬相关蛋白Beclin1、Ⅱ型LC3表达增多，自噬活性被加强，细胞老化反应抑制，改善心室重构。

5. 同型半胱氨酸（Hcy）

血浆中Hcy升高，通过自身氧化，使ROS产生增多，介入氧化应激，损伤血管内皮功能，诱导内皮细胞凋亡。参与脂质过氧化，抑制NOS活性，使NO合成下降，血管平滑肌细胞（VSMC）肥大，引起血管纤维化，导致血管重构，增加动脉硬化发生风险，恶化高血压。其中伴高Hcy血症的高血压称为“H”型高血压，发生各类心血管事件是单纯性个体的数倍，表明Hcy与高血压在导致心衰方面有协调效应。

6. S100A8/A9蛋白复合物

S100A8、S100A9为S100家族中钙结合蛋白，S100A8/A9是由S100A8（轻链）及S100A9（重链）所组成的大小为24KD的异源二聚体。有研究表明，S100A8/A9可降低心肌细胞Ca^{2+}流量，抑制CaN/NFATs通路，下调心肌肥厚基因ANP、β-MHC等表达，发挥抗心肌肥大作用。通过降低MMPs的活性，抑制成纤维细胞Ⅰ型胶原与Ⅲ型胶原的表达水平，抑制心肌纤维化，改善心室重构。另外，该研究还发现，短暂的机械刺激可诱导心肌产生”肥厚预适应”效应，肥厚刺激信号解除明显上调S100A8/A9水平，延缓高血压致心衰的病理生理过程[27]。

7. 钠尿肽（NPs）

在钠尿肽家族中，心房钠尿肽（ANP）与脑钠尿肽（BNP）对心血管系统有重要意义。心脏受到高负荷刺激时，Corin基因表达增加，心房与心室分泌ANP及BNP水平上升，作用于心肌细胞膜上钠尿肽受体（NPR），活化鸟甘酸环化酶（GC），通过cGMP-PKG通路抑制胞内Ca^{2+}流量，下调肥大基因表达。另外，ANP及BNP可通过阻断 TGF-β1 的信号传导，抑制心肌纤维化，改善心室重构。此外 ET-1、儿茶酚胺抑制素等神经介质分子在高血压引发心衰病程中发挥着重要作用（图 35-3）。

四、基因遗传水平

一些基因被证实与左心室心肌肥大相关。①在有轻度高血压的年轻男性中，Ang Ⅱ 的 2 型受体（AT-2 受体）基因（+1675 G/A）多态性与异常左心室构型相关[28]。②高血压病中，G 蛋白 β3 亚组（C825T）多态性和醛固酮合成酶基因上一个单核苷酸多态性（[CYP11B2] -344C/T）与异常心肌肥大有关[29-30]。③在一份报告中指出，在高血压患者中，骨保护素（OPG）基因 1181G>C 多态性与血浆 OPG 水平和心肌肥大风险紧密相关[31]。④ Bradykinin-2 受体基因多态性，尤其 9bp 受体基因缺失与经历锻炼的左心室重量增加有关[32]。⑤在 HyperGEN 研究中发现高血压病中，血管紧张素转化酶基因的插入/缺失（ACE I/D）多态性和血管紧张素原基因（AGT-20A-C）变异与美国白人心肌肥大相关[33]。

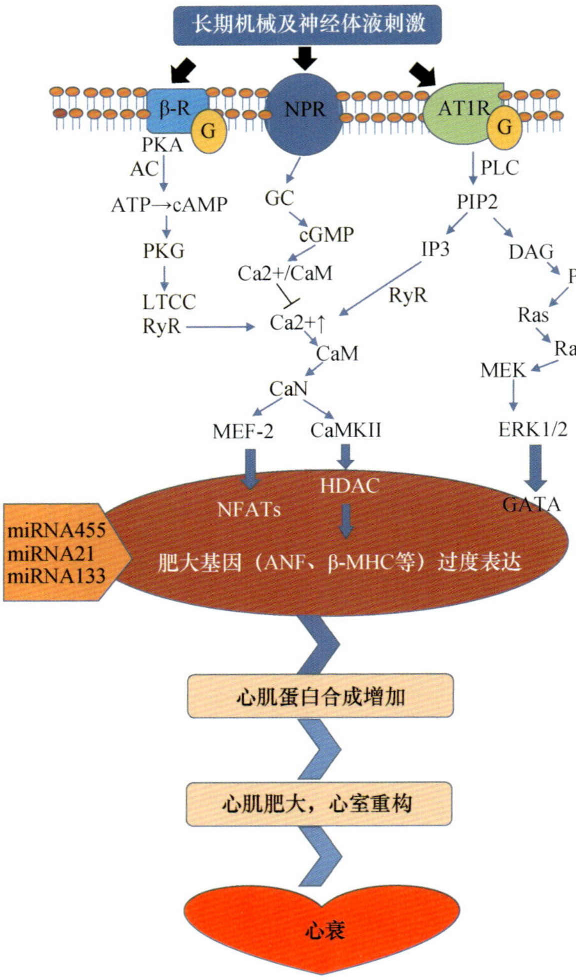

图 35-3 长期机械及体液刺激导致心衰示意图

第三节　临床特点

一、临床表现

心衰是一组复杂的临床综合征，其原因主要是由于心脏的结构或功能受损进而引起心房、心室的收缩或充盈能力受损[34]，临床上主要表现为以活动耐量受限为主的乏力和呼吸困难，及以液体潴留为主的水肿和肺淤血。高血压作为心衰的重要病因，已经得到了越来越多的关注。

根据概述，高血压性心衰临床上可分为四个类型：慢性射血分数下降性心衰、慢性射血分数保留性心衰、射血分数恢复性心衰、急性左心衰。

慢性射血分数下降性心衰：在长期高压下，左心室的心室重构不足以满足功能代偿，心肌纤维化，从而使左心室的射血分数下降，周围组织器官的灌注无法被逐渐降低的心排血量所满足，临床上可见乏力、口唇及指趾发绀等症状。

慢性射血分数保留性心衰：据相关研究证实，大约 20%～40%的心衰患者其左心室收缩功能正常（除外心脏瓣膜疾病），但存在不同程度的心室舒张功能受损[35]。高血压引起的左心室肥大早期为向心性肥大，因此心脏的舒张功能比收缩功能更早受累。此时，左心室腔大小无明显变化，射血分数保持正常，但左心室充盈压升高，表现为肺静脉淤血。此时，临床上多表现为咳嗽、咳痰。当病情持续进展，左心室的高压引起左心房后负荷增加，肺静脉淤血程度的加重又导致左心房前负荷增加，二者共同导致左心房肥大，由于心房的肌纤维较心室较细且对压力的变化更敏感，因此在高血压的影响下左心房更容易发生心肌纤维的变形从而导致左心房扩大，临床表现上呈现出心脏失代偿的表现，最典型的表现为呼吸困难，尤其是夜间阵发性呼吸困难及端坐呼吸，在体征上，主要表现为肺部湿啰音、抬举性心尖区搏动、心动过速、P2亢进、交替脉。

射血分数恢复性心衰：这类心衰是近年来提出的一种新的心衰类型，过去人们常将EF恢复作为射血分数下降性心衰经治疗后左心功能恢复的指标，但根据PHFS发表在权威杂志Circulation上的最新研究提示：尽管射血分数恢复性心衰在生物标志物及无事件生存率等方面较传统的射血分数下降性心衰及射血分数保留性心衰常有较好的表现，但并未降低发生心衰事件风险的概率，这表明射血分数的恢复并不代表心肌的完全恢复，这为今后在HF-REF的治疗效果的指标方面提供了参考[36]。

急性左心衰：高血压除了可引发慢性心衰外，也可导致急性心衰的发生，即因血压急剧升高引起高血压危象时，可诱发急性左心衰并发肺水肿。患者此时表现为烦躁不安，伴有恐惧感，重度呼吸困难，呼吸频率可达30～50次/分，咳粉红色泡沫痰，两肺满布湿性啰音和哮鸣音，常发生于夜间，表现为夜间阵发性呼吸困难。病情继续发展可导致心源性休克，表现为血压下降、外周组织的低灌注。此类患者多有心脏病史，在感染、手术、心律失常等诱因下，导致原本代偿的心功能失代偿，引起心衰。

高血压心脏病的分级分为4级：1级为亚临床的舒张功能障碍，并没有LVH，这类患者常没有症状，年龄多大于65岁，心脏彩超可发现异常的左心室松弛性和僵硬度。2级为LVH，根据心功能分级的不同可细分为ⅡA和ⅡB，ⅡA为心功能分级Ⅰ级，ⅡB为心功能分级Ⅱ级及以上。3级为HF-PEF，左心房压力增加从而导致心功能失代偿，临床症状体征主要表现为呼吸困难、肺水肿。4级为HF-REF，此时心脏收缩功能亦受到影响，表现为典型的心衰表现。

高血压性心脏病常见以下3种并发症：

（1）冠心病：高血压和左心室肥厚都是冠心病的高危因素。有研究表明在老年患者中左心室肥厚是冠心病的重要决定因素[37]，在年轻人中左心室质量独立关联冠状动脉钙化[38]。左心室肥厚不仅会加速冠状动脉斑块的形成，同时导致冠状动脉内膜容易受损，使得冠状动脉斑块形成或使已形成的斑块破裂，更容易导致心肌梗死的发生。此外，左心室肥厚不仅使原本稳定的冠状动脉疾病进展为渐进性动脉狭窄，同时也增加了急性冠状动脉斑块破裂的风险[39]。除了常见的心外膜冠状动脉疾病中的大血管缺血，微血管缺血是LVH的标志并导致心脏并发症。

（2）心律失常：高血压性心衰引起心律失常最常见的是室上性心律失常[40]，与老年、高血压、肥胖、糖尿病相关。舒张功能紊乱的严重程度[41]和左心房增大的程度[42]都与心律失常事件的发生率有关。房颤的发生机制可能与肌细胞肥大、间质纤维化、细胞改变结构和失去电生理学的功能、导致传导减慢和小折返的径路等有关[43-46]。

心脏性猝死：左心室肥厚的患者有着更高的室性早搏和室性心动过速发生率[47-49]，而最常见导致心脏性猝死的因素就是室性快速性心律失常[50-51]。不仅心律失常增加心脏性猝死的概率，而且高血压并发的冠状动脉病变及心功能不全也构成了猝死的重要原因。在弗莱明翰的研究中，左心室质量每增加50g就导致心脏性猝死的风险提高1.45倍[52]。虽然机制并不清楚，心脏性猝死可能与心内膜下缺血、间质纤维化、交感紧张、组织儿茶酚胺水平增加、复极化延迟（即延长QT间隔）、早后除极发生率增加、遗传性的通道疾病等有关[53-54]。

二、辅助检查

1．常规化验检查

高血压性心衰缺乏特异性生物学标志物，因此使用心衰和高血压的标准来判断患者的病情进展。

根据2013年ACCF/AHA《美国心力衰竭管理指南》中，表现为HF患者的初始评估应当包括全血细胞计数、血电解质（包括钙和镁）、空腹血脂谱、葡萄糖、尿液分析、血尿素氮、血肌酐、肝功能试验和促甲状腺激素。

血常规常见炎性指标升高或不同程度的贫血。尿常规和肾功能检查可见蛋白尿、尿糖、尿素氮升高、肌酐升高、肾小球滤过率降低。生化电解质检查常见低血钠、低血钾，少数患者可表现为高血钠。肝功能检查可见蛋白值下降，转氨酶升高。血脂中总胆固醇（TC）、甘油三酯（TG）、HDL-C、LDL-C都可见升高。甲状腺功能减退见于心衰晚期。高血糖见于心衰合并糖尿病。

2. 特异性生物学标志物

对于心衰患者而言，临床上最常用的就是BNP和NT-proBNP。作用于心房和心室壁的压力负荷决定了BNP的水平。因此，患者心功能不全程度越严重，其BNP和NT-proBNP水平增高越明显，这对我们的诊断和预后评估都提供了相当重要的信息[55]。BNP具有较高的个体生物学变异性，年龄和性别[56-59]、肾功能[60-64]、体质[65-67]、甲状腺功能[68-69]及贫血[70]都能对其产生影响。先前存在的心脏疾病，如心衰病史[71]、心律失常[72-74]和潜在的心衰病因[75]也可影响诊断的准确性。另外，近期心脏手术、舒张功能失常、右心室功能不全、二尖瓣回流以及其他心脏的结构和功能异常，都可以严重影响血BNP水平[86-79]。

临床上脑钠肽一般用于急性心衰的诊断，因为在慢性心衰中，患者病情相对稳定而且较轻，年龄、性别等因素对其的影响成为首要影响因素。当年龄＜50岁且NT-proBNP＞450pg/ml或者年龄＞50岁且NT-proBNP＞900pg/ml时，对于急性心衰的诊断能提供较高水平的灵敏度及特异度[80]。根据2012 ESC《急慢性心力衰竭诊治指南》，对急性起病或症状恶化的患者，当其NT-proBNP在300pg/ml以下时，可排除心衰诊断。另外，不同原因引起的心衰，其NT-proBNP并无明显的差异[81]。

有研究表明，对于高血压性心衰患者，NT-proBNP、转化生长因子β（TGF-β）、心肌营养素-1（CT-1）、半胱氨酸蛋白酶抑制物C（CysC）联合检测比单独检测NT-proBNP更加有效。血清TGF-β1可能是慢性组织转变的一个标志。CT-1诱发心肌细胞肥厚性增长和收缩功能障碍，其在高血压患者中升高明显，若伴随心肌收缩功能受损，其升高更为显著[82]。血清CysC是高血压患者LVH的一个独立标志物，并且不会受到性别、年龄、运动、饮食、身体质量指数、肌肉或血清肌酐的影响[83]。该研究指出CT-1＞152pg/ml，TGF-β＜7.7ng/ml，syndecan＞2.3ng/ml，CysC＞1mg/L和NGAL＞39.9ng/ml强烈提示心衰的发生[84]。

中性粒细胞与淋巴细胞比值（NLR）被研究证实在高血压合并心脏舒张功能障碍的患者中升高明显，且与舒张功能障碍的分级成正相关[85]。NLR下降的基本机制是一个温和的持续的炎症过程，而舒张功能不全也存在这种炎症过程[86]。NLR的影响因素包括代谢综合征、心脏瓣膜疾病、甲状腺功能异常、肾或肝功能障碍、局部或全身性感染和抗炎药物的摄入[87]。

有研究表明在心脏代偿到心脏失代偿的过程中XBP1是诱导血管生成的重要因素，并在早期心肌肥厚中维持正常的心脏功能。MicroRNA，如miR-214和miR-30*能通过抑制XBP1，协同调节心肌VEGF表达，从而抑制心肌肥厚恶变为心衰。因此，MicroRNA具有发展成为心衰生物标志物的可能[88]。

3. 心电图

心电图是一个方便快捷且具有很高实用性的方法。从心电图上可以找到心律失常、左心室肥厚等信息。对于左心室肥厚而言，心电图提供的信息尽管敏感性较低，但特异性高，并且对远期预后有较高的评价价值。

高血压性心衰在心电图上主要表现为左心室高电压、肥厚，也可出现ST-T的左心室劳损改变。总体来说，Ⅰ、aVL、V_5、V_6导联（即面向左心室的导联）出现高耸的R波，而V_1、V_2导联（即面向右心室的导联）则出现较深的S波。联合运用多种诊断标准可以有效地提高心电图的敏感性和特异性，具体见表35-1。

表 35-1 左心室肥厚心电图诊断标准（定义、敏感度、特异度）

心电图表现	诊断标准	敏感度	特异度
aVL 导联的 R 波	≥1.1mV	11	97
Sokolow-Lyon 电压			
V_1 导联的 S 波＋V_5/V_6 导联的 R 波	≥3.5mV	13	93
Cornell 电压			
V_3 导联的 S 波＋aVL 导联的 R 波	≥2.8mV（男性）	19	97
	≥2.0mV（女性）		
Romhilt-Estes 评分	总得分≥5 分	16	96
组成：			
1. 以下三条任意一条	3 分		
肢体导联的 R 波或 S 波 20			
V_1/V_2 导联的 S 波 30			
V_5/V_6 导联的 R 波 30	1 分		
2. 使用洋地黄的情况下，ST-T 的方向与 QRS 的主波相反	3 分		
不使用洋地黄的情况下，ST-T 的方向与 QRS 的主波相反	3 分		
3. V_1 导联表现出左心房增大	2 分		
4. 电轴左偏	1 分		
5. QRS 波群持续超过 0.09s	1 分		
6. V_5/V_6 导联的类本位曲折时间超过 0.05s			
Perugia 标准	以下标准满足 1 条以上	36	90
组成：			
1. V_3 导联的 S 波＋aVL 导联的 R 波	≥2.4mV（男性）		
	≥2.0mV（女性）		
2. 左心室应变（ST-T 的方向与 QRS 的主波相反）	现在		
3. Romhilt-Estes 评分	≥5 分		

4. 超声心动图

超声心动图可提供有关心室容量、心室收缩和舒张功能、室壁厚度和瓣膜功能的即时信息。因此，超声心动图在测量心室肥厚、扩张及其程度以及射血分数等方面为首选的方法。心脏彩超主要指标与 NYHA 心功能分级呈显著正相关[89]，因此能够准确诊断高血压性心衰患者，进而评估其心功能分级。

在心衰患者中，左心室射血分数（LVEF）减少，左心室舒张末期内径（LVDd）、左心房内径（LAD）增大，二尖瓣舒张早期血流频谱 E 峰与二尖瓣环舒张早期运动速度 Ea 峰的比值（E/Ea）增大。

高血压性心衰引起的心脏解剖上的变化可分为向心性重构、向心性肥厚和离心性肥厚。在超声心动图上可以检测和计算左心室相对厚度（RLVT）和左心室重量指数（LVMI），左心室重量指数相较于单纯测量左心室的中隔和后壁有更高的敏感性和特异性，其是通过超声心动图测量的，并根据体表面积换算[90]。这两个指标可以判断心脏解剖的改变，诊断标准如下，左心室肥厚：LVMI≥125g/m^2（男）或 120g/m^2（女）。向心性重构：LVMI 正常、RLVT≥0.45；向心性肥厚：LVH，RLVT≥0.45；离心性肥厚：LVH，RLVT＜0.45。LVMI 还可以对左心室肥厚进行危险分级[91]，具体见表 35-2。

表 35-2　左心室肥厚的危险分级

危险分级	男性的 LVMI（g/m^2）	女性的 LVMI（g/m^2）
轻度	103～116	89～100
中度	117～130	101～112
重度	≥131	≥113

注：LVMI 为左心室质量指数

根据 2012ESC《急慢性心力衰竭诊治指南》，在心衰患者中常用的左心室舒张功能不全超声心动图测量指标见表 35-3。

5. X 线胸片检查

X 线胸片对观察心脏、大血管及肺循环改变有优势。其对原发性高血压的分期、某些继发性高血压的病因诊断以及预后估计有较大帮助，而且可以为心衰提供诊断依据、协助判断心衰的程度及预后情况。高血压性心衰在 X 线上可表现为不同程度的肺淤血及间质性肺水肿，心脏左心室增大，主动脉迂曲、延长及扩张等。

表 35-3　心衰患者常用的左心室舒张功能不全超声心动图测量指标

测量指标	异常	临床意义
e	降低（＜8cm/s 间隔，＜10cm/s 侧壁，或＜9cm/s 平均）	左心室松弛延迟
E/e′	高（＞15）	左心室充盈压高
	低（＜8）	左心室充盈压正常
	中等（8～15）	灰色区（需其他参数）
二尖瓣流入 E/A	“限制性”（＞2）	左心室充盈压高、容量负荷过重
	“松弛受损”（＜1）	左心室松弛延迟、正常的左心室充盈压
	正常（1～2）	不能下结论（可能是“假性”）
Valsalva 动作时二尖瓣流入	“假性”到“松弛受损”的改变（E/A 比率≥0.5）	左心室充盈压高（经 Valsalva 显示）
（A_{pulm}-A_{mitral}）间期	＞30ms	左心室充盈压高

注：A_{pulm}-A_{mitral}＝肺静脉血流 A 波时限与二尖瓣血流 A 波时限之间的时间差异；E/A＝舒张早期到晚期二尖瓣流入波的比率；e′＝二尖瓣环舒张早期速率；E/e′＝二尖瓣流入 E 波与组织多普勒 e′波的比率

（1）心影大小的改变：X 线片上左心室功能决定了心脏大小，心衰患者其心脏较常人增大明显。高血压心衰常引起左心室肥厚，在 X 线上有两个表现类型，一种以左心室腔扩大为主，表现为左心室段延长，向左膨隆，心尖下移，心腰凹陷，相反搏动点上移。另一种以心肌肥厚为主，心尖部圆钝、上翘，前位胸片示左心室段向左膨隆。若病变累及右心，即左心衰引起右心衰，此时 X 线片可见全心扩大征象。

（2）肺部改变：心衰常引起肺动、静脉压增高，继而导致一系列肺部改变，例如肺瘀血、间质性和肺泡性肺水肿及胸腔积液等。肺淤血表现为肺纹理增多，边缘模糊，肺门影增大，上肺静脉扩张，肺野透明度减低。间质性肺水肿表现为不同部位的肺泡间隔水肿增厚形成小叶间隔线（Kerley A、B、C 线），胸膜下和（或）胸腔少量积液。肺泡性肺水肿典型表现为以两肺门为中心形成的“蝴蝶”状阴影，边缘模糊，可见空气支气管征。

三、诊断标准

高血压性心衰的诊断依据为原有高血压的证据和体循环或肺循环充血的表现。

血压的测量仍以诊室血压为依据，家庭血压监测（HBPM）和动态血压监测（ABPM）作为补充。2015 在加拿大高血压教育计划（CHEP）专家委员会发布“2015 年版高血压患者血压测量、诊断、风险、评估、预防和治疗建议”中，提出使用经过验证的电子（示波法）血压计测量上臂血压，准确度优于听诊法测量的诊室血压。具体的诊断标准见表 35-4。

表 35-4　高血压标准

测量方法	收缩血压（mmHg）	舒张血压（mmHg）
诊室血压	≥140	≥90
动态血压		
白昼	≥135	≥85
夜间	≥120	≥70
24 小时	≥130	≥80
家庭自测血压	≥135	≥85

诊室血压的测量需患者安静休息至少 3min，至少量 2 次血压，间隔 1～2min，若差异不大取平均值，若差异大于 5mmHg，则再次测量，取 3 次读数的平均值。

高血压应依据血压水平分类，诊室血压的分级与之前的指南并无明显不同，见表 35-5。

若患者满足高血压的诊断标准，临床上出现休息或活动时呼吸困难、劳累，在肺部可闻及湿啰音，辅助检查中可见脑钠肽升高、胸片或超声心动图可见心脏扩大、功能异常，即可满足高血压性心衰的诊断。

表 35-5　诊室血压的定义和分类

分类	收缩压（mmHg）	舒张压（mmHg）
正常血压	＜120	＜80
正常高值	120～139	80～89
1 级高血压	140～159	90～99
2 级高血压	160～179	100～109
3 级高血压	≥180	≥110
单纯收缩期高血压	≥140	＜90

第四节　高血压合并心力衰竭的治疗

心衰是目前临床上高血压最常见的并发症之一，相关研究发现高血压会增加心衰的发病率 2～3 倍以上，且心衰患者有一半以上现存高血压或既往有高血压的病史。故临床上无论高血压是心衰的病因，或心衰是由其他原因引起而高血压只是心衰患者的并存疾病，两者均需积极的处理。

一、急性心衰合并高血压

其临床特点是血压高，心衰发展迅速，主要是 HF-PEF。临床上大约 30％的急性收缩性心衰患者收缩压＞140mmHg，50％以上舒张性心衰患者收缩压＞140mmHg，可见急性心衰时血压升高是常见的现象。

急性心衰合并高血压患者通常包括以下两种情况：

（1）患者既往长期患有高血压，由高血压本身引起的急性心衰。欧洲心衰调查Ⅱ（EHFS Ⅱ）提示高血压是导致急性心衰发作的最常见病因之一，临床上大部分高血压患者发生急性心衰，其主要原因是血压在短时间内急剧升高，从而引起高血压危象造成的急性心衰，故临床上治疗的首要目标是快速降低血压，改善临床症状和稳定患者血流动力学状态，但应严格把握降压速度。

（2）患者既往无明显高血压，由其他原因所致出现急性心衰从而引起的血压突然升高。但是对于既往无高血压的心衰患者，高血压对心衰整体治疗的预后作用存在着争议。ATLAS 研究显示，急性心衰患者中，血压较高者预后较好。

（一）一般治疗

（1）患者尽量取坐位或半卧位，同时两腿下垂。

（2）紧急给予高流量吸氧。

（二）药物治疗

1. 急性处理

（1）镇静剂：吗啡，临床上通常给予吗啡 2.5～5.0mg 静脉缓慢注射，若患者伴有明显 CO_2 潴留，则应谨慎应用，因为吗啡会抑制呼吸从而进一步加重 CO_2 潴留；当然也不适合大剂量应用吗啡，因其可促使体内内源性组胺释放，使外周血管扩张导致血压下降。临床上伴有明显和持续低血压、休克、意识障碍、COPD 等患者禁用。

（2）支气管解痉剂：通常将 0.125～0.25g 氨茶碱用葡萄糖水稀释后，缓慢静脉推注，若效果不佳可在 4～6h 后重复一次。亦可应用二羟丙茶碱 0.25～0.5g 静脉滴注，速度为 25～50mg/h。支气管解痉剂不宜用于冠心病患者（如急性心梗或者不稳定型心绞痛所致的急性心衰患者），亦不宜用于心律失常患者。

（3）血管扩张剂：急性心衰合并血压升高时推荐一线药物是硝酸甘油，但应避免用于收缩压＜110mmHg 的患者。应用血管扩张剂时应避免收缩压过度降低，因为在急性心衰患者中，低血压往往会导致更高的死亡率。血管扩张剂不宜用于二尖瓣狭窄或主动脉瓣狭窄的患者。临床上硝酸甘油通常采用持续静脉点滴，具体滴速应根据患者血压进行调整。硝普钠同样也是急性心衰合并高血压患者常用的药物，由于具有强效降压作用，应用过程中要密切监测血压，根据血压调整合适的维持剂量。在逐渐减量的同时，适当服用口服血管扩张剂，避免出现反跳现象。

萘西立肽：即重组人 BNP，临床上主要作用是扩张血管（包括静脉和动脉），从而降低心脏前、后负荷，因此萘西立肽宜归为血管扩张剂。但实际上萘西立肽并非单纯的血管扩张剂，除了扩张血管以外，还有促进利尿及抑制 RAAS 和交感神经系统的作用，但该药并不会改善急性心衰患者的预后（表 35-6）。

表 35-6 静脉内用于治疗急性心衰的血管扩张剂

血管扩张剂	剂量	主要副作用	其他
硝酸甘油	开始 10～20μg/min，增加到 200μg/min	低血压、头痛	连续使用可耐药
硝酸异山梨酯	开始 1mg/h，增加到 10mg/h	低血压、头痛	连续使用可耐药
硝普钠	开始 0.3μg/(kg·min)，增加到 5μg/(kg·min)	低血压、异氰酸盐中毒	对光过敏
奈西立肽	静推 2μg/kg＋0.01μg/(kg·min) 输注	低血压	

急性期降压目标：

短时间内过快或者过度降压容易导致患者的组织灌注压降低。临床上一般在开始降压的 1h 以内，平均动脉压降幅不能超过治疗前的 25%；在 2～6h 内，可将患者血压下降至安全的水平，通常为 160/100mmHg；如果患者一般情况稳定，可在 24～48h 逐步将患者血压降至正常水平。药物使用上优先考虑静脉用药，当患者血压达到靶目标血压，可在静脉用药减量的同时给予适当的口服降压药。

2. 稳定后的治疗

对于高血压合并急性心衰的患者，ACEI/ARB、β受体阻滞剂等药物，在病情稳定后，均应尽快启动这种治疗（处理方案与慢性心衰相同，见下文）。

3. 高血压危象

高血压危象是指患者血压在短时间内（通常为数小时或数天内）急剧升高，有危及生命的危险。临床上高血压危象包括：高血压急症以及高血压亚急症。高血压急症指短期内患者血压明显升高＞180/120mmHg，伴有靶器官损害，会危及生命，需要尽早进行药物治疗。

高血压亚急症指血压显著升高，但不伴靶器官损害。两者之间的区别在于是否合并靶器官损害。

（1）治疗原则：尽快降低血压，保护靶器官，积极治疗并发症。

（2）基本治疗药物：临床上高血压危象一般选择静脉降压药物，如：硝普钠、硝酸甘油。

（3）注意事项

1）降压速度：高血压危象患者降压速度不能太快，避免引起重要脏器组织灌注不足。通常 1h 内平均动脉压下降不超过治疗前 25%，在 2～6h 内血压可逐渐降至 160/100mmHg。若患者此时血压水平稳定、临床一般情况可，则可以在 24～48h 内缓慢降低血压从而至正常水平。但临床诊断上如果明确是主动脉夹层患者，应尽快将收缩压降至 100mmHg 左右。

2）高血压危象患者往往伴有其他器官受损，应注意靶器官功能的恢复与检测，积极评估患者预后疗效。

二、高血压并发射血分数降低性心力衰竭（HF-REF）

（一）一般治疗

适用于所有高血压合并 HF-REF 患者。

1. 去除诱因

对于临床上所有心衰患者，感染（特别是呼吸道感染）、心律失常、肺梗死、肾功能受损、过度摄入盐、电解质紊乱和酸碱失衡、贫血以及应用损害心肌的药物等均会导致患者心衰的恶化，故应及时的预防和处理。

2. 严格控制患者出入量

对于高血压合并 HF-REF 患者，应严格限制饮水量和静脉输液速度，密切检测体重变化。体重过快的上升通常较临床体液潴留症状和体征出现更早。患者在短期内出现体重明显增加，考虑已有水钠潴留，应及时加用利尿剂。

3. 调整生活方式：

（1）减轻体重：对于所有高血压患者，应尽可能将体重指数（BMI）控制在＜24kg/m²。

（2）减少钠盐摄入：高血压并发 HF-REF 患者水钠潴留，血容量增多，故应减少钠盐的摄入。

（3）减少脂肪摄入：对于高血压合并 HF-REF 患者，宜低脂饮食，严重心衰伴明显消瘦（心脏恶病质）者，应给予营养支持。

（4）戒烟及控制酒精摄入：吸烟和酗酒都会增加心血管疾病事件发生率。

（5）休息和活动：对于高血压合并 HF-REF 急性期或病情不稳定者应限制活动，卧床休息，以降低心脏负荷，有利于心功能恢复。当患者病情稳定后，适当的运动有利于减轻体重和改善胰岛素抵抗，提高患者心血管调节适应能力。对于 NYHA Ⅱ～Ⅲ级患者可在康复专业人员指导下进行运动训练。

（二）药物治疗

不同阶段的心衰合并高血压的药物治疗：

1. A 阶段（具有明确的心衰危险因素，但没有心脏结构改变）

临床上单纯高血压属于心衰 A 阶段，对于伴有动脉粥样硬化（冠心病）、糖尿病或肾功能不全等患者，临床上首选血管紧张素转化酶抑制剂（ACEI）或血管紧张素Ⅱ受体拮抗剂（ARB）。

2. B 阶段（有结构性心脏病，但没有心衰症状和体征，NYHA 心功能Ⅰ级）

高血压伴左心室功能障碍患者，但是没有心衰症状和体征，应属于心衰发展 B 阶段，该阶段治疗重点是阻止或延缓心肌重构，防止心肌进一步损害。对于既往有心梗病史或有左心室射血分数低下的患者，推荐使用血管紧张素转化酶抑制剂（ACEI）、血管紧张素Ⅱ受体拮抗剂（ARB）和 β 受体阻滞剂。

3. C、D 阶段（已出现心衰症状的高血压患者，NYHA 心功能Ⅱ～Ⅳ级）

临床上推荐的的各类治疗药物如下：

（1）ACEI 和 ARB：ACEI 和 ARB 是目前临床上高血压治疗的两大类重要药物，在心衰患者中可以减轻室壁张力、减轻心肌细胞的肥大和纤维化，并可降低患者交感神经张力。

1）ACEI：ACEI 是心衰治疗的基石，普遍被认为是降低心衰患者病死率的第一类药物。由于 ACEI 对 LV 重构有适度影响，常常可使 EF 根本改善，所有 EF 下降的心衰患者必须且终身使用，除非有禁忌证或不能耐受。ACEI 可减轻患者心脏后负荷，抑制 RAAS 激活，是目前高血压合并心衰时的首选药物。

禁忌证：严重肾功能不全、妊娠期妇女及有严重不良反应者禁用。以下情况慎用：双侧肾动脉狭窄，血肌酐＞3mg/dl，血钾＞5.5mmol/L，伴症状性低血压，左心室流出道梗阻（如梗阻性肥厚型心肌病）等。

制剂和剂量：参见表 35-7。

表 35-7　常用的 ACEI 及其剂量

药物	起始剂量	目标剂量
卡托普利	6.25mg，3 次/日	50mg，3 次/日
依那普利	2.5mg，2 次/日	10mg，2 次/日
福辛普利	5mg，1 次/日	20～30mg，1 次/日
赖诺普利	5mg，1 次/日	20～30mg，1 次/日
培哚普利	2mg，1 次/日	4～8mg，1 次/日
雷米普利	2.5mg，1 次/日	10mg，1 次/日
贝那普利	2.5mg，1 次/日	10～20mg，1 次/日

使用原则：应由小剂量逐渐增加，直至达到目标剂量，通常隔 1～2 周剂量增加一倍。调整理想合

适的剂量后应长期甚至终身使用，避免突然撤药。应用过程中密切监测患者血压、电解质和肾功能，若患者肌酐增高>30%，应适当减量甚至停用。

2）ARB：是目前临床上推荐使用的一类抗高血压药，其可逆转心室重构，明显改善心功能。ARB推荐用于不能耐受ACEI的患者，亦可应用于已使用ACEI、β受体阻滞剂及利尿剂等药物，但治疗效果不明显，又不能耐受醛固酮受体拮抗剂的心衰患者。

目前，临床上相关实验提示ACEI和ARB联合应用可以减少心衰患者因心衰恶化的住院率，但meta分析显示ACEI和ARB联合应用会显著增加肾功能不全、高钾血症和症状性低血压等不良反应发生率，因此常规不推荐该联合方案。

制剂和剂量：参见表35-8。

表35-8　常用的ARB及其剂量

血管紧张素受体拮抗剂	起始剂量	最大剂量
坎地沙坦	4～8mg，1次/日	32mg，1次/日
氯沙坦	25～50mg，1次/日	50～150mg，1次/日
缬沙坦	25～40mg，2次/日	160mg，2次/日

应用方法：小剂量起用，逐步将剂量增至目标推荐剂量或可耐受的最大剂量（见35-8）。

3）β受体阻滞剂：是通过抑制过度的神经激素和RAAS的激活、拮抗交感神经系统的过度激活从而达到降低血压的作用，且β受体阻滞剂还能降低患者交感神经张力、预防儿茶酚胺的心脏毒性作用，保护其心血管系统。关于心功能不全的比索洛尔治疗研究Ⅱ（CIBIS-Ⅱ），美托洛尔CR/XL应用于心衰的随机干预试验（MERIT-HF）和卡维地洛对累积生存率影响的随机、前瞻性研究（COPERNICUS）显示比索洛尔、美托洛尔（缓释）及卡维地洛会使HF-REF患者的病死率相对危险率分别下降34%、34%和35%，且提高心衰患者的总体生存率和无事件生存率。

禁忌证：β受体阻滞剂不宜用于糖代谢异常者、肥胖者、慢性阻塞性肺疾病以及间歇性跛行严重的患者。禁用于已合并支气管哮喘、二度及以上房室传导阻滞、严重心律失常的患者。

制剂和剂量：参见表35-9。

表35-9　临床上常用的β受体阻滞剂及其剂量

β受体阻滞剂	起始剂量	最大剂量
比索洛尔	1.25mg，1次/日	10mg，1次/日
卡维地洛	3.125～6.250mg，2次/日	25mg，2次/日
		50mg，2次/日（体重超过85kg）
琥珀酸美托洛尔缓释片	12.5～25mg，1次/日	200mg，1次/日

应用方法：使用β受体阻滞剂治疗起始剂量宜小，一般为目标剂量的1/8（表35-9），每隔2～4周剂量递增1次，滴定的剂量及过程需个体化。患者靶剂量一般根据心率调整。

4）利尿剂：对于心衰合并高血压患者，利尿剂是唯一一种能控制和有效减轻患者体液潴留的药物。对于普通高血压人群，利尿剂降压效果好，可显著降低患者心血管事件的发生率和死亡率。在高血压并发心衰的患者中，利尿剂可以减轻心脏的前负荷和肺淤血，减轻心衰患者的症状，并保证ACEI、β受体阻滞剂的疗效及减少其不良反应。

制剂的选择：目前，国内外相关指南均推荐噻嗪类利尿剂作为高血压并发心衰患者首选治疗药物，如氢氯噻嗪，尤其对于有轻微液体潴留且肾功能正常的患者。在有明显液体潴留及肾功能不全的患者中，袢利尿剂如呋塞米或托拉塞米为首选降压药物之一。制剂和剂量：见表35-10。

应用方法：从小剂量开始逐渐加量，直至达到靶剂量，一般每隔1～2周剂量增加一倍。滴定剂量及过程需个体化，口服或静脉注射，根据容量状态/体重，剂量可能需要调整，过量可引起肾损害或耳毒性。当调整到患者合适靶剂量时，通常建议长期甚至终身维持使用，避免突然撤药。应用过程应密切监测血压、电解质和肾功能，如果肌酐增高>30%，应减量甚至停用。如果排钾利尿剂与ACEI和MRA（或ARB）联用，通常不需要补钾。除了ACEI（ARB）与MRA联用外，如果给予保钾利尿

表 35-10　高血压合并心衰患者的常用利尿剂种类及剂量

药物	初始日剂量	每天最大用量	作用时间
袢利尿剂			
布美他尼	0.5～1.0mg，1次/日或2次/日	10mg	4～6h
呋塞米	20～40mg，1次/日或2次/日	600mg	6～8h
托拉塞米	10～20mg，1次/日	200mg	12～16h
噻嗪类利尿剂			
氢氯噻嗪	12.5～25.0mg，1次/日或2次/日	100mg	6～12h
美托拉宗	2.5mg，1次/日或2次/日	20mg	12～24h
保钾利尿剂			
阿米洛利	5mg，1次/日	20mg	24h
氨苯蝶啶	25～75mg，1次/日	200mg	7～9h
螺内酯	12.5～25.0mg，1次/日	50mg	1～3h

剂或补钾，可能发生严重的高钾血症。不推荐ACEI、MRA和ARB三类药物全用。

5）醛固酮受体拮抗剂：对于长期使用ACEI或ARB的患者，醛固酮最初出现降低，随后即出现“逃逸现象”，会使心衰进一步恶化，因此，临床上往往加用醛同酮受体拮抗剂，从而抑制醛固酮的有害作用。依普利酮对于轻度心衰患者住院和生存影响研究（EMPHASIS-HF）观察左心室射血分数≤35%、纽约心脏协会心功能Ⅱ级的患者在心衰标准治疗基础上加用依普酮（最大剂量50mg/d）的疗效，该实验结果表明，依普利酮可显著降低HF-REF患者的病死率和住院率，并降低患者收缩压。

常见制剂及剂量：见表35-11。

表 35-11　常见醛固酮受体拮抗剂及剂量

常见醛固酮受体拮抗剂	起始剂量	最大剂量
依普利酮	12.5～25mg，1次/日	25～50mg，1次/日
螺内酯	12.5～25mg，1次/日	25～50mg，1次/日

使用方法：应从小剂量开始逐渐增加，特别是螺内酯不推荐初始使用大剂量。大部分醛固酮受体拮抗剂都会引起高钾血症以及肾功能不全。故依普利酮和螺内酯适用于肾功能正常和血钾浓度正常的患者；应用过程中同样需要密切监测患者肾功能和血电解质情况。

5）钙通道阻滞剂：CCB是临床常用的抗高血压治疗药物，降压疗效显著且有广泛的联合降压潜能的优点。但对于高血压合并HF-REF患者，只有氯地平和非洛地平是普遍认为不恶化其心衰的CCB药物，也是目前部分指南认可的可以用于心衰患者的CCB。但CCB无法改善心衰患者的生存，因此，CCB通常仅用于其他药物使用后高血压仍无法改善的患者。故目前国内外指南均不推荐钙通道阻滞剂作为高血压合并心衰（HE-REF）的常规治疗。

（三）非药物治疗

目前，对于高血压合并心衰患者的非药物治疗主要是针对心衰患者的临床症状及其并发症的处理。主要有以下几种：

1. 机械通气

指征为心衰患者突发呼吸心搏骤停而需要进行的心肺复苏以及合并Ⅰ型或Ⅱ型呼吸衰竭。

有下列2种方式：

（1）呼吸机辅助通气（无创）：可分为持续气道正压通气和双相间歇气道正压通气两种。临床上常用于临床药物治疗后仍无法改善肺水肿合并呼吸衰竭症状的患者，但通常不建议用于收缩过低的患者。

（2）气道插管和人工机械通气：临床上通常用于经常规治疗仍不能改善的呼吸衰竭患者以及行心肺复苏时，特别对于有明显酸中毒并影响到精神状态的心衰合并高血压患者。

然而，最近一项大型RCT显示，无创通气与标准治疗包括硝酸酯（90%的患者）和鸦片制剂（51%的患者）相比，并未降低死亡率和气管内插管率。对肺水肿和严重呼吸窘迫或用药物治疗不能改善的患者，无创呼吸可用作辅助治疗以缓解症状。气道插管和人工机械通气禁止用于低血压和伴有呕吐症状的患者。

2. 主动脉内球囊反搏（IABP）

IABP 被认为可有效改善患者的心肌灌注，同时会降低其心肌耗氧量和提高心排血量。

适应证：①急性心肌梗死或心肌缺血合并心源性休克，经药物治疗后效果不佳；②急性心肌炎或心肌缺血伴有严重肺水肿；③伴有血流动力学障碍的严重冠心病（如急性心肌梗死伴机械并发症）；④作为左心室辅助装置（LVAD）或心脏移植前的过渡治疗。对其他原因的心源性休克，IABP 是否有益尚无良好的证据。

3. 植入式心脏复律除颤器（ICD）

对于仅有轻度症状的心衰患者，可能由于缺乏足够重视，有超过一半的突然死亡和意外事件发生，故对于心衰患者预防猝死是一个重要的目标。特殊的抗心律失常药不能降低这种风险（甚至可能增高风险）。对于这些患者，包括 HF-REF 及 HF-PEF 均可推荐应用 ICD，目的是提高生存率。因此，ICD 对于降低室性心律失常的死亡起着重要的作用。

4. 心脏再同步化治疗（CRT）

具有良好的功能状态、预期可生存 1 年以上的患者，如果他们为窦性心律、LVEF 很低（≤30%）、QRS 时限显著延长（≥150ms）和 ECG 显示左束支传导阻滞图形，无论其症状的严重程度如何，都应该接受 CRT。对窦性心律，尽管用了优化的药物治疗，NYHA 心功能Ⅱ级且射血分数持续降低的患者，推荐用心脏再同步化治疗（CRT）。

心衰患者的 CRT/ICD 治疗详见，第十六章十七章。

5. 心脏移植

对于高血压合并终末期心衰患者，心脏移植是一种可接受的治疗。临床上通常认为只要应用适当的选择标准，心脏移植与常规治疗相比，可显著提高患者的生存率、运动能力、生活质量，并恢复工作。

对于终末期心衰患者，心脏移植仍然是治疗金标准，具有良好的长期生存率。心脏移植的适应证和禁忌证总结于表 35-12。

表 35-12　心脏移植：适应证和禁忌证

项目	内容
适应证	终末期心衰患者、临床治疗效果及预后差、目前无其他有效替代治疗
	有积极性、见多识广、情绪稳定
	能遵守移植术后所需的强化治疗
禁忌证	活动性感染
	严重的外周动脉或脑血管疾病
	既往 5 年已治疗的癌症
	近期有饮酒或药物滥用
	消化性溃疡为痊愈
	既往出现血栓栓塞
	严重肾衰竭（如肌酐清除率＜50ml/min）
	肝功能严重受损
	有多器官受累的系统性疾病
	情绪不稳定或未治疗的精神疾病
	有其他预后差的严重合并症
	高而固定的肺血管阻力（＞4～5Wood 单位和跨肺压梯度＞15mmHg）

三、高血压并发射血分数保留的心衰（HF-PEF）

目前在临床上，高血压合并 HF-PEF 患者主要治疗方案为药物治疗，非药物治疗基本同高血压合并 HF-REF（详见上文）。

（一）药物治疗

国内外目前都还没有任何药物治疗可显著降低 HF-PEF 患者的发病率以及死亡率。

1. ACEI、ARB 和 β 受体阻滞剂

ACEI、ARB 和 β 受体阻滞剂已证明可以减轻和逆转心肌肥厚，因而在目前大部分指南中被经验性地推荐用于 HF-PEF 伴高血压的治疗，但和收缩性心衰不同，目前同样没有证据表明它们可以降低 HFP-EF 患者的病残率和死亡率。

2. 利尿剂

利尿剂像治疗 HF-REF 一样，被用于控制水钠潴留，消除液体潴留和水肿对于高血压并发射血分数保留的心衰患者十分重要，可缓解肺淤血，改善心功能。但是不宜过度利尿，以避免前负荷

过度降低而导致的低血压。

3. CCB

不同于高血压并发 HF-REF 的治疗，CCB 在目前高血压并发 HF-PEF 的治疗中受指南推荐。两项很小（每项＜30 例）的研究显示，限制心率的钙通道阻滞剂（CCB）维拉帕米可改善高血压并发 HF-PEF 患者的运动能力和症状。限制心率的 CCB 对房颤患者心室率控制可能也是有用的，特别是伴有房颤快速心室率的患者，美国心衰协会高度推荐非二氢吡啶类 CCB——地尔硫䓬和维拉帕米在患者不能耐受 β 受体阻滞剂时应用。氨氯地平在伴有心绞痛的患者中也有独到的优势。

4. 醛固酮受体拮抗剂

醛固酮受体拮抗剂被证实可改善心梗后及 HF-REF 患者生存率，但对 HF-PEF 的研究尚在探索中。对于高血压合并 HF-PEF 患者，醛固酮受体拮抗剂可以降低血压，减少心肌纤维化，目前研究发现醛固酮受体拮抗剂可以对 HF-PEF 发挥有益的作用。

TOPCAT 是第一项评估螺内酯对 HF-PEF 临床效果的随机双盲试验，纳入 6 个国家 270 个中心的 3445 例患者，TOPCAT 研究为目前一组国际多中心、随机、双盲、安慰剂对照临床研究，入选 3445 例 HF-PEF 患者，并将其随机分为螺内酯组（15mg/d 递增至 30～45mg/d）或安慰剂组。平均随访 3.3 年。

对于 TOPCAT 试验，在 AHA 会议上（2013 年），该试验相关研究人员总结了其研究结果：试验中螺内酯组和对照组的主要复合终点（心血管死亡、心搏骤停复苏或因心衰住院）发生率并无差异（18.6% *vs.* 20.4%，HR＝0.89），但螺内酯组的其中次级终点之一——因心衰住院率显著降低（12% *vs.* 14.2%，P＝0.042）。肾功能不全、高血钾等不良反应及其他因素导致较多患者退出了试验组，可考虑延长试验以进一步观察临床效果；螺内酯在高危患者中显示了优势。

四、高血压并发 EF 恢复型 HF

EF 恢复型心衰（HF-recovered）：

佩恩心衰研究（PHFS）是一项来自三甲医院的对 1821 名慢性心衰患者关于 EF 恢复型心衰（HF-recovered）临床描述、测定生物标志物及展示成果的前瞻性队列研究，患者被按照基于超声心动图下 EF 不同分成三个组：①慢性收缩性心衰（HF-REF）：患者 EF 始终＜50%；②收缩功能正常的心衰（HF-PEF）：患者 EF 始终≥50%；③ EF 恢复型心衰（HF-recovered）：患者在 PHFS 注册研究时≥50%，但曾经 EF＜50%。

研究数据表明参与者中 HF-recovered 患者不同于传统的 HF-REF 及 HF-PEF 患者，其代表不同生化特征表现和自然史的心衰患者。对于 HF-recovered 患者的进一步了解还有待于更深一步的病理生理研究。

故目前对于高血压并发 HF-recoverd 型心衰患者，治疗上可经验性参考 HF-REF 及 HF-PEF 患者的治疗方案。

（郭延松　陈新敲　黄奇　杨清勇　林茂强）

参考文献

[1] Punnoose LR, Givertz MM, Lewis EF, et al. Heart failure with recovered ejection fraction: a distinct clinical entity. J Card Fail, 2011, 17 (7): 527-532.

[2] Basuray A, French B, Ky B, et al. Heart failure with recovered ejection fraction: clinical description, biomarkers, and outcomes. Circulation, 2014, 129 (23): 2380-2387.

[3] Lavandero S, Troncoso R, Rothermel B A, et al. Cardiovascular autophagy: concepts, controversies, and perspectives. Autophagy, 2013, 9 (10): 1455-1466.

[4] Torisu T, Torisu K, Lee I H, et al. Autophagy regulates endothelial cell processing, maturation and secretion of von Willebrand factor. Nature medicine, 2013, 19 (10): 1281-1287.

[5] Wei S, Guo A, Chen B, et al. T-tubule remodeling during transition from hypertrophy to heart failure.

Circulation research，2010，107（4）：520-531.
[6] Rosca M G，Tandler B，Hoppel C L. Mitochondria in cardiac hypertrophy and heart failure. Journal of molecular and cellular cardiology，2013，55：31-41.
[7] Graham D，Huynh N N，Hamilton C A，et al. Mitochondria-targeted antioxidant MitoQ10 improves endothelial function and attenuates cardiac hypertrophy. Hypertension，2009，54（2）：322-328.
[8] McLachlan J，Beattie E，Murphy M P，et al. Combined therapeutic benefit of mitochondria-targeted antioxidant，MitoQ10，and angiotensin receptor blocker，losartan，on cardiovascular function. Journal of hypertension，2014，32（3）：555-564.
[9] Bergmann O，Bhardwaj R D，Bernard S，et al. Evidence for cardiomyocyte renewal in humans. Science，2009，324（5923）：98-102.
[10] Leite C F，Lopes C S，Alves A C，et al. Endogenous resident c-Kit cardiac stem cells increase in mice with an exercise-induced，physiologically hypertrophied heart. Stem cell research，2015，15（1）：151-164.
[11] Waring C D，Vicinanza C，Papalamprou A，et al. The adult heart responds to increased workload with physiologic hypertrophy，cardiac stem cell activation，and new myocyte formation. European heart journal，2012：ehs338.
[12] Rupp S，Bauer J，von Gerlach S，et al. Pressure overload leads to an increase of cardiac resident stem cells. Basic research in cardiology，2012，107（2）：1-7.
[13] Everaert B R，Van Craenenbroeck E M，Hoymans V Y，et al. Current perspective of pathophysiological and interventional effects on endothelial progenitor cell biology：focus on PI3K/AKT/eNOS pathway. International journal of cardiology，2010，144（3）：350-366.
[14] Müller P，Kazakov A，Jagoda P，et al. ACE inhibition promotes upregulation of endothelial progenitor cells and neoangiogenesis in cardiac pressure overload. Cardiovascular research，2009，83（1）：106-114.
[15] Sopko N A，Turturice B A，Becker M E，et al. Bone marrow support of the heart in pressure overload is lost with aging. PLoS One，2010，5（12）：e15187.
[16] Kontaraki J E，Marketou M E，Zacharis E A，et al. Early cardiac gene transcript levels in peripheral blood mononuclear cells in patients with untreated essential hypertension. Journal of hypertension，2011，29（4）：791-797.
[17] Afzal M R，Samanta A，Shah Z I，et al. Adult bone marrow cell therapy for ischemic heart disease evidence and insights from randomized controlled trials. Circulation research，2015，117（6）：558-575.
[18] Fisher S A，Doree C，Mathur A，et al. Meta-analysis of cell therapy trials for patients with heart failure. Circulation research，2015，116（8）：1361-1377.
[19] Mühlfeld C，Schipke J，Schmidt A，et al. Hypoinnervation is an early event in experimental myocardial remodelling induced by pressure overload. Journal of anatomy，2013，222（6）：634-644.
[20] Li C，Li J，Cai X，et al. Protein kinase D3 is a pivotal activator of pathological cardiac hypertrophy by selectively increasing the expression of hypertrophic transcription factors. Journal of Biological Chemistry，2011，286（47）：40782-40791.
[21] Li C，Cai X，Sun H，et al. The δA isoform of calmodulin kinase Ⅱ mediates pathological cardiac hypertrophy by interfering with the HDAC4-MEF2 signaling pathway. Biochemical and biophysical research communications，2011，409（1）：125-130.
[22] Wu C，Dong S，Li Y. Effects of miRNA-455 on cardiac hypertrophy induced by pressure overload. International journal of molecular medicine，2015，35（4）：893-900.
[23] NING Xianfeng，LIN Yi，CHEN Yu，et al. Effects of astragaloside Ⅳ on metabolism of cardiac collagen in rats and its mechanisms. Chinese Journal of Multiple Orgen Disease in the Early，2010，9（2）：116-172.
[24] Matsumoto E，Sasaki S，Kinoshita H，et al. Angiotensin Ⅱ-induced cardiac hypertrophy and fibrosis are promoted in mice lacking Fgf16. Genes to Cells，2013，18（7）：544-553.
[25] Uri K，Fagyas M，Siket I M，et al. New perspectives in the renin-angiotensin-aldosterone system（RAAS）Ⅳ：Circulating ACE2 as a biomarker of systolic dysfunction in human hypertension and heart failure. PloS one，2014，9（4）：e87845.

[26] Lijnen P J, Prihadi J S, van Pelt J F, et al. Modulation of reactive oxygen species and collagen synthesis by angiotensin Ⅱ in cardiac fibroblasts. The Open Hypertension Journal, 2011, 4: 1-17.

[27] Wei X, Wu B, Zhao J, et al. Myocardial Hypertrophic Preconditioning Attenuates Cardiomyocyte Hypertrophy and Slows Progression to Heart Failure Through Upregulation of S100A8/A9. Circulation, 2015, 131 (17): 1506-1517.

[28] Barbato A, Russo P, Siani A, et al. Aldosterone synthase gene (CYP11B2) C-344T polymorphism, plasma aldosterone, renin activity and blood pressure in a multi-ethnic population. Journal of hypertension, 2004, 22 (10): 1895-1901.

[29] Guo L, Zhang L L, Zheng B, et al. The C825T Polymorphism of the G-Protein [beta] 3 Subunit Gene and Its Association with Hypertension and Stroke: An Updated Meta-Analysis. PloS one, 2013, 8 (6).

[30] Lopaschuk G D, Ussher J R, Folmes C D L, et al. Myocardial fatty acid metabolism in health and disease. Physiological reviews, 2010, 90 (1): 207-258.

[31] Shen A, Hou X, Yang D, et al. Role of Osteoprotegerin and Its Gene Polymorphisms in the Occurrence of Left Ventricular Hypertrophy in Essential Hypertensive Patients. Medicine, 2014, 93 (29).

[32] Brull D, Dhamrait S, Myerson S, et al. Bradykinin B2BKR receptor polymorphism and left-ventricular growth response. The Lancet, 2001, 358 (9288): 1155-1156.

[33] Lynch A I, Tang W, Shi G, et al. Epistatic effects of ACE I/D and AGT gene variants on left ventricular mass in hypertensive patients: the HyperGEN study. Journal of human hypertension, 2012, 26 (2): 133-140.

[34] Hunt S A, Abraham W T, Chin M H, et al. 2009 focused update incorporated into the ACC/AHA 2005 Guidelines for the Diagnosis and Management of Heart Failure in Adults: a report of the American College of Cardiology Foundation/American Heart Association Task Force 0111 Practice Guidelines: developed in collaboration with the International Society for Heart and Lung Transplantation. Circulation, 2009, 119 (14): 391-479.

[35] 吕建军，张月敬，段辉彦. 玉香参附汤对慢性心力衰竭患者舒张功能的改善作用. 中华中医药学刊，2014，32 (12)：2950-2952.

[36] Basuray A1, French B2, Ky B2, et al. Heart failure with recovered ejection fraction: clinical description, biomarkers, and outcomes. Circulation, 2014, 129 (23): 2380-2387.

[37] Levy D, Garrison RJ, Savage DD, et al. Left ventricular mass and incidence of coronary heart disease in an elderly cohort. The Framingham Heart Study. Ann Intern Med, 1989, 110: 101-107.

[38] Gardin JM, Iribarren C, Detrano RC, et al. Relation of echocardiographic left ventricular mass, geometry and wall stress, and left atrial dimension to coronary calcium in young adults (the CARDIA study). Am J Cardiol, 2005, 95: 626-629.

[39] Heidland UE, Strauer BE. Left ventricular muscle mass and elevated heart rate are associated with coronary plaque disruption. Circulation, 2001, 104: 1477-1482.

[40] Roger VL, Go AS, Lloyd-Jones DM, et al. Executive summary: heart disease and stroke statistics—2012 update: a report from the American Heart Association. Circulation, 2012, 125: 188-197.

[41] Rosenberg MA, Gottdiener JS, Heckbert SR, et al. Echocardiographic diastolic parameters and risk of atrial fibrillation: the Cardiovascular Health Study. Eur Heart J, 2012, 33: 904-912.

[42] Patton KK, Ellinor PT, Heckbert SR, et al. N-terminal pro-B-type natriuretic peptide is a major predictor of the development of atrial fibrillation: the Cardiovascular Health Study. Circulation, 2009, 120: 1768-1774.

[43] Dun W, Boyden PA. Aged atria electrical remodeling conducive to atrial fibrillation. J Interv Card Electrophysiol, 2009, 25: 9-18.

[44] Liu XK, Jahangir A, Terzic A, et al. Age-and sex-related atrial electrophysiologic and structural changes. Am J Cardiol, 2004, 94: 373-375.

[45] Finet JE, Rosenbaum DS, Donahue JK. Information learned from animal models of atrial fibrillation. Cardiol Clin, 2009, 27: 45-54, viii.

[46] Burstein B, Nattel S. Atrial fibrosis: mechanisms

and clinical relevance in atrial fibrillation. J Am Coll Cardiol，2008，51：802-809.

［47］ Messerli FH，Ventura HO，Elizardi DJ，et al. Hypertension and sudden death. Increased ventricular ectopic activity in left ventricular hypertrophy. Am J Med，1984，77：18-22.

［48］ McLenachan JM，Henderson E，Morris KI，et al. Ventricular arrhythmias in patients with hypertensive left ventricular hypertrophy. N Engl J Med，1987，317：787-792.

［49］ Levy D，Anderson KM，Savage DD，et al. Risk of ventricular arrhythmias in left ventricular hypertrophy：the Framingham Heart Study. Am J Cardiol，1987，60：560-565.

［50］ Chugh SS，Reinier K，Teodorescu C，et al. Epidemiology of sudden cardiac death：clinical and research implications. Prog Cardiovasc Dis，2008，51：213-228.

［51］ Fishman GI，Chugh SS，Dimarco JP，et al. Sudden cardiac death prediction and prevention：report from a National Heart，Lung，and Blood Institute and Heart Rhythm Society Workshop. Circulation，2010，122：2335-2348.

［52］ Haider AW，Larson MG，Benjamin EJ，et al. Increased left ventricular mass and hypertrophy are associated with increased risk for sudden death. J Am Coll Cardiol，1998，32：1454-1459.

［53］ Wolk R. Arrhythmogenic mechanisms in left ventricular hypertrophy. Europace，2000，2：216-223.

［54］ Stevens SM，Reinier K，Chugh SS. Increased left ventricular mass as a predictor of sudden cardiac death：is it time to put it to the test? Circ Arrhythm Electrophysiol，2013，6：212-217.

［55］ Richards A M. The natriuretic peptides in heart failure. Basic Res Cardiol，2004，99：94-100.

［56］ Redfield MM，Rodeheffer RJ，Jacobsen SJ，et al. Plasma brain natriuretic peptide concentration：impact of age and gender. J Am Coll Cardiol，2002，40：976-982.

［57］ Emdin M，Passino C，Del Ry S，et al. Influence of gender on circulating cardiac natriuretic hormones in patients with heart failure. Clin Chem Lab Med，2003，41：686-692.

［58］ Loke I，Squire IB，Davies JE，et al. Reference ranges for natriuretic peptides for diagnostic use are dependent on age，gender and heart rate. Eur J Heart Fail，2003，5：599-606.

［59］ McLean AS，Huang SJ，Nalos M，et al. The confounding effects of age，gender，serum creatinine，and electrolyte concentrations on plasma B-type natriuretic peptide concentrations in critically ill patients. Crit Care Med，2003，31：2611-2618.

［60］ McCullough PA，Duc P，Omland T，et al. B-type natriuretic peptide and renal function in the diagnosis of heart failure：an analysis from the Breathing Not Properly Multinational Study. Am J Kidney Dis，2003，41：571-579.

［61］ Vesely DL. Natriuretic peptides and acute renal failure. Am J Physiol Renal Physiol，2003，285：F167-77.

［62］ McCollough PA，Kuncheria J，Mathur VS. Diagnostic and therapeutic utility of B-type natriuretic peptide in patients with renal insufficiency and decompensated heart failure. Rev Cardiovasc Med，2003，4 Suppl 7：S3-S12.

［63］ Herrmann Z，Uhl W，Steinberg HW，et al. The influence of renal function on NT-proBNP levels in various disease groups. Clin Lab，2003，49：649-656.

［64］ Anwaruddin S，Lloyd-Jones DM，Baggish A，et al. Renal function，congestive heart failure，and amino-terminal pro-brain natriuretic peptide measurement：results from the ProBNP Investigation of Dyspnea in the Emergency Department（PRIDE）Study. J Am Coll Cardiol，2006，47：91-97.

［65］ Wang TJ，Larson MG，Levy D，et al. Impact of obesity on plasma natriuretic peptide levels. Circulation，2004，109：594-600.

［66］ Taylor JA，Christenson RH，Rao K，et al. Btype natriuretic peptide and N-terminal pro B-type natriuretic peptide are depressed in obesity despite higher left ventricular end diastolic pressures. Am Heart J，2006，152：1071-1076.

［67］ Krauser DG，Lloyd-Jones DM，Chae CU，et al. Effect of body mass index on natriuretic peptide levels in patients with acute congestive heart failure：a ProBNP Investigation of Dyspnea in the Emergency Department（PRIDE）substudy. Am Heart J，2005，149：744-750.

［68］ Schultz M，Faber J，Kistorp C，et al. N-terminalpro-B-type natriuretic peptide (NT-pro-BNP) in different thyroid function states. Clin Endocrinol (Oxf), 2004, 60: 54-59.

[69] Missouris CG, Grouzmann E, Buckley MG, et al. How does treatment influence endocrine mechanisms in acute severe heart failure? Effects on cardiac natriuretic peptides, the renin system, neuropeptide Y and catecholamines. Clin Sci (Lond), 1998, 94: 591-599.

[70] Ralli S, Horwich TB, Fonarow GC. Relationship between anemia, cardiac troponin I, and B-type natriuretic peptide levels and mortality in patients with advanced heart failure. Am Heart J, 2005, 150: 1220-1227.

[71] Chung T, Sindone A, Foo F, et al. Influence of history of heart failure on diagnostic performance and utility of B-type natriuretic peptide testing for acute dyspnea in the emergency department. Am Heart J, 2006, 152: 949-955.

[72] Albage A, Kenneback G, van der Linden J, et al. Improved neurohormonal markers of ventricular function after restoring sinus rhythm by the Maze procedure. Ann Thorac Surg, 2003, 75: 790-795.

[73] Inoue S, Murakami Y, Sano K, et al. Atrium as a source of brain natriuretic polypeptide in patients with atrial fibrillation. J Card Fail, 2000, 6: 92-96.

[74] Rossi A, Enriquez-Sarano M, Burnett JC, et al. Natriuretic peptide levels in atrial fibrillation: a prospective hormonal and Doppler-echocardiographic study. J Am Coll Cardiol, 2000, 35: 1256-1262.

[75] Tang WH, Girod JP, Lee MJ, et al. Plasma B-type natriuretic peptide levels in ambulatory patients with established chronic symptomatic systolic heart failure. Circulation, 2003, 108: 2964-2966.

[76] Troughton R W, Prior D L, Pereira J J, et al. Plasma B-type natriuretic peptide levels in systolic heart failure: importance of left ventricular diastolic function and right ventricular systolic function. J Am Coll Cardiol, 2004, 43: 416-422.

[77] Lubien E, DeMaria A, Krishnaswamy P, et al. Utility of Bnatriuretic peptide in detecting diastolic dysfunction: comparison with Doppler velocity recordings. Circulation, 2002, 105: 595-601.

[78] Maisel AS, McCord J, Nowak RM, et al. Bedside B-Type natriuretic peptide in the emergency diagnosis of heart failure with reduced or preserved ejection fraction. Results from the Breathing Not Properly Multinational Study. J Am Coll Cardiol, 2003, 41: 2010-2017.

[79] Cheung BM. Plasma concentration of brain natriuretic peptide is related to diastolic function in hypertension. Clin Exp Pharmacol Physiol, 1997, 24: 966-968.

[80] Januzzi JL, Jr., Camargo CA, Anwaruddin S, et al. The N-terminal ProBNP investigation of dyspnea in the emergency department (PRIDE) study. Am J Cardiol, 2005, 95: 948-954.

[81] 韦丙奇，张健，杨跃进，等. 不同病因心力衰竭患者血浆 N 末端 B 型利钠肽原水平及影响因素分析. 中华医学杂志，2011，91 (38)：2683-2687.

[82] Ravassa S, Beloqui O, Varo, N, et al. Association of cardiotrophin-1 with left ventricular systolic properties in asymptomatic hypertensive patients. J. Hypertens, 2013, 31: 587-594.

[83] Li X, Zhu H, Li P, et al. Serum cystatin C concentration as an independent marker for hypertensive left ventricular hypertrophy. J Geriatr Cardiol, 2013, 10: 286-290.

[84] Agata Bielecka-Dabrowa, Anna Gluba-Brzózka, Marta Michalska-Kasiczak, et al. The Multi-Biomarker Approach for Heart Failure in Patients with Hypertension. Int. J. Mol. Sci, 2015, 16: 10715-10733.

[85] A. Karagöz, A. Vural, Z. Y. Günaydin, et al. The role of neutrophil to lymphocyte ratio as a predictor of diastolic dysfunction in hypertensive patients. European Review for Medical and Pharmacological Sciences, 2015, 19: 433-440.

[86] O'Meara E, DE Denus S, Rouleau JL, et al. Circulating biomarkers in patients with heart failure and preserved ejection fraction. Curr Heart Fail Rep, 2013, 10: 350-358.

[87] Pearson TA, Mensah GA, Alexander RW, et al. Markers of inflammation and cardiovascular disease: application to clinical and public health practice: a statement for healthcare professionals from the Centers for Disease Control and Prevention and the American Heart Association. Circulation, 2003, 107: 499-511.

[88] Quanlu Duan, Chen Chen, Lei Yang, et al. MicroRNA regulation of unfolded protein response tran-

scription factor XBP1 in the progression of cardiac hypertrophy and heart failure in vivo. J Transl Med, 2015, 13: 363.

[89] 黄丹青, 徐薇. 心脏彩超对高血压性心脏病的诊断. 医学信息, 2014, 27 (2): 188-189.

[90] Devereux RB, Casale PN, Hammond IW, et al. Echocardiographic detection of pressureoverload left ventricular hypertrophy: effect of criteria and patient population. J Clin Hypertens, 1987, 3: 66-78.

[91] Florian Rader, and Ronald G. Victor. Heart Failure A Companion to Braunwald's Heart Disease. third ed. Philadelphia: Elsevier saunder, 2016. 361-375.

第三十六章　心肌炎与心力衰竭

心肌炎是导致心衰的重要原因之一（图 36-1），因而我们有必要针对心肌炎的诊断及治疗进行梳理。19 世纪初，“心脏炎”（carditis）用以统称一类重要的多急重发病、部分可发展为慢性器质性心脏病变的临床综合征[1]。1837 年，Sobernheim 首次提出将“心脏炎”更名为“心肌炎”（myocarditis），在当时，“心肌炎”被认为是造成大部分非瓣膜性心脏功能障碍的原因[2]。后来人们认识到，冠状动脉疾病和高血压性心脏病才是造成非瓣膜性心脏功能障碍的主要原因，而原发的心肌炎症性疾病则只占其中一小部分，“心肌炎”的范围就此大大缩小，概念也更趋于精确化。至 20 世纪 60 年代，心内膜心肌活检（endomyocardial biopsy，EMB）[3]技术的出现使得人们在组织病理学水平上对心肌疾病有了新的认识。1986 年，心脏病理学家们提出了诊断淋巴细胞性心肌炎的 Dallas 标准[4]，从病理学的角度将细胞浸润伴有心肌细胞坏死者定义为“心肌炎”，将单核细胞浸润但未见心肌细胞坏死者定义为“亚心肌炎”。后来，世界卫生组织（the World Health Organization，WHO）对该标准进行了补充和完善，以组织学、免疫学及免疫组化的综合评判标准定义“心肌炎”[5]。心肌炎如引起心脏功能障碍，则称为“炎症性心肌病”，如导致心脏扩张，则表示进展为“扩张型心肌病”（dilated cardiomyopathy，DCM）（负荷过重及冠心病无法解释的左心室或全心扩张及不可逆的收缩功能损伤）。

心肌炎的临床表现多样且特异性差，轻者可自愈[6]，重者可致心脏性猝死，另 EMB 虽作为心肌炎诊断的金标准[5,7-8]，但在临床中并非常规应用，因此心肌炎的准确发病率难以确定，不同研究得出的结论也相差巨大。年轻心脏性猝死患者的尸检研究发现心肌炎所占比例从 2％至 42％不等[9-10]；成人非缺血性 DCM 患者中心肌炎约占 9％～16％[11-12]，儿童 DCM 患者中心肌炎占 46％[13]。

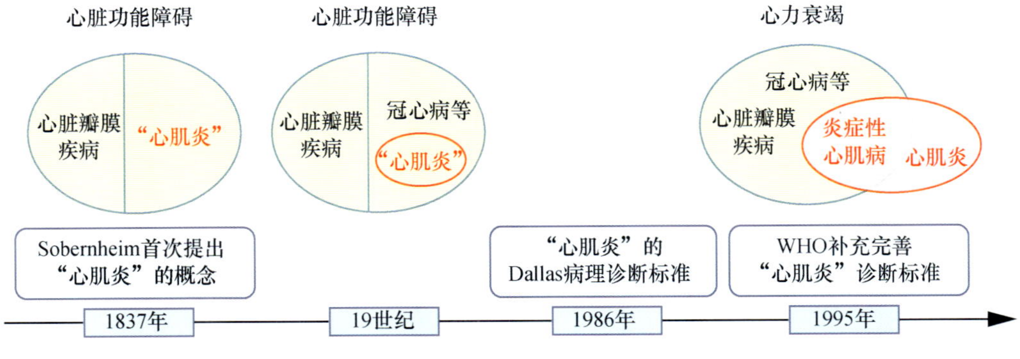

图 36-1　心肌炎与心衰

第一节 心肌炎的病因和发病机制

一、心肌炎的病因

关于心肌炎的病因尚有许多未知，目前已经发现多种感染性因素、系统性疾病、药物和毒素均可致病（表 36-1）[5,7-8,14-19]。部分病因的发现主要来自于既往史，逆转录基因扩增技术（Reverse Transcription Polymerase Chain Reaction，RT-PCR）[6,17,19-31]等分子技术的出现证实病毒感染是引起心肌炎最重要的病因。心肌炎/DCM 常见的致病病毒包括：肠道病毒、腺病毒、流感病毒、人类疱疹病毒-6、EB 病毒、巨细胞病毒、丙型肝炎病毒、细小病毒 B19 等。对于淋巴细胞心肌炎和巨细胞性心肌炎，如 EMB 未发现病毒证据，且能排除其他病因，则考虑归类于特发性或自身免疫性心肌炎[32]。自身免疫性心肌炎既可仅有心脏受累，亦可伴有自身免疫性疾病的其他心外临床表现[6,14,32]。

表 36-1 心肌炎的病因[33]

感染	
细菌	葡萄球菌、链球菌、肺炎球菌、脑膜炎双球菌、淋病双球菌、沙门菌、白喉杆菌、流感嗜血杆菌、分枝杆菌（结核）、肺炎支原体、布鲁杆菌
螺旋体	疏螺旋体（莱姆病）、钩端螺旋体（韦尔病）
真菌	曲霉菌、放线菌、芽生菌、念珠菌、球孢子菌、隐球菌、组织胞浆菌、毛霉菌病、诺卡尔菌、孢子丝菌
原生动物	克鲁斯锥虫、鼠弓形虫、内阿米巴、利士曼原虫
寄生虫	旋毛线虫、细粒棘球绦虫、猪肉绦虫
立克次体	考克斯体（Q 热）、R 立克次体（洛矶山斑疹热）、恙虫病立克次体
病毒	RNA 病毒：柯萨奇病毒 A 和 B、埃可病毒、脊髓灰质炎病毒、流感病毒 A 和 B、呼吸道合胞病毒、腮腺炎病毒、麻疹病毒、风疹病毒、丙型肝炎病毒、登革热病毒、黄热病毒、切昆贡亚病毒、胡宁病毒、拉沙热病毒、狂犬病病毒、人免疫缺陷病毒-1
	DNA 病毒：腺病毒、细小病毒 B19、巨细胞病毒、人疱疹病毒-6、EB 病毒、带状疱疹病毒、单纯疱疹病毒、天花病毒、痘苗病毒
自身免疫	
抗原	破伤风类毒素、疫苗、血清病
	药物：青霉素、头孢克洛、呋塞米、异烟肼、利多卡因、四环素、磺胺类、苯妥英钠、保泰松、甲基多巴、噻嗪类利尿剂、阿米替林
同类抗原	心脏移植排异反应
自身抗原	非感染性淋巴细胞浸润、非感染性巨细胞浸润
	自身免疫或免疫介导相关疾病：系统性红斑狼疮、风湿性关节炎、Churg-Strauss 综合征、川崎病、炎症性肠病、硬皮病、多肌炎、重症肌无力、胰岛素依赖型糖尿病、甲状腺毒症、结节病、韦格纳肉芽肿、风湿性心脏病（风湿热）
毒素	
药物	苯丙胺类、蒽环类、可卡因、环磷酰胺、乙醇、氟尿嘧啶、锂、儿茶酚胺类、白介素-2、曲妥珠单抗、氯氮平
重金属	铜、铁、铅（少见，主要引起心肌内蓄积）
激素类	嗜铬细胞瘤、维生素（脚气病）
物理因素	放射线、电击
其他	蝎子叮伤、蛇咬伤、蜘蛛咬伤、蜜蜂或黄蜂咬伤、一氧化碳、吸入剂、磷、砷、叠氮化钠

依据病因，WHO将心肌炎分为：病毒性心肌炎、自身免疫性心肌炎、病毒和免疫性心肌炎（表36-2）。

表36-2　心肌炎的WHO病因学分类

	心肌炎组织学证据	病毒PCR	血清心脏自身抗体
病毒性心肌炎	+	+	－
自身免疫性心肌炎	+	－	±
病毒和免疫性心肌炎	+	+	－

二、心肌炎的发病机制

目前关于病毒性心肌炎发病机制的研究多是基于通过接种柯萨奇B病毒[34]或脑心肌炎病毒[35]构建的小鼠模型。心肌细胞通过受体介导的内吞作用摄入病毒颗粒，在之后的3天内，病毒蛋白的表达和病毒颗粒的复制将直接导致细胞的溶解而尚未引起心肌的炎症反应。巨噬细胞的激活促进包括白介素（interleukin，IL）-γ[36-37]在内的细胞因子的表达，激活自然杀伤细胞[38]，进而抑制病毒的复制。病毒感染7天后，体内产生抗原特异性的T淋巴细胞，包括Th细胞（CD4+）和T淋巴细胞（CD8+）[39]。细胞毒性的T细胞识别病毒蛋白从而杀伤感染的细胞[40]。浸润的淋巴细胞中20%是B细胞，中和抗体与细胞毒性无关，而与病毒的清除有关。首次接种病毒15天后，病毒颗粒即得到清除，但是炎性浸润可持续至长达90天[41]。只有一小部分感染的小鼠在90天后仍可检测出病毒核酸，这些小鼠可表现出心肌纤维化、持久的心室扩张和重构。使未感染病毒的小鼠过表达肿瘤坏死因子-α（tumor necrosis factor-α，TNF-α）可观察到类似的一过性心肌炎症反应并进一步引起心室扩张和心肌纤维化[42]。予小鼠抗肌凝蛋白抗体亦可引起心脏重构[43]。以上研究提示：病毒感染介导的或自身免疫性的慢性心肌炎症反应可能是非缺血性扩张型心肌病的发病机制之一。

第二节　心肌炎的病理诊断标准

EMB仍是确诊心肌炎的金标准[5,7-8]，并且提示心肌炎的潜在病因及炎症类型（如巨细胞性、嗜酸性粒细胞性、结节病）。心肌炎的病理诊断标准目前推荐应用1995年的WHO标准（表36-3）。

表36-3　心肌炎的病理诊断标准（WHO/ISFC）

心肌炎
基于组织学、免疫学及免疫组化综合诊断标准的心肌炎症性疾病
组织学标准（组织学Dallas标准[44]）：
心肌组织炎性浸润伴心肌细胞变性及非缺血性坏死
免疫组化标准：
≥14个淋巴细胞/mm²，包括至多4个单核细胞/mm²，伴CD3+ T淋巴细胞≥7个细胞/mm²[20-21,45]
组织学分类：淋巴细胞性、嗜酸性粒细胞性、多形性、巨细胞性心肌炎和心脏结节病[7,9,44]

EMB不仅用于确诊心肌炎，对判断心肌炎预后也有一定的提示作用[5,7-8,14-15,45]，同时也是安全进行免疫抑制（非感染性）和抗病毒治疗（病毒性）的根据，所以，临床出现心衰症状，怀疑心肌炎者均应考虑行选择性EMB，尤其是急性重症心肌炎（急性心肌炎合并血流动力学不稳定）患者或急性心肌炎合并室性心律失常/传导阻滞的患者（表36-4）。EMB获得的组织应该进行组织学、免疫组化和病毒RT-PCR分析（包括心脏组织和血液样本）；为提高诊断准确率、减小心肌炎病灶的取样错误，应于疾病早期进行EMB并多次取样[7]，至少取3个样本，每个样本1～2mm（从右心室或左心室），然后立即用10%的福尔马林固定，室温下经光学显微镜观察，其余样本应立即用液氮冰冻并保存在－80℃或者室温下保存在核糖核酸（ribonucleic acid，RNA）离心

表 36-4 EMB 在心肌炎诊断中的主要应用指征[46]

			推荐类别	证据等级
新发心衰（<2 周）	左心室正常/扩大	血流动力学不稳定	Ⅰ	B
新发心衰（2 周至 3 个月）	左心室扩大 新发室性心律失常 新发二度/三度房室传导阻滞	2～3 周常规治疗无效	Ⅰ	B
心衰（>3 个月）	左心室扩大 新发室性心律失常 新发二度/三度房室传导阻滞	2～3 周常规治疗无效	Ⅱa	C
心衰	DCM	可疑嗜酸性粒细胞过敏反应	Ⅱa	C

管中用于病毒 RT-PCR 检测[7,47]；必要时复查 EMB 以评估病因学指导治疗效果，对怀疑有取样错误的不能解释的持续心衰病例宜复查；临床表现危及生命的重症患者应被送到具有血流动力学监测、心导管术以及专业 EMB 技术能力的专业中心进行 EMB 检查及治疗。EMB 中为提高免疫组化鉴别炎症浸润物的敏感性，需检测抗-CD3、T 淋巴细胞、抗-CD68、巨噬细胞、抗人白细胞抗原-DR（human leukocyte antigen-DR，HLA-DR）等多项指标。HLA-DR 被认为是非感染性自身免疫性心肌炎的标志，一旦确定，应该考虑免疫抑制治疗[7,45]。免疫荧光染色如 C3d、C4d 染色本用于确定心脏移植后体液免疫排斥，此处亦可作为炎症性心肌病免疫激活的标志物[48]。为了排除系统性感染，EMB 的同时应做外周血检查[6-7]。

第三节　心肌炎的临床诊断标准

心肌炎临床表现多样，程度轻重不一（表 36-6），但可以看出，排除冠心病及已知病因的心衰，新发或加重的心衰、慢性心衰是心肌炎众多表现中的重要组成部分，所以对于出现心衰症状的患者，除参考前述病理诊断标准外，临床上，应对照本节所述内容进行仔细的鉴别诊断。已知心肌炎任何年龄均可发病，好发于年轻人。

1. 症状体征

典型的急性心肌炎表现为呼吸困难、胸痛、心悸、晕厥等，造成左心室功能障碍者表现为心衰的症状和体征[49]。引起血流动力学变化者表现为心动过速、低血压、颈静脉充盈、外周水肿等，胸部体检可发现肺淤血体征，呼吸音减低，提示或有胸腔积液。

2. 心电图

心肌炎的心电图表现虽然既不特异也不敏感[6,50-51]，但是出现这些变化仍需警惕心肌炎诊断，例如：ST-T 段广泛性弓背向下型抬高而无镜面改变，左心室轻度扩大伴有房室传导阻滞等。合并心包炎者心电图可表现为广泛的 ST 段抬高、低电压，或可有心包积液。

3. 超声心动图

心肌炎患者的超声心动图检查可表现为广泛的心室功能障碍、局部的室壁运动异常等[52-53]。暴发性心肌炎因炎症反应剧烈致心肌间质水肿、收缩功能丧失，在超声心动图上可表现为左心肥厚、收缩减弱但并未扩张[52-53]。

4. 心血管磁共振成像（cardiac magnetic resonance，CMR）

CMR 是用以描述心肌组织特点的一种无创检查，Lake Louise 标准[54]建议联合应用 3 种不用的 CMR 技术[55-59]以对心肌炎做出影像学诊断（表 36-5）。CMR 不能排除病毒性心肌炎[57]。

5. 炎症标志物和心肌损伤标志物

心肌炎和急性心包炎[60]的患者红细胞沉降率（erythrocyte sedimentation rate，ESR）和 C 反应蛋白（C-reactive protein，CRP）水平多升高，但特异性差。心肌炎患者心肌损伤标志物可升高，但特异性差，心肌损伤标志物正常亦不能排除心肌炎[61]。心肌肌钙蛋白（cardiac troponin，CTn）的敏感性高于肌酶[62-63]。

表 36-5 心肌炎的 CMR 诊断标准（Lake Louise 标准）[54]

临床疑似心肌炎患者中，满足以下至少 2 项则认为 CMR 符合心肌炎诊断
（1）局灶性或弥漫性心肌 T2 加权成像高信号
（2）弥漫性心肌早期钆增强 T1 加权成像示心肌早期钆强化率（心肌强化/骨骼肌强化）增高
（3）心肌延迟钆增强 T1 加权成像至少一处非缺血性区域局灶性延迟强化
符合第 3 条则诊断心肌炎症引起的心肌损伤和（或）瘢痕
如：-不符合以上任一标准，但症状新发且临床表现强烈怀疑心肌炎症 -满足以上一项标准 则：建议首次 CMR 后 1～2 周内复查 CMR
左心室功能障碍或有心包积液均支持心肌炎诊断

6. 血清心脏自身抗体（serum cardiac autoantibodies，Aabs）

心肌炎和 DCM 患者体内可发现多种心脏或肌肉特异性抗原的相应自身抗体[6,60,64-80]，如抗心抗体（organ-specific and partially organ-specific anti-heart aabs，AHA）、抗闰盘抗体（anti-intercalated disks-aabs，AIDA）等。EMB 检测到血清抗体而没有病毒则提示为免疫介导的 DCM 或心肌炎[6,15,45,81]。特异性的免疫球蛋白 G（immunoglobulin G，IgG）抗体分类有助于评估患者亲属以及无活动性心肌感染患者的患病风险，免疫抑制和（或）免疫调节治疗可对后者有效[6,45,64-65,72,81]。DCM 患者心脏抑制性抗体的检测可用于预测免疫吸附治疗的血流动力学获益[82]。AHA 和 AIDA 可作为心脏和心肌炎/DCM 特异性的早期预测因子[6,60,64-65,70,72]；α-主要组织相容性复合体（α-major histocompatibility complex，α-MHC）抗体、CTnI/CTnT 抗体、腺苷酸转移酶（adenine nucleotide ttranslocator，ANT）抗体是心肌炎/DCM 的阴性预测因子[74-75]。

7. 病毒抗体

血清中病毒抗体阳性提示抗原的外周免疫系统反应，但并不能证明心肌病毒感染，在没有病毒性心脏疾病的人群中，血清中心脏特异的病毒 IgG 抗体检出率也很高[7,15,18,22,28,83]，而且，血清病毒抗体检测的结果与 EMB 的结果并不相符[84]，所以血清病毒抗体的检测对病毒性心肌炎的诊断价值不大[84]，尽管对于疑似丙型肝炎、立克次体 1 期和 2 期、莱姆病和人类免疫缺陷病毒感染等患者，血清病毒抗体的检测对诊断可能有一定的参考价值。

8. 放射性核素成像

包括抗肌凝蛋白抗体成像在内的放射性核素成像评价手段检测心肌炎症敏感性差异很大，特异性也很低[85-88]，加之辐射暴露风险，故核成像技术目前并不作为诊断心肌炎的常规推荐，但可用于结节病的检测：临床常用铊-201 和锝-99m 核素显像，但特异性差，镓-67 核素显像和 18-氟脱氧葡萄糖的正电子发射扫描技术敏感性较高，有助于结节病急性期的诊断和疾病进展的监测[89-92]。

根据患者的临床表现及无创性检查可诊断临床疑似心肌炎（表 36-6，表 36-7）。

另外，以下特点也提示心肌炎可能：①当前或过去的 30 天内体温≥38.0℃，无论有无呼吸道（寒战、头痛、肌肉疼痛、全身乏力）或胃肠道（纳差、恶心、呕吐、腹泻）感染证据；②围产期[50]；③曾经临床怀疑或确诊心肌炎；④个人和（或）家族性过敏性哮喘，其他形式的过敏，心脏外自身免疫性疾病，有毒物质接触史；⑤DCM、心肌炎（根据目前的标准）家族史。

根据临床表现怀疑心肌炎的病例需先排除其他如冠心病、高血压病等心血管病以及可解释临床表现的非心源性非炎症性疾病。少数既往患有冠心病、心肌病、高血压心脏病等其他心血管疾病的患者，合并心肌炎致病情恶化，易被误认为是单纯的原发病进展以致漏诊，此时如强烈怀疑心肌炎需行 EMB 等进一步检查。

表 36-6　心肌炎的临床表现
急性冠脉综合征样的临床表现
症状：急性胸痛 -多起病于呼吸道或消化道感染 1～4 周内 -临床症状多严重并反复 -冠状动脉造影排除冠心病 心电图 ST-T 改变： -ST 段抬高或压低 -T 波倒置 心脏超声/CMR： -有或无弥漫性或局灶性左心室和（或）右心室心功能障碍 肌钙蛋白： -有或无 CTnT/CTnI 升高，变化规律近似急性心肌梗死，可持续超过数周至数月
新发或加重的心衰（排除冠心病及已知病因的心衰）
症状：2 周至 3 个月以来新发或进行性加重的心衰 -呼吸困难 -外周水肿 -胸部不适 -乏力 心脏超声/CMR： -左心室和（或）右心室收缩功能障碍，有或无室壁增厚，有或无左心室和（或）右心室扩张 诱因： -可起病于呼吸道或消化道感染，或围生期 心电图： -非特异性心电图改变、束支传导阻滞、房室传导阻滞和（或）室性心律失常
慢性心衰（排除冠心病及已知病因的心衰）
症状：＞3 个月反复加重的心衰症状 -急诊患者表现：乏力、面色苍白、呼吸困难、非典型胸痛、心律失常 心脏超声/CMR： -心脏超声示左心室和（或）右心室收缩功能障碍，或 CMR 示 DCM 或非缺血性心肌病 心电图： -非特异性心电图改变，（有时）束支传导阻滞和（或）室性心律失常和（或）房室传导阻滞
危及生命的临床表现（排除冠心病及已知病因的心衰）
恶性心律失常 心源性休克 严重的左心室功能障碍

表 36-7　临床疑似心肌炎的诊断标准[33]
临床表现
-急性胸痛，心包炎，假性缺血 -新发（≤3 个月）或进行性加重的：运动或静息状态下的呼吸困难，有或无左心和（或）右心衰竭表现 -亚急性/慢性（＞3 个月）或进行性加重的：运动或静息状态下的呼吸困难，有或无左心和（或）右心衰竭表现 -心悸，和（或）无法解释的心律失常和（或）晕厥，和（或）心脏性猝死 -无法解释的心源性休克
诊断标准
Ⅰ. 心电图/动态心电图/负荷试验： 新发异常 12 导联心电图和（或）动态心电图和（或）负荷试验，以下情况之一： -一度至三度房室传导阻滞，或束支传导阻滞 -ST-T 改变（ST 段抬高或无 ST 段抬高，T 波倒置） -窦性停搏，室性心动过速或室颤和心脏停搏、心房颤动 -R 波减低，室内传导阻滞（宽大的 QRS 波），异常 Q 波 -低电压 -频发期前收缩，室上性心动过速 Ⅱ. 心肌损伤标志物 -CTnT/CTnI 升高 Ⅲ. 心脏影像学（超声、血管造影、CMR）功能和结构异常 新发或无法解释的左心室和（或）右心室结构和功能异常（包括无症状患者的偶然发现）： -节段性室壁运动障碍或全心收缩或舒张功能障碍，有或无心室扩张，有或无室壁增厚，有或无心包积液，有或无腔内血栓 Ⅳ. CMR 组织特征 -组织水肿和（或）延迟钆增强示典型心肌炎表现（表 36-6）
临床疑似心肌炎诊断标准：
满足≥1 项临床表现和≥1 项诊断标准（Ⅰ～Ⅳ），且排除： （1）冠状动脉造影示冠心病（冠脉狭窄≥50%） （2）已知的心血管疾病病史或可解释临床症状的其他心源性病因（例如：心脏瓣膜疾病、先天性心脏病、甲状腺功能亢进等） 评分越高，诊断可能性越大 -无症状患者需满足≥2 项诊断标准（Ⅰ～Ⅳ）

第四节　心肌炎的诊断流程

2013 年欧洲心脏病学会（European Society of Cardiology，ECS）心肌炎指南[33]将标准 12 导联心电图检查、超声心动图检查、CMR、核成像、生物标志物的检测作为临床怀疑心肌炎患者的一线检查。其中，对所有临床怀疑心肌炎的患者均应实施标准 12 导联心电图检查，超声心动图检查，CTn、ESR 和 CRP 的检测。如患者住院期间血流动力学出现恶化，应及时复查超声心动图（图 36-3）。

EMB 作为二线检查。对于临床表现稳定的心肌炎患者，在 EMB 前宜优先行 CMR 检查，但在心肌炎的诊断中，CMR 并不能取代 EMB；对于临床表现危及生命的患者，应及时行 EMB[46,59]。

因目前抗体的检测尚未广泛应用于临床，所以无法做常规检测，如果可能，临床怀疑心肌炎患者的血清样品应在获得相关认证的机构行心脏抗体尤其是心肌炎疾病特异性高的抗体检测。血清病毒抗体的检测并不做常规推荐。

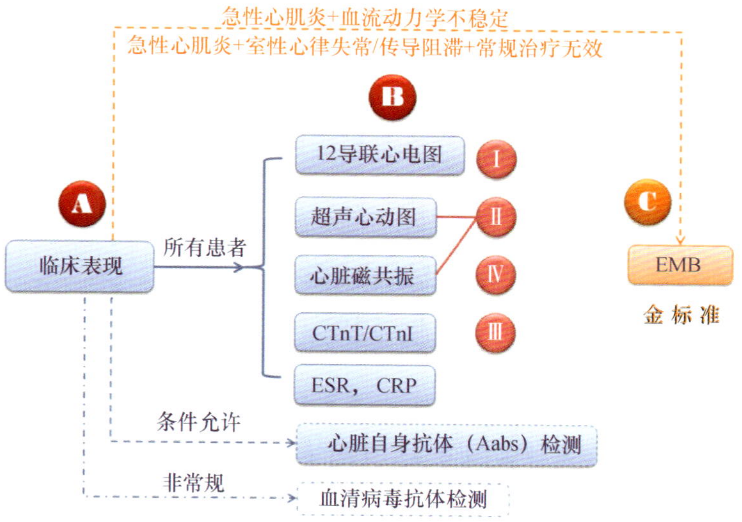

图 36-3　临床疑似心肌炎诊断简易流程图

第五节　心肌炎的治疗与康复

心肌炎治疗的核心原则是休息以及心衰和心律失常等的对症支持治疗（图 36-4）。

心肌炎急性期应限制体力活动直至完全恢复[93-94]。运动员，不论年龄、性别、症状严重程度以及治疗方法，均应暂停参加竞赛或业余休闲运动[93-94]。自起病 6 个月以上，临床表现完全缓解并经临床评估后，运动员方可参加竞赛运动[93-94]。

一、心肌炎引起的心力衰竭的治疗

（一）血流动力学不稳定的患者

临床表现有生命危险的患者应至具有血流动力学监测、心导管术以及专业EMB技术能力的医疗机构进行诊疗。

1. 血管活性药物的应用

心源性休克在院前和急诊救护中，升压药首选去甲肾上腺素；心源性休克患者维持有效灌注压应使用去甲肾上腺素，治疗低心排血量应用多巴胺，肾上腺素可作为多巴胺和去甲肾上腺素联合治疗的替代治疗。磷酸二酯酶抑制剂或左西孟旦不作为一线用药。而硝基类血管活性药物和β受体阻滞剂（β-receptor blockers，β-RB）不应使用[95]。

若严重休克的患者循环血流量可以通过机械方式得以控制，如主动脉内球囊反搏（intra-aortic balloon pump，IABP）、体外膜肺氧合（Extracorporeal membrane oxygenation，ECMO）、TandenHeart和离心泵等，推荐减少变力性药物的剂量，甚至停用[95]。

在撤掉血管升压药物早期，应使用β-RB、血管紧张素转化酶抑制剂（angiotensin converting enzyme inhibitor，ACEI）和醛固酮受体拮抗剂以减少心律失常及心衰复发的风险从而提高生存率[95]。

2. 抗栓药物的应用

在心源性休克时，应使用抗栓药物的常规剂量，但需注意，公认的是，心源性休克的情况下出血的风险更大。

3. 机械辅助装置的应用

血流动力学不稳定的患者需要机械性心-肺辅助装置，例如左心室辅助装置（left ventricular assist device，LVAD）和ECMO[96-97]，以助患者度过危险期或作为心脏移植的过渡[96-99]。ECMO或体外生命支持可作为进展性或难治性休克以及心搏骤停（有血流）合并晚期慢性心脏病且无心脏移植禁忌证患者的一线治疗。如果需要暂时的循环支持，最好用ECMO。在没有循环支持条件的治疗中心，建议对进展性或难治性心源性休克患者尽快使用移动循环支持设备并就地植入动静脉ECMO，然后在应用ECMO的条件下转运至专业治疗中心。暴发型心肌炎患者的病程自数周至数月不等，若对于机械辅助的需求时间较长者，可考虑LVAD。ECMO的操作相对简单，可作为置入LVAD前的支持治疗。置入LVAD前，临床症状持续时间较短、无左心室重构均提示预后较好[100]。

4. 心脏移植治疗

对于已应用最优药物及机械辅助设备治疗仍不能恢复血流动力学稳定（包括巨细胞性心肌炎）的患者，可以考虑心脏移植，但不宜在急性期进行，因为患者尚有恢复的可能[33]。

（二）血流动力学稳定的患者

心肌炎患者的病情进展往往迅速且突然（如严重的心脏传导阻滞或恶性心律失常），即使没有临床症状或症状轻微，初期检查心脏收缩功能正常，也应收入院进行临床监测直至诊断明确[99]。心肌炎急性期是运动试验的禁忌证，因可诱发心律失常。

血流动力学稳定的心肌炎心衰患者应依据心衰指南进行治疗，治疗主要同射血分数减低的慢性心衰的治疗，以β-RB联合ACEI或肾上腺素受体拮抗剂（angiotensin receptor antagonists，ARB）为主[101]。应用β-RB和ACEI/ARB后仍持续有症状的患者，应用醛固酮受体拮抗剂[102]。利尿剂可用于有液体潴留的患者，一般应用可缓解症状的最低剂量。地高辛禁用，因其证实在动物模型中会加重心肌损伤[103]。左心功能严重受损的患者，应考虑抗凝治疗，尤其适用于证实有左心室血栓或已有血栓栓塞事件的患者。

多数患者心室收缩功能可在起病数周至数月后恢复[104]，但康复患者是否宜长期应用β-RB和ACEI/ARB尚存在争议。对于短期内心脏收缩功能可以完全恢复的心肌炎患者，β-RB和ACEI/ARB可在密切监测下逐渐撤药；对于收缩功能永久受损或已造成心室重构的患者，宜长期应用

β-R-B 和（或）ACEI/ARB 治疗。

（三）免疫调节治疗

1. 抗病毒治疗

对于肠道病毒感染目前尚无有效的抗病毒治疗，将来有可能应用病毒疫苗进行预防[105]。阿昔洛韦、更昔洛韦、伐昔洛韦可用于抗疱疹病毒感染，但对心肌炎患者的疗效尚不确定[106]。有数据初步证实，干扰素-β（interferon-beta，IFN-β）可清除伴有左心室功能障碍患者体内的肠道病毒和腺病毒的遗传物质[107]，并可改善心功能，尤其对肠道病毒有效，可改善患者的 10 年预后[108]。临床疑似心肌炎的患者是否宜行特异性抗病毒治疗需考虑感染疾病专家的意见。

2. 大剂量静脉应用免疫球蛋白（high dose intravenous immunoglobulin，IVIG）

IVIG 用于治疗很多系统性自身免疫疾病，并且对于很多疾病引起的有症状的慢性心衰，可提高其左心室射血分数[109]，其副作用小，可用于常规心衰治疗无效的心肌炎患者。但是 IMAC 对照研究发现，IVIG 对新发 DCM 无效，其中有 15% 是经 EMB 确诊但无特定病因的心肌炎患者。因为缺乏针对经 EMB 确诊的心肌炎/DCM 患者的多中心随机临床试验，所以不推荐对临床疑似心肌炎患者常规应用 IVIG。

3. 免疫吸附治疗（immunoadsorption，IA）

针对其他自身免疫疾病的治疗方法[110-111]，如针对致病自身免疫抗体的抗体中和治疗或 IA，亦可考虑应用于自身免疫性心肌炎/DCM。多项针对 DCM 的小型临床试验证实：IA 可改善患者左心室功能，并抑制心肌炎症反应[112]；一些相关的大型随机对照临床试验也正在进行，目前尚无结论。所以，暂不推荐应用 IA 治疗临床疑似心肌炎。

（四）免疫抑制治疗

免疫抑制治疗仅可用于 EMB 的 RT-PCR 检测证实活动性病毒感染者。基于心外自身免疫疾病的治疗经验，建议对没有免疫抑制治疗禁忌的、感染检测阴性的自身免疫性心肌炎可考虑应用免疫抑制治疗，包括巨细胞性心肌炎、心肌结节病以及伴有明确系统性自身免疫病的心肌炎患者[113]。对于伴有心室功能障碍和（或）心律失常的心脏结节病患者，以及一些非感染性的嗜酸性粒细胞性心肌炎患者、伴有心衰和（或）心律失常的中毒性心肌炎患者，可考虑行类固醇治疗。有病例报道支持免疫抑制治疗可考虑应用于没有免疫抑制禁忌证、对标准治疗方案无效的非感染性淋巴细胞性心肌炎患者。治疗过程中需复查 EMB 以指导免疫抑制治疗的强度和时长。

关于免疫抑制治疗方案的安全性和有效性的研究主要集中于单用类固醇、类固醇＋硫唑嘌呤双联和类固醇＋硫唑嘌呤＋环孢素 A 三联治疗方案。研究发现，免疫抑制治疗对于慢性病毒检测阴性的巨细胞心肌炎和活动性的自身免疫性心肌炎（病毒检测阴性＋自身免疫抗体阳性）有效；相反，在病因不明的心肌炎患者的治疗方面并无优势。有必要明确哪些药物可以引起超敏反应，尤其在患有嗜伊红细胞增多症的患者中。一项单中心对照研究显示：甾类激素＋硫唑嘌呤双联治疗使病毒检测阴性的心肌炎患者获益[114]，该结论尚需多中心研究进一步证实。证实炎症性心肌病的免疫抑制治疗疗效的第一项随机研究是美国国家心肺血液研究所（National Heart，Lung and Blood Institute，NHLBI）资助的长期（数月）口服泼尼松治疗扩张型心肌病引起的心衰患者的研究，研究显示，给予心肌活检提示炎症反应的患者甾类激素治疗可在一定程度上有效提高患者的左心室射血分数，但提高程度轻微，且停药后疗效并不持久。心肌炎治疗研究（The Myocarditis Treatment Trial，MTT）评估了泼尼松和环孢素对 EMB 确诊淋巴细胞性心肌炎患者的疗效，研究发现，服用环孢素和泼尼松的治疗组与安慰剂组比较，6 个月时左心室射血分数和随访数年后的全生存率并无显著性差异，提示免疫抑制治疗无效。一项大型单中心病历对照研究表明，免疫球蛋白治疗对儿童心肌炎有效。“心肌炎及急性心肌病的干预研究”（The Intervention in Myocarditis and Acute Cardiomyopathy，IMAC）是一项多中心安慰剂对照研究，发现对成人患者静脉应用免疫球蛋白并未见明显获益，尽管免疫球蛋白治疗组患者的平均左心室射血分数提高约 14 个单位，但和安慰剂组并无差别。

二、心肌炎引起的心律失常的治疗

伴左心室功能障碍的临床疑似心肌炎患者，考虑到其自限性，不推荐对可能发生的心律失常进行预防用药；即使左心室功能障碍严重者，ICD 的一级预防应用也应推迟到急性期以后，但猝死幸存患者应植入 ICD 进行二级预防；有严重室性心律失常的心肌炎患者可优先考虑临时体外除颤或救生背心，而非永久装置[115]；完全性房室传导阻滞患者宜置入临时起搏器治疗。急性期后的心律失常的治疗应该根据心律失常指南进行[116-117]。窦性心动过缓、QRS 增宽、超声心动图示进展的室壁运动减弱、肌钙蛋白持续升高或波动是恶性心律失常的高危因素。

三、随访

所有心肌炎患者均应进行随访，随访内容包括：临床评估、心电图和超声心动图。建议对既往曾患心肌炎患者进行长期随访。

心肌炎患者可以获得完全或部分临床康复，部分患者在首次发病后数年复发，复发患者的治疗同首发患者。部分未康复患者将转变为亚临床状态，终可致 DCM。冠状动脉正常的急性冠状动脉综合征样的心肌炎患者，如心脏功能正常，心肌酶降至正常范围时即可出院，并长期随访，定期行非侵入性心脏相关检查。心肌酶增高持续数周甚至数月未能降至正常，或心功能进行性下降的患者应再次住院治疗行 EMB 检查。嗜异性抗体的干扰可能造成 CTnT 持续升高，所以，检测 CTnI 有助于鉴别检验错误和真正的心肌病变。同样，慢性骨骼肌病变也可引起心肌酶持续轻度升高。

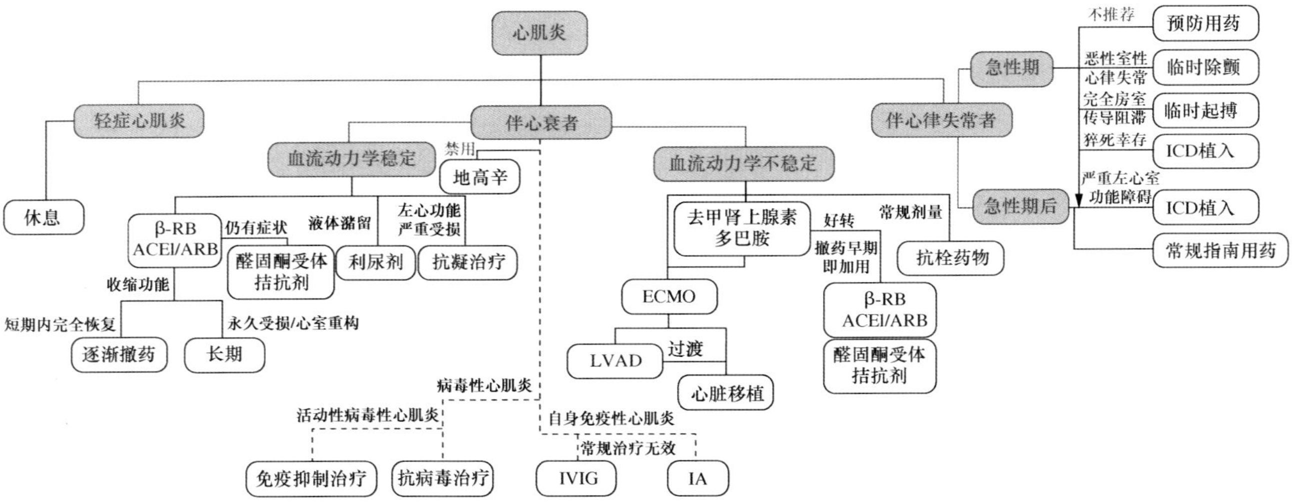

图 36-4 心肌炎的治疗选择

第六节 心肌炎的预后

心肌炎的临床结局和预后决定于其病因、临床表现和疾病阶段。

大多数研究显示巨细胞性心肌炎与其他类型的心肌炎相比预后很差[118]。EMB 病毒基因检测技术的应用则发现[119-120]：心肌细胞中持续检测出病毒的患者心室功能障碍往往较重或持续，而病毒得到清除的患者心功能多恢复较好，十年预后也较好。也有研究提出，相较检出病毒基因，炎症反应的免疫组化证据才是心肌炎患者生存率的独立影响因子。既往研究多为小样本研究，不同人群的病毒流行病学特点也不同，而且缺乏心肌炎自愈患者心肌内特定病毒存在率的数据，这些都可能是造成以往关于心肌炎预后影响因素的研究结论不一致的原因[119-120]。

急性心肌炎患者中约半数可在2～4周恢复，约25%发展成持续的心功能障碍，12%～25%急剧恶化或死亡或进展为需要心脏移植的晚期DCM[121]。双心室功能障碍是死亡或心脏移植的主要预测因子[121]。

暴发性心肌炎病因不明，其起病方式、对血流动力学的危害程度以及临床结局与急性淋巴细胞性心肌炎不同，常见于儿童，尤其是新生儿，预后较差。

对于需要植入机械辅助装置的患者来说，植入LVAD前，临床症状持续时间较短、无左心室重构均提示预后较好[100]。

窦性心动过缓、QRS波增宽、超声心动图示进展的室壁运动减弱、肌钙蛋白持续升高或波动是恶性心律失常的高危因素。QRS波增宽是心肌炎患者存活的独立阴性预测因子（不排除单纯的左束支传导阻滞），Q波和复极异常与EMB所示的炎症免疫组织学特点和预后无关。房室传导阻滞、室性心动过速或新发的束支传导阻滞均提示病情重，预后差。

（戈程　董蔚）

参考文献

[1] O'Connell JB. The role of myocarditis in end-stage dilated cardiomyopathy. Tex Heart Inst J, 1987, 14 (3): 268-275.

[2] Waller BF, Slack JD, Orr CD, et al. "Flaming," "smoldering" and "burned out": the fireside saga of myocarditis. J Am Coll Cardiol, 1991, 18 (7): 1627-1630.

[3] Sakakibara S and Konno S. Endomyocardial biopsy. Jpn Heart J, 1962, 3: 537-543.

[4] Aretz HT. Myocarditis: the Dallas criteria. Hum Pathol, 1987, 18 (6): 619-624.

[5] Richardson P, McKenna W, Bristow M, et al. Report of the 1995 World Health Organization/International Society and Federation of Cardiology Task Force on the Definition and Classification of cardiomyopathies. Circulation, 1996, 93 (5): 841-842.

[6] Caforio AL, Calabrese F, Angelini A, et al. A prospective study of biopsy-proven myocarditis: prognostic relevance of clinical and aetiopathogenetic features at diagnosis. Eur Heart J, 2007, 28 (11): 1326-1333.

[7] Leone O, Veinot JP, Angelini A, et al. 2011 consensus statement on endomyocardial biopsy from the Association for European Cardiovascular Pathology and the Society for Cardiovascular Pathology. Cardiovasc Pathol, 2012, 21 (4): 245-274.

[8] Kindermann I, Barth C, Mahfoud F, et al. Update on myocarditis. J Am Coll Cardiol, 2012, 59 (9): 779-792.

[9] Gore I and Saphir O. Myocarditis; a classification of 1402 cases. Am Heart J, 1947, 34 (6): 827-830.

[10] Basso C, Calabrese F, Corrado D, et al. Postmortem diagnosis in sudden cardiac death victims: macroscopic, microscopic and molecular findings. Cardiovasc Res, 2001, 50 (2): 290-300.

[11] Mason JW, O'Connell JB, Herskowitz A, et al. A clinical trial of immunosuppressive therapy for myocarditis. The Myocarditis Treatment Trial Investigators. N Engl J Med, 1995, 333 (5): 269-275.

[12] Felker GM, Hu W, Hare JM, et al. The spectrum of dilated cardiomyopathy. The Johns Hopkins experience with 1, 278 patients. Medicine (Baltimore), 1999, 78 (4): 270-283.

[13] Towbin JA, Lowe AM, Colan SD, et al. Incidence, causes, and outcomes of dilated cardiomyopathy in children. JAMA, 2006, 296 (15): 1867-1876.

[14] Sagar S, Liu PP and Cooper LT, Jr. Myocarditis. Lancet, 2012, 379 (9817): 738-747.

[15] Dennert R, Crijns HJ and Heymans S. Acute viral myocarditis. Eur Heart J, 2008, 29 (17): 2073-2082.

[16] Maron BJ, Towbin JA, Thiene G, et al. Contemporary definitions and classification of the cardiomyopathies: an American Heart Association Scientific

Statement from the Council on Clinical Cardiology, Heart Failure and Transplantation Committee; Quality of Care and Outcomes Research and Functional Genomics and Translational Biology Interdisciplinary Working Groups; and Council on Epidemiology and Prevention. Circulation, 2006, 113 (14): 1807-1816.

[17] Bock CT, Klingel K and Kandolf R. Human parvovirus B19-associated myocarditis. N Engl J Med, 2010, 362 (13): 1248-1249.

[18] Liu P, Martino T, Opavsky MA, et al. Viral myocarditis: balance between viral infection and immune response. Can J Cardiol, 1996, 12 (10): 935-943.

[19] Cambridge G, MacArthur CG, Waterson AP, et al. Antibodies to Coxsackie B viruses in congestive cardiomyopathy. Br Heart J, 1979, 41 (6): 692-696.

[20] Kindermann I, Kindermann M, Kandolf R, et al. Predictors of outcome in patients with suspected myocarditis. Circulation, 2008, 118 (6): 639-648.

[21] Mahrholdt H, Goedecke C, Wagner A, et al. Cardiovascular magnetic resonance assessment of human myocarditis: a comparison to histology and molecular pathology. Circulation, 2004, 109 (10): 1250-1258.

[22] Baboonian C, Treasure T. Meta-analysis of the association of enteroviruses with human heart disease. Heart, 1997, 78 (6): 539-543.

[23] Schultheiss HP, Kuhl U, Cooper LT. The management of myocarditis. Eur Heart J, 2011, 32 (21): 2616-2625.

[24] Maisch B, Schonian U, Crombach M, et al. Cytomegalovirus associated inflammatory heart muscle disease. Scand J Infect Dis Suppl, 1993, 88: 135-148.

[25] Martin AB, Webber S, Fricker FJ, et al. Acute myocarditis. Rapid diagnosis by PCR in children. Circulation, 1994, 90 (1): 330-339.

[26] Matsumori A, Matoba Y, Sasayama S. Dilated cardiomyopathy associated with hepatitis C virus infection. Circulation, 1995, 92 (9): 2519-2525.

[27] Pankuweit S, Moll R, Baandrup U, et al. Prevalence of the parvovirus B19 genome in endomyocardial biopsy specimens. Hum Pathol, 2003, 34 (5): 497-503.

[28] Kuhl U, Pauschinger M, Noutsias M, et al. High prevalence of viral genomes and multiple viral infections in the myocardium of adults with "idiopathic" left ventricular dysfunction. Circulation, 2005, 111 (7): 887-893.

[29] Kuhl U, Pauschinger M, Seeberg B, et al. Viral persistence in the myocardium is associated with progressive cardiac dysfunction. Circulation, 2005, 112 (13): 1965-1970.

[30] Bowles NE, Ni J, Kearney DL, et al. Detection of viruses in myocardial tissues by polymerase chain reaction. evidence of adenovirus as a common cause of myocarditis in children and adults. J Am Coll Cardiol, 2003, 42 (3): 466-472.

[31] Magnani JW, Danik HJ, Dec GW. Jr., et al. Survival in biopsy-proven myocarditis: a long-term retrospective analysis of the histopathologic, clinical, and hemodynamic predictors. Am Heart J, 2006, 151 (2): 463-470.

[32] Rose NR. Myocarditis: infection versus autoimmunity. J Clin Immunol, 2009, 29 (6): 730-737.

[33] Caforio AL, Pankuweit S, Arbustini E, et al. Current state of knowledge on aetiology, diagnosis, management, and therapy of myocarditis: a position statement of the European Society of Cardiology Working Group on Myocardial and Pericardial Diseases. Eur Heart J, 2013, 34 (33): 2636-2648, 2648a-2648d.

[34] Huber SA, Lodge PA. Coxsackievirus B-3 myocarditis in Balb/c mice. Evidence for autoimmunity to myocyte antigens. Am J Pathol, 1984, 116 (1): 21-29.

[35] Matsumori A, Kawai C. An animal model of congestive (dilated) cardiomyopathy: dilatation and hypertrophy of the heart in the chronic stage in DBA/2 mice with myocarditis caused by encephalomyocarditis virus. Circulation, 1982, 66 (2): 355-360.

[36] Kawai C. From myocarditis to cardiomyopathy: mechanisms of inflammation and cell death: learning from the past for the future. Circulation, 1999, 99 (8): 1091-1100.

[37] Feldman AM, McNamara D. Myocarditis. N Engl J Med, 2000, 343 (19): 1388-1398.

[38] Godeny EK, Gauntt CJ. Murine natural killer cells limit coxsackievirus B3 replication. J Immunol, 1987, 139 (3): 913-918.

[39] Liu CC, Young LH, Young JD. Lymphocyte-mediated cytolysis and disease. N Engl J Med, 1996, 335 (22): 1651-1659.

[40] Seko Y, Tsuchimochi H, Nakamura T, et al. Expression of major histocompatibility complex class I antigen in murine ventricular myocytes infected with Coxsackievirus B3. Circ Res, 1990, 67 (2): 360-367.

[41] Kyu B, Matsumori A, Sato Y, et al. Cardiac persistence of cardioviral RNA detected by polymerase chain reaction in a murine model of dilated cardiomyopathy. Circulation, 1992, 86 (2): 522-530.

[42] Kubota T, McTiernan CF, Frye CS, et al. Dilated cardiomyopathy in transgenic mice with cardiac-specific overexpression of tumor necrosis factor-alpha. Circ Res, 1997, 81 (4): 627-635.

[43] Neumann DA, Lane JR, Wulff SM, et al. In vivo deposition of myosin-specific autoantibodies in the hearts of mice with experimental autoimmune myocarditis. J Immunol, 1992, 148 (12): 3806-3813.

[44] Aretz HT, Billingham ME, Edwards WD, et al. Myocarditis. A histopathologic definition and classification. Am J Cardiovasc Pathol, 1987, 1 (1): 3-14.

[45] Maisch B, Richter A, Sandmoller A, et al. Inflammatory dilated cardiomyopathy (DCMI). Herz, 2005, 30 (6): 535-544.

[46] Cooper LT, Baughman KL, Feldman AM, et al. The role of endomyocardial biopsy in the management of cardiovascular disease: a scientific statement from the American Heart Association, the American College of Cardiology, and the European Society of Cardiology. Endorsed by the Heart Failure Society of America and the Heart Failure Association of the European Society of Cardiology. J Am Coll Cardiol, 2007, 50 (19): 1914-1931.

[47] Parrillo JE, Aretz HT, Palacios I, et al. The results of transvenous endomyocardial biopsy can frequently be used to diagnose myocardial diseases in patients with idiopathic heart failure. Endomyocardial biopsies in 100 consecutive patients revealed a substantial incidence of myocarditis. Circulation, 1984, 69 (1): 93-101.

[48] She RC, Hammond EH. Utility of immunofluorescence and electron microscopy in endomyocardial biopsies from patients with unexplained heart failure. Cardiovasc Pathol, 2010, 19 (4): e99-105.

[49] Dec GW, Jr., Palacios IF, Fallon JT, et al. Active myocarditis in the spectrum of acute dilated cardiomyopathies. Clinical features, histologic correlates, and clinical outcome. N Engl J Med, 1985, 312 (14): 885-890.

[50] Bultmann BD, Klingel K, Nabauer M, et al. High prevalence of viral genomes and inflammation in peripartum cardiomyopathy. Am J Obstet Gynecol, 2005, 193 (2): 363-365.

[51] Ukena C, Mahfoud F, Kindermann I, et al. Prognostic electrocardiographic parameters in patients with suspected myocarditis. Eur J Heart Fail, 2011, 13 (4): 398-405.

[52] Felker GM, Boehmer JP, Hruban RH, et al. Echocardiographic findings in fulminant and acute myocarditis. J Am Coll Cardiol, 2000, 36 (1): 227-232.

[53] Pinamonti B, Alberti E, Cigalotto A, et al. Echocardiographic findings in myocarditis. Am J Cardiol, 1988, 62 (4): 285-291.

[54] Friedrich MG, Sechtem U, Schulz-Menger J, et al. Cardiovascular magnetic resonance in myocarditis: A JACC White Paper. J Am Coll Cardiol, 2009, 53 (17): 1475-1487.

[55] Abdel-Aty H, Boye P, Zagrosek A, et al. Diagnostic performance of cardiovascular magnetic resonance in patients with suspected acute myocarditis: comparison of different approaches. J Am Coll Cardiol, 2005, 45 (11): 1815-1822.

[56] Friedrich MG, Strohm O, Schulz-Menger J, et al. Contrast media-enhanced magnetic resonance imaging visualizes myocardial changes in the course of viral myocarditis. Circulation, 1998, 97 (18): 1802-1809.

[57] Gutberlet M, Spors B, Thoma T, et al. Suspected chronic myocarditis at cardiac MR: diagnostic accuracy and association with immunohistologically detected inflammation and viral persistence. Radiology, 2008, 246 (2): 401-409.

[58] Yilmaz A, Mahrholdt H, Athanasiadis A, et al. Coronary vasospasm as the underlying cause for chest pain in patients with PVB19 myocarditis. Heart, 2008, 94 (11): 1456-1463.

［59］ Yilmaz A，Kindermann I，Kindermann M，et al. Comparative evaluation of left and right ventricular endomyocardial biopsy：differences in complication rate and diagnostic performance. Circulation，2010，122 (9)：900-909.

［60］ Caforio AL，Brucato A，Doria A，et al. Anti-heart and anti-intercalated disk autoantibodies：evidence for autoimmunity in idiopathic recurrent acute pericarditis. Heart，2010，96 (10)：779-784.

［61］ Heymans S. Myocarditis and heart failure：need for better diagnostic，predictive，and therapeutic tools. Eur Heart J，2007，28 (11)：1279-1280.

［62］ Lauer B，Schannwell M，Kuhl U，et al. Antimyosin autoantibodies are associated with deterioration of systolic and diastolic left ventricular function in patients with chronic myocarditis. J Am Coll Cardiol，2000，35 (1)：11-18.

［63］ Lauer B，Niederau C，Kuhl U，et al. Cardiac troponin T in patients with clinically suspected myocarditis. J Am Coll Cardiol，1997，30 (5)：1354-1359.

［64］ Caforio AL，Keeling PJ，Zachara E，et al. Evidence from family studies for autoimmunity in dilated cardiomyopathy. Lancet，1994，344 (8925)：773-777.

［65］ Caforio AL，Mahon NG，Baig MK，et al. Prospective familial assessment in dilated cardiomyopathy：cardiac autoantibodies predict disease development in asymptomatic relatives. Circulation，2007，115 (1)：76-83.

［66］ Ansari AA，Neckelmann N，Villinger F，et al. Epitope mapping of the branched chain alpha-ketoacid dehydrogenase dihydrolipoyl transacylase (BCKD-E2) protein that reacts with sera from patients with idiopathic dilated cardiomyopathy. J Immunol，1994，153 (10)：4754-4765.

［67］ Baba A，Yoshikawa T，Fukuda Y，et al. Autoantibodies against M2-muscarinic acetylcholine receptors：new upstream targets in atrial fibrillation in patients with dilated cardiomyopathy. Eur Heart J，2004，25 (13)：1108-1115.

［68］ Borda ES，Sterin-Borda L. Antiadrenergic and muscarinic receptor antibodies in Chagas' cardiomyopathy. Int J Cardiol，1996，54 (2)：149-156.

［69］ Baba A，Yoshikawa T，Ogawa S. Autoantibodies produced against sarcolemmal Na-K-ATPase：possible upstream targets of arrhythmias and sudden death in patients with dilated cardiomyopathy. J Am Coll Cardiol，2002，40 (6)：1153-1159.

［70］ Caforio AL，Bonifacio E，Stewart JT，et al. Novel organ-specific circulating cardiac autoantibodies in dilated cardiomyopathy. J Am Coll Cardiol，1990，15 (7)：1527-1534.

［71］ Li Y，Heuser JS，Cunningham LC，et al. Mimicry and antibody-mediated cell signaling in autoimmune myocarditis. J Immunol，2006，177 (11)：8234-8240.

［72］ Caforio AL，Goldman JH，Haven AJ，et al. Circulating cardiac-specific autoantibodies as markers of autoimmunity in clinical and biopsy-proven myocarditis. The Myocarditis Treatment Trial Investigators. Eur Heart J，1997，18 (2)：270-275.

［73］ Caforio AL，Grazzini M，Mann JM，et al. Identification of alpha-and beta-cardiac myosin heavy chain isoforms as major autoantigens in dilated cardiomyopathy. Circulation，1992，85 (5)：1734-1742.

［74］ Stork S，Boivin V，Horf R，et al. Stimulating autoantibodies directed against the cardiac beta1-adrenergic receptor predict increased mortality in idiopathic cardiomyopathy. Am Heart J，2006，152 (4)：697-704.

［75］ Warraich RS，Noutsias M，Kazak I，et al. Immunoglobulin G3 cardiac myosin autoantibodies correlate with left ventricular dysfunction in patients with dilated cardiomyopathy：immunoglobulin G3 and clinical correlates. Am Heart J，2002，143 (6)：1076-1084.

［76］ Mobini R，Staudt A，Felix SB，et al. Hemodynamic improvement and removal of autoantibodies against beta1-adrenergic receptor by immunoadsorption therapy in dilated cardiomyopathy. J Autoimmun，2003，20 (4)：345-350.

［77］ Jahns R，Boivin V，Siegmund C，et al. Autoantibodies activating human beta1-adrenergic receptors are associated with reduced cardiac function in chronic heart failure. Circulation，1999，99 (5)：649-654.

［78］ Jahns R，Boivin V，Krapf T，et al. Modulation of beta1-adrenoceptor activity by domain-specific antibodies and heart failure-associated autoantibodies. J Am Coll Cardiol，2000，36 (4)：1280-1287.

[79] Landsberger M, Staudt A, Choudhury S, et al. Potential role of antibodies against cardiac Kv channel-interacting protein 2 in dilated cardiomyopathy. Am Heart J, 2008, 156 (1): 92-99, e92.

[80] Fu ML. Characterization of anti-heart M2 muscarinic receptor antibodies—a combined clinical and experimental study. Mol Cell Biochem, 1996, 163-164: 343-347.

[81] Frustaci A, Chimenti C, Calabrese F, et al. Immunosuppressive therapy for active lymphocytic myocarditis: virological and immunologic profile of responders versus nonresponders. Circulation, 2003, 107 (6): 857-863.

[82] Staudt A, Staudt Y, Dorr M, et al. Potential role of humoral immunity in cardiac dysfunction of patients suffering from dilated cardiomyopathy. J Am Coll Cardiol, 2004, 44 (4): 829-836.

[83] Klingel K, Hohenadl C, Canu A, et al. Ongoing enterovirus-induced myocarditis is associated with persistent heart muscle infection: quantitative analysis of virus replication, tissue damage, and inflammation. Proc Natl Acad Sci U S A, 1992, 89 (1): 314-318.

[84] Mahfoud F, Gartner B, Kindermann M, et al. Virus serology in patients with suspected myocarditis: utility or futility? Eur Heart J, 2011, 32 (7): 897-903.

[85] Yilmaz A, Klingel K, Kandolf R, et al. Imaging in inflammatory heart disease: from the past to current clinical practice. Hellenic J Cardiol, 2009, 50 (6): 449-460.

[86] O'Connell JB, Henkin RE, Robinson JA, et al. Gallium-67 imaging in patients with dilated cardiomyopathy and biopsy-proven myocarditis. Circulation, 1984, 70 (1): 58-62.

[87] Dec GW, Palacios I, Yasuda T, et al. Antimyosin antibody cardiac imaging: its role in the diagnosis of myocarditis. J Am Coll Cardiol, 1990, 16 (1): 97-104.

[88] Ardehali H, Qasim A, Cappola T, et al. Endomyocardial biopsy plays a role in diagnosing patients with unexplained cardiomyopathy. Am Heart J, 2004, 147 (5): 919-923.

[89] Tellier P, Paycha F, Antony I, et al. Reversibility by dipyridamole of thallium-201 myocardial scan defects in patients with sarcoidosis. Am J Med, 1988, 85 (2): 189-193.

[90] Fields CL, Ossorio MA, Roy TM, et al. Thallium-201 scintigraphy in the diagnosis and management of myocardial sarcoidosis. South Med J, 1990, 83 (3): 339-342.

[91] Le Guludec D, Menad F, Faraggi M, et al. Myocardial sarcoidosis. Clinical value of technetium-99m sestamibi tomoscintigraphy. Chest, 1994, 106 (6): 1675-1682.

[92] Ohira H, Tsujino I and Yoshinaga K. (1) (8) F-Fluoro-2-deoxyglucose positron emission tomography in cardiac sarcoidosis. Eur J Nucl Med Mol Imaging, 2011, 38 (9): 1773-1783.

[93] Basso C, Carturan E, Corrado D, et al. Myocarditis and dilated cardiomyopathy in athletes: diagnosis, management, and recommendations for sport activity. Cardiol Clin, 2007, 25 (3): 423-429, vi.

[94] Pelliccia A, Fagard R, Bjornstad HH, et al. Recommendations for competitive sports participation in athletes with cardiovascular disease: a consensus document from the Study Group of Sports Cardiology of the Working Group of Cardiac Rehabilitation and Exercise Physiology and the Working Group of Myocardial and Pericardial Diseases of the European Society of Cardiology. Eur Heart J, 2005, 26 (14): 1422-1445.

[95] Levy B, Bastien O, Karim B, et al. Experts' recommendations for the management of adult patients with cardiogenic shock. Ann Intensive Care, 2015, 5 (1): 52.

[96] Chen YS, Wang MJ, Chou NK, et al. Rescue for acute myocarditis with shock by extracorporeal membrane oxygenation. Ann Thorac Surg, 1999, 68 (6): 2220-2224.

[97] Hsu KH, Chi NH, Yu HY, et al. Extracorporeal membranous oxygenation support for acute fulminant myocarditis: analysis of a single center's experience. Eur J Cardiothorac Surg, 2011, 40 (3): 682-688.

[98] Mirabel M, Luyt CE, Leprince P, et al. Outcomes, long-term quality of life, and psychologic assessment of fulminant myocarditis patients rescued by mechanical circulatory support. Crit Care Med, 2011, 39

(5): 1029-1035.

[99] Guidelines for diagnosis and treatment of myocarditis (JCS 2009): digest version. Circ J, 2011, 75 (3): 734-743.

[100] Simon MA, Kormos RL, Murali S, et al. Myocardial recovery using ventricular assist devices: prevalence, clinical characteristics, and outcomes. Circulation, 2005, 112 (9 Suppl): I32-36.

[101] Blauwet LA, Cooper LT. Myocarditis. Prog Cardiovasc Dis, 2010, 52 (4): 274-288.

[102] McMurray JJ, Adamopoulos S, Anker SD, et al. ESC Guidelines for the diagnosis and treatment of acute and chronic heart failure 2012: The Task Force for the Diagnosis and Treatment of Acute and Chronic Heart Failure 2012 of the European Society of Cardiology. Developed in collaboration with the Heart Failure Association (HFA) of the ESC. Eur Heart J, 2012, 33 (14): 1787-1847.

[103] Matsumori A, Igata H, Ono K, et al. High doses of digitalis increase the myocardial production of proinflammatory cytokines and worsen myocardial injury in viral myocarditis: a possible mechanism of digitalis toxicity. Jpn Circ J, 1999, 63 (12): 934-940.

[104] McNamara DM, Starling RC, Cooper LT, et al. Clinical and demographic predictors of outcomes in recent onset dilated cardiomyopathy: results of the IMAC (Intervention in Myocarditis and Acute Cardiomyopathy) -2 study. J Am Coll Cardiol, 2011, 58 (11): 1112-1118.

[105] Martino TA, Liu P, Sole MJ. Viral infection and the pathogenesis of dilated cardiomyopathy. Circ Res, 1994, 74 (2): 182-188.

[106] Krueger GR, Ablashi DV. Human herpesvirus-6: a short review of its biological behavior. Intervirology, 2003, 46 (5): 257-269.

[107] Kuhl U, Pauschinger M, Schwimmbeck PL, et al. Interferon-beta treatment eliminates cardiotropic viruses and improves left ventricular function in patients with myocardial persistence of viral genomes and left ventricular dysfunction. Circulation, 2003, 107 (22): 2793-2798.

[108] Kuhl U, Lassner D, von Schlippenbach J, et al. Interferon-Beta improves survival in enterovirus-associated cardiomyopathy. J Am Coll Cardiol, 2012, 60 (14): 1295-1296.

[109] Gullestad L, Aass H, Fjeld JG, et al. Immunomodulating therapy with intravenous immunoglobulin in patients with chronic heart failure. Circulation, 2001, 103 (2): 220-225.

[110] Tzartos SJ, Bitzopoulou K, Gavra I, et al. Antigen-specific apheresis of pathogenic autoantibodies from myasthenia gravis sera. Ann N Y Acad Sci, 2008, 1132: 291-299.

[111] Bygren P, Freiburghaus C, Lindholm T, et al. Goodpasture's syndrome treated with staphylococcal protein A immunoadsorption. Lancet, 1985, 2 (8467): 1295-1296.

[112] Felix SB, Staudt A, Dorffel WV, et al. Hemodynamic effects of immunoadsorption and subsequent immunoglobulin substitution in dilated cardiomyopathy: three-month results from a randomized study. J Am Coll Cardiol, 2000, 35 (6): 1590-1598.

[113] Cooper LT, Jr., Hare JM, Tazelaar HD, et al. Usefulness of immunosuppression for giant cell myocarditis. Am J Cardiol, 2008, 102 (11): 1535-1539.

[114] Frustaci A, Russo MA, Chimenti C. Randomized study on the efficacy of immunosuppressive therapy in patients with virus-negative inflammatory cardiomyopathy: the TIMIC study. Eur Heart J, 2009, 30 (16): 1995-2002.

[115] Prochnau D, Surber R, Kuehnert H, et al. Successful use of a wearable cardioverter-defibrillator in myocarditis with normal ejection fraction. Clin Res Cardiol, 2010, 99 (2): 129-131.

[116] Zipes DP, Camm AJ, Borggrefe M, et al. ACC/AHA/ESC 2006 guidelines for management of patients with ventricular arrhythmias and the prevention of sudden cardiac death-executive summary: A report of the American College of Cardiology/American Heart Association Task Force and the European Society of Cardiology Committee for Practice Guidelines (Writing Committee to Develop Guidelines for Management of Patients with Ventricular Arrhythmias and the Prevention of Sudden Cardiac Death) Developed in collaboration with the European Heart Rhythm Association and the Heart Rhythm Society. Eur Heart J, 2006, 27 (17): 2099-2140.

[117] Vardas PE, Auricchio A, Blanc JJ, et al. Guide-

lines for cardiac pacing and cardiac resynchronization therapy: The Task Force for Cardiac Pacing and Cardiac Resynchronization Therapy of the European Society of Cardiology. Developed in collaboration with the European Heart Rhythm Association. Eur Heart J, 2007, 28 (18): 2256-2295.

[118] Wojnicz R, Nowalany-Kozielska E, Wodniecki J, et al. Immunohistological diagnosis of myocarditis. Potential role of sarcolemmal induction of the MHC and ICAM-1 in the detection of autoimmune mediated myocyte injury. Eur Heart J, 1998, 19 (10): 1564-1572.

[119] Mahrholdt H, Wagner A, Deluigi CC, et al. Presentation, patterns of myocardial damage, and clinical course of viral myocarditis. Circulation, 2006, 114 (15): 1581-1590.

[120] Grun S, Schumm J, Greulich S, et al. Long-term follow-up of biopsy-proven viral myocarditis: predictors of mortality and incomplete recovery. J Am Coll Cardiol, 2012, 59 (18): 1604-1615.

[121] McCarthy RE 3rd, Boehmer JP, Hruban RH, et al. Long-term outcome of fulminant myocarditis as compared with acute (nonfulminant) myocarditis. N Engl J Med, 2000, 342 (10): 690-695.

第三十七章　心脏瓣膜疾病与心力衰竭

心脏瓣膜疾病（valvular heart disease，VHD）是引起心衰的常见病因。尽管近年来心脏瓣膜疾病的病因谱发生了很大变化，风湿热引起瓣膜病的发生率急剧下降，但人口老龄化使得主动脉瓣和二尖瓣疾病仍有逐年增加的趋势。由于心脏瓣膜疾病引发的心衰的临床状况较为复杂，既有左心衰竭又有右心衰竭，这些左和（或）右心室的血流动力学改变，又相互制约影响临床医生对预后的评估及判断。因此，心脏瓣膜疾病伴心衰之所以得到重视，是因为不仅要及时认知和治疗这类疾病，尽早预防或延缓心衰的发生，而且要根据心脏瓣膜疾病的严重程度和临床分期，指导外科、介入治疗的干预处理，引入多学科团队共同干预的理念，提供最佳诊疗方案，使患者最大程度获益。

一、心脏瓣膜疾病严重程度的定义与临床分级

2013 ACCF/AHA 心衰指南[1]（表 37-1）为 VHD 的严重程度分级提供了一个总的框架原则：将 VHD 按其严重程度分为四个阶段，更加客观细化了临床分级。因为 VHD 的干预措取决于：①是否有症状；②VHD 的严重程度；③左/右室对容量和压力负荷的反应；④对肺循环和体循环的影响；⑤心脏节律的变化。以上的瓣膜严重程度的分级正是考虑到了上述重要因素。熟悉及掌握这一分级以及接下来阐述的各瓣膜病的具体分期，对其后多学科制定相应的规范化治疗方案，尤为重要。

表 37-1　2013 AHA/ACC 指南对 VHD 的临床分级

分期	定义	描述
A 级	危险期	具有发生瓣膜病危险因素的患者
B 级	进展期	有进展性瓣膜病的患者（无症状轻至中度瓣膜病变）
C 级	无症状重度病变期	无症状重度瓣膜病的患者又分为 C1 期左、右心室代偿期 C2 期左、右心室失代偿期
D 级	有症状重度病变期	有瓣膜病症状的患者

用上述临床分期对心脏瓣膜疾病干预治疗的目的：①改善症状和（或）延长患者的生存期；②减少瓣膜病相关的并发症的风险，诸如无症状的可逆性心功能不全、肺动脉高压、脑卒中以及心房颤动[1]。

二、主动脉瓣关闭不全

（一）急性主动脉瓣关闭不全

重度主动脉瓣反流（aortic regurgitation，AR，也称主动脉瓣关闭不全）急性发作，其最重要的特征为左心室不能快速适应反流血液所致的舒张末期容积迅速增加[2-3]，由于左心室来不及代偿，要比慢性 AR 病情凶险因此常常被列为临床急症。

1. 病因　主动脉瓣急性反流的病因包括：

（1）感染性心内膜炎：感染性心内膜炎导致瓣膜毁损和瓣叶穿孔，此外的一种临床状况是主动脉瓣周脓肿破裂进入左心室，导致 AR。

（2）主动脉夹层：主动脉夹层可通过 4 种机制引起 AR：主动脉窦扩张导致瓣膜中心的瓣叶对

合不良；瓣膜交界受累导致瓣叶支撑不够；夹层直接延伸至瓣叶基底，造成连枷瓣叶；脱垂的夹层片跨过主动脉瓣进入左心室流出道，影响舒张期主动脉瓣叶的关闭。二叶式主动脉瓣畸形的患者发生主动脉夹层的风险更高[4]。

（3）先天性穿孔性瓣尖破裂：导致急性重度反流[5]。

（4）瓣叶创伤性破裂：减速性损伤或胸部钝挫伤后可出现主动脉瓣创伤性破裂[6-7]。

（5）医源性：如经皮球囊主动脉瓣分离或经导管主动脉瓣置换（transcatheter aortic valve replacement，TAVR）等操作的并发症[8]。

（6）自体主动脉瓣瓣膜急性AR：两个最常见原因为心内膜炎及主动脉夹层。

（7）人工主动脉瓣也可能出现急性AR：对于生物瓣，结构性瓣膜退化或心内膜炎致瓣叶破坏时可能发生AR。瓣膜血栓或血管翳形成可使瓣叶不能完全关闭或老型号的瓣膜出现碟片脱出，造成急性主动脉机械瓣反流。

2. 病理生理学

急性AR可导致如下病理生理学恶化：

（1）左心室不能急剧增加总输出量，导致前向每搏量或心排血量下降，发生严重低血压和心源性休克。

（2）左心室舒张压急剧上升，导致左心房和肺静脉压升高，引起急性肺水肿。上述血流动力学影响如遇原有已存在的左心室向心性肥厚而心腔尚未扩张的急性AR患者，则可能左心功能不全的临床表现更加显著。这种临床状况常见于有基础高血压的患者因主动脉夹层致急性AR，以及先天性主动脉瓣狭窄患者行球囊瓣膜扩张术后出现的急性AR。

3. 诊断及评估

（1）临床表现：重度急性AR表现为突发的心源性休克和（或）急性肺水肿。关键步骤是找出引起急性AR的诊断线索：起病症状与急性AR的原因相关，诸如心内膜炎或主动脉夹层的体征和症状，特别是存在急性AR合并胸痛或背痛的患者应首先考虑主动脉夹层。

（2）体格检查：重度急性AR心源性休克的临床表现包括严重低血压、苍白、出汗、外周血管收缩的其他体征，肺水肿的体征，脉压正常或可能降低，以及抬举样心尖搏动等左心室增大的表现。如果病因是主动脉夹层，则可能检测到左右臂的脉搏及血压不等。

（3）心电图：左心室压力显著升高所致ECG的左心室高电压以及非特异性ST段和T波异常很常见。如果急性AR是由主动脉夹层引起，右冠状动脉受累可以导致急性心肌梗死的ECG表现：Ⅱ、Ⅲ、和aVF导联Q波和ST段抬高以及V_{4R}、V_{5R}和V_{6R}导联的ST段抬高。

（4）胸片：主动脉夹层所致的急性AR，心影可能因心包积液显著增大，主动脉根扩张（正常直径≤35mm）可能导致纵隔增宽，并可累及整个主动脉弓；严重的瘤样扩张提示马方综合征。

（5）超声心动图：超声心动图可明确诊断AR，判断其严重程度和病因以及掌握手术时机。如发现有主动脉瓣心内膜炎或主动脉夹层的表现，可确定AR的病因。彩色多普勒超声心动图可显示舒张期跨主动脉瓣的血液反流并可根据以下表现发现重度急性AR[9-11]；多普勒检查可用于识别和量化AR。

主动脉瓣反流的严重程度：如果超声心动图出现以下一项或多项表现，则应考虑存在重度主动脉瓣反流：①缩流断面＞6mm；②反流量≥60ml；③中央射流宽度≥左心室流出道宽度（LVOT）的65%；④有效反流口面积（effective regurgitant orifice area，EROA）≥0.30cm^2。

然而，下述重度慢性AR标准可能会低估急性AR严重程度[2]：

1）缩流断面（彩色血流喷射束的最窄段）＞6mm。

对于中心性重度反流，彩色多普勒显示的左心室流出道的喷射束宽度较大（≥流出道宽度的65%）。

对于重度偏心性反流，显示的喷射束宽度不同。

2）降主动脉和近端腹主动脉存在全舒张期反流。在非常严重的情况下，舒张末期速度接近零，表明主动脉舒张压和左心室舒张末压几乎相等[12-13]。判断这种舒张期主动脉和左心室压力快速均衡化的征象是：密集的连续波多普勒信号伴陡峭的舒张期斜率（压力减半时间＜200ms）。

超声心动图也能评价左心室大小和收缩功能，急性反流的情况下通常正常；超声心动图还能提供主动脉扩张和（或）夹层或存在瓣膜赘生物的证据以及估测肺动脉高压的程度，确定主动脉和左心室舒张末压的平衡状态。经食管超声比经胸超声更为准确，而且有利于诊断主动脉夹层和感染性心内膜炎。其他成像手段：对于疑似主动脉夹层的急性AR患者，CT或经食管超声心动图（transesophageal echocardiography，TEE）均可应用，因为这两种手段的敏感性和特异性均很高且相似。CT有助于识别内膜片、夹层的部位和范围及可能受累的主要分支动脉。二尖瓣流速曲线上减速时间（DT）缩短和M-超声上二尖瓣的提前关闭均提示左心室舒张末压的显著增高。压力减半时间＜300ms提示主动脉和左心室舒张末压相等。

（6）心导管术：如果重度急性AR患者存在血流动力学不稳定，不必像择期CABG术前常规行冠状动脉造影而延迟急诊瓣膜手术；如果患者相当稳定，对于已知存在冠状动脉疾病，特别是那些拟行CABG的患者，术前方可行冠状动脉造影[11]。只有在无创性影像学检查不能确立诊断时才需要进行主动脉造影。主动脉造影的目的是确定是否存在重度AR及识别主动脉夹层和主动脉根部是否变宽。然而，在急性重度AR伴左心室舒张晚期压力等于主动脉舒张压的情况下，主动脉造影（或彩色多普勒）可能会低估AR的严重程度。

4. 治疗

（1）急性重度AR的治疗主要是急诊主动脉瓣置换或修复。

（2）如果手术不能及时进行，可在重症监护病房静脉用血管扩张剂（如硝普钠）并且使用正性肌力药（如多巴酚丁胺）以增加前向血流和降低左心室舒张末压，从而稳定患者病情。

（3）禁用主动脉内球囊反搏，因为球囊在舒张期膨胀将加重AR。同样，左心室辅助装置因为血流会逆行穿过闭合不全的主动脉瓣继续充盈左心室，而并不能改善前向心排血量或左心室舒张期压力，对急性重度AR也无帮助。

（4）β受体阻滞剂可用于治疗主动脉夹层患者，但伴发急性AR的患者应谨慎使用，因为β受体阻滞剂干预代偿性心动过速，可能会导致显著的低血压[11]。无主动脉夹层的急性AR患者一般应避免使用β受体阻滞剂。

（5）对AR病因的处理：急性重度AR合并主动脉夹层患者唯一有效的治疗措施是急诊手术。主要治疗策略为依据患者血压指导过渡期药物治疗。对高血压患者，可使用β受体阻滞剂及血管扩张剂治疗。建议开始血管扩张剂治疗前目标心率应＜60次/分，急性重度AR的患者如无法耐受心率降低，可适当调高目标心率。对于急性轻度或中度AR的处理：主动脉夹层患者，应考虑主动脉瓣悬吊及移植置换升主动脉。心内膜炎患者，如果没有行瓣膜置换的其他指征，可采用抗生素治疗，并遵循自体瓣膜心内膜炎（NVE）和人工瓣膜心内膜炎（PVE）诊疗干预流程（图37-1）[10]。

（二）慢性主动脉瓣关闭不全

1. 慢性AR的分级

主动脉瓣关闭不全患者的治疗主要取决于精确的病因诊断和疾病的分级（见表37-2）：从有引起AR危险（A级）；轻到重度AR（B级）；严重无症状AR（C级）到有症状AR（D级）。

2. 病因

慢性AR主要是由主动脉瓣膜疾病或主动脉根部扩张导致的。在发展中国家，AR最常见的病因是风湿性心脏病。然而，在发达国家，AR最常由主动脉根部扩张或先天性二叶式主动脉瓣畸形引起（表37-3）[14-16]。

3. 病理生理

任一类型的AR都可产生同样的血流动力学异常，但在初始阶段，与急性AR不同的是，慢性AR在早期既表现出心脏本身的适应性，又有血管的适应性：①尽管有瓣膜反流，慢性AR患

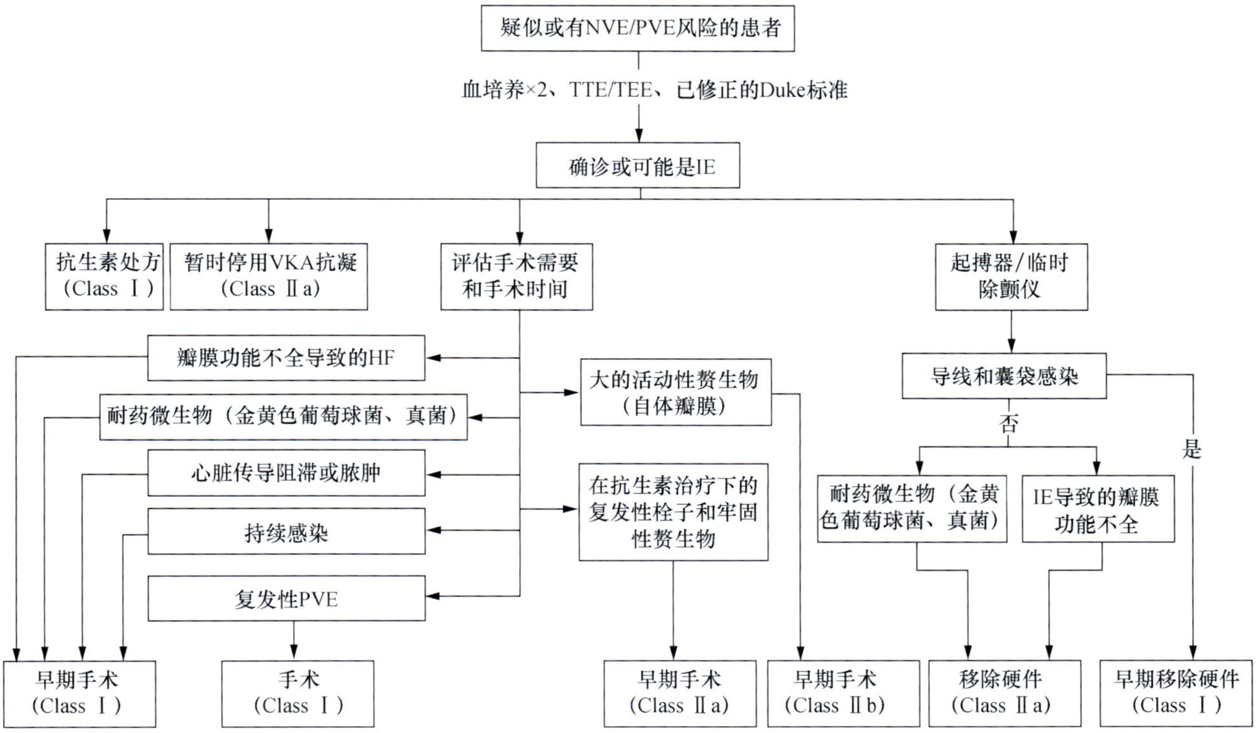

图 37-1　NVE/PVE 诊疗干预流程

Class Ⅰ：有证据证实或公认的自体或人工瓣膜心内膜炎的患者应该做 TTE 或者 TEE。Class Ⅱa：有足够的证据或观点认为自体或人工瓣膜心内膜炎的患者做 TTE 或者 TEE 是有意义的。Class Ⅱb：有足够的证据或观点认为自体或人工瓣膜心内膜炎的患者做 TTE 或者 TEE 没有太大有意义的。

HF：心衰；ICD：埋藏式心脏复律除颤器；IE：感染性心内膜炎；NVE：自体瓣膜性心内膜炎；PVE：人工瓣膜性心内膜炎；TEE：经食管超声心动图；TTE：经胸超声心动图；VKA：维生素 K 拮抗剂。

早期手术：在完成一个完整的抗生素治疗过程之前的最初的住院治疗

表 37-2　2014AHA/ACC 慢性 AR 的分级

分级	定义	瓣膜结构	瓣膜血流动力学	血流动力学结果	症状
A 级	危险期	• 二叶式主动脉瓣（或其他先天性瓣膜畸形） • 主动脉瓣硬化 • 主动脉窦或升主动脉疾病 • 风湿热病史或风湿性心脏病 • IE	• 重度 AR：无或有迹象	• 无	• 无
B 级	进展期	• 轻到中度二叶式主动脉瓣（或其他先天性瓣膜畸形）钙化 • 主动脉窦增宽 • 风湿性瓣膜的改变 • IE 病史	• 轻度 AR： LVOT＜25％ 缩流断面＜0.3cm RVol＜30ml/beat RF＜30％ ERO＜0.10cm^2 血管造影级别 1＋ • 中度 AR： LVOT＜25％～64％ 缩流断面 0.3～0.6cm RVol 30～59ml/beat RF 30％～49％	• LV 收缩功能正常 • LV 收缩功能正常或轻度 LV 增大	• 无

表 37-2　2014AHA/ACC 慢性 AR 的分级（续）

分级	定义	瓣膜结构	瓣膜血流动力学	血流动力学结果	症状
			ERO 0.10～0.29cm² 血管造影级别 2+		
C 级	无症状重度病变期	• 主动脉瓣钙化性疾病 • 二叶式主动脉瓣（或其他先天性瓣膜畸形） • 主动脉窦或升主动脉增宽 • 风湿性瓣膜的改变 • IE 合并瓣膜关闭异常或穿孔	• 重度 AR： LVOT＞65％ 缩流断面＞0.6cm RVol＞60ml/beat RF＞50％ ERO＞0.3cm² 血管造影级别 3+到 4+ 此外，诊断慢性中度 AR 需要 LV 增大的证据	C1：正常的 LVEF（≥50％）和轻到中度 LV 增大（LVESD≤50mm） C2：异常的 LV 收缩功能伴 LVEF 降低（＜50％）或中度 LV 扩张（LVESD＞50mm 或 LVESD 指数＞25mm/m²）	• 无；运动试验可以确认症状
D 级	有症状重度病变期	• 瓣膜钙化性疾病 • 二叶式主动脉瓣（或其他先天性瓣膜畸形） • 主动脉窦或升主动脉增宽 • IE 病史合并瓣膜关闭异常或穿孔	• 重度 AR： LVOT≥65％ 缩流断面＞0.6cm 邻近腹主动脉出现全舒张期倒流 RVol≥60ml/beat RF≥50％ ERO≥0.3cm² 血管造影级别 3+到 4+ 此外，诊断慢性中度 AR 需要 LV 增大的证据	• 有症状的重度 AR 可能出现正常的收缩功能（LVEF≥50％），轻到中度 LV 失代偿（LVEF 40％～45％），或中度 LV 失代偿（LVEF＜40％） • 中到重度的 LV 增大	• 劳力性呼吸困难或心绞痛或更严重的 HF 症状

AR：主动脉瓣关闭不全；ERO：有效反流口面积；HF：心衰；IE：感染性心内膜炎；LV：左心室；LVEF：左心室射血分数；LVESD：左心室收缩末期容积；LVOT：左心室流出道；RF：反流分数；RVol：反流体积

者左心室的容量负荷增加与维持正常前向心排血量的左心室大小呈正相关，而且由于心脏最初对慢性 AR 适应良好，因此尽管左心室容量增加，但舒张末压随心室顺应性增加仍然显示无异常发现；②在左心室功能中发挥作用的另一个额外因素是血管适应性：即一些患者总动脉弹性降低以使左心室作功最大化并维持其现状。

接下来，由于舒张期主动脉瓣关闭不全，左心室每搏量的一部分血从主动脉反流回左心室。增加的主动脉反流血和正常由二尖瓣反流血共同造成左心室舒张末期容积增加和室壁应力升高，左心室心肌代偿性肥厚。心室肥厚以及继发的心室腔扩大使得总排血量增加。综合净效应为尽管存在主动脉瓣反流，但最初仍能维持前向每搏量及心排血量。而在另一些患者中，总动脉弹性增加，过度增加了后负荷，导致左室作功减少和泵衰竭；这在左室收缩功能不全的患者中尤为明显[17]。

4. 诊断及评估

（1）临床表现：起病初期 AR 患者仍可保持无症状数十年。如果反流量很大，患者可能主诉与扩大的左心室质量增加有关的症状：如收缩期的紧缩感、不典型胸痛，心动过速或早搏引起的心悸。左心衰的症状（劳力性呼吸困难、端坐呼吸、阵发性夜间呼吸困难及肺水肿）。

（2）体格检查：慢性 AR 患者的体格检查通常极具特征性，往往不需要辅助检查就能做出诊断，外周脉搏检查和心脏听诊都很重要。

触诊检查时表现为“水冲脉”或 Corrigan 脉。这一现象在触诊桡动脉或肱动脉（抬高手臂更明显）或触诊颈动脉搏动时最为明显。其他表现为与脉压增宽有关的体征见表 37-4。

上述体征对 AR 都不具特异性，均可见于任何与每搏量显著增加以及高动力循环有关的临床情况。其中包括交感神经功能亢进、贫血、发热、妊娠、甲状腺功能亢进症、大动静脉瘘、动脉导

表 37-3　主动脉瓣反流的原因

主动脉瓣反流的基本原因	瓣膜疾病	主动脉根部扩张
主动脉瓣钙化性疾病	×	
黏液瘤退行性变	×	
先天性心脏病		
二叶式主动脉瓣	×	×
高位室间隔缺损（漏斗型或膜性）	×	
主动脉窦瘤		×
瓣膜穿孔		
风湿性心脏病	×	
遗传综合征		
马方综合征		×
家族性胸动脉瘤		×
Ehler-Danlos 综合征		×
骨发育不全		×
弹性纤维性假黄瘤	×	
系统性风湿性疾病		
巨细胞性动脉炎		×
大动脉炎		×
强直性脊柱炎	×	×
风湿性关节炎	×	
系统性红斑狼疮	×	
抗磷脂综合征	×	
药物相关瓣膜疾病	×	
感染		
心内膜炎	×	
感染性主动脉炎		×
主动脉夹层	×	×
高血压		×
创伤（造成主动脉夹层或瓣膜的损伤）	×	×
其他先天的或获得性的主动脉环扩张		×

主动脉瓣开窗术或穿孔可在黏液瘤退行性变或心内膜炎中见到

表 37-4　重度、慢性主动脉瓣关闭不全的周围血管征

点头运动	头部随每次心搏上下摆动
Traube 征	在股动脉处听到的脉搏枪击音（收缩期和舒张期音）
Duroziez 双重杂音	当听诊器稍加压力于股动脉时听到的收缩期和舒张期杂音
Mueller 征	悬雍垂收缩期搏动
Becker 征	视网膜动脉和瞳孔可见搏动
Hill 征	腘窝袖带收缩压超过肱动脉压 60mmHg 以上
Mayne 征	手臂从标准位置变为抬高，测得的舒张压下降 15mmHg 以上
Rosenbach 征	肝收缩期搏动
Gerhard 征	脾收缩期搏动

管未闭及严重心动过缓。

（3）心脏听诊：慢性 AR 伴有心音改变和独特的杂音。有心衰时听到第三心音（S_3 奔马律），在患者前倾端坐并在呼气末屏住呼吸时才可闻及。杂音的部位可因病因而有所不同：当 AR 由瓣膜疾病引起时，在胸骨左缘第三、四肋间隙最容易听到杂音；主动脉根部疾病产生的杂音最容易在胸骨右缘和心尖处听到，也可听到另一种舒张期杂音（Austin Flint 杂音），为舒张中晚期隆隆样杂音，在心尖部听诊最清楚。这种杂音可能与二尖瓣狭窄的杂音相混淆。但与二尖瓣狭窄杂音相鉴别的特征包括：S1 亢进和二尖瓣开瓣音以及上述脉压增宽的周围血管征。

（4）辅助检查：许多检查可用于证实慢性 AR 的存在，并评估其严重程度。2006 年美国心脏病学会/美国心脏协会（American College of Cardiology/American Heart Association，ACC/AHA）发布了关于瓣膜性心脏病处理的指南，包括在具有症状性和非症状性杂音的患者中使用超声心动图的推荐及诊断和初始评估 AR 患者的相关检查推荐（表 37-5）[18]。

1）心电图：左心室肥厚通常引起 QRS 波群振幅增加同时伴随 ST 段和 T 波也即左心室肥厚的改变，也可有左心房肥厚的 ECG 表现，并且电轴可能左偏。

胸片常规胸片显示左心室扩张引起的心脏向左、向下扩大。升主动脉（包括主动脉弓或主动脉结）显著扩张。

2）超声心动图：超声心动图是 AR 患者标准评估的一部分（表 37-6）。

超声心动图特征：瓣叶异常包括增厚、赘生物、钙化和脱垂或连枷状瓣叶。主动脉根部扩张，可有动脉瘤或夹层的证据。主动脉的舒张期反流束，使二尖瓣前叶出现高频的舒张期扑动。

多普勒超声心动图（经胸或经食管）是检测 AR 反流束最敏感的无创手段。

慢性 AR 时左心室收缩末期和舒张末期容积增加。随着每搏量增加，室壁运动也相应增加。超声心动图可根据左心室功能来确定疾病阶段（表 37-7），进而能确定进行矫正手术的必要性。

表 37-5　2006 年 ACC/AHA AR 的诊断与初步评价

Class Ⅰ：有证据表明和（或）公认以下试验可以诊断和初步评价 AR 患者

- 超声心动图
  1. 明确诊断以及评估急性或慢性 AR 的严重程度
  2. 明确慢性 AR 的病因，包括评价瓣膜的形态、大小以及主动脉根部的形态
  3. 明确慢性 AR 患者左心室功能、检测左心室肥大、左心室大小及容积
  4. 在主动脉根部扩大的患者中，评估 AR 及主动脉扩大的严重程度
  5. 在慢性 AR 但无症状的患者中，定期评估左心室大小及功能
  6. 在有新症状或症状改变的患者中重新评估轻、中、重度 AR
- 血管造影或核磁共振成像
  1. 当最初和后续对左心室容积和功能的评估没有变化时，超声心动图未达最佳评价标准
- 心导管插入术
  1. 主动脉根部造影和测量左心室压力可以用来评估 AR 的严重程度，当非侵入性检查没有结果或临床上得到不一致的结论时，需要评估左心室功能、主动脉根部的大小

Class Ⅱa：有充足证据或观点表明以下试验在诊断和初步评价 AR 患者方面是有意义的

- 慢性 AR 患者可以进行运动负荷试验
  1. 在有可疑症状的患者评估功能和症状反应
  2. 在参加运动活动前先评估功能和症状反应
- 磁共振成像
  1. 当超声心动图不能令人满意时可用来评估 AR 的严重程度

Class Ⅱb：有充足证据或观点表明以下试验在诊断和初步评价 AR 患者方面是有意义的

- 运动负荷试验联合造影
  1. 评估有/无症状的慢性 AR 患者左心室功能

Class Ⅲ：有证据或公认以下试验在诊断和初步评价 AR 患者方面是无意义的

- 心导管术
  1. 当非侵入性试验足够且与临床结果一致时，不需要血管造影
  2. 对于无症状的患者，非侵入性试验已足够

表 37-6　重度主动脉狭窄的血流动力学定义

	主动脉流速（m/s）	平均压差（mmHg）	瓣膜面积（cm^2）
正常	1.0	＜5	3.0～4.0
轻度	2.5～2.9	＜20	＞1.5
中度	3.0～4.0	20～40	1.0～1.5
重度	＞4.0	＞40	＜1.0

超声心动图亦能够确定 AR 的严重程度。如果在超声心动图或磁共振成像（magnetic resonance imaging，MRI）上发现以下 1 种或多种表现，则考虑存在重度慢性 AR（表 37-7）[9,17]：反流分数≥50％，缩流断面＞6mm，反流量≥60ml（应结合患者体型综合判断）。

3）心导管术：由于超声心动图的使用，左心室血管造影在评估慢性 AR 中的作用越来越有限。2006 年 ACC/AHA 指南推荐仅当无创检查不能得出结论或提供的信息与临床表现不一致的情况下才进行心导管术。

5. 治疗

（1）主动脉瓣置换：是有症状的严重 AR 或无症状严重 AR 伴左心室功能不全患者的主要治疗手段（表 37-8）。对于上述患者如不能手术，药物治疗的作用非常有限。药物治疗通常用于有症状的严重 AR 预行主动脉瓣外科手术的患者。

（2）药物治疗：以下治疗符合 2014 ACC/AHA 指南的治疗推荐[10]：

①无症状的慢性 AR 左心室功能正常，不常规使用血管扩张剂；②对于有症状的严重 AR 预行主动脉瓣外科手术的患者，推荐使用利尿剂、ACEI、ARB、β受体阻滞剂、醛固酮受体拮抗剂以及地高辛治疗心衰；③对无症状的严重慢性 AR 左心室功能不全由于有合并症未行手术的患者，建

表 37-7　慢性 AR 的超声心动图分期

	代偿期	过渡期	失代偿期
大小			
舒张末期大小（mm）	＜60	60～70	＞75
收缩末期大小（mm）	＜45	45～50	＞55
容积			
舒张末期容积（ml/m^2）	＜120	130～160	＞170
收缩末期容积（ml/m^2）	＜50	50～60	＞60
左室功能			
射血分数	＞55	51～55	≤50
缩短分数	＞32	30～31	＜29

在过渡期和失代偿期之间的患者（舒张末期大小在 70～75mm，收缩末期大小在 50～55mm）可以做运动负荷试验。结果异常的患者可以进行瓣膜置换，结果正常的患者密切关注病情变化

失代偿性主动脉反流的患者应做瓣膜置换。低阈值可见于身材矮小患者

议用 ACEI 或 ARB；④伴有高血压（收缩压＞140mmHg）的慢性 AR 患者，可用诸如 ACEI、ARB 或二氢吡啶类钙通道阻滞剂硝苯地平治疗，此类患者可因有效降低收缩压而获益；⑤β 受体阻滞剂因其减慢心率，对收缩压降低效果差、增加卒中概率而疗效较差。AR 干预措施总结见表 37-8。

主动脉瓣外科手术主要是采用主动脉瓣置换术，为有症状的严重慢性 AR 的主要治疗手段，对无症状的 AR 选择的适应证则参见以下处理流程[10]（图 37-2）。

表 37-8　AR 推荐干预措施的总结

推荐	推荐等级	证据等级
有症状的重度 AR 患者不考虑左心室收缩功能（D 阶段）推荐 AVR	Ⅰ	B
无症状的慢性重度 AR 伴左心室收缩功能不全（LVEF＜50%，C2 阶段）患者推荐 AVR	Ⅰ	B
重度 AR 患者（C 或 D 阶段）且有其他心脏手术的指征推荐 AVR	Ⅰ	C
无症状的重度 AR 患者，左心室收缩功能正常（LVEF≥50%）且 LVESD＞50mm（C2 阶段）时，可以考虑 AVR	Ⅱa	B
中度 AR 患者（B 阶段）有其他心脏手术的指征，可以考虑 AVR	Ⅱa	C
无症状的重度 AR 患者，左心室收缩功能正常（LVEF≥50%，C 阶段）且进展性的重度左心室扩大（LVESD＞65mm），若手术风险小，可以考虑 AVR	Ⅱb	C

推荐强度中 Class Ⅰ表明应该施行手术/治疗；Class Ⅱ表明施行手术/治疗是有益的；Class Ⅱb 表明应该考虑施行手术/治疗；Class Ⅲ表明施行手术/治疗是无益的，甚至是有害的。

证据等级中 A 级：为对多群体的评估，数据来自多种族临床试验或 mate 分析。B 级：为对有限群体的评估，数据多来自单一随机对照试验或非随机研究。C 级：对非常有限群体的评估，只有专家共识、病例研究或治疗标准

AR：主动脉反流；AVR：主动脉瓣膜置换；LV：左心室；LVEDD：左心室舒张末径；LVEF：左心室射血分数；LVESD：左心室收缩末径

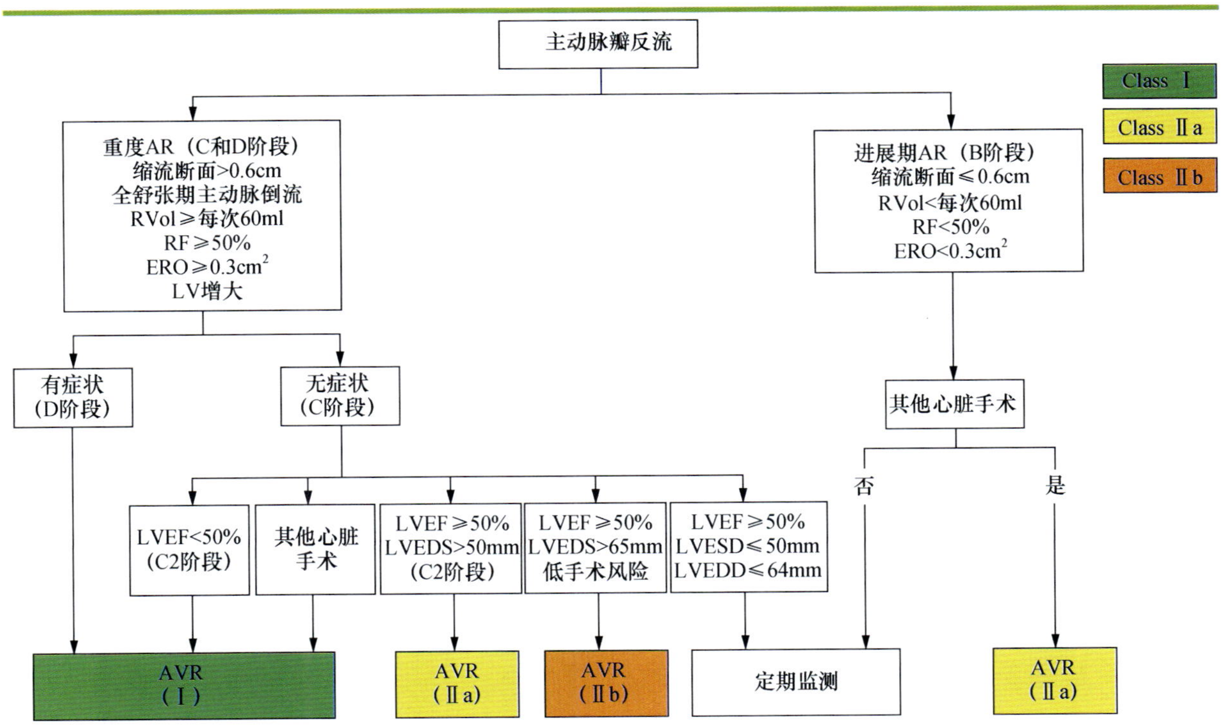

图 37-2　慢性 AR 主动脉瓣膜置换（AVR）指征

注：AR：主动脉瓣关闭不全；AVR：主动脉瓣膜置换；LV：左心室；LVEDD：左心室舒张末径；LVEF：左心室射血分数；LVESD：左心室收缩末径；ERO：有效反流口面积；LV：左心室；LVEF：左心室射血分数；LVESD：左心室收缩末期容积；LVOT：左心室流出道；RF：反流分数；RVol：反流体积

（3）康复运动：心脏瓣膜疾病的康复，国内尚没有可借鉴的指南和运动处方。对于在休息或运动时出现非持续性心动过速的无症状患者，应参加低强度的运动[18]（图 37-3），并根据对心功能的评价（表 37-9）制定低强度运动方案。

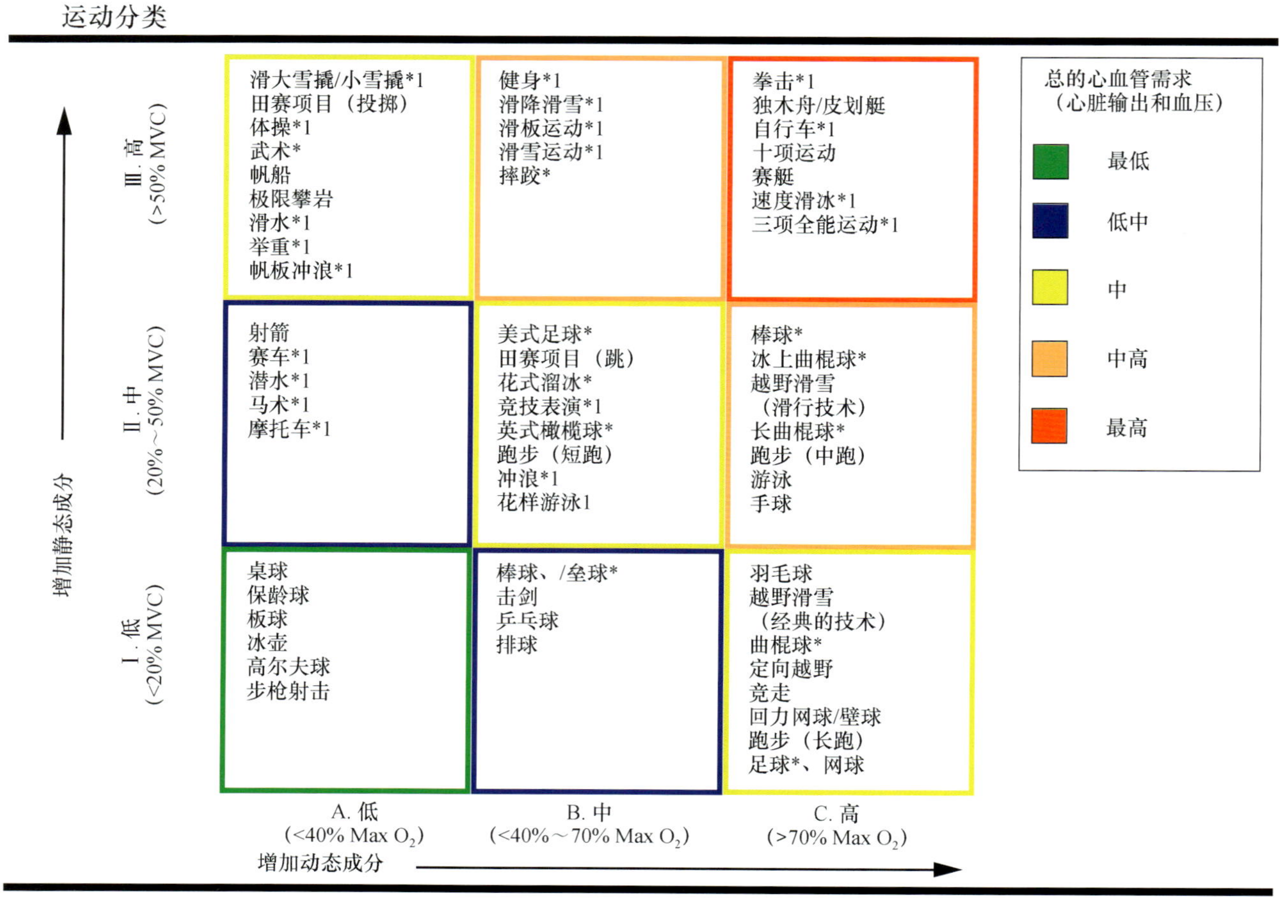

图 37-3　心脏瓣膜疾病低强度运动方案

注：此方案是按照比赛中达到的静态峰值和动态成分进行分类。其中较高的数值可能出现在训练中。动态成分的增加被定义为最大耗氧量的百分比，这会导致心排血量的增加。静态成分的增加与 MCV 百分比有关，这导致血压增加。最低和最高的总心血管需求（心排血量和血压）分别用绿色和红色表示。蓝色、红色、橘色分别代表中低、中、中高的总心血管需求。另注：Max O_2：最大耗氧量；MVC：最大自主收缩。

*：有身体碰撞的危险；1：若晕厥发生风险增加

表 37-9　比较三种方法评估心血管功能

分级	美国纽约心脏病协会（NYHA）心功能分级	加拿大心血管学会分级法	特异性活动度标尺
Ⅰ	有心脏疾病但不限制日常活动，日常活动不造成劳累、心悸、呼吸困难或心绞痛	日常活动，如走路、上楼不出现心绞痛。在工作或娱乐时心绞痛剧烈，时间延长	患者可以完成≥7 代谢当量的活动，可以携带 24 磅的重物上 8 个台阶；做户外工作（铲雪、铲土）；做娱乐活动（滑冰、棒球、壁球、手球，徒步 5 英里）
Ⅱ	有心脏疾病轻微限制日常活动，休息后可缓解，日常活动可造成劳累、心悸、呼吸困难或心绞痛	轻微限制日常活动，走路、上楼加快、上坡、饭后走路、受凉、受风、压力或清醒后若干小时可出现症状。以常速步行两个街区或上一层楼	患者可以完成≥5 代谢当量的活动，有性生活，购物，园艺，耙地，除草，滑旱冰，跳狐步舞，步行 4 英里。但不可以完成≥7 代谢当量的活动

表 37-9　比较三种方法评估心血管功能（续）

分级	美国纽约心脏病协会（NYHA）心功能分级	加拿大心血管学会分级法	特异性活动度标尺
Ⅲ	有心脏疾病明显限制日常活动，休息后可缓解，低于日常活动可造成劳累、心悸、呼吸困难或心绞痛	明显限制日常活动，以常速步行 1～2 个街区或上一层楼。	患者可以完成≥2 代谢当量的活动，可洗澡，穿衣服，整理床铺，擦窗户，步行 2.5 英里，打保龄球，打高尔夫球，但不可以完成>5 代谢当量的活动
Ⅵ	有心脏疾病导致不能进行日常活动，休息时也可出现心绞痛症状。若有日常活动则症状加重	不能进行日常活动，休息时可出现心绞痛症状	患者不可以完成>2 代谢当量的活动，不可以完成以上的活动

三、二尖瓣关闭不全

（一）急性二尖瓣关闭不全

急性二尖瓣关闭不全（MR）患者通常为有明显血流动力学异常并需紧急内科及外科处理。引起急性 AR 主要有 3 种机制：①由于黏液瘤、感染性心内膜炎、外伤、风湿性心脏病导致的二尖瓣腱索断裂；②因急性心肌梗死或心肌缺血导致的乳头肌断裂；③左心室流出道梗阻的血流动力学改变诱发的 MR。

1. 病理生理学

急性 MR 较之慢性 MR 血流动力学改变更严重，很大程度上是因为左心房和左室来不及代偿这种急性 MR 变化。上述血流动力学恶化的程度取决于病因和 MR 的严重程度。由于原来正常左心房的顺应性因急性 MR 突然大量的增加使左心房的容量不堪重负，导致左心房压力升高，继之发生急性肺水肿。另外由于左心室没有明显扩张，加之部分血液反入左心房，因此前向血流是有限的。即使代偿增加心率，心排血量依然下降，进而加速心源性休克，此时，由于神经内分泌激活增加血管阻力而加剧反流。

2. 诊断及评估

（1）临床表现：急性 MR 通常表现为突然发作并迅速进展的急性肺水肿、低血压以及心源性休克的症状和体征。部分病例，因肺动脉高压而导致急性右心衰。急性 MR 的临床表现不易识别是因为像感染、呼吸窘迫综合征等病史往往患者叙述不清，体格检查也不易察觉。因此临床医生应根据患者肺循环失代偿的临床表现对急性 MR 作相应的鉴别诊断，并尽早进行心脏超声检查以除外或确定诊断。

（2）体格检查：急性 MR 患者常常有急性肺水肿及外周组织灌注不足如皮肤苍白、出汗等表现。右心室压力升高时，有颈静脉充盈及" v" 波。可有抬举样心尖搏动提示左室增大。心脏听诊可闻及收缩早期、中期或全收缩期杂音，然而因心房压力的显著增加，左心房与左心室压力阶差于收缩末期减弱或消失，收缩期杂音常常为柔和、低调、递减型；可闻及 S_3，P_2 亢进以及肺动脉瓣、三尖瓣听诊区反流性杂音。

（3）辅助检查

1）心电图：可反映急性 MR 的病因，如急性心肌梗死、左心室肥厚或慢性 MR 的二尖瓣 P 波。

2）胸部 X 线：心影大小可正常并有肺水肿征象，间质和肺泡性肺水肿通常为对称性的。偶尔肺水肿也可为单侧，典型位于右肺上叶。

3）心脏超声：在急性发作之前如果就存在慢性 MR 则可见左心房、左心室增大，收缩功能可正常。另外可有有关急性 MR 病因的超声表现：如乳头肌、腱索断裂的连枷样改变；断裂的乳头肌脱入左心房，风湿性心脏病（风心病）患者腱索断裂常常累及前叶，黏液瘤患者累及后叶；心内膜炎患者瓣叶可见赘生物。经胸超声心动图（TTE）常常低估 MR 严重程度，对有左心室高动力状态的急性心衰，应用经食管超声心动图（TEE）评估病情。

4）心导管检查：对急性 MR 择期手术且血流动力学稳定的患者，术前需做冠状动脉造影证实有无冠脉狭窄。2014AHA/ACC 心脏瓣膜疾病指南也推荐瓣膜手术前进行冠状动脉造影。这些患者包括心绞痛、有心肌缺血客观证据、严重慢性继发 MR、左心室收缩功能降低、冠心病史或冠心病危险因素（年龄>40 岁男性和绝经期女性）。急性 MR 或感染性心内膜炎患者急诊手术可不做冠脉造影。

3. 治疗

有典型急性肺水肿或心源性休克患者，绝大多数需要紧急外科干预，在诊断评估和外科手术前这段时间，需要药物治疗支持过渡期，急性 MR 药物治疗的目的是在外科手术准备阶段稳定病情。静脉硝普钠给药，通过降低外周血管阻力，尤其是扩张小静脉可减少反流，从而增加前向心排血量减少肺淤血。主动脉球囊反搏则是紧急外科手术期间的辅助措施，左心室辅助装置可改善患者的心排血量并临床获益。

外科手术的风险以及手术的最佳时机主要取决于 MR 的病因，外科手术的高风险是急性 MR，死亡率高达 50%[19-22]。推荐对有症状的急性原发性 MR 行及时的二尖瓣手术[10]。用短期循环辅助装置如主动脉球囊反搏可起到暂时稳定病情的作用。而经主动脉的左心室辅助装置 Impella 可改善急性 MR 患者的心排血量，使拟行外科干预的患者获益。感染性心内膜炎患者如合并心衰或血流动力学不稳定应手术干预。心肌缺血导致 MR，应及时血运重建，并配合药物治疗及主动脉球囊反搏术治疗（图 37-4）。

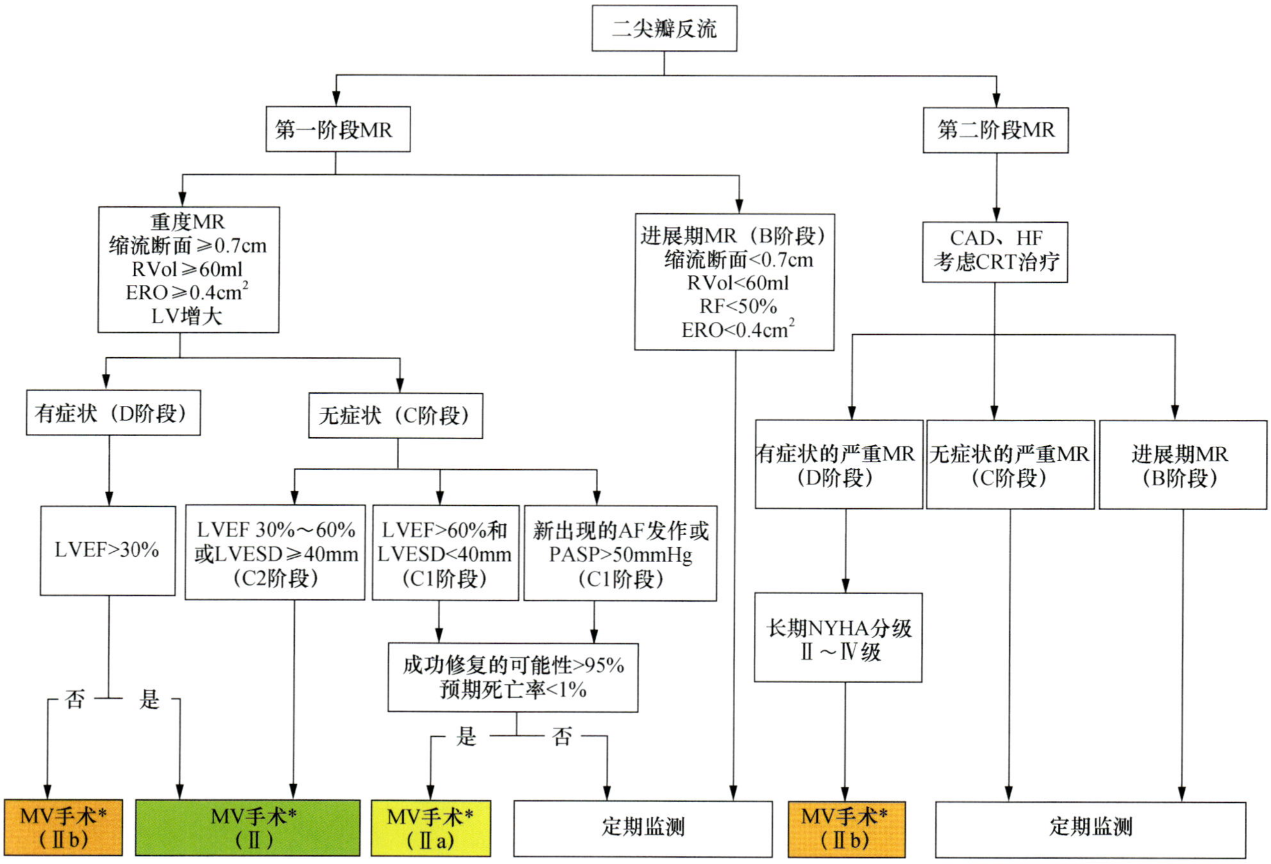

图 37-4　二尖瓣关闭不全的外科治疗指征

注：AF：心房颤动；CAD：冠心病；CRT：心室再同步化治疗；MV：二尖瓣；LVEF：左心室射血分数；ERO：有效反流口面积；LVESD：左室收缩末期容积；PASP：肺动脉收缩压；RF：反流分数；RVol：反流体积

*可能时尽量选择二尖瓣修补术代替二尖瓣瓣膜置换术

(二) 慢性 MR 的分级

评估慢性 MR，首先要区分 MR 是慢性原发(退行)性 MR 还是慢性继发(功能)性，因为这两种情况不尽相同。慢性原发性 MR，是瓣膜的单一成分(瓣叶、腱索、乳头肌、瓣环)有病理改变，进而引起收缩期血流由左心室到左心房的反流(表 37-10)。慢性原发性 MR 包括感染性心内膜炎、结缔组织病、风湿性心脏瓣膜疾病、二尖瓣裂以及放射性心脏病，如果此后由慢性原发 MR 所致容量负荷增加长期存在和程度加重，就会引起心肌损害、心衰，最终死亡，因此纠正 MR 极为关键。

对于慢性继发性 MR，二尖瓣通常是正常的(表 37-11)。严重的左心室功能不全不是由冠心病、心肌梗死继发于缺血导致的慢性 MR 引起，就是由扩张型心肌病这些非缺血慢性继发性 MR 引起。异常扩张的左心室引发乳头肌位移，继之瓣环扩张。因为慢性 MR 仅仅是这一疾病的一个方面表现。目前对于慢性继发性 MR 的治疗比慢性原发性 MR 还要了解得更少。

表 37-10　原发性 MR 的分级

分级	定义	瓣膜结构	瓣膜血流动力学	血流动力学结果	症状
A 级	危险期	• 轻度二尖瓣脱垂但闭合正常 • 轻度瓣膜增厚和瓣膜限制	• 无关闭不全反流或在多普勒超声中中心射血面积＜20% LA • 缩流断面＜0.3cm	• 无	• 无
B 级	进展期	• 重度二尖瓣脱垂但闭合正常 • 风湿性瓣膜改变伴有瓣膜限制，中心闭合不全 • IE 病史	• 中心射血达 20%～40%LA 或心脏收缩晚期射血异常 • 缩流断面＜0.7cm • 反流量＜60ml • 反流分数＜50% • ERO＜0.40cm² • 造影等级 1～2＋	• 轻度 LA 增大 • 无 LV 增大 • 正常的肺动脉压	• 无
C 级	无症状的重度 MR	• 重度二尖瓣脱垂伴闭合不全或连枷状瓣叶 • 风湿性瓣膜改变伴有瓣膜限制，中心闭合不全 • IE 病史 • 放射性心脏疾病伴瓣膜增厚	• 中心射血＞40%LA 或心脏全收缩期射血异常 • 缩流断面≥0.7cm • 反流量≥60ml • 反流分数≥50% • ERO≥0.40cm² • 造影等级 3～4＋	• 中度或重度 LA 增大 • LV 增大 • 肺动脉高压在运动或休息时出现 • C1：LVEF＞60%，LVESD＜40mm • C2：LVEF≤60%，LVESD≥40mm	• 无
D 级	有症状的重度 MR	• 重度二尖瓣脱垂伴闭合不全或连枷状瓣叶 • 风湿性瓣膜改变伴有瓣膜限制，中心闭合不全 • IE 病史 • 放射性心脏疾病伴瓣膜增厚	• 中心射血＞40%LA 或心脏全收缩期射血异常 • 缩流断面≥0.7cm • 反流量≥60ml • 反流分数≥50% • ERO≥0.40cm² • 造影等级 3～4＋	• 中度或重度 LA 增大 • LV 增大 • 肺动脉高压	• 运动耐力下降 • 劳力性呼吸困难

瓣膜血流动力学标准可用来评价 MR 的严重程度，但不是每个级别的所有标准都会在患者身上出现。MR 的严重程度依靠数据质量、各项参数整合和其他临床证据可分为：轻度、中度和重度。ERO：有效反流口面积；HF：心衰；LA：左心房；LV：左心室；MR：二尖瓣反流

表 37-11　继发性 MR 的分级

分级	定义	瓣膜结构	瓣膜血流动力学	血流动力学结果	症状
A 级	危险期	• 冠心病或心肌病的患者瓣膜、腱索、瓣环正常 • 轻度瓣膜增厚和瓣膜限制	• 无关闭不全射血或在多普勒超声中中心射血面积<20% LA • 缩流断面<0.3cm	• 正常或轻度的 LV 扩大并伴有固定的（梗死）或可诱导的（缺血）局部室壁运动异常 • 初级的心肌疾病伴有 LV 增大和心脏收缩功能障碍	• 由于冠脉缺血或心衰引起的症状可能在血管重建或适当的药物治疗后好转
B 级	进展期	• 局部室壁运动异常伴轻度二尖瓣运动受限 • 瓣环扩张伴轻度二尖瓣中心闭合不全	• 中心射血达 20%～40% LA 或心脏收缩晚期射血异常 • 反流量<30ml • 反流分数<50% • ERO<0.20cm^2	• 局部室壁运动异常伴 LV 收缩功能下降 • 初级心肌病致使 LV 扩大和收缩功能障碍	• 由于冠脉缺血或心衰引起的症状可能在血管重建或适当的药物治疗后好转
C 级	无症状的重度 MR	• 局部室壁运动异常和（或）LV 增大伴重度二尖瓣活动受限 • 瓣环扩张伴轻度二尖瓣中心闭合不全	• 反流量≥30ml • 反流分数≥50% • ERO≥0.20cm^2	• 局部室壁运动异常伴 LV 收缩功能下降 • 初级心肌病致使 LV 扩大和收缩功能障碍	• 由于冠脉缺血或心衰引起的症状可能在血管重建或适当的药物治疗后好转
D 级	有症状的重度 MR	• 局部室壁运动异常和（或）LV 增大伴重度二尖瓣活动受限 • 瓣环扩张伴轻度二尖瓣中心闭合不全	• 反流量≥30ml • 反流分数≥50% • ERO≥0.20cm^2	• 局部室壁运动异常伴 LV 收缩功能下降 • 初级心肌病致使 LV 扩大和收缩功能障碍	• 由于 MR，即使血管重建和最佳药物治疗后依然出现心衰症状 • 运动耐力下降 • 劳力性呼吸困难

瓣膜血流动力学标准可用来评价 MR 的严重程度，但不是每个级别的所有标准都会在患者身上出现。MR 的严重程度依靠数据质量、各项参数整合和其他临床证据可分为：轻度、中度和重度。ERO：有效反流口面积；HF：心衰；LA：左心房；LV：左心室；MR：二尖瓣反流

诊断与治疗评估

对于慢性 MR 患者的管理需要评估以下多项因素：该病的病理生理学和自然病程；瓣膜病变的严重程度；房颤的发生、发展；长期血管扩张治疗的治疗效能；二尖瓣修复术和二尖瓣置换术的指征。

（1）MR 的不同阶段即瓣膜病变的严重程度：左心室心腔大小和功能一直被用于区分慢性 MR 患者的代偿期、转化期和失代偿期[10]（表 37-10、11）。

（2）心房增大和房颤：慢性 MR 通常会并发左心房增大和房颤，两者都会影响患者的结局。若术前超声心动图测得的左心房大小超过 50mm，则术后可以恢复窦性心律的患者不足一半。二尖瓣修补或置换术时附带实施迷宫手术、射频消融或冷冻消融，可以有效降低术后房颤的发病率。

（3）血管扩张剂的应用：慢性 MR 患者的血管扩张剂治疗的指征取决于有无症状以及左心室的功能情况。不推荐对原发性瓣膜病引起的无症状慢性 MR 患者使用血管扩张剂，因为可能会抑制左心室功能不全逐渐进展时相关症状的出现，从而掩盖手术指征；有症状患者，短期血管扩张剂治疗对慢性 MR 患者有益。例如，静脉用硝普钠可以降低左心室舒张末期的压力和容积，同时还可增加前向每搏量并提高心脏指数。肼屈嗪也有类似的益处。相反，血管紧张素转化酶抑制剂或硝酸盐类药物的短期效应通常是使心脏指数下降或无改变。

（4）二尖瓣手术指征：对于慢性重度 MR 患者，如果有症状，或者虽无症状但合并左心室大小或功能异常、肺动脉高压或新发房颤，则具备

手术指征[10]（表 37-12）。对于左心室功能保留的无症状患者，如果是在经验丰富的中心实施二尖瓣修复术，且估计修复成功、无残留 MR 的概率高于 90%，也可实施手术。

表 37-12　慢性原发性 MR 推荐干预措施的总结

推荐	推荐类别	证据等级
有症状的重度原发性 MR 并且 LVEF>30%患者（D 阶段）推荐 MV 手术治疗	Ⅰ	B
无症状的重度慢性原发性 MR 伴左心室收缩功能不全［LVEF30～60%和（或）LVESD≥40mm，C2 阶段］的患者推荐 MV 手术治疗	Ⅰ	B
重度慢性原发性 MR 选择行 MVR，如仅限于后叶且有心脏手术指征的患者推荐行 MV 修复	Ⅰ	B
重度慢性原发性 MR 患者累及前叶或双叶/后叶且有心脏手术的指征且修复尚能成功完成则推荐 MVR	Ⅰ	B
重度慢性原发性 MR 患者有其他心脏手术的指征，可同时行 MVR 或瓣膜替换手术	Ⅰ	B
无症状的重度慢性 MR 患者（C1 阶段），左心室收缩功能正常（LVEF>60%，LVESD<40mm），在最佳的心脏瓣膜中心手术，无残余 MR 且修复的成功率>95%，预期死亡率<1%，则完成 MVR 是合理的。	Ⅱa	B
无症状的重度慢性 MR 患者（C1 阶段），左心室收缩功能正常，下列状况行二尖瓣修复有很高的手术成功率及适宜行修补术：①新发作的 AF 或②肺动脉收缩压>50mmHg	Ⅱa	B
中度慢性 MR 患者（B 阶段）且有其他心脏手术的指征的患者同时行二尖瓣修复是合理的	Ⅱa	C
有症状的重度慢性 AR 患者且 LVEF≤30%，可以考虑 MV 手术	Ⅱb	C
有手术指征的风湿性二尖瓣疾病患者如可耐受并有成功完成可能或对长期抗凝治疗的可靠性有疑问，可以考虑二尖瓣修复	Ⅱb	B
有严重症状的患者（NYHA Ⅲ/Ⅳ级）伴有严重慢性原发 MR（D 阶段），有合理的预期寿命但因严重的并发症有外科手术禁忌，可以考虑经导管二尖瓣修复	Ⅱb	B
MVR 不能用于治疗病变小于一半的后叶孤立性严重慢性 MR，除非是现行或既往的二尖瓣修复未获成功	Ⅲ	B

推荐类别：Ⅰ表明应该施行手术/治疗；Ⅱa 表明施行手术/治疗是有益的；Ⅱb 表明应该考虑手术/治疗；Ⅲ表明施行手术/治疗是无益的，甚至是有害的。

证据等级：A 级：多群体评估；数据来自多种族临床试验或 mate 分析。B 级：有限群体评估；数据多来自单一随机对照试验或非随机研究。C 级：非常有限群体评估；只有专家意见、病例研究或治疗标准

AF：心房颤动；LV：左心室；LVEF：左心室射血分数；LVESD：左心室收缩末径；MR：二尖瓣反流；MV：二尖瓣；MVR：二尖瓣瓣膜置换；NYHA：纽约心脏病协会

四、二尖瓣狭窄

1. 二尖瓣狭窄（mitral stenosis，MS）的分级

对 MS 患者用内科和外科治疗策略的选择，很大程度上取决于准确的病因诊断以及对本病的分级。表 37-13 列出了 MS 患者从危险期（A 级）或血流动力学障碍期（B 级）到严重无症状期（C 级）和有症状期（D 级）的各级别。每级都要根据瓣膜解剖部位、血流动力学、瓣膜狭窄对左心房、肺循环以及对患者临床症状的影响来定义和分级，此处所谓“严重”心脏瓣膜疾病的标准仅仅是指心脏解剖结构病变和功能异常的严重程度；对于有瓣膜狭窄病变的患者，则加用“很严重”狭窄来表示，因为随着狭窄的严重程度的增加，预后会变得极差[1]。

2. 病因

（1）风湿性疾病：在绝大多数情况下，MS 是由二尖瓣的风湿性病变导致的[23-24]，但只有 50%～70%的患者报告有风湿热病史[25-27]。

（2）先天性 MS：在风湿性瓣膜病患病率低的国家中，青少年和年轻人的 MS 通常是先天性的[16]。常有多个二尖瓣组成部分受累，如增厚的瓣叶边缘、乳头肌的发育不全或融合（包括降落伞状二尖瓣）及腱索短缩增厚[16,28-29]。

表 37-13 MS 的分级

分级	定义	瓣膜结构	瓣膜血流动力学	血流动力学结果	症状
A 级	危险期	• 舒张期瓣膜轻度隆起	• 二尖瓣口流速正常	• 无	• 无
B 级	进展期	• 风湿性瓣膜改变伴瓣膜粘连，舒张期二尖瓣隆起 • MVA>1.5cm^2	• 二尖瓣口流速加快 • MVA>1.5cm^2 • 舒张压减半时间<150ms	• 轻到中度 LV 增大 • 休息时肺动脉压正常	• 无
C 级	无症状的重度 MR	• 风湿性瓣膜改变伴瓣膜粘连，舒张期二尖瓣隆起 • MVA≤1.5cm^2 • MVA≤1.0cm^2 伴有很严重的 MS	• MVA≤1.5cm^2 • MVA≤1.0cm^2 伴有很严重的 MS • 舒张压减半时间≥150ms • 舒张压减半时间≥200ms 伴有很严重的 MS	• 严重 LA 增大 • PASP>30mmHg	• 无
D 级	有症状的重度 MR	• 风湿性瓣膜改变伴瓣膜粘连，舒张期二尖瓣隆起 • MVA≤1.5cm^2	• MVA≤1.5cm^2 • MVA≤1.0cm^2 伴有很严重的 MS • 舒张压减半时间≥150ms • 舒张压减半时间≥200ms 伴有很严重的 MS	• 严重 LA 增大 • PASP>30mmHg	• 运动耐力下降 • 劳力性呼吸困难

测定二尖瓣口平均压力梯度可以预期 MS 的血流动力学影响，通常在重度的 MS 中二尖瓣口平均压力梯度>5～10mmHg，但是，由于平均压力梯度和心率与血压流动有关，并没有成为判定二尖瓣狭窄严重程度的标准。

LA：左心房；LV：左心室；MS：二尖瓣狭窄；MVA：二尖瓣口面积；PASP：肺动脉收缩压

3. 病理生理

大约 90%的风湿性心脏病患者二尖瓣受累[30]，这些改变对于风湿性瓣膜病具有诊断意义[31-33]：瓣叶交界的融合，腱索的增厚、融合和缩短，二尖瓣瓣尖的叠加增厚、纤维化和钙化[34]净效应是狭窄的二尖瓣伴有对称性的、中心性鱼嘴样瓣口改变和由于瓣尖在交界处融合导致的舒张期二尖瓣前叶典型的“穹隆样”开放。升高的左心房压导致肺静脉、肺毛细血管、肺动脉压力和阻力增加。对于轻至中度 MS，这些异常通常在活动或增加心率的情况下比较明显；然而，当狭窄非常严重时，可能出现左心室充盈和舒张末期容积（即前负荷）减少，导致心排血量减少。肺动脉压力升高可分为两部分：由于左心房压增高逆向传导导致的被动升高，及伴随着连续性改变的反应性肺血管疾病。

4. 诊断及评估

（1）临床表现：呼吸困难常是由左心房压升高（导致肺的顺应性降低）及肺淤血和肺间质水肿引起的肺活量减少导致。任何需要增加跨二尖瓣血流量或减少跨瓣血流流动时间（即，缩短心脏舒张期）的情况都可加重呼吸困难：劳累、情绪应激、发热、肺部感染、房颤和妊娠。在咯血、心房颤动的多变量分析中，AF 仅有两个独立的危险因素：左心房直径和增长的年龄。AF 的发作可通过以下两种机制导致临床失代偿：心房收缩消失（心房的收缩在产生足够的左心房压以维持跨狭窄瓣膜的血流量方面起重要作用）和快速心室率（由心脏舒张期缩短导致）使左心室充盈时间减少[35]。血栓栓塞最常发生于脑部；声音嘶哑是左心房变大，压迫喉返神经所致。如果存在三尖瓣反流，可能出现肝肿大、搏动。

（2）体格检查：二尖瓣面容，心力衰竭征象包括：颈静脉压力增加，双小腿均水肿，可能进展至累及大腿、骶部和腹壁；也可出现腹水和胸腔积液。

1）心脏听诊：第一心音亢进，开瓣音，MS 所致的心脏杂音是低调的舒张期隆隆样杂音，在心尖部最明显。在左侧卧位，并于呼气末屏住呼吸，舒张晚期可听到收缩期前增强。

（3）辅助检查

1）心电图：左心房肥大和增大导致 P 波增宽（Ⅱ导联上时限>0.12s），振幅增加，呈双峰（左心房激活延迟所致）。这样的 P 波被称为“二尖瓣型 P 波”。左心房改变还会在 V_1 导联上产生一个明显的P波负向终末部分。此外还可用于评估左心房大小、左心室大小、右心室大小及收缩功能。

2）胸片：左心房增大可能引起“双房”影，左心缘变直，左支气管抬高，并且胸部X线检查侧位片上可见左心房向后移位，压迫食管；亦可见肺基底部Kerley B线。

3）超声心动图：经胸二维超声心动检查可以观察到二尖瓣瓣叶增厚、舒张期活动度减少和拱形形态（这表明瓣叶交界融合）评估左心房大小、左心室大小、右心室大小及收缩功能，房颤。2014AHA/ACC心脏瓣膜疾病指南Ⅰ类推荐TEE用于诊断和评估MS的严重程度。

3. 治疗

（1）内科治疗

1）预防血栓栓塞：2014AHA/ACC心脏瓣膜疾病关于MS的抗凝治疗推荐[10]与2012ACCP专家共识以及2012ESC瓣膜病指南一致[35,36]：MS患者在下列情况下使用华法林，并使INR达到2.5：①MS患者发生房颤[37]；②MS患者即使是窦性心律但有感染性心内膜炎和阵发性房颤。对于MS患者的抗凝治疗，推荐使用华法林和肝素，因为既往的新型抗凝药的临床试验，均未入选瓣膜性房颤患者。

2）控制心室率和恢复窦性心律：除了抗凝治疗，应用负性频率作用的药物控制房颤患者的心室率。如有血流动力学不稳定，应及时电复律。对于稳定的房颤患者，控制心室率抑或恢复窦性心律的治疗策略选择取决于房颤的持续时间、心房大小、对房颤的血流动力学反应以及栓塞的病史等多种因素的考虑[10]（表37-14）。

（2）外科治疗见图37-5。

表37-14 对于MS推荐干预措施的总结

推荐	推荐类别	证据等级
有症状的重度MS患者（MVA<1.5cm²，D阶段）和瓣膜形态完好且没有禁忌证的患者推荐PMBC	Ⅰ	A
对于有严重症状的MS患者（MVA<1.5cm²，D阶段，NYHA Ⅲ～Ⅳ级），若无手术高危因素，既往PMBC失败或非PMBC的最佳适应证，推荐二尖瓣手术治疗	Ⅰ	B
有症状的重度MS患者（MVA<1.5cm²，D阶段）和瓣膜形态完好且没有禁忌证的患者推荐PMBC	Ⅰ	A
对于有严重症状的MS患者（MVA<1.5cm²，D阶段，NYHA Ⅲ～Ⅳ级），若无手术高危因素，既往PMBC失败或非PMBC的最佳适应证，推荐二尖瓣手术治疗	Ⅰ	B
重度MS患者（MVA<1.5cm²，C或D阶段）曾接受过其他心脏手术的患者推荐伴随的二尖瓣手术	Ⅰ	C
对于重度MS（MVA<1.0cm²，C阶段）的无症状患者，瓣膜形态完好且无禁忌证的可行PMBC治疗	Ⅱa	C
对于有严重症状的MS患者（MVA<1.5cm²，D阶段，NYHA Ⅲ～Ⅳ级），有其他手术适应证的，推荐二尖瓣手术治疗	Ⅱa	C
无症状的重度MS患者（MVA<1.5cm²，C阶段）和瓣膜形态完好且有新发房颤但没有禁忌证的患者可考虑PMBC	Ⅱb	C
有症状的患者且MVA>1.5cm²，若运动时出现明显的MS血流动力学证据可考虑PMBC	Ⅱb	C
对于有严重症状的MS患者（MVA<1.5cm²，D阶段，NYHA Ⅲ～Ⅳ级），若瓣膜形态尚可，不是手术的最佳选择或有手术高风险可考虑PMBC	Ⅱb	C
对于中度MS（MVA 1.6～2.0cm²）且有其他心脏手术病史的患者可考虑伴随进行二尖瓣手术治疗	Ⅱb	C
对重度MS（MVA≤1.5cm²，C或D阶段）有血栓复发病史且接受适当的抗凝治疗的患者可考虑二尖瓣手术和左心耳切除术	Ⅱb	C

AF：房颤；MS：二尖瓣狭窄；MVA：二尖瓣口面积；PMBC：经皮二尖瓣球囊切开术

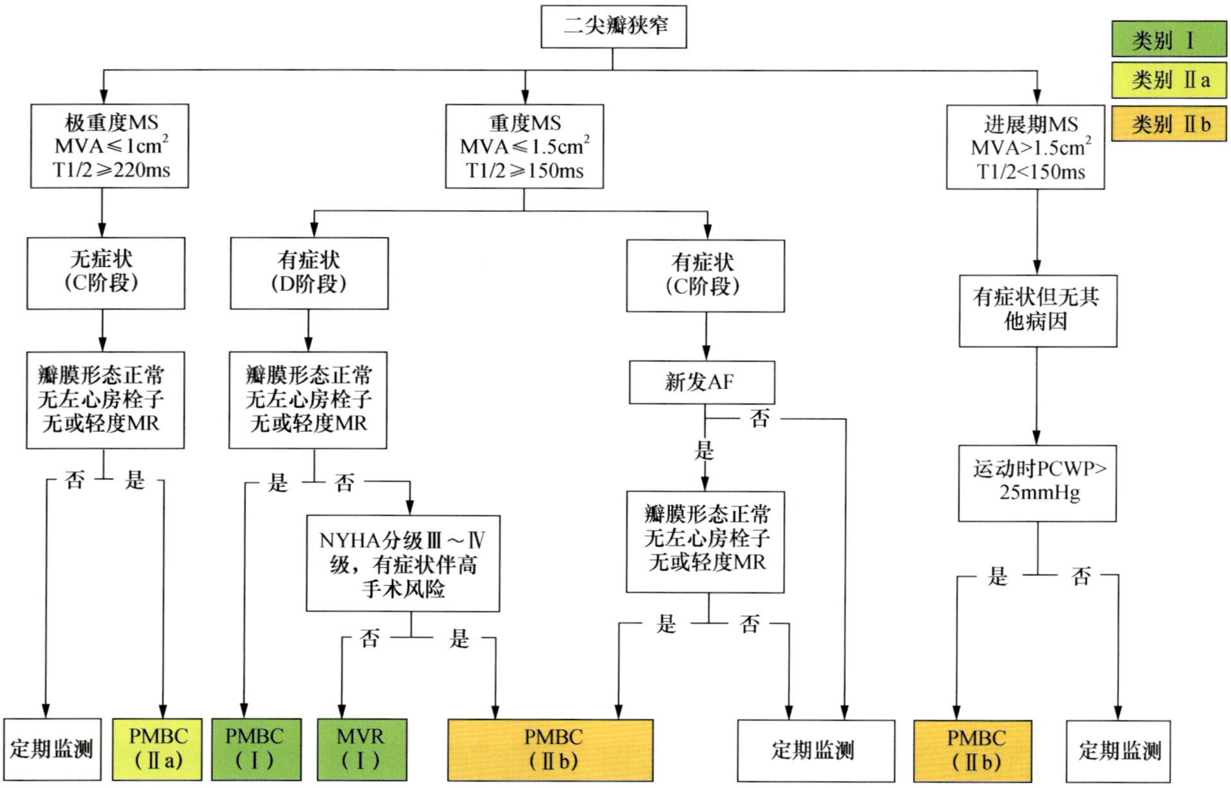

图 37-5　MS 的外科治疗

AF：房颤；MR：二尖瓣反流；MS：二尖瓣狭窄；MVA：二尖瓣口面积；MVR：二尖瓣手术（修补或置换）；PCWP：肺毛细血管楔压；PMBC：经皮二尖瓣球囊切开术；T1/2：压力减半时间

（孙健　李程）

参考文献

[1] Yancy CW, Jessup M, Bozkurt B, et al. 2013 ACCF/AHA guidelinefor the management of heart failure: a report of the American College of Cardiology Foundation/American Heart Association Task Force on Practice Guidelines. J Am Coll Cardiol, 2013, 62: e147-239.

[2] Stout KK, Verrier ED. Acute valvular regurgitation. Circulation, 2009, 119: 3232.

[3] Mokadam NA, Stout KK, Verrier ED. Management of acute regurgitation in left-sided cardiac valves. Tex-Heart Inst J, 2011, 38: 9.

[4] Fedak PW, Verma S, David TE, et al. Clinical and pathophysiological implications of a bicuspid aortic-valve. Circulation, 2002, 106: 900.

[5] Blaszyk H, Witkiewicz AJ, Edwards WD. Acute aortic regurgitation due to spontaneous rupture of a fenestrated cusp: report in a 65-year-old man and review of seven additional cases. Cardiovasc Pathol, 1999, 8: 213.

[6] Prêtre R, Faidutti B. Surgical management of aortic valve injury after nonpenetrating trauma. Ann Thorac Surg, 1993, 56: 1426.

[7] Onorati F, De Santo LS, Carozza A, et al. Marfan syndrome as a predisposing factor for traumatic aortic-insufficiency. Ann Thorac Surg, 2004, 77: 2192.

[8] Isner JM. Acute catastrophic complications of balloon aortic valvuloplasty. The Mansfield Scientific Aortic-Valvuloplasty Registry Investigators. J Am Coll Cardiol, 1991, 17: 1436.

[9] Zoghbi WA, Enriquez-Sarano M, Foster E, et al. Recommendations for evaluation of theseverity of nativevalvular regurgitation with two-dimensional and Doppler echocardiography. J Am Soc Echocardiogr, 2003, 16: 777.

[10] Nishimura RA, Otto CM, Bonow RO, et al. 2014 AHA/ACC guideline for the management of patients with valvular heart disease: a report of the American

College of Cardiology/American Heart Association Task Force on Practice Guidelines. J Am Coll Cardiol, 2014, 63: e57.

[11] Grande RD, Katz WE. Acute aortic regurgitation secondary to disk embolization of a Björk-Shiley prosthetic aortic valve. J Am Soc Echocardiogr, 2011, 24: 350. e5.

[12] Saranteas T, Christodoulaki K, Rinaki D, Kostopanagiotou G. Transthoracic echocardiography for the identification of acute aortic regurgitation in the intensive care unit. J Cardiothorac Vasc Anesth, 2011, 25: 204.

[13] Enriquez-Sarano M, Tajik AJ. Clinical practice. Aortic regurgitation. N Engl J Med, 2004, 351: 1539.

[14] Roberts WC, Ko JM, Moore TR, Jones WH 3rd. Causes of pure aortic regurgitation in patients having isolated aortic valve replacement at a single US tertiary hospital (1993 to 2005). Circulation, 2006, 114: 422.

[15] Singh JP, Evans JC, Levy D, et al. Prevalence and clinical determinants of mitral, tricuspid, and aortic regurgitation (the Framingham Heart Study). Am J Cardiol, 1999, 83: 897.

[16] Bonow RO, Carabello BA, Chatterjee K, et al. 2008 Focused update incorporated into the ACC/AHA 2006 guidelines for the management of patients with valvular heart disease: a report of the American College of Cardiology/American Heart Association Task Force on Practice Guidelines (Writing Committee to Revise the 1998 Guidelines for the Management of Patients With Valvular Heart Disease): endorsed by the Society of Cardiovascular Anesthesiologists, Society for Cardiovascular Angiography and Interventions, and Society of Thoracic Surgeons. Circulation, 2008, 118: e523.

[17] Bekeredjian R, Grayburn PA. Valvular heart disease: aortic regurgitation. Circulation, 2005, 112: 125.

[18] Mitchell JH, Haskell W, Snell P, Van Camp SP Task Forces: Classification of sports. J Am Coll Cardiol, 2005, 45: 1364

[19] Rankin JS, Hickey MS, Smith LR, et al. Ischemic mitral regurgitation. Circulation, 1989, 79: I116.

[20] Tepe NA, Edmunds LH Jr. Operation for acute postinfarction mitral insufficiency and cardiogenic shock. J Thorac Cardiovasc Surg, 1985, 89: 525.

[21] Hickey MS, Smith LR, Muhlbaier LH, et al. Current prognosis of ischemic mitral regurgitation. Implications for future management. Circulation, 1988, 78: I51.

[22] Replogle RL, Campbell CD. Surgery for mitral regurgitation associated with ischemic heart disease. Results and strategies. Circulation, 1989, 79: I122.

[23] Olson LJ, Subramanian R, Ackermann DM, et al. Surgical pathology of the mitral valve: a study of 712 cases spanning 21 years. Mayo Clin Proc, 1987, 62: 22.

[24] Horstkotte D, Niehues R, Strauer BE. Pathomorphological aspects, aetiology and natural history of acquired mitral valve stenosis. Eur Heart J, 1991, 12 Suppl B: 55.

[25] Wood P. An appreciation of mitral stenosis. I. Clinical features. Br Med J, 1954, 1: 1051.

[26] Selzer A, Cohn KE. Natural history of mitral stenosis: a review. Circulation, 1972, 45: 878.

[27] Rowe JC, Bland EF, Sprague HB, et al. The course of mitral stenosis without surgery: tenand twenty-year perspectives. Ann Intern Med, 1960, 52: 741.

[28] Ruckman RN, Van Praagh R. Anatomic types of congenital mitral stenosis: report of 49 autopsy cases with consideration of diagnosis and surgical implications. Am J Cardiol, 1978, 42: 592.

[29] Moore P, Adatia I, Spevak PJ, et al. Severe congenital mitral stenosis in infants. Circulation, 1994, 89: 2099.

[30] Bland EF, Duckett Jones T. Rheumatic fever and rheumatic heart disease; a twenty year report on 1000 patients followed since childhood. Circulation 1951; 4: 836.

[31] Marcus RH, Sareli P, Pocock WA, et al. The spectrum of severe rheumatic mitral valve disease in a developing country. Correlations among clinical presentation, surgical pathologic findings, and hemodynamic sequelae. Ann Intern Med 1994; 120: 177.

[32] Selzer A, Cohn KE. Natural history of mitral stenosis: a review. Circulation 1972; 45: 878.

[33] Rajamannan NM, Nealis TB, Subramaniam M, et al. Calcified rheumatic valve neoangiogenesis is associated with vascular endothelial growth factor expression and osteoblast-like bone formation. Circulation, 2005, 111: 3296.

[34] Nicod P, Hillis LD, Winniford MD, et al. Importance of the " atrial kick" in determining the effective mitral valve orifice area in mitral stenosis. Am J Cardiol, 1986, 57: 403.

[35] Whitlock RP, Sun JC, Fremes SE, et al. Antithrombotic and thrombolytic therapy for valvular disease: Antithrombotic Therapy and Prevention of Thrombosis, 9th ed: American College of Chest Physicians Evidence-Based Clinical Practice Guidelines. Chest, 2012, 141: e576S.

[36] Joint Task Force on the Management of Valvular Heart Disease of the European Society of Cardiology (ESC), European Association for Cardio-Thoracic Surgery (EACTS), Vahanian A, et al. Guidelines on the management of valvular heart disease (version 2012). Eur Heart J, 2012, 33: 2451.

[37] Karthikeyan G, Ananthakrishnan R, Devasenapathy N, et al. Transient, subclinical atrial fibrillation and risk of systemic embolism in patients with rheumatic mitral stenosis in sinus rhythm. Am J Cardiol, 2014, 114: 869.

第三十八章　心包疾病与心力衰竭

心包是由脏层和壁层组成的一个圆锥浆膜囊。脏层由单层间皮细胞构成，附着于心脏外表面；壁层由脏层心包反折构成，壁层和脏层之间为心包腔。心包腔通常含有15～50ml液体，正常心包液类似血浆的超滤液，经右淋巴导管及胸导管引流吸收。心包的主要功能包括：维持心脏在心腔内的正常位置，起固定作用；保护心脏功能，限制心腔急性扩张，起限制作用；调节左右心室间压力和容量平衡，起协调作用；减少心脏与周围组织的摩擦，起缓冲作用；防止邻近器官的感染向心脏扩散，起屏障作用。

一、心包疾病的分类和病因

心包疾病由心包囊引起，心包囊分为两层，包括浆膜层和纤维壁层。

心包疾病种类繁多，病因复杂（表38-1）[1]。可为孤立性疾病，也可为全身性疾病的一部分。临床实践中，心包疾病主要表现包括：心包炎（急性、亚急性、慢性和复发性）、心包积液、心脏压塞、缩窄性心包炎和心包肿块。

心包疾病常依据感染性和非感染性作为一种简单的病因分类方法。在发达国家，病毒感染是最常见的致病因素，而在世界范围内和一些发展中国家结核菌感染仍是最主要的病因，且结核菌感染常与HIV感染伴随。

二、心包疾病的病理生理

心包与周围心室腔之前的相互作用是调节心功能的重要方式。由于心包是一个相对固定、弹性不强的囊，因此心包的顺应性是一个综合的指标。

表38-1　心包炎病因

心包疾病的病因
A. 感染因素
病毒（常见）：肠道病毒（柯萨奇病毒、埃可病毒）、疱疹病毒（EBV、CMV、HHV-6）、腺病毒、细小病毒B19
细菌：结核分枝杆菌（常见）、伯内特考克斯体、博氏疏螺旋体、肺炎球菌、脑膜炎双球菌、淋球菌、链球菌、葡萄球菌、嗜血菌属、衣原体、支原体、军团菌、螺旋体、利斯塔菌属、斯氏普罗威登斯菌属
真菌（非常罕见）：组织胞浆菌属（见于免疫功能正常者）、曲霉菌、芽生菌属、念珠菌（见于免疫缺陷患者）
寄生虫（非常罕见）：棘球绦虫、弓形虫
B. 非感染因素
自身免疫（常见）：系统性自身免疫和自身炎症性疾病（系统性红斑狼疮、Sjogren综合征、风湿性关节炎、硬皮病）、全身性血管炎（如嗜酸性肉芽肿伴多血管炎或变应性肉芽肿病、霍顿病、主动脉弓综合征、Behcet综合征、肉瘤样病、家族性地中海热、炎症性肠病、Still病
肿瘤：原发性肿瘤（罕见，多为心包间皮瘤）、转移瘤（多见，以肺癌、乳腺癌、淋巴瘤为著）
代谢性：尿毒症、黏液腺瘤病、神经厌食症，其他罕见
创伤性和医源性 早期发病（罕见） 直接损失（胸廓穿透伤、食管贯通伤） 间接损伤（胸廓非穿透伤、辐射损伤） 延迟发病：心包损伤综合征（常见），如心肌梗死后综合征、心包切开后综合征、包括医源性在内的创伤后（如PCI、起搏器电极植入和射频消融术）
药物相关性（罕见）：普鲁卡因胺、肼屈嗪、甲基多巴、异烟肼、苯妥英钠；抗肿瘤药物（常伴随于心肌病，造成心包疾病）：多柔比星、柔红霉素、胞嘧啶阿糖核苷、5-氟尿嘧啶、环磷酰胺；青霉素过敏性心包炎伴嗜酸性粒细胞增多症；胺碘酮、美西麦角、美沙拉、氯氮平、米诺地尔、丹曲林、普拉洛尔、保泰松、噻嗪类、链霉素、硫脲嘧啶类、链激酶、P-氨基水杨酸、磺胺类、环孢素、溴隐亭、多种疫苗、GM-CSF、抗TNF因子
其他（常见）：淀粉性变性、主动脉夹层、肺动脉高压和慢性心力衰竭
其他（不常见）：先天性部分或全部心包缺如

即广义的心包顺应性是对心包腔自身容积、心包内各室腔以及心包组织，尤其是壁层心包顺应性的综合反应。

心包可以通过心包内压力（intrapericardial pressure，IPP）来调节或限制心室肌的顺应性。一般IPP值近似于胸腔内压或右心房压。生理条件下心包的储备容积150～250ml，正常未被牵拉的心包腔能耐受的液体增长而压力上升缓慢的容积在80～200ml，称平台期；在这个容积范围内心室可以充分舒张。一旦心包积液量超过了储备容积量，尤其当液体增长速度较快时，IPP值将陡直升高，限制心室肌舒张，可致心脏压塞。当心包积液持续存在，积液增长虽相对缓慢，因心包组织受到长期牵拉，心包最终将增大、肥厚，并失去其正常功能和特性。心包可以通过IPP的变化以及自身组织的顺应性、缓冲和代偿周围脏器或组织之间的相互作用，从而制约心脏，影响心排血量[2]。

急、慢性心包炎，心脏压塞和缩窄性心包炎常可以引起心衰。虽然严重的心包疾病可引起心脏收缩功能障碍，但心包疾病因心脏压塞或缩窄性心包炎心包弹性下降而更多地表现为心脏舒张功能障碍，舒张期心室充盈受限，心排血量下降。对右心系统影响更大，常表现为体循环淤血。

三、心包疾病与心力衰竭

（一）急性心包炎与复发性心包炎

急性心包炎（acute pericarditis）：是由多种原因所致的心包脏层和壁层炎症，是一种炎症性心包综合征，伴或不伴心包积液。根据2015年ESC《心包疾病诊断与治疗指南》，表现出以下情况中两项时可确诊：①胸痛（典型的锐痛，坐位前倾减轻，占85%～90%）；②心包摩擦音（不足1/3）；③新的广泛ST段抬高或PR段下移（不超过60%）；④心包积液（少量，不超过60%）。其他体征和症状可以根据病因或全身性疾病而异[1]。心包炎诊断标准见表38-2。

复发性心包炎被定义为首次心包炎后，经4～6周无症状间隔，心包炎复发。

至少符合下列条件之一者为高危，预后不良：

主要条件：

①高热（>38℃），②亚急性病程无明确的急性发作，③大量心包积液（如舒张期无回声区>20mm），④心脏压塞，经阿司匹林或NSAIDs治疗至少1周不好转。

次要条件：

①心肌心包炎，②免疫抑制，③外伤，④口服抗凝药治疗。

表38-2　心包炎的定义和诊断标准

心包炎	定义和诊断标准
急性	炎症性心包综合征的诊断须符合以下4条标准中任意2条： （1）心包炎引起的胸痛； （2）心包摩擦； （3）心电图出现新发广泛导联ST段抬高或PR段压低； （4）心包积液（新发或加重）。 补充依据： （1）炎症标志物升高（如C反应蛋白、红细胞沉降率、白细胞计数）； （2）心包炎症的影像学依据（CT、心脏磁共振）。
持续性	心包炎持续>4～6周，<3个月不缓解
复发性	首次急性心包炎发作后，经过4～6周无症状期后再次发作
慢性	心包炎持续>3个月

依据2015年ESC《心包疾病诊断与治疗指南》针对心包疾病诊断建议如下[1]（见表38-3，图38-1）。

表38-3　心包疾病的诊断检查建议

建议	推荐类别	证据等级
对所有疑似心包疾病的病例首次诊断性评估推荐：听诊、心电图、经胸超声心动图、胸部X线、常规血液检查（如炎性标志物、白细胞计数和分类）、肝肾功能和心肌损伤标志物（如CK、肌钙蛋白）检查	Ⅰ	C
CT和（或）心脏磁共振为心包炎诊断检查的二线推荐	Ⅰ	C

表 38-3　心包疾病的诊断检查建议（续）

建议	推荐类别	证据等级
根据临床情况对高危患者进行进一步检查	Ⅰ	C
结核性心包炎和积液处理：		
居住于结核病流行病区者，建议在除外其他原因后进行经验性抗结核治疗以减少渗出性心包积液	Ⅰ	C
居住于非流行地区者，若系统排查未能诊断结核性心包炎则不建议经验性抗结核治疗	Ⅲ	C
建议标准抗结核治疗 6 个月以预防结核性心包缩窄	Ⅰ	C
若患者病情没有改善或抗结核治疗 4～8 周后病情恶化，推荐心包切除术	Ⅰ	C

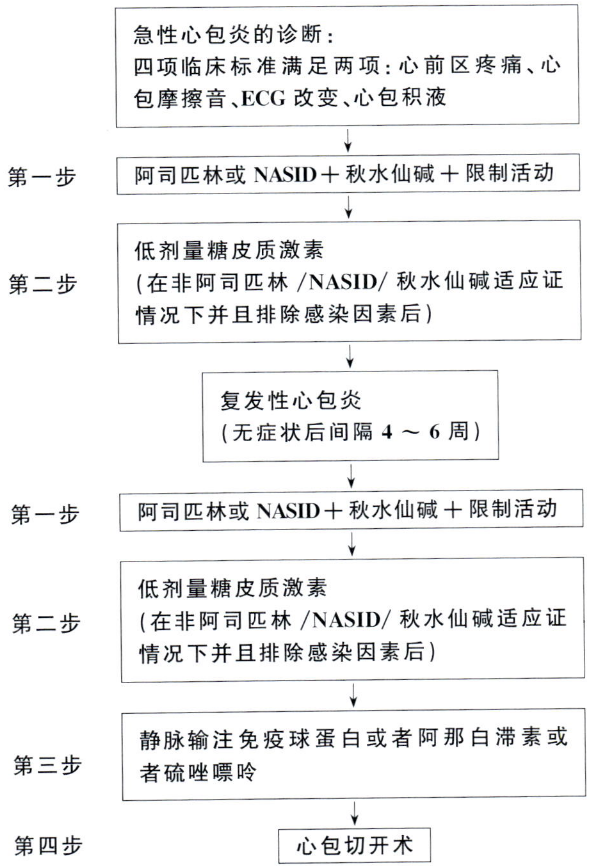

图 38-1　急性和复发性心包炎治疗流程

（二）心包炎合并心肌损伤

心包炎和心肌炎有共同的病因，临床中二者可同时存在。典型的表现是胸痛伴随其他心包炎体征（心包摩擦音、ST 段抬高和心包积液）以及心肌损伤标志物（如肌钙蛋白）的升高。如果患者符合急性心包炎的诊断标准并显示有心肌损伤标志物（肌钙蛋白 I 或 T，肌酸激酶同工酶 CK-MB）的升高，超声心动图或心脏磁共振成像显示新近发生的局部或弥漫性左心室功能损伤，可明确诊断心包炎合并心肌损伤或称“心肌心包炎”[1]（表 38-4）。

表 38-4　心包炎合并心肌炎诊治推荐

建议	推荐类别	证据等级
心包炎疑似合并心肌炎的患者推荐使用冠状动脉造影（根据临床表现和危险因素评估）排除急性冠脉综合征	Ⅰ	C
使用心脏磁共振（CMR）评价心肌损伤	Ⅰ	C
心肌损伤患者推荐住院进一步诊断和检测	Ⅰ	C
对非运动员和运动员心肌炎患者推荐休息和限制活动（不超出一般体力活动）6 个月	Ⅰ	C
应用经验性抗感染治疗（最低有效剂量）控制胸痛	Ⅱa	C

（三）心包积液

正常心包腔内有 10～15ml 血浆超滤液作为心包液，在心包腔起润滑作用。心包积液产生分为渗出液（炎症反应）和漏出液（充血性心衰或肺动脉高压导致全身静脉压普遍升高，心包液重吸收减少）。

有相当大比例的心包积液患者是无症状的而且是偶然、意外发现的。心包积液临床表现因积液产生速度的不同而各有不同。积液迅速累积，如损伤或医源性穿刺后，病程发展明显，甚至少量的血液（200ml 左右）便会导致 IPP 在数分钟之内上升从而导致明显的心脏压塞症状。另一方面，心包液缓慢积聚往往需要数天或数周才能积聚到大量，从而导致心包压力的增加而出现症状和体征。当 IPP 明显升高超过 8mmHg，会出现以下体征：①心脏体征——心脏搏动减弱或消失，心浊音界向两侧扩大并随体位变化而变化，心音轻而远，心率快等。②左肺压迫征——大量心包积液时，心脏向左后移位，压迫左肺，引起左肺下叶不张，在左肩胛下角区出现肺实变表现，称为 Ewart 征。③心脏压塞征——急性心脏压塞征表现为心动过速、收缩压下降甚至休克；慢性心脏压塞征表现为颈静脉怒张和吸气时颈静脉扩张，称 Kussmaul 征，常伴有体循环淤血表现（肝大、腹水、下肢水肿）、奇脉[1,3]（表 38-5）。

表 38-5　心包积液的分类

病程	大小	分布	成分
急性	轻度＜10mm	环形	漏出液
亚急性	中度 10～20mm	局部	渗出液
慢性（＞3 个月）	重度＞20mm		

心包积液的诊断主要依靠超声心动图完成，同时可以半定量评估心包积液的多少以及其血流动力学影响。另外，必要时可通过 CT 和 CMR 了解小室分隔型心包积液以及心包的厚度和大小，以及相关的胸部异常。

当心包积液确诊后，第一步评估积液的多少以及血流动力学情况；第二步寻找可能的病因，处理流程见图 38-2[1,4]。

心包积液预后与其病因密切相关。轻度特发性心包积液（＜10mm）通常无症状，预后良好，不需严密监测。中等量到大量心包积液（＞10mm）患者情况可能较差，约多达 1/3 患者可能发展为心脏压塞。应根据病情的稳定性以及心包积液的进展情况制定个体化随访策略。

（四）心脏压塞

2014 年 7 月 7 日，欧洲心脏病学会（ESC）心肌和心包疾病工作组发布了《心脏压塞紧急管理分类策略立场声明》[5]。

1. 临床诊断

（1）对于存在低血压、颈静脉怒张、奇脉、心动过速、气促或严重呼吸困难的患者，应考虑心脏压塞的可能性。

（2）其他症状包括 QRS 波低电压、电交替现象及胸部 X 线检查心界扩大。

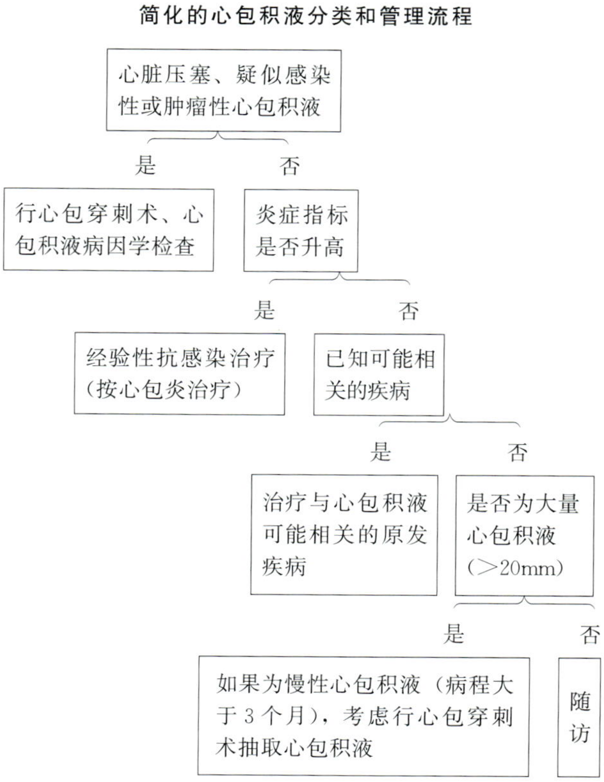

表 38-2　心包积液的管理流程

2. 影像学诊断

（1）对于疑似心脏压塞的患者，心脏超声是首选诊断方法，应立即进行。

（2）对于疑似心脏压塞的患者，CT 及 CMR 并不属于常规检查，但可以用以排除大量心包积液患者可能存在的纵隔或肺部伴发病。

3. 鉴别诊断

需与缩窄性心包炎、充血性心衰及肝硬化肝病晚期进行鉴别。

4. 治疗方案

紧急心包引流术或心包穿刺术适用于多数心脏压塞或血流动力学异常引起的休克患者。行此种治疗方案需考虑患者临床表现、血流动力学情况、评估手术利弊及心脏超声结果。

若患者积液较多，无血流动力学异常，心包引流术不是必要手段。

表 38-6 为最新分段评分方式，该表适用于对无血流动力学休克的心脏压塞进行分类，也可对需要心包穿刺的患者进行分类[5]。心脏压塞诊治推荐见表 38-6。

表 38-6　心脏压塞评分系统

	心脏压塞证据	
步骤一（病原学评分）	1. 恶性疾病	2
	2. 结核	2
	3. 近期放疗	1
	4. 近期病毒感染	1
	5. 复发 PE、心包穿刺史	1
	6. 慢性肾病晚期	1
	7. 免疫缺陷或免疫移植	1
	8. 甲亢或甲减	−1
	9. 系统性自身免疫病	−1
步骤二（临床症状评分）	1. 气促或呼吸困难	1
	2. 端坐呼吸（肺部听诊无啰音）	3
	3. 低血压（SBP<95mmHg）	0.5
	4. 进行性窦性心动过速（无影响 HR 药物、无甲减、无尿毒症）	1
	5. 少尿	1
	6. 奇脉>10mmHg	2
	7. 胸部心包区域疼痛	0.5
	8. 心包摩擦音	0.5
	9. 症状恶化	2
	10. 疾病进展缓慢	−1
步骤三（影像学评分）	1. 胸片提示心界扩大	1
	2. ECG 电交替	0.5
	3. ECG 低电压	1
	4. 弥散性 PE 影像（收缩期>2cm）	3
	5. 中量 PE 影像（收缩期 1~2cm）	1
	6. 小量 PE 影像（收缩期<1cm）	−1
	7. 右心房塌陷时间超过 1/3 心动周期	1
	8. IVC>2.5cm，<50%呼吸道塌陷	1.5
	9. 右心室塌陷	1.5
	10. 左心房塌陷	2
	11. 二尖瓣/三尖瓣反流	1
	12. 心脏摆动	1
统计以上三步总分		
得分≥6	立即施行心包穿刺术（排除禁忌证后）	
得分<6	可推迟心包穿刺术（不超过 12~48h）	
	紧急手术处理	
无需考虑得分	1. A 型主动脉夹层	
	2. 急性心肌梗死后心室游离壁破裂	
	3. 新近的胸部创伤	
	4. 不稳定败血症患者出现脓性积液，经皮途径不能处理的多房积液	

注：PE：心脏压塞；SBP：收缩压；HR：心率

步骤三中 4 至 12 均由心脏超声提供数据支持

表 38-7　心脏压塞诊治推荐

建议	推荐类别	证据等级
对于临床疑似心脏压塞的患者，超声心动图作为首选的影像学检查方法评估心包积液的量、位置及其对血流动力学的影响程度	Ⅰ	C
紧急的心包穿刺术或心脏外科手术推荐用于治疗心脏压塞	Ⅰ	C
准确的临床评估（包括超声心动图）结果用于指导选择性心包穿刺的时机	Ⅰ	C
扩血管药物或利尿药物不推荐用于心脏压塞	Ⅲ	C

（五）缩窄性心包炎

缩窄性心包炎（constrictive pericarditis）是由各种原因所引起的心包纤维化、增厚及钙化等导致心包缩窄。由于心包组织失去弹性，妨碍心室舒张期充盈，导致心排血量下降和静脉压升高等一系列障碍表现。早期机体通过增加心率来代偿，可在一定时期内保持心排血量不变；晚期心脏收缩功能亦受到影响，最终出现心衰。

缩窄性心包炎的诊断主要依赖于患者右心功能不全的症状、体征及通过一种或多种心脏影像检查或导管造影发现的心脏舒张功能受损（心包缩窄所致）。主要需要与限制性心肌病鉴别。

缩窄性心包炎治疗的主要方法是外科手术治疗。药物治疗可能至少在以下 3 种情况时有效：①预防由特定病因（如结核病、其他的细菌感染）进展而来的缩窄性心包炎的发生；②当外科手术是禁忌证或为高危患者时，可以作为支持治疗手段，同时可以控制患者急性体循环淤血症状。③发现 C 反应蛋白升高以及影像学检查显示有水肿（提示心包炎）时，行对比剂增强 CT 或 CMR 可能有助于辨别有潜在可逆性心包缩窄，此时应该考虑经验性抗感染治疗并且有可能避免心包切开[1]（表 38-8 和表 38-9）。

表 37-8 缩窄性心包炎诊断检查推荐

建议	推荐类别	证据等级
对于所有可疑缩窄性心包炎的患者都推荐行经胸超声心动图检查	Ⅰ	C
对于所有可疑缩窄性心包炎的患者都推荐胸部（正、侧位）X线检查	Ⅰ	C
CT 和（或）CMR 作为评估心包钙化（CT）、心包增厚、心包活动的幅度和程度的次要选择	Ⅰ	C
当无创诊断方法无法确诊缩窄性心包炎时可以使用心导管检查	Ⅰ	C

表 38-9 缩窄性心包炎的治疗方案推荐

建议	推荐类别	证据等级
慢性持续性的心包缩窄主要采用心包切开术治疗	Ⅰ	C
针对特殊类型心包炎（如结核性心包炎），推荐使用药物治疗预防心包缩窄的进展	Ⅰ	C
对于一过性缩窄或新诊断的伴有心包炎症证据（如：CRP 升高或者有心包增强 CT/CMR）的心包缩窄推荐应用经验性抗感染治疗	Ⅰ	C

（六）心力衰竭

急、慢性心包炎，心脏压塞和缩窄性心包炎常可引起心衰，其心衰损害心脏的舒张功能，对右心系统影响更大，临床表现为体循环淤血，其治疗有别于一般的心衰。临床上应根据患者的血压、体循环淤血情况，甚至心导管监测结果综合制定治疗措施。若患者以低血压为主，体循环淤血不严重，则提示患者循环血容量相对不足，此时应加强补液；若患者以体循环为主，而血压不低，则提示患者循环血容量并不低甚至超负荷，此时虽然不需补液，但更应慎用利尿剂。

另外对于急性心包炎和慢性心包炎引起的心衰亦需区别对待。急性心包炎以心排血量下降为主；慢性心包炎多以体循环淤血为主，心排血量下降为次要因素，故慢性心包炎引起的心衰可予利尿治疗[3]。

心胞炎症管理总结见表 38-10。

表 38-10 心包疾病管理总结

心包疾病管理	推荐类别	证据等级
心包炎管理和治疗建议		
建议急性心包炎高危患者住院	Ⅰ	B
秋水仙碱（0.5mg bid，体重＜70kg 或不能耐受大剂量者 0.5mg qd）推荐用于：急性心包炎的一线治疗（与阿司匹林或 NSAIDs 联用 3 个月），复发性心包炎（6 个月）	Ⅰ	A
不建议糖皮质激素作为急性心包炎一线治疗	Ⅲ	C
建议检测 CRP 水平以指导治疗持续时间和评估治疗反应	Ⅱa	C
心包穿刺术或心包手术适应证包括：心脏压塞，或症状性中-大量心包积液对药物治疗无反应，怀疑未知细菌或肿瘤性原因	Ⅰ	C
建议采用图 38-2 所示心包积液分诊流程	Ⅰ	C
建议根据病因学有针对性治疗心包积液。	Ⅰ	C
缩窄性心包炎诊断和治疗建议		
CT 和（或）CMR 为评估钙化（CT）、心包厚度、心包病变程度和大小的二线影像学技术（在超声心动图和胸部 X 线之后）	Ⅰ	C
无创诊断方法不能明确时可行心导管检查	Ⅰ	C
慢性永久性缩窄的最主要治疗方法是心包切除术	Ⅰ	C

（张妮）

参考文献

[1] Adler Y, Charron P, Imazio M, et al. 2015 ESC Guidelines for the diagnosis and management of pericardial diseases: The Task Force for the Diagnosis and Management of Pericardial Diseases of the European Society of Cardiology (ESC) Endorsed by: The European Association for Cardio-Thoracic Surgery (EACTS). Eur Heart J, 2015, 36 (42): 2921-2964.

[2] Martin M. Lewinter, William E. Hopkins. 71-Pericardial Disease. Braunwald's Heart Disease, Tenth Edition. NewYork: Elsevier, 2015: 1636-1657.

[3] 肖传实，吴同果，邢福泰，等. 心包疾病与心力衰竭. 见：张开滋，田野等主编. 临床心力衰竭学. 长沙：湖南科学技术出版社，2014：1020-1026.

[4] RisticAD, ImazioM. Triage strategy for urgent management of cardiac tamponade: a position statement ofthe European Society of Cardiology Working Group on Myocardial and Pericardial Diseases. Eur Heart J, 2014, 35 (34): 2279-2284.

[5] 欧洲心脏病学会（ESC）. 心包疾病治疗指南更新要点. 实用心脑肺血管病杂志，2015，9（9）：41.

第三十九章　先天性心脏病与心力衰竭

一、心力衰竭和先天性心脏病流行病学数据

根据《中国心血管病报告2014》数据，目前心血管病死亡占农村居民总死亡率的41.09%、城市居民总死亡的41.52%，估计全国心血管病患者2.9亿，其中包括了200万先天性心脏病患者[1]。

先天性心脏病（简称先心病，congenital heart disease，CHD）是儿童时期最常见的心脏病，主要指胚胎发育早期（孕8～12周）心脏及大血管形成障碍，或出生后应关闭的通道未能闭合而引起的心脏及大血管的局部解剖结构异常。国家卫生和计划生育委员会（原卫生部）“中国出生缺陷防治报告（2012）”指出先心病占我国重大出生缺陷发病率和死亡率的首位，占所有检测发现病例的26.7%（2011年），先心病的发生率在0.7‰～7.32‰之间，呈逐年上升趋势。我国每年新增CHD患儿超过13万例。若将宫内死亡、终止妊娠及死产的胎儿计算在内，胎儿CHD的发生率将更高[2]。

随着新生儿外科技术的发展，先心病儿童的生存率在过去数十年间已大大提高，美国的数据表明新生儿先心病患者的生存率可达90%[3]。即使是复杂的心脏畸形，也有56%的患儿存活至18岁。而成人先心病患者的平均死亡年龄也从2002年的37岁增加到2007年的57岁[4]。

二、先天性心脏病的病因

目前认为CHD是多因素疾病，主要是遗传因素和子宫内环境因素相互作用的结果。

（一）遗传因素

遗传因素是先心病发病的重要影响因素，有报道表明患先心病的母亲和父亲其子女的先心病患病率分别为3%～16%和1%～3%。先心病中5%伴有染色体异常，3%伴有单基因突变。许多遗传性疾病如21三体综合征都伴有心脏缺陷。

（二）子宫内环境因素

妊娠第2周胚胎出现散在的血管组织，第3周形成心管，心管从头到尾分为心球、心室、心房3个膨大部分，第4周心管弯曲先呈U形后呈S形，从而初具心脏外形。第4周后其内部分割形成左、右心房和心室以及主动脉和肺动脉，第4～7周各大血管相继形成。因此在胚胎发育期间，任何子宫内的环境变化都可能导致心脏发育的缺陷，例如常见的因素包括病毒感染（风疹病毒、巨细胞病毒、柯萨奇病毒等）、药物因素、高原环境、早产或者其他因素（包括高龄产妇、营养不良、母亲酗酒等）[5]。

我国大样本的先心病病种分析资料显示，儿童尸检、儿童临床和成人临床中常见的先心病排列顺序略有不同。儿童尸检的常见病种顺序依次为室间隔缺损、房间隔缺损、主动脉狭窄、动脉导管未闭、大血管错位、肺动脉口狭窄、法洛四联症和永存动脉干。儿童临床中常见CHD的顺序为动脉导管未闭、法洛四联症、室间隔缺损、房间隔缺损、肺动脉口狭窄等。成人临床资料依次为房间隔缺损、动脉导管未闭、室间隔缺损、肺动脉口狭窄、法洛四联症等。

造成这种病种差别的原因在于有些畸形引起血流动力学改变较早和较显著，因而在儿童期即出现症状，得到确诊。而有些则到成人期才被发现。严重而复杂的畸形在婴儿期即可导致死亡，因此不同年龄段患者病种稍有差别[5]。

三、先天性心脏病与心力衰竭

具体来说，心衰在先心病人群中的发病率并不清楚，但毋庸置疑的是心衰为先心病患儿常见的临床表现之一。在不到1岁的婴儿中，心脏畸形引起的心衰占充血性心衰的80%～90%。在早产儿中，持续性动脉导管未闭是心脏失代偿的最常见原因，其他器质性心脏病少见。在足月新生儿中，心衰最早期出现的重要原因是左心发育不全、主动脉缩窄综合征等。出生1～2个月后由于肺血管阻力降低引起左向右分流，这时引起心衰的常见病变是室间隔缺损和房间隔缺损（房缺）、大动脉错位等[6]。分流量较小的房缺、室间隔缺损（室缺）等疾病可能直至患者成年期才被发现并引起心功能不全。对成人先心病患者，存在诸多因素使其成为发生心衰的高危人群，如慢性的压力或容量负荷增高、肺循环血量增加、心肌肥厚和扩大并存、冠状动脉储备能力下降等。

心衰是成人先心病患者首要致死原因[7-8]。有研究表明成人先心病患者首次因心衰住院后1年和3年的死亡率分别是24%和35%[9]。心衰不但会增加先心病患者的死亡率，同样也带来巨大的经济负担。美国一项数据表明，先心病患者因心衰住院事件发生率从1998年到2005年上升了82%。因心衰住院比例占到了成人心衰患者就医的20%[10]。

四、先天性心脏病的分类

以往教课书根据患者是否有发绀将先心病粗略地分为无发绀型和发绀型两大类。现在则运用血流动力学检查，结合病理解剖和病理生理资料进行分类。

1. 无分流类

左右两侧血液循环途径之间无异常的沟通，不产生分流和发绀，包括：

（1）发生于右心的畸形：包括单纯肺动脉口狭窄、肺动脉瓣关闭不全、原发性肺动脉扩张、原发性肺动脉高压、永存左上腔等。

（2）发生于左心的畸形：包括主动脉口狭窄、主动脉瓣关闭不全、二叶式主动脉瓣、主动脉瓣/二尖瓣狭窄、三心房等。

（3）其他：包括右位心、异位心等。

2. 左向右分流

左右两侧血液循环途径之间存在异常沟通，使动脉血从体循环分流进入肺循环，患者无发绀：

（1）分流发生在心房水平：房缺、部分性肺静脉畸形引流。

（2）分流发生在心室水平：室缺。

（3）分流发生在大动脉水平：动脉导管未闭、主动脉-肺动脉间隔缺损等。

（4）分流发生在主动脉及其分支与右心之间：冠状动脉右心房或右心室瘘、冠状动脉静脉瘘、冠状动脉起源异常。

（5）分流发生在多水平处：心内膜垫缺损、心房心室间隔联合缺损、室缺伴动脉导管未闭等。

3. 右向左分流

左右两侧血液循环途径之间存在异常沟通，使静脉血从右心系统分流至动脉系统中，患者存在发绀。

（1）肺血流量减少和肺动脉压减低：如法洛四联症、大血管错位伴肺动脉口狭窄、右心室双出口伴肺动脉口狭窄、单心室伴肺动脉开口狭窄、主动脉干永存而肺动脉缩小、三尖瓣闭锁、三尖瓣下移畸形伴房缺和肺动脉瓣闭锁、腔静脉引流至左心系统、肺动静脉瘘。

（2）肺血流量增加：大血管错位、右心室双出口伴室缺，永存主动脉干伴肺动脉粗大、完全性肺静脉畸形引流、单心室伴低肺动脉阻力、单心房、三尖瓣闭锁伴室间隔大缺损、房缺伴腔静脉引流至左心房等。

（3）肺动脉压力增高：艾森门格综合征、右心室双出口伴肺动脉阻力增高、主动脉瓣闭锁、二尖瓣闭锁、主动脉弓离断等。

另外，对于成年先天性心脏病患者存在以下几种情况：①未经手术治疗自然成长成年人；②在儿童期已接受手术纠正得以成年的患者；③在儿童期经姑息性手术后得以成年，但仍需手术纠正者；④成年期发现需要或无需手术纠正者；⑤成年期发现但除非实施心脏移植否则无法纠正者[11]。

2008 年 AHA《先天性心脏病诊断和治疗指南》[12]根据成人先心病临床治疗策略和严重程度不同将成人先心病分为单纯型、中等严重程度和极复杂先心病 3 种类型。单纯型先心病患者可以在社区进行治疗干预，而中等程度以上畸形患者则需要终身接受监护治疗，具体见表 39-1。2015 年我国《胎儿先天性心脏病诊断及围产期管理专家共识》[13]对胎儿先心病的严重程度及预后同样做出类似分级，其中低危组意味着不影响或较小影响生活质量和寿命；中危组指可以治愈，但长期生存率数据不足；高危组指手术复杂，部分难以解剖纠治；每种先心病亦因严重程度不同而转归不同，具体见表 39-2。

表 39-1　2008 年 AHA《成人先心病诊断和治疗指南》对先心病的分型建议[12]

单纯型	中等严重程度先心病	极复杂先心病
原始疾病	主动脉-左心室瘘	导管，瓣膜型或非瓣膜型
孤立的先天性主动脉瓣疾病	肺静脉引流异常，部分或完全性	发绀型先心病（所有形式）
孤立的先天性二尖瓣疾病（伞形瓣，瓣叶裂口除外）	房室间隔缺损，部分或完全性	心室双出口
	主动脉缩窄	艾森门格综合征
孤立的卵圆孔未闭或小的房缺	三尖瓣下移畸形	Fontan 手术后
孤立的小的室缺（无关联疾病）	显著右心室流出道漏斗部梗阻	二尖瓣闭锁
轻度肺动脉狭窄	原发孔型房缺	单心室（共同入口或出口）
	动脉导管未闭	肺动脉瓣闭锁
	肺动脉瓣反流（中重度）	肺血管梗阻型疾病
	肺动脉瓣狭窄（中重度）	大动脉错位
	主动脉瘘或动脉瘤	三尖瓣闭锁
	静脉窦型房缺	动脉干/半干
	主动脉瓣上或瓣下狭窄（除外 HOCM）	上面未提及的其他房室或心室动脉连接异常（例如十字形心脏、内脏异位综合征、心室反向等）
	法洛四联症	
修复后状态	室间隔缺损伴	
动脉导管结扎或封闭术后	一个或多个瓣叶缺失	
继发孔型或静脉窦型房缺修复后无残余血流	主动脉瓣反流	
室缺修复后无残余血流	主动脉瓣狭窄	
	二尖瓣疾病	
	右心室流出道梗阻	
	三尖瓣或二尖瓣骑跨	
	主动脉瓣下狭窄	

五、先天性心脏病发生心力衰竭的病理生理

总体来说，先心病患者心衰的发生和发展的病理生理特点依旧符合 Frank-Srarling 定律特点。每搏量和心肌收缩力与心室舒张期容量和舒张期心肌纤维的长度呈正比，心室肌纤维在心脏扩张时被牵拉，在一定程度上增大了舒张期容量，故心室扩大是维持心排血量的重要代偿机制，但扩大的心脏达到一定程度后，患者心室充盈压呈持续增高，不但不能增加每搏量，反而降低每搏量。心脏在慢性容量负荷较重时，加速收缩蛋白合成，使肌纤维加粗、肌节数量增多，改变心脏基本单

表 39-2 2015 年我国《胎儿先天性心脏病诊断及围产期管理专家共识》对胎儿先心病的分类建议[13]

低危	中危	高危
室间隔缺损 肺动脉瓣狭窄 冠状动脉瘘 主动脉缩窄	法洛四联症（轻、中度） 单纯性完全性大动脉转位 完全性房室间隔缺损 主动脉缩窄（重度） 右心室双出口（部分类型） 完全性肺静脉异位引流 三尖瓣下移（不伴心脏扩大） 主肺动脉窗 左冠状动脉起源于肺动脉	永存动脉干 肺动脉闭锁、室间隔缺损 法洛四联症（重度） 法洛四联症合并肺动脉瓣缺如 肺动脉瓣闭锁或重度肺动脉瓣狭窄（室间隔完整） 重度主动脉瓣狭窄或主动脉弓中断 右心室双出口 纠正型大动脉转位 三尖瓣闭锁 心室双出口 左心发育不良综合征 右心发育不良综合征 完全性房室间隔缺损并右心室双出口 单心室及只能行单心室手术的心脏畸形 三尖瓣下移（伴随严重心脏扩大） 二尖瓣重度狭窄或反流

位，进而使心肌收缩力增强，造成心脏肥厚，此时虽然血液循环可以维持正常，但因存在肥大心肌，增加了需氧量，冠状动脉血流量不能有效供给肥大心肌；另外，虽在一定程度上增加了心肌总量，但肥厚心肌单个肌节收缩力较弱，进而减退了心脏整体收缩力。先心病由于存在各种不同的心脏血管结构异常，因而导致心衰的原因和类型特点各有不同。但简单来看则可根据其血流动力学特点进行归类。心衰发展的严重程度往往与分流量的大小或循环阻力的大小有关。

左向右分流是临床较为常见的先心病类型，包括室缺、动脉导管未闭、房缺等。因主动脉与肺动脉间或左右心房间有异常通路，并且在一般情况下主动脉压力高于肺动脉，左心高于右心，临床表现为血液自左向右分流。因此疾病初期表现为右心系统的前负荷增加，心排血量增加。但增加的血量通过肺循环到左心房后又分流至右心房（无效循环）。此时肺循环的血流量异常增加，体循环的血流量则不变或略降低。通常情况下，右心室对容量负荷的代偿能力要好于对压力负荷的代偿，可以在很长时间内无右心功能的减退，不出现临床症状。然而其对压力负荷的增加反应却不一样，长期的肺血流增加可导致肺小动脉内膜增厚，肺动脉阻力增高，引起显著的肺动脉高压，最终出现右心衰。随着肺动脉压力升高，右心室很快出现扩大和心力衰竭。同时，通过肺循环回到左侧心腔的血流也相对增多，因此，如果没有存在心房水平的分流的话，缺损大者可显著增加左心室负担，导致左右心室增大，同时出现左、右心衰。肺动脉压力升高是此类先心病心衰发生和发展的重要环节。最初可能是由于肺循环血流增加引起的动力性肺动脉压力增高，随着肺动脉小血管内膜增厚，久而久之则会引起肺动脉管壁硬化，肺动脉压力由动力性高压变为梗阻性高压。在疾病终末期由于肺循环压力过高导致右心系统压力超过左心系统，出现右向左分流情况。

心室流出道梗阻引起的心衰其机制与左向右分流的先心病不同，此类疾病包括主动脉瓣、肺动脉瓣狭窄，原发性肺动脉高压等。此类疾病首先表现为心脏后负荷的增加。例如肺动脉口狭窄使右心室排血受阻，因而使右心室的压力增高，肺动脉压力则减低或正常。两者的收缩压差达 10mmHg 以上，甚至可达到 150～240mmHg。长时间的右心负荷加重引起右心室肥厚，最终导致右心衰竭。如狭窄程度严重，右心室压力显著升高，右心房内压力也可超过左心房压力，如同时合并房缺或卵圆孔未闭，则可能引起右向左分流，引起发绀。而主动脉口狭窄使左心室排血受阻，左心室压力增高而主动脉压力降低。左心室逐渐肥厚扩大，最终发生左心衰竭。

原发的右向左分流先心病临床较少见，常见的即所谓艾森门格综合征，指在原有较大分流量的左向右分流基础上，肺动脉压力逐渐增高，右心系统压力整体升高直至超过左心系统。

值得一提的是法洛四联症引起的心衰。一般情况下法洛四联症不引起心衰，但如果肺动脉狭窄不严重，室缺很大，缺损处为左向右分流或双向分流，仍可发生心衰。此外，法洛四联症在手术治疗后常常发生心衰，其机制在于：手术治疗后，原来由左心室和部分右心室（右向分流通过骑跨主动脉流入体循环的血流）共同负担的体循环由左心室单独负担，由于长期发绀，心室肌缺氧纤维化，导致心肌收缩力减弱。此外由于肺动脉狭窄、肺循环缺血，建立了很多侧支循环如支气管动脉扩张、由主动脉到肺动脉之间的无名小动脉扩张。术后肺动脉狭窄解除，大量血流进入肺动脉而原来的侧支循环血流仍流入肺循环，右心负荷突然加重，因而手术治疗后常易发生心衰。且患者手术年龄愈大，侧支循环愈多，心衰愈容易发生[11]。

除此之外，先心病常伴发的心律失常、其他脏器疾病及发绀同样会导致心衰的发生。2016 年 AHA《成人先心病心衰的科学声明》[14]中总结了导致先心病患者心衰的多个因素，见表 39-3。

表 39-3　先心病导致心衰的原因[14]

由于左向右分流或瓣膜反流导致的容量负荷增加
由于瓣膜狭窄或其他梗阻性疾病导致的压力负荷增加
先天的心肌疾患导致的心室功能不全
由于先心病、心功能不全或其他合并症（如睡眠呼吸暂停）导致的肺动脉高压
由于主动脉缩窄、肾脏疾病、动脉粥样硬化导致的高血压
由于先心病、动脉粥样硬化或其他合并症如糖尿病导致的冠状动脉病变
发绀
难以控制的心律失常

应注意的是，先心病常常在新生儿或婴幼儿期即可出现心衰的表现。该年龄段患儿的生理特点与成人存在相当大的差异。首先新生儿交感神经未发育完全，心肌中收缩肌成分少，左心储备量低，心脏代偿能力有限，易发生心衰，且新生儿左侧心衰时左心房及肺静脉不能容纳大量的血流而转移到体循环静脉系统，当左侧心衰的症状明显减轻时，又出现右侧心衰的症状，所以临床上新生儿心衰多为全心衰。由于新生儿的自身特点，心衰临床表现常不典型，又受原发病的影响，且发病突然，进展快，早期诊断困难。国内外对新生儿心衰的诊断缺乏金标准，仍限于症状、体征判断，因此临床只有对此类患儿早发现、早诊断、及时处理，才能达到良好的预后效果[11,15]。

2016 年 AHA《成人先心病心衰的科学声明》中[14]提出先心病心衰的分级分期。尽管目前欧美心衰指南中的分级体系如 NYHA 分级等并不适用于先心病患者人群，对于先心病患者的心衰进展与临床预后目前仍缺乏足够敏感和准确的指标，但声明中仍认为根据目前已有的心衰分级指标对先心病患者心衰的管理仍有一定的指导意义。

五、先天性心脏病的诊断

根据病史、体征、X 线检查、心电图、超声心动图做出初步诊断，而心导管检查、心血管造影、核素扫描、磁共振等检查可进一步确诊[11-13,15]。

1. 临床表现

了解病史是获取疾病信息和临床诊断最基本的步骤，仔细询问病史和详细的体检可以及早发现。先天性心脏病，轻者可无症状或者症状不明显；重者一般都有明显的症状。先天性心脏病的常见症状有：

（1）气急：早期常在劳累后、感冒时出现，婴幼儿多于吸吮、哭闹时出现，气急症状随着年龄的增加可日益加重。

（2）心悸：大龄患者可自觉有心前区不适和（或）心跳、心慌等感觉。

（3）乏力或易疲乏：四肢发沉、无力、有倦怠感，精神萎靡和头晕。

（4）发绀与晕厥：对于发绀性先天性心脏病患者，可出现呼吸困难、发绀等症状，严重时则可晕厥。

（5）蹲踞现象：为法洛四联症所独有的症状。

（6）咳嗽和咯血症状：先天性心脏病患者可以有咳嗽、咯血等症状。

2. 体征

先天性心脏病患者大多有明显的体征，这些体征对诊断具有重要意义。除心脏外，当然还应包括全身的体格检查。

（1）发育状况：体格发育落后或者迟缓是发绀性先心病、严重左向右分流先心病的常见体征，少数可有智力发育迟缓。心脏增大可引起心前区隆起，部分患者可出现胸廓畸形等异常体征。

（2）发绀：先心病如果有右向左分流，则可出现发绀。对于右向左分流的先心病，如法洛四联症等或左向右分流合并肺动脉高压时，如艾森门格综合征，均出现发绀。发绀出现的时间和程度对诊断有帮助意义。

（3）杵状指（趾）：常见于右向左分流的先心病，如法洛四联症。对左向右分流先心病合并肺动脉高压患者，如艾森门格综合征等也可出现。

（4）血压异常：测定四肢血压是先心病体检必不可少的步骤，了解上下肢血压差别、脉压情况十分重要。

（5）周围血管征：包括水肿脉、枪击音及毛细血管搏动征，它往往预示着脉压增大，可见于动脉导管未闭、主动脉窦瘤破裂、主动脉瓣关闭不全等。此外，还可以有颈动脉搏动增强、股动脉搏动减弱或者消失等体征。

（6）心脏杂音：先心病表现为多种类型的心脏杂音。因此，心脏听诊是先心病诊断不可缺少的部分。听诊包括杂音最响亮的部位、强度、持续时间、时期、性质、音调、是否传导等。在进行心脏听诊时要注意杂音的鉴别，同时注意心律、心音的变化。位于胸骨左缘第二肋间的收缩性杂音，见于肺动脉瓣狭窄、房缺、原发性肺动脉扩张、法洛三联症、艾森门格综合征等；胸骨左缘第三、四肋间收缩期喷射性杂音，见于法洛四联症、室缺等；第二肋间连续性杂音，见于动脉导管未闭、主动脉窦瘤破入右心室、冠状动静脉瘘等；在胸骨右缘第二肋间有收缩性杂音，见于主动脉瓣狭窄；舒张期杂音可见于左向右分流的先心病[11]。

3. 相关检查

包括 X 线、心电图、超声心动图、心导管检查、心血管造影、核素扫描、磁共振成像等，其中胸部 X 线检查、心电图、超声心动图可做初步诊断，而心导管检查、心血管造影、核素扫描、磁共振是作为进一步确诊的检查方法。

超声心动图对先心病的诊断自 20 世纪 70 年代开展起来，经过逐步发展，已成为目前应用最广泛的先心病检查手段。是目前指南推荐的首选检查方法，可检测瓣膜及房间隔及室间隔连续性，血管的狭窄或增宽、位置异常，房室大小，瓣口狭窄的部位和程度，未闭的动脉导管，血流动力学变化等[12-13,16]。2014 年 AHA《胎儿心血管疾病诊断治疗科学声明》[17]根据各项指南与研究结果，总结了详尽的胎儿超声心动图应具备的基本及扩展项目，见表 39-4。

表 39-4　2014 年 AHA《胎儿心血管疾病诊断治疗科学声明》建议的胎儿超声的基本项目和扩展项目[13,17]

检查方法	基本项目	扩展项目
二维超声	心脏大小（定量）；心轴（左位心，中位心，右位心）；心脏位置（左右移位），确定内脏与心房位置；腔静脉及肺静脉结构，连接；确定心房大小和房间隔形态，如有缺损明确位置；房室连接，二、三尖瓣形态及瓣环大小；心室形态，判断左、右心室大小；室间隔形态，排除或定位缺损；心室与大动脉的连接；肺动脉瓣及主动脉瓣形态和大小；大动脉的位置关系和大小；主动脉弓和导管弓的形态；主动脉弓和动脉导管相对于气管的位置关系；确定左、右肺动脉；评估心包和胸膜腔积液	二、三尖瓣瓣环直径，心房大小；测量心室长宽；主肺动脉瓣环直径测量；主肺动脉及升主动脉内径测量；动脉导管内径测量，主动脉弓横部内径测量；心胸比测定，肺动脉分支内径测量

表 39-4　2014 年 AHA《胎儿心血管疾病诊断治疗科学声明》建议的胎儿超声的基本项目和扩展项目[13,17]（续）

检查方法	基本项目	扩展项目
心脏节律	心率，以及房室节律及关系	PR（房-室）间期；描述房室节律关系，包括心律失常开始、结束和持续时间
彩色血流图像	二、三尖瓣或心室流入道血流；主肺动脉或心室流出道血流；主动脉弓及导管弓血流图像；房、室间隔血流图像；上、下腔静脉血流；肺静脉血流；静脉导管血流	肺动脉主要分支血流，脐动静脉血流
脉冲多普勒	二、三尖瓣或心室流入道血流；主肺动脉或心室流出道血流；静脉导管血流	肺静脉血流；脐动静脉；主动脉弓及导管弓；上、下腔静脉；肺动脉分支；大脑中动脉多普勒
连续多普勒	无	瓣膜关闭不全（如果存在）；心室流出道（如果脉冲波多普勒发现异常）；动脉导管（如果脉冲波多普勒发现异常）
心室功能参数	排除水肿，排除心脏增大，左心室收缩功能定性评估	体循环静脉多普勒检查；肺静脉多普勒检查；心室流入道多普勒检查；左右心室排出量；心室短轴缩短率；等容收缩、舒张时间；心肌工作指数；心血管评分

心导管及心血管造影可反映大血管的压力、血管动力学变化、心脏血管结构和位置及相互关系，对于复杂的畸形，往往需要做此项检查，以利于临床诊断及治疗。但心导管毕竟是有创性检查，而且造影所使用的造影剂存在一定的副作用，尤其是对于先心病婴幼儿患者来说，造影剂的肾脏和心脏毒副作用不容忽视。磁共振成像可以直接显示心脏大血管的畸形和缺损，对先心病诊断有重要价值。一般来说，简单的心内结构异常为主的先心病并无做磁共振检查的必要，超声检查已经能够提供足够的信息。而对于心外大血管为主的先心病来说，心脏磁共振（cardiac magnetic resonance，CMR）能够比超声甚至心导管及心血管造影提供更多的诊断信息。而对于复杂性先心病来说，CMR 扫描视野大，不但能够评估心脏结构及功能，同时能够很好地反映出心脏与周围其他脏器的位置关系。CMR 能够提供心房心室的位置关系、心脏与大血管连接情况，为接下来的手术干预提供重要的信息。CMR 不但能够清晰显示心脏组织结构情况，还是评估右心室容积和功能的金标准。此外，CMR 在胎儿先心病筛查中也有广泛的应用前景，因为组织分辨率高，其视野并不会受孕期、孕妇情况以及胎儿情况的影响。在超声由于诸多因素无法获得满意图像时，可以考虑使用胎儿 CMR 作为辅助诊断方法[13,16]。我国 2014 版心衰指南明确指出，对于复杂性先心病，CMR 有助于明确诊断，是首选检查手段[16]。

许多 CHD 患者的运动能力和活动水平有所下降。运动能力下降与 CHD 患者有氧代谢能力的显著降低有关，该因素直接影响患者的预后与生存。对于活动耐量下降的患者，无论有无心衰症状，都需要及早进行药物或手术干预。先心病患者可采用跑步机或脚踏车进行运动耐量等心肺功能评估方法评估运动耐量。评估指标包括峰值氧耗（V_{O2}）、心率血压反应、呼吸反应等。此外运动耐量评估还可以用来评价介入或手术治疗的疗效和患者术后恢复情况[14]。

六、先天性心脏病合并心力衰竭的治疗

先心病治疗的根本方法是纠正心血管畸形，从而消除该畸形所引起的病理生理改变。服药治疗除极少数情况可以起效（早产儿的动脉导管未闭可通过服用吲哚美辛或阿司匹林促其关闭），通常无法达到根治目的。

（一）先心病合并心力衰竭的药物治疗

由于目前临床数据仍不充分，无论我国或者

欧美先心病诊疗指南均未对先心病心衰的药物治疗给出详细的建议，一般来说可参考目前心衰的诊疗指南进行治疗。

在心衰急性发作期，治疗主要包括休息（必要时镇静）、吸氧、强心以及扩血管药物，控制心律失常以及严重感染为主。主要以减轻症状为目的，根据不同病因而采取利尿剂减轻容量负荷，扩血管药物降低压力负荷，强心药物增加心肌收缩能力及心排血量等。

正性肌力药包括毛地黄制剂、多巴胺、多巴酚丁胺、氨力农等，是治疗急性心衰的重要药物。临床实践证明，对于左向右分流先心病并发心力衰竭应用洋地黄制剂有效。但有学者提出不同意见，认为左向右分流先心病患儿由于心肌收缩力不减弱，心排血量不减少，应用地高辛无效。甚至有学者认为使用地高辛后心肌收缩力加强，左向右分流量增加，反而增加心脏负担。但多数学者认为地高辛除加强心肌收缩力外还可使中枢神经下达的交感神经兴奋性减弱，减少神经激素的过度激活，减轻心肌重构，有利于改善心功能衰竭。地高辛不但可增加心肌收缩，还可兴奋迷走神经、抑制过度亢进的交感神经，对急、慢性心衰均可使用。婴幼儿地高辛剂量较成人大，具体机制不详。先心病合并心衰时使用正性肌力药有良好疗效，但正性肌力药不能增加每搏量。主动脉狭窄等梗阻性和原发性心脏舒张功能障碍的先心病不应使用正性肌力药物。先心病手术后的心衰患者，使用氨力农或米力农疗效显著。有的学者认为心脏手术后产生心肌抑制因子，而氨力农与米力农能拮抗这种心肌抑制因子，因此疗效特别显著。具体用药剂量及方案见表 39-5 及表 39-6[17]。

扩血管药物种类较多，应用前需熟知其作用与不良反应，应从小剂量开始，逐渐加量。通常也和增加心肌收缩力药物如多巴胺和多巴酚丁胺等联合应用，以消除不良反应的影响。婴幼儿血管扩张剂用药方案见表 39-7[17]。

急性心衰使用利尿剂能达到有效降低心脏前负荷的效果，静脉注射呋塞米后 1h 即可见效，快于地高辛。对慢性心衰用双氢克尿噻和安体舒通也有肯定疗效。但长期应用需注意水、电解质紊乱和肾素-血管紧张素-醛固酮系统的激活，因此需同时应用 ACEI。关于具体用药剂量及方案见表 39-8[17]。

表 39-5 洋地黄药物用药方案

年龄和体重	快速洋地黄化（静脉应用）	维持剂量（静脉应用）
早产儿 <1.5kg	10～20μg/kg	4μg/(kg·d)，在婴儿 1 个月时可增加到 4μg/(kg·q12h)
1.5～2.5kg	同上	4μg/(kg·q12h)
足月新生儿	30μg/kg	4～5μg/(kg·q12h)
婴儿（1～2 个月）	35μg/kg	5～10μg/(kg·q12h)
>12 月	40μg/kg	5～10μg/(kg·q12h)
较大儿童（>20kg）	48h 内 1～2mg 静脉给药	每天 0.125～0.25mg

表 39-6 正性肌力药物用药方案

药物	剂量（静脉应用）	评价
肾上腺素	0.05～0.1μg/(kg·min)	可引起高血压和心律失常，在碱性溶液中失效
异丙肾上腺素	0.05～0.1μg/(kg·min)	可降低冠状动脉血流量，扩张外周和肺血管
去甲肾上腺素	0.05～0.1μg/(kg·min)	引起显著血管收缩
多巴酚丁胺	2～10μg/(kg·min)，最大 40μg/(kg·min)	对肾灌注无直接影响，很少或无外周血管扩张作用
多巴胺	2～10μg/(kg·min)，最大 50μg/(kg·min) 2～5μg/(kg·min) 5～8μg/(kg·min) >8μg/(kg·min) >10μg/(kg·min) 15～20μg/(kg·min) 以上剂量/效应关系适用于新生儿	显著肾血管扩张作用 正性肌力±心率加快 显著心率加快 ±血管收缩 显著血管收缩
氨利酮	对婴幼儿剂量未确定 成人：40μg/(kg·min)，1h 内静脉应用，然后 6～10μg/(kg·min)；或 50～450mg/d，3 次/日口服	可引起血小板减少，肝和胃肠道功能紊乱，发热和心律失常

表 39-7　婴幼儿血管扩张剂应用方案

药物	剂量和给药途径	评价
硝酸甘油	0.5～20μg/(kg·min)静脉应用，最大60μg/(kg·min)	儿童静脉和其他给药途径剂量未确定
肼苯哒嗪	0.5mg/(kg·d) 每 8h 口服，最大 200mg/d 或 7mg/(kg·d) 1.5μg/(kg·min) 静脉应用或 0.1～0.5mg/kg 每 6h，最大剂量 2mg/kg 每 6h	可引起心动过速，胃肠道症状，中性粒细胞减少，狼疮样症状
卡托普利	每次 0.1～0.4mg/kg，每 6～24h 口服（如需要时）	可引起中性粒细胞减少/蛋白尿
硝普钠	0.5～8μg/(kg·min)静脉给药	使用较大剂量或长时间给药可引起硫氰酸盐中毒，对光敏感
哌唑嗪	首剂 5μg/kg 口服（最大 25μg/kg，每 6h）	最初剂量可引起低血压反应，可引起直立性低血压，血流动力学效应减弱

表 39-8　婴儿利尿剂剂量

制剂	剂量和给药途径	
呋塞米	静脉 每次 1mg/kg	口服 2～6mg/(kg·d)
利尿酸	静脉 每次 1mg/kg	口服 2～3mg/(kg·d)
双氢克尿噻	口服 2～5mg/(kg·d)	
安体舒通	口服 1～3mg/(kg·d)	
氨苯蝶啶	口服 2～4mg/(kg·d)	

对于成人慢性心衰，最新指南推荐参考心衰诊疗指南推荐的药物治疗。使用 ACEI/ARB 可减轻神经激素过度激活和心室重构，因此左向右分流先心病并发心衰使用 ACEI 有良好疗效，可小剂量长期应用控制心衰。但无论使用何种药物，均为姑息性治疗方案，同时需警惕各种药物带来的毒副作用，尤其对于婴幼儿先心病患者。在治疗心衰的同时，需要同时治疗可能并发的肺动脉高压、发绀、心律失常等情况。

（二）先心病并发心衰的非药物治疗

对于药物不能控制的严重心衰，尤其是先心病术后及左冠状动脉起源于肺动脉、大血管转位左心室功能不良、完全性肺静脉异位连结、Ebstein 畸形、法洛四联症合并肺动脉瓣缺如等严重的先心病患儿可使用左心辅助装置。对心脏术后有低心排血量或心衰不能用药物控制者可用主动脉球囊反搏（IABP）治疗。目前对于上述两种姑息性治疗手段国内外均有一定的应用经验，但仍缺乏在婴幼儿患者中长期使用的相关经验。ICD 与 CRT-P/D 能够降低心衰患者的总体死亡率，但 ICD 和 CRT-P/D 在先心病合并心衰患者中带来的生存益处仍缺乏足够的数据[6,16]。

（三）先心病的介入治疗和外科手术治疗

随着近 20 年来心内科介入诊疗技术的发展，经导管介入封堵术处理先心病数量呈逐年增长趋势。目前，国内已有约 500 家医院开展了此项技术。2012 年，我国全年先心病介入治疗病例累计 28 296 例。2009—2012 年 4 年时间内，我国先心病介入治疗总量达 8 万余例，总的技术成功率达 97.69%，严重并发症发生率仅 0.17%，死亡率 0.03%。在所有先心病介入治疗病例中，房缺封堵术 2 万余例，占 35%，动脉导管未闭封堵术 1.4 万余例，占 26%，室缺封堵术 1.3 万余例，占 23%，其他包括主动脉窦瘤破裂、冠状动脉瘘以及体肺侧支封堵术等介入治疗占 12%[18]。

先心病介入治疗手术的种类较多，各种不同手术的技术操作难度各不相同。这种不同的技术难度造成各种手术的技术成功率各不相同，并发症发生率高低也不尽相同。同一种操作在不同年龄段实施，其难易度又有很大差异。为规范我国先心病介入治疗的开展，2015 年我国公布了最新的《儿童常见先天性心脏病介入治疗专家共识》，该共识对推动我国先心病介入治疗的发展有着重要的意义。

导管介入治疗先心病相比以往外科治疗具有创伤小、恢复快等优势，但对于心脏解构异常复杂的先心病无能为力。同时，无论是何种先心病接受介入治疗，都存在手术相关的风险。先心病介入治疗的并发症包括：①心律失常，介入治疗术中可有室性早搏、室性心动过速、束支传导阻滞及房室传导阻滞等，多为一过性，不需要特殊处理。应注意，室缺修补术可能伤及房室结及左束支系统，如术中出现三度房室传导阻滞或完全性左束支传导阻滞，停止操作较长时间仍未恢复者，应放弃介入治疗。术后早期发生三度房室传导阻滞或完全性左束支传导阻滞，推荐予糖皮质激素、白蛋白及果糖二磷酸钠等营养心肌治疗，必要时安装临时起搏器，治疗 3～7 天不恢复，应开胸取出封堵器并修补室缺。术后迟发型的三度房室传导阻滞，药物治疗效果通常欠佳，应予以永久起搏器植入治疗。②封堵器移位或脱落：可用圈套器捕获后取出，否则应外科手术取出。③介入操作可能对邻近的心脏瓣膜工作造成影响或损伤瓣膜，如术中发现出现明显操作相关瓣膜反流或狭窄，应立刻停止手术。④残余分流和溶血：少量残余分流可随访观察，残余分流量较多时应尽早行外科手术治疗。溶血多与残余分流有关，应使用糖皮质激素、碳酸氢钠等药物治疗，保护肾功能；若经药物治疗后病情不缓解，应及时外科手术治疗[18]。

20 世纪中叶以来外科先心病手术治疗已经发展成熟，学龄前儿童期是实施手术最合适的年龄，严重的或有必要时可以在婴儿期进行手术。不能耐受纠正手术的婴儿或儿童可先接受姑息性手术，部分改善其病理生理变化，为以后接受纠正性手术创造条件。晚期患者可以考虑心脏或心肺联合移植手术[16]。

关于先心病患者选择何种治疗方式，目前中外指南均有相关建议，2015 年我国《儿童常见先天性心脏病介入治疗专家共识》对目前我国开展的先心病介入的适应证和禁忌证进行了详尽的阐述。无论选择介入还是外科手术治疗，均需要严格评估患者的年龄、畸形情况以及适应证和禁忌证。

七、先天性心脏病的预防

先心病的预防需要进行早期干预，提高先心病的产前诊断质量，给予孕妇合理的产前咨询和产科管理，具有重要的临床价值和深远的社会意义。我国 2015 年《胎儿先天性心脏病诊断及围产期管理专家共识》，对胎儿先心病的早期预防及干预给出建议。除了避免胎儿致畸药物的应用，减少胎儿辐射暴露外，尽早发现先心病显得尤为重要。目前遗传异常的检测水平较既往数十年已有了显著的提高，同时胎儿超声技术的发展也使早期筛查先心病成为可能[13]。

（唐礼江　王欢）

参考文献

[1] 陈伟伟，高润霖，刘力生，等. 中国心血管病报告 2014. 中国循环杂志，2015，30（7）：617-622.

[2] 中华人民共和国卫生部. 中国出生缺陷防治报告（2012）［EB/OL］.［2012-9.12］. http://www.gov.cn/gzdt/2012-09/12/content_2223371.htm.

[3] Wren C，O'Sullivan JJ. Survival with congenital heart disease and need forfollow up in adult life. Heart，2001，85：438-443.

[4] Moons P，Bovijn L，Budts W，et al. Temporal trends insurvival to adulthood among patients born with congenital heart diseasefrom 1970 to 1992 in Belgium. Circulation，2010，122：2264-2272.

[5] Jenkins KJ，Correa A，Feinstein JA，et al. Non-inherited riskfactors and congenital cardiovascular defects：current knowledge：ascientific statement from the American Heart Association Councilon Cardiovascular Disease in the Young：endorsed by the AmericanAcademy of Pediatrics. Circulation，2007，115（23）：2995-3014.

[6] Krieger EV，Valent AM. Heart Failure as a Consequence of Congenital Heart Disease. Heart Failure：A Companion to Braunwald's Heart Disease. Third Edition. NewYork：Elsevier，2016. 387-399.

[7] Verheugt CL，Uiterwaal CS，van der Velde ET，et al. Mortality in adult congenital heart disease. Eur Heart J，2010，31：1220-1229.

[8] Oechslin EN，Harrison DA，Connelly MS，et al. Mode of death in adults with congenital heart disease. Am J Cardiol，2000，86：1111-1116.

[9] Zomer AC，Vaartjes I，van der Velde ET，et al. Heart failure admissions in adults with congenital heart disease；risk factors and prognosis. Int J Cardiol，

2013，168：2487-2493.

[10] Rodriguez FH，3rd，Moodie DS，Parekh DR，et al. Outcomes of heart failure-related hospitalization in adults with congenital heart disease in the United States. Congenit Heart Dis，2013，8：513-519.

[11] Webb GD，Smallhorn JF，Therrien J. Congenital heart disease. // Braunwald's Heart Disease. Ninth Edition. New York：Elsevier，2009.

[12] Warnes CA，Williams RG，Bashore TM，et al. ACC/AHA2008 guidelines for the management of adults with congenital heart disease：a report of the American College of Cardiology/American Heart AssociationTask Force on Practice Guidelines（Writing Committee to Develop Guidelineson the Management of Adults With Congenital Heart Disease）. Circulation，2008，118：e714-e833.

[13] 中华医学会儿科学分会心血管学组，中国医师协会儿科医师分会先天性心脏病专家委员会，《中华儿科杂志》编辑委员会. 胎儿先天性心脏病诊断及围产期管理专家共识. 中华儿科杂志，2015，10：728-733

[14] Stout KK，Broberg CS，Book WM，et al. Chronic Heart Failure in Congenital Heart Disease：A Scientific Statement From the American Heart Association. Circulation. 2016 Jan 19. pii：CIR. 0000000000000352. [Epub ahead of print]

[15] Zhou FJ；Zhou CY；Tian YJ，et al. Diagnostic value of analysis of H-FABP，NT-proBNP，and cTnI in heart function in childrenwithcongenital heart disease and pneumonia. Eur Rev Med Pharmacol Sci，2014，18：1513-1516.

[16] 中华医学会心血管病学分会，中华心血管病杂志编辑委员会. 中国心衰诊断和治疗指南 2014. 中华心血管病杂志，2014，2：98-122.

[17] 陈灏珠. 先天性心脏病. 心脏病学：心血管教科书第 5 版. 北京：人民卫生出版社，2000.

[18] 中国医师协会儿科医师分会，先天性心脏病专家委员会，中华医学会儿科学分会心血管学组，《中华儿科杂志》编辑委员会. 儿童常见先天性心脏病介入治疗专家共识. 中华儿科杂志，2015，1：17-24.